On ne peut guères imprimer un livre avec plus de fautes et de plus absurdes que celles qu'on trouve dans Cet Dictionnaire. il y a une quantité d'inscriptions et de vers Latins défigurés jusqu'à être inintelligibles. C'est ce qu'on voit dès l'épigraphe, et quoique l'un des Auteurs soit Maître ès arts, on peut sans témérité les soupçonner eux et l'imprimeur de ne pas savoir le Latin.

Cependant il y en a beaucoup, et même des Discussions érudites (compilées d'après divers auteurs) au total l'idée du Livre est bonne: la distribution des Matières est commode: les Sources où on a puisé sont bonnes: et c'est un assès bon indicateur.

Cat: de Myon No. 23682.

DICTIONNAIRE
HISTORIQUE
DE LA VILLE DE PARIS
ET DE SES ENVIRONS.

TOME I.

Hæc tantum inter caput extulit Urbes,
Quantum lenta solent viburna cupressi.
                              Virg. Eclog. I.

Sur les autres Cités cette Ville l'emporte,
Autant que du cyprès les superbes rameaux
S'élèvent au-dessus des foibles arbrisseaux.

DICTIONNAIRE
HISTORIQUE
DE LA VILLE DE PARIS
ET DE SES ENVIRONS,

Dans lequel on trouve la Description des Monumens & Curiosités de cette Capitale ; l'établissement des Maisons Religieuses, celui des Communautés d'Artistes & d'Artisans ; le nombre des Rues & leur détail historique, tous les Colléges & les Bourses qui leur sont affectées, &c. &c. &c. avec le Plan nouveau de la Ville, & celui des Environs à quinze lieues au moins à la ronde. Dans ces derniers, on donne l'historique des Châteaux, la nature du Sol, les Patrons & Collateurs des Cures & Bénéfices, &c.

DÉDIÉ
A M. LE MARÉCHAL DUC DE BRISSAC,

Par MM. HURTAUT, Maître-ès-Arts & de Pension de l'Université, ancien Professeur de l'École Royal Militaire ; & MAGNY, ancien Premier Commis des Fermes du Roi.

TOME I.

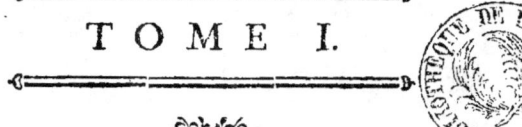

A PARIS,
Chez MOUTARD, Imprimeur-Libraire de la REINE,
Hôtel de Cluny, rue des Mathurins.

M. DCC. LXXIX.
Avec Approbation & Privilége du Roi.

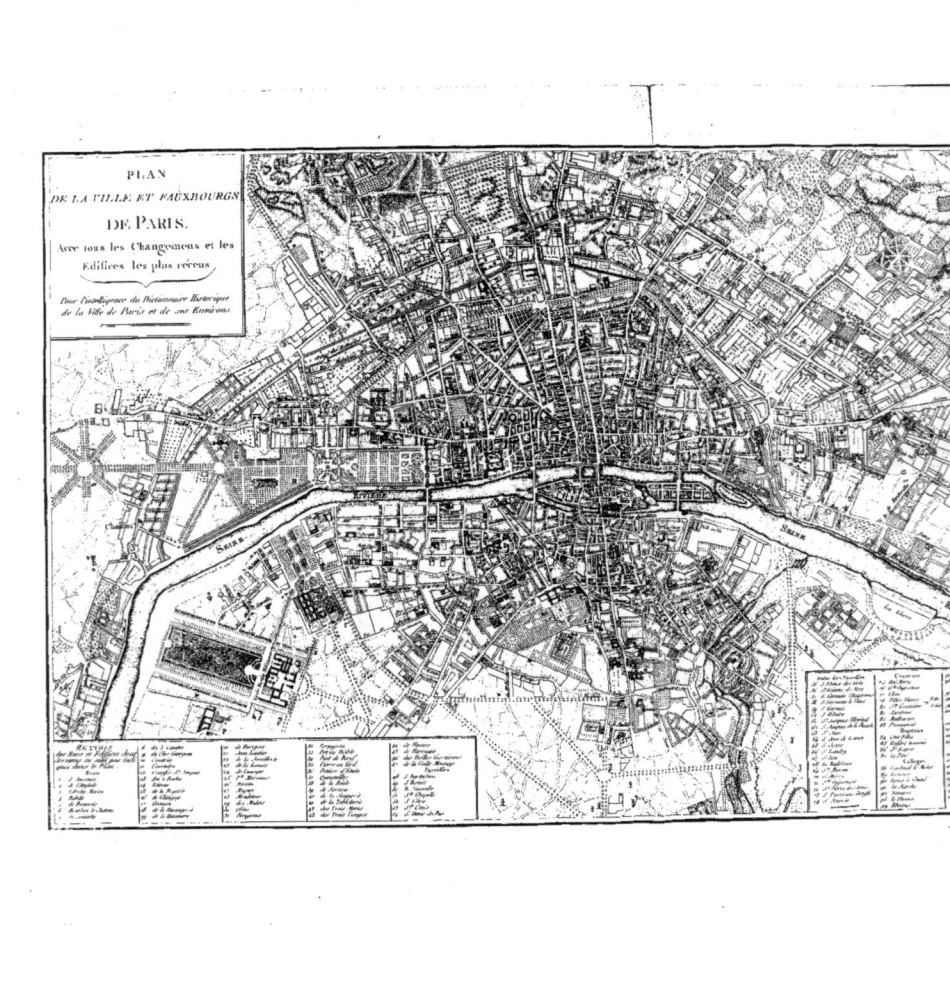

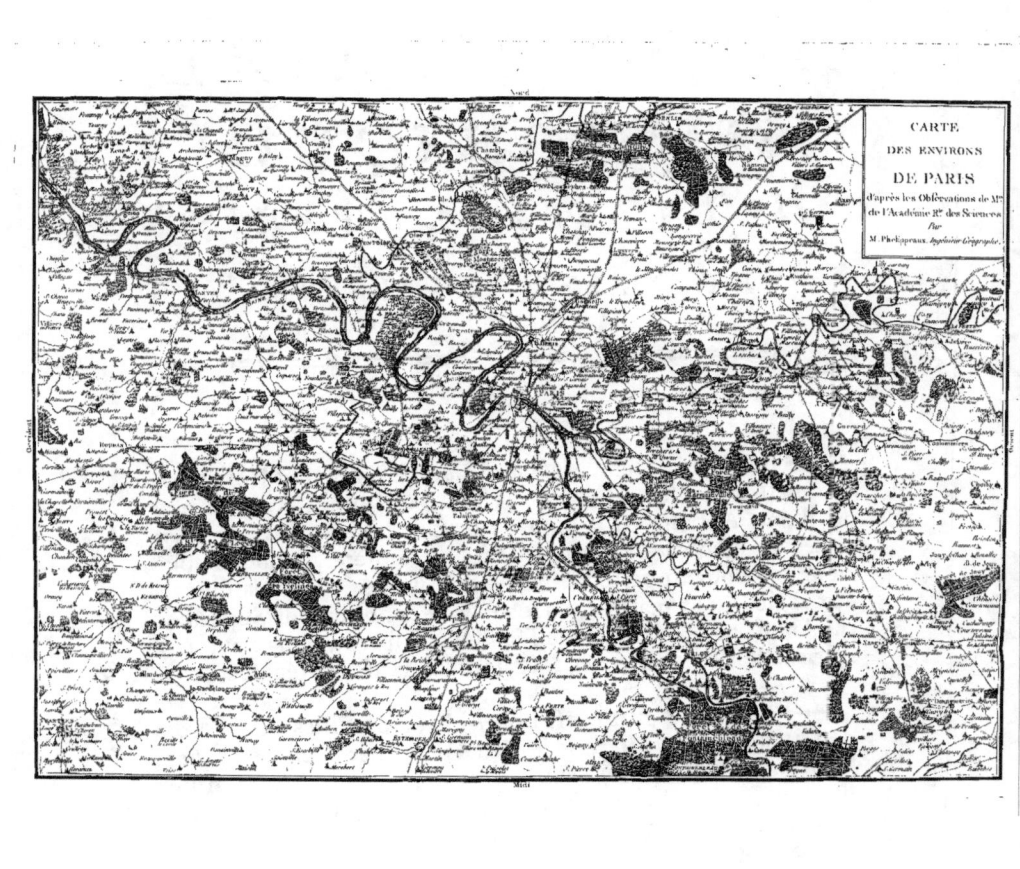

DICTIONNAIRE HISTORIQUE
DE LA VILLE DE PARIS
ET DE SES ENVIRONS.

ABB

ABBAYE, f. fém. *Abbatia.* Lieu où vivent des Religieux ou des Religieuses, sous la Prélature & l'autorité d'un Abbé ou d'une Abbesse. Il y en a de deux espèces : l'Abbaye *en règle*, & l'Abbaye *en commande.* La première, a pour Supérieur ou pour Supérieure un Abbé ou une Abbesse assujettis aux règles du Monastère. La seconde reconnoit pour Supérieur ou Abbé, un Ecclésiastique séculier, qui n'a point d'autorité spirituelle sur les Moines, & dont la manse est séparée.

—— AUX BOIS, est une Abbaye de Filles, de l'ordre de Cîteaux. Elle fut fondée l'an 1207, par *Jean de Nesles*, Châtelain de Bruges, dans un lieu nommé *Batiz*, au milieu des bois, & dans le diocèse de Noyon; elle a quinze mille livres de revenu, & est située maintenant à Paris, rue de Sève, fauxbourg Saint Germain.

Cette maison fut d'abord occupée par des Religieuses de l'Annonciade, qui y furent installées le 20 d'octobre 1640, par *Dom Benoît Brachet*, Prieur & Grand Vicaire de l'abbaye de Saint-Germain-des-Prez, en présence de *Made-*

Tome I. A

moiselle, fille de Gaston de France, Duc d'Orléans, leur Fondatrice, & de la Princesse de Condé. D. *Brachet* étoit un homme d'un mérite extraordinaire; il avoit été employé par les Puissances à des affaires de conséquence, dont il s'acquita avec bien de la conduite & du succès. *Germ. Brice, t.* 3, *page 346*. Soit que le temporel de cette maison fut mal administré, ou que les fonds n'en fussent pas suffisans, les Annonciades des Dix Vertus ne purent s'y soutenir, & furent obligées, en 1654, de se disperser. Pour lors, l'Abbesse & les Religieuses de Notre-Dame-aux-Bois, dans le diocèse de Noyon, qui s'étoient retirées à Paris à cause des guerres, acheterent cette maison cinquante mille écus, & s'y établirent en 1719. Elles y bâtirent une nouvelle Eglise, dont son Altesse Royale, MADAME, veuve de Philippe de France, Duc d'Orléans, frère unique de Louis XIV, avoit posé la première pierre, le 8 juin 1718. (Madame Marie-Anne *de Harlay*, étoit alors Abbesse de cette Abbaye.) On lit sur cette pierre l'inscription suivante:

Par la grace de Dieu, très-haute, très-puissante & très-illustre Princesse, ELISABETH-CHARLOTTE *Palatine du Rhin, Duchesse d'Orléans, a posé cette première pierre, l'an de grace 1718, le 8 de Juin.*

Dans cette pierre est encastrée une grande médaille d'or, donnée par son Altesse Royale, MADAME, sur laquelle est en bas relief le portrait de cette Princesse; au revers, elle est assise sur deux lions, tenant dans sa main droite une médaille représentant le dessin de l'Eglise, & autour de la médaille on lit: *Diis genita & genitrix Deûm*. Au bas de la pierre est écrit: Haute & puissante Dame, Madame Marie-Anne de Harlay, Abbesse de cette Abbaye.

Le tableau de la descente de croix, qui est au grand autel, est de *Canis*, Peintre médiocre, mais qui excelloit à faire des copies.

ABBAYE (l'.) DE CHELLES, CALA, Ordre de Saint Benoît, rapporte ses commencemens à *Sainte Clotilde*, femme du grand *Clovis*, laquelle y fit bâtir une chapelle dédiée à Saint Georges, avec quelques cellules pour des Religieuses; mais Sainte *Bathilde*, femme de *Clovis II* & mère de *Clotaire III*, après avoir quitté la régence du Royaume, changea cette chapelle en une grande Eglise, & les cellules en un monastere d'une juste étendue.

Les Religieuses de cette Abbaye, quoique de l'Ordre

de Saint Benoît, ont cependant été habillées de blanc jusqu'en 1614, qu'elles prirent l'habit noir. *Dubreuil*, dans ses Antiquités de Paris, prétend que le nom de cette Abbaye lui fut donné d'une vision qu'eut Sainte *Bathilde* pendant son sommeil ; elle crut voir devant l'autel de Notre-Dame, une échelle dressée dont le haut touchoit jusqu'au ciel, & qu'elle montoit par cette échelle au milieu d'un cortége d'Anges : en mémoire de quoi, ajoute-t-il, les armes de cette Abbaye sont une échelle accostée de deux fleurs de lys.

L'Abbaye de Chelles ne prend point son nom de la prétendue vision de Sainte *Bathilde*. Le terrein sur lequel elle est située, portoit celui de *Chelles* long-tems auparavant, & il lui est commun avec plusieurs autres endroits. En effet, on appelloit *Kala* ou *Cala* les terreins que nos Princes faisoient défricher dans les bois pour y construire des maisons de plaisance, ou des repos de chasse. *Cala*, dit *du Cange*, se dit pour *Tala*; du mot Saxon, *Talon* qui signifie, *couper, abattre* ; delà vient peut-être le mot françois *tailler* : telle est l'origine du nom de *Chelles*, resté à un terrain, qui dès la première race de nos Rois avoit été choisi pour un lieu de repos dans les parties de chasse qu'ils faisoient dans les bois au nord de la Marne.

Il y a trois ou quatre autres villages ainsi appellés par la même raison. Il paroît par la vie de Sainte *Bathilde* que le monastere de Chelles étoit double, c'est-à-dire, qu'il y avoit deux Communautés, l'une de Filles & l'autre de Moines qui en avoient la direction. On y voit un tabernacle d'argent massif. La grille du chœur faite par *Pierre Denys*, ouvrier des beaux morceaux de serrurerie qu'on admire à Saint Denis, est un chef-d'œuvre. On y conserve le calice de Saint Éloy, dont la coupe est d'or émaillé, & a près d'un demi pied de profondeur & autant de diametre, &c.

Le rang que Sainte *Bathilde* avoit tenu dans le monde & plus encore sa sainteté, donnerent un grand éclat à ce monastere, & y attirerent plusieurs filles de grande qualité, & des Princesses tant du royaume que des pays étrangers. *Gisèle*, sœur de l'Empereur *Charlemagne*, fut de ce nombre; & *Hegilvide*, mere de l'Impératrice *Judith*, préféra la qualité d'Abbesse de Chelles aux titres brillans qu'on lui offroit. Nous y avons vu de nos jours une Princesse du sang le plus auguste, *Marie-Adelaide d'Orléans*, fille de S. A. R. M. le Duc d'Orléans, Régent du Royaume, sous la minorité de Louis XV. Elle y prit l'habit de religieuse le 30 mars 1717, par les mains de M. le *Cardinal de Noailles*, Archevêque de

Paris. Cette Princesse fit distribuer ce jour là à chaque Religieuse vingt livres de bougies, vingt livres de caffé, vingt livres de chocolat, & une livre de thé, & du sucre à proportion. Elle étoit née en 1698, & mourut le 19 février 1743.

En 1562, les Religieuses de cette Abbaye furent obligées à cause des troubles du temps, de se retirer au monastere de Saint Germain-des-Prez. Elles chantoient leur office dans la belle chapelle intérieure de Notre-Dame, que l'on voit dans cette Eglise.

Il y a actuellement trois Eglises dans l'enceinte de ce monastere.

La Reine *Bathilde* fonda aussi l'Abbaye de Corbie. L'acte de fondation lui assigne dix terres considérables, avec défenses aux Juges Royaux d'y exercer leur jurisdiction.

ABBAYE (l') DES CORDELIERES, est située dans la rue de l'Oursine, fauxbourg Saint-Marceau, dans la censive des Chevaliers de Saint Jean de Latran, ou de Malte. Ces Religieuses sont de l'ordre de Sainte Claire. L'Abbesse est élective & triennale, & jouit de dix mille livres de rente. Cette Abbaye a été fondée en 1289, & à Troye en 1270, par *Thibaut VII*, Comte de Champagne; elle fut ensuite transférée à Paris par les ordres de la Reine *Marguerite de Provence*, qui y passa sa vie après la mort de Saint *Louis* son époux. *Blanche* sa fille, veuve d'un Roi de Castille, s'y fit Religieuse, & donna de grands biens pour l'augmenter. Elle fit construire le cloître où ses armes paroissent en divers endroits.

——— DE GERCY, en Brie, fut fondée par *Alfonse*, Comte de Poitiers, frere de Saint Louis, & la Comtesse *Jeanne*, sa femme, pour quarante Religieuses de l'ordre de Saint Augustin, & de l'observance de l'Abbaye de Saint Victor de Paris. Les lettres d'Alfonse sont du mois d'août de l'an 1269. Cette fondation fut confirmée par le Roi Philippe III, neveu du Fondateur, au mois de février de l'an 1271. L'Abbaye d'Issy a été réunie à l'Abbaye de Gercy en 1751. On voit encore le tombeau de la Comtesse, où elle est représentée en bosse, enveloppée d'un grand manteau avec une guimpe, la tête couverte d'un voile, & par-dessus une couronne qui ressemble beaucoup à celle des Reines de France. *Hist. de Fr. par Vély*, tom. 6, pag. 280.

——— DE GIF. *Monasterium Beatæ Mariæ Vallis de*

Giffo, est de l'ordre de Saint Benoît, & a été fondée par *Maurice de Sully*, Evêque de Paris, vers l'an 1140. Elle est située auprès de Château-fort, à cinq lieues de Paris, & jouit d'environ huit mille livres de rente.

ABBAYE D'HERIVAUX, est de l'ordre de Saint-Augustin, de la congrégation de France (c'est-à-dire, des Chanoines Réguliers de Sainte Genevieve). Elle est située à sept lieues de Paris, & à une petite lieue de Luzarches: ce n'étoit originairement qu'un désert, environné de bois, que *Renaud*, Comte de Clermont, & *Mathieu*, Comte de Beaumont, donnerent à un hermite nommé *Ascelin*, qui s'y retira avec quelques hermites comme lui, & y vécut dans une grande réputation de sainteté. *Ascelin*, cassé de vieillesse, appréhendant qu'après sa mort, ce lieu ne fût abandonné, se détermina, lui & ses freres, à le remettre entre les mains de *Maurice de Sully*, Evêque de Paris, pour y établir une Communauté de Chanoines Réguliers de Saint Augustin, soumis à l'Evêque Diocesain. *Maurice* accepta les offres & les conditions d'*Ascelin*, comme il paroît par ses lettres de 1160, & par une bulle du Pape Alexandre III, de l'an 1163, qui nous apprend que les Chanoines Réguliers étoient déjà en possession de cette maison. Le revenu de l'Abbé est d'environ 8000 liv. & celui des Religieux de 3750 liv.

——— (l') D'HERMIERE. *Hermerica*, est située dans un bourg qui porte son nom en Brie, entre Lagny & Cressy. On croit qu'elle fut fondée vers l'an 1160, & que le Roi *Louis VII* & la Reine *Adele* sa femme, contribuerent beaucoup à sa fondation, aussi bien que les Seigneurs *de Tournon*, de la maison *de Garlande*, qui lui donnerent cent arpents de bois. *Maurice de Sully*, Evêque de Paris, la donna aux Prémontrés du Val-Secret, & cet Ordre la possede encore aujourd'hui.

——— D'IERE, ordre de Saint Benoît, *Edera*. Elle a pris son nom de la petite riviere d'*Iere*, sur laquelle ce monastère est situé. Elle fut fondée vers l'an 1122, par *Eustache*, Comtesse d'Estampes & de Corbeil, sœur de Louis-le-Gros. L'on trouve cependant une lettre d'*Etienne*, Evêque de Paris, dans laquelle il parle de lui-même comme Fondateur de cette Abbaye, & dit en avoir établi les commencemens avec une communauté de filles, auxquelles il avoit aussi donné des constitutions. L'an 1143, le Roi *Louis le Jeune* donna à ce monastere la dîme du pain qui se consommoit à sa table, & à celle de ses

A iij

officiers, pendant le séjour qu'il faisoit à Paris. Le même Prince lui donna encore la chévecerie de Notre-Dame de Paris pendant la régale, dont l'Abbesse a joui, le siége vacant, jusqu'à l'an 1598, qu'elle s'accommoda de son droit avec le chapitre. Cette Abbaye possède environ dix mille livres de revenu.

ABBAYE (l') D'ISSY, près de Paris, est de l'ordre de Saint Benoît. *Françoise Henriette de la Fontaine* fut la fondatrice & la première supérieure de ce monastere, qu'elle fit ériger en Abbaye par le Pape, le 19 de janvier de l'an 1657, avec le consentement du Cardinal de Retz, donné en 1659 au mois d'octobre. Le Roi confirma cette érection par ses Lettres patentes du mois d'avril 1663, & accorda à cette nouvelle Abbaye les mêmes droits, honneurs & priviléges dont jouissoient les autres anciennes Abbayes Royales de l'ordre de Saint Benoît; il consentit que la fondatrice en fût la premiere Abbesse formée, & qu'elle pût se choisir une coadjutrice capable de lui succéder; après quoi Sa Majesté se réservoit d'y nommer comme aux autres Abbayes de son Royaume. Les lettres patentes furent enregistrées au Parlement le premier février de la même année. Cette communauté a été dispersée en 1751, & ses biens réunis à l'abbaye de Gercy en Brie pour des Religieuses de l'ordre de Saint Augustin. On a mis à sa place la Communauté des prêtres de Saint François de Sales, qui ont commencé à y demeurer au mois de juillet 1753. Ils étoient auparavant sur la paroisse de Saint Médard. L'enclos de l'abbaye d'Issy est fort petit, aussi bien que l'Eglise, dans laquelle on voit deux tombeaux: l'un de M. *de Novion*, premier Président du Parlement, & l'autre d'un saint Evêque Irlandois, mort en 1702. Il est nommé sur sa tombe, *O Molony*. Voyez ABBAYE DE GERCY.

————— D'IVERNEAUX (*de Hibernali*) de l'ordre de Saint Augustin de la congrégation de France, est située dans un fond, à une lieu de Brie-Comte-Robert. Les guerres de religion, & les troubles du Royaume avoient presque détruit cette Abbaye; mais *Alexandre Bontems*, un des premiers valets de chambre & des favoris de Louis XIV, d'autant plus touché de l'état où elle étoit réduite, qu'il en avoit été Abbé commendataire dans sa jeunesse, entreprit de la rétablir, & y introduisit en 1684 des Chanoines réguliers de la réforme que M. *de Moulins* établit à Saint Cyr de Friardel, au diocèse de Lizieux en 1674. Cette Abbaye est pauvre.

ABB

ABBAYE (l') DE LA ROCHE (*Rocha*) est de l'ordre de Saint Augustin, & fut fondée par *Guy*, Seigneur de Lévi, en 1190 & 1232, & ne vaut que quatre mille livres par an. Il n'y a point de Religieux.

——— DE LA SAUSSAYE, proprement dit Prieuré, est situé à cinq quarts de lieue de Paris, & près de Ville-juif. Elle a été appelée quelquefois Abbaye, mais mal à propos; car ce n'étoit qu'un Prieuré de Bénédictins. Ce fut d'abord une léproserie pour des pauvres femmes malades, laquelle étoit régie & administrée par treize femmes saines. *Louis le Jeune* fit beaucoup de bien à cette maison, & lui accorda plusieurs priviléges. Philippe-Auguste, Louis IX (S.), Philippe-le-Hardi, Philippe-le-Bel, Louis Hutin, &c. suivirent l'exemple de Louis VII. *Du Tillet*, au recueil des Rois de France, *chap.* des Obsèques desdits Rois & Reines de France, *page* 345, dit: « Aux Religieuses de la Saussaye, près de Ville-
» juif.... appartiennent les linges, tant de corps que de table,
» scels d'or & d'argent, tous les mulets, mules, palefrois,
» chevaux d'honneur, des offices & autres, tant que ceux qui
» ont conduit & mené les chariots desdits Rois & Reines, que
» ceux qui ont porté sommage à leurs Evêques, avec les har-
» nois, colliers, accoûtremens d'iceux; adjugés par plusieurs
» arrêts, contre les grands & autres Ecuyers ».

Cette maison a fort changé depuis, & n'a jamais passé pour fort riche. La Prieure étoit à la nomination du Roi, par conséquent à vie. Elle a été supprimée en 1771, & les Religieuses qui y étoient alors, eurent la liberté de passer dans tel monastere qu'elles voudroient choisir, avec la pension accordée à chacune d'elles.

En 1760, Madame *Marie Gabrielle Eléonore de Bourbon*, Abbesse de l'abbaye Saint Antoine, y est morte, & son corps fut transporté dans l'Abbaye, dont elle étoit Abbesse.

——— DE LIVRY, en l'Aulnoi, *in Alneto*, est de l'ordre de Saint Augustin, de la congrégation de France, dans le doyenné de Chelles, & fut fondée l'an 1186, par *Guillaume de Garlande* pour des Chanoines réguliers, qu'il fit venir de Saint Vincent de Senlis. L'Eglise est sous l'invocation de Notre-Dame. Le revenu de l'Abbé est de 3500 liv.

———DE LONCHAMP est située entre les murs du bois de Boulogne & la rivière de Seine, à l'endroit où l'on passe le bac de Surenne. Elle a été fondée par *Isabelle de France*, sœur de Saint Louis, en 1261. Cette Communauté, qui est de l'ordre de Sainte Claire, a vingt mille livres de rente, & l'Abbesse est élective & triennale.

Le Roi Philippe-le-Long y mourut en 1322, âgé de 28 ans, & dans la sixième année de son règne. Tous les ans, le mercredi, jeudi & vendredi saint, le beau monde de Paris se rend vers cette Abbaye, où l'on étoit attiré autrefois par les voix les plus délicieuses qui y chantoient les lamentations, telles que les Demoiselles *le Maure*, *Fel*, &c. mais aujourd'hui que le règne de ces belles voix est passé, on n'entre pas même dans l'Eglise & l'on se contente de se promener dans le bois, pour y voir les dames dans leur plus grande parure, traînées dans les plus beaux équipages, par les plus beaux chevaux, &c.

ABBAYE DE MAUBUISSON; *de Malodumo*, ou Notre-Dame la Royale de Maubuisson. Elle fut fondée l'an 1236, par *Blanche de Castille*, Reine de France, mere de Saint Louis, dans un lieu que les anciens titres nomment AULNET, duquel on voit encore dans un des jardins de cette Abbaye, une chapelle qui en étoit l'Eglise paroissiale. La fondatrice donna en même-temps à cette Abbaye la terre de Maubuisson, qui étoit contiguë, & qu'elle avoit acquise de *Barthelemi de Maubuisson*; en sorte qu'il n'y a jamais eu de translation de cette Abbaye, & qu'elle a toujours porté le nom qu'elle porte aujourd'hui, quoi qu'en dise *Dom Beaunier* dans son recueil général des Archêvechés, Evêchés & Abbayes de France, *t. 1, p. 34.* qui, dans l'article de cette Abbaye, a fait plusieurs fautes. On employa quatre années à bâtir les lieux réguliers de Maubuisson : des religieuses de l'ordre de Cîteaux en prirent possession le dernier jour de décembre de l'an 1240. Cependant les Lettres patentes n'en furent expédiées qu'en 1241. Elle est située au bout d'un des fauxbourgs de Pontoise.

——————— (1°) DE MONTMARTRE, de l'ordre de Saint Benoît, mais mitigé, fut fondée en 1133 par le Roi *Louis-le-Gros*, & la Reine *Adélaïde*, sa femme. C'étoit auparavant un couvent de religieux de l'ordre de Cluny, qui céderent la maison pour y mettre des religieuses, & reçurent en échange Saint Denis-de-la-Chartre. L'abbaye de Montmartre est composée d'une Abbesse, d'environ soixante Religeuses, & de douze sœurs converses. La maison jouit de 28000 liv. de rente & d'une pension du Roi de 6000 livres ; elle doit à chaque mutation d'Abbesse 1000 livres à la manse abbatiale de Saint Denis, à cause d'un fief qu'elle possede à Clignancourt. Louis-le-Gros ne s'en tint pas là : après en avoir fait bâtir l'Eglise & les lieux réguliers, il acquit de *Guillaume de Senlis*, lors Bouteiller de France, le fief & la seigneurie, tant sur la maison de Gueheri de la Porte, que sur la partie du terrain adjacent, en échange de quelques étaux & boutiques ; en conséquence, le Roi joignit l'un & l'autre au surplus des domaines qui composerent la fondation des religieuses de Montmartre.

En 1134, Louis-le-Gros donna sa charte de fondation de l'abbaye Montmartre, par laquelle il dit : qu'à la priere de la reine *Adélaïde* sa femme, il a bâti une église & une abbaye sur le mont, appellé des Martyrs, & qu'il donne aux religieuses plusieurs biens, tant à saint Cloud, qu'à Clichi, à Chelles, au territoire de Senlis, à Estampes ; à Melun dans le Gâtinois, un four & la maison de Gueheri-le-changeur, & le bourg qu'il avoit bâti au préau-Hilduin, appellé depuis le bourg-de-la-reine, &c. Il accorda aussi à ces religieuses le droit de pêche qu'il avoit à Paris, & généralement tout ce qu'elles pourroient acquérir dans son fief. La fondation de cette Abbaye fut confirmée par une bulle du pape Eugene III, datée de l'an 1147. Ce même Pape fit la dédicace de l'église d'en haut, le 22 avril de la même année ; & celle de la chapelle d'en bas, le 1er juin suivant. Saint *Bernard* & *Pierre-le-Vénérable* furent présents à la cérémonie, & servirent de diacre & de sous-diacre à la messe du Pape. Le missel couvert d'or, & tous les ornemens qui avoient servi à cette auguste & sainte cérémonie, demeurerent à la sacristie, & en ont fait la richesse jusqu'en 1559, que le feu ayant pris au bâtiment, la sacristie & la meilleure partie des titres furent brûlés.

Il en fut de cette Abbaye comme des autres monasteres. On y vécut d'abord dans une grande régularité ; le bruit qui s'en répandit, mérita aux Religieuses de Montmartre l'estime de *Mathilde*, premiere femme d'Etienne, roi d'Angleterre, & fille d'Eustache III, comte de Boulogne, laquelle leur donna, du consentement d'Eustache son fils, le droit de prendre tous les ans à Boulogne, la quantité de cinq mille harengs. Mais insensiblement, le relâchement s'y introduisit, & vint à un tel point, que, vers l'an 1500, il fallut absolument y remédier. *Jean Simon*, pour lors Evêque de Paris, conçut le dessein d'y établir une réforme, mais il mourut sans l'avoir exécuté ; & ce fut *Etienne Poncher*, son successeur, qui, en 1503, mit dans l'abbaye de Montmartre des Religieuses de l'ordre de Fontevrault, tirées des Prieurés de la Magdeleine-les-Orléans, & de Fontaines dans le diocèse de Senlis, qui avoient nouvellement été reformés. L'abbaye de Montmartre eût encore besoin d'être réformée en 1547, sous l'épiscopat de *Jean du Bellay* ; mais la réforme faite en 1600 étoit la plus nécessaire, & la plus difficile à établir.

Les guerres de la ligue porterent la confusion & le relâchement dans tous les ordres de l'Etat. Lorsque *Henri-le-Grand* assiégea Paris, les Religieuses de Montmartre furent plus exposées que les autres à ces désordres. Alors les plus raisonnables se retirerent dans la ville ; mais les jeunes resterent dans leur couvent, & se familiariserent avec le Roi & les seigneurs de sa suite. On dit que ce Prince fut touché de la figure & de l'esprit de *Marie de Beauvilliers*, qui en étoit Abbesse, & qu'ayant été obligé de lever le siége de Paris, il la mena à Senlis, une des villes dont il étoit déjà le maître. Mais cette Abbesse étant revenue de son égarement, rassembla son troupeau dispersé, & entreprit de lui faire observer un genre de vie plus régulier qu'auparavant. *Sauval* dit qu'elle employa dix ans à cette réforme, & que pour gagner ses Religieuses, elle les associa à la dignité abbatiale, ayant obtenu du roi *Henri-le-Grand*, qu'après sa mort ou par sa démission volontaire, l'Abbesse seroit élue de trois en trois ans par les Religieuses ; mais elle ne persista pas long-tems dans cette bonne résolution ; car elle souhaita & obtint pour coadjutrice *Henriette de Beauvilliers*, sa nièce. Cette coadjutrice étant morte en 1638, elle fit nommer à sa place Catherine d'*Escoubleau de Sourdis*, sa cousine ; enfin, l'abbesse *Marie* fut obligée de recevoir *Renée de Lorraine* pour coadjutrice, ce qui excita des troubles qui ne finirent que par la mort de *Marie de Beauvilliers*. Elle est celle qui ait le plus contribué à rétablir & à augmenter les bâtimens de cette Abbaye, en quoi elle fut puissamment aidée par les libéralités de *Pierre Forget de Fresne*, Secrétaire d'Etat, qui avoit épousé Anne de Beauvilliers, sa sœur. Les Religieuses de Montmartre ayant voulu faire aggrandir leur chapelle, qu'on nomme des Saints-Martyrs, & qui est située au bas de la clôture de leur couvent, du côté de Paris, les maçons qui travailloient aux fondemens des murs nécessaires pour cet aggrandissement, trouverent, le 16 juillet 1611, au-delà du chef de cette chapelle, du côté du levant, une voûte, sous laquelle il y avoit des degrés qui conduisoient sous terre en une cave, où l'on descendit par un trou que les maçons firent à cette voûte. On trouva d'abord un escalier qui avoit cinq pieds un quart de largeur, par lequel on descendoit 37 marches de vieille maçonnerie de plâtre, gâtées &

écornées, au bas desquelles on trouva une cave ou caverne creusée dans un roc de plâtre, tant par le haut que par les côtés & le circuit. On mesura cette caverne, & on trouva qu'elle avoit 32 pieds de longueur, depuis l'entrée jusqu'au bout, tirant vers la clôture des Religieuses. Cette cave avoit à son entrée huit pieds de largeur, & à neuf pieds au-delà, elle en avoit seize. Le surplus alloit toujours en rétrécissant ; en sorte qu'au bout, vers la clôture des Religieuses, elle n'avoit que sept pieds de largeur.

Dans cette cave, du côté de l'orient, il y avoit une pierre de plâtre bicornue, de quatre pieds de long, sur deux pieds & demi de large, prise par son milieu, sur six pouces d'épaisseur. Au-dessus de cette pierre, & en son milieu, il y avoit une croix gravée avec le ciseau ; elle étoit de six pouces en quarré de longueur, & d'un demi pouce de largeur. Cette pierre étoit élevée de chaque côté sur deux autres de moilon dur, de trois pieds de haut, & appuyée contre la roche de plâtre, en forme de table d'autel, & étoit distante de cinq pieds de l'escalier. Vers le bout de la cave, à main droite de l'entrée, on voyoit dans une roche de pierre, une croix gravée avec un poinçon, un couteau, ou quelque autre ferrement, & ces lettres MAR : ensuite desquelles il y avoit apparence de quelques autres lettres encore, que l'on ne put déchiffrer. Au même côté, un peu distant de cette croix, & au bout de la cave, on avoit encore gravé une autre croix dans la roche ; & à main gauche de la cave en entrant, à la distance de 24 pieds de l'entrée, se trouva ce mot écrit avec de la pierre noire, sur le roc, CLEMIN.; & au côté de ce mot, on voyoit quelque forme de lettres tracées dans la pierre avec un ferrement, qui représentoient le mot DIO, & autres lettres qu'on ne put distinguer. La hauteur de cette cave en son entrée étoit de six pieds jusqu'à neuf. En tirant de l'entrée vers le bout de la cave, le surplus jusqu'au bout étoit rempli de gravois & de terre, où il y avoit plusieurs pierres, & des tuyaux fort frayés & affermis par-dessus, ainsi qu'une terrasse ; de manière qu'au-delà de neuf pieds, il n'y avoit de distance en la hauteur, depuis les pierres en gravois jusqu'au haut, que de trois pieds en quelques endroits, & de quatre en d'autres ; de sorte que l'on ne pouvoit s'y tenir debout. Quoique dans ce procès-verbal, rapporté par le pere *Marrier* dans Saint Martin-des-Champs, il ne soit fait mention que de 37 marches, il y en avoit en effet 50, dont 13 ne parurent qu'après qu'on eût enlevé des décombres qui les cachoient. On crut avec raison que ce souterrain avoit servi aux premiers

Chrétiens, qui n'osoient s'assembler qu'en cachette, & dans des caves qu'ils nommoient *Cryptes* ou *Catacombres*, &c.

Cette découverte réveilla tellement la dévotion qu'on avoit pour Montmartre, que la Reine *Marie de Médicis*, les dames de la Cour, & beaucoup d'autres personnes de toutes sortes de condition, y vinrent en foule ; leurs libéralités furent si grandes, qu'en peu de temps l'Eglise changea de face ; & devint à peu de chose près, telle que nous la voyons aujourd'hui.

M. l'abbé *le Beuf* explique autrement les lettres gravées sur ces pierres. Il prétend d'abord que le mot *Clemin* ne signifie point Clement, parce qu'on auroit écrit *Clemen* & non *Clemin*. Il pense de plus qu'au lieu de *Clemin*, on peut lire *Clemini* ; & il se fonde sur ce que dans le gothique on ne mettoit pas de point sur les *i*, & qu'ainsi on pouvoit fort bien se tromper, lorsque cette lettre se trouve jointe à une M ou une N, & en faire des applications différentes à cause de l'union des jambages ; ainsi voyant gravé sur la pierre dont il s'agit, *Clemm*, les premiers observateurs ont lu *Clemin*. M. l'abbé le Bœuf, au contraire, lit *Clenini*, & conjecture que c'est l'abrégé de *Cleninicortis*, qui signifie Clignancourt, petit village qui tient à Montmartre. DIO. selon lui, signifie *Dionisius* ; & MAR, veut dire Martyr. Cette façon de lire établie, il ne trouve aucun mystère dans ce souterrein. Il pense que cette cave a servi aux habitans de cette montagne, à cacher ce qu'ils avoient de plus précieux dans le temps des guerres, soit des Normands, soit des Anglois, ou autres. La partie marquée *Clenini* aura servi aux habitans de Clignancourt ; DIO ; à ceux du haut de la montagne où étoit une Eglise de Saint Denys ; & MAR, pour ceux qui demeuroient au canton du saint Martyr : *de sancto Martyrio*. Par ce partage, chacun pouvoit reconnoître ses effets : à l'égard de l'autel qu'on a trouvé, il a pu servir à célébrer la messe pour les habitans, les circonstances ne permettant pas de la dire dans les Eglises. *Hist. du Dioc. de Paris*, t. III, p. 120 & 121.

Quoique de tout temps les Religieuses de cette Abbaye aient été de l'ordre de Saint Benoît, elles portoient néantmoins l'habit blanc ; lorsqu'en 1612 *Henri de Gondi*, Evêque de Paris, leur permit de reprendre le noir. Le même Prélat leur accorda, en 1617, de s'abstenir de l'usage de la viande autant que leur santé le pourroit permettre.

La reine *Adélaïde*, après la mort de Louis-le-Gros, qui arriva en 1137, épousa *Mathieu de Montmorenci*, Connétable de France. Elle se retira, en 1153, dans cette Abbaye dont elle étoit fondatrice, pour finir ses jours dans la retraite & dans les exercices de piété. Elle y mourut environ un an après (en 1154), son corps fut inhumé devant le grand autel : son tombeau n'avoit rien de remarquable, sinon qu'on ne voyoit que quatre fleurons à sa couronne royale, conformément à l'usage de ce tems-là. En 1643, *Marie de Beauvilliers*, Abbesse de Montmartre, fit transporter ce tombeau dans le chœur des religieuses; & quelques années après, *Renée de Lorraine*, pour lors Abbesse de la même Abbaye, le fit renouveller & y fit graver l'inscription & épitaphe moderne que voici :

Ici est le tombeau de très-illustre, & très-pieuse Princesse, Madame Alix de Savoye, Reine de France, femme du Roi Louis VI du nom, surnommé le Gros, mere du Roi Louis VII dit le Jeune, & fille de Humbert II, Comte de Savoye; & de Gisle de Bourgogne, sœur du Pape Calixte II.

Cy gist *Madame Alix*, qui de France fut Reine,
Femme du Roi Louis Sixieme, dit le Gros.
Son ame vit au ciel, & son corps en repos,
Attend dans ce tombeau la gloire souveraine.
Sa beauté, ses vertus la rendirent aimable
Au Prince son époux, comme à tous ses Sujets;
Mais Montmartre fut l'un de ses plus doux objets,
Pour y vivre, & trouver une mort delectable.
Un exemple si grand, ô passant ! te convie,
D'imiter le mépris qu'elle fit des grandeurs,
Comme elle, sévre-toi des plaisirs de la vie,
Si tu veux des Elus posséder les splendeurs.

Autrefois les Religieux de Saint Denis alloient en procession à Montmartre, l'une des fêtes de Pâques ou de la Pentecôte. Cette procession ne se faisoit que tous les sept ans, parce qu'ils avoient d'autres fonctions à faire dans les six autres années. Ils alloient à Aubervilliers, à la Cour-neuve, à Saint-Ouën, à Pierre-fitte, à Stains & à la Chapelle. Cela a duré jusqu'en 1626, que ces six stations ont été supprimées; on n'a conservé que celle de Montmartre, qui ne se fait néantmoins que tous les sept ans au premier de mai.

En 1534, Saint *Ignace de Loyola* y vint implorer l'assistance de Dieu, avant que de commencer l'institution de la Compagnie de Jésus.

Le Cardinal de *Berulle* y conduisit, en 1604, Anne de Jesus, & Anne de Saint Barthelemi, Carmelites Espagnoles réformées, & compagnes de Sainte Therese, avant que d'entreprendre l'établissement de ces Religieuses à Paris.

Barbe Avrillot, le Cardinal de Berulle, Saint François de

Sales, Saint Vincent de Paule, & l'abbé Ollier, y vinrent aussi avant que d'instituer les différens ordres dont ils sont fondateurs.

ABBAYE (l') DE NOTRE-DAME DE FOOTEL, dite le Bois-aux-Dames, *lez-Malnoe, Malanoda*, est de l'ordre de Saint-Benoît, & fut fondée l'an 1171. Elle a été réunie au Prieuré de Bon Secours, fauxbourg Saint-Antoine : voyez l'article *Bon Secours*. Elle étoit entre Melun & Brie-Comte-Robert.

—— DE NOTRE-DAME-DU-VAL, *Vallis Sanctæ Mariæ*, entre Pontoise & l'Isle-Adam, étoit de l'ordre de Citeaux, & avoit été fondée le 17 des calendes de décembre 1136, par *Ansel de l'Isle*; mais en 1616, elle fut réunie, tant pour la manse abbatiale, que pour celle des Moines, au couvent des Feuillans, de la rue Saint-Honoré à Paris, qui y ont une Communauté.

—— DE PANTEMONT est composée de Religieuses de l'ordre de Citeaux, & fut fondée environ l'an 1218, dans le diocèse de Beauvais; réduite en Prieuré d'hommes en 1483, puis rendue aux filles, & enfin transferée au fauxbourg S.-Germain à Paris, le 12 avril 1671. Ces Religieuses sont actuellement, rue de Grenelle, dans un couvent qui fut d'abord institué par *Jeanne Chesart de Matel*, pour des Religieuses connues sous le nom de Filles du Verbe Incarné. On dit que l'Institutrice conçut le dessein de cet Institut à Lyon en 1637, mais qu'elle ne l'alla effectuer à Avignon qu'en 1639. Ce fut là, dit-on, le premier établissement de sa congrégation. Le 15 de novembre de la même année, l'Evêque de Nîmes y donna l'habit aux cinq premières Religieuses de cet Institut : Madame *de Matel* alla ensuite à Grenoble, & delà vint à Paris, où ayant trouvé de l'accès & de la protection auprès de la reine Anne d'Autriche, pour lors Régente du royaume, cette Princesse lui fit donner des Lettres patentes du Roi, son fils, en date du mois de juin 1643, qui permettoient aux Filles du Verbe Incarné de s'établir à Paris. Elles s'établirent donc dans cette rue; mais le Parlement ne voulut jamais registrer leurs Lettres patentes, non plus que celles de surannation qu'elles obtinrent au mois de juin 1667, parce qu'il ne trouva point que ces filles eussent de quoi subsister, sans être à charge au public. Sur ces entrefaites, l'Abbesse & les Religieuses de Pantemont se présentèrent pour prendre la place des Filles du Verbe Incarné; & comme on trouva qu'elles avoient dequoi se soutenir par elles-mêmes, elles obtinrent des Lettres patentes du Roi en 1672, qui furent regiſtrées au Parlement ſans difficulté. L'abbaye de Pantemont étoit ſituée, comme on vient de le dire, dans le dioceſe de Beauvais, & avoit pris ſon nom de ſa ſituation à mi-côte. Ce fut *Dreux*, Evêque de Beauvais, qui la fonda en 1217, pour des Religieuſes de Cîteaux. La petite riviere d'Avalon, qui coule au bas de la montagne où leur couvent étoit placé, avoit par ſes fréquens débordemens cauſé de grandes pertes à leur maiſon, & les avoit obligées de ſe réfugier dans la ville de Beauvais en 1646. Le logement qu'on leur donna étoit ſi petit, qu'elles ne purent y fixer leur demeure, ce qui leur fit prendre le parti de venir s'établir à Paris, où elles acheterent la maiſon des Filles du Verbe Incarné, qui furent transferées dans une maiſon, ſituée au Puits-l'Hermite, dans le fauxbourg Saint-Marceau, laquelle étoit deſtinée à ſervir de retraite aux Religieuſes qui n'en avoient point, & fut occupée depuis par la communauté de Saint François de Sales, ſous le nom de la Créche. La nouvelle Egliſe de Pantemont, bâtie depuis quelques années, mérite d'être vue à cauſe de ſa forme ſinguliere. Son portail eſt orné de deux colonnes qui portent un petit fronton ceintré, ſurmonté d'un autre plus grand, de forme triangulaire : on a placé ſur le tout un grand vitrage, dans une portion de cercle de la largeur du portail, qui eſt entierement hors d'œuvre, & ſans aucune liaiſon avec le total. Le plan de l'intérieur de l'Egliſe forme une petite croix, dont les branches ſont d'égale longueur. Dès l'entrée, l'on ſe trouve ſous le dôme, qui eſt placé dans le centre de cette croix. Il eſt appuyé ſur quatre arceaux en plein ceintre, qui naiſſent des quatre angles de la croiſée. Le plafond de ce dôme eſt orné de bandeaux en ſaillie, & percé de huit croiſées, dont quatre ſeulement ſont vitrées pour l'éclairer, & les quatre autres murées, & dans leurs lunettes ſont poſés des vaſes d'une forme déſagréable & d'un mauvais effet. Toute l'architecture de l'Egliſe eſt de l'ordre ionique, traité en colonnes & en pilaſtres, entre leſquels on a menagé de petites tribunes fermées de grilles, portées par des bandeaux, les uns ceintrés, les autres quarrés. Toute cette compoſition fait de petites parties d'un goût méſquin. Dans la partie de la croiſée, qui eſt ouverte vis-à-vis la porte d'entrée, eſt placé le maître autel, où l'on touche preſqu'en entrant. Il eſt adoſſé à la grille du chœur des Religieuſes, qui eſt en face de l'entrée. On a tenu cette grille fort baſſe, pour laiſſer voir toute la partie ſupérieure du chœur, dont le plafond eſt orné d'une grande table, d'un carré long ceintré par les extrêmités, avec moulures & bandeaux. Ce chœur est terminé dans le fond par deux colonnes isolées du même ordre que les précédentes : sur l'entablement est placé un cadran. Cette position pourra paroître singulière aux personnes de goût. On ajoutera, par rapport à l'emplacement du maître-autel, qui est adossé à la grille de ce chœur, & placé entre deux colonnes isolées de même ordre, & sur le même plan que celles du reste de l'Eglise, que cet entablement est la suite de l'entablement général. Il est surmonté d'un fronton brisé par deux enroulemens d'assez mauvais goût; sur lesquels sont placés deux anges en attitude d'adoration du nom de *Jehova*, écrit en lettres d'or, & d'où sortent des rayons de gloire. Sur le total est posé un petit buffet d'orgues, qui touche presque à la voûte. Voici l'inscription qu'on lit sur un marbre noir, élevé sur la porte d'entrée dans l'intérieur :

REGNANTE LUDOVICO XV,

Ædem hanc Deo sacram sub invocatione sanctæ Clotildis, Virgines Christo desponsatæ sub regimine Mariæ Cat. de Bethisy, à fundamentis instauraverunt, Ludovicus Franciæ Delphinus, pius, munificus, ædificationis impensa promovit, primum in ædificando lapidem posuit. M. D C C. LV.

ABBAYES (les) DE PORT-ROYAL. Il y avoit deux Abbayes de ce nom, l'une aux champs, l'autre à Paris, & toutes deux de l'ordre de Cîteaux. C'est la première de ces deux Abbayes qui a donné le nom & les biens à celle de Paris. Elle fut fondée en 1204, par *Mathieu de Montmorenci*, seigneur de Marly, & par *Mathilde de Garlande*, sa femme, dans le fief de Porrois ou Port-Royal, *Porregius ou Portus Regis*, auprès de Chevreuse. On prétend que Philippe-Auguste s'étant égaré à la chasse, fut trouvé en cet endroit dans un oratoire, dédié à S. Laurent, & que c'est à cause de cette rencontre, qu'on lui donna le nom de *Porrois ou de Port-Royal*.

L'abbaye de Port-Royal de Paris est située dans la rue de la Bourbe, & doit son origine à celle des champs. Celle-ci tomba dans la suite des tems dans un grand relâchement; mais en 1609, elle fut reformée par l'Abbesse *Jacqueline-Marie-Angelique Arnaud*. Cette réforme fit tant d'éclat, que le nombre des Religieuses s'accrût tous les jours. En 1625, on

y

y comptoit 80 Religieuses; & quoique l'Abbaye n'eût que 6500 liv. de rente, elles y trouvoient un nécessaire suffisant. La maison de Port-Royal se trouva alors trop resserrée pour une aussi nombreuse communauté; il fallut donc songer, ou à augmenter les bâtimens, ou à former un second établissement où l'on pût envoyer une partie des Religieuses. Catherine *Marion*, veuve d'*Antoine Arnaud*, Avocat célebre, qui avoit plusieurs filles dans ce monastere, & dont l'une en étoit Abbesse, détermina bientôt la communauté sur le parti qu'elle avoit à prendre. Madame *Arnaud* acheta une grande maison, située à l'extrêmité du Fauxbourg Saint-Jacques, appellée l'hôtel de *Clagny*, & la donna à l'abbaye de Port-Royal, pour lui servir de décharge. On travailla aussi-tôt à convertir cet hôtel en monastere, qui prit, comme l'autre, le nom de *Port-Royal*; & en 1626, toute la communauté de Port-Royal des champs y fut transférée. Comme on ne trouvoit point encore dans l'hôtel de *Clagny*, ni les lieux réguliers, ni les autres commodités nécessaires à une communauté religieuse, Madame *Arnaud* entreprit de faire bâtir un grand monastere, pour la construction duquel il fallut faire des dépenses, qui auroient extrêmement obéré l'Abbaye, si la Providence n'eût fait trouver des secours suffisans pour conduire ce bâtiment à sa perfection. Dame *Anne-Hurault de Chiverny*, veuve de *Charles*, marquis *d'Aumont*, Lieutenant général des armées du Roi, ayant choisi cette maison pour y vivre retirée, lui donna d'abord des biens considérables, en acquitta presque toutes les dettes, fit bâtir le chœur & tous les logemens qui sont au-dessus, éleva les murs de clôture du grand jardin, construisit le bâtiment où elle logeoit, & contribua encore au rétablissement du monastere de Port-Royal des champs. Un si pieux exemple fut suivi de plusieurs personnes, parmi lesquelles il y en avoit d'une grande naissance. La Marquise *de Sablé* fit construire le corps de logis, avec le chapitre au bout du chœur; la Princesse *de Guéménée*, le logement dont le bas sert de sacristie, & fait partie de l'un des côtés du cloître: Mademoiselle d'*Acquaviva*, M. *de Sevigné*, Madame le *Maître*, qui s'y rendit Religieuse depuis; M. *de Guenegaud*, Garde des Sceaux des ordres du Roi, & Secrétaire d'Etat; Elisabeth *de Choiseul-Praslin*, sa femme, & quelques autres, firent bâtir au-dehors plusieurs corps-de-logis pour s'y retirer, & gratifierent le monastere de plusieurs autres bienfaits. Madame *de Pontcarré* y fit un legs de 24000 liv.; Madame *de la Guette de Champigny*, veuve de M. de la Guette de Chesay; Madame *de Boulogne*, veuve du Baron de Saint-

TOME I. B

Ange, premier Maître-d'Hôtel de la Reine-mere ; Madame *de Rubantel*, veuve de M. le Camus, en furent aussi les bienfaitrices. Ces deux dernières y embrasserent la vie religieuse après la mort de leurs maris ; Madame *Seguier*, veuve de M. de Logny de Gragneule : M. *le Maître*, & MM. *de Sericourt de Saci*, ses freres, lui donnerent tous leurs biens, dont ils ne se réserverent que l'usufruit. M. *Benoise*, Conseiller-Clerc au Parlement ; M. *Bricquet*, Avocat général, & M. *le Roi de la Potherie* lui firent aussi du bien. Ce dernier donna une rente de 150 liv. & une épine de la couronne de J. C. *Louise-Marie de Gonzague de Clèves*, qui avoit été élevée à Port-Royal, & qui fut Reine de Pologne, porta le Roi son mari à faire de riches présens à ce monastere ; il donna entr'autres un ciboire d'une agathe enchâssée dans l'or, & enrichi de diamans, un soleil de cristal garni d'or, &c.

Le desir qu'avoit la mere *Angelique* de conserver la réforme dans Port-Royal, lui fit entreprendre deux changemens dans l'état de ce monastere ; l'un, de le mettre sous la jurisdiction de l'Ordinaire ; & l'autre, de se démettre de la dignité d'Abbesse, pour la rendre élective. Au mois de juin 1627, elle obtint du Pape Urbain VIII une bulle qui la tiroit de la jurisdiction de l'Abbé de Cîteaux, pour la soumettre à celle de l'Archevêque de Paris. Le Roi donna ses Lettres patentes pour l'enregistrement de cette bulle, au mois de juillet de la même année. L'Abbesse obtint l'autre du Roi Louis XIII, au mois de janvier 1629, par le moyen de la Reine Marie de Medicis. Le Roi renonça à son droit de nomination en faveur de la réforme, & fit expédier des Lettres patentes pour accorder l'élection triennale de l'Abbesse. Après toutes les formalités, la mere *Angelique Arnaud* donna sa démission pure & simple au mois de juillet 1630. Enfin, en 1647, elle fit un troisième changement dans ce monastere, en y établissant l'adoration perpétuelle du Saint Sacrement ; & le 24 octobre de la même année, elle & ses Religieuses prirent le scapulaire blanc, avec la croix rouge par-dessus.

Port-Royal de Paris, se trouvant à son tour trop peu étendu pour contenir le grand nombre de Religieuses que la réforme y attiroit, l'Abbesse & les Religieuses demanderent à l'Archevêque de Paris la permission d'envoyer quelques Religieuses à Port-Royal des champs dont on avoit rendu le séjour plus sain. L'Archevêque leur accorda leur demande le 27 juillet 1647, à condition que les Religieuses qu'on y enverroit ne feroient point un corps de communauté particulière ; mais seroient toujours soumises à la jurisdiction dudit Archevêque, & à l'autorité de l'Abbesse de Port-Royal de Paris, qui changeroit & rappelleroit ses Religieuses, lorsqu'elle le jugeroit à propos. L'Archevêque de Paris, n'ayant pas trouvé dans la plûpart des Religieuses de Port-Royal toute la soumission qu'il demandoit d'elles, pour la signature du formulaire, fut obligé d'en faire enlever plusieurs, que l'on dispersa d'abord en différens couvents, & que l'on conduisit ensuite, au mois de juillet 1665, à Port-Royal des champs, de même que quelques-unes qu'on avoit laissées dans le monastere de Paris, quoiqu'elles ne fussent pas plus soumises que les autres. La paix de Clément IX ayant appaisé tous les troubles élevés au sujet du formulaire, le Roi fit rendre un arrêt par son Conseil le 13 mai 1669, qui sépara les deux maisons de Port-Royal en deux titres d'Abbayes indépendantes l'une de l'autre : l'une à Paris pour être à perpétuité de nomination Royale ; & l'autre aux champs, pour être à perpétuité elective & triennale : le Roi partagea en même-tems les biens en deux, & ordonna que les deux tiers appartiendroient à perpétuité à l'abbaye de Port-Royal des champs ; & l'autre tiers, à Port-Royal de Paris.

Le monastere de Port-Royal des champs a subsisté sur ce pied-là jusqu'au 11 juillet 1709, qu'après une bulle de Clement XI, du mois de mars 1708, le Cardinal *de Noailles*, Archevêque de Paris, rendit un décret de suppression du titre abbatial de Port-Royal des champs, & de réunion de ses biens à l'abbaye de Port-Royal de Paris. En conséquence, les Religieuses de Port-Royal des champs, au nombre de vingt-deux, furent dispersées dans plusieurs couvens de différens Ordres, & les bâtimens du monastere détruits, conformément à un arrêt du Conseil, rendu le 26 d'octobre de la même année 1709. Ainsi, il n'y a plus aujourd'hui qu'une Abbaye de Port-Royal, qui est celle du fauxbourg Saint-Jacques à Paris.

Les fondemens de l'Eglise de ce monastere furent posés le 22 d'avril 1646. Elle fut achevée en 1648, & bénite le 7 juin de la même année, par l'Archevêque de Paris. C'est *le Pautre*, Architecte, alors en grande réputation, qui en donna le dessin, & le fit exécuter. Elle est petite, mais d'ailleurs d'une architecture d'assez bon goût. On y conserve une épine de la couronne de J. C. qui fut donnée à cette maison par M. *le Roi de la Potherie*, ainsi qu'on l'a dit ci-devant.

Le 24 décembre 1646, Dieu opéra un miracle à l'occasion de cette sainte épine, par l'attouchement de laquelle Marguerite *Perrier*, niece du fameux M. *Pascal*, Auteur des

Lettres Provinciales, âgée de 10 ans, fut guérie subitement d'une fistule lacrymale. Ce miracle fut juridiquement examiné & publié par les Grands Vicaires de l'Archevêché de Paris, qui ordonnerent qu'il en fût rendu de solemnelles actions de graces à Dieu. On voit dans cette Eglise, au côté gauche de la grille du chœur, un tableau qui représente Mademoiselle *Perrier*, telle qu'elle étoit lors de sa guérison, avec cette inscription au bas.

Christo Sospitatori.

Hanc effigiem Margaritæ Perrier*, decennis Puellæ, cujus sinister oculus fædâ & insanabili ægilope, jam triennium laborans vivificæ spinæ contactu momento curatus est, die martii 24 anno 1656. Memores tanti beneficii Parentes ejus sacraverunt.*

On lit aussi cette Traduction :
Marguerite *Perrier*, jeune fille, âgée de dix ans, ayant été, par l'attouchement de l'épine vivifiante, guérie en un moment, le 24 mars 1656, d'une dégoutante & incurable fistule qu'elle avoit depuis trois ans à l'œil gauche ; ses Parens ont consacré à Jesus-Christ Sauveur ce portrait qui la représente, pour être un témoignage de la reconnoissance qu'ils ont d'un si grand bienfait.

De l'autre côté, est le portrait de demoiselle Claude *Baudrand*, en symmétrie avec celui de Mademoiselle *Perrier*.

Cette Demoiselle avoit 15 ans lorsque Dieu fit voir en elle un des effets extraordinaires de sa puissance. Elle fut miraculeusement guérie en 1657, par l'attouchement de la sainte épine, d'une horrible tumeur dans toute la partie du bas ventre, mal dangereux, dont on ne pouvoit humainement espérer la guérison ; mais Dieu lui rendit, en un instant, une santé parfaite, au grand étonnement des Médecins.

Dans le chœur des Religieuses est un tableau qui représente la cêne, ou J. C. assis avec les douze Apôtres. Ce tableau est original, & a été peint & donné par *Philippe Champagne*, Peintre, natif de Bruxelles, & fort attaché à l'abbaye de Port-Royal, où il avoit une fille Religieuse.

Le tableau qui est sur le retable de l'Autel, est une copie de celui dont on vient de parler.

Devant la grille du chœur est une tombe, sur laquelle on lit.

Cy gist Messire LOUIS DE PONTIS, *Seigneur dudit lieu & d'Ubaie, Gentilhomme Provençal, lequel ayant servi nos Rois* durant 50 ans, & honoré d'eux des principales charges dans les premiers Régimens d'infanterie, & de la charge de Maréchal de batailles, lassé de vieillesse, & affoibli de ses blessures, se retira du service des Rois de la terre, pour servir le Roi des Rois dans l'abbaye de Port-Royal, l'an 1653, où il a passé le reste de ses jours dans l'exercice des vertus Chrétiennes, & est décédé le 14 de juin 1670, âgé de 87 ans.

Priez Dieu pour son repos.

Marie-Angelique de Scoraille de Roussille, Duchesse de Fontange, morte le 28 juin 1681, âgée de 22 ans, fut inhumée dans cette Eglise, elle étoit fille de *Jean Rigald* ou *Rigaud de Scoraille*, Comte de Roussille, Marquis de Cropiere & de Saint-Joueri, & d'*Aimée-Eleonore de Plas*. Tout le monde sçait le crédit que cette Damoiselle eût auprès de Louis XIV, dont elle a eu un fils qui n'a pas vécu.

ABBAYE (l') DE SAINT-ANTOINE a pris son nom d'une ancienne Eglise, qu'on voit encore attenant cette Abbaye, & qui étoit autrefois sous l'invocation de S. Antoine; ensuite, dit-on, sous celle de S. Hubert, & aujourd'hui sous celle de *S. Pierre*. L'Abbaye a toujours conservé le nom de *Saint Antoine*, & l'a donné non-seulement au Fauxbourg, mais même à la rue Saint-Antoine, qui est dans la Ville. *Foulques*, Curé de Neuilli, & *Pierre de Roisi*, son compagnon, qui avoient reçu du ciel un don particulier de toucher les pécheurs par la force de leurs prédications, après avoir converti plusieurs femmes dérangées, qui voulurent se consacrer à la pénitence pour le reste de leurs jours, & embrasser la vie Religieuse, fonderent, en 1198, ce monastere, qu'ils firent bâtir des aumônes & des libéralités des gens de bien. *Odon*, Evêque de Paris, voulut que les femmes qui s'y étoient retirées, se missent sous quelque congrégation réformée; & Saint *Guillaume*, Archevêque de Bourges, leur ayant conseillé de se mettre sous l'ordre de Cîteaux, *Odon* y consentit, y établit une Abbesse, & leur accorda la jouissance des priviléges de cet ordre, ce qui fut confirmé par les Abbés de Cîteaux. Le Pape *Innocent* prit ce monastere sous sa protection, l'an 1210. L'Eglise fut dédiée le 2me jour de juin de l'an 1233, par *Guillaume*, Evêque de Paris, *Godefroi*, Evêque de Cambray, & *Pierre*, Evêque de Meaux, en présence des Evêques de Chartres, de Noyon, de Senlis & de Châlons. Le Roi & la Reine assisterent à cette cérémonie. L'an 1248, S. *Louis* donna à cette Abbaye un amortissement pour tous les biens qu'elle possedoit, & lui accorda une exemption de péages en 1258. Cette Abbaye jouit de très-beaux priviléges. L'Abbesse est Dame de ce Fauxbourg où elle a de beaux droits.

L'Eglise est un gothique des meilleurs qui soit dans cette Ville. Le chever surtout & le double rang de vitraux sont d'une grande délicatesse, & donnent une clarté admirable. On a placé dans la nef le chœur des Religieuses. La menuiserie des stalles est d'un beau travail, aussi bien que la chaire du Prédicateur, qui est mobile. C'est un ouvrage en fer tout à jour, orné de feuillages en tôle d'une très-belle exécution, & fait par un Serrurier, nommé *Poitevin*. La nef a deux bas côtés, au-dessus desquels sont de petites arcades vitrées, où se placent les Pensionnaires. Quelque belle que soit la construction de cette Eglise, qui malgré sa délicatesse, subsiste en son entier depuis la fin du XIIme siécle, elle est néantmoins défigurée par deux défauts insupportables: 1°. par le pavé de la cour, qui est élevé d'une toise au-dessus de l'Eglise; 2°. parce qu'au lieu d'entrer par l'extrêmité qui est en face du chevet, l'on y entre par une très-petite porte quarrée, ouverte dans une des croisées en haut près du sanctuaire, où il faut descendre plusieurs marches.

On voit dans cette Eglise le tombeau *de Jeanne & de Bonne de France*, filles du Roi Charles V. Il est de marbre noir, & leurs statues sont de marbre blanc; voici les épitaphes qu'on y lit :

Cy gist Madame JEANNE, *aînée fille de Monsieur Charles aîné, fils du Roi de France, Régent du Royaume, Duc de Normandie, Dauphin de Viennois, & depuis Roi de France; & de Madame Jeanne de Bourbon, Duchesse de Normandie, Dauphine de Viennois, & depuis Reine de France, qui trépassa en l'Abbaye de Saint-Antoine-lez-Paris, le 21 jour d'octobre 1360.*

Cy gist Madame BONNE, *seconde fille de Monsieur Charles dessus dit, & de Madame Jeanne de Bourbon dessus nommée, qui trépassa au Palais le 7 novembre 1360.*

Au milieu du chœur, près de la grille, est inhumée S. A. S. Madame de Bourbon, derniere Abbesse de cette maison; on lit sur sa tombe l'épitaphe suivante:

Cy gist S. A. S. Madame Marie-Gabrielle-Eleonore DE BOURBON-CONDE', *Princesse du Sang, Religieuse Professe de l'Abbaye de Fontevrault, & Abbesse de cette Abbaye pendant 38 ans & 5 mois, fille aînée de très-haut, très-puissant &*

très-excellent Prince, LOUIS III, *Duc de Bourbon-Condé, Prince du Sang, Grand Maître de la Maison du Roi, & Gouverneur du Duché de Bourgogne;* & de très-haute & puissante Dame Louise-Françoise de Bourbon, appellée Mademoiselle DE NANTES, *décédée au Prieuré Royal de la Sauſſaye, le 28 août 1760, âgée de 69 ans 8 mois, & inhumée sous cette tombe le 3 septembre suivant.*

L'Abbesse, qui lui a succédé, s'appelle *Gabrielle-Charlotte de Beauvau Craon.*

Quelque belle que soit la construction de cette Eglise, elle n'est point, comme on vient de le dire, sans beaucoup de défauts.

Dans le mur du pilier, qui est à droite en entrant, est un marbre qui couvre les cœurs du Maréchal *de Clerambault*, & de sa femme, lesquels sont renfermés dans un coffre de cuivre encastré dans le mur dudit pilier. Sous le marbre dont on vient de parler est cette inscription:

Sous ce marbre sont réunis les cœurs de Messire Philippe DE CLERAMBAULT, *Chevalier des Ordres du Roi, Gouverneur de Berri, Maréchal de France, décédé l'an 1665, tems auquel Louis-le-Grand l'avoit choisi Gouverneur de Monseigneur le Dauphin; & de Dame* Louise-Françoise BOUTHILLIER DE CHAVIGNY, *son épouse, morte le 27 novembre 1722.*

Conformément à l'intention & derniere volonté de ladite Dame Maréchale de Clerambault, Messire Louis Bouthillier de Chavigny, Marquis de Pons, son neveu & son légataire universel, s'est acquitté de ce triste devoir par reconnoissance, & pour marque de son amour envers elle.

Hoc Marmor juncta tegit conjugum corda Philippi DE CLERAMBAULT, *Regiorum Ordinum Equitis Torquati, Biturigum Proregis, Franciæ Marescalli, qui serenissimum educaturus* DELPHINUM, *à Ludovico Magno designatus, anno eodem* M. D. C. LXV. *obiit; & Ludovic. Franciscæ* Bouthillier DE CHAVIGNY, *27 novemb. anno* M. D. C. C. XXII, *corpore solutæ, supremæ cujus obtemperans voluntati, bina jungendo,* Lud. Bouthillier DE CHAVIGNY, March. de Pons, *ex fratre nepos, ex testamento unicus hæres, hæc mæsti pia doloris signa dedit.*

Dans l'Eglise intérieure de cette Abbaye, est une tombe de marbre, sous laquelle a été inhumé le corps de Madame la

Maréchale de Clérambault; on y lit deux épitaphes de la composition de feu M. *Simon*, Censeur Royal; mais on ne rapportera ici que celle qui est en François.

Saintes Filles, joignez vos prières à vos larmes. Cy gist qui vous aima toujours tendrement pendant sa vie, Dame Louise-Françoise Bouthillier DE CHAVIGNY, *digne épouse de Messire* Philippe DE CLERAMBAULT, *Chevalier des Ordres du Roi, Gouverneur de Berri, Maréchal de France; Gouvernante de la Reine d'Espagne, femme de Charles II; de la Reine de Sardaigne, femme de Victor Amedée, & de Philippe d'Orleans, Régent du Royaume pendant huit ans, durant la minorité de Louis XV. Cette éducation lui a merité l'estime & la bienveillance de cette Famille Royale jusques à sa mort, arrivée le 27 de novembre 1722, dans la 89e année de son âge. Messire* Louis Bouthillier DE CHAVIGNY, *Marquis de Pons, son neveu & son légataire universel, pénétré de reconnoissance & de douleur, lui a fait mettre cette tombe comme un monument éternel de sa tendresse.*

Du consentement de S. A. S. Madame *de Bourbon*, Abbesse, & des Dames Religieuses de ce monastere, ledit Seigneur Marquis de Pons a fondé & donné la somme de quatre mille livres de principal, faisant celle de cent livres de rente annuelle; pour faire dire dans cette Eglise tous les ans une messe avec les vigiles, pour le repos de l'ame de ladite Dame Maréchale de Clérambault, sa tante, par contrat passé pardevant Chevalier & son confrere, Notaires à Paris, le neuf avril 1725.

Pour revenir à l'Eglise de *S. Pierre*, on doit observer qu'elle est l'Eglise paroissiale de l'enclos de l'Abbaye; que le Curé ne peut baptiser, ni marier, mais seulement administrer les sacremens aux malades & enterrer les morts. Comme on prétend que cette Eglise a été aussi sous l'invocation de *Saint Hubert*, on y a donné pendant longtems le *répit* à ceux qui avoient été mordus par des bêtes enragées, & on y a fait flâtrer les chiens soupçonnés d'avoir été mordus & d'être enragés; mais cet usage a été aboli il y a déjà du tems.

ABBAYE (l') DE SAINT DENIS, sur le crould, *vicus Catulliacus ad crodoldum rivulum*, aujourd'hui *fanum Sancti Dyonisii*, n'étoit anciennement qu'un petit hameau appellé *Cathuel*, du nom d'une Dame nommée *Catule*, qui, ayant reçu le corps de *Saint Denis*, & fait enlever ceux de *Saint Rustique & de Saint Eleuthere*, martyrs, les ensevelit dans un champ, & marqua quelque tems après le lieu de leur sépulture, par un tombeau qu'elle y fit élever, & sur lequel les Chrétiens bâtirent depuis une chapelle, en reconnoissance des miracles que Dieu avoit opérés en cet endroit par l'intercession de ces saints Martyrs.

Vers l'an 496, Sainte Genevieve fit rebâtir une Eglise en l'honneur de Saint Denis, sur les ruines de la premiere.

Avant le regne de *Clotaire II*, pere de *Dagobert Ier*. il y avoit en cet endroit une communauté de Religieuses & un Abbé, comme on peut le voir par une donation de ce Prince adressée à l'Abbé *Dodon* & à ses freres, qui desservoient pour lors la basilique de Saint Denis. Ce saint lieu avoit eu beaucoup de part aux libéralités de nos Rois; mais *Dagobert* fit des dépenses si considérables pour faire bâtir une nouvelle Eglise, pour la décorer magnifiquement, & pour aggrandir le monastere, qu'il a insensiblement fait oublier les bienfaits des Rois ses Prédécesseurs, & que la postérité l'a regardé comme le fondateur de cette Abbaye. Le concours des Chrétiens, qui venoient par dévotion visiter les tombeaux des saints Martyrs, avoit insensiblement formé un village, là, où il n'y avoit auparavant qu'un hameau; mais après la mort de Dagobert, ce village reçut des accroissemens considérables, & du vivant de l'Abbé *Suger*, on l'appelloit *la Ville de Saint Denis*. Elle a été considérablement augmentée depuis. On y a vu dans ces derniers siécles une enceinte de ville & de place de guerre; aussi a-t-elle soutenu des siéges: aujourd'hui on y voit une des plus puissantes & des plus superbes Abbayes du Royaume, sept Paroisses, le Prieuré de Saint Denis de l'Estrée, le chapitre de Saint Paul, & plusieurs Couvens. Le Prieuré de Saint Denis de l'Estrée a été uni à la manse capitulaire de l'Eglise royale de Saint Paul, en 1727, en vertu d'un decret du Cardinal *de Noailles*, Archevêque de Paris, & des Lettres patentes du Roi, régistrées au Parlement. Cette union s'est faite du consentement du Bailli *de Mesine*, Ambassadeur de Malte, titulaire de ce bénéfice.

Cette ville n'étant qu'à deux lieues de Paris, ne put jamais devenir gueres plus considérable; telle qu'elle est, elle se donne le relief de capitale du Royaume. Le fondement de cette opinion populaire ne porte que sur ce qu'elle se trouve au milieu d'un petit pays particulier, que l'on appelle *la France*, dans lequel il n'y a pas de lieu plus distingué ni plus remarquable que Saint Denis, qui, pour raison, est appellé *Saint Denis en France*. Mais revenons à l'Abbaye.

Le Roi *Pepin* avoit commencé à rebâtir l'Eglise pour la

rendre plus grande & plus magnifique. *Charlemagne*, son fils, en preſſa la continuation, & elle fut enfin achevée au mois de février 775, & l'Empereur aſſiſta à ſa dédicace. Mais dans la ſuite comme elle ſe trouva trop petite pour contenir ceux qui y venoient de toutes parts aux jours de grandes ſolemnités, l'Abbé *Suger* ſongea à la rendre plus ſpacieuſe, & ce pieux Miniſtre ne crut pouvoir faire un meilleur uſage de ſa faveur, que de l'employer à une ſi ſainte œuvre. La dédicace en fut faite en préſence du Roi, au mois de juin de l'an 1144. Malgré toutes les dépenſes de l'Abbé *Suger*, cette nouvelle Egliſe menaçoit déjà ruine vers l'an 1231, & *Saint Louis* & la Reine *Blanche*, ſa mere, engagerent l'Abbé *Eudes de Clement* à la faire rebâtir, & contribuerent à la plus grande partie des frais. C'eſt apparemment pour cette raiſon que l'on voit en pluſieurs endroits du chœur, dans la croiſée, & ſur le marche-pied de quelques autels du chevet, les armes de Caſtille accollées à celles de France. L'Abbé *Eudes* ne vit point la fin du bâtiment qu'il avoit commencé. Il ne fut achevé que ſous *Mathieu de Vendoſme* en 1281, & l'Egliſe de Saint Denis ſe trouva enfin alors telle qu'on la voit à préſent. Cette Egliſe a été rebâtie à trop de repriſes, pour que ſes parties ne ſe reſſentent pas de tous les goûts d'architecture qui ont regné dans ces différents ſiecles. Cependant tout l'enſemble eſt un des plus beaux gothiques qui ſe voyent. Il a dans œuvre 335 pieds de longueur, ſur 90 de haut. La croiſée à 120 pieds de long & 39 de large. La voûte eſt par-tout également élevée, & ne ſemble ſoutenue que par des colonnes fort légeres. Ce riche bâtiment eſt éclairé par trois ordres de fenêtres ou vitraux. Les plus grandes ont environ 40 pieds de haut, & ne ſont pas à plus de trois pieds l'une de l'autre. Ce grand jour eſt tempéré par la peinture & l'épaiſſeur des vitres. Il n'y a point dans cette Egliſe, de chapelle, ni d'autel, qui ne ſoient remarquable par leurs richeſſes, & par les monuments qu'ils renferment. C'eſt ſur le petit autel, qui eſt du côté de l'évangile, dans le ſanctuaire, que le Diacre & le Soudiacre, après avoir reçu de l'officiant le Corps de J. C. au grand autel, viennent recevoir eux-mêmes, avec un chalumeau de vermeil, le précieux Sang, les jours de communion ſous les deux eſpeces, conformément à l'ancien uſage de cette Egliſe.

Le jour de l'Octave de Saint Denis, 16 octobre, on chante une grande meſſe toute en grec, depuis l'*Introït* juſqu'à l'*Ite Miſſa eſt*. L'évangile y eſt chantée deux fois ſur le jubé, la premiere en grec, & la ſeconde en latin. On diſtribue aux principaux assistans dans le chœur des livres de chant, où est toute la messe en langue Grecque. Elle est célébrée ce jour-là, ainsi que celui de Saint Denis avec une pompe & une majesté respectueuse. Il y a un très-grand nombre d'officians revêtus d'ornemens de la plus grande magnificence, & tout y respire l'auguste sainteté de nos sacrés Mystères & de ce grand sacrifice. L'autel des saints Martyrs occupe toute l'arcade du milieu du chevet. Derriere cet autel & dans l'épaisseur du mur, il y a une armoire dans laquelle sont trois châsses d'argent, qui renferment les reliques de Saint Denis, de Saint Rustique & de Saint Eleuthere.

On sortiroit des bornes qu'on s'est prescrites dans cet ouvrage, si on vouloit rapporter ici tout ce qu'il y a de remarquable dans les chapelles de cette Eglise. On observera seulement que dans celle de *S. Hilaire* ou *Hilar*, Evêque de Javouls, il y a une cuve de porphire, qui a cinq pieds trois pouces de long, sur deux pieds deux pouces de large, & seize pouces de profondeur. L'on prétend que le Roi *Dagobert* la fit apporter de Poitiers, où elle servoit de baptistère. Tous les connoisseurs conviennent que c'est le plus grand & le plus beau morceau de porphire qu'ils aient jamais vu; mais ils ne sont pas d'accord sur l'usage auquel il a servi. Quelques-uns veulent que c'ait été un baptistere, & d'autres croyent que c'étoit un tombeau; car on en voit de semblables à Rome, & en d'autres endroits.

Comme cette Eglise est destinée à la sépulture de nos Rois, on doit dire quelque chose de leurs tombeaux, & de ceux des Princes & des hommes illustres qui ont eu l'honneur d'être inhumés ici. Il faut observer que les tombeaux de la premiere race, n'avoient pour l'ordinaire aucune magnificence extérieure. Ainsi ceux de nos anciens Rois, qu'on voit à Saint Denis & ailleurs, ne sont que des cénotaphes, élevés fort longtemps après; voilà comme il faut regarder tous ceux qui sont dans l'Eglise de Saint Denis, tant de la seconde, que de la troisieme race, jusqu'aux enfans de S. Louis.

Le premier Prince qu'on sache avoir été enterré dans l'Eglise de Saint Denis, est *Dagobert*, fils de Chilperic II, & de Fredegonde, mort 3 mois après sa naissance, l'an 580. Il ne reste à présent aucun vestige de l'endroit de sa sépulture.

Dagobert est le premier de nos Rois qui ait été inhumé à Saint Denis, il mourut le 19 janvier 638. Son tombeau ayant été détruit, ou par le temps, ou par les Normands, on fit celui qu'on voit à présent, lorsqu'on rebâtit l'Eglise dans le treizieme siécle.

Des deux côtés des grilles de fer, qui enferment le chœur, au midi & au septentrion, on voit plusieurs cénotaphes de pierre, que S. Louis fit faire en mémoire des Rois ses prédécesseurs, inhumés dans cette Eglise. Ceux qui sont à main droite sont de la race de Pepin, & ceux qui sont issus de Hugues Capet sont à gauche. Ainsi on voit celui du Roi *Pepin*, & de la Reine *Berthe*, sa femme; celui des Rois Louis & Carloman, freres, fils de Louis le Begue. Les figures de Clovis II, & de Charles Marrel, sont ensuite sur un même cénotaphe. Ceux de la Reine Isabelle d'Arragon, du Roi Philippe-le-Hardi, son mari, & de Philippe-le-Bel, leur fils, sont de marbre.

Sur la ligne qui est au septentrion, on voit cinq cénotaphes de pierre: le premier est celui d'*Eudes* & de *Hugues Capet*; ensuite celui de Robert & de la Reine Constance d'Arles, sa femme; puis celui des Rois Henri Ier. & de Louis VI, dit *le Gros*; le quatrieme est celui de Constance de Castille, seconde femme de Louis VII, dit *le Jeune*. Ce même tombeau est celui de Philippe, fils aîné de Louis VI, dit *le Gros*; le cinquieme est celui de Carloman, Roi d'Austrasie & d'Hermentrude, premiere femme de Charles-le-Chauve. Après ces cinq tombeaux, qui sont de pierre, ainsi qu'on l'a dit, on en voit deux de marbre, l'un pour les Rois Louis X, dit *Hutin*, & pour Jean Ier. son fils, & l'autre pour Jeanne, Reine de Navarre, Comtesse d'Evreux, & fille de Louis Hutin, morte le 6 d'octobre 1349. Le tombeau de Charles VIII est de marbre noir, & orné de figures de bronze doré, il est au bas des degrés du sanctuaire, du côté de l'évangile. Du même côté, & sous l'arcade la plus proche du grand autel, on voit les figures de Philippe-le-Long, de la Reine Jeanne d'Evreux, de Charles-le-Bel, son mari: de Jeanne de Bourgogne, de Philippe de Valois & du Roi Jean. Ces six figures sont couchées sur deux tombeaux de marbre noir. La Reine Marguerite de Provence, femme de S. Louis, fut inhumée dans l'endroit où l'on voit une tombe plate de cuivre, où on lit son épitaphe. Hugues-le-Grand, Comte de Paris, & pere de Hugues Capet, fut inhumé dans l'endroit où il y a une tombe plate de pierre de liais. *Charles-le-Chauve* est le seul Empereur qui ait eu sa sépulture à Saint Denis: il est dans le chœur sous une tombe de cuivre, où il est représenté revêtu des ornemens impériaux.

On croit que ce tombeau est du tems de l'Abbé *Suger*.

Philippe-Auguste; Philippe, Comte de Boulogne, son fils, & Marie de Brabant, sa fille; le Roi Louis VIII; Alphonſe, Comte de Poitiers ; Jean Triſtan, Comte de Nevers, & Pierre de Beaucaire, Chambellan de S. Louis, avoient auſſi été inhumés dans le chœur ; mais la richeſſe de la plûpart de ces tombeaux les ayant expoſés au pillage, pendant les guerres civiles, il n'en reſte plus aucun veſtige. Les oſſemens de S. Louis étoient auprès de ceux de Louis VIII, ſon pere ; ils furent mis dans une magnifique châſſe, en 1298. Les tombeaux du Roi Charles V & de la Reine Jeanne de Bourbon, ſa femme ; de Charles VI, & d'Iſabeau de Baviere, ſa femme ; de Charles VII & de Marie d'Anjou, ſa femme, ſont de marbre noir, & les figures de marbre blanc ; ils ſont renfermés dans la chapelle de Saint Jean-Baptiſte, autrement appellée de *Charles V*. Quelques hommes illuſtres, comme Bertrand du Gueſclin, Connétable de France ; Bureau de la Riviere, Chambellan de Charles V ; Louis de Sancerre, Connétable de France, & Arnauld de Guillem, Seigneur de Barbazan, & Chambellan de Charles VII, ont eu l'honneur d'être inhumés dans cette même chapelle : voici la deſcription de leurs tombeaux & épitaphes.

Bertrand du Gueſclin, originaire de Bretagne, Connétable de France, mort au ſiége de Château-neuf de Randon, en Gévaudan, & tranſporté enſuite à Saint Denis, dans la chapelle de Charles V, y eſt repréſenté ſur un tombeau de marbre noir, en habit de chevalier, couché & ayant ſon écu à côté de lui, ſa figure eſt de marbre blanc. On voit ſur les côtés de ſon tombeau, un écuſſon chargé de ſes armoiries, qui ſont une aigle à deux têtes. Voici ſon épitaphe :

Cy giſt noble homme Meſſire Bertrand DU GUESCLIN, *Comte de Longueville, & Connétable de France, qui trépaſſa à Chaſtel-neuf de Randon, en Juvaudan, en la Sénéchauſſée de Beaucaire, le treiſieme jour de Juillet* M. C.C.C. IIII. *Priez Dieu pour lui.*

Près de cette tombe eſt une lampe qui brûle perpétuellement. *Moreri* l'appelle la lampe de du Gueſclin ; bien des gens & les Bretons ſur-tout la regardent comme une fondation faite à l'honneur de ce Connetable. Ils ſont même en quelque ſorte fondés à le croire ſur l'autorité de *du Chatelet*, Auteur d'une hiſtoire de Bretagne ; mais ce fait eſt refuté par *Dom Felibien*, hiſtorien de l'abbaye de Saint Denis, qui s'exprime ainſi dans cette hiſtoire, à l'endroit où il parle des funérailles de du Gueſclin, *pag.* 293 : » Comme la lampe qui brûle inceſſam- » ment dans cette chapelle, a été long-tems aux pieds du » tombeau de Bertrand du Gueſclin, les Bretons qui ſont ve-

» nus à Saint Denis, se sont imaginé que cette lampe avoit
» été fondée par honneur, à la mémoire de leur illustre com-
» patriote: jusques-là que du Chatelet, *pag. 272*, est allé
» chercher chez les Perses & chez les Egyptiens la coutume
» qu'avoient ces peuples de donner des lampes à leurs morts
» les plus illustres; comme si la religion Chrétienne n'avoit
» pas entierement banni ces honneurs profanes, que les
» Payens rendoient à leurs demi-Dieux. Si le Panégyriste se
» fut donné le loisir de s'instruire de la véritable institution
» de cette lampe, il eût appris qu'on la doit à la piété du Roi
» Charles V, qui a voulu qu'il y eût nuit & jour une lampe
» allumée dans la chapelle qu'il fonda en l'honneur de la
» Vierge, de Saint Jean-Baptiste, de Saint Denis & de Sainte
» Agnés, comme le marque expressément le titre de la fon-
» dation, rapporté tout au long dans les Antiquités de Saint
» Denis, *pag. 1028* «.

Bureau, Sire *de la Riviere*, originaire de la Province de Nivernois, étoit Chambellan, Favori & premier Ministre de Charles V. Il est inhumé aux pieds de ce Monarque, sous une tombe de cuivre, sur laquelle on voit une partie de son épitaphe, & quelques écussons avec ses armes, qui sont un écu chargé d'une bande. Voici ce qui reste de l'épitaphe:

...... *Fils, qui trépassa le* XVI *jour d'août l'an,* M. CCCC. *& fut ci enterré de l'ordre dudit Roi Charles V; qui, pour considération de très-grands & notables* ...... *les Ducs de Berri, de Bourgogne, d'Orleans & de Bourbon, qui lors étoient, voldérent que ainsi fut. Priez Dieu pour l'ame de ly.*

On va suppléer à ce qui manque de cette épitaphe, en la transcrivant toute entiere, d'après le Chartrier de S. Denis, & l'Histoire de cette Abbaye, par *D. Felibien*, p. 557.

Cy gist noble homme, Messire BUREAU, *jadis Seigneur de la Riviere & d'Aunet, Chevalier & premier Chambellan du Roi Charles V, & du Roi Charles VI, son fils, &c. &c.* La suite comme ci-dessus.

Sur le reste de la lame de cuivre, on voit encore quatre écus chargés d'une bande transversale; savoir, trois qui sont entiers, & un quatrième, dont une partie a été arrachée. On trouve dans le chartrier de Saint Denis & dans l'histoire de cette Abbaye, une fondation faite par *Charles de la Riviere*, fils de *Bureau de la Riviere*, par laquelle il établit à perpétuité une messe quotidienne, pour le repos de l'ame de *Char-*

les V, & pour celle de *Bureau de la Riviere*, son pere; fondation peut-être unique dans cette Abbaye, de la part d'un particulier.

Louis de Sancerre, Maréchal & Connetable de France, de l'ancienne Maison des *Comtes de Champagne*, est représenté en marbre blanc, sur un tombeau de marbre noir; l'écusson de ses armes porte un bandeau transversal, accompagné de deux cotices potencées & contrepotencées, qui sont les armes de Champagne. On lit sur son tombeau deux épitaphes, dont on ne rapporte ici que la premiere.

Cy gist LOYS DE SANCERRE, *Chevalier, & jadis Maréchal, & depuis Connetable de France, frere germain du Comte de Sancerre, qui trépassa le mardi 6 de février* M. CCCC. II.

Arnaud Guillem de Barbazan, originaire de Bigorre, en Gascogne, servit la France avec tant de distinction, que le Roi Charles VII, entr'autres prérogatives, lui accorda de porter dans son écusson, les armes de France sans aucune brisure: il mourut en 1432, & fut inhumé à Saint Denis par ordre du Roi. Son tombeau est entierement de bronze. On lit dessus l'inscription suivante:

En cè lieu gist sous cette lame,
Feu noble homme, de qui Dieu pardoint à l'ame,
Arnaud Guillem, Seigneur de Barbazan,
Qui Conseiller & premier Chambellan
Fut du Roi Charles septieme de ce nom,
Et en armes, Chevalier de renom,
Sans reproche, & qui aima droiture,
Tout son vivant; par quoi sa sépulture
Lui a été permise d'être ici.
Priez à Dieu qu'il lui fasse merci. *Amen.*

On voit dans la chapelle de Notre-Dame-la-Blanche le tombeau de *Marie* & de *Blanche de France*, filles de Charles IV, Roi de France & de Navarre, & de *Jeanne d'Evreux*, sa femme. Louis d'Evreux & Jeanne d'Eu, Duchesse d'Athenes, sa femme, ont été inhumés en cet endroit, où il y avoit autrefois une tombe de cuivre, sur laquelle étoient leurs épitaphes.

Le tombeau de marbre noir, qui est dans la chapelle de Saint Hipolite, renferme les cendres de la *Reine Blanche*, seconde femme du Roi *Philippe de Valois*, & celles de *Jeanne de France*, sa fille; le tombeau de *Guillaume du Chatel*, Pannetier de Charles VIII.

Le tombeau de *Louis XII* est un des premiers qui ait paru en France, dans le goût d'architecture antique.

Le Roi & la Reine *Anne de Bretagne*, sa femme, sont représentés à genoux sur le haut de ce tombeau & couchés au-dessous de grandeur naturelle.

Celui de *François I* est dans la chapelle qu'on appelloit autrefois de *Saint Michel*; il est aussi de marbre blanc, & a 14 pieds de haut sur 16 de long; c'est un des plus beaux. Les figures du Roi & de la Reine, couchés sur le tombeau, & presque nuds, sont admirables. Au-dessus de ce monument, sont le Roi François I & la Reine Claude de France, sa femme; François Dauphin, Charles de France, Duc d'Orléans; & Charlotte de France, tous enfans de François I, & de Claude de France. Ces cinq figures sont placées au-dessus du tombeau. Le corps de Louise de Savoie, mere du Roi, est inhumé dans ce même lieu. Le tombeau des Valois renferme le corps du Roi Henri II, de Catherine de Medicis, sa femme, & de 8 de leurs enfans, qui sont François II, Charles IX, Henri III, François de France, Duc d'Alençon; Louis de France, mort au berceau, Marguerite de France, Reine de Navarre; & deux Princesses mortes en bas âge. Le corps d'une fille de Charles IX y fut aussi inhumé. Ce fut Catherine de Medicis, qui après la mort de Henri II, fit bâtir ce magnifique mausolée, qui a fait appeller cette chapelle, *la Chapelle des Valois*.

Le Roi Louis XV, ayant été informé du mauvais état où se trouvoit ce bâtiment, lequel menaçoit d'une chute prochaine, & auroit écrasé le tombeau de Henri II, & de Catherine de Medicis, placé dans le milieu de cette chapelle, & qui étoit orné de bas reliefs, colonnes & figures de marbre, de bronze, &c., ordonna, par Arrêt de son Conseil d'Etat, du 24 mars 1719, que les tombeaux de Henri II, & de Catherine de Medicis, & des Princes & Princesses, leurs enfans, seroient transportés dans la grande Eglise, & placés dans la croisée du côté du septentrion, entre le tombeau de Louis XII & la chapelle de Notre-Dame-la-Blanche, & qu'il seroit construit & creusé, à cet effet, telles fondations, & tels autres ouvrages qu'il conviendroit, tant pour les fondemens & caveaux nécessaires pour poser lesdits tombeaux, que pour les balustrades en grilles de fer, & le pavé de pierre au pourtour, ainsi que pour faire la démolition des murs, & combles de ladite chapelle, & les réparations aux murs de l'Eglise. Cette magnifique sépulture étoit un bâtiment d'une forme circulaire au dehors de l'Eglise, & attenant ses murs. Il étoit décoré

intérieurement

intérieurement d'une architecture admirable, estimée le chef-d'œuvre de *Philibert de Lorme*.

Le lieu qui sert de sépulture à la Royale branche de Bourbon, consiste en deux caveaux. Louis XII fit faire le premier pour Anne de Bretagne, sa femme. Comme il est petit, il se trouva trop rempli en 1683, pour pouvoir y mettre le corps de la Reine Marie-Therese d'Autriche, ce qui fit entreprendre un travail hardi & pénible. On perça par dessous le chevet de l'Eglise un caveau spacieux, qui a neuf toises de long, sur deux & demi de large & qui communique à l'ancien par un petit corridor, de trois pieds de large sur sept de haut. Dans l'ancien caveau, il n'y a actuellement que le corps de Louis XIII : tous les autres de la même branche, au nombre de 31, à compter depuis Henri IV jusqu'à présent, sont inhumés dans le nouveau, où leurs corps sont rangés sur des barres de fer, à 3 pieds de terre.

On lit dans la chapelle de la Trinité l'épitaphe de *Sedile de Sainte Croix*, femme de Jean Pastourel, Président de la Chambre des Comptes, auquel Charles V avoit accordé, en considération de ses services, le privilége d'être enterré dans l'Eglise de Saint Denis. Il n'en profita pas, car il fut inhumé dans l'Abbaye de S. Victor; mais Sedile de Sainte Croix, sa femme, le fut ici.

Le Duc de *Châtillon*, & le Marquis de *Saint-Megrin*, ont des tombes dans l'Eglise; elles sont de pierre de liais, sans inscription ni épitaphe. On a suppléé de nos jours à cette omission essentielle, du moins par rapport au Marquis de Saint-Megrin, à la mémoire duquel on a élevé, en 1751, un monument en marbre avec une inscription. Louis XIV, sous les yeux duquel ce jeune Seigneur avoit été tué à la bataille de Saint-Antoine, ayant ordonné d'abord qu'il seroit inhumé à Saint Denis, fit expédier quelques années après des Lettres patentes, par lesquelles il permettoit au pere du Marquis de Saint-Megrin, d'ériger dans Saint Denis un monument avec épitaphe, pour perpétuer le souvenir des belles actions de ce jeune Seigneur. Le pere du Marquis de Saint-Megrin étant mort sans avoir fait usage de la permission que le Roi lui avoit accordée, cette affaire resta dans l'oubli jusqu'en 1748. M. Antoine-Paul-Jacques de Quelen de Stuer de Caussade, alors Comte, depuis Duc de la Vauguyon, Prince de Bourbon-Carenci (mort en 1772) & petit neveu du Marquis de Saint-Megrin, obtint du Roi la permission de faire exécuter à Saint Denis le monument que Louis XIV avoit permis d'y élever; ce qui fut exécuté en 1751. (99 ans après la mort du

Tome I. C

Marquis de Saint-Megrin.) On a d'abord raproché la tombe de ce Marquis près de la muraille, du côté du tréfor de l'Eglife, & on a élevé fur cette même muraille un beau monument en marbre, de la compofition du célébre *Slodtz*, de l'Académie Royale de Peinture & de Sculpture. On a gravé fur le marbre une longue infcription latine, de la compofition de M. l'Abbé d'*Eftrées*, dont on va rapporter la traduction françoife que ce même Auteur en a faite.

A LA GLOIRE DE DIEU.

Ici a été inhumé, par ordre du Roi Louis XIV, Jacques DE STUER DE CAUSSADE, *Marquis de Saint-Megrin, Lieutenant général de fes armées, Capitaine-Lieutenant des chevaux légers de fa garde, & de ceux de la garde de la Reine, fa mere, auparavant Viceroi, & feul Général de l'armée en Catalogne, &c. lequel fut tué à Paris au combat du fauxbourg Saint-Antoine, fous les yeux du même Roi, le 2 juillet, l'an de grace 1652, & le 38e. de fon âge, & a trouvé, dans une mort prématurée, le prix que fa vertu lui méritoit depuis longtemps. Iffu d'une race illuftre en Bretagne & en Saintonge, le fang royal de Bourbon lui avoit été tranfmis par fon ayeule paternelle Diane d'Efcars, petite fille & unique héritière des Princes de Bourbon-Carenci, & il avoit eu pour mere Marie de Roquelaure, fille d'Antoine, Maréchal de France. Avec l'avantage d'une fi haute extraction de tous côtés, fes fervices les plus éclatans l'avoient conduit au moment d'obtenir lui-même le bâton de Maréchal de France, que Louis XIV lui avoit promis de fon propre mouvement; mais l'arrêt du Ciel y ayant mis un obftacle, ce Prince ordonna, par fes Lettres patentes du 6 des mêmes mois & an, que celui qui avoit été un des plus zélés défenfeurs de l'autorité Royale, auroit l'honneur d'être enfeveli parmi les Rois & avec la même pompe, & lui fit faire le huit un fervice folemnel à fes propres frais; & le 22 juin 1661, il permit encore qu'un monument funebre fût élevé à la mémoire de cet illuftre défunt, par fon pere Jacques de Stuer de Cauffade, Comte de la Vauguyon, Prince de Carenci, Marquis de Saint-Megrin, Chevalier des Ordres, &c. qui avoit eu la douleur de lui furvivre. Le projet étant demeuré fans exécution jufqu'à préfent, l'unique petit-fils de fa fœur, & unique héritier, feul continuateur par repréfentation de la ligne des Princes de Bourbon-Carenci, & de leur chef participant à un fang augufte, dont l'éclat n'a point été terni par celui de fa propre race, Antoine-Paul-Jacques de Quelen de Stuer de Cauffade, Comte de la*

Vauguyon, Prince de Carenci, Marquis de Saint-Mégrin, descendu en ligne paternelle des Seigneurs de Quelen, juveigneurs ou cadets des anciens Vicomtes de Porrhoet, en haute Bretagne, aussi Lieutenant général des armées du Roi, & l'un des Menins de Monseigneur le Dauphin, a obtenu de S. M. de nouvelles Lettres, qui lui ont été accordées le premier novembre 1748, en considération de 30 ans de services, continués sans interruption, & en vertu desquelles ce monument a été érigé par ses soins, l'an de grace 1751.

Le dernier monument funebre qu'on ait élevé dans l'Eglise de Saint Denis, sous le regne de Louis XIV, est celui du *Vicomte de Turenne*. On n'en peut donner une plus grande idée, qu'en disant que le dessin est de *le Brun*, & l'exécution de *Baptiste Tuby*.

L'immortalité ayant une couronne radieuse sur la tête, & tenant d'une main une couronne de laurier, soutient de l'autre ce héros mourant, qui la regarde comme la seule récompense à laquelle il ait aspiré. La sagesse & la valeur sont aussi dans des attitudes qui leur conviennent.

La derniere est dans la consternation, & l'autre est étonnée du coup fatal qui enleva ce grand homme à la France. Il n'y a point d'épitaphe sur ce monument ; il n'y en a que sur le cercueil qui y est renfermé. Elle est énoncée en ces termes :

Ici est le corps de sérénissime Prince Henri DE LA TOUR D'AUVERGNE, *Vicomte de Turenne, Maréchal général des camps & armées du Roi, Colonel général de la cavalerie légere de France, Gouverneur du haut & bas Limousin, &c. lequel fut tué d'un coup de canon, le 27 de juillet 1672.*

Le riche TRESOR de cette Abbaye mérite l'attention des curieux. Il est placé à côté de l'Eglise dans une grande Salle, dont la voûte est soutenue par une colonne de marbre qui est au milieu. Il y a toujours dans cette salle une lampe allumée par respect pour les reliques qui sont renfermées dans cinq armoires.

Dans la premiere. On garde une croix d'or qui a deux pieds & demi de long, & deux pieds en croisée, dans laquelle est enchâssé un morceau de la vraie Croix de la longueur d'un pied. Cette croix est la plus belle qu'on puisse voir, tant à cause de la beauté du travail, que par les rubis, les saphirs, les émeraudes & les perles orientales dont elle est ornée. Beaudouin, Empereur de Constantinople, en ayant fait présent au Roi Philippe-Auguste, celui-ci la donna à l'Abbaye de S. Denis.

Un Crucifix fait du bois de la vraie Croix, par le Pape Clement III, qui en fit présent à Philippe-Auguste. Sur le reliquaire, qui est d'or, sont les armes de Berry, peut-être pour avoir appartenu à Jean, Duc de Berry, ou à son fils, Jean de Berry, Comte de Montpensier.

Une Châsse de vermeil, dans laquelle sont des parcelles des principales reliques de Notre Seigneur, qui sont à la Sainte-Chapelle de Paris.

Un des clous avec lesquels J. C. fut attaché à la croix. On croit que l'Empereur Constantin en fit présent à Charlemagne; mais ce fut Charles-le-Chauve qui le donna à l'Abbaye de Saint Denis.

Un Reliquaire, qu'on nomme ordinairement l'Oratoire de Philippe-Auguste. La face extérieure est d'or, & le reste de vermeil. Les inscriptions qui y sont nous apprennent qu'ils renferment plus de 30 reliques.

Deux Images de vermeil, dont l'une représente la Sainte Vierge, tenant en sa main droite une fleur de lyr d'or, sur laquelle on lit ces mots, écrits en lettres d'or: *des Cheveux de N. Dame.*

Ces deux images ont été données par Jeanne d'Evreux, Reine de France & de Navarre, compagne du Roi Charles, le 28e jour d'avril, l'an 1339.

Un Reliquaire d'or, dans lequel est enfermé un ossement du bras de S. Simeon, qui reçut N. S. au temple.

Un Reliquaire de vermeil, représentant le martyre de S. Hyppolite, & dans lequel il y a un ossement de ce Martyr.

Une Image de la Vierge, tenant un Reliquaire rempli de langes de l'Enfant Jesus. Cette Image a été donnée par l'Abbé Gui de Monceau, dont on y voit les armes.

Un Bâton de vermeil, dont le Chantre se sert au chœur les jours solemnels. Les vers qui sont gravés autour, nous apprennent que c'est un présent que fit Guillaume de Roquemont, Chantre de Saint Denis en 1394.

Deux Mitres des anciens Abbés-Religieux de Saint-Denis. L'une est à fond de perles, enrichie de quantité de pierreries enchâssées en or. L'autre est semée de fleurs de lys, & couverte de semences de perles. Sur celle-ci on lit: *Petrus Abbas me fecit*, ce qui doit s'entendre de *Pierre d'Auteuil*, qui étoit Abbé de Saint Denis en 1221.

Une Crosse de vermeil, sur laquelle sont les armes du Cardinal Charles de Lorraine, Abbé de Saint Denis, qui la donna à cette Eglise.

Les couronnes, le sceptre & la main de justice qui servirent au sacre du Roi Henri-le-Grand. L'une de ces couronnes est d'or, mais tout le reste n'est que de vermeil.

Une Dent de Saint Pancrasse, Martyr, enchâssée dans un cristal.

Un Calice & une Patene de vermeil.

Un Reliquaire, où sont renfermés, sous un cristal de roche, quelques ossemens de Saint Placide, Martyr. L'inscription latine, qui est sous le soubâssement de vermeil, nous apprend qu'il fut donné en 1340 par Pierre de Plailly, & par Gauthier de Pontoise, dont le premier étoit Prieur de cette Abbaye, & le dernier en étoit Chambrier. Les deux figures d'anges qui sont aux côtés de ce Reliquaire, sont d'yvoire.

Un morceau de cruche d'une espèce de marbre ou d'albâtre : on dit qu'il vient d'une de celles qui servirent aux nôces de Cana.

Un Reliquaire de vermeil, où est renfermé l'os d'un bras de Saint Eustache, Martyr.

Dans la seconde Armoire. Un Buste de vermeil, dans lequel est le chef de Saint Hilaire, Evêque de Poitiers, Pere & Docteur de l'Eglise. La mitre est toute couverte de perles & de pierreries, de même que l'orfroi, qui est autour du col de la figure. On y remarque encore quelque chose de plus précieux que l'or & les pierreries; c'est une agathe, sur laquelle est représenté l'Empereur Auguste. Un os d'un des bras du même Saint Hilaire, est aussi dans ce Reliquaire, qui fut fait par les Religieux de Saint Denis, après que les troubles de la ligue furent appaisés.

Une Croix d'or enrichie de pierreries, dans laquelle est une verge de fer du gril sur lequel Saint Laurent fut brûlé; l'on croit que c'est un présent de Charles-le-Chauve.

Un Reliquaire de cristal, garni d'argent, dans lequel sont des cheveux, & des vêtemens de Sainte Marguerite, Vierge & Martyre.

Un Reliquaire de vermeil, qui représente la Magdeleine sur un petit piedestal, semé de fleurs-de-lys. Sur le soubâssement, l'on voit à genoux le Roi Charles V, la Reine Jeanne de Bourbon, sa femme, & Charles Dauphin, leur fils, ce qui paroît par les armes gravées au-dessous, & par l'inscription conçue en ces termes : *Ce joyau d'argent fit faire le Roi Charles, fils du Roi Jehan, & y est en or en vesselle garnie de pierrerie le menton de la Benoîte Madeleine, lequel fut donné audit Roi par les de Montmorancy, qui par le terme de plus de cent ans avoit de pere en fitz de ses prédécesseurs estey gardeie*

C iij

& de trez lont tantz à eux par un Roi de France, donné, & ce don en fit à Roi le jour de Saint Nicolas le VI. jour de desambre l'an M. CCC. LXVIII, ouquel jour fut dudit Roi conpere, & teint son premier fitz sur fontz. Au lieu du menton de Sainte Madeleine, que portoit autrefois la principale figure de ce reliquaire, elle porte aujourd'hui un doigt de l'Apôtre Saint Barthelemi. Les armes d'Anjou & de Hongrie, que l'on voit sur le Reliquaire, font penser que peut-être il a appartenu à la Reine Clemence, femme de Louis X.

Un Reliquaire de vermeil, où est enchâssé un ossement de l'épaule de Saint Jean Baptiste. On prétend que cette Relique fut envoyée au Roi Dagobert, par l'Empereur Heraclius.

Une Image d'argent, qui représente Saint Leger, Evêque d'Autun, qui tient l'un des yeux qu'Ebroïn, Maire du Palais, lui avoit fait arracher.

Une Image de vermeil, qui représente S. Nicolas, Evêque de Myre : dans le soubâssement sont renfermées quelques Reliques du même Saint. Cette Image fut donnée par Gui de Monteau, qui en étoit Abbé.

Une Croix de vermeil, enrichie d'émaux, & dans laquelle il y a du bois de la vraie Croix. Jerome, Chambellan, Grand Prieur de ce monastere, en fit présent à son Eglise, l'an 1590. C'étoit le 50e depuis son entrée en religion.

Une paire de Chandeliers de vermeil. L'agraffe d'une riche chape, donnée par la Reine Anne de Bretagne. Sur cette agraffe est une hiacinthe orientale, entourée d'une cordelière, sur laquelle est écrite en lettres d'or : *Non mudera*, Les armes de la même Reine y sont aussi en or émaillé.

Un Vase de crystal de roche, & un autre de beril, taillé en pointes de diamant. Ils ont été donnés l'un & l'autre par l'Abbé Suger.

Une Image de vermeil, qui représente Saint Denis, & dans laquelle il y a des reliques de ce Saint. Les armes qui y sont gravées, nous font connoître que c'est un présent de Marguerite de France, Comtesse de Flandres.

Une Image de vermeil, qui représente Sainte Catherine, & renferme quelques-unes de ses reliques. C'est l'Abbé Guy de Monceau qui l'a donnée.

Un Reliquaire d'argent, fait en forme d'Eglise, sur le frontispice de laquelle sont les armes de l'Abbaye de S. Denis, & celles de Jean de Villiers, Evêque de Lombez, Cardinal & Abbé de S. Denis, en 1474. Ce Reliquaire contient des reliques de plusieurs Saints.

Une Aiguiere & bassin d'argent doré. Sur le fond du bassin

est représentée l'histoire de Joseph vendu par ses freres, tout autour sont six médaillons d'Empereurs.

Un Bâton d'or émaillé & orné de filigrane. A l'extrémité est une aigle portant un jeune homme. Les Antiquaires ne s'accordent pas sur ce bâton. Quelques-uns veulent qu'il ait servi de sceptre à Dagobert ; & d'autres prétendent que c'est un bâton consulaire.

Une aigle d'or, enrichie d'un très-beau saphir, & d'autres pierreries. On croit que l'aigle a servi d'agraffe au manteau Royal du Roi Dagobert.

Un Reliquaire de vermeil, dans lequel il y a des reliques de S. Pantaleon, Martyr.

Un autre Reliquaire, où il y a des os du Prophête Isaïe.

Les deux couronnes qui servirent au sacre de Louis XIII, l'une est d'or, & l'autre est de vermeil.

La Couronne de vermeil, qui a servi aux funérailles de la Reine Anne d'Autriche.

Une Image de la Vierge, faite d'yvoire, & ayant une couronne d'or, enrichie de pierreries.

Un Missel de sept ou huit cents ans. Un nouveau testament écrit sur du velin, & qui a environ 900 ans d'ancienneté. Plusieurs manuscrits très-anciens, dont la plupart des couvertures sont fort riches.

Dans la troisieme Armoire. Sont le chef de Saint Denis, premier Evêque de Paris. L'image de ce Saint est d'or, & sa mitre couverte de perles & de pierreries, de même que les pendans. Les deux Anges qui soutiennent le chef, sont de vermeil, comme aussi un troisieme qui est sur le devant. Ce dernier tient en ses mains un Reliquaire d'or enrichi de perles & de pierreries, & dans lequel est un ossement de l'épaule de Saint Denis. Ce fut l'Abbé Mathieu de Vendosme qui fit ainsi enchâsser le chef de S. Denis.

Un Reliquaire de vermeil, dans lequel est enchâssé une main de Saint Thomas, Apôtre. Ce fut Jean, Duc de Berri, qui en fit présent à l'Abbaye de Saint Denis, l'an 1394.

Un Reliquaire de vermeil, dans lequel est enchâssée la mâchoire inférieure du Roi S. Louis. Cette relique est portée par deux figures couronnées qui ont ces inscriptions sous leurs pieds : d'un côté, *Philippus IV, Rex Franciæ, filius Beati Ludovici Regis* ; & de l'autre, *Philippus V, Rex Franciæ, filius Philippi quarti Regis.*

Philippe-le-Hardi, qui est ordinairement nommé Philippe III, est ici appellé Philippe IV, parce que l'on a quelquefois compté, parmi nos Rois, le fils aîné de Louis VI, nommé

Philippe, qui fut couronné du vivant du Roi son pere, & qui mourut avant lui. On voit encore ici une troisieme figure, celle de Gilles de Pontoise, qui tient un autre petit Reliquaire, dans lequel est enchâssé un ossement du même S. Louis. Ce Gilles de Pontoise étoit Abbé de S. Denis, & fit faire ce Reliquaire.

Un Crystal de roche, sur lequel est gravé un crucifix avec les images de la Sainte Vierge & de Saint Jean. Dans ce Reliquaire, on conserve encore quelques morceaux des habits de Saint Louis. L'encastrement est d'or, enrichi de perles & de pierres précieuses.

Un Chef d'argent, qui représente l'image de S. Denis. C'est un vœu fait à ce Saint.

Un Lapis enchâssé dans de l'or, & enrichi de perles & de pierreries. J. C. est représenté sur ce lapis, où l'on voit ces lettres, IC. XC. qui signifient *Jesus-Christ*. Sur le revers est l'image de la Vierge avec ces lettres, MP. ΘΥ., c'est-à-dire, *Mere de Dieu*.

Une Agraffe du manteau royal de S. Louis, laquelle est de vermeil, & enrichie d'émaux & de pierreries.

Un Reliquaire de vermeil, représentant une main, & dans lequel est un petit ossement de S. Denis, que S. Louis portoit dans ses voyages.

Une Agraffe de châpe de vermeil. La main de justice du Roi S. Louis, laquelle est aussi de vermeil.

Une Tasse de bois de tamaris, dont on dit que S. Louis se servoit pour se préserver du mal de rate. L'épée que le même Saint avoit à son premier voyage de la Terre Sainte.

Une Fiole d'agate-onix. L'anneau de S. Louis; il est d'or, semé de fleurs de lys, & garni d'un saphir, sur lequel est gravé l'image de ce Saint Roi, accompagnée de ces deux lettres S L. qui signifient *Sigillum Ludovici*. Au bout de la chaîne est une pièce de monnoie d'argent, frappée à S. Denis, *Karolus* en monogramme, & autour *gratiâ Dei Rex*. De l'autre côté on lit, *Sancti Dionisii M*.

Une Couronne d'or enrichie de pierreries, parmi lesquelles est un rubis. Dans ce rubis est enchâssé une épine de la couronne de J. C.

Deux Couronnes, dont l'une est d'or, & l'autre de vermeil. Elles ont servi au sacre de Louis XIV.

Le Calice & la Patene de l'Abbé Suger. La coupe du calice est d'une agathe orientale très-bien travaillée. La patene est d'une pierre précieuse, appellée serpentine, semée de petits dauphins d'or, &c.

Un Calice & des Burettes de cryſtal, qu'on dit avoir ſervi à S. Denis.

Une Agate, ſur laquelle eſt repréſentée une Reine. La bordure eſt de vermeil, travaillée en filigrane, & chargée de pierres précieuſes.

Un Manuſcrit en velin, qui contient les ouvrages attribués à S. Denis l'Aréopagite, avec les Commentaires de Maxime. La couverture eſt d'argent, ornée de petites figures d'yvoire, & enrichie de pluſieurs pierres précieuſes. A la fin de ce manuſcrit eſt une inſcription qui nous apprend que c'eſt un préſent de l'Empereur Manuel Paléologue, & que Manuel Chryſoloras, ſon Ambaſſadeur, l'apporta à Saint Denis, l'an 1408.

Une Agraffe d'argent doré, ornée de quelques pierreries, ſur laquelle S. Denis eſt repréſenté, comme auſſi deux autres figures. Des anneaux Pontificaux. Ils ſont d'or, & ſur celui du milieu on voit un ſaphir entouré de pluſieurs perles & pierreries. L'inſcription qui y eſt gravée, nous aprend qu'il a ſervi S. Denis. Un bâton paſtoral, couvert d'or & enrichi d'émaux & de pierreries, qui a ſervi auſſi à S. Denis.

Une Couronne de vermeil, qui a ſervi aux funérailles de la Reine Marie-Thereſe d'Autriche, femme de Louis XIV.

Dans la quatrième Armoire, ſont, un buſte de vermeil qui repréſente Saint Benoît. La mitre eſt couverte de petites médailles d'agate, & enrichie de perles & de pierreries, de même que les deux pendans. Sur l'orfroy, qui eſt au collet de la figure, eſt une médaille d'agate, qui, ſelon quelques-uns, repréſente l'Empereur Tibere; & ſelon d'autres, l'Empereur Domitien. Ce Reliquaire contient une partie du chef de Saint Benoît, & un oſſement du bras du même Saint. Ce fut Jean, Duc de Berri, qui en fit préſent à l'Egliſe de S Denis, l'an 1401.

Une Croix d'or, couverte de perles, de ſaphirs & d'émeraudes. Cette croix a été donnée par Charles-le-Chauve.

L'Oratoire de Charlemagne eſt un reliquaire magnifique par l'or, les perles & les pierreries dont il eſt orné. Sur le haut eſt la repréſentation d'une Princeſſe, que quelques Antiquaires prennent pour Cléopatre, & d'autres pour Julie, fille de l'Empereur Tite.

Un Pontifical, dont la couverture eſt de vermeil émaillé, & qui contient la cérémonie du ſacre de nos Rois. On croit qu'il a environ 700 ans d'antiquité.

Un Vaſe d'agate, dont le pied, l'anſe & le couvercle ſont de vermeil, enrichi de pierreries. Deux vers latins qui ſont gravés sur le pied, nous apprennent que c'est un présent de l'Abbé Suger.

Un Vase d'Agate orientale, le plus beau & le plus rare dans ce genre-là. Les figures hieroghyphiques, que l'on y remarque, sont parfaites & d'un travail infini. *Jean Tristan* sieur de S. Amant, en a donné l'explication dans le *II tome* de ses *Commentaires Historiques*, pag. 603. Il croit que ce vase fut fait par ordre de Ptolémée-Philadelphe, Roi d'Egypte, & qu'il représente une fête célébrée en l'honneur de Bacchus. Sur le pied, on lit deux vers latins, qui signifient que ce vase a été donné à l'Eglise de S. Denis par Charles III.

Un Vase de crystal de roche, avec son couvercle d'or. L'inscription marque qu'il étoit destiné à renfermer de quoi manger après le repas, comme dragées, pastilles, &c.

La Couronne de Charlemagne. Elle est d'or, enrichie de pierreries, & sert à la cérémonie du sacre de nos Rois.

Un Calice, une patene de vermeil, d'une grandeur extraordinaire. Une mitre de brocard d'or des anciens Abbés de S. Denis. Une agraffe d'or, enrichie de rubis & de diamans; & un tour de grosses perles orientales. Une espece de soucoupe d'or, au milieu de laquelle on voit un Roi assis sur son trône.

La tête d'un enfant, faite d'une agate orientale.

Un Cesar-Auguste en agate.

Un Sceptre d'or, qui a cinq pieds dix pouces de long, & au haut duquel est un lys d'or émaillé, où est représenté Charlemagne, assis sur son trône, avec cette inscription: *Sanctus Karolus magnus Italia, Roma, Gallia, Germania.*

Une Plaque d'argent doré, sur laquelle S. Denis est représenté, avec une inscription latine, qui fait connoître qu'en 1610 Jacques Sobieski la donna à l'Eglise de S. Denis, en reconnoissance de ce qu'il avoit été guéri d'une dangereuse maladie par l'intercession de ce Saint.

L'Epée de Charlemagne, dont la garde, la poignée & le pommeau sont d'or, comme aussi les éperons. Une main de justice faite de corne de licorne, & dont le bâton est d'or.

La Couronne de Jeanne d'Evreux, femme du Roi Charles IV. Elle est d'or, enrichie de pierreries, & sert au couronnement des Reines, qui se fait dans l'Eglise de S. Denis.

Un Reliquaire d'argent, dans lequel sont quelques reliques de S. Gilles, Abbé.

Un Empereur du Bas-Empire, représenté sur une agate-onix. Une améthiste garnie d'or, sur laquelle est gravée la figure d'Apollon. Un vase de crystal de roche, garni d'or & de pierreries; deux vers latins gravés sur le pied enseignent qu'il a été donné par la Reine Alienor de Guyenne au Roi Louis VII, son mari, qui en fit présent à l'Abbé Suger. Plusieurs agraffes de chape de vermeil.

Un Livre d'Epitres & Evangiles, dont la couverture est d'or, enrichie de pierreries.

Une Gondole faite d'une agate-onix, garnie d'or, enrichie de pierreries; une autre gondole faite d'une piece de jade, garnie d'or émaillé.

Un Calice & sa patene de vermeil émaillé. L'inscription, qu'on y lit, fait connoître que c'est un présent de Charles V. Un vase de porphyre, orné d'une tête d'aigle de vermeil.

Trois Couronnes de vermeil, dont l'une a servi à la pompe funebre de Henriette de France, Reine d'Angleterre; la seconde, aux funérailles de Marie-Anne-Christine-Victoire de Baviere, femme de Louis, Dauphin de France; & la troisieme aux obseques de Philippe de France, Duc d'Orléans, frere unique de Louis-le-Grand.

Dans la cinquieme Armoire; on voit une châsse de vermeil, enrichie de pierreries, dans laquelle sont la plupart des ossemens de Saint Louis. Plusieurs figures qui représentent des vertus, & de petits tableaux en émaux, où sont peints les douze Pairs de France, ornent cette châsse, qui fut donnée par le Cardinal *Louis de Bourbon*, dans le tems qu'il étoit Abbé de S. Denis.

Une Châsse couverte de lames d'argent, & ornée de pierreries, dans laquelle est le corps de S. Denis, que le Pape *Innocent III* donna aux Religieux de ce monastere, qui se trouverent au troisième Concile de Latran, tenu en 1215.

Un Buste de vermeil, dans lequel est le chef de S. Pierre-l'Exorciste, Martyr.

Les Habits royaux, qui servirent au sacre de Louis-le-Grand, le 7 de juin, de l'an 1654.

Il y a encore dans la salle du trésor, un cabinet qui renferme plusieurs piéces curieuses, & qui devient tous les jours plus considérable, par le soin que les Savans Religieux de cette Abbaye prennent de l'augmenter. Au-dessus de ce cabinet on voit une chaise de cuivre doré, que l'Abbé Suger crut avoir servi de trône à Dagobert, & laquelle il fit redorer.

Dans l'ancien cloître, auprès du réfectoire, il y avoit une piéce très-singuliere & très-remarquable. C'est un lave-main d'une seule pierre de liais taillée en rond, & de onze pieds huit pouces de diamètre. Il étoit posé sous une voûte, soutenue par seize colonnes, dont la plûpart sont de marbre. Ce lave-main a été déplacé, & est aujourd'hui au pied du grand escalier. Autour d'une espèce de soubâssement sont gravés ces deux vers :

Hugoni fratres Abbati reddite grates ;
Hoc manibus fratrum sustulit ille lavacrum.

Comme le dernier Abbé de S. Denis, qui se nommoit *Hugon*, mourut sous le règne de Philippe-Auguste, l'an 1204, l'on peut conclure que ce monument a, tout au moins, plus de 400 ans d'antiquité.

Le Titre d'Abbé de Saint Denis fut supprimée en 1691, & la manse Abbatiale réunie à la maison de Saint Louis de Saint Cyr, par la bulle du Pape Innocent XII, du 23 février de la même année. Comme la jurisdiction spirituelle n'étoit pas uniquement attachée à la personne de l'Abbé, séparement de sa Communauté, les Moines prétendirent que cette jurisdiction devoit leur être conservée ; mais l'Archevêque de Paris soutint que le titre d'Abbé de S. Denis étant supprimé, toute la jurisdiction spirituelle, que l'Abbé & les Moines avoient exercée dans la ville de S. Denis, lui étoit dévolue, & retournoit au principe d'où elle étoit émanée, & par transaction elle lui fut cedée, à la réserve de celle du cloître, de tous les lieux réguliers, & de tout l'enclos du monastere, qui demeura aux Moines, & immédiatement sujette au S. Siége. Par cette même transaction, qui est du 6 août 1692, le Supérieur régulier de l'Abbaye, ou autre tenant sa place, doit être Vicaire général, perpétuel & irrévocable de l'Archevêque de Paris, & de ses successeurs.

La seigneurie de S. Denis appartient au monastère, & les appellations de son bailliage ressortissent nuement au Parlement de Paris.

C'étoit dans cette Abbaye qu'étoit gardée l'oriflame. Cette fameuse banniere semée de fleur de lys d'or, qu'on prétend que Clovis reçut du ciel, & que nos Rois alloient prendre lorsqu'ils entreprenoient quelque guerre étrangère, est tombée insensiblement dans l'oubli : elle subsistoit encore lors de la réduction de Paris, l'an 1594.

ABBAYE (l') DE SAINTE GENEVIEVE DU MONT est occupée, depuis l'an 1148, par des Chanoines-réguliers de l'ordre de S. Augustin. L'Abbé est régulier, électif par les Religieux & triennal. Le Pape Grégoire IX donna le privilège à Hubert, Abbé de Sainte Geneviève, en 1226, & à ses successeurs, de porter la mitre & l'anneau. Clement IV lui accorda en 1226 le pouvoir de conférer la tonsure, les quatre mineurs à ses Religieux, & quelques autres droits auxquels l'Abbé de Sainte Genevieve renonça en 1669. Il conserve encore la prérogative d'assister à la procession de la châsse de Sainte Genevieve en crosse & en mitre, & de donner la bénédiction dans les rues, ayant la droite sur l'Archevêque de Paris.

Cette Abbaye a été fondée par le Roi *Clovis*, & la Reine *Clotilde*, sa femme. Cette fondation fut l'accomplissement d'un vœu que ce Prince avoit fait, lorsqu'il alla combattre *Alaric II*, Roi des Wisigots, qu'il tua de sa propre main. Le lieu où cette Eglise fut bâtie, étoit déja consacré par la sépulture de plusieurs saints personnages ; entr'autres de *Prudence*, Evêque de Paris. Clovis étant mort en 511, avant que d'avoir pu achever cet édifice, la Reine Clotilde y mit la derniere main, & l'enrichit de divers ornemens. Le grand *S. Remi* en fit la dédicace sous l'invocation des Apôtres *S. Pierre & S. Paul*. Alors Clovis avoit fixé le siége principal de son Empire à Paris, & habitoit le palais des Thermes.

On y mit, dès le commencement, des Clercs pour la desservir, & on a long-tems ignoré s'ils étoient Réguliers ou Séculiers. Le fameux *Adrien de Valois* avoit cru avec Dubreuil, que c'étoient des Clercs-Séculiers ; mais il changea d'avis, & après des découvertes & des réflexions nouvelles, il prouva invinciblement, dit le *P. Mabillon*, que cette Eglise fut qualifiée de Basilique dès les premiers tems de sa fondation, & que dans le sixieme siecle on ne donnoit ce nom en France, qu'aux Eglises de Moines. Il n'y a donc plus à douter que ces Chanoines ne fussent Réguliers ; à cette preuve le même M. de Valois en ajoute une autre, qui, au sentiment du même P. Mabillon, est sans replique. Dans la vie de Sainte Bathilde, écrite par un Auteur contemporain, il est dit *que la Reine Clotilde, femme de Clovis, bâtit la Basilique de S. Pierre pour y faire observer la Religion de l'Ordre Monastique*.

Feu M. de la Marre, & quelques autres, ont prétendu que Clovis en élevant cette Basilique, avoit aussi élevé un Palais dans l'endroit où est maintenant la maison Abbatiale. Clovis fut inhumé, & Clotilde, sa femme, auprès de lui. L'Eglise & les autres bâtimens essuyerent par deux fois toute la fureur des Normands ; en sorte que l'on ne peut assurer par qui ont été élevés ceux qu'on y voit à présent, à l'exception de l'Eglise. Quelques-uns conjecturent qu'ils l'ont été aux dépens du Roi *Robert* ; mais ils n'en donnent pour preuve que ces paroles qu'on lit dans un obituaire : *Obiit Francorum Rex*, *qui dedit claustrum huic Ecclesiæ*; paroles qui ne prouvent autre chose, sinon qu'il en fit bâtir le cloitre. Le Maire rapporte un extrait d'un ancien nécrologe, qui nous apprend que *Thibault*, Prêtre & Chantre de cette Eglise, fit bâtir une partie de la tour sur laquelle le clocher est élevé. 10 *Kal. aprilis obiit Theobaldus, Sacerdos & Præcentor, qui præbendam Sanctæ Mariæ tribuit huic Ecclesiæ, & turrim usque ad primum solium evexit*, &c. Il paroît, par les vies des célébres Architectes, que *Felibien Desvaux* avoit eu connoissance du même nécrologe, puisqu'il en rapporte aussi cet extrait, auquel il ajoute qu'un nommé *Maignaud* fit le portique de l'Eglise. Le reste du bâtiment ne fut construit que vers l'an 1175, par Etienne, Evêque de Tournai, & Abbé de ce monastère.

Les Chanoines-Réguliers, qu'on avoit mis d'abord dans cette Abbaye, la possederent jusqu'en 1147, que le Pape Eugene III ayant quitté Rome à cause d'une sédition, se rendit à Paris; & étant allé à l'Eglise des Apôtres S. Pierre & S. Paul, pour y célébrer la messe, les Chanoines firent étendre devant l'autel un riche tapis de pied que le Roi Louis VII, dit *le Jeune*, leur avoit envoyé pour faire honneur au Pape.

Le S. Pere se prosterna sur ce tapis pour faire sa priere; mais il ne se fut pas plutôt retiré dans la sacristie, que ses Officiers voulurent s'emparer du tapis, comme de chose, qui selon l'usage leur appartenoit. Les Domestiques de l'Abbaye voulurent aussi l'avoir. Des paroles on en vint à tirer le tapis de côté & d'autre, puis aux coups; & le tumulte fut si grand, que le Roi, qui étoit pour lors dans l'Eglise, crut qu'il devoit se présenter pour tout pacifier, il le fit en effet; mais lui-même fut frappé dans la foule par les Domestiques de l'Abbaye: *Adeo ut*, dit Surius, *ipse Rex Ludovicus, qui illos compescere voluit, à Canonicorum famulis verberatus sit*.

Le Roi & le Pape indignés de cette sédition, & informés d'ailleurs que la vie des Chanoines n'étoit rien moins que réguliere, convinrent de mettre des Moines de Clugny en leur place, & chargerent l'Abbé *Suger* de l'exécution. Celui-ci étoit sur le point d'y établir huit Moines de S. Martin-des-champs, & pour Abbé le Prieur de S. Pierre d'Abbeville; mais sur ces entrefaites, il reçut de nouveaux ordres du Roi & du Pape, qui sur une requête que les Chanoines de l'Abbaye de S. Pierre & de S. Paul leur avoient présentée, consentirent qu'on les réformât, & qu'on y introduisît des Chanoines-Réguliers de l'Abbaye de S. Victor-lez-Paris. Suger alla trouver *Gilduin*, Abbé de cette Abbaye, lui demanda douze de ses Religieux, avec *Eudes*, pour être leur Abbé,

& établit ainsi la réforme dans l'Abbaye de S. Pierre & de S. Paul ; tout cela se passa en 1148, & ce fut vers le même tems que cette Abbaye prit le nom de *Sainte Genevieve*, qui y avoit été enterrée en 512.

La réforme se soutint jusqu'aux guerres des Anglois ; mais celles-ci causerent de si grands désordres dans l'Etat, que les monasteres s'en ressentirent, & que la discipline régulière fut presque anéantie dans l'Abbaye de Sainte Genevieve. Le Roi Louis XIII, après la mort de *Benjamin de Brichanteau*, Evêque de Laon, qui en étoit Abbé, crut qu'on ne pouvoit y remettre l'ordre, qu'en y nommant de son autorité, pour cette fois seulement, le Cardinal *de la Rochefoucault*, à condition de la réformer. Cette Eminence ne trouva pas de plus sûr moyen que d'y appeler le Pere *Faure*, avec douze Religieux de la réforme, que ce même Pere avoit établie dans la maison de S. Vincent de Senlis. En conséquence, le Pere Faure & ses douze Religieux prirent possession de l'Abbaye de Sainte Genevieve, le 27 avril 1624 ; mais on ne mit la derniere main à cette bonne œuvre que dans le chapitre général des Chanoines-Réguliers réformés, qui se tint le 10 octobre 1634, où le P. Faure fut élu Abbé-Coadjuteur de Sainte Genevieve, & Supérieur général de la congrégation.

De tous les anciens bâtimens de l'Abbaye de Sainte Genevieve, l'Eglise seule subsiste telle qu'elle fut achevée en 1175.

La cave ou *Crypte*, qui est au-dessous de cette Eglise, est très-ancienne, puisqu'elle est le lieu de la sépulture de Saint Prudence, de Saint Ceran, Evêque de Paris, & de Sainte Genevieve. Ce lieu a été très-orné dans la suite. Aujourd'hui la voûte est soutenue par des colonnes & des piliers de marbre, avec des chapitaux de même matiere. Le tombeau de Sainte Genevieve est de marbre & entouré de grilles de fer ; mais il n'y reste plus rien du corps de cette Sainte, qui a été mis tout entier dans la châsse qui est au chevet de l'Eglise supérieure ; ce tombeau est entre celui de S. Prudence & celui de S. Ceran : à une des extrémités de cette crypte, il y a, entre deux piliers, un autel, sur lequel est une croix garnie de quelques agathes ; au pied est un *Ecce Homo*, d'un seul morceau de corail : c'est un présent du feu Pere *du Molinet*. L'Eglise haute renferme plusieurs choses qui méritent d'être remarquées.

La châsse où est le corps de Sainte Genevieve, est exposée derriere le grand-autel. Elle est portée sur quatre grandes colonnes d'ordre ionique, avec leur entablement & leur piédestal sur un plan quarré : c'est un présent du Cardinal de la Rochefoucault. De ces colonnes il y en a deux de marbre que cette Eminence avoit achetées; & deux d'un marbre antique & rare, que le Roi Louis XIII lui avoit donné. Sur ces colonnes sont quatre statues de Vierges, plus grandes que le naturel, lesquelles semblent soutenir la châsse, & portent chacune un candelabre à la main. Cette châsse est de vermeil, & fut faite en 1242 par les soins de *Robert de la Ferté-Milon*, Abbé de ce monastere. On dit que l'Orfevre y employa 193 marcs d'argent, & huit marcs d'or. Presque tous nos Rois & toutes nos Reines ont signalé leur libéralité pour la magnificence de cette châsse, & l'ont, pour ainsi dire, couverte de pierreries. La couronne, ou bouquet de diamans, qui brille au-dessus, est d'un grand prix, & fut donnée par la Reine *Marie de Medicis*.

Comme Ste Genevieve est la patrone de Paris, qui a souvent ressenti les effets de son intercession auprès de Dieu, on descend sa châsse, & on la porte en procession à Notre-Dame dans les grandes calamités. Tout le Clergé & les Cours supérieures de Paris assistent à cette procession. Les Religieux de Sainte Genevieve y marchent nuds pieds, & ont la droite sur le chapitre de l'Eglise métropolitaine, ainsi que leur Abbé l'a sur l'Archevêque de Paris dans cette occasion.

Le grand autel est isolé, & le tabernacle d'une richesse & d'un travail prodigieux. Aux côtés de cet autel, sont les statues des Apôtres *S. Pierre* & *S. Paul*, de métal doré. La balustrade de cuivre & celle de marbre ont été faites en même-tems, & le tout aux dépens du Cardinal de la Rochefoucault. Le lutrin, qui est au milieu du chœur, est, dit-on, le plus beau du Royaume; il est du dessin du fameux *le Brun*, qui ne faisoit rien que d'admirable. Sa forme est triangulaire, on y voit trois Anges qui touchent une lyre à trois faces; toute la composition en est grande & ingénieuse. A quelque distance de ce lutrin, est un lustre ou candelabre d'argent, de forme triangulaire, à neuf branches, très-bien travaillé; c'est un présent qui a été fait à l'Eglise par la Ville, lors de la convalescence de Louis XV en 1745, & c'est, dit-on, le plus beau qui se voie à Paris.

Le tombeau de *Clovis* est au milieu du chœur : l'effigie de ce Prince qui est couché, est de marbre blanc, & sa matière nous fait connoître que ce monument est moderne; car comme l'a fort bien remarqué le savant Pere Mabillon, *la sépulture des Rois de la premiere race étoit fort simple, & presque sans aucune pompe extraordinaire. On n'a employé que fort tard, c'est-*
a-dire,

à-dire, sous les enfans de S. Louis, le marbre & le bronze à leurs tombeaux, si l'on excepte un petit nombre de tombeaux. Cette remarque s'accorde parfaitement avec l'inscription suivante, que les Chanoines-Réguliers de Sainte Geneviève ont fait graver dans le tems.

CLODOVŒO MAGNO.

Regum Francorum, primo Christiano hujus Basilicæ fundatori, sepulcrum vulgari olim lapide structum & longo ævo deformatum, Abbas & convent: meliori opere, cultu & formâ renovaverunt.

Les jeunes Princes *Théobalde* & *Gonthier* furent aussi enterrés dans l'Eglise de S. Pierre & S. Paul, par les soins de Clotilde, en 533.

Cette grande Reine, morte à Tours en 543, fut apportée à Paris & inhumée par les soins de Childebert & de Clotaire, assez près des dégrés du grand autel; elle fut mise à côté de Clotilde, sa fille, femme d'*Amalaric*, Roi des Wisigots, fils & successeur d'*Alaric II*; mais ses reliques ont été tirées de son tombeau & enfermées dans une châsse qui est derrière le chœur. Les bonnes œuvres qu'elle a pratiquées dans le cours de sa vie, & l'obligation que la France lui a de l'avoir rendue Chrétienne, nous la font regarder comme une Sainte.

Sous Charles VI, un Boucher séditieux, nommé *Goy*, ayant été tué en Beauce par les Armagnacs, son corps fut apporté à Paris, & enterré à Sainte Geneviève, où selon Jouvenel des Ursins *on lui fit moult & honorables obsèques, autant que si c'eût été un grand Comte ou Seigneur, & y fut présent le Duc de Bourgogne avec foison de peuple.*

On grava même sur sa tombe une épitaphe qui se voyoit encore du tems de l'Historien qu'on vient de citer. Ce Boucher, à la sédition près, étoit un homme vaillant, agréable, & il fut fort regreté dans son parti. Il étoit un des trois fils d'un Boucher voisin de Sainte Geneviève, qui se signalèrent dans la sédition des *Cabochiens*, & allèrent avec *Caboche*, leur chef, suivi d'une quantité de gens de la lie du peuple, mettre le feu au château de Bicêtre, que le Duc de Berri avoit fait peindre & enrichir. *Voy. Sauval, t. 1, p. 642.*

Dans une chapelle, qui est à côté du grand autel, est un magnifique tombeau de marbre noir, sur lequel on voit la statue de marbre blanc du Cardinal *de la Rochefoucault*, à qui un Ange sert de caudataire. M. DE SAINT-FOIX, dans ses

TOME I. D

Eſſ. Hiſt. ſur Paris, , s'écrie, à l'occaſion de cet Ange, qu'il eſt étonné que l'extravagante imagination qui a créé ce Page, au lieu de le laiſſer à moitié nud, ne lui ait pas donné la livrée, *t. 1, p. 174*. Ce chef-d'œuvre de ſculpture eſt de *Philippe Buiſter*, Sculpteur du Roi. Voici ſon épitaphe :

Eminentiſſimo S. R. E. Cardinali Franciſco DE LA ROCHE-FOUCAULT, *antiquá & perilluſtri ſtirpe oriundo ; doctriná, pietate & omni virtutum genere celeberrimo ; primùm Claromontano, deindè Silvanectenſi Epiſcopo ; antiquæ Religionis & Eccleſiaſticæ dignitatis acerrimo defenſori ; rerum & conſiliorum publicorum in Galliá quondam Præſidi, & Adminiſtratori integerrimo ; ſummo Galliarum Eleemoſinario ; & optimo pauperum parenti. Religioſorum ordinum amantiſſimo patrono ; regularis Canonicorum Sancti Auguſtini diſciplinæ vindici ac reſtitutori ; hujus domûs Abbati religioſiſſimo ac munificentiſſimo benefactori ; hoc ſuperſtitis & æterni amoris ac obſervantiæ monimentum triſti religioni mœrentes poſuerunt Abbas & Canonici-Regulares hujus Eccleſiæ. Hic titulum Abbatiæ quem antè ipſum nemo, niſi iſtius domûs Canonicus poſſederat, huic eidem familiæ reſtituit. Oſſa ejus in ſubterraneo ſpecu ſacelli inferioris jacent. Obiit ann. D. 1645, die feb. 14, ætatis 87.*

Auprès de la porte par laquelle les Religieux vont au chœur, ſont deux niches, dans leſquelles on voit deux morceaux, qu'on croit être de *Germain Pilon*, & qui ſont fort eſtimés, quoiqu'ils ne ſoient que de terre cuite ; l'un repréſente J. C. qu'on va mettre au tombeau, & l'autre J. C. qui reſſuſcite.

La Sacriſtie renferme quantité d'ornemens dont pluſieurs ſont d'une grande magnificence.

Sur un des piliers de la nef, à droite en entrant dans l'Egliſe, on voit à préſent un buſte, qui eſt le portrait du fameux *René Deſcartes*. Il y a deux épitaphes qui font mieux ſon éloge, que tout ce qu'on en pourroit dire. Nous nous contenterons de rapporter la premiere qui eſt en vers françois.

Deſcartes, dont tu vois ici la ſépulture,
A déſſillé les yeux des aveugles mortels,
Et gardant le reſpect que l'on doit aux Autels,
Leur a du monde entier démontré la ſtructure.
Son nom par mille écrits ſe rendit glorieux,
Son eſprit meſurant, & la terre & les cieux,
En pénétra l'abyme, en perça les nuages ;
Cependant comme un autre, il cède aux loix du ſort,
Lui qui vivroit autant que ſes divins ouvrages ;
Si le Sage pouvoit s'affranchir de la mort.

Cette épitaphe est de *Gaspard de Fieubet*, qui, après avoir été Chancelier de la Reine Marie-Thérèse d'Autriche, & étant Conseiller d'Etat, se retira en 1691, dans une maison particulière, située dans l'enclos des Camaldules de Grosbois, à quatre lieues de Paris, pour ne plus s'occuper que de la seule affaire nécessaire.

Assez près des cendres de Descartes, & du même côté de l'Eglise, a été déposé le cœur de *Jacques Rohault*, un des plus zélés & des plus habiles Disciples de ce Philosophe, pour ne point séparer les restes précieux de deux hommes si unis de sentimens. Ce cœur est ici annoncé par cette inscription, composée par M. *de Santeuil* :

D. O. M.

Et æternæ memoriæ Jacobi ROHAULT, *Ambiani, celeberrimi quondam Mathematici, & Philosophi, cujus cor hîc positum.*

> *Discordes jam dudùm æquis rationibus ambæ,*
> *Et natura, & Religio sibi bella movebant,*
> *Tu, rerum causas fidei & mysteria pandens,*
> *Concilias utrasque & amico fœdere jungis.*
> *Munere pro tanto, decus immortale sophorum;*
> *Hoc memores posuére tibi venerabile bustum.*
> *Quos unum doctrina facit, compingit in unum;*
> *Doctaque Cartesii ossa hoc marmor corque Roalti;*
> *Has tanti exuvias hominis Lienardus ad aras,*
> *Appendit fidi officiis cumulatus amici.*

POSITUM, 1675.

Parmi les tableaux, dont la nef est ornée, on en distingue particulièrement trois grands, dont deux sont à gauche en entrant, & sont fort beaux ; l'un est de *Nicolas de Largilliere*. C'est un vœu fait à Sainte Genevieve par la ville de Paris, en 1694, après deux années de famine. La Sainte y est représentée dans la gloire ; au bas, sont le Prévôt des Marchands, les Echevins, les principaux Officiers du Corps-de-Ville, & un grand nombre de spectateurs. Le Peintre y a représenté *Santeuil*, Chanoine-Régulier de Saint Victor ; & au lieu de laisser paroître son rochet, il l'a enveloppé dans son manteau, qui est noir. Santeuil ne fut pas plutôt informé de cette malice pittoresque, qu'il en porta sa plainte au Prévôt des Marchands. Cette plainte est en beaux vers latins, & intitulée : *In votiva tabella ad ædem D. Genovefæ, pictus fraudulenter conqueritur ex albo Santolius niger*, *ad* Cl. Bofe, *Urbi Præfectum*.

A côté de ce tableau, il y en a un autre de même grandeur, qui est aussi un vœu que la ville de Paris fit à Dieu par l'interceffion de Sainte Genevieve en 1710, pour la ceffation de la famine, caufée par le grand froid de l'hiver de 1709. Ce tableau eft de feu *de Troy*, & a des beautés qui mériteroient un jour plus favorable.

Le troisième tableau eft à droite, en entrant par la grande porte de l'Eglife. C'eft encore un vœu fait par la ville de Paris, à l'occafion d'une efpèce de famine dont elle fut affligée en 1725. Il eft peint par *de Troy*, fils de celui dont on vient de parler, un des bons Peintres d'hiftoire qu'il y ait aujourd'hui, & depuis Directeur de l'Académie Royale de Peinture, que le Roi entretient à Rome. Pour mettre ce tableau où il eft, il a fallu déplacer le bufte & les épitaphes de *Defcartes*, qu'on a tranfportés fur le pilier de la nef qui eft vis-à-vis.

La principale porte, par laquelle on entre dans la maifon, a été bâtie, il y a environ 75 ans, fur les deffins du Pere *de Creil*, Religieux de la maifon, qui avoit beaucoup de goût pour l'Architecture, & étoit très-favant dans l'art de la coupe des pierres. Cette porte eft une efpèce de double portique, foutenu de colonnes doriques, dont les bafes font d'ordre tofcan : il y a deux pavillons quarrés aux deux extrémités. Vis-à-vis eft une niche décorée de deux colonnes ioniques, dans laquelle eft une ftatue de Sainte Genevieve, ayant une fontaine à fes pieds. De-là on entre fous un périftile, formé par des colonnes doriques, & qui a environ 40 pas de longueur. Le nouveau cloître eft foutenu d'un côté par des colonnes doriques. Dans le Chapitre font plufieurs tombes de marbre blanc, au milieu eft celle du Pere *Faure*, le premier Régulier de cette maifon depuis la réforme, dont cet Abbé eft l'inftituteur ; fur fon tombeau on lit cette épitaphe :

HIC JACET,

Reverendiffimus in Chrifto Pater Carolus FAURE, *hujus domûs Abbas, Ord. Can. Reg. Cong. Galli. hoc fæculo Reftaurator, ac primus Præpofitus generalis ; vir ad magna quæque natus ; magnus ingenio, memoriâ, eloquentiâ, eruditione, major animo, labore, conftantiâ, maximus modeftiâ, Religione fupereminens caritate, qui collapfam ubique ferè Galliarum Canonicæ vitæ difciplinam, primus erigere cogitavit ; confiliumque tam arduum, & cepit ipfe adolefcens, & fenibus dedit: mox ut opere impleret faventibus Gregorio XV & Urbano VIII. P.P. MM. annuente Ludovico Jufto Franc. Rege Chriftianiffimo, operam præbente Francifco Cardinale Rupifacaldo; afpirante in omnibus, & fuper omnes* DEO OPTIMO MAXIMO. *Primùm in Sancti Vincentii Silvanectenfis domo, ubi Deo fe devoverat, tùm in hác Sanctæ Genovefæ, ubi Deo quàm plurimos devovit, tanto conatu, tantoque fucceffu infudavit, ut Canonicorum coloniis per varia paffim cœnobia deductis, ampliffimum ordinem diù miferèque deformatum brevi feliciter inftauraverit: demùm auctâ 50 monafteriis fuâ congregatione, cœteris ejufdem ordinis eamdem fubindè difciplinam certatim amplectentibus, poft conditas ad Canonicæ vitæ normam optimam leges, ipfe viva lex, ipfe fuorum regula, magis quàm Rector; in animis filiorum, quos propè innumeros Chrifto genuit, æternùm victurus, obiit Prid. Non. novemb. ann. fal. 1644, ætatis 50, Profeffion. 30.*

Près de cette tombe eft celle de *François Boulart*, fecond Abbé général de la réforme; fon épitaphe eft conçue en ces termes:

HIC JACET

Reverendiffimus Pater Francifcus BOULART, *Abbas hujus Ecclefiæ & Can. Reg. Gall. Præpofitus generalis: vir tranquilitate animi, lenitate morum, vitæ innocentiâ confpicuus; Ecclefiæ religionis, difciplinæ amantiffimus; moris antiqui retinentiffimus: quem in rebus gerendis dexteritas, fagacitas & fides, in dignitatibus exercendis integritas, & modeftia, in laboribus affiduitas, & diligentia in adverfis, & profperis æquabilitas, & conftantia, fuis mirificè charum atque utilem, magnatibus notum probatumque, omnibus gratum, & fpectabilem reddiderunt: qui dùm pro ordine Canonico, atque hác domo regiâ præclara multa operatur, & plura cogitat, obiit 5 idûs januarii, ann. fal. 1667, ætatis 62, Profeff. 45.*

A gauche de cette tombe eft celle du Pere *Blanchart*, troifieme Abbé général depuis la réforme.

HIC JACET

Reverendiffimus Pater Francifcus BLANCHART, *Abbas hujus Ecclefiæ, & Can. Reg. Cong. Galli. tertius Præpofitus generalis, Vir corporis dignitate, mentis præftantiâ, vitæ æqua-*

bilitate, morum innocentiâ & sermonis gratiâ excellens; in tractandis rebus prudentiâ, regendis animis dexteritate, complectendis suis quotquot erant, charitate & divinorum affectu singularis, qui nonum Abbas, & Præpositus generalis electus, dùm hanc domum 27 annos, piâ & assiduâ sollicitudine regit, ornat, amplificat; ac mirâ, quâdam summæ lenitatis, & autoritatis moderatione, auctam à se 50 Monasteriis congregationem, conciliat, fovet, promovet; quæ semper providerat spiritu magno vidit ultima, atque per totos sexdecim menses acerbissimis morbi cruciatibus probatus & Deo dignus inventus, in spe immortalitatis plenâ, obiit 7 idûs februarii, ann. 1675, ætatis 69, Profess. 49.

La petite tombe, qui en est proche, renferme les cendres d'un Religieux, distingué par son esprit & encore plus par sa vertu; voici ce qu'en dit son épitaphe :

HIC JACET

Reverendus Pater Petrus LALLEMANT, *Prior hujus Ecclesiæ ejusdemque, ac Universitatis Parisiensis Cancellarius, obiit 1673, feb. 28, ætatis 52, Profession 27.*

Nous en parlerons plus au long dans la suite de cet article.

Du cloître on entre dans une ancienne chapelle, qui est sous l'invocation de Notre-Dame de la Miséricorde, & au milieu de laquelle est un tombeau élevé, sur lequel est la figure en bronze doré d'un Prélat, revêtu de ses habits Pontificaux; mais au lieu qu'ordinairement sur chaque tombeau il n'y a qu'une inscription ou épitaphe, celui-ci en a deux avec raison.

HIC JACET

FRA. JOSEPHUS FOULON, *hujus Ecclesiæ Can. qui, an. Domini 1557, in Abbatem Dei gratiâ electus, itâ sapienter vitam instituit, ut omnibus, duris licet temporibus, gratus charusque esset. Cujus anima in pace quiescat, amen. Obiit 7 aug. 1607.*

L'autre inscription est gravée autour de cette même tombe:

Hoc eodem componitur tumulo Dominus BENJAMIN DE BRICHANTEAU, *Episcopus & Dux Laudunensis, comes d'Annissy, & Par Franciæ; Abbas & Religiosus Professus hujus Monasterii, qui nobilitate sic pietate clarus obiit an. 1619, 3. idûs julii.*

Après la mort de ce dernier, les Religieux de Sainte Genevieve élurent pour leur Abbé *Philibert de Brichanteau*, frere de *Benjamin*, qui offroit de prendre l'habit de Chanoine-Régulier, & de faire profession de la règle de S. Augustin ; mais le Roi ne voulut jamais confirmer son élection, & donna cette Abbaye au Cardinal *de la Rochefoucault*, qui ne l'accepta que pour y établir le bon ordre, & la remettre ensuite en règle, comme elle l'avoit été auparavant.

Le grand escalier se présente ensuite. Le trait de sa coupe est hardi ; toute la voûte de son plafond n'étant portée que sur deux petites colonnes. Il est du dessin du même *P. de Creil*, dont on a parlé ci-devant, & a le même défaut que le péristile du cloître, dont le plafond n'est point assez élevé.

Le vestibule est orné de quatre statues, qui représentent des Prophetes. Il conduit à plusieurs grandes salles, aux dortoirs, & à une petite chapelle qu'on a bâtie depuis peu sous la nouvelle bibliothèque, & où l'on entre par le grand dortoir.

La Bibliothèque est une des plus belles qu'il y ait en France, tant pour le vaisseau que pour le choix & la quantité de livres qu'elle renferme. Lorsque le Cardinal de la Rochefoucault, Abbé Commendataire de Sainte Genevieve de Paris, y fit venir en 1624 des Chanoines-Réguliers de S. Vincent de Senlis, ils n'y trouvèrent aucuns livres ni manuscrits, ni imprimés. Ainsi les P. P. *Fronteau* & *Lallemant* doivent être regardés comme les Fondateurs de cette bibliothèque. Dans l'espace de peu d'années ils amassèrent jusqu'à sept ou huit mille volumes. Le P. *du Molinet*, qui en eût ensuite la direction, acheta quantité de livres pour achever de la remplir. Il l'accompagna d'un cabinet d'antiquités & de curiosités, & eût le bonheur de l'enrichir de ce qu'il y avoit de plus curieux & de plus rare dans celui du fameux *Peiresc*. Cette bibliothèque est devenue une des plus curieuses depuis 1710, que *Maurice le Tellier*, Archevêque de Reims, l'augmenta en lui léguant la sienne. La bibliothèque de ce Prélat étoit un choix riche & exquis de ce qu'il y avoit de meilleur en livres.

Dans le cabinet d'antiquités & de curiosités, on voit une suite de médailles de *grand bronze*, au nombre de plus de 400, qui portent les têtes les plus rares des Empereurs & des Impératrices, leurs femmes. Une seconde suite du *moyen bronze*, beaucoup plus grande, ayant jusqu'à 1400 médailles, dont il y en a bien 300 grecques, descend bien avant dans le bas-Empire. Une troisième de *petit bronze*, si singulière, que le feu P. *du Molinet* disoit qu'il n'y en avoit peut-être pas une semblable dans l'Europe. Elle consiste en douze cens médailles, ou environ, tant du haut que du bas-Empire, entre lesquelles il y en a bien aussi 300 grecques. Une quatrième enfin de plus de 700 médailles d'argent, à la tête desquelles sont celles qui représentent les déités. Toutes ces suites sont antiques.

On voit aussi dans ce cabinet les mesures, les poids & les monnoies antiques des Romains, des monnoies Grecques, & des monnoies d'argent des Hebreux; des talismans, tant en pierres qu'en métaux, anciens & modernes, & de toutes sortes de langues; des instrumens de sacrifices, des déités, des armes des Romains, & d'autres ustenciles & antiquités Romaines, Grecques, Egyptiennes, &c.

On y voit aussi une suite de 400 médailles en cuivre des Papes, depuis Martin V jusqu'à Innocent XI; mais la plûpart des plus anciennes n'ont été frappées que dans ces derniers tems & sur des coins modernes.

Les médailles de nos Rois, depuis Charles VIII jusqu'à Louis XIV, celles des Reines, des Princes, des Chanceliers & des Illustres de tous les Etats du Royaume. Les médailles des Empereurs, des Rois d'Espagne, d'Angleterre, de Dannemarck, de Suède, & autres du Nord, des Princes d'Italie, des Ducs de Savoie, des Electeurs & Princes d'Allemagne, & de plusieurs autres Princes de l'Europe, une suite des monnoies de France en or & en argent & en billon, depuis Clovis jusqu'à notre tems.

Les jettons de nos Rois, depuis françois I, jusqu'à Louis XV, qui composent une suite de plus de 600, dont les devises marquent leurs plus belles actions. On y voit aussi une suite des Reines, des Princes, des Familles, des Magistrats, des Compagnies, & plusieurs qui ont rapport aux événemens de ce siècle, jusqu'au nombre de mille.

Des pierres gravées, cornalines, lapis, agates, onix, jades, camayeux, des minéraux & des coquilles. Des instrumens de mathématique, des horloges, des lunettes d'approche, des pierres d'aimant, & autres choses semblables.

Plusieurs sortes d'habits & d'armes des Pays étrangers, des Perses, des Indiens, des Américains, &c. Parmi les mesures des Romains, qui se voyent dans ce cabinet, on remarque deux conges d'airain, dont l'un est antique indubitablement, & a servi autrefois de mesure; l'autre, qui n'en est qu'une copie, est cependant considérable, en ce que ce conge a été tiré & mesuré exactement sur l'original qui est à présent au Palais Farnèse, & qui se gardoit au capitole du tems des

Empereurs Romains, pour servir à ajuster les autres mesures sur celle-là, ainsi que l'inscription le marque. Ce fut feu M. de Peiresc qui, pendant son séjour à Rome, fit faire cette copie avec tout le soin & toute la précision possibles. Le conge tenoit trois pintes d'eau, ou d'autre liqueur, mesure de Paris, lesquelles pesoient dix livres Romaines. Toutes les mesures qui étoient au-dessus ou au-dessous y avoient du rapport. L'*amphora*, par exemple, tenoit huit conges; l'*urna* 4, le *sextarius* en étoit la sixieme partie; l'*hémine*, la 12e; & le *quartarius*, la 24e. partie.

Le P. *du Molinet*, après avoir mesuré ces deux conges, trouva que l'ancien tenoit environ demi-once d'eau de plus que celui qui n'en est que la copie. Celui-ci étoit à la mesure juste, & le premier à la mesure bourgeoise. *Dom Lancelot*, en son Livre de l'hémine, fait cette distinction. Le conge original fut mis au Capitole, vers l'an 75 de l'ere de J. C. pour y être gardé comme une mesure juste & publique. Ces mots qui y sont gravés, le justifient.

Imp. Cæsare Vespas̄. VI. T. Cæs. Aug. f. IIII. Cos̄. mensuræ exactæ in Capitolio. P. X.

C'est-à-dire, *Imperatore Cæsare Vespasiano, sextùm Consule, Tito Cæsare Augusti filio, quartùm mensuræ exactæ in Capitolio. Pondo decem.*

On voit aussi dans ce cabinet le *sextuarius* & le *quartarius*. Le P. *du Molinet* ajoute que c'est une chose digne de remarque, qu'on se serve encore à Paris des mesures des anciens Romains: en effet la chopine ou septier de cette Ville est la même mesure que la chopine ou septier de Rome du tems de Vespasien; & l'hémine est justement notre demi septier. Il n'en est pas de même des poids. La livre de Paris a seize onces, & celle de Rome n'étoit que de douze, encore plus foible que celle de Paris d'un huitieme, puisque sept de France pesent autant que huit de Rome.

On conserve encore dans ce cabinet des vases d'une terre rouge, que l'on a tirés des fondemens de la nouvelle Eglise à plus de 50 pieds de profondeur; ils paroissent avoir été des instrumens de ménage dont se servoient les Gaulois-Romains, & ressemblent assez à ceux qui ont été trouvés à Nismes, il y a quelques années.

Ce cabinet qui a été longtems resserré dans une espèce de galetas, a été rebâti magnifiquement en 1753, dans le milieu du grand corps de bâtiment qui donne sur le jardin, & forme une belle galerie décorée d'armoires grillées ou vitrées, dont la sculpture est très-recherchée. Feu M. le Duc d'Orléans, qui logeoit chez ces Peres, où il avoit fait bâtir une maison particulière pour son habitation, a beaucoup contribué à la construction de ce beau cabinet, & l'a enrichi d'une collection de pierres gravées & de *camées* antiques d'un très-grand prix. On y voit encore plusieurs vases étrusques fort estimés, qui viennent du cabinet de M. *le Comte de Caylus*, très-savant Antiquaire, & de l'Académie des Belles-Lettres.

Les Peres *Fronteau*, *Lallemant* & *du Molinet*, ayant successivement & heureusement travaillé à acquérir des livres, des manuscrits, des estampes, des médailles & des curiosités naturelles & artificielles, il fallut pour lors nécessairement songer à disposer un lieu pour les placer. Pour cet effet on pratiqua en 1675 une galerie ou vaisseau de trente toises de longueur sur quatre de largeur. Il étoit éclairé des quatre côtés par des croisées, & décoré de tablettes de menuiserie, &c. Cette bibliothèque n'étoit que d'environ 19000 volumes; mais le nombre s'en est tellement accrû depuis, tant par les acquisitions nouvelles, que par le legs de M. *le Tellier*, Archevêque de Reims, qu'à présent elle est au moins de quarante-cinq mille volumes. Il a donc fallu en aggrandir le vaisseau de plus de moitié, tant dans sa longueur, qui est aujourd'hui d'environ 53 toises, que par un autre vaisseau qu'on a bâti du côté de l'Eglise & du jardin, qui coupe l'ancien avec lequel il forme une croix, au milieu de laquelle on a ouvert une espèce de dôme qui en éclaire les quatre parties. La branche de cette croix, qui est du côté de l'Eglise, est plus courte que les trois autres; & pour cacher cette irrégularité, le sieur *de la Joue*, Peintre de l'Académie Royale de Peinture, a peint, au fond de cette partie, une perspective qui représente un salon ovale, éclairé par une grande croisée au milieu. A l'entrée de ce salon, paroissent deux consoles qui portent des urnes de marbre antique. Sur le devant est une sphère selon le système de Copernic. Tous ces morceaux sont peints avec tant d'intelligence, que les yeux y sont trompés tous les jours.

Les Peintures du dôme représentent S. Augustin, que deux Anges élevent au ciel. Entre plusieurs sujets, qui auroient pû orner ce dôme, on a cru devoir préférer celui-ci, puisque rien ne paroît plus convenable que d'ériger dans le centre d'une multitude infinie de volumes, un trophée au plus célèbre des Peres de l'Eglise. Ce motif intéressant pour toute bibliothèque, formée dans un goût de Religion, est encore plus pressant pour une bibliothèque possédée par des Chanoines-Réguliers de S. Augustin, attachés à ses maximes & à sa doctrine. Ils confièrent l'expression de leur idée à *Jean Restout*, neveu & éleve du fameux *Jouvenet*, Peintre ordinaire du Roi. Il a très-bien répondu à leur choix, & a rendu l'apothéose de ce Saint avec une dignité & une sublimité presqu'égale au génie de ce Pere de l'Eglise.

On voit donc dans les Peintures de la voûte de ce dôme, Saint Augustin sur une nuée, entouré d'Anges & de Chérubins, qui semblent applaudir aux victoires que ce Saint a remportées sur les hérétiques ; deux autres Anges l'élevent au ciel. Il tient d'une main un livre, & de l'autre cette plume victorieuse employée depuis sa conversion à la défense de la vérité & de la Religion. Des rayons lumineux, qui reviennent assez au *nimbus* des Anciens, entourent sa tête & marquent la vivacité de son zèle & l'ardeur de sa charité. Sur le visage du Saint se lisent les sentimens de joie & d'admiration que lui cause l'approche du Seigneur dont il avoit étudié les grandeurs, & annoncé la puissance. Le S. *Restout* n'a eu garde d'imiter ici les peintures qui donnent à S. Augustin, pour attribut, un cœur à la main, qui désigne symboliquement l'amour divin. *Jean-Baptiste Champagne*, suivant les traces de Philippe de Champagne, son oncle, a inspiré aux Peintres une noble hardiesse dans le portrait qu'il fit de S. Augustin. Il ne s'asservit point à lui mettre à la main un cœur qu'on peut appeller charnel ; mais il en répandit les sentimens dans tous les traits & dans l'attitude de ce grand Saint, ainsi que tout le monde peut le voir dans l'estampe, que les Bénédictins ont mise à la tête du dernier tome de leur édition des Œuvres de ce Saint Pere. Le S. Restout, instruit pareillement de la forme des habits Ecclésiastiques, selon les différens âges, a donné ici à S. Augustin une chasuble antique relevée sur les bras: sa crosse & sa mitre portées par des Anges, ressentent la vénérable simplicité du cinquième siècle. Au-dessous de la figure s'offre quelque chose d'effrayant. On voit partir de la même nuée un dard de feu serpentant, qui tombe impétueusement sur un tas de vieux livres opposés à la doctrine du Saint, & foudroyés par ses écrits. Le Peintre désigne par là les ouvrages *de Pélage*, *de Manés*, de Julien d'*Eclane*, qu'on croit voir se consumer dans les flammes, & jetter une épaisse fumée. La description qu'on lit ici de ce grand morceau de Peinture, a été faite sur un morceau communiqué par le S. *Restout*, & où il n'avoit oublié que les éloges dûs à son ouvrage.

La décoration de cette grande bibliothèque est d'une menuiserie uniforme. Les armoires, qui renferment les livres, sont fermées de fil d'archal, & ont 15 pieds de largeur sur toute la hauteur du vaisseau. A chaque côté de ces armoires est un scabellon, portant un buste de quelque homme illustre, choisi indifféremment parmi les Anciens, ou les Modernes. On y voit ceux du Chancelier *le Tellier*, de M. *de Colbert*, de M. *de Louvois*, de l'Archevêque de Reims, son frere. Cette Bibliothèque devient par ces bustes une espèce de temple de mémoire, où les parens & amis des hommes illustres en tous genres s'empressent de déposer leurs portraits. Madame de Montargis, fille de *Jules-Hardouin Mansart*, Comte de Sagonne, & Surintendant des bâtimens du Roi, a donné en 1738 un magnifique buste de marbre fait par *Coustou*, le jeune, qui représente l'illustre Architecte, à qui cette Dame doit le jour. La plûpart des autres bustes sont de l'ouvrage de *Girardon*, de *Coizevox*, ou des *Coustou*; c'est-à-dire, des chefs-d'œuvres de sculpture.

C'est ordinairement dans cette maison qu'on a soin de rassembler les plus savans hommes qu'il y ait parmi les Chanoines-Réguliers de la Congrégation de France.

On y a vu les Savans qui suivent.

Le P. *Jean Fronteau*, né à Angers en 1614, entra en 1631 dans la Congrégation de Sainte Genevieve, & s'y distingua par sa grande piété & par son érudition. Il savoit neuf langues, l'Hébraïque, la Chaldaïque, la Syriaque, l'Arabe, la Grecque, la Latine, l'Italienne, l'Espagnole & la Françoise. Il enseigna long-tems la Philosophie & la Théologie, & fut fait Chancelier de l'Université de Paris; il s'acquit beaucoup de réputation dans cette place par les discours qu'il prononça, en donnant le bonnet de Maîtres-ès-Arts, aux actes de l'Université. Il a publié quelques ouvrages, & en a laissé quelques autres qui n'ont pas encore paru. Parmi les imprimés, il en est un dont il ne faut pas juger par le succès, il est intitulé: *Questionum de Prædestinatione & Gratiá, Concordia*. Enfin, il fut fait Prieur-Curé de l'Eglise de la Magdeleine de Montargis; & à peine en eût-il pris possession, qu'il mourut le 17 Avril 1662.

Le P. *Pierre Lallemant*, natif de Reims, étudia dans l'Université de Paris, & y fit de si grands progrès dans les Sciences & dans les Belles-lettres, qu'après avoir pris le dégré de Bachelier en Théologie, & avoir professé la Réthorique avec distinction, il fut élu Recteur de cette Université, & même continué plusieurs fois dans cette dignité. Il ne fut point ébloui de ces titres; mais voulant mener une vie plus retirée & plus chrétienne que celle que l'on mène ordinairement dans le monde, il prit l'habit de Chanoine-Régulier à Saint-Vincent de Senlis, & au bout de l'an, vint faire profession à Sainte Genevieve. La place de Chancelier de l'Université de Paris, qui dépend de l'Abbaye de Sainte Genevieve, étant venue à vacquer par la mort du P. *Fronteau*, l'Université demanda le P. *Lallemant* pour la remplir.

L'Abbé le nomma ; mais il n'accepta cette place qu'avec une répugnance infinie, disant que c'étoit le reproduire dans le monde : la seule obéissance qu'il devoit à son Supérieur, l'emporta sur toute autre considération. On retrouva en lui la même éloquence par laquelle il s'étoit signalé avant que d'entrer en Religion ; & la prudence qu'il fit paroître dans plusieurs commissions, dont il fut chargé par le Conseil du Roi, & par le Parlement, pour regler des affaires Ecclésiastiques, décélèrent en lui des talens qu'on ne lui avoit point connus jusqu'alors. Au milieu de tant de succès & d'applaudissemens, sa principale occupation étoit de méditer sur la mort & de s'y préparer. Il étoit si pénétré de ce sujet, qu'il en composa trois livres, qui sont le *Testament Spirituel*, la *Mort des Justes*, & les *Saints Desirs de la Mort* ; ouvrages pleins de pensées sublimes & touchantes. Il mourut le 18 février 1673, âgé de 51 ans.

Le P. *René le Bossu*, né à Paris, étoit fils de Jean le Bossu, Avocat général à la Cour des Aydes, & de Magdeleine de *la Lane*. Il a publié un excellent traité du *Poëme Epique*, qui lui a fait un nom dans la république des Lettres. Il est aussi l'Auteur d'un petit Livre intitulé, *Paralelle de Descartes & d'Aristote* ; mais celui-ci est peu de chose, & peu digne du P. *le Bossu*. Ce Religieux mourut à Chartres le 14 mars 1680, âgé de 49 ans.

Le P. *Claude du Molinet* étoit né à Châlons en Champagne, l'an 1620, de Pierre du Molinet, Ecuyer, Prévôt de Châlons, & de N.... *de l'Hopital*. Son pere étoit d'une ancienne noblesse, illustrée par les alliances qu'elle avoit avec les familles d'*Arcis*, de *Mœurs*, de *Boucherat* & de *l'Hopital*. Claude du Molinet étoit venu à Paris pour y faire son cours de philosophie ; il y prit l'habit de Chanoine-Régulier à Sainte-Genevieve, & devint par la suite Procureur général de la Congrégation ; son humilité, le goût qu'il avoit pour la retraite & pour l'étude, le firent renoncer à toutes les charges où son mérite l'avoit élevé. Il est un de ceux qui ont le plus contribué à enrichir la bibliothèque de Sainte Genevieve, tant pour les livres dont il fit l'acquisition, que par le cabinet de médaillons & d'antiquités qu'il y forma. Son mérite ne fut pas renfermé dans cette Abbaye; car il donna plusieurs ouvrages au public, qui ont été reçus très-favorablement. En 1682, il publia les *Lettres d'Etienne*, Evêque de Tournay, mises dans un très-bel ordre, & enrichies de savantes Notes. Ce livre est intitulé: *Stephani Tornacensis Epistolæ, ex emendatione & cum notis Claudii du Molinet, in-8°*. L'histoire des Papes par médailles, depuis Martin V, jusqu'à Innocent XI; des Réfléxions sur l'origine, l'antiquité & les habits des Chanoines-Réguliers; plusieurs Dissertations, dont une sur la mitre des Anciens, & une autre sur une tête d'Isis, trouvée dans une maison de la rue coquillière, auprès de S. Eustache. En 1692, on publia l'Histoire du cabinet de la bibliothèque de Sainte Geneviève, qu'il avoit composée en un volume *in-folio*. Il mourut le 2 septembre 1687, âgé de 67 ans.

Le Père *Anselme de Paris* naquit à Reims le 26 novembre 1631, d'une famille distinguée par la probité & par la piété. L'an 1647, il entra dans la congrégation des Chanoines-Réguliers de Sainte Geneviève, & y vécut dans une application continuelle à ses devoirs & à l'étude. Il joignit aux vertus, qui lui étoient pour ainsi dire héréditaires, une profonde connoissance des Langues savantes & de la Théologie; il en donna des preuves, en servant de second au fameux Auteur de la *Perpétuité de la Foi sur l'Eucharistie*, dans la dispute qu'il eût avec le Ministre Claude; car la Dissertation anonyme sur le livre de *Bertram* ou *Ratramne*, qui est à la fin du troisième tome de la Perpétuité de la Foi, est du P. *Anselme de Paris*. Il travailla ensuite à fortifier l'argument de la Perpétuité de la Foi, en faisant voir l'accord de l'Eglise Grecque avec la Latine, & donna au Public, en 1675 & 1676, 2 vol. *in-12* sur ce sujet. Il mourut le 2 mars 1683.

Le P. *Claude de Creil* étoit de Paris, & très-habile dans l'Architecture. C'est sur ses dessins qu'ont été exécutés les embellissemens qu'on a faits à Sainte Geneviève, & à Sainte Catherine du Val ou de la Culture. Il mourut en 1708.

Le P. *Louis de Sanlecque*, né à Paris, étoit originaire de Chanlu, dans le Boulonnois en Picardie; son nom est celui d'une Terre, proche de Montreuil sur mer, dont un de ses Ancêtres étoit Seigneur. Il fut Humaniste, Poëte & Théologien. Il mourut en 1715.

Le jardin de cette maison est fort grand, pour être dans l'enceinte d'une Ville comme Paris. L'on prétend que la maison & toutes ses dépendances occupent un terrein d'environ dix-huit arpens.

LA NOUVELLE EGLISE DE STE GENEVIEVE.

Les Abbé & Chanoines-Réguliers de cette Abbaye présentèrent au Roi, le 9 décembre 1754, une Requête, disant que le bâtiment de leur Eglise menaçoit une ruine si prochaine, que les Fidèles n'y étoient point en sûreté, & que sa réédification étoit indispensable; que lesdits Abbé & Chanoines n'étant point en état de fournir à une dépense si considérable, ils ont eu recours à la piété de Sa Majesté, pour y pourvoir de la façon la plus convenable. Surquoi S. M. voulant conserver une Eglise précieuse aux habitans de Paris, & désirant à l'exemple des Rois, ses prédécesseurs, donner des marques de sa protection à une Abbaye aussi distinguée, n'a point jugé de moyen plus facile & moins onéreux que celui qui a déjà été employé pour le soutien de semblables établissemens; à savoir, le produit des loteries: Elle a ordonné à cet effet, qu'à compter du 1er mars 1755, les billets des trois loteries qui se tirent chaque mois dans Paris, & dont le prix est de 20 sols, seront augmentés d'un cinquieme, & fixés à 24 sols, pour être le produit de la moitié de cette augmentation, appliqué au profit desdits Abbé & Chanoines, pour être employé par eux uniquement à la reconstruction de leur Eglise, lequel produit sera remis au Procureur de ladite Abbaye, & constaté véritable par des bordereaux vérifiés & approuvés par le Lieutenant général de Police, auquel seul S. M. attribue la jurisdiction, & connoissance de l'exécution du présent Arrêt, donné à Versailles le 9 décembre 1754.

En conséquence, le sieur *Soufflot*, Architecte du Roi & de son Académie Royale, Contrôleur de ses bâtimens, &c. reçut des ordres de S. M. de faire des projets pour ladite Eglise. Il en fit plusieurs desseins qui furent présentés au Roi par M. le Marquis *de Marigny*, Directeur général des Bâtimens Royaux, Arts & Manufactures du Royaume, parmi lesquels le Roi choisit celui qui s'exécute à présent, & nomma ledit sieur *Soufflot*, par Arrêt du Conseil & Lettres patentes, pour présider à la construction de ladite Eglise, jusques à son entiere perfection, ayant sous lui le sieur *Puisieux*, aussi Architecte-Expert-Juré, Membre de la Société Académique des Arts, & les sieurs *Puisieux*, fils, & *Beauvilain*, Architectes, pour Inspecteurs. Les Entrepreneurs de ce grand édifice sont les sieurs *Poncet*, *Thévenin*, & *le Tellier*, pour la maçonnerie; le sieur *Brulé*, pour la charpente; & le sieur *Girard*, pour la serrurerie, en qualité de Contrôleur.

En 1757 & 1758 on travailla aux fouilles qu'il falloit faire, pour établir folidement les fondemens de cette Eglife. Le terrein parut bon & ferme à 12 pieds de profondeur. Pour s'en affurer, on fonça dans le gravier, & on apperçut quelques parties de terres rapportées. On les fouilla, & bientôt on fut certain que ces parties étoient des puits, dont plufieurs avoient jufqu'à 80 pieds de profondeur. On en a trouvé plus de 150 de différentes formes & profondeurs, qu'il a fallu vuider & remplir de bonne maçonnerie bien liée, pour donner dans toute l'étendue du terrein la folidité nécéffaire.

Ces puits avoient été faits dans des tems très-reculés, par des Potiers de terre qui habitoient ce quartier, pour y trouver les matières avec lefquelles ils faifoient de très-belles poteries, dont on a trouvé beaucoup de fragmens. Ces puits ont occafionné une très-grande dépenfe, & caufé un retardement confidérable. Mais tous ces obftacles ayant été furmontés, on a établi l'année fuivante une plate-forme générale de deux affifes de pierres croifées l'une fur l'autre, & l'on a élevé au-deffus tous les murs & les piliers, & fait des arcs & des voûtes renverfées, au moyen defquels chaque partie de terrein reçoit fa portion du fardeau.

Le plan de cette nouvelle Eglife repréfente à peu près une croix Grecque de 55 toifes ou 330 pieds de longueur, hors d'œuvre, compris le porche, & 42 toifes ou 252 pieds de largeur, auffi hors d'œuvre. Chaque croifillon forme dans l'intérieur une croix de la même efpèce. La réunion de ces quatre croix aux quatre piliers triangulaires, qui foutiendront un dôme de 10 toifes & demi de diamètre dans œuvre, forme la croix générale, dont il eft le centre. On croit que ce fera dans ce même centre que la châffe de Sainte Genevieve doit être expofée à la vénération des Fidèles, afin qu'elle foit apperçue de toutes les parties de l'Eglife.

Il y a une chapelle fouterraine, où le tombeau de la Sainte fera tranfporté, & où l'on defcendra par deux efcaliers fitués au chef de l'Eglife. Les voûtes de cette baffe Eglife font peu décorées, & portées par des piliers & des colonnes courtes, qui donneront la folidité & le caractère convenable à leur deftination.

Les entablemens, ainfi que les grandes voûtes de l'Eglife fupérieure, & les plafonds des colonnades qui ferviront de bas-côtés, feront foutenus par 132 colonnes d'ordre corinthien, tant ifolées qu'engagées dans les murs d'enceinte & dans les piliers du dôme. Ces colonnes auront quatre pieds de diamètre. Elles feront éloignées l'une de l'autre de deux dia-

mètres

mètres & demi, ou de dix pieds: ainsi les intervalles auront en hauteur quatre fois juste leur largeur. Celles des nefs feront de trois intervalles & deux colonnes, c'est-à-dire, de 38 pieds:

Cette largeur étant doublée, donnera pour la hauteur sous clef 76 pieds. Les socles qui feront la hauteur des cinq marches, par lesquelles on montera du niveau du pavé de la nef au plein pied des colonnes ou bas-côtés, en auront deux & demi; les colonnes, 40; l'entablement, 10; le socle qui dégagera les voûtes de la saillie des corniches, 4; la voûte, 19 & demi; en tout, 76. Les fenêtres qui éclaireront les grandes nefs, feront au-dessus des entablemens dans le fond de chaque croisillon des petites croix: celles qui éclaireront les bas-côtés, feront fort élevées au-dessus du pavé, & laisseront au-dessous d'elles des places propres à mettre les tombeaux des hommes célèbres, qui sont dans l'ancienne Eglise, & de ceux que l'on enterrera par la suite dans la nouvelle.

Le porche très-vaste, par lequel on entrera dans la grande nef & dans les bas-côtés, sera fermé par 22 colonnes, tant isolées qu'engagées, qui en soutiendront les entablemens & les voûtes. Ces colonnes auront environ six pieds de diamètre & soixante de hauteur. Les intervalles auront deux diamètres & demi de largeur; c'est-à-dire, 15 pieds, & en hauteur quatre fois juste leur largeur comme dans l'intérieur. L'entablement aura le quart de la hauteur des colonnes; & les six qui seront placés sur le devant, soutiendront un grand fronton de 120 pieds de base, orné d'un bas-relief analogue à la destination de l'Eglise. C'est une croix rayonnante & adorée par des Anges & des Chérubins; en voici l'inscription:

D. O. M.

Sub invocatione Sanctæ Genovefæ.

Le porche sera la seule partie décorée de colonnes; le reste de l'extérieur de l'Eglise sera entouré par le haut de guirlandes, filigranes & rosettes de sculpture, du dessin du sieur *Soufflot*, exécutés par le sieur *Defar*. Les bas-reliefs de l'intérieur de l'Eglise, ceux du péristile & fronton, ainsi que les chapiteaux des colonnes s'exécutent par le sieur *Couftou*, Sculpteur du Roi & de l'Académie, connu par ses ouvrages. Les fenêtres seront peu décorées, afin d'attirer toute l'attention à la partie principale. Le dôme qui s'élevera au-dessus des combles, sera orné de colonnes d'ordre corinthien, de 3 à 4

TOME I. E

pieds de diamêtre, & flanqué de quatre avant-corps, qui en donnant du mouvement à l'ordonnance, donneront aussi la résistance nécessaire à la poussée des voûtes.

Il y aura extérieurement à ces avant-corps, sur des soubassemens qui se raccorderont avec celui du dôme, des socles ronds & un peu élevés, sur lesquels seront posés les grouppes des huit Peres de l'Eglise; & le sommet du dôme qui s'élevera à 220 pieds environ, au-dessus du pavé de l'Eglise, sera couronné par un piedestal, sur lequel on placera la Religion, & autour les quatre Evangelistes.

Au chef de l'Eglise sont élevées deux tours ornées d'une sculpture légere, & d'environ 120 pieds de hauteur, dans lesquelles seront posées les cloches.

Le chœur sera garni de stalles hautes & basses, autant qu'il en pourra contenir. Au-dehors & pourtour de l'Eglise regne une balustrade de pierres.

La façade de cette Basilique sera précédée d'une place, dont l'étendue & la décoration, quoique très-simple, formera une distance convenable, pour jouir en entier de l'aspect de ce grand édifice, & l'espace nécessaire pour contenir le grand nombre de carrosses qui y aborderont. Il y aura dans cette place deux édifices, destinés l'un aux Ecoles de Droit, & l'autre à ..... Ils seront décorés de colonnes, ainsi que les deux autres bâtimens en face du péristile de côté & d'autre. On y arrivera de la rue Saint-Jacques, par une nouvelle rue fort large, & dont l'axe prolongé, suivant le projet, aboutiroit à l'entrée du parterre du jardin du Luxembourg; de façon que de ce point du jardin on appercevroit le frontispice & le dôme de l'Eglise, & même le Prêtre à l'autel.

C'est à la science & au grand goût du sieur *Soufflot*, déjà connu par plusieurs excellens ouvrages élevés sur ses dessins, entr'autres la superbe façade de l'Hôtel-Dieu de Lyon du côté du rhône : c'est à cet Architecte que Paris sera redevable du plus bel édifice & de la distribution la plus neuve & la mieux raisonnée de toutes ses parties, qui ait paru jusqu'à présent dans toute la France ; quoiqu'en aient pu dire les différens critiques dans les Mémoires qu'ils se sont efforcés de répandre contre ce magnifique ouvrage.

ABBAYE (l') DE SAINTE GENEVIEVE ou de SAINTE PERRINE DE CHAILLOT. Elle est située au haut de ce Village (aujourd'hui Fauxbourg de la Conférence). Ce sont des Religieuses-Chanoinesses de l'ordre de Saint Augustin, établies à Nanterre en 1638, par *Claudine Beurrier*, sœur de

Paul Beurrier, Chanoine-Régulier, & transférées à Chaillot en 1659, quoique leurs Lettres patentes ne soient que du mois de juillet 1671, & regiſtrées ſeulement en Parlement le 3 d'août de l'année 1673.

Ces Religieuses n'avoient eu d'abord à leur tête qu'une Prieure triennale; mais depuis l'an 1682, elles furent gouvernées par une Abbeſſe, toujours ſous la juriſdiction de l'Ordinaire, entretenant cependant confraternité avec les Chanoines-Réguliers de la Congrégation Gallicane.

Ce couvent a été connu ſous le nom de *Notre-Dame de la Paix*: mais depuis la réunion de l'Abbaye de *Sainte Perrine de la Villette*, près de Paris en 1746, on lui a donné le nom de l'Abbaye *de Sainte Perrine de Chaillot*. Elle ne vaut que 6500 liv. de rente, & la Communauté eſt ordinairement compoſée de 40 à 45 Religieuſes.

Le P. *du Molinet* remarque, en traitant des habits des Chanoines-Réguliers, que ce n'eſt que depuis leur ſortie de Nanterre, que ces Auguſtins ont pris l'aumuce noire mouchetée de blanc.

ABBAYE (l') DE SAINT GERMAIN-DES-PRE'S. Childebert I, du nom, Roi de Paris, & troiſième fils de Clovis, porta la guerre en Eſpagne contre Amalaric, Roi des Goths, & le défit dans un combat, l'an 531. Il y fit une ſeconde irruption en 543, & aſſiégea Saragoſſe; mais s'étant laiſſé fléchir par les prières de l'Evêque de cette Ville, il leva le ſiège & ſe contenta d'un morceau de la vraie Croix, de l'étole, ou de la tunique de S. Vincent, & de quelques autres reliques dont il lui fit préſent. De retour en France, S. Germain, Evêque de Paris, lui perſuada de fonder & faire bâtir auprès de Paris, l'Abbaye & l'Egliſe de Sainte-Croix & de S. Vincent, pour y dépoſer ces ſaintes reliques.

Il eſt dit dans l'acte de fondation, que ce fut de la volonté & du conſentement des François & des Neuſtraſiens, qu'en 550 Childebert donna le fief d'*Iſſy*, avec toutes ſes dépendances, & appartenances pour l'entretien des Religieux. Le fief d'*Iſſy*, ſelon les titres de l'Abbaye de S. Germain-des-Prés, s'étendoit depuis le Petit-Pont, continuant par la rue de la Huchette, répondant au carrefour de Saint-Michel; de-là, tirant droit par la rue de la Harpe, juſqu'à la porte Saint-Michel, nommée autrefois la porte Gibart; & depuis cette porte, le long de l'encloſ des Chartreux, au grand chemin qui mène à l'Orme de Vanvres: de-là, paſſant au-deſſus de Meudon, juſqu'au ru de Sévre, qui deſcend dans la rivière de Seine,

E ij

puis en remontant ladite riviere, jusqu'au grand pont de Paris, maintenant appellé Notre-Dame, une perche royale de chaque côté de la rivière. Les Moines Bénédictins assurent que S. Germain exempta, non-seulement cette Abbaye, mais encore toute l'étendue du fief d'Issy de la Jurisdiction Episcopale, par acte solemnel du 21 août de l'an 569, & que cette exemption fut confirmée dans la suite par dix Papes. M. *de Launoi*, & M. *du Hamel*, après lui, ont prétendu que cet acte étoit faux, & ont allegué plusieurs preuves de sa fausseté.

Les bâtimens de cette Abbaye ne furent achevés qu'en 557. L'Eglise fut dédiée & consacrée par S. Germain, le 23 décembre de cette même année. Quelques-uns disent que cette cérémonie se fit le jour même de la mort du Roi Childebert : *Usuard*, à la vérité, rapporte au même jour cette Dédicace, & la mort de ce Roi; mais il ne dit pas que ce fut la même année. La tranquillité de la Reine Ultrogotte, qui assista à cette cérémonie, fait croire qu'elle ne se fit pas le jour de la mort du Roi, son mari, mais plutôt au bout de l'an, à pareil jour.

Cette Eglise, bâtie en forme de croix, étoit soutenue par des colonnes de marbre; les lambris en étoient dorés, les murailles ornées de peintures à fond d'or, & le pavé à grands compartimens de pierre de rapport. Les dehors ne cédoient en rien à la magnificence du dedans, tout l'édifice étoit couvert de cuivre doré; ce qui fit que dans la suite le peuple nomma cette Eglise, *S. Germain-le-doré*. Il y avoit deux oratoires à l'entrée de cette Eglise; l'un au midi, sous l'invocation de S. Symphorien, Martyr, où *S. Germain*, qui mourut âgé de près de 80 ans, l'an 576, fut enterré auprès de son pere *Eleuthere*, & de sa mere *Eusébie*; l'autre, étoit au septentrion, sous l'invocation de S. Pierre, & ce fut dans celui-ci que fut enterré S. Droctovée. Voilà à peu-près la description que *Gistemare*, dans la vie de S. Droctovée, a faite de l'Eglise de Sainte-Croix & de Saint Vincent, laquelle changea de nom, après la translation faite en 754 du corps de S. Germain de la chapelle de *S. Symphorien*, & s'appella *S. Germain-des-Prés*, surnom qui lui fut donné à cause de la situation de cette Abbaye.

Cette translation fut faite par *Lanfroi*, alors Abbé de Saint Vincent. L'Eglise de S. Germain ressembloit à une citadelle; ses murailles étoient flanquées de tours & environnées de fossés; un canal large de 13 à 14 toises, qui commençoit à la rivière, & qu'on appelloit la *Petite Seine*, couloit le long du terrein où est à présent la rue des Petits Augustins, & alloit tomber dans ces fossés. La prairie que ce canal partageoit en deux, fut nommée le *grand & le petit Pré aux Clercs*; parce que les Ecoliers qu'on appelloit autrefois *Clercs*, alloient s'y promener les jours de fête. Le *petit Pré* étoit le plus proche de la Ville. *Essay. hist. sur Paris*, tom. 2, pag. 64. Voyez UNIVERSITÉ.

Dès que ce monastere fut en état de loger une Communauté Réguliere, S. Germain fit venir des Religieux de S. Symphorien d'Autun, dont il avoit été Abbé, & les établit dans ce lieu. Ces Religieux suivoient les regles de Saint Antoine & de Saint Bazile; mais peu de tems après, ils embrassèrent celle de Saint Benoît, laquelle a toujours été depuis professée dans cette Abbaye, quoique sous différentes réformes. On peut placer ici, année 829, la première époque du partage des biens de l'Abbaye de Saint Germain-des-Prés, entre l'Abbé & les Moines, par *Hilduin*, Archi-chapelain du Palais de l'Empereur, & Abbé de Saint Germain; & la seconde, en 871.

C'est une question de savoir quel fut l'Abbé que S. Germain mit à la tête de cette Communauté. Selon les uns, ce fut *S. Authaire*, & selon d'autres, *S. Droctovée*. Les anciens Archives de ce monastere, écrits il y a plus de 500 ans, le Moine anonyme, Interpolateur de l'histoire d'Aimoin, dans le 12e siècle, & le P. Dubreul, Editeur d'Aimoin, assurent tous que le premier Abbé de Sainte-Croix & de Saint Vincent, fut Authaire, Prieur de Saint Symphorien d'Autun, dans le tems que Saint Germain en étoit Abbé. Gislemare, auteur de la vie de S. Droctovée, assure au contraire que ce fut Droctovée. Cette différence de sentimens paroît d'abord peu importante; mais cependant elle l'est devenue beaucoup par la dispute qui s'éleva au commencement de ce siècle, entre le Pere *Germon*, Jesuite, & les Peres *Mabillon & Ruinart*, Bénédictins; car c'est du nom de ce premier Abbé que dépend en partie la vérité ou la fausseté du testament d'un Seigneur nommé *Vandemire*, & de sa femme nommée *Ercamberte*, que le P. *Mabillon* a mis au rang des piéces originales de sa diplomatique, & que le P. *Germon* croit être faux.

L'Eglise & l'Abbaye de Saint Germain-des-Prés furent pillées par les Normands en 845, 857, 858, & brûlées en 861, & 885.

Il y eut plusieurs Religieux & plusieurs Domestiques tués; mais *Charles-le-Chauve* poursuivit les Normands & les défit auprès de Meaux. Ils furent encore repoussés vigoureusement par les Parisiens en 887 & 888, & le Roi *Eudes* gagna sur eux une victoire signalée le jour de la Saint Jean, près du

E iij

Montfaucon. Les Parisiens attribuèrent toute la gloire de cette victoire à Sainte Genevieve & à Saint Germain, dont ils avoient transporté les reliques à la pointe de l'île, derrière Notre-Dame, & les rapportèrent dans leurs Eglises, à l'exception d'un bras de Saint Germain, qui fut laissé à Saint Germain-le-vieux, en reconnoissance de l'hospitalité accordée à ses reliques pendant le siège.

Quoique l'Eglise ne fut pas entièrement détruite, *Morard*, Abbé de ce monastere, en fit bâtir une nouvelle en 1014, qui fut dédiée & consacrée par le Pape Alexandre III, le 21 d'avril de l'an 1163, 149 ans après la mort de *Morard*, qui l'avoit fait bâtir.

Il ne reste donc des édifices que Childebert avoit fait élever dans cette Abbaye, qu'une grosse tour, où est la principale porte de l'Eglise d'aujourd'hui. Le Pere Ruinart dit que son ancienneté paroît l'emporter, suivant l'opinion de quelques-uns, sur celle du monastere fondé par Childebert. Le fameux P. Mabillon croyoit aussi qu'elle étoit indubitablement un ouvrage des Rois de la première race ; cependant un judicieux & fin critique (M. *des Thuilleries*) assure qu'il y a de grandes raisons pour en faire honneur aux premiers Rois de la seconde.

On voyoit, auprès de cette tour, une statue de la déesse Isis, qu'on y avoit laissé subsister comme un monument de son antiquité ; mais dès qu'on s'apperçut qu'elle devenoit un sujet d'idolâtrie, & lorsqu'on y eût surpris une *Femmelette qui y faisoit brûler une touffée de chandelles*, Guillaume Briçonnet, Evêque de Meaux, & Abbé de Saint Germain, la fit ôter & briser, & mettre en sa place une grande Croix, l'an 1514.

Le bas de cette tour sert de porche à l'Eglise. On remarque au-dessus de la porte, un bas relief qui représente la *Céne*, & qui ne fait pas honneur à la sculpture de ce tems. Aux deux côtés du vestibule, sont huit statues de pierres, de grandeur naturelle. Le P. Ruinart dit que les Savans qui les ont examinées, pensent qu'elles ont été posées en cet endroit lors de la première fondation de l'Eglise, ou du moins fort peu de temps après. La première qu'on trouve à gauche en entrant, représente un Evêque revêtu des ornemens Episcopaux, & tenant de sa main gauche un bâton pastoral, dont le bout supérieur est cassé. Quelques-uns croyent que c'est la statue de Saint Germain ; mais le savant Religieux, que l'on vient de citer, pense que c'est celle de Saint Remi, qui ayant persuadé à Clovis & aux François, d'embrasser la Religion Chrétienne, est regardé comme l'Apôtre de la France.

Le diable, que cet Evêque foule aux pieds, défigne l'extirpation de l'héréfie & de l'idolâtrie, & rend cette conjecture vraifemblable. La ftatue qui fuit immédiatement, eft celle de Clovis. Il a le diadême en tête. Il eft revêtu de la robe & manteau de pourpre, & tient de fa main droite le bâton hypatique ou confulaire. *Anaftafe*, Empereur d'Orient, lui envoya, par des Ambaffadeurs, ces ornemens de la dignité de Patrice & de Conful, pour lui faire honneur, & pour lui marquer à quel point fa réputation étoit répandue dans les pays les plus éloignés. C'eft dans cet équipage que Clovis monta à cheval à la porte de l'Eglife de Saint Martin de Tours, & marcha, comme en triomphe, par toute la Ville. Auprès de la ftatue de Clovis, eft celle d'une Reine, apparemment celle de Clotilde. Elle a la couronne en tête, & les cheveux nattés; mais on ne peut pas deviner ce qu'elle tenoit de fa main droite. Quoique fes vêtemens paroiffent unis & fimples, ils étoient néanmoins enrichis de pierreries, comme on en peut juger par l'agraffe de fa mante, qui en étoit toute garnie. Elle a auffi une ceinture à plufieurs nœuds, qui defcend fort bas. La dernière des quatre ftatues, qui font de ce côté, eft celle de *Clodomer* ou *Clodomir*, fils de Clovis & de Clotilde, ce qui eft prouvé par un rouleau qu'il tient à la main, & fur lequel on lit, *Clodomrius*. Ce Prince fut tué à la bataille de Véféronce, à l'âge d'environ 30 ans. De l'autre côté du porche, il y a un pareil nombre de ftatues. Celle qui eft plus voifine de la porte de l'Eglife, repréfente apparemment *Thierri*, qui y eft placé le premier, parce qu'il étoit le fils aîné de Clovis. Celle de *Childebert* eft immédiatement après. Elle tient en fes mains des tablettes qui défignent l'acte de fondation de cette Abbaye. *Childebert* n'a pas feulement ici une couronne fur fa tête, de même que fes autres freres, mais il tient de plus un fceptre dans fa main droite, ornement peut-être que lui feul étoit en droit de porter, comme étant Roi de Paris. La Reine *Ultrogotte*, fa femme, eft auprès de lui, elle eft parée des habits royaux, à cela près qu'elle n'a point cette ceinture, ni cette agraffe dont on a parlé à l'occafion de Clotilde. La huitième enfin repréfente *Clotaire*, le dernier des enfans de Clovis. Il tient d'une de fes mains, un rouleau qui nous le fait connoître par ce refte d'infcription : *Chlo...us*. Il a fes cheveux nattés, & tombans fur fes épaules, tels que les portoient les enfans de nos Rois. Au refte, quoique ces Rois & Reines ayent des couronnes ornées, chacune de quatre fleurs, ces fleurs ne font cependant point les mêmes dans toutes leurs couronnes; car, il y en a qui

E iv

ressemblent presque à nos fleurs de lys, & d'autres qui sont tout-à-fait différentes.

La partie supérieure de cette tour est un ouvrage moderne, en comparaison de l'autre, & a été élevée pour servir de clocher. Ceux qui aiment la musique & le son des cloches, assurent que la sonnerie de l'Abbaye de S. Germain-des-Prés est très-harmonieuse.

L'Eglise se ressent du peu de goût dont on bâtissoit dans le XIe siècle. On y fit des réparations considérables l'an 1653. On éleva une voûte à la place d'un vilain lambris qu'on y voyoit, & l'on ouvrit les deux côtés pour faire les aîles.

L'Eglise est bâtie en forme de croix, & a, dans sa longueur, 265 pieds, sur environ 65 de largeur, & 59 de hauteur. La nef, depuis le portail jusqu'à la porte du chœur, a 141 pieds de longueur sur 29 de largeur, non compris celle des aîles, ou bas-côtés. La croisée est éclairée aux extrêmités par deux grands vitraux qui en occupent toute la largeur. Le chœur est placé dans le rond-point, & est entouré de huit chapelles, qui furent dédiées par *Hubauld d'Hostie*, & trois autres Evêques, dans le même temps que le Pape Alexandre III faisoit la dédicace de l'Eglise en 1163. Ces chapelles n'ont rien de remarquable, excepté celle où est la sépulture de quelques Seigneurs du nom de *Douglas*, & de laquelle il sera parlé ci-après. Le grand autel est isolé entre le chœur & la nef. C'est *Gilles-Marie Oppenord*, premier Architecte de feu M. le Duc d'Orléans, Régent du Royaume, qui en a donné le dessin, un des plus riches & des plus élégans qu'on puisse voir. La première pierre en fut posée le 23 août 1704, par le Cardinal d'*Estrées*, Abbé de S. Germain, & l'on mit sur cette pierre l'inscription qui suit:

Anno rep. sal. 1704, die 23 augusti, Eminentiss. Princeps, D. D. Cæsar Estreus, S. R. E. Cardinalis, Episcopus Albanensis, hujus Regalis Monasterii S. Germani à Pratis Abbas, primum posuit lapidem hujus Altaris, quod Deo opt. max. olim à Sancto Germano, in honorem Sanctæ Crucis, & Sancti Vincentii, Mart. tùm ab Alexandro Papa III. addito S. Stephani titulo consecratum ad locandas ejusdem S. Germani reliquias magnificentius hoc anno renovari curárunt R. P. D. Arnulphus de Loo Prior, cæterique ejusdem Monasterii Ascetæ Benedictini, è Congregatione S. Mauri.

Ce magnifique morceau est construit sur un plan elliptique, ou ovale-régulier, & est décoré de six colonnes d'ordres composite, qui portent un entablement architravé, sur lequel est un baldaquin, dont les courbes répondent aux colonnes, & font liées enfemble par une couronne qui fuit le plan de l'édifice. Le dos de ces courbes eft couvert de feuilles d'acanthe, où des palmes prennent naiffance, & fe terminent pyramidalement, & portent un globe fommé d'une croix, au pied de laquelle eft un ferpent qui rampe fur ce globe. Un grand Ange, entouré de plufieurs petits, tient le fufpenfoir du S. Sacrement, & paroît le laiffer defcendre fur l'autel.

Dans le plus grand diamêtre de l'ovale, on voit deux Anges grands comme nature, de métal doré, à genoux fur deux enroulemens en confoles de marbre, & qui foutiennent en l'air la châffe de S. Germain. Cette châffe, qui eft en forme d'Eglife, eft de vermeil, & a environ deux pieds dix pouces de longueur. Il eft marqué, dans les anciens inventaires du tréfor de cette Abbaye, que les Orfévres y ont employé 26 marcs 2 onces d'or, & 250 marcs d'argent, fans y comprendre le coffre enfermé dans la châffe, où font les reliques de S. Germain.

On y compte 260 pierres précieufes, & 197 perles. Les Orfévres en avoient reçu une plus grande quantité, qu'ils employèrent aux croix & aux autres reliques de cette Eglife. Cette châffe fut faite en 1408 des épargnes de *Guillaume III*, Abbé de cette Abbaye, furquoi il faut néanmoins remarquer qu'il y employa l'or qui avoit été tiré de l'ancienne châffe, donnée par *Eudes*, Comte de Paris, depuis Roi de France, laquelle étoit couverte de lames d'or, & de pierres précieufes, mais qui ne pouvoit plus fervir. Six piliers butans foutiennent cette châffe de chaque côté, ils forment par le haut deux pyramides, & par le bas 12 niches, qui font remplies par les figures des 12 Apôtres en relief. A l'une des extrêmités, eft un portail magnifique, au bas duquel eft repréfentée la Trinité, c'eft-à-dire, le Pere Eternel affis, la tiare en tête, le Saint Efprit, fous la forme d'une colombe, fortant de fa bouche, & fe repofant fur le haut de la croix, où J. C. eft attaché, & que le Pere Eternel tient devant foi. L'Abbé *Guillaume* eft à fa droite, en habit Religieux, la croffe en main, la mitre en tête. Le Roi *Eudes*, en habits Royaux, eft à fa gauche. A l'autre extrêmité eft un autre portail, où eft affis *S. Germain* en habits Pontificaux, ayant à fes côtés *S. Vincent* & *S. Etienne*, en habits de Diacre. Enfin, cette châffe eft fupportée par fix figures humaines de cuivre doré, lefquelles tiennent chacune un rouleau où font écrits des vers latins à la louange de ceux qui ont fait faire tant l'ancienne que la nouvelle châffe.

En 1409, l'Abbé Guillaume fit refondre le devant d'autel d'argent, que l'Abbé *Simon* avoit fait faire en 1236, & le remplaça par un autre plus propre, quoique la matière n'en fut pas si précieuse; celui qui subsiste à présent, n'est que de cuivre doré. Ce devant d'autel a, dans sa longueur, 7 arcades soutenues par des piliers bien travaillés. Dans chaque arcade sont placées des figures de vermeil en relief. L'arcade du milieu est au moins une fois plus grande que les autres. On y voit J. C. attaché en croix, ayant la Sainte Vierge à sa droite, & Saint Jean l'Evangeliste à sa gauche. L'Abbé Guillaume est à genoux au pied de la croix, revêtu d'une châpe, ayant sa mitre & sa crosse. L'écusson de ses armes est plus bas, au milieu du piedestal, avec cette inscription: *Guillelmus, tertius hujus Ecclesiæ Abbas.* Dans les arcades, qui sont du côté droit, sont les figures de S. Jean Baptiste, de S. Pierre, de S. Jacques, de S. Philippe, de S. Germain & de Ste Catherine. Dans celles du côté gauche, sont les figures de S. Paul, de S. André, de S. Michel, de S. Vincent, de S. Barthelemi & de Sainte Marie Magdeleine. La croix de cuivre, qu'on voit au milieu de la table de l'autel, y fut posée en 1706, & a environ sept pieds de haut; elle est du dessin de frere *Jacques Bourlet*, Religieux-Convers de cette Abbaye, & a été exécutée par *le Clerc*, un des habiles Fondeurs de Paris, aussi cette croix étoit une des plus belles qu'il y ait.

On remarquera que les six colonnes de marbre cipolin, qui soutiennent le baldaquin, sont du nombre des 40, que feu M. *de Seignelay*, Secrétaire d'Etat, ayant le département de la Marine, fit venir après que *Leptis Magna*, Ville de la côte d'Afrique, près d'Alger, eût été renversée par un tremblement de terre. Le Cardinal *de Furstemberg*, Abbé de S. Germain, les avoit achetées dans le dessein de faire construire cet autel à ses dépens; mais il mourut sans avoir eu la satisfaction de voir commencer ce monument de sa piété. Tout le Sanctuaire est pavé de marbre, & environné de magnifiques grilles de fer, qui ont été données par le Cardinal d'*Estrées*, successeur du Cardinal de Furstemberg dans cette Abbaye. La menuiserie des stalles du chœur est assez bien travaillée. Celle de la chaire de l'Abbé en occupe le fond, & on a mis au-dessus une Nativité, peinte par *Van-Mol*. Les deux massifs qui soutiennent les deux clochers au côté de l'autel, sont aussi revêtus de menuiserie, & l'on a mis au-dessus deux grands tableaux, dont l'un représente le martyre de S. Vincent, & l'autre la translation du corps de S. Germain: ils sont de *Hallé*, Peintre de l'Académie Royale.

La nef est ornée de dix tableaux, cinq de chaque côté, dont les sujets sont pris des actes des Apôtres. Du côté de l'épitre, on voit: 1°. S. Pierre qui guérit un boiteux à la porte du Temple; il a été peint par *Cazes*. 2°. S. Pierre qui punit de mort Saphira, pour avoir menti au S. Esprit; il a été peint par *le Clerc*. 3°. Le Diacre Philippe qui baptise l'Eunuque de la Reine Candace; il est de *Bertin*. 4°. Ananie qui baptise S. Paul, & lui impose les mains, afin qu'il reçoive le S. Esprit; il est de *Restout*. 5°. S. Pierre qui ressuscite Thabite; il est de *Cazes*. 6°. S. Pierre délivré de prison par un Ange; il est de *Vanloo*. 7°. S. Paul qui paroît devant le Proconsul Festus, & qui lui rend raison de sa Foi; il est de *François le Moine*. 8°. S. Paul & S. Barnabé qui guérissent un boiteux, & empêchent qu'on ne leur offre des sacrifices, déclarant devant tout le monde, qu'ils ne sont que des hommes, & non pas des Dieux; il est de *Christophe*. 9°. S. Paul à la porte de sa prison, qui empêche son geolier de se tuer, & le convertit à la Foi; il est de *Hallé*. 10°. S. Paul échappé du naufrage dans l'île de Malte, secouant une vipere, sortie du sarment qu'il avoit mis au feu, & qui s'étoit attachée à sa main, & dont il ne reçut aucun mal; ce tableau est de *Verdet*. Tous ces Peintres sont de l'Académie Royale de Peinture.

Il y a beaucoup d'apparence que nos premiers Rois Chrétiens, & les Princes & Princesses de leur sang, avoient choisi cette Eglise pour leur sépulture. *Grégoire de Tours* nous apprend que *Childebert* & *Chilperic* y furent inhumés; & les Historiens, qui écrivirent après lui, témoignent que plusieurs autres y furent aussi ensevelis; & même, que *Mérovée* & *Clovis*, fils de *Chilperic*, & d'*Andovère*, ayant été tués, le premier dans un village auprès de Terouenne, & l'autre à Noisi en Brie, le Roi *Gontran*, leur oncle, fit transporter leurs corps, quelques années après, dans l'Eglise de S. Vincent. D'ailleurs, les Rois qui mouroient de mort violente, & qui par conséquent n'avoient rien ordonné touchant leur sépulture, étoient ensevelis dans cette Eglise. L'exemple de Chilperic & de Childebert prouve cette vérité. De tant de tombeaux de Rois & de Princes, il n'y en a cependant que six qui se soient conservés jusques à notre tems. Ces tombeaux sont, celui de *Childebert*, d'*Ultrogotte*, sa femme, de *Chilperic*, de *Frédégonde*, sa femme, de *Clotaire II*, & de *Bertrude*, sa femme.

Il y avoit, auprès de chaque tombeau, une tablette de pierre, sur laquelle étoient écrits le nom & la dignité de celui dont le corps y étoit enfermé. Le tombeau de Chilperic étoit le feul fur lequel il y eût une infcription. Elle étoit en lettres majufcules & anciennes, & conçue en ces termes:

REX CHILPERICUS HOC TEGITUR LAPIDE.

Ces tombeaux étoient de pierre, peu élevés, & fans aucun ornement; à l'exception de trois, fur lefquels on voit encore la repréfentation du défunt. Sur le premier eft *Childebert*, qui, d'une main, tient le fceptre; & de l'autre, l'Eglife de Sainte-Croix & de Saint Vincent, qu'il avoit fondée. Sur le fecond, *Chilperic*, tenant le fceptre de fa main gauche, & fa barbe de la main droite, pour marquer, felon quelques-uns, qu'il mourut de mort violente. Du Breul réfute cette conjecture, & prétend que c'étoit le gefte ordinaire de Chilperic, ce qu'il prouve par un grand fceau que lui avoit montré Philippe Lauthier, général des monnoyes, & grand Antiquaire, fur lequel ce Roi étoit repréfenté dans la même attitude. Le P. Ruinart obferve judicieufement, qu'on ne peut pas conclure grand chofe de ces repréfentations, parce qu'elles ont été fculptées plufieurs fiècles après la mort de ces Rois; & felon toutes les apparences, dans le tems que l'Abbé Morard fit rebâtir cette Eglife, ou lorfque le Pape Alexandre III en fit la Dédicace. Le favant Religieux, qu'on vient de citer, porte un jugement bien différent du tombeau de *Frédégonde*. Il croit que c'eft le Roi Clotaire, fils de cette Princeffe, qui le fit élever, & il fe fert de la tradition & du raifonnement, pour prouver que ce ne peut être que le tombeau de *Frédégonde*. Cependant, M. des Thuilleries dit qu'il pourroit bien être celui d'une autre Reine fort poftérieure. Quoi qu'il en foit, ce monument eft orné d'une efpèce de mofaïque, compofée de plufieurs pierres de rapport de différentes couleurs, & féparées par des filons de cuivre, coulés entre deux pour rendre ces ornemens plus diftincts & plus faillans. Au milieu, eft la figure d'une Reine, dont les habits font amples & magnifiques. Elle a fur la tête une couronne à quatre fleurs de lys, & tient de fa main droite un fceptre, terminé en double fleur de lys. Il n'y a point d'ailleurs de repréfentation du vifage, dont la place, de même que celle des mains & des pieds, eft fans aucun trait, & tout-à-fait unie. Le tombeau de Childebert, & celui de la Reine Ultrogotte, fa femme, étoient dans l'abfide du chœur, aux pieds des quatre colonnes qui foutenoient la châffe de S. Germain. Les quatre autres tombeaux des Rois & Reines étoient fous les arcades des tours latérales de cette Eglife.

L'an 1653, la difposition du chœur ayant été changée, on changea auffi celle de ces monumens ; on plaça le tombeau de Childebert au milieu du chœur ; & comme il eft affez grand, on y enferma auffi les os & la cendre de la Reine Ultrogotte, mais dans un cercueil différent. On mit une lame de cuivre fur les offemens de Childebert, & fur cette lame eft cette infcription :

Hic Childeberti Chriftianiffimi Francorum Regis offibus & cineribus quies reparata, anno D. 1656. die decembris 23. excefsûs ejufdem Regis anniverfaria.

L'infcription, qui eft fur la cendre de la Reine Ultrogotte, eft conçue en ces termes :

Hic Ultrogotha Regina Childeberti Regis conjux quiefcit, repofita anno D. 1656. decembris 23.

On a mis fur ce tombeau la même pierre qui couvroit anciennement celui de Childebert, & fur laquelle ce Prince eft repréfenté, tenant un fceptre d'une main & de l'autre une Eglife. Dans les faces des côtés de ce monument, font des tables de marbre noir, fur lefquelles on lit les épitaphes de Childebert & d'Ultrogotte ; celle du premier eft tirée d'Aimoin, Liv. 2, chap. 29, & la voici :

Regi Sæculorum.

Francorum Rector, præclarus in agmine ductor ;
Cujus & Allobroges metuebant folvere leges ;
Dacus & Avernus, Britonum Rex, Gothus, Iberus.
Hic fitus eft dictus Rex, Childebertus *honeftus.*
Condidit hanc aulam Vincenti nomine claram ;
Vir pietate cluens, probitatis munere pollens,
Templa Dei ditans, gaudebat dona repenfans :
Millia mendicis folidorum dans & egenis
Gazarum cumulos fatagebat condere cœlo.

M. de Valois conjecture, avec raifon, que cette épitaphe n'a été faite que longtems après la mort de Childebert, par un Poëte qui ignoroit que ce Roi n'avoit jamais eu de guerre avec les Danois. L'épitaphe de la Reine Ultrogotte eft gravée fur l'autre table de marbre, & a été tirée de la vie de Sainte Bathilde.

Ultrogotha Childeberti Chriftianiffimi Regis conjux, nutrix

Orphanorum, consolatrix afflictorum, pauperum & Dei servorum sustentatrix, atque fidelium adjutrix Monachorum. On y a ajouté : *Hic cum charissimo conjuge diem illum expectat, quo laudabunt eos in portis opera eorum. Ambob. opt. fundatorib. et humili situ cum lapid. sepulch. translatis, fideliss. alumni, hujus regal. Abbatiæ ascetæ Benedictini post restitut. in melior. formam basilicam & chorum ornatius monum. posuer. an. D. 1656. 10 kal. qui & ipsor. anniversaria.*

Absunt à sepulchro paterno Crodesindis *&* Croberga *Regiæ* Virgines, *quæ in eádem Basilicá, sed ignotis quiescunt loculis. Ne tamen sepeliat oblivio, quibus immortalitatem peperit incorruptio, vivat hic quoque cum piiss. parentibus dulciss. sobolis Augustum nomen, & perennis memoria.*

Aux pieds du tombeau du Roi Childebert, a été inhumé le cœur du Duc *de Verneuil*, fils naturel du Roi Henri IV. Ce Prince avoit été Evêque de Metz, & Abbé de S. Germain-des-Prés, avant que d'être marié avec *Charlotte Seguier*, veuve du Duc *de Sulli*. Il mourut le 28 de mai, de l'an 1682. Voici l'épitaphe qu'on a mise en cet endroit :

Serenissimo Principi HENRICO BORBONIO, *Duci Vernoliensi, cujus cor hoc loco positum est, optimo quondam patrono suo, benedictina religio quam vivens semper in corde habuit, cui moriens cor suum commendavit, hunc titulum P. anno* cIↄ.Iↄc. LXXXII.

Louis Céfar de Bourbon, Comte de Vexin, & légitimé de France, a été aussi inhumé au milieu du chœur. Le Roi *Louis XIV*, son pere, l'avoit destiné pour être Abbé de S. Germain ; mais les infirmités dont il étoit affligé, abrégerent tellement ses jours, qu'il mourut à l'âge de 10 ans & demi & 22 jours, le 10 de janvier 1683. Le Roi ordonna qu'il fût inhumé en cet endroit ; & quelques jours après, il fonda un anniversaire & dix basses-Messes pour le repos de son ame. L'épitaphe, gravée sur la tombe de marbre, qui couvre sa sépulture, & que l'on va rapporter, est de la composition de l'Abbé *Girard*, pour lors Précepteur de ce Prince, & mort depuis Evêque de Poitiers.

D. O. M.

Hic expectat resurrectionem quam firmâ suprà ætatem fide speravit serenissimus Princeps, Ludovicus-Cesar Borbonius, *comes* Veliocassium, *Ludovici-Magni filius : qui consummatus in brevi explevit tempora multa. Vixit annos* X, *menses* VI, *dies* XXII; *obiit die* X *januarii, anni* M.DCLXXXIII: *raptus est ne malitia mutaret intellectum ejus.*

Ut vero amantissimi filii perennet memoria, LUDOVICUS-MAGNUS *anniversarium solemne cum privatis missis decem instituit.*

Les tombeaux de *Chilperic*, & de *Frédégonde*, sa femme, de *Clotaire II*, son second fils, & de *Bertrude*, sont aujourd'hui près de la grille de fer, qui enferme le chœur. Celui de Frédégonde est un monument de la reconnoissance de Clotaire II.

Lorsqu'en 1653, on changea la disposition du chœur, & qu'on fut obligé d'en lever le pavé, on trouva une quantité infinie de pierres de différentes couleurs, & taillées différemment; ce qui confirme qu'autrefois le pavé de cette Eglise étoit fait de grands carreaux à compartimens, ainsi qu'il est rapporté dans la vie de Saint Droctovée. A cette même occasion, l'on découvrit aussi plusieurs tombeaux de pierre, dont les uns étoient engagés dans les fondemens de l'Eglise, & les autres rangés du côté de l'autel. Quelques-uns de ces tombeaux ayant été ouverts par hasard, l'on y trouva des corps enveloppés dans des suaires d'étoffes précieuses, & des restes de bottines & de baudriers, ce qui marquoit que c'étoient des tombeaux de Rois ou de Princes. On laissa ces monumens comme ils étoient, excepté ceux du Roi *Childeric II*, & de la Reine *Bilihilde*, sa femme, dont les ossemens furent transportés dans le Sanctuaire, & déposés dans des tombeaux de même que ceux des autres Rois. Cette découverte est d'autant plus utile pour l'Histoire, que quelques Ecrivains avoient crû jusqu'alors que Childeric & la Reine, sa femme, avoient été enterrés dans l'Eglise de S. Pierre de Rouen. Cette circonstance engagea le P. Ruinart à faire une description détaillée de ce monument. Il remarque donc qu'en 1646, l'on découvrit deux grands cercueils de pierre, dans lesquels étoient les corps entiers de *Childeric II*, & de *Bilihilde*, sa femme. Par ce qui restoit de leurs habits, on remarquoit qu'ils étoient dignes du Roi & de la Reine, auxquels ils avoient servi. Comme les Ouvriers firent cette découverte en l'absence des Moines, l'on ne douta pas qu'ils n'eussent détourné plusieurs ornemens, qui auroient répandu beaucoup de lumière sur ces monumens; mais on ne put jamais les obliger à rapporter qu'un diadême tissu d'or. Ces tombeaux, ayant été ouverts une seconde fois, l'an 1656, on vit que non-seulement les vêtemens avoient été presque tous déchirés, mais que même les ossemens n'étoient plus en leur place.

L'on trouva uniquement dans le cercueil du Roi, un petit vase de verre, qui renfermoit un parfum entièrement desséché, qui cependant n'étoit pas absolument sans odeur ; les restes de son épée, sa ceinture, des morceaux d'un bâton, plusieurs pièces d'argent quarrées ; la figure du serpent amphisbaine, qui étoit apparemment le symbole de ce Prince, &c. Quant au cercueil de la Reine, on n'y trouva que des os & des vêtemens, qui, à l'ouverture, s'en allèrent en poussière. Sur le tombeau de la Reine étoit un petit coffre de pierre, qui renfermoit les cendres d'un enfant, & que l'on crut être celles du jeune *Dagobert*, leur fils; on resta cependant encore dans l'incertitude sur ces ossemens, jusqu'à ce qu'on les eût tirés du cercueil; & alors on découvrit, sur une pierre de celui du Roi, cette inscription gravée en grosses lettres, CHILDR. REX ; ce qui fit conclure que c'étoient les cendres de *Childeric II*, & de sa femme, & ce qui fut cause qu'on les plaça avec celles des autres Rois & Reines. Le Vendredi Saint, 3 d'avril 1643, on découvrit deux anciens tombeaux de pierre au bas de l'escalier, qui conduit du cloître au dortoir. Dans l'un, étoit le corps d'un homme; & dans l'autre, celui d'un femme, à ce qu'on croit : il n'y avoit aucune inscription sur ce dernier; mais sur le premier, on lisoit celle-ci, gravée en lettres romaines, entrelacées les unes avec les autres.

Tempore nullo, volo hinc tollantur ozza Hilperici.

De l'autre côté de la même pierre, on trouva un petit Crucifix de cuivre, & au-dedans du tombeau, l'inscription qu'on va lire, peinte avec du carmin.

Precor ego Ilpericus *non auferantur hinc ozza mea.*

Parmi les ossemens d'*Hilperic*, on trouva un petit Crucifix de cuivre, & une lampe de même métal, & de la grosseur d'une noix. M. *de Valois* a cru que ces deux tombeaux étoient ceux du Roi *Chilperic*, & de *Frédégonde*, sa femme ; mais le Pere Ruinart prouve solidement que ce Savant homme se trompe, & conjecture que cet *Hilperic* étoit un Prince du sang Royal ; mais il nie qu'il ait été Roi. La Reine Gertrude fut aussi inhumée dans l'Abbaye de S. Germain, en 621.

Outre ces anciens tombeaux, il y en a plusieurs autres dignes

dignes de la curiosité du public, quoiqu'ils soient modernes.

Les personnes les plus connues, dont ils renferment les ossemens, sont, *Dominique du Gabré*, Evêque de Lodève, mort le premier février 1558; *Jean Grollier*, Trésorier de Milan & de France, mort le 22 octobre 1565, âgé de 86 ans. Il étoit originaire de Lyon, où sa famille subsiste encore aujourd'hui. M. *de Thou* en a fait le portrait avec ce pinceau de maître, qui donne l'immortalité à ceux qu'il peint...

In eodem, dit ce grand Historien, en parlant de M. Grollier, *litterarum amore perseveravit, insigni nummorum antiquorum, & optimæ notæ librorum suppellectile comparatâ, quos nullis sumptibus parcens, vir munditiæ & elegantiæ in omni vita assuetus, pari elegantiâ ac munditiâ ornatos ac dispositos domi tam curiosè asservabat, ut ejus bibliotheca cum bibliothecâ Asinii Pollionis (quæ prima Romæ instituta est) componi meruerit.* Celui qui a donné au Public les mélanges d'Histoire & de Littérature, sous le nom de *Vigneul-Marville*, dit que rien ne manquoit aux Livres de M. *Grollier*, ni pour la bonté des éditions, ni pour la beauté du papier & la propreté de la reliure. Sur chacun de ces Livres, il y avoit deux inscriptions, dont l'une marquoit la tendresse de M. Grollier pour ses amis; & l'autre, sa sincère piété envers Dieu. La première étoit en ces termes: *Jo. Grollierii, & amicorum*; & l'autre, *portio mea, Domine, sit in terra viventium.*

Catherine de Bourbon, fille de *Henri de Bourbon*, Prince de Condé, & de sa première femme, *Marie de Clèves*, mourut au Louvre le 30 décembre 1595, son corps fut porté & mis en dépôt dans l'Eglise des Filles-Dieu de la rue Saint-Denis; mais le 17 janvier 1596, il fut porté & enterré dans l'Eglise de S. Germain-des-Prés.

Le 21 mars 1610, on ouvrit le caveau où reposoit cette Princesse, & l'on y mit aussi le corps de *Marie de Bourbon-Conti*, fils de *François de Bourbon de Conti*, & de *Louise de Lorraine*, sa femme. Cette petite Princesse étoit née le 8 de mars, & mourut le 20 du même mois, de l'an 1610, âgée de 12 jours.

François de Bourbon, Prince de Conti, & pere de la Princesse dont on vient de parler, mourut en l'hôtel Abbatial de S. Germain-des-Prés, le 3 août 1614, & fut enterré au côté droit du grand Autel de l'Eglise de cette Abbaye.

La chapelle de Saint Christophe a été la sépulture de la famille des *Douglas*, Princes d'Ecosse. *Guillaume Douglas*, Comte d'Anguise, y fut inhumé, le 11 mars 1611; & *Jac-*

Tome I. F

ques Douglas, son petit-fils, en 1645. Ce dernier fut tué près de Douay, le 21 d'octobre de cette année-là, âgé de 23 ans. Ils ont ici l'un & l'autre deux magnifiques tombeaux de marbre, & des épitaphes, pour l'intelligence desquelles, il faut se rappeller ce qu'on a dit ailleurs, que dans les Royaumes où les femmes succèdent à la couronne, tous ceux qui descendent de la maison Royale par femmes, sont Princes du Sang de ces Royaumes.

Voici l'épitaphe qu'on lit au bas du tombeau de *Guillaume Douglas*. Il est assez surprenant que la latinité en soit aussi barbare, pour le tems où elle a été composée. Il y a d'ailleurs de belles choses.

D. O. M.

Advorte mortalis, quàm non formidanda, mors dux puris in cœlum animis: quàm aliovorsum terribilis, quàm timendum & amandum numen, cujus rata sententia, omnes in terram revertantur & pulverem, gratiá revivisient, judicio se sistent. En pavenda, en pavendorum solatia, quibus ego, quá immortalis fruor, dum quá mortalis raresco in pulverem, vanesco, non sum. Fui quom dolci mortalibus luce fruerer, Guillelmus DUGLASIUS, *Augusiæ comes,* DUGLASIÆ *antiquissimæ apud Scotos, nobilitatis Princeps, à Guillelmo primo Augusianorum comite decimus octavus. Vixi cum virtute, & in spatiis me exercui maximarum laudum, ut in sanctissima atavorum religione in Deum, obsequio in regem, amore in patriam, charitate ergà meos, bonitate in omnes, nemini cederem. Neque primus eram regni Scotorum comes, & in bellis primæ dux aciei, uspiam forem in secundis. Hinc omnia tam pro voto faustè ut in sacris, & civilibus, morem majorum retinuerim, & jussus Religionis causá patriá excedere, aut in custodiam pergere, vitæ quietiori turbinibus averruncandis delegerim Galliam, charam alteram Scotis patriam, mihi verò charissimam, quod in eá pro eá, meos meminerim majores bellicá claros gloriá res gessisse maximas, & pro meritis factisque fortibus, sic iis relatam gratiam, ut ducatu ornarentur Turonensi; quom vero viam letho patefactam meo cernerem; nullo credidi loco ossa mea posse meliùs quiescere, quàm hisce sacris in ædibus, ubi divinis adesse consueveram, proin volui excedente in lucem dolciorem animá, hic condier, dolce Christum spirans expiravi, hic recumbens jussa expecto ut resurgam imperantis orbi.*

Tu verò, Elisabetha, *chara conjux, vosque dolces liberi,* Guillelme, Jacobe, Francisce, Maria, Elisabetha, *ne lugete,* præivi non abivi, vos eo ordine quo numen jusserit, natura exegerit sequemini, æterna spirate, æternum avete.

AD VIATOREM.

Apicis humanæ spectacula tristia pompæ,
  Et vanescentis quæ sit imago boni.
Non sum qui fueram, satus ille heroibus ingens
DUGLASIDUM *Princeps Augustæque comes.*
Nam pars hic extincta jacet, pars salva revolvit
  Fata, vices rerum, quæ per opaca fluunt.
Vertor ut in cineres speculatur, & oculor umbris
  Utque illibatæ discutiuntur opes,
  Quas mihi fata dabant, virtus transmisit avorum,
  Quas ego transmisi fata dedêre meis.
Nil nisi linteolum mihi mansit & arcula busti,
Quid queras? his omnes mors monet esse pares.
Rex ut inops moritur, sua clausus deserit antro
Prorsus & in tumulo putret uterque suo.

Vixit annos 57. *obiit* 5. *Non. Mart. an. Chr.* M. DCXI GUILLELMUS F. *Augustæ comes Patri optimo amantissimo mœrens posuit.*

L'autre tombeau, qu'on voit dans cette chapelle, a été élevé en 1668, pour honorer la mémoire de *Jacques Douglas*, petit-fils de *Guillaume*, qui fut tué proche de Douay, au service du Roi, en 1645. On apporta son corps dans cette Eglise, où il fut inhumé auprès de son grand pere. Le mausolée qu'on lui a érigé, est de marbre noir, & il est représenté en marbre blanc, couché sur le côté, le visage tourné vers l'autel ; voici l'inscription qu'on lit au-dessous.

D. O. M.

Huc pariter oculos animumque, viator, ab avo illustrissimo D. GUILLELMO DOUGLASIO, Augustiæ comite octavo suprà decimum, ad ejus nepotem D. JACOBUM DOUGLASIUM (*excellentissimi Domini Marchionis* DOUGLASII, *adhuc superstitis ex Margareta Hamiltonia comitis Aberconii sorore jam fato functâ filium*) *quò ille præivit hic secutus est, non tam corpore ad tumulum quàm mente ad cœlum, ac passibus quidem æquis, si non ætatis virtutis paternæ avitæque ut nobilitatis hæres, sic Religionis, sic bellicæ fortitudinis, sic exaggeratæ animi magnitudinis in quem propagatis per tot ætates illustrissimæ familiæ*

F ij

splendor se se profuderat, ille subitò proprii fulgoris accessione sic in immensum excrevit ut præcipiti cursu ab ortu, actus sit in occasum, tam acriter perstringebat oculos intuentium, altitudo tanti splendoris & gloriæ jam tota latissime Scotiá, Galliá, Flandriá, Italiá, Germaniá spargebatur, jam militiæ laude, & castrorum metatoris munere clarissimus, pietate tamen clarior, ac Christianarum virtutum monumentis cum æstu nimio abreptus in astra, undè primum emicuerat evolavit.

Les personnes suivantes du nom & de la maison de Douglas, ont été inhumées dans cette chapelle; *Robert Douglas*, Capitaine aux Gardes, mort le 15 juin 1662; la Comtesse *de Dumbarton*, femme de *Georges Douglas*, Comte *de Dumbarton*, morte à Saint-Germain-en-Laye, le 25 avril 1691; le même *Georges Douglas*, Comte de Dumbarton, Lord d'Estrick, Général & Commandant en chef des armées de S. M. Britannique en Ecosse, premier Gentilhomme de sa chambre, &c. mort à Saint-Germain-en-Laye, le 20 mars 1692; *Guillaume-Mathias Douglas*, fils du Comte *Charles Douglas*, décédé le 13 mars 1715.

Dans les bras de la croisée de cette Eglise, sont deux chapelles décorées magnifiquement sur les dessins de *Bullet*, un des Architectes du Roi, des plus habiles du dernier siècle.

Celle qui est dans le bras septentrional de la croisée, portoit autrefois le nom de S. Placide; mais aujourd'hui on la nomme la chapelle de S. Casimir. Son autel fut consacré sous l'invocation de S. Placide & de S. Casimir, par *François de Bertailler*, Evêque de Bethléem, en 1683. Le tombeau de *Jean Casimir*, Roi de Pologne, tous les ornemens de sculpture, & le tableau de l'autel, ont été faits aux dépens des Officiers de ce Prince, qui ont signalé leur reconnoissance envers un aussi bon maître, en fondant, en 1674, un anniversaire solemnel pour le 16 décembre de chaque année, & une messe basse pour le 16 de chaque mois, qui se disent dans cette chapelle. L'architecture est d'ordre composite, les colonnes couplées sont de marbre de rance, posées sur des piedestaux, de pierre de liais, garnis du même marbre dans les tables du milieu; ainsi que la frise, l'attique, & une gloire en bas-relief, qui est à la clef du ceintre. Sur le milieu de l'autel, est le tableau de S. Casimir, peint à Dantzich, par *Schultes*, Peintre habile, dont le nom est sur le tableau.

Dans la même chapelle, à gauche, s'élève un tombeau de marbre noir, sur lequel est une figure à genoux de marbre blanc, laquelle représente *Jean Casimir*, Roi de Pologne, qui offre un sceptre & une couronne à S. Casimir, dont le tableau est sur l'autel. Le bas-relief en bronze, qui est au milieu de la base, a été jetté en fonte par *Jean Thibaut*, Frere Convers de cette maison, & fort habile en cet art. Aux angles sont des Captifs enchaînés à des trophées d'armes, avec lesquels ils groupent, & désignent les victoires remportées par ce Prince, sur les Turcs, les Tartares & les Moscovites. Il n'y a que le cœur du Roi Casimir, qui soit enfermé dans ce tombeau; car son corps fut transporté en Pologne, ainsi qu'on le dira ci-dessous. Ce magnifique monument est l'ouvrage de *Gaspard de Marsi*, Sculpteur ordinaire du Roi Louis XIV, & un des plus habiles qu'il y ait eû sous son règne. L'épitaphe gravée en lettres d'or, est de la composition de *Dom François Delfau*, un des plus excellens sujets de la Congrégation de S. Maur, par son érudition & par la beauté de son esprit. Elle renferme toutes les actions du Roi *Jean Casimir*, & est une des plus belles pièces qui aient jamais été faites en ce genre.

Æternæ Memoriæ Regis Ortodoxi.

Heic post emensos virtutum ac gloriæ gradus omnes quiescit nobili sui parte Johannes Casimirus, *Poloniæ ac Sueciæ Rex : alto de Jagellonidum sanguine, familiâ Vasatensi postremus, quia summus litteris, armis, pietate. Multarum gentium linguas addidicit, quo illas propensius sibi devinciret. Septem-decim prœliis collatis cum hoste signis totidem uno minus vicit, semper invictus. Moscovitas, Suecos, Brandeburgenses, Tartaros, Germanos armis; Cosacos, aliosque Rebelles, gratiâ, ac beneficiis expugnavit, victoriâ Regem eis se præbens, clementiâ patrem. Denique totis viginti Imperii annis, fortunam virtute vincens, aulam habuit in castris, Palatia in tentoriis, spectacula in triumphis. Liberos ex legitimo connubio suscepit, queis postea orbatus est, ne si se majorem reliquisset, non esset ipse maximus, sin minorem, stirps degeneraret; par & ad fortitudinem Religio fuit, nec segniùs cœlo militavit, quam solo. Hinc extructa Monasteria & Nosocomia Varsoviæ, Calvinianorum fana in Lithuania excisa, Sociniani Regno Pulsi, ne Casimirum haberent Regem qui Christum Deum non haberent. Senatus à variis sectis ad Catholicæ fidei communionem adductus, ut Ecclesiæ legibus continerentur qui jura populis dicerint. Undè illi præclarum Ortodoxi nomen ab Alexandro VII inditum. Humanæ denique gloriæ fastigium prætergressus, cum nihil præclarius agere posset, imperium sponte abdicavit anno* M. DC. LXVIII. *Tum porrò lacrimæ quas nulli regnanti excusserat, omnium occulis manárunt, qui abeuntem Regem non secùs, atque abeuntem patrem, luxere. Vitæ reliquum in pietatis officiis cum exegisset, tandem auditâ Kameneciæ expugnatione, ne tantæ cladi superesset, caritate patriæ vulneratus occubuit* XVII *kal. jan.* M. DC. LXXII. *Regium cor Monachis hujus Cænobii, cui Abbas præfuerat, amoris pignus reliquit, quod illi isthoc tumulo mœrentes condiderunt.*

Le Roi *Jean Casimir* étoit fils de *Sigismond* III, & de *Constance d'Autriche*, sa deuxième femme. Ce Prince se destina d'abord à l'Etat Ecclésiastique ; & après avoir vu presque toutes les Cours de l'Europe, il se fit Jésuite, & passa deux ans dans cette Société ; mais le Pape *Innocent* X, l'en retira, en le faisant Cardinal. *Ladislas Sigismond*, son frere, étant mort le 29 de mai 1648, les Polonois l'obligèrent d'accepter la couronne. Il monta donc sur le trône, & épousa, avec dispense du Pape, *Louise-Marie de Gonzague*, veuve du Roi, son frere, de laquelle il eût, en 1650, une fille, qui mourut l'année d'après.

Ce Prince fit des actions héroïques à la guerre, & garda, jusqu'à la fin de sa vie, un cheval, sur lequel il s'étoit trouvé à dix-sept batailles, dont il en avoit gagné seize. Ayant perdu la Reine sa femme, le 10 mai, de l'an 1667 ; & ne voulant plus penser qu'à son salut & à son repos, il abdiqua volontairement ; & devenu particulier Ecclésiastique, il vint en France, où le Roi *Louis-le-Grand* lui donna l'Abbaye de S. Germain-des-Prés, & plusieurs autres Bénéfices considérables, pour le faire subsister en Prince de son rang. Sa santé s'étant dans la suite extrêmement dérangée, il alla aux eaux de Bourbon chercher du soulagement à ses infirmités ; mais en revenant, il tomba malade à Nevers, où il mourut le 16 novembre 1672, âgé de 64 ans. On a prétendu que la nouvelle de la prise de Kaminiech par les Turcs, l'avoit tellement saisi, qu'il en fut frappé mortellement d'apopléxie. Son corps fut mis en dépôt dans l'Eglise des Jésuites de Nevers, où il demeura jusqu'au mois de mai 1675, qu'il fut transporté à Cracovie par le S. *Opaski*, Gentilhomme Polonois ; & là, il fut inhumé, dans le tombeau que ce Roi avoit fait ériger, dans l'Eglise des Jésuites pour ceux de sa famille. Quant à son cœur, il fut apporté dans l'Eglise de S. Germain-des-Prés, & déposé dans la chapelle, où l'on a depuis élevé le tombeau qu'on vient de décrire.

L'alliance & l'estime qui étoient entre le Roi *Jean Casimir*,

& *Anne de Gonzague*, sa belle sœur, veuve d'*Edouard de Baviere*, Prince Palatin du Rhin, trompèrent le Public, & lui firent prendre le change. On fit courir le bruit, environ deux mois avant la mort de ce Prince, qu'il alloit épouser la Princesse Palatine; mais c'est à quoi ils ne pensoient, ni l'un ni l'autre: le Comte *de Bussi-Rabutin* dit dans une de ses Lettres, qu'ayant parlé à ce Prince du bruit qui couroit de son mariage, il lui avoit répondu qu'il ne falloit pas à une telle Princesse un Roi détrôné, & que pour lui il lui falloit encore moins de femme. On rapporte que ce Prince étant à dîner dans son Abbaye de S. Taurin d'Evreux, fit une réponse, qui contient l'abregé de sa vie. Comme la populace le regardoit dîner, il s'avisa de demander à une femme de quel pays elle étoit: cette femme surprise, lui répondit; *Mon Révérend Pere, je suis d'Evreux*. Tout le monde se mit à rire; mais le Roi prenant la parole, dit gravement: *Cette femme rencontre fort bien. J'ai été Jésuite, & par conséquent Pere, & Révérend Pere; j'ai été Cardinal, & il est de notoriété publique que les Cardinaux sont les Peres de l'Eglise; j'ai été Roi, & ainsi Pere de mon Peuple, je suis présentement Abbé, & S. Paul ne dit-il pas*, Abba pater?

Dans cette même chapelle, mais dans le tems qu'elle portoit encore le nom de S. Placide, fut inhumé *Pierre Danez*, Evêque de Lavaur. On mit cette épitaphe sur sa tombe:

Ci-dessous est Révérend Pere en Dieu, Messire Pierre DANEZ, *en son vivant Evêque de Lavaur, institué premier Lecteur du Roi, ès Langues Grecques, par le Roi François I, & envoyé pour son Ambassadeur au Concile de Trente, lequel décéda dans la maison de Céans, le 23 d'avril 1577.*

Pierre Danez étoit Docteur en Théologie de la Faculté de Paris, & Boursier de la Maison de Navarre. Après avoir été 8 ou 9 ans le premier Professeur-Royal des Lettres Grecques, il fut fait Evêque de Lavaur, puis envoyé au Concile de Trente, en qualité d'Ambassadeur du Roi. Ce fut dans ce Concile que l'Evêque d'Orviette, après avoir entendu un discours de *Nicolas Psaume*, Evêque de Verdun, dit *Gallus cantat*. Mais Danez lui répondit sur le champ: *Utinam ad Galli cantum, Petrus resipisceret!*

Les réparations qu'on a été obligé de faire dans cette Eglise, ont fait changer de place à plusieurs tombes. Les cendres de *Dominique de Gabré*, Evêque de Lodève; de *Jean Grollier*, &c. ont été transportées dans la chapelle de S. Casimir.

Eusebe Renaudot, Prieur de Frossay, & l'un des membres

de l'Académie Françoise, & de celle des Inscriptions & Belles-Lettres, mort le 1er septembre 1720, a été aussi inhumé dans cette chapelle.

La chapelle de Sainte Marguerite est dans la croisée méridionale, & fait symmétrie avec celle de Saint Casimir, qui est dans l'autre croisée. Elles ont été décorées, l'une & l'autre, sur les desseins de *Bullet*. Celle-ci fut ornée en 1675, par la fondation que fit *Charles de Castellan*, ou *Castelan*, Abbé Commandataire des monastères de Saint Evre-de-Toul & de la Sauve-Majeure. Il demanda d'avoir droit de sépulture dans cette chapelle, & offrit de donner la somme de 2000 livres, à condition qu'on célébreroit tous les ans, après son décès, une grande messe, & que ladite somme seroit employée à faire cette nouvelle chapelle de Sainte Marguerite ; il promit aussi de donner un ornement complet de velours noir, pour servir le jour de son anniversaire. Les Religieux acceptèrent ces conditions, & ayant touché les 2000 livres, ils firent travailler aussi-tôt à la décoration de la chapelle. L'Abbé de Castellan mourut en 1677, à pareil jour qu'il avoit fait la fondation, c'est-à-dire, le 28 novembre. Comme le caveau n'étoit pas encore achevé, on mit son corps en dépôt dans la chapelle voisine. Il avoit ordonné par son testament, que l'on érigeroit un mausolée dans le fond de la chapelle de Sainte Marguerite, pour conserver la mémoire d'*Olivier de Castellan*, son pere, Lieutenant général des armées du Roi, tué au siège de Tarragone en 1644 ; & de *Louis de Castellan*, frère de cet Abbé, Brigadier d'Infanterie, mort de ses blessures au siège de Candie, en 1669. On choisit le fameux *Girardon* pour faire ce mausolée, qui ne fut mis en place qu'au commencement du mois de juillet 1683, après la mort de *François de Castellan*, Seigneur de Blenot-le-Ménil, dont le corps fut inhumé dans le même caveau, le 8 de janvier de la même année. Ces guerriers ont été si illustres, qu'ils méritent qu'on les fasse plus particulièrement connoître, que ne l'ont fait *Germain Brice* & le P. *Dom Bouillard*.

La famille du nom de Castellan commençoit à peine à briller, qu'elle disparut. Le brave *Olivier de Castellan* étoit natif d'Airagues, au Diocèse d'Arles, fils d'un Notaire, selon les uns ; ou d'un Paysan, suivant les autres. Ce vaillant homme commença à porter les armes dès sa plus tendre jeunesse, & joignit ainsi dans la suite une grande expérience à un grand courage. Il passa par tous les grades militaires, & parvint à être Mestre-de-Camp d'un Régiment d'Infanterie, & d'un de Cavalerie, Maréchal des camps & armées du Roi & Lieutenant général. C'étoit en cette qualité qu'il commandoit un corps d'armée séparé, lorsqu'il fut tué au siége de Tarragone en 1644, dans le tems que ses services & son mérite lui faisoient espérer le bâton de Maréchal de France.

Il laissa deux fils *Charles & Louis de Castellan*. Charles embrassa l'Etat Ecclésiastique, & fut, ainsi qu'on l'a dit, Abbé de S. Evre-de-Toul & de la Sauve-Majeure. *Louis*, son cadet, servit avec grande distinction en qualité de Capitaine; puis en celle de Major du Régiment des Gardes-Françoises, fut fait Brigadier, & alla se signaler encore en Candie, où il fut tué l'an 1669, à l'âge de 37 ans, sans avoir été marié. *Charles de Castellan*, Abbé, mourut en 1667, & fit son héritier *François de Castellan*, son cousin-germain, qui étoit fils d'un frere de son pere. Celui-ci fut Ingénieur dans les armées du Roi, & mourut aussi sans postérité en 1683, & en lui s'éteignit sa famille.

Ce mausolée renferme les cendres de *Charles & de François de Castellan*, & les cœurs d'*Olivier & de Louis de Castellan*. Leurs armes étoient de gueules à la croix d'argent, cantonnées de quatre tours d'or.

L'architecture, qui fait le fond de l'autel de la chapelle de Sainte Marguerite, est sur un plan circulaire, & forme une grande niche, ornée de quatre colonnes de marbre isolées & de six pilastres de même marbre, le tout d'ordre composite. Dans les entre-pilastres, il y a des chûtes de trophées d'Eglise, & des festons pendans des chapitaux. Dans la coupole, est une mosaïque, avec des rosaces. A la clef du ceintre sont deux têtes de Chérubins en adoration, & sur le fronton est une croix. Sur l'autel, en place du tableau, on a mis en 1705 une statue de Sainte Marguerite de marbre blanc: c'est l'ouvrage de *Jacques Bourlet*, Religieux convers de cette Abbaye. Ce Religieux avoit de l'habileté, & cette statue en est une preuve, aussi bien que la croix de métal doré, qui est sur le maître-autel, & les figures qui l'accompagnent: elles ont été fondues sur ses desseins. Malgré ses talens distingués, il éprouva les traitemens les plus durs de la part de ses Supérieurs; chose assez ordinaire dans les couvents de Moines, où le bon goût n'habitoit pas autrefois.

Le mausolée des *Castellans* est dans le fond de cette chapelle, vis-à-vis de l'autel. Il est de marbre blanc, & a été sculpté, ainsi qu'on l'a dit, par *Girardon*, un des plus fameux Sculpteurs du siècle de Louis-le-Grand. Sur ce tombeau de marbre blanc, s'élève une colonne de marbre, qui porte une urne antique. Cette colonne est entre deux statues de grandeur naturelle &

de la plus belle exécution, qui tiennent dans leurs mains, les portraits d'*Olivier* & de *Louis de Castellan*. Elles représentent la fidélité & la piété, les vertus favorites de ces deux illustres morts. Deux squelettes en l'air levent des rideaux pour faire voir cet ouvrage aux spectateurs. Sur une table de marbre noir, qui est au bas, on lit cette épitaphe, de la composition du Père Mabillon.

D. O. M.

Quisquis hîc sistis, non minùs Religionis & pietatis, quàm virtutis bellicæ monumentum vides ; quod amantissimis suis Parenti & Fratri, OLIVARIO ET LUDOVICO DE CASTELLAN, *Carolus Abbas testamento F. C. quorum alter pro Rege & Patria, alter etiam in Christi causâ occubuit. Quippe Olivarius nobilissimus Eques, post præcipua militiæ sub Ludovico Justo, prœludia duplicis cohortis, dein summus in castris celerum equitum trans Alpes Præfectus ; Italico in bello factis illustris, demùm in Catalanico ducis officium strenuè agens, ad Tarraconem infestâ pilâ trajectus interiit. Anno salutis,* M. DC. XLIV.

Dans le cadre du soubâssement, on lit ;

LUDOVICUS OLIVARII *Filius, eodem ardore à teneris miles pari conditione dux, primo uni Prætoriæ cohorti Prefectus, tum ipsius legionis Major ; tandem pedestrium copiarum quas* Ludovicus Magnus, *in Cretæ subsidium misit, eruptione in Ottomanos factâ, ferali globulo extinctus est. Carolus Olivarii item Filius, Sancti Apri & Silvæ Majoris Abbas, eorum in memoriam hæc marmori inscribi curavit ; & in isto mausolæo à se erecto, sub quo ipse jacet, corda optima parentis, ac fratris includi præcepit, mortuus die 28 novembris* M. D. LXXVII. *Hic corpus suum adjungi optavit,* Franciscus Carolus, *fratruelis atque ex asse hæres & ipse militaribus pro Rege officiis, maximè in Turcas insignis. Qui obiit 8 janv. an* M. D. C. LXXXIII.

A côté de l'autel de cette même chapelle, & sous le vitrail, est le tombeau de *Ferdinand Egon*, Landgrave de Furstemberg, neveu du Cardinal du même nom, Abbé de ce monastère. Il ne céderoit point, pour l'excellence de l'ouvrage, à celui dont on a parlé ci-dessus, étant de *Coisevox*, égal en habileté à *Girardon*, si l'ignorance & le mauvais goût ne s'étoient sottement avisés de le faire couvrir de dorure. Le

Comte *Ferdinand Egon* mourut le 6 mai 1696; & le sieur *Breget*, Intendant de la maison du Cardinal de Furstemberg, fit faire dans la suite ce monument, pour honorer la mémoire de ce Seigneur. *Brice* dit que l'épitaphe qu'on y lit, est de la composition du Pere *Mabillon*; mais *Dom Bouillart*, dans l'histoire de cette Abbaye, ne dit pas un mot de l'Auteur; la voici :

D. O. M.

IMMORTALI MEMORIÆ Ferdinandi Egonis, *Landgravi à Furstemberg, Comitis Heiligenberg, & Wartemberg, &c. Qui generis sui nobilitate, & antiquitate tota Europa celeberrimi splendorem propriis etiam factis illustravit. Quem aulici proceres suavissimum & constantissimum amicum; exercituum Præfecti strenuissimum commilitonem semper experti sunt. Quem milites legionis, cui à septem decim annis præfuit, fortissimum ducem, immo amantissimum patrem, sibi in ipso ætatis flore ereptum luxere. In omnibus bellicæ virtutis, & Christianæ constantiæ singulare exemplum post acutissimos diuturni morbi dolores patientissimè toleratos, sacris Ecclesiæ sacramentis munitus, inter hujus regalis Monasterii Asceiarum manus & preces, annos* XXXIII, *natus obiit, die* VI. *mai, anno Domini* M. D. C. XCVI.

Le caveau où fut inhumé ce Seigneur, est le même où avoient été mis *Charles & François de Castellan*, & a servi depuis de sépulture au Comte *François de la Marck*, Colonel du Régiment de cavalerie de Furstemberg, mort le 18 janvier 1697; & à *François-Henri, Prince de la Tour-Taxis*, Chanoine de Cologne, mort le 4 décembre 1700. Le corps de *Guillaume Egon*, Cardinal Landgrave de Furstemberg, Prince & Evêque de Strasbourg, Abbé de Saint Germain-des-Prés, ayant été mis en dépôt en ce même lieu, & sa famille ne paroissant pas disposée à le faire transporter ailleurs, le sieur *Breget*, Intendant de sa maison, y fit mettre une inscription, pour conserver à la postérité la mémoire de ce Prince. Voici cette inscription, composée par feu l'Abbé *Boutard*, Poëte Latin estimé; & qui y fait parler le Comte *Ferdinand Egon* de Furstemberg.

D. M. O.

Quicumque scriptum nomen hîc legis nostrum, memento eodem condita esse sub saxo vicina nostri patrui ossa GUIL-

LELMI, *quem, dum manebat vita, ut optimum gratus coluit parentem, cuncta cui ipse debebam. Meum est sepulcri noctè promere injusta virum, perenni dignum in ære servari.. De stirpe natus ille Furstembergensi, Germanicique laude Principis florens, Argentinensis insulæ simul clarus honore sacro, purpuræque Romanæ, regalis hujus cenobii pius Rector majus trahebat è suis decus factis. Commendat illum recta mens & invicta, & Ludovico experta rebus adversis fides, paternum denique in suos pectus. Nota, viator, solve jussa virtuti, & apprecare fausta manibus sanctis. Obiit* GUILLELMUS EGON *S. R E. Cardinalis Landgravius à Furstemberg, die* X *aprilis anno Domini* M. D. CC. IV. *ætatis 74. cujus anniversarium, die* X. *aprilis solemniter celebrandum in singulos annos, missam unam privatim feriâ tertiâ in singulas hebdomadas instituit Perenne grati animi monimentum vir nobilis ac modestus.* N. F.

 Depuis la mort du Cardinal de Furstemberg, on a mis dans ce même caveau le corps de N.... Comtesse de la Marck, décédée peu après sa naissance, le 17 d'Août 1704, & celui de César, Cardinal *d'Estrées*, Evêque d'Albano, Abbé de Saint-Germain-des-Prés, mort le 18 Décembre 1714.

 On a fait depuis quelques années un embellissement à cette chapelle, en perçant la voûte qui est auprès du beau mausolée de *Girardon*, dont on a parlé ci-dessus, & qui est adossé au mur du fond ; & en élevant une lanterne vitrée circulaire, qui répand un beau jour sur ce magnifique tombeau fort mal éclairé auparavant, de même que l'*Apothéose de S. Maur*, qui est sculptée sur le mur à côté, & sous une arcade feinte. On remarque sur la figure du Saint Abbé, une expression admirable de piété, que lui a imprimée l'habileté du Sculpteur. Il est enlevé au ciel par des Anges. Ce beau morceau de sculpture est du sieur *Pigal*.

 On conserve, dans la sacristie, un grand nombre de reliques rares & précieuses, par la richesse & l'excellence de l'ouvrage. On distingue sur-tout une croix d'or à double traverse, comme les croix de Jérusalem, laquelle a huit pouces de haut, sans y comprendre le pied, qui est de vermeil, ainsi que la croix, & de pareille hauteur. Elle est bordée par tout de diamans & d'améthistes, & renferme du bois de la vraie Croix. Dans le revers, est une inscription grecque, composée de deux vers iambiques, dont le premier & la moitié du second sont sur la ligne droite, & l'autre moitié, sur le travers du grand croisillon. Sur le petit il y a d'un côté Ἰησοῦς, *Jesus*; & de l'autre Χριστός, *Christ*. Le nom de *Manuel Comnene*,

Empereur de Constantinople, qu'on y lit, fait connoître qu'elle a appartenu à cet Empereur. L'on prétend qu'il en fit présent à un Prince de Pologne, & qu'elle fut depuis précieusement gardée dans le trésor de la Couronne, jusqu'à ce que le Roi *Casimir* l'apporta en France, où il en fit présent à sa belle sœur *Anne de Gonzague*, veuve d'*Edouard de Bavière*, Prince Palatin du Rhin; & cette Princesse, par son testament du 8 juin 1683, donna cette croix à l'Abbaye de Saint-Germain-des-Prés, avec le clou qui a servi à attacher J. C. sur la croix, le *Sang miraculeux*, & les reliques de *S. Casimir*, de *S. Stanislas* & de S^{te}. *Fa.*

Outre le grand nombre de reliques & d'ornemens précieux, qu'on remarque dans cette sacristie; on y voit encore quelques vieux tableaux d'un coloris d'assez bon goût, & parmi lesquels il y en a un qui représente l'Abbé *Guillaume*, & sa mere à côté de lui, adorant un Christ détaché de la croix. L'Abbaye de Saint-Germain-des-Prés est représentée dans le lointain, au milieu d'une grande prairie, environnée de tours, de hautes murailles, & de fossés, comme elle étoit vers l'an 1418. On y voit aussi le Louvre, tel qu'il étoit du tems de *Philippe Auguste*; le petit Bourbon, qui étoit en dernier lieu le garde-meuble du Roi, & qui a été depuis abattu, pour faire la place de la façade du Louvre, du côté de Saint-Germain-l'Auxerrois; & enfin la butte de Montmartre.

On a ajouté, en 1715, une nouvelle sacristie, attenant l'ancienne, dont la voûte est extrêmement lourde & grossièrement construite, & l'on y a transporté les choses précieuses, dont on a parlé ci-dessus. L'on y voit une nouvelle croix d'argent, d'environ trois pieds de hauteur, dont la forme tient du goût antique & moderne, & dont la façon a coûté une somme presque incroyable. L'on n'aura pas de peine à en être persuadé, lorsque l'on considérera le travail prodigieux, & le goût exquis, avec lequel on a placé sans confusion une infinité de pierres de couleurs, dont plusieurs sont fines & mises en œuvre avec tout l'art imaginable, comme on le voit sur-tout dans les rayons qui partent du centre de la croix. Il y a entr'autres, dans le bas de la croix, un grenat suspendu en pendeloque, de la grosseur de la plus grosse amande verte.

On a dit qu'à l'entrée de cette Eglise, & du côté du midi, *S. Germain* avoit fait construire un Oratoire sous l'invocation de S. Symphorien, où son pere *Eleuthère*, & sa mere *Eusebie*, avoient été inhumés, & où ce Saint Evêque le fut lui-même en 576. *Dubreuil* nous dit que son tombeau étoit placé au côté droit de l'autel, & qu'il étoit fort simple, & peu élevé de terre. Ses reliques & le cercueil où elles reposoient, furent transferés, en 754, dans la grande Eglise; il n'en reste que la tombe qui les couvroit.

Les Religieux de Saint-Germain-des-Prés firent réparer cette chapelle en 1618; & le 28 avril 1619, l'autel fut consacré de nouveau par *Saint François-de-Sales*, Evêque de Genève, dont on conserve les lettres authentiques, signées de sa main.

Cette chapelle, ayant été profanée dans la suite, on cessa d'y célébrer les divins Mystères, jusqu'en 1670, que l'autel en fut dédié par M. *de Bertallier*, Evêque de Bethléem, qui y renferma les mêmes reliques que Saint François-de-Sales y avoit mises. Mais en 1690, les murailles & la charpente de cette chapelle menaçant ruine, *Dom Bernard Joli*, Sacristain de l'Abbaye, entreprit de la remettre en bon état, & en vint à bout; il fit en même-tems ériger, sur l'ancienne sépulture de Saint Germain, un tombeau de pierre de taille, dont les montans ou pilastres sont de marbre de rance. Ce tombeau est élevé de trois pieds neuf pouces, sur sept pieds quatre pouces de largeur. Sur une table de marbre blanc, dont la face extérieure de ce monument est revêtue, on lit cette inscription:

Hic primo fuit tumulatus SANCTUS GERMANUS, *Parisiorum Episcopus, qui dum viveret hoc Oratorium in honorem Sancti Symphoriani Martyris construxit & fere octogenarius evolavit ad cœlos v. kal. junii anno Christi* D. LXXVI.

Au-dessus de ce tombeau, est un attique de marbre, au milieu duquel est engagée une croix d'un marbre particulier, autour de laquelle est l'inscription ancienne de la donation de la terre de Palaiseau, conçue en ces termes:

Hic pausante Sancto Germano in die translationis dedit ei Rex Pipinus fiscum Palatiolum cum appenditiis suis omnibus.

Ce monument est couvert d'une tombe de pierre, que l'on prétend être la même qui fut posée sur le tombeau de Saint Germain, lorsqu'il fut inhumé en cet endroit. Sur l'une des deux extrémités de cette tombe, sont gravés ces mots: *Hic primo fuit tumulatus beatu Germanus.* Les Savans Bénédictins de ce monastère estiment que cette écriture est du XII, ou du XIIIe siècle.

Le tombeau & ses deux inscriptions n'existent plus. Il a été entièrement détruit, lorsqu'on a transporté le corps de Saint Germain dans la châsse de vermeil placé sur le maître-autel, & portée par deux Anges de vermeil doré. L'on n'a conservé, dans cette chapelle, qu'une table de marbre, encastrée dans la boiserie, deux pieds au-dessus du pavé, auprès de l'autel, où est gravée l'inscription citée ci-dessus *hîc primo tumulatus*, &c.

Le tableau, qui représente le Martyre de *S. Symphorien*, est de *Hallé*, le pere.

La chapelle de S. Symphorien sert de Paroisse à un bon nombre d'Artisans, & à d'autres personnes qui demeurent dans les cours du Palais Abbatial, ou dans celles du monastère de S. Germain-des-Prés. Le Religieux, qui dessert cette chapelle, en est le Curé, & administre les Sacremens à ceux qui demeurent dans ces cours, à l'exception des Sacremens de mariage & de baptême. Les habitans de ces enclos jouissent de la franchise, sans pouvoir être inquiétés par les Jurés, ni les Maîtres de la Ville : ils ont encore quelques autres priviléges.

Le monastere de Saint-Germain-des-Prés est vaste, & renferme de beaux morceaux d'architecture. Depuis quelque tems on a refait une partie du cloître, & deux grands corps de bâtimens, sous l'un desquels on a pratiqué un grand escalier extrêmement hardi, un grand vestibule & des salles au rez-de-chaussée. Le vestibule est orné de quelques figures, & d'un Crucifix, peint par *Hallé*, le fils. Le réfectoire & la chapelle de la Vierge, qui est dans l'intérieur de ce monastère, sont des chefs-d'œuvres d'architecture gothique : ils ont été construits par *Pierre de Montereau* ; le premier, en 1239 ; & la chapelle en 1245.

Le réfectoire a dans œuvre 115 pieds de longueur, sur 32 de largeur. Sa hauteur sous voûte est de 47 pieds 7 pouces. La voûte n'est soutenue par aucun pilier au milieu, mais seulement par une infinité de petites colonnes, & de petits cordons, qui paroissent sortir des murs de face, pour se réunir aux arcades qui en composent la voûte. Les fenêtres sont au nombre de huit, & remplissent autant d'arcades. Les vitraux sont d'un verre épais, & peint d'une maniere agréable. Il y en a un, sur lequel on voit les armes de Castille plusieurs fois répétées, sans doute en l'honneur de *Blanche de Castille*, Reine & Régente du Royaume.

La chaire du Lecteur est supportée par un cul-de-lampe de pierre, chargé d'un grand sep de vigne, dont les branches

& les feuilles sont si bien vuidées, qu'on y voit le jour par tout. A côté de cette chaire, est une colonne de pierre très-déliée, haute de 20 pieds, y compris le piedestal & le chapiteau, & dont le diametre du fust n'est que de 7 pouces 4 lignes. Elle porte des ornemens d'architecture d'une telle délicatesse, qu'ils paroissent comme suspendus en l'air.

A la porte est une statue de pierre, qui représente *Childebert*. Elle a 5 pieds six pouces de hauteur. La couronne de ce Prince est ornée de trefles, & le sceptre qu'il a à la main, est cassé par le bout ; sa draperie est fort singulière.

La chapelle fut commencée sous le gouvernement de l'Abbé *Hugues VII*, dit d'*Issy*, dont la dévotion à la Sainte Vierge le porta à faire bâtir cette chapelle à la place d'une autre qui tomboit en ruine. Celle qu'il fit construire, & qui est la même que l'on voit aujourd'hui, a dans œuvre 100 pieds de longueur, sur 29 ou environ de largeur : sa hauteur sous voûte est de 47 pieds 2 pouces & demi. Sur la porte, il y a un grand vitrail, en forme de rose, qui remplit toute la largeur de cette chapelle. Ce morceau est admirable pour la délicatesse de l'ouvrage. *Pierre de Montreuil*, ou de *Montreau*, étant mort, le 17 mars 1266, fut inhumé dans le chœur de cette chapelle qu'il avoit bâtie. Il est représenté sur sa tombe, ayant une règle & un compas à la main ; autour de cette tombe, on lit :

Flos plenus morum, vivens Doctor Latomorum
Musterolo natus jacet hic Petrus tumulatus,
Quem Rex Cælorum perducat in alta polorum.
Christi milleno, bis centeno, duodeno
Cum quinquageno quarto decessit in anno.

Ce qui signifie que *Pierre*, natif de Montereau, étoit estimé pour l'excellence de ses mœurs, pour la connoissance qu'il avoit dans l'art de bâtir, & qu'il mourut l'an 1266. *Agnés*, sa femme, fut aussi inhumée dans le chœur de cette chapelle ; voici son épitaphe :

Ici gist Annés fanme jadis feu Mestre Pierre de Montreul, priez Dieu pour l'ame d'ele.

La Bibliothèque est nombreuse, bien choisie, & riche en manuscrits. L'on y voit un Psautier, qu'on dit avoir servi à Saint Germain. C'est une espèce de velin, teint en pourpre, relié in-4°. en maroquin. Les lettres sont en argent, & sont devenues vertes par leur grande ancienneté. Les noms de
Deus

Deus & de *Dominus*, qui sont en lettres d'or, se sont bien conservées. On y voit aussi une Bible manuscrite d'environ l'an 853, dans laquelle se trouve le verset 7 du chap. V de la premiere Épitre de S. Jean, *Et hi tres unum sunt*. Il y a une autre Bible manuscrite, à peu près du même tems, dans laquelle ce passage fameux ne se trouve point.

Quelque considérable que fut cette Bibliothèque, elle l'est devenue encore davantage par les libéralités de plusieurs personnes, qui affectionnoient ce monastere. *Noel Vallant*, Docteur en Médecine, & Médecin de S. A. Mademoiselle de Guise, mort en 1685, donna, par son testament, tous ses livres au monastere de S. Germain-des-Prés. Les Religieux, pour reconnoître ce bienfait, firent des prières pour le repos de son ame, & particulièrement un service solemnel, le 19 d'octobre de la même année.

Michel-Antoine Badrand, Prieur de Rouvres, & de Neumarché, légua sa bibliothéque & ses mémoires aux Religieux de Saint-Germain-des-Prés, à condition que son frère en auroit l'usage sa vie durant. Il mourut le 29 mai 1700, âgé de 67 ans ; mais son frère délivra volontairement les livres sur la fin de cette même année. Le goût que l'Abbé Baudrand avoit eu dès sa plus tendre jeunesse, pour la Géographie, ses voyages & ses recherches, avoient rendu son cabinet un des plus célèbres, & des plus riches sur cette matière. Il auroit été à souhaiter, pour le Public, que M. *du Tralage*, & lui, eussent affectionné la même Maison religieuse, & lui eussent laissé leurs magnifiques recueils. Ils se seroient suppléés l'un l'autre, & ces trésors si précieux en particulier, auroient formé un assemblage unique dans le monde.

M. *Jean d'Estrées*, Abbé d'Evron, de S. Claude, &c. légua sa bibliothèque aux Moines de Saint-Germain-des-Prés. Elle étoit composée au moins de vingt-deux mille volumes, & surtout richement complétée de tout ce qui regarde l'Histoire de France. *Eusebe Renaudot*, de l'Académie Françoise, & de celle des Inscriptions & Belles-Lettres, mort le 1er septembre 1720, donna sa bibliothèque à ce monastère. Elle étoit nombreuse, & composée de livres choisis & rares, & sur-tout très-riche en Livres orientaux, parce que cet Abbé étoit fort savant dans les langues orientales. *Henri-Charles du Cambout*, Duc de Coaslin, Pair de France, premier Aumônier du Roi, Commandeur de l'Ordre du Saint-Esprit, Abbé de Saint-Boscherville, & Evêque de Metz, mort à Paris, le 28 novembre 1732, a légué les manuscrits de sa bibliothèque, dont le fonds étoit venu du Chancelier *Seguier*, son bisayeul maternel,

Tome I. G

au monastère de Saint-Germain-des-Prés, où elle étoit en dépôt depuis plusieurs années. Ces manuscrits étoient au nombre d'environ 3000, parmi lesquels il y en avoit près de 400 en Grecs, dont le P. *Montfaucon* donna le catalogue en 1715, sous le titre de *Bibliotheca Coisliniana, olim Segueriana, sive manuscriptorum omnium Græcorum, quæ in ea continentur, accurata descriptio. Accedunt anecdota bene multa, ex eadem Bibliotheca desumpta, cum interpretatione latina. Parisiis 1715, in-folio.* Le concours de toutes ces bibliothèques a tellement enrichi celle de l'Abbaye de Saint-Germain-des-Prés, qu'il l'a rendue une des plus considérables de l'Europe, soit pour la quantité, soit pour le choix des manuscrits & pour leur rareté. Les Bibliothéquaires & les Savans Religieux qui ont demeuré dans cette maison, l'ont enrichie autant qu'il leur a été possible, & l'on souhaiteroit de voir un catalogue complet de leurs ouvrages. Ce livre, que le Public attend avec impatience, serviroit à enrichir la Republique des Lettres. On en a déjà eû un essai dans la *Bibliothèque Historique & Critique* qu'a donné D. *Philippe le Cerf*, Religieux Bénédictin de la même Congrégation. Voici une note de quelques-uns des principaux ouvrages des Religieux de cette célèbre Abbaye.

Nous devons à D. *Nic. Hugues Menard*, de Paris, mort en 1644, le *Sacramentaire du Pape Saint Grégoire-le-Grand*; la *Concordance des Règles de S. Benoît d'Aniane*, & d'autres ouvrages travaillés avec beaucoup de discernement.

A D. *Luc d'Acheri*, mort en 1685, *le Spicilége*, c'est-à-dire, un Recueil d'anciennes Pièces inconnues & cachées dans les plus fameuses Bibliothèques, *14 vol. in-4°.* & depuis *3 vol. in-fol.* Les Œuvres de *Guibert*, de *Nogent*, de *Pierre*, de *Celles*, & de *Lanfranc*.

A D. *Thomas Blampin*, de Noyon, mort en 1710, l'édition des Œuvres de *S. Augustin, 10 vol. in-fol.* à laquelle il a présidé, & la plus correcte qui ait encore paru.

A D. *François Delfau*, mort en 1676, à la fleur de son âge, d'avoir eû aussi part à la nouvelle édition des Œuvres de *S. Augustin.* Il étoit recommandable par la beauté, la vivacité & la pénétration de son esprit.

A D. *Jean Mabillon*, mort en 1707, le Traité de *Re Diplomatica*; les *Annales de l'Ordre de S. Benoît, 6. vol. in-fol.* deux éditions des Œuvres de *S. Bernard.*

A D. *Michel Germain*, Compagnon de D. *Jean de Mabillon*, mort en 1694, une part dans le grand ouvrage de la Diplomatique; l'*Histoire de l'Abbaye Royale de N. D. de Soissons*,

& le commencement d'une *Histoire de tous les Monasteres de la Congrégation de S. Maur.*

A D. *Thierry Ruinart*, mort en 1709, conjointement avec D. *René Massuet*, un cinquieme volume des *Annales de l'Ordre de Saint Benoît*, que D. Jean Mabillon avoit portées jusqu'en l'an 1157. Ce volume parut en 1713; une savante édition des *Œuvres de S. Grégoire de Tours*, & les anciens *Actes des Martyrs les plus avérés*, &c.

A D. *Antoine Beaugendre*, mort en 1708, *Hildebert & Marbodus*.

A D. *René Massuet*, mort en 1715, les *Œuvres de Saint Irenée.*

A D. *Nic. le Nourri*, mort en 1724, *Apparatus ad Bibliothecam maximam Patrum*, 2 vol. *in-fol.*; les *Œuvres de Saint Ambroise*, conjointement avec D. *Jacques du Frische*, &c.

A D. *Jean Carré*, & D. *Jacques Martin*, l'entreprise d'une nouvelle Edition de *S. Ambroise.*

A D. *Jean Martianay*, mort en 1717, les *Œuvres de Saint Jerôme*, 1706, 5 vol. *in-fol.*; une traduction Françoise du *Nouveau Testament*, &c.

A D. *Pierre Coutant*, mort en 1721, les *Œuvres de Saint Hilaire*; les *Lettres des Papes*. D. *Mopinot*, mort en 1724, avoit été chargé de la continuation de l'ouvrage.

A D. *Denis de Sainte Marthe*, mort en 1725, les *Œuvres de S. Grégoire le Grand*; l'entreprise du *Gallia Christiana*, dont le premier volume, qui doit comprendre dix volumes *in-fol.*, a paru en 1715.

A D. *François Lami*, mort en 1711, cinq volumes *de la Connoissance de Soi-même*; un *Traité de la Vérité de la Religion Chrétienne*; le nouvel *Athéisme renversé*, &c.

A D. *Gabriel Gerberon*, mort en 1711, les *Œuvres de Saint Anselme*; & les *Actes de Marius Mercator.*

A D. *Julien Garnier*, les *Œuvres de S. Basile*, avec des notes très-savantes, 3 vol. *in-fol.*

A D. *Pierre Guarin*, une *Grammaire Hébraïque*, beaucoup plus ample & plus parfaite que les précédentes.

A D. *Bernard de Montfaucon*, un grand nombre d'ouvrages, d'une science rare, & d'une merveilleuse netteté d'esprit, & dont voici les principaux: *Analecta Græca*; une édition nouvelle de *S. Athanase*, 3 vol. *in-fol. Diarium Italicum*, *in-4°. Collectio Sanctorum Patrum*, 2 vol. *in-fol.* des *Commentaires d'Eusebe sur les Pseaumes & sur Isaïe*; le *Cosmas Ægyptius*; *Paleographia Græca*; les *Hexaples d'Origènes*, 2 vol.

G ij

in-fol. ; un corps d'*Antiquités expliquées & représentées en figures*, 15 vol. in-fol. Nous n'entrerons point dans le détail de tous les autres ouvrages de ce Savant & inépuisable Auteur. Ce que nous en avons rapporté, passe déja les bornes que nous nous sommes prescrites.

A D. *Felibien*, mort en 1719, l'*Histoire de l'Abbaye Royale de S. Denis*.

A D. *Jacques Bouillard*, mort en 1726, l'*Histoire de l'Abbaye de S. Germain-des-Prés*, in-fol. 1723.

A D. *Edmond Marthenne*, un nombre prodigieux d'ouvrages, entr'autres un Traité de *Antiquis Monachorum ritibus*; celui de *Antiquis Ecclesiæ ritibus*; le *Thesaurus Anecdotorum*, 5 vol. in-fol. *Veterum Scriptorum amplissima collectio*, 9 vol. in-fol.

A D. *Anselme Bauduri*, 2 vol. in-fol. sous le titre d'*Imperium Orientale*; 2 autres vol. *in-folio*, des médailles des Empereurs, depuis *Trajan Decius*, jusqu'aux *Paléologues*, &c. 1712.

A D. *Charles de la Rue*; *Origènes*.

A D. *Prudent Marane*; des Notes *sur S. Justin*.

A D. *Alexis Lobineau*; l'*Histoire de Bretagne*, & celle des *Saints de la même Province*; l'*Histoire de la Ville de Paris*, commencée par D. *Félibien*, 5 vol. *in-fol*.

A D. *Martin Bouquet*; une édition de *Joseph l'Historien*; une nouvelle compilation des Histoires de France, en 22 vol. *in-fol*.

A D. *Antoine-Vincent Thuillier*; nouvelle traduction Françoise de l'*Histoire de Polybe*, 6 vol. *in-4°*.

A D. *Usuard*; le *Martyrologe*, dont on se sert encore dans plusieurs Eglises de France. Il vivoit sous Charles-le-Chauve.

A D. *Jacques Dubreul*, mort en 1616, les *Antiquités de la Ville de Paris*.

Parmi les choses curieuses qu'on y voit, on y remarque la plûpart des Déités Grecques & Romaines, & entr'autres l'hermatenes, qu'on ne se souvient pas d'avoir vu ailleurs; des Divinités Egyptiennes en grand nombre; quelques Dieux Gaulois, entr'autres le *Cerunnos*, le même qui fut découvert à Notre-Dame de Paris en 1711. Entre les poids, on y voit le poids du *talent*, qu'on assure n'avoir jamais été remarqué ailleurs. Tous ces trésors d'érudition ne peuvent être en meilleures mains, qu'en celles des Peres Bénédictins de la Congrégation de Saint Maur, dont la plûpart sont des Savans du premier ordre, célèbres par des ouvrages très-utiles à l'Eglise & au Public.

Les guerres civiles & étrangères, qui avoient défolé le Royaume, avoient auffi donné lieu à beaucoup de défordres, qui s'étoient gliffés jufques dans les monaftères, & dont celui de Saint-Germain-des-Prés n'avoit pas été plus exempt que les autres. Guillaume *Briçonnet*, Evêque de Lodève, & Abbé de Saint-Germain-des-Prés, tenta de rétablir la difcipline dans cette Abbaye; & pour cet effet, il y introduifit des Religieux de la Congrégation de Chézal-Benoît, au diocèfe de Bourges. Cette Congrégation avoit été inftituée en 1488, fur le plan de celle du Mont-Caffin, ou de Sainte Juftine de Padoue, par Dom *Pierre Dumas*, Abbé Régulier de Chezal-Benoît. *Guillaume* fit venir une trentaine de ces Religieux, qui prirent poffeffion du monaftère de Saint-Germain-des-Prés, le 23 janvier 1513. Cette réforme fubfifta plus d'un fiècle entier; mais le relâchement s'y étant gliffé peu à peu, il fallut réformer la réforme même, & l'unir à celle de S. Maur. Cette dernière fut établie en France, l'an 1618, & s'étoit formée fur celle que Dom *Didier de la Cour*, Religieux de l'Abbaye de S. Vannes, & de S. Hidulphe de Verdun, avoit établie en Lorraine.

Les Religieux de la Congrégation de S. Maur furent introduits dans l'Abbaye de Saint-Germain-des-Prés, le 14 février 1631. Avec eux entrèrent dans cette maifon, la régularité, la piété, la pénitence, l'étude de l'Ecriture Sainte, des Pères de l'Eglife, & des bonnes Lettres, &c. C'eft ici que fe font formés ou perfectionnés ces Moines favans, qui ont donné & donnent tous les jours au Public, des ouvrages également utiles à leur fiècle & à la poftérité. On ne peut pas difconvenir que les Sciences n'ayent été cultivées de tout tems dans l'Ordre de S. Benoît, & en particulier dans l'Abbaye de Saint-Germain-des-Prés, qui a produit dans prefque tous les fiècles, quelques favans Religieux, tels qu'*Ufuard*, *Abbon*, *Aimoin*, *Jacques Dubreul*, *Simon Milet*, & plufieurs autres; mais ce nombre eft bien petit, quand on le compare à cet effain d'Ecrivains célèbres, qui, dans le dernier fiècle & dans celui-ci, ont illuftré cette maifon & la Congrégation de Saint Maur.

L'Abbé eft ordinairement Prince ou Cardinal, & jouit d'un revenu confidérable. Le Comte *Robert*, Abbé, en 906, de Saint-Germain-des-Prés & de Saint-Denis, fut le premier qui joignit ces deux qualités fi oppofées d'*Abbé* & d'*Homme marié*. Voy. *Malb. ann. Bénéd. liv. 41, n. 18*. Il fit confirmer par Charles-le-Simple le partage des biens de la première Abbaye, entre l'Abbé & les Religieux. L'Abbé de Saint-Germain a de grands priviléges & de beaux droits. Parmi ces derniers, il y en a deux fort singuliers, dont le premier a été en usage pendant plus de 150 ans; mais on ignore le tems auquel il a commencé.

Les Maréchaux de France avoient droit, à cause de l'*Estuage* du Port de Milly, de recevoir de l'Abbé & des Religieux, le jour de la fête de S. Germain, que l'Eglise célèbre le 28 de mai, douze pains du Couvent, douze septiers de vin, & douze sols parisis, pour le service que lesdits Maréchaux de France étoient tenus de rendre à l'Abbé de Saint-Germain-des-Prés, & qui consistoit à marcher devant lui avec un bâton blanc à la main pendant la procession & la grand'messe de ce jour. Si aucun des Maréchaux ne pouvoit y assister, ils y envoyoient de leur part un Gentilhomme, auquel ils donnoient pouvoir par écrit de rendre ce service en leur place, & de recevoir le pain, le vin, & les douze sols accoutumés. Il est prouvé que le 20 de mai 1418, les Maréchaux de France nommèrent un Gentilhomme, appellé *Jean Clément*, pour s'acquiter pour eux de cette fonction; mais depuis ce temps, on ne voit pas qu'ils aient continué à rendre ce service, ni en personne, ni par Procureur. Il y a apparence que, comme ces droits étoient respectifs, & également à charge aux Moines & aux Maréchaux de France, les uns & les autres convinrent tacitement d'y renoncer.

Un autre droit singulier de l'Abbé de Saint-Germain-des-Prés, est celui qu'il a sur les habitans de Chaillot, qui doivent lui donner tous les ans le jour de l'Ascension, deux grands bouquets & six autres petits; un fromage gras, fait du lait des vaches qu'ils ménent paître dans l'île Macquerelle (des Cygnes) en deçà de la rivière de Seine, & un denier parisis pour chaque vache.

Les Abbés de Saint-Germain-des-Prés avoient autrefois toute jurisdiction, tant spirituelle que temporelle sur le Fauxbourg Saint-Germain; & les Evêques & Archevêques de Paris n'y en ont eu aucune, jusqu'en 1668, que M. *de Perefixé*, Archevêque de Paris, prétendit que ce Fauxbourg devoit être sujet à la jurisdiction de l'Ordinaire, comme le reste de la ville de Paris; & ce fut la matière d'un procès, qui fut enfin terminé par transaction passée entr'eux le 20 de septembre de ladite année. Par ce traité, la jurisdiction Spirituelle de tout le Fauxbourg Saint-Germain fut cédée à l'Archevêque, & à ses Successeurs dans l'Archevêché; & celle de l'Abbé fut restrainte *inter claustra*, à condition cependant que le Prieur de l'Abbaye seroit Vicaire général de l'Archevêque. Cette transaction, qui fut homologuée au Parlement & au Grand Conseil, & confirmée par Lettres Patentes du 8 avril 1669, s'est toujours observée depuis. Quant à la jurisdiction Temporelle, voici quel en a été le sort. Le Roi, par son Edit du mois de février 1674, supprima toutes les Justices particulières, pour les réunir au nouveau Châtelet de Paris. Celle de l'Abbaye de Saint-Germain-des-Prés fut d'autant moins exceptée, qu'elle étoit plus étendue & plus considérable que les autres : on n'en excepta pas même la Géole, quoiqu'elle eût été bâtie aux dépens de l'Abbaye, & qu'il lui en eût coûté une somme très-forte. M. *Pelisson*, qui étoit alors chargé par le Roi de l'économat de cette Abbaye, remontra par un mémoire à Sa Majesté, le tort considérable que cette union faisoit à ladite Abbaye, qui perdoit la haute, moyenne & basse-Justice. Le Roi, touché de ses raisons, apporta un tempérament à cette union, en déclarant par un Arrêt de son Conseil, du 21 janvier 1675, qui interprétoit l'Edit du mois de février 1674, qu'il n'avoit point entendu, par cet Edit, réunir audit Châtelet de Paris, la haute-Justice dans l'enclos du Monastère & Palais Abbatial de ladite Abbaye de Saint-Germain-des-Prés, & lieux occupés par les Abbé & Religieux de ladite Abbaye, & leurs Domestiques, & dans l'enclos d'icelle seulement. Ce faisant, S. M. a maintenu & gardé, maintient & garde ladite Abbaye en la possession & jouissance de la haute-Justice dans lesdits lieux, pour être, ladite Justice, exercée par un Bailly, un Procureur Fiscal, un Greffier & deux Huissiers, aux mêmes honneurs, pouvoirs, prérogatives & droits dont ils ont joui par le passé.

Le Palais Abbatial a été considérablement réparé pendant que le Cardinal *de Furstemberg* a été Abbé de Saint-Germain-des-Prés. Il menaçoit alors d'une ruine prochaine. Pour en rendre l'avenue plus commode & plus riante, on a percé une nouvelle rue du côté de celle du Colombier. Les maisons qui la forment, sont d'une symmétrie simple, mais égale, & sont occupées la plûpart, de même que les autres qui sont dans l'enceinte extérieure des murs de cette Abbaye, par des Artisans qui y jouissent de la franchise; elles produisent un revenu considérable.

En 1703, on éleva aussi proche du gros pavillon du Palais Abbatial, plusieurs maisons qui forment une rue : en sorte qu'aujourd'hui on y en compte plusieurs ; sçavoir, la rue du *Roi Childebert*, la rue de *Furstemberg*, la rue *Cardinale*, la rue *Abbatiale*, &c. De l'autre côté de l'Eglise, les Moines ont fait bâtir un grand nombre de maisons

G ij

qui forment aussi plusieurs rues, & qui jouissent de la franchise des lieux privilégiés. Le Cardinal de *Bissy*, Abbé de S. Germain-des-Prés, mit la première pierre des nouveaux édifices, le 11 avril 1715, & ce fut *Victor Thierri d'Ailly*, qui en fut l'Architecte. Les alignemens furent donnés par les Officiers de la Justice de l'Abbaye, parce que le droit de voirie est une suite naturelle de la haute-Justice. L'inscription qu'on lit sur la première pierre de ces bâtimens, est de la composition de D. *Felibien*; la voici:

Anno Domini M. DCC. XV. S. S. D. N. *Clementis* XI. *Papæ* XV. *Regni Ludovici Magni* LXXII. *Gallia tota in pace composita pro felici Abbatialis administrationis inchoatione primum hujus ædificii lapidem posuit illustrissimus Ecclesiæ Princeps* DD. HENRICUS DE THIARD DE BISSI, *Meldensium Episcopus S. R. E. Cardinalis designatus hujusce S. Germani à Pratis Regalis Monasterii Ord. S. Benedicti & Congreg. S. Mauri Abbas Commendatarius, adstantibus R. P. Dom Dionysio de* Sainte Marthe, *Priore, cœterisque cœnobii suprà* LX *Monachis.*

--)) -- ((--

Præsente ac probante R. R. P. *Domno* Carolo Petey de l'Hostallerie, *Congreg. S. Mauri Præposito generali unà cum suis* R. R. PP. *senioribus assistentibus* D. Carolo *d'Isard*, & D. Mauro *Audren*.

--)) - ((--

Victore-Theodorico d'Ailly, *totius operis Architecto, die* XI. *mensis aprilis*.

Le Château de *Berny*, sur la route d'Orléans, près d'Antoni, appartient aux Abbés de Saint-Germain-des-Prés. Voy. BERNY.

ABBAYE (l') DE SAINT MAGLOIRE, dans la Cité, où est aujourd'hui S. Barthelemi, étoit de l'Ordre de S. Benoît. Elle fut fondée l'an 975, par *Hugues Capet*, Maire du Palais, & Duc de France, sous le nom de *Saint Barthelemi & de Saint Magloire*. Quelques années après, les Religieux allèrent s'établir dans la rue Saint-Denis, près d'une chapelle, située au milieu de leur cimetière, au même endroit où sont aujourd'hui les Filles Pénitentes, & qui alors étoit l'Eglise de Saint Georges. On y avoit inhumé *Salvator*, Evêque d'Aleth en

Bretagne; & *Junan*; premier Abbé de S. Barthelemi, qui l'avoit été auparavant de *Saint Magloire-de-Léhon*, en Basse-Bretagne. L'Eglise de Saint Georges exiſtoit au X.e ſiècle, & elle avoit alors un territoire qui confinoit en pluſieurs endroits, avec des dépendances de ce que l'Abbaye de Saint Pierre-des-Foſſés poſſédoit près de Paris; car alors il y avoit peu de maiſons dans ce quartier, ſitué hors de la Ville. Le titre de cette Abbaye & la manſe Abbatiale furent réunis à l'Archevêché de Paris en 1564; & la manſe Monacale fut donnée aux Prêtres de l'Oratoire. *Voy*. SEMINAIRE. S. BARTHELEMY.

ABBAYE (l') DE SAINTE PERRINE étoit ſituée à la Villette, au-deſſus du Fauxbourg de S. Laurent. Elle fut fondée par *Philippe-le-Bel*, l'an 1300, près de la forêt de Compiegne, puis tranſferée auprès de Compiegne; enſuite, en 1646, à la Villette, près de Paris. Cette Abbaye a été réunie en 1746, à celle de Sainte Genevieve de Chaillot. (*Voy*. cet Article).

─── DE SAINT PIERRE-DES-FOSSE'S, de l'Ordre de S. Benoît, enſuite de *S. Maur*, autrefois dans le dioceſe de Paris, à deux petites lieues de cette Ville. Elle fut fondée par *Blidegiſilde*, Archidiacre de Paris, qui ayant obtenu du Roi *Clovis II*, ou plutôt de la Reine *Nanthilde*, tutrice de ſon fils, *le vieux Château-des-Foſſés*, y fonda un monaſtère ſous l'invocation de la Sainte Vierge & des Apôtres S. Pierre & S. Paul. Les lettres du Roi ſont de la première année de ſon règne, & ſignées de lui & de la Reine, ſa mere. On ſuivoit dans ce monaſtère la règle de Saint Benoît, comme à Luxeu; & *S. Babolen* en fut le premier Abbé. Ce fut ſous *Odon*, l'un de ſes Succeſſeurs, que les reliques de S. Maur, Abbé de Glannefeuil en Anjou, ayant été apportées au monaſtère des Foſſés en 868, il prit le nom de Saint-Maur. *Jean Dubellay*, qui en étoit Abbé Commendataire, étant devenu Evêque de Paris, voulut faire ſéculariſer cette Abbaye, & en unir pour toujours les revenus à ſon Evêché. Le Roi *François I*, appuya ce deſſein auprès du Pape Clément VII, qui, par ſa bulle du 13 juin de l'an 1533, donna pouvoir à Philippe, Abbé de Sainte Genevieve; à *Germain de Brie*, Archidiacre d'Albi; & à *Nicolas Quélain*, Tréſorier de l'Egliſe de Touſſaints de Mortagne, au dioceſe de Séez, de changer l'état Régulier de l'Abbaye de S. Maur en Séculier, & de même tous les Bénéfices & Prieurés qui en dépendoient; d'en unir les revenus à la manſe Epiſcopale de Paris; & au lieu des Officiers Réguliers

& des Moines de Saint Maur, d'y instituer un Doyen, un Chantre, huit Chanoines Prébendés, quatre Enfans de chœur, & un Maître de musique.

Les obstacles qu'il fallut lever & les formalités nécessaires en pareil cas, firent différer l'exécution de la bulle de Clément VII, jusqu'au Pontificat de Paul III, son successeur; c'est-à-dire, jusqu'au dix-sept d'août 1535. Comme le Prieuré de S. Eloi, près du Palais, dépendoit de l'Abbaye de S. Maur, il fut sécularisé par la même bulle, & ses revenus affectés à l'Evêque de Paris. Le Chapitre de S. Maur a été réuni en 1750, à S. Thomas, aujourd'hui S. *Louis-du-Louvre.*

ABBAYE (l') DE SAINT PIERRE DE LAGNY, Ordre de Saint Benoît, a été fondée dans le septième siècle, par un Gentilhomme Ecossois, nommé *Fourcy*. Les Normands la ruinèrent & la brûlèrent dans le neuvième; & elle fut rétablie dans le dixième, par *Hubert de Vermandois*, Comte de Troyes & de Meaux, qui y fut enterré l'an 993. Depuis ce tems, plusieurs Seigneurs lui ont fait de grands biens. *Thibaud*, le jeune, Comte de Champagne, lui donna le Comté de Lagny. Le Roi *Louis XI*, par Lettres patentes du 21 juin 1468, régistrées au Parlement le 14 juillet de la même année, remit à l'Abbé de Lagny 200 livres de rente annuelle, que les Religieux étoient obligés de payer tous les ans à la recette du Domaine de Meaux. Le Monarque fit cette remise en considération des pertes que l'Abbé avoit faites durant les guerres, & de la dévotion singulière de S. M. pour cette Abbaye. Il est dit dans ces Lettres, qu'en 1213 Thibaud, Comte de Champagne & de Brie, avoit octroyé à ces Religieux, Abbé & Couvent, toutes exemptions d'*ost* & *exactions* pour leurs Officiers & Domestiques, jusqu'au nombre de 27; & qu'anciennement on avoit accoutumé d'y tenir les foires de Champagne & de Brie pendant trois mois de l'année, desquelles cette Abbaye retiroit annuellement 10 ou 12 mille liv. de profit. Elle vaut aujourd'hui à l'Abbé 9000 liv. de rente, & 7000 liv. aux Religieux, qui sont au nombre de quinze ou seize.

——— DE SAINT VICTOR, établie rue & fauxbourg de ce nom, ne fut d'abord qu'un Prieuré de l'Ordre de Saint Benoît, dépendant de l'Abbaye de Saint Victor de Marseille. *Louis-le-Gros* en chassa ces Moines, & mit en leur place des Chanoines Réguliers de la Congrégation de S. Ruf, l'an 1113. Le Roi fit en même tems ériger ce Prieuré en Abbaye, &

Gilduin en fut le premier Abbé. Cette Abbaye est donc de l'Ordre de Saint Augustin, & est la mere de celle de Sainte Geneviève, puisque *Suger*, Abbé de Saint Denis, en tira douze Chanoines & le Prieur, pour les établir à Sainte Geneviève, le 25 d'août de l'an 1148. Il y en a qui prétendent qu'avant qu'on mît dans l'Abbaye de S. Victor, des Chanoines Réguliers de S. Ruf, cette maison n'étoit qu'un double reclusoir, où il y avoit un reclus, dont la chapelle se nommoit *Saint Victor* ; & une recluse nommée *Basile*, dont l'oratoire étoit sous l'invocation de S. Sébastien. On dit que cette recluse survécut au reclus, & que sa tombe se voit encore à Saint Victor. *Guillaume de Champeaux*, ainsi nommé du lieu de sa naissance, qui est un bourg de Brie, près de Melun, ayant embrassé l'Institut des Chanoines Réguliers, nouvellement établis à Saint Victor-lès-Paris, donna encore un nouvel éclat à cette réforme. Il avoit enseigné à Paris la Réthorique, la Dialectique & la Théologie, avec une grande réputation : c'est le même dont *Abailard* fut le Disciple, & ensuite l'Emule. Quoique Guillaume de Champeaux eût quitté le monde, le monde ne l'avoit point oublié, & sa réputation s'étoit même augmentée par le motif de perfection qui l'avoit conduit dans le cloître. On crut qu'il seroit infiniment plus utile à l'Eglise, si on l'élevoit à l'Episcopat ; & enfin il fut tiré de S. Victor, pour être Evêque de Châlons-sur-Marne, vers l'an 1113. Il laissa en sa place le plus cher de ses Disciples, nommé *Gilduin*. Celui-ci, comme nous l'avons dit plus haut, fut le premier Abbé de S. Victor, & devint si recommandable, que le Roi *Louis VI*, dit le Gros, le prit pour son Directeur. Ce Prince s'étant trouvé à Châlons la même année, il donna des lettres qui sont comme la charte de fondation de l'Abbaye de Saint Victor ; car il s'en déclara le Fondateur, lui donna des biens considérables, & fit bâtir une Eglise à l'endroit même où étoit la chapelle de Saint Victor, que l'on nomme aujourd'hui la chapelle de Notre-Dame-de-Bonnes-Nouvelles. Cette charte est signée du Roi, de deux Archevêques, de neuf Evêques, du Connétable & des autres Grands Officiers de la Couronne. En 1124, Etienne de Senlis, Evêque de Paris, donna à l'Abbaye de S. Victor la vacance des Prébendes de l'Eglise de Paris, de celle de S. Germain-l'Auxerrois, de S. Marcel, de S. Cloud, de S. Martin de Champeaux en Brie : mais en 1133, il fit encore plus ; car il lui donna une Prébende dans chacune de ces Eglises.

Henri de France, fils de Louis-le-Gros, Abbé pour lors de Saint Spire de Corbeil, donna aussi aux Chanoines Réguliers de Saint Victor, l'an 1146, une prébende dans la même Eglise de S. Spire; il paroît par les Lettres qu'il fit expédier à ce sujet, que Louis-le-Gros avoit fait inhumer quelques-uns de ses enfans dans l'Eglise de S. Victor : *Cui etiam*, dit il, en parlant de Louis-le-Gros, son pere, & de cette Abbaye, *juxtà regalem munificentiam plurima beneficia contulit, & in argumentum veræ dilectionis quosdam de filiis suis fratribus nostris, cum ex hác vitá decederint, in eadem Religionis domo sepelire mandavit.* Il faut que le Roi Louis-le-Gros ait eû un plus grand nombre d'enfans que ne le disent nos Généalogistes; car selon eux, il ne paroît pas qu'il y en ait eû d'enterrés à S. Victor.

Le chapitre de l'Eglise de Paris contribua aussi à la fondation de cette Abbaye, & lui donna, en 1122, une Ferme avec 120 arpens de terres labourables, situées à Chevilly & à Orly.

La maison de Saint Victor est une de celles qui a toujours été dans une relation plus particulière avec la Cathédrale de Paris. Elle en observoit beaucoup de coutumes, & elle en pratique encore les rits & les usages, sur-tout celui de chanter matines à minuit (même les trois jours de devant Pâques, ce qui ne se pratique plus à Notre-Dame). Le chapitre y fait plusieurs stations durant l'année, entr'autres le jour de Saint Victor, où, durant qu'il célèbre la grand'messe, les Chanoines Réguliers occupent le côté gauche du chœur. La maison envoie aussi un de ses Chanoines pour célébrer à son tour, au grand autel de la Métropolitaine, la messe du chœur durant une semaine par chaque année; elle a un haut-Vicaire qui y réside pour elle, & qui dès le 12e siècle faisoit l'office de Prêtre-Cardinal pour l'Abbé. Ce qui est encore digne d'attention, est que les Evêques de Paris avoient au 13e siècle un appartement à Saint Victor, où ils se retiroient & demeuroient plusieurs jours; on en a la preuve dans des hommages qu'ils y ont reçus, ou autres actes qui sont datés *Apud sanctum Victorem in aulá Episcopi*, ou *in domo Episcopi ad sanctum Victorem*.

La maison de S. Victor étoit si célèbre par la piété & par la doctrine de ses Religieux, qu'elle devint comme le chef d'une Congrégation, qui, en peu de tems, se répandit dans toutes les Provinces du monde chrétien, comme le dit un Ecrivain, *Non est angulus orbis Christiani in quo Victorinorum Congregatio se non dilataverit.* On voit même par le testament de Louis VIII, daté de l'an 1225, que cette maison avoit 40 Abbayes dans le Royaume de France.

La vie pénitente des Chanoines de S. Victor, & le mérite

extraordinaire de quelques-uns d'entr'eux, tels que *Champeaux*, *Hugues de Saint-Victor*, qu'on appelloit le nouveau S. Augustin; *Richard de Saint-Victor*, &c. firent naître une parfaite union entre S. Victor & Clairveaux. *S. Bernard* l'entretint avec soin par ses Lettres, & même par ses visites; car quand il venoit à Paris, il logeoit à S. Victor, comme dans sa propre maison. Ce fut dans un de ces voyages, & apparemment dans celui qu'il fit en 1147, qu'il laissa à Saint Victor sa *Coule*, pour marque de son amitié, & de l'union qu'il conservoit avec ces Chanoines ; ils lui en donnèrent une plus commode pour l'hiver & pour ses voyages. Ce fut encore par un effet de l'affection qu'il avoit pour ces Chanoines, qu'il alla à Sainte Geneviève demander en plein chapitre, l'usage de l'eau nécessaire à la maison de S. Victor. Il y fut accompagné par *Geoffroi*, Evêque de Langres, & par *Jean de la Grille*, Evêque de S. Malo. Cet acte, qui est de l'an 1150, se trouve dans les notes du P. Mabillon sur les Lettres de S. Bernard.

Saint Thomas de Cantorbery eut aussi beaucoup d'affection pour la maison de Saint Victor, & y logea lorsqu'il passa à Paris. On y conserve avec vénération le calice de ce Saint Archevêque. Cette maison fut dès son institution, non seulement un Temple de sainteté, mais encore une école pour les sciences, & une des plus fameuses de la Chrétienté. Ainsi, l'on ne doit pas être surpris du grand nombre d'hommes distingués qui en sont sortis. On compte plusieurs Cardinaux, tels qu'*Yves* & *Hugues*, élevés à cette dignité par *Innocent II*; & *Jean de Naples*, par *Adrien IV*.

L'Eglise de S. Victor. Il ne restoit des anciens édifices de cette Abbaye, que le portail sur la rue, d'un goût à la vérité très-gothique, mais d'une construction hardie & familière aux Architectes des XII & XIIIe siècles. Celui-ci étoit fermé dans le haut par trois pendantifs de pierre, faits en arcs de cloître, & suspendus en l'air. Comme il menaçoit ruine, on a été obligé de l'abbattre ; mais on pouvoit lui substituer un portail de meilleur goût, & qui ne fît pas regretter l'ancien. L'ouverture est en ceintre surbaissé d'un mauvais trait & beaucoup trop écrasé pour sa largeur. Au-dessus est une table en saillie fort exhaussée ; le tout terminé par un fronton avec les armoiries de France, dont la base est coupée, & les deux retours soutenus par quatre consoles. Toute cette composition n'est point heureuse, & n'a rien de satisfaisant.

Le chœur & la nef de cette Eglise, tels qu'on les voit aujourd'hui, ont été bâtis sous le règne de *François I*. *Michel Boudet*, Evêque de Langres, posa la première pierre de l'Eglife, le 18 décembre 1517; & *Jean Bordier*, Abbé de Saint Victor, la première du chœur. Ce même Abbé fit bâtir un dortoir pour les Chanoines, rebâtir les murs du pourtour de l'Abbaye, & rehausser & construire les cloîtres tels qu'ils sont à présent, auxquels *Nicaise de l'Orme*, son prédécesseur, ajouta quelques ornemens. On voit encore son nom au bas d'une petite croix, placée au côté occidental. En 1531, il fit bâtir l'infirmerie; en 1535, le refectoire; & en 1536 & 1542, fondre les cloches, qui sont comptées au nombre des plus belles & des plus harmonieuses de Paris. *Jacques*, Évêque de Calcédoine, vint au mois de juillet 1538, y bénir quatre autels.

Le sanctuaire est décoré de deux grands tableaux de 11 pieds de haut, sur 8 de largeur, du pinceau de *Jean Restout*, Peintre ordinaire du Roi, Adjoint au Professeur de l'Académie Royale de Peinture & de Sculpture, neveu & élève du fameux *Jouvenet*. Les sujets de ces deux tableaux sont savamment liés l'un à l'autre. Dans l'un c'est Melchisedech, Prêtre du Très-haut & Roi de Salem, qui étant venu à la rencontre d'Abraham victorieux des Rois des Elamites, de Senaar, de Pont, & de Goim, le bénit, & lui présenta du pain & du vin; ou bien, selon l'explication des Peres, offrit pour lui du pain & du vin au Seigneur. Melchisedech est ici représenté devant un autel, orné de festons d'épis de bled & de raisins, symbole de son offrande. Sur cet autel, sont aussi plusieurs pains & un vase rempli de vin. Ce Prêtre du Très-haut tient un pain, & l'élève pour l'offrir au Seigneur. Abraham est à genoux devant l'autel, & offre à Melchisedech la dixme de tout ce qu'il avoit pris sur les Rois vaincus. Ce butin est représenté par des armes & par des vases. Loth & sa femme, délivrés par Abraham, sont aussi à genoux devant cet autel; instruits du culte du vrai Dieu, ils l'adorent pendant que le Prêtre fait son offrande. Derrière cette famille est le Roi de Gomorre, accompagné d'un cortège convenable à son rang. Il paroit dans l'admiration & la surprise de ce qu'il voit, n'étant ni instruit, ni rempli du même esprit de Religion que les autres. Le sujet de ce tableau n'étoit que la figure du mystère, dont celui qui suit est l'accomplissement, c'est la Cêne. Le Peintre a mis, sur le devant du tableau, la figure de Jesus-Christ, afin de la faire voir entière, & par là lui donner plus de noblesse. J. C. est dans l'action de bénir le pain; c'est-à-dire, qu'il institue le Sacrement de l'Eucharistie. Les Apôtres sont dans l'admiration. Judas est au fond du tableau, encore à table avec les autres. Il semble se lever, pour aller exécuter l'exécrable deſſein qu'il avoit conçu dans ſon cœur : il eſt pâle, inquiet, & tient une bourſe. Ces deux tableaux ſont accompagnés de deux autres du même Peintre. L'un repréſente la réſurrection du Lazare; & l'autre, David, qui, par la prière, déſarme la colère de Dieu, & obtient la ceſſation de la peſte.

L'Egliſe ſeroit aſſez grande, & d'une bonne proportion, ſi elle eût été achevée du côté de l'entrée, où l'on a laiſſé deux arcades à conſtruire, pareilles à celles de la nef; cette imperfection eſt maſquée à l'extérieur par un porche décoré d'architecture. La voûte de la nef eſt fort exhauſſée, & ſa largeur ne ſert qu'à faire paroître plus choquans les bas côtés, qui n'ont pas la moitié de celle qu'ils devroient avoir. Sur les maſſifs des arcades du chœur, on a placé des ſtatues de Saints d'un goût pauvre, avec leurs ſupports & couronnemens gothiques. La menuiſerie du chœur eſt bien travaillée, mais chargée d'ornemens miſérables. Le tableau du maître-autel de *Vignon* repréſente l'adoration des Rois, & mérite quelque attention.

Derrière le chevet, on a laiſſé ſubſiſter l'ancien chœur, bâti, ainſi que l'Egliſe ſouterraine, ſous Louis-le-Gros dans le XIIᵉ ſiècle, 400 ans avant celle d'aujourd'hui, qui eſt du XVIᵉ. C'étoit une chapelle dédiée à Saint Denis, dont on voit encore la groſſière figure; l'architecture de cette chapelle eſt beaucoup moins barbare, & d'un meilleur goût que celle des édifices d'alors. Elle eſt éclairée par deux croiſées en ogives très-hautes, & très-étroites, qui ont dans leur ſommet des arrières vouſſures très-bien exécutées. Le jubé de l'Egliſe eſt portée par des colonnes corinthiennes, cannelées, & d'une aſſez bonne proportion. Il eſt flanqué de deux tourelles, avec leurs campanites, qui renferment les eſcaliers pour y monter, ce qui forme un aſpect ridicule. Avant de ſortir de l'Egliſe, il faut remarquer la tribune des orgues; elle eſt grande, & portée par des colonnes d'une menuiſerie d'un bon deſſin & d'une belle exécution. On eſtimoit fort autrefois la peinture des vitres dans les chapelles des bas-côtés, & ſur-tout dans celle de Saint Clair; mais l'on n'y voit nulle beauté que celle de l'éclat des couleurs, qui ont réſiſté aux injures de pluſieurs ſiècles; les figures en ſont preſque toutes pitoyablement deſſinées, & leurs poſitions hors du bon ſens.

Le cloître de cette Abbaye eſt ſpatieux, & ouvert du côté du terrein, par de petites arcades, portées par de minces colonnes groupées, & aſſez bien conſervées; ce qui feroit un agréable aſpect, s'il n'étoit avili par la couverture en bois qui tient lieu d'une voûte en pierre. Le réfectoire, qui eſt d'une belle grandeur, n'est pas mieux couvert. Le travail de la chaire est la seule chose que l'on y puisse remarquer.

A côté du grand autel contre la nef, a été transporté le corps de *Thomas*, Prieur de cette Abbaye, d'abord inhumé dans le cloître, puis transferé dans la chapelle de Saint Denis; & enfin, dans le chœur, où on lit cette épitaphe sur une table de marbre.

HIC JACENT

B. Thomæ *à Sancto Victore ossa veneranda; qui inter* Stephani, *Episcopi Parisiensis, manus, pro Ecclesiastici juris deffensione Martyr occubuit anno Domini 1130. Devoti posuère Syncanonici Victorini anno Christi 1667. prid. kal. janu.*

Pour l'intelligence de cette épitaphe, il faut savoir qu'*Etienne de Senlis* étant Evêque de Paris, *Thibaut de Noteret*, Archidiacre de Brie, mit son Archidiaconé en interdit, pour un vol fait à un Chanoine de Paris. Etienne, qui n'avoit été informé du vol, ni de l'interdit qu'après coup, regarda cette conduite comme un attentat à la jurisdiction Episcopale, & leva l'interdit. Thibaut se pourvut devant le Clergé de Paris, qu'il assembla exprès; mais la décision lui fut contraire, & la sentence d'Etienne confirmée. L'Archidiacre de Brie en appella encore au Pape Innocent II, qui nomma trois Cardinaux pour terminer ce différend. Leur décision, qui est datée de l'an 1127, fut approuvée par le Pape, & entièrement contraire à Thibaut, qui promit de se conformer à ce qui venoit d'être reglé. Comme l'Evêque Etienne avoit une confiance entière en Thomas, Prieur de Saint Victor, qu'il appelloit *son œil & son pied*, Thibaut ne doutant point que ce ne fut lui qui eût excité l'Evêque à le poursuivre jusqu'à la sentence définitive du Pape, lui en conserva une haine implacable, & le fit assassiner par ses parents, pour ainsi dire, entre les bras de l'Evêque, lorsqu'ils revenoient de l'Abbaye de Chelles, où ils étoient allés pour faire quelque réforme. Cet assassinat fut commis proche de Gournay-sur-Marne, l'an 1130. Etienne en eut tant de douleur, qu'après avoir prononcé une sentence d'excommunication contre les complices de ce crime, & ceux qui recevroient les meurtriers, il se retira à Clairvaux, d'où il écrivit au Pape & à Geoffroy, Evêque de Chartres, son Légat, afin qu'ils en fissent justice. Saint Bernard en écrivit aussi au Pape, voulant exciter son zèle contre une action aussi horrible, & lui demanda la punition de l'Archidiacre, premier auteur de ce meurtre. Geoffroy ordonna aux Evêques de

Rheims,

Rheims, de Rouen, de Tours & de Sens, de se trouver au Concile de Jouarre, & d'y procéder contre les auteurs du meurtre, suivant la rigueur des Canons. On n'a point les actes de ce Concile; mais on sait par une lettre du Pape Innocent II, addressée aux Evêques qui y avoient assisté, qu'ils excommunièrent tous ceux qui avoient eu part à l'assassinat; & que le Pape, en confirmant ce jugement, avoit ajouté qu'on cesseroit de célébrer le Service divin dans tous les lieux où se trouveroient ces meurtriers, & que Thibaud & les autres seroient privés de leurs Bénéfices. Quoique S. Bernard qualifie Thomas de Martyr bienheureux, & que les Chanoines de S. Victor lui ayent donné cette qualité dans l'épitaphe qu'ils firent mettre sur son tombeau en 1667, il n'a cependant jamais eu aucun culte public.

Au milieu du chœur est une tombe de cuivre, sur laquelle on lit cette épitaphe:

Siste Gradum Viator, tantisper, dum hæc perlegeris.

Hoc tumulo Petri Lizeti, Σῶμα, (corpus) anima quondam Σημα (sepulchrum) jacet. Qui olim ob heroïcas animi sui dotes, vir singulari memoriâ, & summâ jurisprudentiâ, in supremum Parisiensis Centuriæ Senatum à Rege Ludovico XII. ad scitus Senatoris munere triennio functus est; deindè Triumviratûs Regii Advocati munus duodecim annis Divo Francisco primo feliciter obivit; ac demùm ob suæ vitæ integritatem, in summum Curiæ Magistratum evectus, justitiæ habenas viginti annorum curiculo ita moderatus est, utqui religiosæ domûs Abbas, volente Henrico II. fieret, dignus omnium calculo videretur. Cujus spiritus terram linquens, cœlum tandem conscendit 1554. septimo idus junii, annos natus 72.

Pierre Lizet étoit né à Salers, petite Ville de la haute Auvergne. Son esprit, & les connoissances qu'il avoit acquises dans la Jurisprudence, l'élevèrent par degrés à la charge de Premier Président au Parlement de Paris. Il avoit commencé par être Avocat, puis il fut fait Conseiller par le Roi Louis XII, ensuite Avocat du Roi, & enfin Premier Président. Il exerça cette charge pendant 20 ans avec beaucoup de capacité, d'intégrité & de désintéressement; mais ayant déplu à la Maison de Lorraine, & la Duchesse de Valentinois ne voulant souffrir dans les premières places que des personnes qui fuſſent abſolument à elle, on ôta la charge de Premier Préſident à Lizet; & en 1550, on lui donna pour récompenſe l'Abbaye de S. Victor, qui juſqu'alors avoit été en règle. Pour ne rien altérer de la régularité, Lizet ſe fit ordonner Prêtre dans la chapelle de l'infirmerie de cette maiſon, par Euſtache du Bellay, Evêque de Paris, l'an 1553. A peine fut-il nommé Abbé, qu'il fit imprimer, en 1551, un gros Livre intitulé, *De ſacris Libris in Linguam vulgarem non vertendis, &c. adversùs Pſeudo-Evangelicam hæreſim*. Cet ouvrage ne lui fit point d'honneur, & fit voir qu'on peut être Savant Juriſconſulte, & très-mince Théologien. Théodore de Bèze fit à ce Livre une réponſe burleſque, intitulée, *Epiſtola Magiſtri Benedicti Paſſavanti, &c*. qui eſt aujourd'hui plus connu que le Livre de Lizet.

Dans la chapelle de Saint Denis eſt la tombe & l'épitaphe de Pierre le Mangeur, *Petrus Comeſtor*, célèbre Théologien, décédé en 1185, le 21 octobre. Ce Savant étoit né à Troyes, & fut Doyen de l'Egliſe de cette Ville. Il fut enſuite Chancelier de celle de Paris, y enſeigna la Théologie, & donna au Public l'*Hiſtoire Eſcolatique*, ouvrage qui eût un grand cours pendant les deux ou trois ſiècles ſuivans, & qui fut regardé comme un corps complet de Théologie poſitive. L'Auteur ſe retira à S. Victor, où il mourut; voici ſon épitaphe:

Petrus eram, quem Petra tegit, dictuſque Comeſtor, *nunc Comedor; vivus docui, nec ceſſo docere mortuus, ut dicat qui me videt incineratum: quod ſumus iſte fuit, erimus quandoque quod hic eſt.*

Dans la chapelle de Notre-Dame-de-Bonne-Nouvelle a été enterré *Odon*, Prieur de Saint Victor, qui fut choiſi pour Abbé de Sainte Genevieve, lorſqu'on y conſtitua des Chanoines-Réguliers de Saint Victor. Il exiſte des lettres de lui. On lit ſur ſa tombe:

Martyris Odo, Prior prius, poſt Virginis Abbas,
Martyrium didicit virginate ſequi.
A Victore *roſas certaminis, à Genoveſâ*
Lilia purpurei plena pudoris habens;
Intulit hos flores Paradiſo tempore florum
A puero ſenior, in ſene Virgo puer,
Mitis cum Moyſe, cum Nathanaele fidelis,
Cum Samuële ſacer, cum Simeone timens.
Ne pereas per eum te, Pariſius, Paradiſo
Orba parente para, non paritura parem.

Leonius étoit Chanoine de S. Benoît de Paris, lorsqu'il se fit Moine de S. Victor. L'Abbé le Bœuf prétend qu'il étoit Chanoine de Notre-Dame. Il étoit Poëte Latin, & quelques-uns ont prétendu qu'il étoit l'inventeur de cette espèce de vers rimés à l'hémistiche, & à la fin, que l'on nomme *Leonins*. L'invention de ces vers est certainement plus ancienne que ce Poëte. *Sauval* dit qu'on en faisoit déja du tems de Néron; d'autres l'attribuent au Pape Leon II, du nom, qui vivoit en 683; & d'autres enfin, veulent que l'hymne composée par *Paul Diacre*, en l'honneur de S. Jean-Baptiste, laquelle commence ainsi,

> Ut queant laxis resonare fibris,
> Mira gestorum famuli tuorum, &c.

ait été le modèle de cette espèce de Poësie. L'ancienneté de l'invention ne prouve point qu'on ait pu donner le nom de *Leonins* à cette sorte de vers, que Leonius avoit peut-être plus particulièrement imitée que les autres. *Leonius* mourut au mois de décembre 1187; mais on ne sait plus dans quel endroit de la maison il a été inhumé.

Adam de S. Victor y reçut aussi la sépulture au mois de juillet 1192. Il avoit composé divers ouvrages de piété & excellens. Les vers, qu'on a mis pour lui servir d'épitaphe, sont de lui.

> Hæres peccati, natura filius iræ,
> Exiliique reus nascitur omnis homo.
> Unde superbit homo? Cujus conceptio culpa;
> Nasci pœna, labor vita, necesse mori.
> Vana salus hominis, vanus decor, omnia vana;
> Inter vana nihil vanius est homine.
> Dum magis alludit, præsentis gloria vitæ,
> Præterit, imò fugit; non fugit, imò perit.
> Post hominem vermis, post vermen fit cinis, heu heu!
> Sic redit ad cinerem gloria nostra suum.

Adam avoit voyagé jusques dans la Grèce, & y avoit composé quelques-unes de ses Poësies sacrées.

Hugues de S. Victor, qui par l'éminence de son esprit & de son savoir, avoit mérité qu'on le nommât un second S. Augustin, mourut le 11 février 1140, & fut inhumé dans le cloître, où l'on mit sur sa tombe l'épitaphe suivante :

> Conditur hoc tumulo Doctor celeberrimus Hugo.

> *Quam brevis eximium continet urna virum !*
> *Dogmate præcipuus, nullique secundus in orbe,*
> *Claruit ingenio, moribus, ore, stilo.*

Dans le même cloître, auprès du réfectoire, est le tombeau & l'épitaphe d'*Obizon*, Médecin du Roi Louis-le-Gros, lequel, après s'être fait une grande réputation dans le monde, & après avoir acquis des biens considérables, apporta ses talens, sa gloire & ses richesses dans cette maison, & consomma le sacrifice qu'il en fit, en s'y consacrant lui-même à la vie Religieuse. Voici l'inscription également Chrétienne & élégante qu'on y lit :

> *Respice qui transis, & quid sis disce ve unde,*
> *Quod fuimus nunc es, quod sumus istud eris.*
> *Pauper Canonicus de divite factus Obizo*
> *Huic dedit Ecclesiæ plurima, seque Deo :*
> *Summus erat Medicus, mors sola triumphat in illo,*
> *Cujus ad huc legem nemo cavere potest :*
> *Non potuit Medicus sibimet conferre salutem,*
> *Huic igitur Medico, sit Medecina Deus.*

Richard de S. Victor, mort le 10 mars 1173, fut aussi enterré dans ce cloître, & sur sa tombe on lit :

> *Moribus, ingenio, doctrinâ clarus & arte,*
> *Pulvereo hic tegeris, docte Richarde, situ,*
> *Quem tellus genuit felici Scotia partu,*
> *Te fovet in gremio Gallica terra suo.*
> *Nil tibi parca ferox nocuit, quæ stamina parvo*
> *Tempore tracta gravi rupit acerba manu.*
> *Plurima namque hic superant monimenta laboris,*
> *Quæ tibi perpetuum sunt paritura decus.*
> *Segnior ut lento sceleratus mors petit ædes*
> *Sic propero nimis it sub pia tecta gradu.*

Dans le même cloître, à côté de la porte par où l'on va à la Bibliothèque, on voit cette épitaphe :

HIC JACET,

Jacobus d'Alesso, *ex Divi Francisci de Paula sorore pronepos,* Diaconus, *noster Canonicus. Obiit 28 junii 1603.*

Tam sanctos cineres pavidus venerare ; viator ;
Sanctus , vel sancto proximus ille fuit.

Claudius de la Lane S. C. P. *de Montebeonis , avunculo suo posuit.*

Les deux vers qu'on vient de lire , sont de *Santeul*, dont on va bientôt parler.

Les plus célèbres d'entre les Ecrivains de S. Victor, outre ceux que nous venons de citer, sont *Achard*, second Abbé, fait Evêque d'Avranches, en 1162 , & dont on a quelques sermons ; *Ervise* ou *Ernise*, quatrième Abbé ; *de Guarin*, cinquième Abbé ; *Absalon*, huitième ; *Jean le Teutonique*, neuvième ; *Guillaume de Saint-Lo*, vingt-deuxième Abbé.

Les autres Ecrivains sont *Jonas*, Chanoine ; ses lettres sont citées au *Gallia Christ.* t. 7. Col. 677. *Pierre*, de Poitiers ; *Jean*, connu par son Mémorial d'Histoires ; *Gauthier*, premier Prieur, qui écrivit contre *Abailard* ; *Garnier*, sous-Prieur, dont un ouvrage roule sur l'Histoire Naturelle ; *Menendus*, Chanoine & Pénitencier de Saint Victor, en 1218, connu par sa Lettre au Pénitencier du Pape Honorius III, sur l'absolution des Ecoliers qui se battent en voyage ; *Robert de Flamesbure*, autre Pénitencier de Saint Victor, dont on a des Fragmens du Pénitenciel , à la fin de celui de Théodore de Cantorberi ; *Godefroi*, Auteur du *Microcosmus & Anatomiæ corporis christi* ; *Simon*, *de capra aurea*, assez bon versificateur, & duquel l'Abbé le Bœuf pense que sont toutes les épitaphes de cette Abbaye en distiques latins, non rimés à l'hémistiche ; l'Abbé *Pierre le Duc*, décédé en 1400, Auteur de quelques Traités de Théologie, & Sermons conservés dans la Bibliothèque ; *Jean de Montholon*, Docteur en Droit, & Chanoine, Auteur d'un *Breviarium juris*, édit. d'Henri-Etienne 1520 ; *Nicolas Grenier*, Prieur, à qui l'on doit divers ouvrages, depuis l'an 1539 jusqu'en 1563, presque tous contre les Calvinistes ; *Nicolas Coulomb*, Prieur, Auteur de plusieurs écrits de piété, mort en 1626 ; *Jacques de Toulouse*, Prieur perpétuel, qui a laissé en plusieurs volumes manuscrits, l'Histoire de l'Abbaye de S. Victor, que M. *Gourdan*, Chanoine de la Maison, a essayé d'augmenter, en la mettant en françois. Ce dernier est très-connu parmi les Liturgistes, pour le grand nombre de proses dont il est Auteur. Nous finirons par *Jean-Baptiste de Santeul*.

Jean-Baptiste de Santeul, Chanoine Régulier de cette Abbaye, & un des plus excellens Poëtes Latins du dernier siècle, mourut à Dijon, le 5 août 1697, à deux heures après minuit. Son corps fut transporté ici, & inhumé dans ce cloître, où on lit les deux épitaphes suivantes, dont celle qui est en vers est de M. *Rollin*, si connu par ses ouvrages. Voici comme ces épitaphes sont conçues & figurées :

F. Joannis Bapt. de Santeul,
Parisini , Subdiaconi , & Can. nostri.

EPITAPHIUM.

Quem superi præconem, habuit quem sancta Poëtam
 Religio, latet hoc marmore Santolius.
Ille etiam heroas, fontesque, & flumina, & hortos
 Dixerat : at cineres quid juvat iste labor ?
Fama hominum ; merces sit versibus æqua profanis :
 Mercedem poscunt carmina sacra Deum.
Obiit anno Domini M. DC. XCVII.
Nonis augusti. Ætatis LXVI. *Professionis* XLIV.

Est Deus
qui fecit me
qui dedit
Carmina
Job. 35. 10.

A Ω

F. Joannes-Baptista de Santeul , *hujus Abbatiæ Canonicus Regularis & Subdiaconus : qui sacros hymnos piis æquè ac politis versibus ad usum Ecclesiæ concinnavit. Obiit die quinta augusti anno reparatæ salutis* 1697. *Ætatis* 66. *Canonicæ Professionis* 44.

A † Ω

Dicat omnis Populus amen ei hymnum Domino. Par. 16. 35.

Plusieurs autres personnes illustres par leur naissance, ou par leur esprit, ont aussi été inhumées dans l'Eglise ou dans le cloître de cette maison ; mais il ne sera parlé ici que de M. *du Bouchet*, de M. *Mainbourg*, & de M. *Bouillaud*.

Louis *Mainbourg* , ayant été congédié de la Société des

Jésuites, se retira à Saint Victor, où il mourut le 13 d'octobre 1686, âgé de 77 ans. Il est connu par un grand nombre d'ouvrages, écrits avec plus d'agrément que de vérité.

Ismaël Bouillaud étoit de Loudun, & très-savant dans les Mathématiques, dans la Jurisprudence & dans l'Histoire; son esprit & son savoir lui avoient procuré des emplois de confiance & de distinction; il mourut le 25 de novembre 1694.

Henri du Bouchet, Seigneur de Bourneville, Conseiller au Parlement de Paris, a trop mérité de cette Maison & du Public, pour n'avoir pas ici un article étendu, & qui rende à sa mémoire une partie de la reconnoissance qui lui est due. Ce Magistrat, par son testament, reçu le 27 Mars 1652, par Jean le Caron, & Philippe Gallois, Notaires au Châtelet de Paris, choisit sa sépulture dans l'Eglise de Saint Victor, légua sa bibliothèque aux Chanoines Réguliers de cette Abbaye, à condition que les gens d'étude auroient la liberté d'aller étudier en la Bibliothèque de ladite Abbaye trois jours de la semaine, trois heures le matin, & quatre heures l'après dîné; lesquels jours sont le lundi, mercredi & samedi. Il y ajouta encore quelques autres conditions; entr'autres celle-ci, qui porte qu'on ne pourra aliéner ni vendre ses Livres: *eâ conditione quòd Abbas & conventus non possint alienare vel vendere.* M. du Bouchet légua auxdits Religieux 340 liv. 1 s. 9 d. de rente, à prendre sur les Gabelles, » pour en jouir par eux » à perpétuité, & être employées aux nécessités desdits Reli- » gieux, qui seront tenus de faire que l'un d'eux se trouve » aux jours marqués à la Bibliothèque, pour avoir soin de » bailler, & de remettre les Livres après que les Etudians en » auront fait «. De plus, ledit Testateur donna & légua auxdits Religieux 370 liv. de rente, à prendre sur le Clergé de France; à la charge que cette somme ne pourra être divertie & employée à autres choses, qu'à l'achat des Livres nouveaux, à réparer ceux qui en auront besoin, & aussi à faire mettre les armes dudit Testateur sur tous lesd. Livres, & sur ceux qui seront achetés. On a mis près de la porte, par laquelle on entre dans la Bibliothèque, le buste en marbre de M. du Bouchet, avec cette inscription:

EPITAPHIUM

SISTE VIATOR.

Hic inter Sanctorum Doctorum, nobiliumque reliquias, mis-

centur cineres. V. C. Henrici du Bouchet, *in suprema Galliarum curia Senatoris ; cui nobile Buchetiorum Elbenæorumque genus sanctitas, integritas singularis in munere, doctrina & eruditio immensa, cujus monimentum ære perennius reliquit in præclaro Bibliothecæ dono, quam Remp. litterariam cohonestavit, in hac regali Abbatia, musarum apotheca, immortalitatem conscivere; tu ne ingratus abscede: vita functo bene precare, à quo tu immortalitatem nancisceré, accepisti. Obiit ære Christi. anno 1654. die 23 aprilis, ætatis 62.*

Sur la table, qui est de l'autre côté, est gravé l'article du testament de M. du Bouchet, qui contient les legs avec les charges & conditions auxquelles il a été fait.

Cette Bibliothèque est aujourd'hui d'autant plus nombreuse & plus curieuse, qu'elle est composée de trois ou quatre autres bibliothèques ; car, outre celle de M. du Bouchet, M. *Cousin*, Président de la Cour des Monnoies, mort en 1707, légua aussi la sienne à cette Maison avec 20 mille francs, pour faire un fonds, dont le revenu doit être employé à l'augmentation des Livres, mais à condition qu'ils seront publics ; que l'on dira tous les ans une messe haute, le 26 février, qui est le jour anniversaire de son décès ; & que l'on prononcera le même jour un discours, *sur l'utilité des Bibliothèques publiques*.

Enfin, M. *du Tralage* lui a légué le plus beau Recueil de Cartes & de Mémoires Géographiques, qu'il y ait peut être au monde. Le goût constant de ce savant homme pour cette sorte d'érudition, l'étude solide qu'il en avoit faite, & les secours que ses grandes recherches & ses dépenses extraordinaires lui avoient fournis, rendoient alors cette collection digne de la Bibliothèque du plus grand Roi.

Louis XV, après la mort de M. *de Fitz-James*, Evêque de Soissons, & Abbé Commendataire de S. Victor, ayant nommé, pour lui succéder, M. *de Montazet*, Archevêque de Lyon, S. M. a jugé à propos de faire une retenue de 10000 liv. par chaque année, sur les revenus de cette Abbaye ; & ce, pendant quatorze ans consécutifs, pour être, les 140000 liv. qui proviendront de cette retenue, employées à la construction d'une nouvelle bibliothèque, qui sera formée en retour d'équerre de l'ancienne, sur la place du cimetière, & d'après les dessins de M. *Danjan*, fils, Architecte de la Maison.

M. *de Peyresc* disoit avoir vu parmi les manuscrits de cette Bibliothèque, un Recueil de tout ce qui avoit été fait pour & contre Jeanne d'Arc, surnommée *la Pucelle d'Orléans*, lorsqu'on lui fit son procès, & que ce Recueil avoit été fait par ordre de l'Abbé de Saint Victor de ce tems-là.

La Bibliothèque de Saint Victor possede, par les soins de l'Abbé *Jean Nicolaï*, un gros volume des Epitres de S. Jerôme, imprimé en 1470, que lui donnerent *Pierre Scofer* & *Conrad Heutif*, Imprimeurs, moyennant 12 écus d'or; & en considération du bon marché, on convint de célébrer leur anniversaire en cette Eglise, & celui de *Jean Fuft*, aussi Imprimeur.

Le jardin est spacieux, & le bassin de gresserie qu'on y voit, & qui est d'une seule pierre de dix pieds de diamètre, servoit autrefois de lavoir. L'enclos s'étend jusqu'à la rue de Seine, au coin de laquelle il y a une tour, où l'on enfermoit autrefois les enfans de famille débauchés. On l'appella d'abord la *Tour d'Alexandre*, du nom de baptême de celui qui y fut enfermé le premier. Sauval dit qu'elle est ainsi nommée dans les titres de Sainte Geneviève, dont les Religieux sont Seigneurs en partie de la rue de Seine où elle est bâtie. On lit dans la vie de *Pierre Bercheur*, Moine de l'Ordre de Saint Benoît, qu'il y fut aussi mis en prison, parce qu'il n'avoit pas sur la Religion les sentimens qu'il devoit; mais comme il composa un Dictionnaire pendant le séjour qu'il y fit, les Grimauds l'ont confondu avec *Defpautere*, & ont donné le nom du dernier à cette tour. Cependant ces deux Savans ont vécu dans des tems bien différens; car Bercheur étoit du règne du Roi Jean, & Defpautere n'est mort qu'en 1520, & même plus tard selon quelques Ecrivains. C'est le même Bercheur qui mourut Prieur de S. Eloi de Paris.

ABBAYE (l') DU VAL-DE-GRACE, est un monastère de Filles de la réforme de S. Benoît, originairement situé auprès de Bièvre-le-Châtel, à trois lieues de Paris, nommé le *Val profond*; mais la Reine Anne de Bretagne, qui la prit sous sa protection, changea son premier nom en celui du *Val-de-Grace de Notre-Dame-de-la-Créche*.

C'est cette même Abbaye que la Reine *Anne d'Autriche* fit transférer à Paris, dans le fauxbourg S. Jacques, & à laquelle elle donna une seconde naissance; mais si illustre qu'elle a presque fait oublier la première. La Reine étoit belle & vertueuse, & d'un âge où ordinairement on ne s'occupe guère à fonder des monastères; car elle n'avoit pas encore 19 ans accomplis. Le Favori du Roi Louis XIII, son mari, qui le possédoit absolument, répandit tant d'amertume sur la vie de cette Princesse, qu'elle prit la résolution de faire bâtir ce monastère, pour s'y retirer quelquefois, & y trouver au pied de la croix une paix & une satisfaction, qu'elle ne trouvoit point sur le trône.

Le 7 mai 1621, elle fit donc acheter au nom de l'Abbaye du Val-de-Grace, une grande place, avec quelques bâtimens, qu'on nommoit le *Fief de Valois*, ou le *Petit Bourbon*. * Ces lieux avoient été auparavant occupés par M. de Bérulle, & par la Congrégation des Prêtres de l'Oratoire, qu'il venoit d'instituer, & avoient appartenus au Connétable de Bourbon; après la défection & la mort duquel, *Louise de Savoie*, mere du Roi François I, se l'étoit fait adjuger avec les autres biens de la succession de ce Prince. Louise ayant ensuite obtenu du Roi, son fils, la permission d'aliéner de cette succession jusqu'à la concurrence de 12000 liv. de rente, elle donna, en 1528, le fief du Petit Bourbon à *Jean Chapelain*, son Médecin; & ce fut des descendans de ce Médecin, que la Reine Anne d'Autriche le fit acheter pour la somme de 36000 liv. en se portant Fondatrice de ce monastère.

Dès que ces bâtimens furent en état de recevoir une Communauté Régulière, on y transféra les Religieuses, le 20 septembre de la même année 1621, avec toutes les cérémonies qui se pratiquent en pareilles occasions. Comme elles n'étoient pas logées commodément, la Reine fit élever un bâtiment contigu, dont elle posa la première pierre, le premier juillet 1624. Ce monastère demeura en cet état, jusqu'à la mort de Louis XIII. Pour lors, la Reine devenue Régente du Royaume, & se trouvant maîtresse des finances, voulut donner des marques éclatantes de son affection pour ce monastère, & accomplir, en même tems, le vœu qu'elle avoit fait à Dieu de lui élever un Temple magnifique, en action de graces de lui avoir donné un Dauphin, après 22 ans de stérilité. Ce fut Louis XIV, dont la naissance inespérée combloit de joie toute la France, qui encore enfant posa, le 1er avril 1645, la première pierre de ce superbe édifice: l'Archevêque de Paris officia, & fit toutes les cérémonies en présence de la Reine & de la Cour. Dans cette pierre fut encastrée une médaille d'or, de trois pouces & demi de diamètre, pesant un marc trois onces, sur laquelle est d'un côté le portrait de Louis XIV,

---

* C'est dans une des salles de ce bâtiment qu'Henri IV s'étant saisi du Fauxbourg S. Jacques, en 1589, le mercredi 1er novembre, se fit faire un lit de paille fraîche, sur laquelle il reposa environ trois heures. *Mém. pour servir à l'Histoire.*

porté par la Reine Régente, sa mère, avec cette inscription autour :

Anna *Dei gratiâ Francorum Navarræ Regina Regens, Mater* Ludovici XIV. *Dei gratiâ Franciæ & Navarræ Regis Christianissimi.*

Au revers de cette médaille sont en bas-relief, le portail & la façade de l'Eglise ; & autour est écrit :

Ob gratiam diù desiderati Regii & secundi partûs.

Au bas de la médaille, au-dessous des dégrés du portail, sont les mots suivants, qui marquent le jour & l'année de la naissance de Louis XIV :

Quinto septembris 1638.

Comme ce bâtiment est vaste, & que d'ailleurs les troubles qui agitèrent le Royaume pendant 4 ou 5 ans, en suspendirent les travaux, l'on ne doit pas être surpris si on employa vingt années à le mettre dans l'état où nous le voyons. Ce fut *François Mansart*, un de nos plus fameux Architectes, qui donna le dessin du monastère & de l'Eglise ; mais il ne conduisit ce dernier bâtiment, que jusques à neuf pieds de haut de l'aire de l'Eglise, pour des raisons particulières, qui lui firent ôter la conduite de ce temple *. On la

---

* Les desseins que Mansart avoit proposés, furent reçus avec tant d'applaudissemens, qu'on lui abandonna la conduite de ce grand ouvrage. Il en jetta les fondemens, qui occasionnerent des travaux & des dépenses immenses ; car, lorsqu'on ouvrit la terre pour établir les premières assises ; on découvrit des carrières profondes, & il fallut descendre prodigieusement pour trouver un bon fonds. Mansart fit ensuite élever les murs hors de terre, jusqu'environ à la hauteur de 9 pieds ; mais cet Architecte difficile à se satisfaire, n'ayant point voulu promettre de ne rien changer aux desseins qu'il avoit donnés ; & ayant fait connoître au contraire qu'il réformeroit sans façon, à mesure que l'édifice se formeroit, tout ce qui pourroit lui déplaire, on pensa que ce seroit courir trop de risques, & que d'ailleurs ce bâtiment tireroit en longueur. Ainsi on lui en ôta la conduite. Mansart piqué s'en vengea d'une manière aussi sage qu'ingénieuse. Il engagea *Henri du Plessis de Guénégaud*, Secrétaire d'Etat, à faire bâtir une Chapelle dans son château de Frêne, à 7 lieues de Paris, où il exécuta en petit le dessin superbe qu'il avoit projetté pour le Val-de-Grace, en cas qu'on lui eût laissé une entière liberté. Jamais

donna à *Jacques le Mercier*, Architecte du Roi. Celui-ci la continua jusqu'à la hauteur de la corniche du dedans de l'Eglise & du dehors du portail. Au commencement de l'an 1654, la Reine ordonna qu'on reprît les travaux, & en donna la conduite à *Pierre le Muet*, Architecte, qui avoit de la réputation, & auquel elle associa depuis *Gabriel le Duc*, autre Architecte, nouvellement revenu de Rome, où il avoit fait de bonnes études d'architecture, principalement sur les temples.

Il ne manquoit pas de génie, mais il s'en falloit de beaucoup qu'il eût la capacité de l'excellent Architecte (Mansart) auquel il succédoit; l'on ne s'en apperçoit que trop dans les parties de cet édifice, dont il eût la conduite. Ce fut sur ses desseins que ce qui restoit à bâtir de l'Eglise & du portail, fut achevé, & que l'on construisit le dôme, les tourelles & les bâtimens qui environnent la place au-devant de l'Eglise : ce qui fut entièrement terminé en l'année 1665.

Les édifices consistent principalement en plusieurs grands corps-de-logis, & une Eglise d'une grande magnificence. On entre d'abord dans une cour qui a 22 toises de face, sur 25 de largeur, & qui est formée par le grand portail de l'Eglise en perspective; aux deux côtés, sont deux aîles de bâtimens flanqués de deux pavillons quarrés qui donnent sur la rue; & du côté de cette même rue, depuis un des pavillons jusqu'à l'autre, règne une grande grille de fer, au milieu de laquelle est la porte. Au fond de cette cour & en face, sur seize marches, s'éleve le grand portail de l'Eglise, orné d'un portique soutenu par huit colonnes corinthiennes, & accompagnées de deux niches, dans lesquelles sont les statues de S. Benoît & de Sainte Scholastique, l'une & l'autre de marbre, & sculptées par *Michel Anguiere*. Sur la frise du portique est cette inscription, gravée en lettres d'or de relief.

Jesu nascenti Virginique Matri.

On a observé, à propos de cette inscription, que les Temples ne doivent être dédiés qu'à Dieu, & que pour la rendre régulière, il faudroit qu'elle fut conçue ainsi :

Jesu nascenti, sub invocatione Virginis Matris.

---

bâtiment ne fut fait avec plus de soin de la part de cet Architecte. Aussi est-ce, au sentiment des meilleurs connoisseurs, le plus parfait morceau d'Architecture qu'il y ait dans le Royaume. Germ. Brice t. 2. p. 127.

Au-dessus du premier ordre de colonnes, s'en élève un autre qui est composite, & raccordé avec le premier par de grands enroulemens, placés aux côtés, & par deux niches. Dans le tympan du fronton, sont les armes de France écartelées d'Autriche, avec une couronne fermée.

Anne d'Autriche, au commencement de sa Régence, accorda ces armes, au nom du Roi son fils, à cette Maison, par Lettres patentes, datées du mois de mars 1644, registrées au Parlement le 16 juillet suivant. Toute la sculpture est de *Michel Anguière*.

Le dôme est très-élevé, bien proportionné, couvert de plomb avec des plates-bandes dorées, surmonté d'un campanille, entouré d'une balustrade de fer, & portant un globe aussi de métal doré, surlequel est une croix qui fait le couronnement de tout l'ouvrage.

Le dedans de l'Eglise est décoré de pilastres d'ordre corinthien à canelures rudentées, & le pavé à compartimens de marbre de différentes couleurs. Les bas-reliefs, qui sont à la grande voûte de la nef, sont composés de six médaillons, représentant l'un, la tête de la Sainte Vierge; un autre, celle de Saint Joseph; le troisième, celle de Sainte Anne; le quatrième, celle de Saint Joachim; le cinquième, celle de Sainte Elisabeth; & le sixième, celle de S. Zacharie. Outre ces médaillons, on y voit plusieurs figures d'Anges, chargés de cartels, avec des inscriptions & des hiérogliphes relatifs à ces Saints personnages. La sculpture est encore de la main de *Michel Anguière*.

Le dôme, soutenu par quatre grands arcs doubleaux, a onze toises de diamètre. Le grand autel est dans l'arc du fond opposé à la nef, & de l'invention de *Gabriel le Duc*. Anne d'Autriche voulut qu'on y représentât une étable très-richement ornée, pour relever la pauvreté de celle où le Verbe Eternel a bien voulu naître. Cette étable en marbre, est au milieu de six grandes colonnes torses, d'ordre composite, & de marbre de Barbançon. On prétend qu'elles sont les seules en France de cette espèce, & que chacune d'elles a coûté 10000 liv. Elles sont élevées sur des piedestaux aussi de marbre, & chargées de palmes & de rinceaux de bronze doré. Elles soutiennent un baldaquin formé par six grandes courbes, sur lequel est un amortissant de six consoles, terminé par une croix posée sur un globe. Ces colonnes, qui ont sur leur entablement de grands Anges, portant des encensoirs, sont liées les unes aux autres par des festons de palmes & de branches d'olivier, où sont suspendus de petits Anges, qui tiennent des cartels où sont écrits quelques versets du *Gloria in excelsis Deo*. Les Anges & le baldaquin sont dorés d'or bruni ; mais les chiffres, qui sont dans le dé des piedestaux, les bases, les chapiteaux, les modillons, & les rosons de bronze du plafond de la corniche, sont dorés d'or mat.

Sur l'autel, & sous le baldaquin, est la crêche & l'Enfant Jesus, accompagné de la Sainte Vierge & de Saint Joseph, toutes figures de marbre blanc, grandes comme nature, sculptées par *François Anguière*. Le parement de l'autel est un bas-relief de bronze doré, qui représente une descente de Croix, aussi par *François Anguière*. Entre les trois figures dont on vient de parler, mais derrière, est un tabernacle en forme de niche, soutenu par douze petites colonnes, qui portent un demi-dôme. On ne voit de ces colonnes que les quatre qui sont en face ; car les huit autres sont dans l'enfoncement. Cet autel est double ; car il y en a un autre derrière qui sert aux Religieuses, & à la chapelle interne du S. Sacrement, par l'ouverture de laquelle, sans être vues des personnes du dehors, elles recoivent la communion, & adorent le Saint Sacrement, lorsqu'il est exposé au principal autel, en un riche tabernacle.

La coupe du dôme est du pinceau de *Pierre Mignard*, mort premier Peintre du Roi. C'est le plus grand morceau à fresque qu'il y ait en Europe. Il est composé d'environ 200 figures, dont les plus grandes ont 16 ou 17 pieds de haut, & les plus petites neuf ou dix pieds. C'est l'ouvrage de treize mois, au plus. L'intention du Peintre a été de rendre sensible ce que l'œil n'a point vu, & ce que l'oreille n'a point entendu. Il y est parvenu par un commentaire ingénieux, sur ce que l'Ecriture dit de la gloire dont les Saints jouissent dans le ciel.

L'agneau immolé, environné d'Anges prosternés, & le Chandelier à sept branches, attirent les premiers regards des spectateurs. On lit au-dessous de l'agneau ces paroles du premier chapitre de l'Apocalypse :

Fui mortuus, & ecce sum vivens.

Plus haut, est un Ange qui porte le Livre scellé des sept sceaux, dont il est parlé dans l'Apocalypse. La Croix, le Mystère & le Signe de notre Salut, est vue dans les airs, portée & soutenue par cinq Anges. Dans le centre, est un trône de nuées, sur lequel sont les trois personnes de la Trinité. On voit dans le Pere son éternité, sa puissance infinie & sa majesté. Sa main droite est étendue, & de la gauche il tient le globe du monde. Le Fils toujours occupé du salut des hommes, présente à son Père les élus qu'il lui a donnés, & fait parler pour eux le sang qu'il a répandu. Le S. Esprit, sous la figure d'une colombe, est au-dessous du Pere & du Fils. Un cercle de lumière les environne, & éclaire tout ce tableau. Les chœurs des Anges grouppés dans cette lumière, composent le premier ordre de la cour céleste. Une infinité de Chérubins entourent la Divinité ; mais les plus proches du trône n'en pouvant supporter l'éclat, se couvrent de leurs aîles ; d'autres plus éloignés, forment des concerts.

La Sainte Vierge est à genoux auprès de la Croix ; elle est accompagnée de la Madeleine, & des autres saintes femmes qui assistèrent à la mort & à la sépulture de J. C. S. Jean-Baptiste tenant la croix qui le désigne ordinairement, est de l'autre côté.

A droite de l'Agneau, sont Saint Jérôme & Saint Ambroise ; à gauche, Saint Augustin & le Pape Saint Grégoire. A droite on voit aussi Saint Louis & Sainte Anne, conduisant la Reine Anne d'Autriche, qui dépose sa couronne aux pieds du Roi des Rois, & lui présente le temple qu'elle vient d'élever à sa gloire.

L'inscription en lettres de bronze doré, qui est à la frise du dedans de ce dôme, fait allusion à cette action ; elle est conçue en ces termes :

Anna Austriaca D. G. Francorum Regina, Regnique Rectrix, cui subjecit Deus omnes hostes ut conderet domum in nomine suo.

Un grouppe de nuées sépare S. Augustin & S. Grégoire des Apôtres & des Saints que l'Eglise honore comme Confesseurs. S. Benoît, Pere des Moines d'Occident, & dont les Religieuses de cette Abbaye suivent la Regle, occupe ici une place distinguée. Un nombre infini de Martyrs se présentent ensuite. Plus bas sont les Fondateurs d'ordres ; sous les Martyrs, on lit ces mots :

Laverunt stolas suas in sanguine Agni. Apoc. ch. 7. ☧. 14.

Moyse, Aaron, David, Abraham, Josué, Jonas & quelques autres Saints de l'Ancien Testament, occupent le bas du tableau. Les Anges qui emportent l'Arche d'Alliance, nous apprennent par cette action que l'ancienne Loi a fait place à la Loi de grace, & qu'on ne peut plus mériter le Ciel que par le Sang de l'Agneau.

Salus Deo nostro & Agno. Apoc. 7. 10.

Les Vierges viennent ensuite, & remplissent ce qui reste de place. Ce passage de l'Apocalypse nous fait connoître qu'elles sont occupées à suivre par-tout l'Agneau.

Sequuntur Agnum quocumque ierit. Apoc. 14. 4.

Une foule d'esprits célestes, répandus dans différens endroits, sont occupés, ou à présenter des palmes aux Vierges & aux Martyrs, ou à faire fumer l'encens en l'honneur du Très-haut. Enfin, au bas, est une inscription qui convient à tout le tableau, & qui est tiré du Pseaume 149.

Sic exultant Sancti in gloriá, sic lætantur in cubilibus suis.

Toutes les inscriptions qu'on lit dans ce Temple, sont de la composition ou du choix du sieur *Quinet*, pour lors Intendant des Inscriptions des édifices royaux. Les sculptures en bas-relief des quatre angles de ce dôme, de même que les quatre Evangelistes & les Anges qui les accompagnent, portant des cartels où l'on voit des passages tirés de l'Ecriture Sainte sur la naissance du Fils de Dieu, sont de *Michel Anguière*, aussi-bien que les figures du bas-relief, sculptées sur les arcades des neuf chapelles, dont trois sont sous le dôme, & six dans la nef. Ces sculptures représentent des attributs de la Sainte Vierge, & voici leur distribution.

A la chapelle de Sainte Anne, sont représentées la *Miséricorde* & l'*Obéissance*; à la chapelle du Saint Sacrement, la *Pauvreté* & la *Patience*; à l'ouverture du chœur des Religieuses, la *Simplicité* & l'*Innocence*; l'*Humilité* & la *Virginité* sur la première chapelle de la nef, à côté des sacristies; la *Bonté* & la *Bénignité* sur la chapelle suivante; la *Prudence* & la *Justice* sur la dernière des chapelles qui sont à main gauche en sortant de l'Eglise, & à main droite en entrant; la *Religion* & la *Piété* sur celle qui est au milieu de ce même côté de la nef; la *Foi* & la *Charité* sur la troisième, près du dôme.

Les peintures de la chapelle du Saint Sacrement sont de *Philippe* & de *Jean-Baptiste de Champagne*, oncle & neveu. Les six chapelles de la nef doivent être dédiées sous l'invocation de trois Rois & de trois Reines, qui ont eû le bonheur de se sanctifier sur le trône. Ces Rois & Reines sont *S. Canut*, Roi de Dannemarck; *S. Eric*, Roi de Suède; *Sainte Clotilde*, *Sainte Bathilde*, *Sainte Radegonde*, & *Saint Louis*, qui tous quatre, en différents tems, ont regné en France.

C'est dans cette Eglise que sont les cœurs des Princes & des Princesses de la Famille Royale, & voici comment cet honneur fut accordé à ce monastère.

Le

Le 28 décembre 1662, le Roi envoya prier la Reine-mere, qui avoit passé les fêtes de Noël au Val-de-Grace, de retourner promptement au Louvre, parce que MADAME, sa fille aînée, étoit malade à l'extrêmité. La mere *Marguerite du Four de S. Bernard*, pour lors Abbesse; & la mere *Marie de Burges de S. Benoît*, qui en fut depuis la seconde Abbesse élective, supplièrent très-humblement Sa Majesté, que si Dieu disposoit de la Princesse, on leur fît l'honneur de leur donner son cœur; & ajouterent, que comme les corps des Princes & des Princesses de la Famille Royale reposoient dans l'Abbaye de Saint Denis en France, elles supplioient très-humblement le Roi & Sa Majesté de choisir la maison du Val-de-Grace, pour y déposer leurs cœurs. La Reine leur répondit qu'elle s'employeroit avec plaisir pour leur obtenir du Roi cette faveur. Le Reine s'acquitta de sa promesse aussitôt que MADAME, sa petite fille, fut morte, & le Roi l'accomplit avec beaucoup de bonté.

Depuis ce tems-là, tous les cœurs des Princes & Princesses de la Famille Royale reposent dans l'Eglise du Val-de-Grace. Ils furent d'abord déposés dans la chapelle de Sainte Scholastique; mais le 20 janvier 1676, on les transporta, par ordre du Roi, dans la chapelle de Sainte Anne, qui est sous le dôme, du côté de l'Evangile, & vis-à-vis du chœur des Religieuses. Cette chapelle fut tendue de drap noir, depuis la voûte jusqu'en bas. Il y a sur cette tenture trois litres de velours noir, chargées d'écussons aux armes de France & d'Autriche. Le pavé est entièrement couvert par un tapis de la même étoffe. Au milieu de la chapelle, est une estrade de trois dégrés, environnée d'une balustrade, sur laquelle se voit un tombeau couvert d'un poële de velours noir, croisé de moire d'argent, bordé d'hermine, & chargé des armes de France écartelées avec celles d'Autriche, en broderie d'or. Au-dessus, est un lit de parade à pentes de même étoffe, enrichie de crépines d'argent, & ornée d'écussons aux mêmes armes. Le fond de ce lit est croisé de moire d'argent. L'intérieur du tombeau est composé de plusieurs petites layettes separées, & fermées à clef. Ces layettes sont garnies en dedans; les unes de velours noir, & les autres de satin blanc. Le cœur de chaque Prince ou Princesse est embaumé dans un cœur de plomb, qui est lui-même enfermé dans un autre cœur de vermeil, couvert d'une couronne en relief de même matière. Ils sont posés dans les layettes, sur des carreaux de velours noir, ou de moire d'argent, selon l'âge des Princes ou Princesses, dont le cœur y est enfermé. Tous ces cœurs, aussi bien que le corps de Mademoiselle de Valois, fille aînée de Philippe d'Orléans, pour lors

Tome I. I

Duc de Chartres, & de Marie-Anne de Bourbon, furent transportés par ordre du Roi dans le caveau, qui est sous cette chapelle de Sainte Anne, le 17 janvier 1696. Ce caveau est incrusté de marbre, & autour sont des petites niches où sont les cœurs. Celui d'*Anne d'Autriche*, & celui de *Philippe de France*, Duc d'Orléans, son fils, sont les seuls qui soient restés dans le tombeau que l'on voit dans la chapelle de Sainte Anne.

Noms des Princes & Princesses de la Famille Royale, dont les cœurs reposent dans le caveau, ou dans la Chapelle de Sainte Anne de l'Abbaye Royale du Val-de-Grace, depuis l'année 1662.

1°. Celui d'*Anne-Elisabeth de France*, fille aînée de Louis XIV, Roi de France & de Navarre; & de la Reine Marie-Thérèse d'Autriche, son épouse, décédée le 30 décembre 1662, âgée de quarante-trois jours. Son cœur fut apporté le 31 par Anne d'Autriche, son ayeule, Fondatrice de cette Maison.

2°. *Anne-Marie de France*, fille de Louis XIV, & de Marie-Thérèse, son épouse, décédée le 26 décembre 1664, âgé de 41 jours; son cœur fut apporté le 28 par Madame la Maréchale de la Mothe-Houdancourt, Gouvernante des Enfans de France.

3°. *Mademoiselle d'Orléans*, seconde fille de Philippe de France, frere unique du Roi, Duc d'Orléans; & de Henriette d'Angleterre, qui naquit le 9 juin 1665, & mourut le même jour. Son cœur fut apporté le 24 du même mois, par Messire Henri de la Mothe-Houdancourt, Archevêque d'Auch, Grand Aumônier de la Reine d'Autriche.

4°. *Anne d'Autriche*, Reine de France & de Navarre, épouse de Louis XIII, mere de Louis XIV, Fondatrice de cette Maison, décédée le 20 janvier 1666, âgée de 64 ans & 4 mois. Son cœur fut apporté le 22, par Messire Henri de la Mothe-Houdancourt, Archevêque d'Auch, Grand Aumônier de cette Princesse, accompagné des petites Filles de France, & des Princesses du Sang.

5°. *Philippe-Charles d'Orléans*, Duc de Valois, fils aîné de Philippe de France, frere unique du Roi, Duc d'Orléans; & de Henriette d'Angleterre, son épouse; décédé le 8 décembre 1666, âgé de 2 ans 4 mois & 20 jours. Le lendemain, son cœur fut apporté par Messire Daniel de Conac de

Valence, premier Aumônier de S. A. R. Monsieur. M. le Comte de S. Paul faisoit les honneurs du deuil.

6°. *Henriette-Anne d'Angleterre*, épouse de Philippe de France, frere unique du Roi, Duc d'Orléans, décédée le 30 juin 1670, âgée de 26 ans. Le 2 juillet suivant, son cœur fut apporté par M. l'Abbé de Montaigu, son premier Aumônier, la Princesse de Condé faisant les honneurs du deuil.

7°. *Philippe, Duc d'Anjou*, fils de Louis XIV, & de Marie-Thérese, son épouse; décédé le 2 juillet 1671, âgé de 3 ans, 3 mois & 25 jours. Le lendemain son cœur fut apporté par Messire Pierre du Cambout de Coaslin, Evêque d'Orléans, premier Aumônier du Roi, le Duc d'Anguien faisant les honneurs du deuil.

8°. *Marie-Thérese de France*, fille de Louis XIV, & de Marie-Thérese d'Autriche, son épouse; décédée le 1er mars 1672, âgée de 5 ans & 2 mois. Le 3 du même mois, son cœur fut apporté par M. le Cardinal de Bouillon, Grand Aumônier de France, Madame la Duchesse de Guise faisant les honneurs du deuil.

9°. *Louis-François, Duc d'Anjou*, fils de France, décédé le 4 novembre 1672, âgé de 4 mois & 22 jours. Son cœur fut apporté le 7, par Messire Louis-Marie-Armand de Simianes de Gordes, Evêque Duc de Langres, premier Aumônier de la Reine. Le Prince de la Roche-sur-Yon, accompagné du Duc d'Aumont, fit les honneurs du deuil.

10°. *Alexandre d'Orléans*, Duc de Valois, fils de Philippe de France, frere unique du Roi Louis XIV, & d'Elisabeth-Charlotte Palatine, sa seconde épouse; décédé le 16 mars 1676, âgé de 2 ans & 10 mois. Son cœur fut apporté le 18 par Messire Louis de la Vergne-Montenard de Tressan, Evêque du Mans, son premier Aumônier, le Duc d'Elbeuf faisant les honneurs du deuil.

11°. *Marie-Thérese, Infante d'Espagne*, Reine de France & de Navarre, épouse de Louis XIV; décédée le 30 juillet 1683, âgée de 44 ans dix mois. Le 3 août suivant, son cœur fut apporté par M. le Cardinal de Bouillon, Grand Aumônier de France, accompagné des petites Filles de France, & des Princesses du Sang.

12°. *Marie-Anne-Christine-Victoire de Bavière*, épouse de Louis Dauphin de France, décédée le 20 avril 1690, âgée de 29 ans, 5 mois. Le 26, son cœur fut apporté par Messire Jacques-Benigne Bossuet, Evêque de Meaux, son premier Aumônier. Madame de Guise, & les deux Princesses de Conti, firent les honneurs du deuil.

13°. *Anne-Marie-Louise d'Orléans*, fille de Gaston, Duc d'Orléans, décédée le 5 avril 1693, âgée de 66 ans. Le 11, son cœur fut apporté par M. l'Abbé de la Combe, son premier Aumônier; *Mademoiselle*, fille de *Monsieur*, frere unique du Roi, accompagnée de Madame la Princesse de Turenne, & de Madame la Duchesse de Ventadour, firent les honneurs du deuil.

14°. *Mademoiselle de Valois*, fille aînée de Philippe-d'Orléans, Duc de Chartres, & de Marie-Anne de Bourbon; décédée le 16 d'octobre 1694, âgée de 10 mois. Le 19, son corps fut conduit par Messire Hardouin Roussel de Medavy, premier Aumônier de Monsieur, frere unique du Roi, & fut apporté en cette Abbaye. Madame la Princesse d'Elbœuf, accompagnée de Madame la Comtesse de Maré, Gouvernante des enfans de S. A. R. firent les honneurs du deuil.

15°. *Philippe de France, Duc d'Orléans*, frere unique du Roi Louis XIV; décédé le 9 juin 1701, âgé de 61 ans. Le 13, son cœur fut apporté par M. l'Abbé de Grancé, son premier Aumônier. M. le Duc de Bourbon & M. le Duc de la Trimouille firent les honneurs du deuil.

16°. *Monseigneur le Duc de Bretagne*, fils aîné de *Louis de France*, Duc de Bourgogne, & de *Marie-Adélaïde de Savoie*; décédé le 14 avril 1705, âgé de 9 mois & demi. Le 16, son cœur fut apporté par M. le Cardinal de Coaslin, Evêque d'Orléans, Grand Aumônier de France; M. le Duc de Bourbon, M. le Duc de Tresmes, & Madame la Duchesse de Ventadour, firent les honneurs du deuil.

17°. & 18°. *Marie-Adélaïde de Savoie*, épouse de Louis Dauphin; décédée le 12 février 1712, âgée de 26 ans 2 mois 6 jours. *Louis Dauphin*, fils de Louis Dauphin, & de Marie-Anne-Christine-Victoire de Bavière; décédé le 18 février 1712, âgé de 29 ans 6 mois. Le 19, leurs cœurs furent apportés ensemble par Messire Jean-François Chamillard, premier Aumônier de feue la Dauphine, & Evêque de Senlis. Madame la Princesse & M. le Duc du Maine firent les honneurs du deuil.

19°. *Louis Dauphin*, fils de *Louis Dauphin*, & de *Marie-Adélaïde de Savoie*, décédé le 8 mars 1712, âgé de 5 ans & deux mois. Son cœur fut apporté par Messire Charles du Cambout de Coaslin, premier Aumônier du Roi, & Evêque de Metz. M. le Duc de Mortemart, & Madame la Duchesse de Ventadour, firent les honneurs du deuil.

20°. *Charles, Duc d'Alençon*, fils de Charles, Duc de Berry, & de Marie-Louise-Elisabeth d'Orléans, Duchesse

ABB

de Berri; décédé le 16 avril 1713, âgé de 21 jours. Le 17, son cœur fut apporté par Meſſire-Dominique-Barnabé Turgot, premier Aumônier du Duc de Berri, & Evêque de Séez. Madame la Marquiſe de Pompadour, & M. le Duc de Saint Agnan firent les honneurs du deuil.

21°. *Charles de France, Duc de Berry*, fils de *Louis Dauphin*, & de *Marie-Anne-Chriſtine-Victoire de Bavière*; décédé le 4 mai 1714, âgé de 27 ans, 8 mois & 4 jours. Le 10, ſon cœur fut apporté par Meſſire Dominique-Barnabé Turgot, premier Aumônier de ce Prince, & Evêque de Séez. M. le Comte de Charolois & M. le Duc de Sulli firent les honneurs du deuil.

22°. *Marie-Louiſe-Eliſabeth*, fille de Charles de France, Duc de Berry; & de Marie-Louiſe-Eliſabeth d'Orléans, Duchesse de Berri, née le 16 juin 1714, & décédée le 17. Le 18, ſon cœur fut apporté par Meſſire Dominique-Barnabé Turgot, Evêque de Séez. Madame la Ducheſſe de S. Simon, & Madame la Marquiſe de Pompadour firent les honneurs du deuil.

23°. *Marie-Louiſe-Eliſabeth d'Orléans*, Ducheſſe de Berry, née le 20 août 1695, & morte au château de la Muette, la nuit du 20 au 21 juillet 1719. La nuit du 22 au 23, ſon cœur fut apporté par Armand-Pierre de la Croix de Caſtries, ſon premier Aumônier, nommé à l'Archevêché de Tours. Mademoiſelle de la Roche-ſur-Yon fit les honneurs du deuil.

Germain Brice s'eſt trompé, lorſqu'il a placé ici le cœur d'*Eliſabeth Charlotte, Palatine de Bavière*, veuve de Philippe de France, Duc d'Orléans, morte à S. Cloud, le 8 décembre 1722, à quatre heures du matin. Cette Princeſſe ayant recommandé que ſon corps ne fut point ouvert, on ſe conforma à ce qu'elle avoit ſouhaité, & il fut porté tout entier à Saint Denis.

24°. *Philippe, Duc d'Orléans*, fils de *Philippe de France, Duc d'Orléans*, frere unique du Roi Louis XIV; & d'*Eliſabeth-Charlotte de Bavière*, mort au château de Verſailles, le 2 de décembre 1723, ſur les 8 heures du ſoir. Son cœur fut porté du château de S. Cloud, en l'Abbaye du Val-de-Grace, le 9 de ce même mois, par Louis de la Vergne de Treſſan, Evêque de Nantes, nommé à l'Archevêché de Rouen, premier Aumônier de ce Prince, qui le préſenta à l'Abbeſſe. Le Comte de Clermont, Prince du Sang, fit les honneurs du deuil, & étoit accompagné par le Duc de Montmorenci, depuis nommé Duc de Luxembourg.

25°. *Auguste-Marie-Jeanne de Bade-Baden*, Duchesse d'Orléans, morte à Paris, le 8 août 1726, âgée de 21 ans 8 mois & 28 jours. Son corps & son cœur furent portés au Val-de Grace, le 16 du même mois, & présentés à l'Abbesse par Louis de la Vergne de Tressan, Archevêque de Rouen. Mademoiselle de Beaujolois, belle-sœur de la défunte, fit les honneurs du deuil, & étoit accompagnée de la Princesse de Pons.

26°. *Louise-Magdeleine d'Orléans*, morte à S. Cloud, le 14 mai 1728, âgée de 21 mois 9 jours. Son corps fut porté au Val-de-Grace, & présenté à l'Abbesse par l'Abbé Honel, Aumônier de S. A. S. Monseigneur le Duc d'Orléans. La Marquise de Pons & Madame de Barnaval, sous-Gouvernante de la Princesse défunte, firent les honneurs du deuil.

27°. *Madame Louise-Marie de France*, troisième fille du Roi, morte à Versailles le 19 février 1733, vers les 3 heures du matin, âgée de 4 ans, 6 mois & 21 jours. Le 23 du même mois, son corps fut porté avec beaucoup de pompe à l'Abbaye Royale de Saint Denis ; & son cœur fut porté tout de suite à l'Abbaye du Val-de-Grace, où il fut présenté à l'Abbesse par le Cardinal de Rohan, Grand Aumônier de France. La Princesse de Conti fit les honneurs du deuil, accompagnée de la Duchesse de Tallard.

28°. *N...... de France*, Duc d'Anjou, étant mort à Versailles le 7 avril 1733, âgé de deux ans, 7 mois & 8 jours. Son corps fut porté à l'Abbaye Royale de Saint Denis, & tout de suite son cœur fut porté à l'Abbaye Royale du Val-de-Grace, où il fut présenté à l'Abbesse par l'Abbé de Bellefond, Aumônier du Roi, en quartier. Le Duc d'Orléans, accompagné du Duc de Brissac, fit les honneurs du deuil.

29°. *Philippine-Elisabeth d'Orléans*, connue sous le nom de *Mademoiselle de Beaujolois*, mourut de la petite vérole à Bagnolet, près de Paris, le 21 mai 1734. La maladie, dont cette Princesse étoit morte, n'ayant pas permis de lui rendre les honneurs funèbres qu'on rend aux personnes de son sang, son corps fut porté la nuit du 21 au 22, sans aucune cérémonie dans l'Eglise de cette Abbaye, & présenté à l'Abbesse par l'Abbé Ragon, Chapelain de S. A. R. Madame le Duchesse d'Orléans, & mis tout de suite dans le caveau de la chapelle de Sainte Anne.

30°. *Louise-Diane d'Orléans*, Princesse de Conti, mourut à Issy, le 26 septembre 1736 ; & son cœur fut porté au Val-de-Grace, le 30 du même mois, & mis dans le caveau par l'Aumônier de la Communauté.

31°. *Marie-Thérèse-Antoinette-Raphaëlle*, fille de *Philippe V*, Roi d'Espagne, & d'*Elisabeth Farnese*, première femme de Louis Dauphin de France, morte à Versailles le 22 juillet 1746, resta exposée dans son lit de parade jusqu'au 6 août suivant, que son corps fut porté à S. Denis. Après cette cérémonie, son cœur fut apporté au Val-de-Grace, & présenté à l'Abbesse par M. Boyer, ancien Evêque de Mirepoix. La Duchesse de Chartres, la Princesse de Conti Douairière, Mademoiselle de Sens, & les autres Dames & Officiers de Madame la Dauphine assistèrent à cette cérémonie.

32°. *Marie-Thérèse de France*, fille de M. le *Dauphin*, & de *Marie-Thérèse*, *Infante d'Espagne*, morte le 27 avril 1748, fut portée, le 30 du même mois, à S. Denis, & le même jour son cœur fut porté au Val-de-Grace, & présenté à l'Abbesse par le Prince Constantin, premier Aumônier du Roi. La Duchesse de Chartres, accompagnée de la Princesse de Montauban, & de la Duchesse de Tallard, fit les honneurs du deuil.

33°. *Louis*, *Duc d'Orléans*, premier Prince du Sang, mort à Paris, le 4 février 1752, dans l'Abbaye de Sainte Geneviève, où depuis long-tems il vivoit dans la retraite, & dans les exercices de la pénitence la plus austère, fut porté le 8 du même mois à l'Abbaye du Val-de-Grace, & présenté par l'Abbé de Sainte Geneviève.

34°. *Anne-Henriette de France*, fille aînée du Roi, morte à Versailles, le 10 février 1752, fut transportée la nuit suivante au Palais des Thuilleries. Son corps y resta en dépôt jusqu'au 19 du même mois, qu'il fut porté à S. Denis. Le 17, on avoit porté son cœur en grand cortège au Val-de-Grace, où il fut présenté à l'Abbesse par l'Evêque de Meaux, premier Aumônier de la Princesse. Le deuil étoit conduit par Madame la Duchesse d'Orléans, accompagnée de Mesdames les Duchesses de Beauvilliers & de Luxembourg.

35°. *Xavier-Marie-Joseph de France*, Duc d'Aquitaine, fils de *Louis Dauphin*, mort à Versailles le 22 février 1754, fut porté à S. Denis le 25 dans le plus grand cortège, & présenté au Prieur de l'Abbaye par M. le Cardinal de Soubise, Grand Aumônier de France. Le cœur fut ensuite porté & présenté avec les mêmes cérémonies, à l'Abbaye Royale du Val-de-Grace.

36°. *Marie-Zephirine de France*, sœur du Duc d'Aquitaine, morte le premier septembre 1755, âgée de cinq ans, fut portée le 5, en grand cortège, à l'Abbaye de S. Denis, & présentée

I iv

au Prieur par l'Abbé de la Chataigneraye, Aumônier du Roi; le même cortège accompagna le transport du cœur au Val-de-Grace.

37°. *Louise-Henriette de Bourbon-Conti*, Duchesse d'Orléans, morte le 9 février 1759, fut inhumée au Val-de-Grace, où elle fut portée en grand cortége, & présentée à l'Abbesse par l'Evêque de Valence. On mit ensuite le corps dans le caveau, où reposent les Princes & Princesses de la maison d'Orléans.

36°. *Charlotte-Aglaé d'Orléans*, Duchesse de Modène, morte le 19 janvier 1761, fut portée le 23 au Val-de-Grace, sans grande cérémonie, comme elle l'avoit ordonné par son testament. Son corps fut présenté à l'Abbesse par l'Evêque de Valence.

39°. *Louis*, *Duc de Bourgogne*, mort le 22 mars 1761, âgé de 9 ans & demi, fut porté à Saint Denis le premier avril. On avoit porté, le 30 mars, son cœur au Val-de-Grace en grand cortége. Il fut présenté à l'Abbesse par l'Evêque d'Autun, premier Aumônier du Roi.

40°. Le 30 juin 1768, le cœur de très-haute, très-puissante & très-vertueuse Princesse, *Marie Lesczinski*, Princesse de Pologne, Reine de France, épouse de Louis XV, décédée le 24 de ce mois.

Ce fut à l'occasion de Philippe de France, Duc d'Anjou, mort le 10 juillet 1671, âgé de 3 ans moins 25 jours, que le Roi Louis XIV ordonna qu'*à l'avenir on ne feroit point les grandes cérémonies accoutumée aux Princes de sa Famille, qui décéderoient avant l'âge de sept ans, & que l'on ne feroit qu'un même convoi pour porter leurs corps à S. Denis, & leurs cœurs au Val-de-Grace.*

On remarquera ici une faute, qui régne dans quelques articles de cette liste, dans lesquels *Henriette-Anne Stuart* est appellée Henriette-Anne d'*Angleterre*: cette faute mérite d'autant plus d'être relevée, que la plûpart des Historiens la commettent tous les jours. Parce que nos Rois n'ont pas de surnom, ils croyent bonnement qu'il en est de même de ceux d'Angleterre; mais ils se trompent, & c'est parler très-improprement, que de dire *Henriette-Anne d'Angleterre*, au lieu d'*Henriette-Anne Stuart*.

Outre les cœurs de la Famille Royale, qui sont dans cette Eglise, on y a encore inhumé plusieurs personnes de distinction. Les entrailles de *Honorat de Beauvilliers*, Comte de S. Agnan, mort à Paris en 1662, le 28 février, furent mises dans un des murs de la vieille Eglise, lequel n'a pas été abatu.

Dans le cloître, du côté du Chapitre, sont les entrailles & l'épitaphe de *Marie de Luxembourg*, Duchesse de Mercœur, morte en 1623. Dans ce même lieu, sont les corps & l'épitaphe de *Jeanne de l'Escouet*, veuve de Charles de Beurges, Seigneur de Seury, & Gouverneur de Noméni, en Lorraine. Elle mourut le 21 janvier 1631. Le cœur de *Philippe de Beurges*, leur fille, & femme de *Charles de Cambout*, Baron de Pont-château, Gouverneur de Brest, morte le 7 juin 1636. Le cœur de *Cesar du Cambout*, Marquis de Coislin, Gouverneur de Brest, Colonel Général des Suisses, &c. lequel fut tué au siège d'Aire en 1641, âgé de 28 ans & 9 mois. Le corps de *Bénédictine de Gonzague*, Abbesse d'Avenay, morte à l'hôtel de Nevers à Paris, le 20 décembre 1637. Le corps de *Constance du Blé d'Uxelles*, Abbesse de S. Ménou, en Bourbonnois; morte à Paris le 22 juillet 1648, âgée de 57 ans ou environ, &c.

Dans ce même cloître, a été aussi inhumé le corps de la Princesse *Bénédicte*, fille d'*Edouard*, frere de *Charles Louis*, Electeur, Comte Palatin du Rhin, Duc de Bavière, & d'*Anne de Gonzague de Nevers*, épouse de *Jean Frédéric*, Duc de Brunswich & de Lunebourg, & mere de *Caroline Félicité*, mariée à *Renaud d'Est*, Duc de Modène, & de l'auguste Princesse *Amélie Wilhelmine*, veuve de *Joseph I*, Empereur des Romains. La Princesse *Bénédicte*, Duchesse de *Brunswich*, est morte le 12 août 1730, âgée de plus de 79 ans. L'Impératrice Amélie *Wilhelmine*, sa fille, a envoyé de Vienne une épitaphe latine, qui a été gravée sur son tombeau.

On feroit ici un trop long détail, si l'on vouloit spécifier tous les riches ornemens & reliquaires d'or ou d'argent que la Reine Anne d'Autriche a donnés à ce monastère. On remarquera seulement que cette Maison possède jusqu'à 300 reliques considérables, & un grand soleil d'or émaillé, de couleur de feu, & enrichi de diamans, jusqu'aux bords même de la robe de l'Ange qui le soutient. Ce présent de la Reine Anne, a coûté 7 ans entiers de travail, & quinze mille livres de façon. Aux grandes Fêtes, le S. Sacrement est exposé dans ce soleil sur le grand-autel.

Anne d'Autriche avoit pour cette Abbaye une affection si tendre, qu'elle n'a laissé passer aucune occasion de lui faire du bien. Ayant considéré qu'une Communauté aussi nombreuse que celle-ci, & de vastes bâtimens, étoient d'un grand entretien, elle obtint du Roi, son fils, l'union de la manse Abbatiale des Saints Corneille & Cyprien de Compiegne, à l'Abbaye du Val-de-Grace. Cette pieuse Princesse s'étoit fait faire un appartement dans la clôture de ce monastère, où elle se retiroit souvent, sur-tout aux grandes Fêtes de l'année. On compte que depuis le commencement de sa Régence, jusqu'à sa mort, elle y a passé 146 nuits.

ABBAYE (l') DE VAUX DE CERNAY, *Valles Cernaii*, près de Chévreuse, est de l'Ordre de Cîteaux. Elle fut fondée l'an 1128, par Simon de *Neauphle-le-Châtel*, Connétable de France, & par *Eve*, sa femme. Les Comtes de Montfort, ceux de Dreux, les Seigneurs de Chévreuse, & ceux de Rambouillet, augmentèrent dans la suite par leurs bienfaits, les revenus de cette Abbaye, comme il paroît par les lettres de confirmation de Louis VII, Roi de France, & Duc d'Aquitaine. Cette Abbaye vaut à l'Abbé 12 à 13000 liv. de rente, & dix mille cinq cent livres pour les Religieux, qui sont treize ou quatorze.

ABBECOUR, *Alba Curia*; Abbaye de l'Ordre des Prémontrés, assez près de Saint-Germain-en-Laye, du diocèse de Chartres. Elle fut fondée en 1180 par *Guascon de Poissy*, beaufrere de Bouchard de Montmorenci, dont il avoit épousé la sœur nommée *Alix*. L'Eglise en fut consacrée à la Sainte Vierge, vers l'an 1191, par S. Thomas, Archevêque de Cantorbéry, qui y séjourna quelque temps pendant son exil en France. Les premiers Religieux qui s'y établirent, étoient de l'Abbaye de Marcheroux, diocèse de Rouen, c'est pourquoi elle en relève. Le revenu de cette Abbaye est d'environ 6000 livres. L'Abbé est un Religieux.

ABLONS, est un petit Village, sur le bord de la Seine, en remontant, du côté gauche & méridional de cette rivière, & à trois lieues & demi communes de Paris, & demi-heure du chemin de Villeneuve-Saint-Georges. Quoiqu'il y ait un Château, ce lieu n'est recommandable que par les belles caves qui servent de magasins à plusieurs Marchands de vins en gros, qui y en déposent une certaine quantité pour l'approvisionnement des Bourgeois & des Cabaretiers des environs de Paris, & hors les barrières des entrées de cette Ville. Il y a aussi plusieurs maisons de campagne, qui sont d'autant plus agréablement situées, qu'elles bordent presque toutes la rivière. Ce village dépendoit autrefois de la paroisse de Villeneuve-le-Roi. Il y avoit une Chapelle, qui étoit regardée comme succursale de cette Paroisse, mais qui depuis a été érigée en Cure, & dont le revenu est fort médiocre. Les Protestans y avoient établi un Prêche, qui fut transporté à Saint Maurice, près Charenton, le 27 août 1606.

On disoit, dans le tems du Duc de Sulli, qu'il étoit de deux Paroisses, & que pendant qu'il rendoit le pain-à-bénir à S. Paul, il étoit au Prêche à Ablons.

ABREUVOIR. Lieu où l'on abreuve les chevaux. Il se dit plus précisément d'un glacis, le plus souvent pavé de grais, & bordé de pierres, qui conduit à un bassin, ou à une rivière, pour abreuver les chevaux. Il se dit aussi de l'endroit d'un ruisseau, où les oiseaux vont boire. On prend des oiseaux à l'*Abreuvoir*, en y mettant grand nombre de petits gluaux.

On compte dans la ville de Paris vingt Abreuvoirs publics, où il est permis de mener les chevaux, bœufs & autres animaux, boire & se baigner dans la rivière. Tels sont ceux de l'Isle Notre-Dame, S. Louis, de la pointe de l'Isle du Palais, de la porte de la Conférence, de la porte de S. Bernard, du Port au Bled, de la Grenouillière, de l'Hôpital Général, des Invalides, du Port au Plâtre, du Port S. Nicolas, de celui de S. Paul, du Quai de Conty, de celui de l'Ecole, de celui des Miramiones, de celui des Orfévres, de celui d'Orsay, & de celui des Théatins, de la rue des Grands Dégrés, de celle des Gobelins, & de l'Arche Pepin, ou Saint-Germain-l'Auxerrois.

ACADEMIE, s. f. Nous croyons que le Lecteur nous saura gré de lui donner l'histoire du mot *Académie*. Ce mot ne tire point son étymologie du nom de *Cadmus*. C'est une fausse opinion de *Franc. Junius*, qui a cru que l'Académie d'Athènes avoit été nommée *Cadmia* par *Cadmus*, inventeur des lettres Grecques, & ensuite *Academia*. Sa vraie étymologie vient d'un nommé *Academus* ou *Hecademus*, (*Laert.*); & Ménage veut que l'on corrige les passages des Anciens qui ont écrit *Academus*. Cet *Hecademus* (*Plut. in Theseo*) laissa des deniers, pour faire l'acquisition de ce lieu au profit du Public, & pour l'ériger ensuite en un lieu d'exercice ou *Gymnase*. Il n'étoit éloigné de la Ville, que de six stades ou DCCL pas. On y voyoit la statue de Diane, & le temple où l'on portoit solemnellement chaque année l'image de Bacchus Eleuthérien, les tombeaux de Thrasybule, de Périclès, de Chabrias, de Phormion, & des autres Heros, morts pour la patrie à la journée de Marathon. On y remarquoit les monumens des hommes illustres qui avoient bien mérité de la République, & qui s'étoient distingués par leur science. Il y avoit aussi un autel consacré à l'Amour, élevé par *Charmus*, & une chapelle dédiée à Minerve ; les Muses y avoient leurs autels, de même que Mercure, Hercule & Jupiter Καταιβάτος. Platon y avoit fait bâtir un temple aux Muses, dans lequel Laërce dit qu'on voyoit les statues des Grâces, faites par Speusippe, qui en avoit fait présent. Mais ce qui rendoit ce lieu encore plus agréable, étoit des platanes de 36 coudées de haut (*Pline liv. XII. c. 1.*) que Platon y avoit fait planter (*Plutarque in Cimone*) ; il lui avoit, donné par ce moyen, la forme d'une forêt ; elle étoit arrosée de ruisseaux, dont les eaux étoient pures, & il y avoit pratiqué des bosquets couverts. Horace (*liv. II. épit. 2.*) fait l'éloge de cette forêt d'*Hécademus*, dans les termes suivants :

Atque inter sylvas Hecademi quærere verum.

Ælien dit que cet endroit étoit au commencement un lieu marécageux, fort mal-sain, & par cette raison inhabité ; il ajoute qu'il avoit été contraire à la santé de Platon ; Porphire, Hiérôme, Basile, Ænée Gazé, en disent autant. On voit par-là à quoi il faut s'en tenir sur la fièvre, dont Platon fut attaqué par l'intempérie de ce lieu. Les Athéniens lui portoient un si grand respect, que si quelqu'un étoit convaincu d'y avoir commis un vol qui excédât dix drachmes, surtout pendant le temps des exercices, il étoit puni de mort, & c'étoit une Loi que Solon avoit établie.

Ælien rapporte qu'il étoit même défendu d'y rire, afin que l'Académie fut à l'abri de toutes sortes de ridicules & d'injures. Platon y possédoit une petite maison & un jardin, qui avoit coûté trois mille drachmes (*Plutarq. de exil.*) ; & Suidas dit qu'il en retiroit trois cens écus d'or de revenu (*in Platon. tom. III. pag. 123*), qui fut augmenté dans la suite par les testamens de plusieurs personnes ἱεροὶ Φιλόλογοι, qui avoient faits des legs en faveur de ceux qui étudioient la Philosophie, (Suidas entend sans doute ceux de la Secte Platonique, renouvellée par Nestor chez les Athéniens) afin de leur procurer plus de loisir & de tranquillité pour vacquer à la vie philosophique. Laërce dit que Platon fut inhumé dans le *Céramicus*, qui étoit hors de l'Académie, où Mithridate lui éleva une statue. Scylla dépouilla ce lieu agréable des arbres qui en faisoient l'ornement, & en fit des machines de guerre, qu'il employa au siège de la Ville. Il est évident que Platon avoit demeuré dans ce lieu fréquenté, mais qu'il avoit donné ses leçons chez lui, & dans sa petite maison. La Secte Platonique ne prit pas seulement de ce lieu le nom d'ancienne, de moyenne

& de troisième Académie, dont les Chefs des deux dernières furent Arcésilas & Carnéades ; mais Cicéron lui-même donna aussi ce nom à sa maison de campagne, où il composa ses Questions philosophiques, son Traité *De Naturá Deorum*, *de Amicitiá*, *de Officiis*, &c. A l'égard des autres Ecoles & autres Sociétés littéraires, où l'on enseignoit les Sciences, il est inutile d'en parler ; puisque tout le monde sait qu'elles prirent aussi le titre d'*Académie*.

Le mot *Académie* signifie, parmi les François, un lieu où s'assemblent des personnes de Lettres, de quelque Art illustre, pour y parler des Belles-Lettres, ou de leur Art.

Le premier Instituteur des *Académies*, & qui le premier leur a donné des Réglemens, est *Antonio Panormita*, sous le règne d'*Alphonse I. d'Arragon*, Roi de Naples, grand Protecteur de cette institution. En France & même dans les Villes particulières, il y a toutes sortes d'Académies établies par Lettres-patentes ; à Toulouse, il y a celle des *Lanternistes*, &c. Nous allons parler de celles qui fleurissent à Paris.

ACADEMIE D'ARCHITECTURE. Elle fut établie le 30 novembre 1671 par les soins de M. *Colbert*, qui la composa de tous les Architectes renommés du Royaume, & créa un Professeur & un Secrétaire. Ces deux derniers furent choisis parmi les Architectes du Roi. Quant aux Académiciens, ceux qui étoient jugés dignes d'être admis, obtenoient des brevets qui les constituoient. Comme cette Académie n'avoit point encore été autorisée par Lettres patentes, Sa Majesté, par celles du mois de février 1717, la confirme ; & pour la rendre plus célèbre & plus stable, ordonne qu'elle sera gouvernée conformément aux Statuts, contenus en 43 articles, dont voici le précis. Cette Académie demeurera toujours sous la protection du Roi, & recevra ses ordres par le Sur-intendant des bâtimens. Elle sera composée de deux Classes ; la première, de dix Architectes, d'un Professeur & d'un Secrétaire ; (*François Blondel* est le premier Professeur qui ait donné des leçons); & la seconde, de douze autres Architectes (aujourdhui chaque Classe renferme seize Académiciens). Ils doivent être tous établis à Paris, & ceux de la première Classe ne pourront exercer les fonctions d'Entrepreneurs ; mais ceux de la seconde, pourront entreprendre pour les bâtimens du Roi seulement.

Pour remplir les places d'Académiciens de la première Classe, l'Académie élira, à la pluralité des voix, trois sujets de la seconde, qui seront présentés au Roi, & desquels Sa Majesté choisira un des trois.

Le premier Architecte du Roi sera toujours Directeur de cette Académie, & le Secrétaire & le Professeur seront perpétuels. Le Secrétaire sera à la nomination du Sur-intendant des bâtimens du Roi. Cette Académie s'assemblera au Louvre tous les lundis de chaque semaine, & les séances seront pour le moins de deux heures chacune. Outre ces assemblées, le Professeur sera tenu, deux jours de chaque semaine, de donner des leçons au Public, dans une salle que l'Académie destinera à cet effet (le Roi l'a accordée en 1692). Il dictera & expliquera chacun de ces deux jours pendant deux heures au moins. Les Officiers des bâtimens du Roi ; sçavoir, les Intendans & Contrôleurs-Généraux, auront séance aux assemblées de l'Académie, quoiqu'ils ne soient point Architectes, &c.

On voit dans une chambre voisine de la salle de cette Académie, plusieurs modèles des bâtimens du Louvre, & des autres Maisons royales, sur-tout celui du fameux *Cavalier Bernin*, que l'on fit venir exprès de Rome, en 1665, pour donner des desseins ; mais qui ne furent pas suivis.

Nous avons de *François Blondel* un grand cours d'Architecture, en *3 vol. in-fol.* enrichi de quantité de figures ; & à la tête duquel on peut lire le discours qu'il fit à l'ouverture de l'Académie.

On distribue tous les ans, deux prix dans cette Académie. Le premier, est une médaille d'or, de la valeur de 200 liv. Le second, une médaille d'argent. Il y a un *Accessit* ; c'est-à-dire, une sorte de troisième prix pour celui qui approche le plus du mérite des deux autres. Le sujet, sur lequel on doit travailler, est annoncé trois mois ou environ avant la distribution des prix. Les Elèves composent leurs esquisses dans l'intérieur de l'Académie, afin de constater leur idée. Ils peuvent l'exécuter chez eux. Celui qui remporte le premier prix, est envoyé par le Roi à Rome, pour y jouir dans l'Académie de France, des mêmes avantages que les Elèves de Peinture & de Sculpture.

ACADEMIE D'ARMES, *où Maîtres en Faits d'Armes des Académies du Roi.*

Sous le règne de Charles IX, il y avoit déja à Paris des Maîtres d'Armes, ou à tirer des armes ; mais ils n'avoient aucun Réglement ni Statuts, qui les autorisassent à exercer cette profession. Sous le règne de Henri III, ils s'érigerent en corps de Communauté, dresserent quelques statuts, pour être gardés & observés par les Maîtres. Henri III, par ses Lettres patentes en forme de chartes, du mois de décembre 1585, jugea à propos de réformer quelques articles de ces statuts & ordonnances, pour parer aux grands inconvéniens qui étoient arrivés de la liberté que les Veuves avoient de faire enseigner ledit Art, & de ce que chacun pouvoit parvenir à la maîtrise, après deux ans d'apprentissage seulement. Ce Prince ordonna qu'à l'avenir les Veuves ne pourroient faire enseigner ledit Art, ni tenir salle pour cet effet; & que nul ne pourroit parvenir à la Maîtrise, qu'au préalable il n'eût servi les Maîtres en qualité de Prévôt & Garde-salle, l'espace de quatre ans entiers ; & encore qu'aucun ne pourroit être reçu qu'après avoir fait bonne & suffisante expérience & chef-d'œuvre. Ce même Prince, par d'autres Lettres-patentes du mois de juin 1586, en confirmant celles du mois de décembre 1585, déclare que nul ne pourra être reçu Maître audit Art, qu'il n'ait préalablement fait ledit apprentissage, & ne soit bien expérimenté, quelques lettres de maîtrise qu'il pourroit avoir obtenues, ou obtenir par surprise ou autrement, lesquelles S. M. casse & annulle.

Henri IV, par ses Lettres-patentes du mois de décembre 1588, a confirmé celles données par son Prédécesseur; & c'est en vertu de ces mêmes Lettres, que le Parlement de Paris, par son Arrêt du 12 août 1621, a ordonné que le nommé *Banvarelle*, pourvu par Lettres de Maîtrise en faits d'armes, ne pourroit être reçu en la Communauté desdits Maîtres en faits d'armes, qu'après avoir fait expérience avec six Maîtres d'icelle, de quatre sortes d'armes.

Le Roi Louis XIII, entrant dans les vues de ses Prédécesseurs, crut l'exécution des différens Réglemens qu'ils avoient rendus en faveur des Maîtres d'Armes, d'autant plus nécessaire, que Sa Majesté, par ses Lettres-patentes du mois de mars 1635, en confirmant les Statuts & Réglemens ci-devant ordonnés, concernant l'Art d'enseigner l'exercice des armes dans le Royaume, entend qu'il n'y soit rien innové ni changé.

Louis XIV, par ses Lettres-patentes du mois de septembre 1643, registrées au Parlement le 14 décembre de la même année, s'explique en ces termes : » Nous, à l'exemple de » nos Prédécesseurs, desirant pourvoir à ce que les susdits » inconvéniens ne puissent arriver, & faire qu'il ne soit en » quelconque contrevenu auxdits Statuts & Réglemens, Ar-» rêts & Sentences, avons, de l'avis de la Reine-Régente,

» notre très-chère, & très-honorée Mere, de notre Conseil,
» & de notre grace spéciale, pleine puissance & autorité
» royale, en confirmant de point en point lesdits Statuts &
» Réglemens, Arrêts & Sentences, & Patentes ci-dessus
» mentionnés : dit, ordonné & déclaré, disons, ordonnons
» & déclarons, voulons & nous plaît, que dorénavant, & à
» toujours nul ne puisse montrer & enseigner ledit Art &
» exercice des armes en cetuy notre Royaume, & spéciale-
» ment en notre Ville & fauxbourgs de Paris, en salle,
» chambre, ou autrement, s'il n'a, outre lesdits deux ans,
» servi lesdits Maîtres tireurs d'armes d'icelle, pendant 4
» ans de Prévôt & Garde-salle, fait expérience, & soit
» Maître de chef-d'œuvre, nonobstant toutes Lettres de maî-
» trise, pour quelque cause ou occasion que ce soit, soit pour
» joyeux avénement, naissances, mariages, titres des Enfans
» de France, don, gratification, récompense ou autrement,
» en quelque sorte de la création, don, octroy, & concession
» desquelles nous avons exempté & réservé, exemptons
» & réservons par les Présentes, ledit Art & Maîtrise en
» faits d'armes, & où aucunes lettres se trouveroient expé-
» diées, ou seroient à l'avenir par surprise ou autrement, de
» quelque qualité & espèce qu'elles soient, ne voulons icel-
» les avoir lieu pour ledit Art, & en tant que de besoin seroit,
» les avons cassées, annullées & révoquées ; & défendons à
» tous nos Juges d'y avoir égard, & auxdits Maîtres, Syndics
» & Jurés audit fait d'armes, d'en recevoir ni admettre aucun
» en ladite maîtrise, en vertu desdites Lettres, à peine de
» cassation & nullité d'icelles réceptions, & de 4000 liv. d'a-
» mende ».

En conséquence de ces Lettres patentes, les Maîtres en faits d'armes dressèrent de nouveaux statuts, pour le maintien des priviléges qui leur avoient été octroyés par les Rois. Ces statuts contiennent 16 articles, & ont été homologués & registrés au Régistre de l'audience de la Chambre civile & police du Châtelet de Paris, en vertu de la Sentence rendue par M. le Lieutenant Civil, le 5 novembre 1644, & ensuite regîstré au Parlement le 27 mars 1659, suivant l'Arrêt de ladite Cour de ce jour.

Par d'autres Lettres patentes, données à Paris au mois de mai 1656, Louis XIV voulant traiter favorablement les 25 Maîtres en faits d'armes, qui composent cette Compagnie, Sa Majesté veut que dorénavant ceux qui seront reçus Maîtres en faits d'armes ayent Lettres de son Procureur du Roi au Châtelet, dans lesquelles mention sera faite du mérite de

la

la profession, & que les Maîtres se rendront pardevant Sa Majesté, pour faire nomination entr'eux, jusques au nombre de six, auxquels elle accordera Lettres de noblesse, pour porter à l'avenir la qualité de Nobles, après vingt années d'exercice actuel en la Ville de Paris, à compter du jour de leurs receptions, de laquelle jouiront leurs descendans. Après le décès de l'un desquels six Maîtres, succédera en sa place celui qui aura ledit tems de vingt années d'exercice actuel, du jour de la réception, auquel il sera accordé pareilles Lettres sur l'information faite des vie & mœurs.

Que personnes ne puissent s'établir dans le Royaume pour faire ladite profession, qu'ils n'ayent été Prévôts sous lesdits Maîtres de Paris. Permet en outre Sa Majesté à ladite Compagnie, de prendre pour armes le champ d'azur, à deux épées mises en sautoir, les pointes hautes, les pommeaux, poignées & croisées d'or, accompagnées de quatre fleurs-de-lis, avec timbre au-dessus de l'écusson, & trophées d'armes autour. Comme aussi de continuer à avoir des Gentilshommes chez eux, pour leur montrer l'exercice; & veut aussi S. M. qu'à l'avenir le nombre des Maîtres en faits d'armes soit réduit à vingt. Ces Lettres-patentes ont été registrées en Parlement le 3 septembre 1664, suivant l'Arrêt de cette Cour du même jour.

Louis XV le Bien-aimé a bien voulu aussi honorer cette Compagnie des marques de sa bienveillance, par des Lettres-patentes données à Versailles au mois de décembre 1758, confirmatives de celles données par les Rois ses Prédécesseurs, ainsi que des statuts de la Compagnie des Maîtres en faits d'armes de Paris. Ces Lettres ont été registrées au Parlement le 27 mars 1759; & le 3 avril suivant, cette Cour homologua, par Arrêt de ce jour, la délibération prise par les Maîtres d'armes le 25 février précédent, au sujet des expériences de Prévôt, pour parvenir à la maîtrise : ordonne qu'à l'avenir ces expériences ne se feront plus dans les jeux de paulme, ni dans aucuns autres endroits publics; qu'il n'entrera dans le lieu de l'expérience, que les fils de Maîtres & les Prévôts, qui seront nommés par le Syndic; & que le jour & le lieu où se feront lesdites expériences, ne seront déclarés à l'aspirant & autres personnes quelconques, que la veille desdites expériences; le tout conformément aux usages anciens.

Et le 18 décembre 1759, le Parlement, sur la Requête présentée à cette Cour par les Maîtres en faits d'armes des Académies du Roi, rendit un Arrêt qui fait défenses à toutes

Tome I. K

personnes, de quelque qualité & condition qu'elles soient, autres que lesdits Maîtres en faits d'armes, d'expérience & chef-d'œuvre, de s'ingérer d'enseigner l'exercice & maniment des armes, de tenir aucune assemblée à cet effet, soit en particulier, soit en public, en chambre, salles, cours, jardins, collèges, enclos & autres lieux, dans la Ville & fauxbourgs de Paris, à peine de 300 liv. d'amende, payables par corps par chacun des contrevenans, de confiscation des fleurets, plastrons & autres ustensiles dudit Art; & même en cas de récidive, d'emprisonnement de leurs personnes & d'être poursuivis extraordinairement, si le cas y écheoit. Comme aussi fait défenses à tous Propriétaires & principaux Locataires de maisons de louer aucunes salles, chambres & autres endroits à aucuns particuliers se disant Maîtres en faits d'armes, de les retirer chez eux, & permettre qu'ils y fassent profession dudit Art, qu'il ne leur soit préalablement apparu de leurs lettres de maîtrise, réception par les Maîtres de la Communauté, & prestation de serment devant le Substitut du Procureur général du Roi au Châtelet de Paris, à peine de 200 liv. d'amende payable par corps, & de fermeture desdites salles & autres endroits, dont les portes seront murées pendant six mois; fait pareillement défenses à tous Aubergistes, gens tenans hôtels-garnis, Marchands de vins, vendeurs de biere & d'eau-de-vie, & tous autres, de souffrir chez eux en salles, chambres, cours, jardins & autres lieux, aucunes assemblées, soit de la part de ces gens sans qualité ou de leurs écoliers, pour l'exercice de cet Art; à peine de 1000 liv. d'amende, payable par corps, & en cas de récidive, d'être procédé contre eux extraordinairement, même de punition exemplaire, si le cas y échoit. Cet Arrêt a été lu, publié & affiché le 2 janvier 1760.

Sentence contradictoire, rendue en la Prévôté de l'Hôtel, du 12 décembre 1759, qui ordonne que le Sr. *Dallonneau de la Raye*, Maître en faits d'armes, privilégié de M. le Duc de Bourgogne, sera tenu, dans le jour de la signification de ladite Sentence, de fermer la salle qu'il tient ouverte, & abattre les bras & enseigne par lui placés au lieu de son domicile; sinon, permet aux Maîtres en faits d'armes des Académies du Roi, de faire abattre lesdits bras & enseigne aux frais & dépens dudit Dallonneau, lui défend de s'aider à l'avenir du brevet par lui obtenu de M. le Comte de la Vauguyon, le 6 août 1758; & sur l'appel interjetté par Dallonneau de cette Sentence, il est intervenu Arrêt du Grand Conseil, du 23 août 1760, qui ordonne que ce dont est appel, sortira son plein & entier effet, le condamne en l'amende de 12 liv. & aux dépens.

ACADÉMIE DE CHIRURGIE. Cette Académie doit sa première institution, en 1731, au zèle & aux soins réunis de M. *Mareschal*, pour lors premier Chirurgien du Roi; & de M. *de la Peyronie*, qui étoit son successeur désigné. Ils sentoient tous les avantages qu'il y avoit à retirer d'une Société, à laquelle les observations & les découvertes en Chirurgie seroient rapportées, & où elles seroient mises à l'épreuve d'une critique judicieuse, pour être ensuite communiquées au Public, & composer une espèce de Code de Chirurgie. Persuadés de l'utilité d'un tel établissement dans la Capitale du Royaume, ils concertèrent un projet de Réglement pour une Académie à établir sous la protection du Roi, & l'inspection du premier Chirurgien de Sa Majesté.

Ce projet fut lu le 18 décembre 1731, dans une assemblée particulière, qu'on regarde comme la première séance Académique. Elle fut convoquée par M. le premier Chirurgien du Roi, qui y présida. Ensuite on lut une lettre de M. le Comte de Maurepas, Secrétaire d'État, par laquelle il mande que Sa Majesté a approuvé ce projet; qu'elle approuve aussi que les assemblées Académiques de Chirurgie se tiennent conformément à ce projet; qu'Elle a réglé le nombre des Chirurgiens de Paris, qui doivent composer cette Société Académique; qu'Elle souhaite qu'on envoye à M. le Comte de Maurepas un état de ceux que le premier Chirurgien croira à propos d'y admettre. Après cette lettre, on lut la liste de 70 Académiciens présentés au Roi. Dans ce nombre, il y a six places d'Officiers: elles furent remplies d'abord par MM. *Petit*, Directeur; *Malaval*, Vice-directeur; *Morand*, Secrétaire; *le Dran*, chargé des correspondances; *Garengeot*, chargé des extraits; & *Bourgeois*, fils, Trésorier. On lut enfin une lettre de M. le Comte de Maurepas, qui mande à M. le premier Chirurgien du Roi, que Sa Majesté approuve le choix qu'il a fait, & le charge d'en donner avis à chacun des Membres. On exhorta ceux qui se trouvèrent à l'assemblée, au nombre de 68, à mériter de plus en plus, par leur zèle, la protection du Roi, qui, par ce nouvel établissement, faisoit un honneur singulier aux Chirurgiens de Paris.

Le Réglement enjoignoit à l'Académie l'obligation de perfectionner la pratique de la Chirurgie, principalement par l'expérience & par l'observation. Un article marquoit l'utilité d'une histoire complette de la Chirurgie, qui contînt non-seulement toutes les pratiques anciennes, mais encore l'origine de celles qu'on leur a substituées, & les raisons de préférence qui les ont fait adopter.

Ce travail, aussi important que difficile, ne pouvoit guères être le fruit de l'application d'une Compagnie naissante: aussi prescrivoit-on, pour parvenir à donner un semblable ouvrage, de commencer par faire un catalogue de tous les Livres anciens & modernes, dont les extraits pourroient servir à l'exécution de ce dessein.

Le projet d'établissement de cette Académie fut imprimé, distribué, & favorablement reçu du Public. Les Journaux littéraires en firent l'éloge. M. *de Fontenelle*, pour lors Secrétaire de l'Académie Royale des Sciences, offrit ses Registres pour servir de modèle à celle de Chirurgie. L'Académie Royale des Inscriptions & Belles-Lettres délibéra sur le sujet d'une médaille, promise pour le prix de chaque année; & M. *de Bose*, son Secrétaire, remit à l'Académie de Chirurgie celui qu'elle avoit choisi.

Sur l'un des côtés de la médaille sont inscrits ces mots, *Le Portrait du Roi*; & demi circulairement ceux-ci, LUDOVICUS XV. REX CHRISTIANISSIMUS. Au revers, on lit cette inscription, APOLLO SALUTARIS; & dans l'exergue, *Societas Academica Chirurg. Paris.* M. DCC. XXXI. LE ROI, *sous la figure d'un jeune Apollon, qui ayant près de lui, d'un côté les principaux instrumens de la Chirurgie-pratique, & de l'autre les symboles de la théorie du même Art, comme livres, squelettes, fourneaux, urnes à baume, &c. semble dicter à Minerve Hygiæa des remarques sur les usages de l'une & de l'autre espèce.* On sait que les Anciens regardoient Apollon comme le Dieu de la Médecine, aussi bien que celui de la Poésie; & c'est en cette première qualité, qu'il est nommé APOLLO SALUTARIS dans plusieurs monumens, & sur quantité de médailles d'Empereurs Romains, depuis Auguste jusqu'à Posthume, qui régna particulièrement dans les Gaules. M. *de la Peyronie* fit graver les coins à ses dépens, & a fait annuellement les frais de la médaille.

Une Déclaration du Roi, du 23 avril 1743, rétablit les Chirurgiens de Paris dans l'état où ils étoient avant l'année 1655. Elle est l'ouvrage de l'illustre M. *d'Aguesseau*, dont le nom immortel dans l'Histoire de la Nation, doit être en une vénération particulière dans les fastes de la Chirurgie. Il goûtoit le plaisir flatteur de travailler au bonheur des hommes, en se livrant avec zèle à la rédaction de cette nouvelle Loi, que Sa Majesté trouva digne de son amour paternel pour ses sujets. On y rappelle, avec une grande précision, l'état passé de la Chirurgie, celui où elle étoit alors, & les avantages que l'on se promettoit de son établissement; la voici:

» LOUIS, PAR LA GRACE DE DIEU, &c. Le desir de faire
» fleurir de plus en plus dans notre Royaume les Arts & les
» Sciences, & l'affection paternelle que Nous avons pour nos
» sujets, Nous ont déja porté à autoriser les moyens qui Nous
» ont été proposés pour perfectionner un Art aussi nécessaire
» que celui de la Chirurgie. C'est dans cette vue que l'Ecole
» de Chirurgie, qui est établie dans notre bonne ville de
» Paris, ayant mérité depuis longtems, par l'habileté & la
» réputation de ceux qui en sont sortis, d'être considérée
» comme l'Ecole presque universelle de notre Royaume,
» Nous y avons établi à nos dépens, par nos Lettres-patentes
» en forme d'Edit du mois de septembre 1724, enregistrées
» en notre Cour de Parlement, cinq Démonstrateurs royaux
» des différentes parties de la Chirurgie, sur la présentation
» qui Nous en seroit faite par notre premier Chirurgien;
» & Nous savons que le desir de se rendre toujours de plus en
» plus utiles au Public, a inspiré aux plus célèbres Chirur-
» giens de la même Ecole, le dessein de rassembler les diffé-
» rentes observations, & les découvertes que l'exercice de
» leur profession les met à portée de faire pour en former un
» recueil, dont le premier essai vient d'être donné au Public,
» mais quelques secours que les jeunes Eleves, qui se desti-
» nent à l'étude & à la pratique de la Chirurgie, puissent
» trouver dans cet ouvrage, il nous a été représenté qu'il est
» encore plus important d'exiger de ces Elèves, que, par la
» connoissance de la langue latine & l'étude de la Philosophie,
» ils se missent en état d'entrer dans les écoles, avec la pré-
» paration nécessaire, pour pouvoir profiter pleinement des
» instructions qu'ils y reçoivent; que Nous ne ferions par-là
» que rappeller la Chirurgie de Paris à son ancien état, dans
» lequel tous les Chirurgiens de Saint-Côme, qu'on nommoit
» aussi Chirurgiens de Robe-longue, étoient gens de lettres;
» que suivant leurs statuts, ils devoient savoir la langue latine,
» & subir des examens sur des matières de Physique, outre
» qu'ils étoient presque tous Maîtres-ès-Arts; que d'ailleurs
» ils avoient introduit parmi eux différens grades de littéra-
» ture, à l'imitation des dégrés qui étoient établis dans les
» Facultés supérieures du Royaume; & que les Rois, nos
» Prédécesseurs, voulant favoriser une émulation utile au
» Public, leur avoient accordé des Priviléges & des Titres

» d'honneur, relatifs à ces exercices littéraires, comme il
» paroît plus particulièrement par les Lettres-patentes des
» Rois LOUIS XIII & LOUIS XIV, des mois de juillet 1611,
» & janvier 1644, enregistrées en notre Cour de Parlement,
» & qui rappellent un grand nombre d'autres Lettres-patentes
» & Ordonnances plus anciennes ; que la Chirurgie y est re-
» connue pour un Art savant, pour une vraie science qui méri-
» toit, par sa nature, autant que par son utilité, les distinctions
» les plus honorables, & que l'on en trouve la preuve la
» moins équivoque dans un grand nombre d'ouvrages sortis
» de l'école de Saint-Côme, où l'on voit que depuis long-
» tems les Chirurgiens de cette Ecole ont justifié, par l'éten-
» due de leurs connoissances, & par l'importance de leurs
» découvertes, les marques d'estime & de protection que les
» Rois nos Prédécesseurs ont accordées à une profession si
» importante pour la conservation de la vie humaine ; mais
» que les Chirurgiens de Robe-longue, qui en avoient été
» l'objet, ayant eu la faculté de recevoir parmi eux, suivant
» des Lettres-patentes du mois de mai 1656, enregistrées
» en notredite Cour de Parlement, un corps de Sujets illité-
» rés, qui n'avoient pour tout partage, que l'exercice de la
» barberie, & l'usage de quelques pansemens aisés à mettre
» en pratique ; l'école de Chirurgie s'avilit bientôt par le
» mélange d'une profession inférieure, en sorte que l'étude
» des lettres y devint moins commune qu'elle ne l'étoit au-
» paravant ; mais que l'expérience a fait voir combien il étoit
» à desirer que dans une Ecole aussi célèbre que celle des
» Chirurgiens de Saint-Côme, on n'admît que des Sujets qui
» eussent étudié à fonds les principes d'un Art, dont le véri-
» table objet est de chercher dans la Pratique, précédée de la
» Théorie, les régles les plus sûres qui puissent résulter des
» observations & des expériences ; & comme peu d'esprits
» sont assez favorisés de la nature, pour pouvoir faire de grands
» progrès dans une carrière si pénible, sans y être éclairés
» par les ouvrages des Maîtres de l'Art, qui sont la plûpart
» écrits en latin, & sans avoir acquis l'habitude de méditer
» & de former des raisonnemens justes pour l'étude de la Phi-
» losophie, Nous avons reçu favorablement les représenta-
» tions qui nous ont été faites par les Chirurgiens de notre
» bonne ville de Paris, sur la nécessité d'exiger la qualité de
» *Maître-ès-Arts* de ceux qui aspirent à exercer la Chirurgie
» dans cette Ville, afin que leur Art y étant porté par ce
» moyen à la plus grande perfection qu'il est possible, ils
» méritent également par leur science & par leur pratique,

» d'être le modèle & les guides de ceux qui, sans avoir la mê-
» me capacité, se destinent à remplir la même profession,
» dans les Provinces, & dans les lieux où il ne seroit pas facile
» d'établir une semblable Loi. A CES CAUSES, &c.

La Faculté de Médecine avoit tenté un procès aux Chirurgiens, dans lequel les Médecins prétendoient qu'ils devoient présider aux Cours publics qui se font dans l'amphithéâtre de Saint-Côme, interroger les Aspirans, &c.; mais par Arrêt de la Grand'Chambre, rendu au rapport de M. *Mingui*, au mois de mars 1724, les Médecins furent déboutés de toutes leurs demandes, & les Chirurgiens ne furent obligés qu'au serment que les Prévôts électifs prêtent tous les ans au Doyen de la Faculté de Médecine, le lendemain de la Fête de Saint Luc, & à la redevance d'un écu d'or qu'ils lui payent tous les ans au même jour. Voici le Réglement que Sa Majesté jugea à propos d'établir en 1750, pour constater les droits respectifs des Docteurs en Médecine de la Faculté de Paris, & des Maîtres en l'Art & Science de la Chirurgie de cette même Ville.

Le Roi ayant permis, par l'Art. XII. de l'Arrêt rendu en son Conseil le 12 avril 1749, tant au Doyen & Docteurs-Régens de la Faculté de Médecine de Paris, qu'à son premier Chirurgien, de lui présenter tels Mémoires & projets de Réglemens qu'ils estimeroient propres à porter la Médecine & la Chirurgie à leur plus grande perfection; le sieur de la Martiniere, son premier Chirurgien, auroit représenté à Sa Majesté, que s'il est important pour les habitans de la Capitale du Royaume, de maintenir, ainsi que Sa Majesté l'a fait par l'Arrêt du 12 avril 1749, l'étude des lettres parmi les Chirurgiens de Paris, afin qu'ils puissent acquérir une connoissance plus parfaite des règles de l'Art & Science de la Chirurgie, il ne seroit pas moins utile, pour faciliter les progrès d'un Art si nécessaire au genre humain, de fixer, d'une manière plus précise, l'ordre qui sera observé dans les cours de Chirurgie, établis par les Lettres-patentes du mois de décembre 1724, & d'y ajouter une Ecole-pratique d'anatomie & d'opérations, où les Elèves pussent journellement pratiquer sous la direction des Maîtres de cette Ecole, ce qui leur auroit été enseigné dans lesdits Cours; & que, pour y rendre plus assidus ceux qui étudient la Chirurgie, il seroit fort nécessaire de les obliger à s'inscrire au commencement de chacun desdits Cours, sur les registres des Démonstrateurs ou Maîtres qui en seront chargés, aussi-bien que sur ceux de ladite Ecole-pratique, & à rapporter des attestations en bonne forme ; d'un autre côté, les Doyen & Docteurs-Régens de la Faculté de Médecine, établie à Paris, au lieu de se contenter de donner un simple Mémoire, suivant l'esprit de l'Arrêt du 12 avril 1749, ont présenté une Requête à Sa Majesté, où ils ont formé plusieurs chefs de demandes, au sujet des dispositions du même Arrêt ; & le Roi voulant prévenir, ou faire cesser toutes nouvelles difficultés entre deux Professions, qui ont un si grand rapport, & y faire règner la bonne intelligence, qui n'est pas moins nécessaire pour leur perfection, & pour leur honneur, que pour la conservation de la santé & de la vie des Sujets de Sa Majesté, Elle a résolu d'expliquer ses intentions sur ce sujet. A quoi voulant pourvoir : ouï le rapport & tout considéré : Sa Majesté étant en son Conseil, a ordonné & ordonne ce qui suit :

ARTICLE PREMIER.

Les Lettres-patentes du mois de septembre 1724, seront exécutées selon leur forme & teneur ; & S. M. voulant suppléer à ce qui peut y manquer, a ordonné & ordonne que le Cours complet des études de toutes les parties de l'Art & Science de la Chirurgie, sera dorénavant de trois années consécutives, pendant lesquelles les Démonstrateurs établis par les mêmes lettres, ou leurs adjoints, même en cas d'absence, maladie, ou autre empêchement légitime, d'autres Maîtres en Chirurgie de Paris, qui seront nommés à cet effet par le premier Chirurgien de S. M. seront tenus de faire ledit Cours sans interruption.

II.

Au commencement de la seconde année du premier Cours, il en sera commencé un second par un autre Démonstrateur ou Adjoint, ou Maître en l'Art & Science de la Chirurgie, lequel durera aussi pendant trois années consécutives ; & il en sera usé de la même manière à l'égard d'un troisième Cours, qui s'ouvrira au commencement de la troisième année du premier ; en sorte que les nouveaux Elèves ne soient point obligés d'attendre la fin du premier ou du second Cours, pour commencer celui qu'ils doivent faire.

III.

Pour rendre lesdits Cours plus utiles aux Elèves en l'Art

& Science de la Chirurgie, & les mettre en état de joindre la Pratique à la Théorie de cet Art, il sera incessamment établi dans le Collège de Saint-Côme de Paris, une Ecole-pratique d'anatomie & d'opérations chirurgicales, où toutes les parties de l'anatomie seront démontrées gratuitement : Ordonne à cet effet, Sa Majesté, que les Maîtres en Chirurgie, qui auront la direction de ladite Ecole, soient tenus de faire, & de faire faire par les Elèves, toutes les dissections nécessaires ; de leur expliquer pareillement la manière d'opérer dans les maladies chirurgicales, & même de leur faire faire, sous les yeux, les opérations qu'ils leur auront enseignés.

IV.

Et S. M. voulant favoriser ledit établissement, elle a permis & permet au corps des Maîtres en l'Art & Science de la Chirurgie de Paris, d'acquérir, près ledit Collège de S. Cosme, le terrein nécessaire pour y construire la salle & autres édifices servant à ladite Ecole-pratique, sans qu'ils soient tenus de payer, pour raison desdites acquisitions, ou constructions, aucun droit d'amortissement, ni aucuns autres droits à S. M. desquels droits, ledit Corps des Maîtres en Chirurgie demeurera exempt à cet égard.

V.

Tous les Elèves gradués ou non gradués, qui aspireront à exercer l'Art de la Chirurgie dans la Ville & Fauxbourgs de Paris, seront tenus de s'inscrire, au commencement de chaque année du Cours d'étude ci-dessus marqué, sur le Registre qui sera tenu à cet effet par le Démonstrateur, l'Adjoint ou autre Maître en l'Art & Science de la Chirurgie, sous lequel ils feront leurs études ; ce qu'ils seront tenus pareillement de faire sur le Registre de celui qui sera chargé de l'Ecole-pratique ; sans que, sous quelque prétexte que ce soit, il puisse être exigé ni reçu aucun droit, ni rétribution pour raison desdites inscriptions.

VI.

Enjoint S. M. à tous lesdits Elèves, de faire exactement le Cours de trois années, mentionné dans l'Article premier du présent Arrêt ; comme aussi de fréquenter assidûment l'Ecole-pratique, pendant chacune desdites trois années, sans qu'ils puissent être reçus à la Maîtrise, sous quelque dénomination que ce soit, qu'en rapportant des attestations en bonne forme, qui leur seront pareillement délivrées gratis, & signées de ceux sous lesquels ils auront fait ledit Cours, ou fréquenté ladite Ecole, portant qu'ils l'ont fait avec assiduité; & seront, lesdites attestations, visées dans les Lettres de Maîtrise qui leur seront expédiées; le tout à peine de nullité.

VII.

A l'égard de ceux qui n'aspireront point à se faire recevoir Maîtres dans le Corps des Chirurgiens de la Ville & Fauxbourgs de Paris; veut & entend S. M. que lorsqu'ils auront fait ledit Cours & fréquenté ladite Ecole-pratique, ils soient admis à la Maîtrise dans les lieux où ils voudront s'établir, en payant seulement la moitié des droits ordinaires qui y sont bien & duement perçus.

VIII.

Les Maîtres-ès-Arts, qui seront à l'avenir admis à exercer l'Art & la Science de la Chirurgie dans la Ville & Fauxbourgs de Paris, & pareillement ceux qui auront été reçus en qualité de Maîtres-associés, seront tenus d'assister assidûment pendant deux ans au moins, aux grandes opérations qui se feront dans les hôpitaux de ladite Ville, & ce néanmoins en tel nombre qu'il sera jugé convenable par les Chirurgiens-Majors desdits hôpitaux; en sorte qu'ils puissent y être admis successivement.

IX

Seront aussi tenus, lesdits nouveaux Maîtres, d'appeller, pendant le tems ci-dessus marqué, deux des autres Maîtres, ayant au moins douze années de réception, aux opérations difficiles qu'ils entreprendront; S. M. leur défendant d'en faire aucune durant ledit tems, qu'en la présence & par le conseil desdits Maîtres à ce appellés.

X.

Les Maîtres-ès-Arts, qui auront obtenu ce titre dans quelque Université approuvée, du Royaume, & qui aspireront à être admis à exercer leur profession en qualité de Maître en l'Art & Science de la Chirurgie, dans la Ville & Fauxbourgs de Paris, pourront à cet effet se faire aggréger à la Faculté des Arts de l'Université de ladite Ville, dans les formes qui s'y observent en pareil cas, en rapportant leurs Lettres de Maîtrises-ès-Arts, avec leurs attestations en bonne forme, du tems d'étude; & après néanmoins qu'ils auront subi un examen en ladite Faculté, & payé la moitié des droits ordinaires.

XI.

Les Chirurgiens = Officiers du Roi & de sa Maison, ceux de la Reine & de sa Maison, ceux des Enfans de France, ceux du premier Prince du Sang, & les Chirurgiens qui sont à la nomination du Grand Maître de l'Artillerie, ou du Grand Prévôt de l'Hôtel, pourront, s'ils ne sont pas gradués, exercer leur Profession dans la Ville & Fauxbourgs de Paris, ainsi & de la même manière que les Maîtres-associés audit Corps des Maîtres en l'Art & Science de Chirurgie ; & à l'égard de ceux qui, ayant la qualité de Maîtres-ès-Arts, voudront être aggrégés au Corps desd. Maîtres en l'Art & Science de la Chirurgie, ils seront obligés de soutenir dans les Ecoles de Saint-Côme l'Acte ou Examen public prescrit par les articles premier & second de l'Arrêt du 12 avril 1749.

XII.

Et S. M. voulant expliquer plus amplement ses intentions, au sujet dudit Acte, a ordonné & ordonne que trois jours au moins avant celui qui sera indiqué par les programmes de chacun desdits Actes ou Examens publics, chaque Répondant, qui aura été admis à les soutenir, sera tenu d'en remettre trois exemplaires au Doyen de la Faculté de Médecine de Paris, en invitant ladite Faculté audit Acte & Examen public ; à l'effet par elle, d'y envoyer trois de ses Docteurs, lesquels continueront d'y être placés, suivant l'usage, dans trois fauteuils, au côté droit du bureau du Lieutenant du premier Chirurgien de S. M., des Prévôts, & autres Officiers du Corps des Maîtres en Chirurgie de Paris.

XIII.

En cas de maladie, absence ou autre légitime empêchement du Doyen, sa place sera remplie auxdits Examens & Actes publics, par le Doyen qui l'aura précédé immédiatement ; ou à son défaut, par le plus ancien des Docteurs en ladite Faculté,

& l'un ou l'autre recevront le même honoraire que le Doyen qu'ils représenteront, lequel honoraire ne pourra être payé, en aucun cas, qu'à ceux qui auront été présens auxdits Actes.

XIV.

Veut pareillement S. M. que lorsque le Doyen de ladite Faculté aura été choisi avec deux autres Docteurs d'icelle, pour assister auxdits actes ou examens publics, le Répondant soit tenu de donner audit Doyen la qualité de *Decanus Saluberrimæ Facultatis*; & à chacun desdits Docteurs, celle de *Sapientissimus Doctor*, suivant l'usage observé dans les Ecoles de l'Université de Paris.

XV.

Les droits accoutumés seront donnés audit Doyen, ou à celui qui le représentera, & à chacun des deux autres Docteurs qui auront assisté audit Examen ou Acte public, lorsqu'ils sortiront de la salle, où ledit Acte aura été soutenu.

XVI.

Après que ledit Acte ou Examen aura été achevé en la manière prescrite par l'Art. II. dudit Arrêt du 12 avril 1749, le premier Chirurgien de Sa Majesté, s'il a assisté audit Examen, ou en son absence, son Lieutenant, les Prévôts & autres Maîtres en Chirurgie seulement, se retireront dans une autre salle voisine ou chambre, pour y procéder par voie de scrutin, & en la manière accoutumée, à la réception du Répondant, en cas qu'il ait été trouvé suffisant & capable; après quoi il sera mandé en ladite salle, pour y prêter le serment en tel cas requis, & être ainsi admis en l'Art & Science de Chirurgie.

XVII.

Veut, Sa Majesté, que mention expresse soit faite dudit Examen, tant dans l'Acte de réception de chaque Répondant, que dans ses Lettres de maîtrise; & que lesdits Actes de réception soient signés, tant par le premier Chirurgien de S. M. ou son Lieutenant, par son Greffier & par le Répondant, que par lesdits Maîtres en Chirurgie, qui auront donné leurs suffrages. Sera néanmoins tenu le Répondant, ainsi reçu & aggrégé, de remettre, conformément à l'Article II. dudit

Arrêt, du 12 avril 1749, au Doyen de la Faculté de Médecine de Paris, une expédition en bonne forme de ses Lettres de maîtrise, & ce dans la quinzaine, à compter du jour de sa réception.

XVIII.

Ladite Faculté, ni pareillement les Doyen, Docteurs & Régens d'icelle, ne pourront exiger à l'avenir, pour quelque cause ou prétexte que ce soit, aucun serment, tribut, ou redevance desdits Maîtres en Chirurgie de Paris, en général ou en particulier, ni les mander à cet effet, ou les troubler pour raison de ce, dans l'exercice de leur profession ou autrement.

XIX.

Et S. M. voulant expliquer de quels droits & prérogatives doivent actuellement jouir les Maîtres en l'Art & Science de la Chirurgie de Paris, & ceux qui ont été, ou qui seront à l'avenir reçus Maîtres en Chirurgie, a ordonné & ordonne que, conformément à la Déclaration du 23 avril 1743, ils jouiront des prérogatives, honneurs & droits attribués aux autres Arts libéraux, ensemble des droits & priviléges dont jouissent les notables Bourgeois de Paris; à l'effet de quoi, ils ne pourront être compris dans les rôles des Corps d'arts & métiers; le tout, à la charge de se conformer à l'Art. III. de ladite Déclaration, & d'exercer leur Profession dans la Ville & Fauxbourgs de Paris, sans mélange d'aucun art non libéral, ou profession étrangère à la Chirurgie.

XX.

N'entend, Sa Majesté, que les dénominations d'Ecole ou de Collège, employés par les Maîtres en l'Art & Science de Chirurgie, ni pareillement les inscriptions extérieures ni intérieures par eux mises sur leur Maison commune de Saint-Côme, puissent être tirées à conséquence, ni que sous prétexte de ces titres ou inscriptions, ils puissent s'attribuer aucun des droits des Membres & suppôts de l'Université de Paris.

XXI.

Permet, Sa Majesté, à son premier Chirurgien, & auxdits

Maîtres en Chirurgie de Paris, de lui présenter tels nouveaux Statuts qu'ils estimeront nécessaires ou utiles, tant par raport au réglement & à la direction des actes & exercices dudit Collège de Chirurgie, qu'à l'égard de la discipline de leur Corps & de ses Membres; pour être, lesdits nouveaux Statuts, approuvés & autorisés par S. M. si elle le juge à propos, & seront exécutés par provision les Statuts de l'année 1699, en ce qui n'est pas contraire au présent Arrêt, à la Déclaration du 23 avril 1743, & à l'Arrêt du Conseil du 12 avril 1749.

XXII.

Ordonne au surplus S. M. que ledit Arrêt soit observé dans toutes les dispositions auxquelles il n'a été apporté aucun changement par le présent Arrêt, lequel sera pareillement exécuté selon sa forme & teneur, nonobstant toutes oppositions ou empêchemens quelconques; au moyen de quoi, veut & entend S. M. que toutes les contestations formées entre les Médecins & les Chirurgiens de la ville de Paris, soient regardées de part & d'autre, comme finies & terminées. S. M. se réservant de faire expédier ses Lettres-patentes sur lesdits Arrêts, adressées au Tribunal auquel elle jugera à propos d'attribuer la connoissance de leur exécution. Fait au Conseil d'Etat du Roi, S. M. y étant, tenu à Compiègne le 4 juillet 1750. *Signé*, M. P. DE VOYER D'ARGENSON, &c.

Si l'Académie de Chirurgie a de la consistance aujourd'hui, elle la doit à l'ardeur sans bornes de M. *de la Peyronie*, qui, par une générosité sans exemple à sa mort, en a assuré à jamais l'illustration par son testament du 18 avril 1747, dont l'exécution a été ordonnée par Sentence du Châtelet du 29 août 1747, confirmée par un Arrêt du Parlement du 8 juillet 1748, & un du Conseil. Il a laissé des fonds nécessaires pour fournir à la dépense d'une médaille d'or de la valeur de 500 liv. pour le prix, à celle des jettons qui sont distribués à la fin de chaque séance à 40 Académiciens, & aux émolumens d'un Secrétaire perpétuel.

Enfin M. *de la Martinière*, appellé en 1747, à la place du premier Chirurgien du Roi, & marchant sur les traces de son Prédécesseur, montra la même vivacité pour l'élévation de son Art. Sur ses représentations, S. M. a accordé des Lettres-patentes, qui, en érigeant la Société en Académie, la mettent pour toujours, comme nous l'avons dit précédemment, sous la protection immédiate du Roi, & sous la présidence de son premier Chirurgien.

Et sur de nouvelles représentations faites à Sa Majesté par M. de la Martinière, que tout ce qui concerne l'Art de la Chirurgie ne pouvoit être rempli qu'avec gêne & confusion dans l'emplacement de l'amphithéâtre qui subsiste encore, rue des Cordeliers, près de l'Eglise de Saint-Côme, Sa Majesté a accordé, à la nouvelle Académie, l'emplacement du Collège de Bourgogne, qu'on a démoli, & sur lequel on vient de construire, dans un édifice magnifique, les salles & appartemens nécessaires pour réunir dans le même lieu, le Collège de Chirurgie, l'Académie, les Ecoles, &c. En voici la description.

DESCRIPTION du Nouvel Edifice de l'Académie Royale de Chirurgie, sur l'emplacement du Collège de Bourgogne, rue des Cordeliers.

La façade de l'Académie de Chirurgie a trente toises sur la rue des Cordeliers. Elle est décorée d'un péristile d'ordre ionique, à quatre rangs de colonnes, surmonté d'un étage qui contient la Bibliothèque & le cabinet d'Anatomie. Le principal ornement de la porte d'entrée est un bas-relief de trente-un pieds de longueur. Il représente LOUIS XV, accompagné de *Minerve* & de la *Générosité*, accordant des graces & des privilèges à la Chirurgie, qui a à ses côtés la *Prudence* & la *Vigilance*.

Le *Génie des Arts* présente au Roi les plans des Ecoles de Chirurgie. Le reste du bas-relief est rempli de malades. M. Berruer, Sculpteur du Roi, est l'auteur de ce bas-relief.

La frise doit porter une inscription en l'honneur de Sa Majesté.

De chaque côté de la porte d'entrée par la rue, on lit deux inscriptions françoises, tracées au crayon noir, & exposées au jugement du Public, pour être gravées telles qu'elles sont, si on les approuve, ou avec corrections, si l'on en propose; ou enfin, pour en substituer d'autres plus parfaites. Les voici :

Du Regne de Louis XVI.	Du Regne de Louis XVI.
Cet Edifice, consacré à l'étude & à la perfection de la Chirurgie,	Les Ecoles de Chirurgie étoient trop resserrées pour le nombre des

fut commencé par l'ordre & sous les heureux auspices de Louis-le-Bien-Aimé, l'an de grace

M. DCC. LXIX.

Louis XVI, toujours Auguste, toujours Bienfaisant, en ordonna la continuation la première année de son règne, & en posa la première pierre le XXVI de décembre, de l'an de grace M. DCC. LXXIV. Monument de la protection qu'il accorde à un Art nécessaire aux Peuples, dont il est le Pere.

Elèves qui affluoient de toutes parts. L'Ecole-pratique en étoit éloignée, & les jeunes Filles, destinées à l'état de Sage-femmes, recevoient les Leçons dans le même Amphithéâtre que les Etudians.

Louis XV, voulant remédier à ces inconvéniens, ordonna que l'on construisît, sur l'emplacement du Collège de Bourgogne, un Edifice, dans lequel seroient réunis la Bibliothèque, les Salles & les Amphithéâtres; ce qui fut terminé sous son auguste Successeur, Louis XVI, heureusement régnant.

La décoration de la cour est répétée aux extrêmités de la façade; mais les arcades sont retranchées dans la largeur de la cour, pour en laisser voir le fond à travers quatre rangs de colonnes, ce qui produit des effets très-pittoresques.

Ce parti, qui donne le péristile pour mettre les Elèves à couvert, sert aussi à étendre le coup d'œil de la cour, à laquelle la petitesse de l'emplacement a empêché de donner une plus grande profondeur.

Son étendue, resserrée sur le devant par la rue des Cordeliers, est bornée dans le fond par le cul-de-sac du Paon; mais l'Architecte a suppléé au défaut d'étendue par cette simplicité heureuse, qui n'admettant rien de superflu, trouve la place juste à ce qui est nécessaire, & forme un tout d'accord dans toutes ses parties. C'est pour l'union de ce tout ensemble, qu'il a fait passer son ordre ionique sous le grand ordre corinthien, qui forme le frontispice de l'amphithéâtre afin que cette continuité, agrandissant la cour en apparence, en augmentât l'effet. Le fronton du frontispice, dont le sujet est l'union de la *Théorie* & de la *Pratique*, a été aussi sculpté par M. *Berruer*. L'exécution facile, & l'accord des sculptures avec l'architecture, sont une preuve de ses talens.

On a placé au-dessous des grandes colonnes les portraits en médaillons des Chirurgiens les plus célèbres; savoir, *Jean Pitard*, *Ambroise Paré*, *Georges Mareschal*, *François de la Peyronie*, *Jean-Louis Petit*. L'amphithéâtre, qui est construit à l'imitation des Théâtres des Grecs & des Romains, forme un demi-cercle terminé par la ligne diamétrale du frontispice.

On

On a pratiqué un corridor qui l'entoure, & des escaliers par où les Elèves peuvent monter, & se répandre dans les gradins dont l'amphithéâtre est rempli, & qui peuvent contenir environ douze cents personnes. Il est couvert par une demi coupole, décorée avec des caissons & des rosasses.

La peinture, exécutée à fresque sur la partie du mur diamétral, qui est au-dessus de la porte principale, & qui fait face aux caissons, est de l'espèce de celles que les Italiens nomment *Chiaro scuro* (clair-obscur). Elle représente une allégorie, que l'Artiste (M. Gibelin, d'Aix en Provence), déterminé par l'extraordinaire longueur de l'espace, qui est de soixante & quatorze pieds, a divisé en trois parties; savoir, la *Théorie de l'Art*; la *Protection du Souverain*, qui en accélère la perfection; & la *Pratique*, en les liant cependant assez pour conserver l'unité du sujet.

LOUIS XVI est au milieu, assis sur un trône, entouré de vertus. On distingue la *Prudence*, l'*Humanité*, la *Libéralité*, & la *Munificence*. Cette dernière étale des cordons de Saint-Michel, pour exciter les Elèves à s'en rendre dignes.

La *France*, aux pieds du Roi, lui témoigne sa reconnoissance; & l'amour des Peuples met sur sa tête une couronne, formée des cœurs des François.

Au-devant, est le Chef de la Chirurgie, qui présente les Maîtres & les Elèves. Le Roi les accueille avec bonté, & leur indique le lieu où est représentée la Théorie de l'Art. Il est écrit sous ce milieu, en gros caractères gravés dans le mur.

La Bienfaisance du Monarque hâte leurs progrès, & récompense leur zèle.

Pour exprimer la Théorie, M. *Gibelin* a rassemblé ingénieusement, dans une enceinte, les anciens Chirurgiens qui étoient Médecins en même-tems, auxquels *Esculape*, Dieu de la Médecine, enseigne lui-même les principes de l'Art. *Andromachus* est appuyé sur un vase de Thériaque, dont la découverte lui a été inspirée par ce Dieu.

Dans un coin, est la figure de l'*Etude*, occupée à lire à la lueur d'une lampe. Elle est séparée du reste de la composition, par un piedestal portant un vase sur lequel est écrit ΒΑΛΣΑΜΟΝ. La dévise de la Théorie est:

Ils tiennent des Dieux les Principes qu'ils nous ont transmis.

De l'autre côté du tableau, après le Chef de la Chirurgie

& les Elèves, eſt une colonne milliaire, ſur laquelle on lit cette inſcription :

A l'Immortelle Gloire de LOUIS AUGUSTE *le Bienfaiſant.*

Cette colonne eſt le ſigne de l'eſpace qu'on a pu mettre réellement entre les figures. On voit après, des Combattans, des Généraux bleſſés, & des Chirurgiens intrépides, qui s'expoſent dans la mêlée pour les ſecourir. On lit au-deſſous :

Ils étanchent le ſang conſacré à la défenſe de la Patrie.

Au-deſſous de cette peinture, & aux deux côtés de la porte, on voit avec plaiſir les buſtes des deux Fondateurs illuſtres de cette Académie ; Meſſieurs *de la Peyronie* & *de la Martinière*, l'un & l'autre du ciſeau ſi connu de M. *le Moyne*, Sculpteur de S. M.

En face, au-deſſous des roſes, & vis-à-vis les autres inſcriptions, on lit gravé dans le mur ce diſtique ſi expreſſif de *Santeul*.

Ad cœdes hominum priſca amphitheatra patebant:
Ut longum diſcant vivere, noſtra patent.

Dans l'aîle droite, au rez-de-chauſſée, ſont des ſalles pour la viſite des malades ; un hôpital de ſix lits, fondé par LOUIS XVI pour des maladies chirurgicales extraordinaires, & que l'on ne traite point dans les autres hôpitaux ; une Pharmacie, où l'on inſtruira les Elèves des remèdes propres à l'exercice de leur Art ; des foyers à l'uſage des Profeſſeurs en exercice ; & un amphithéâtre pour les Sages-femmes, attenant au grand.

Au-deſſus de cette aîle, eſt le cabinet des inſtrumens de Chirurgie anciens & modernes. On y obſervera leurs changemens ſucceſſifs, leurs progrès pour arriver à la perfection, & leurs différentes utilités. Le reſte de l'étage eſt occupé par les logemens du Lieutenant du premier Chirurgien du Roi & Inſpecteur des Ecoles, du Bibliothéquaire, de l'Infirmier, &c.

Le rez-de-chauſſée de l'aîle gauche préſente un eſcalier, qui conduit à la Bibliothèque. Enſuite, une grande ſalle des Actes, où l'on a placé la ſtatue de LOUIS XV en marbre blanc, par M. *Taſſaert*, Sculpteur du Roi : vis-à-vis, dans le fond de la ſalle, eſt la chaire du Profeſſeur en forme de tribune, avec baluſtrade ; & au-deſſous, le ſiège du candidat, ſur une eſtrade,

Dans les six niches correspondantes aux fenêtres, M. *Gibelin* a peint à fresque six figures imitant le relief; & M. *Machy*, les niches. Les figures représentent la *Pharmacie*, l'*Ostéologie*, la *Botanique*, la *Myologie*, la *Pathologie* & l'*Angyologie*.

La figure d'*Hygée*, Déesse de la santé, que l'on voit dans l'escalier, est aussi à fresque, peinte par M. *Gibelin*.

Le rez-de-chaussée est terminé par l'École-pratique, où 24 Élèves apprennent à disséquer, ayant chacun un sujet & une table pour s'y exercer. Ces jeunes Chirurgiens, déja distingués par les prix qu'ils ont remportés, achevent de se perfectionner, pour se répandre ensuite dans les armées & dans les Provinces, où ils portent une Pratique sûre & éclairée par les principes des plus habiles Maîtres.

Dans l'étage, qui est au-dessus de cette aîle gauche, on trouve une antichambre, & une salle d'Académie, ornée du buste du Roi, d'une figure représentant un écorché, par M. *Houdon*, Sculpteur de Sa Majesté, & deux tableaux servants de dessus de porte, dont l'un représente une *Saignée*, & l'autre un *Accouchement*.

Une salle de Conseil, un cabinet des Archives, le logement du Prévôt des Écoles, & une pièce pour les préparations anatomiques.

Ce beau Monument a été exécuté sur les desseins, & sous la conduite de M. *Gondouin*, Architecte du Roi, & Dessinateur des Meubles de la Couronne.

Nous espérons que le Lecteur nous saura gré de lui présenter l'inscription suivante, faite à la gloire de M. *de la Peyronie*.

INSCRIPTION

Placée au bas du Buste en marbre de M. de la Peyronie, au Collège de Saint-Côme, à Montpellier.

Artis erat Princeps toto Peyronius orbe,
Subsidium atque decus gentis & urbis erat.
Viveret ut patriæ pest fata ut viveret orbi.
Artis splendori reddidit Artis opes.

Pour faire concourir ensemble aux progrès de l'Art, l'autorité du Souverain, avec l'application des legs faits par M. *de la Peyronie*, le Roi a donné, en mars 1751, un Réglement définitif, qui a commencé à être exécuté le 1er. avril suivant, & que nous mettons ici sous les yeux du Lecteur.

NOUVEAU REGLEMENT

Pour l'Académie Royale de Chirurgie, donné par le Roi, le 18 mars 1751.

DE PAR LE ROI.

SA MAJESTE' voulant donner à son Académie de Chirurgie de nouvelles marques de son affection, & de l'attention particulière que S. M. donne à ce qui peut concourir à ses progrès, Elle a résolu le présent Réglement, qu'elle veut & entend être observé, ainsi qu'il s'ensuit.

ARTICLE PREMIER.

L'Académie de Chirurgie demeurera toujours sous la protection du Roi ; elle recevra les ordres de S. M. par celui des Secrétaires d'Etat, qui aura dans son département les autres Académies.

II.

Le premier Chirurgien du Roi sera Président né de l'Académie ; il aura inspection sur tout ce qui la regardera ; il en dirigera les travaux, en fera observer les Réglemens, il ouvrira les séances aux heures marquées ; il présidera aux Assemblées, recueillera les suffrages, prononcera le résultat des Délibérations ; il nommera les Commissaires, pour l'examen des ouvrages qui seront présentés ; il visera toutes les expéditions du Secrétaire, ainsi que tous les actes concernant la recette & la dépense de l'Académie.

III.

L'Académie sera divisée en quatre Classes.

La 1re. sera composée de 40 Académiciens, qui auront le titre de *Conseillers du Comité*.

La 2e. sera composée de 20 Académiciens, qui auront le titre d'*Adjoints au Comité*.

La 3e. sera formée par tous les autres Maîtres en Chirurgie de Paris, qui ne seront pas des deux premières Classes, avec la qualité d'*Académiciens Libres*.

Enfin, il y aura une 4e. Claffe d'Académiciens, fous la dénomination d'*Affociés*, tant François qu'Etrangers.

IV.

Le Lieutenant du Premier Chirurgien du Roi, & le Bibliothécaire du Collège de Chirurgie, feront toujours du nombre des 40 Académiciens de la première Claffe.

V.

Les quatre Prévôts & le Receveur de Saint-Côme, lorfqu'ils ne feront pas tirés du nombre des 40 Académiciens de la première Claffe, jouiront néanmoins de tous les droits, honneurs & diftributions, defquels ces quarante Académiciens doivent jouir; & ce, tant qu'ils feront en charge feulement, & fans qu'ils puiffent être cenfés Membres du Comité.

VI.

Les Officiers de l'Académie feront toujours choifis dans le nombre des quarante Académiciens de la première Claffe. Ces Officiers feront un *Directeur*, un *vice-Directeur*, un *Secrétaire*, un *Commiffaire* pour les extraits, un *fecond Commiffaire* pour les correfpondances, & un *Tréforier*.

VII.

Parmi ces Officiers, il n'y aura que le Secrétaire & le Tréforier qui feront perpétuels; les autres feront électifs, ainfi qu'il fera dit ci-après.

VIII.

Le Directeur, & à fon défaut le vice-Directeur, & au défaut de celui-ci, le Secrétaire, tiendront la place du Préfident, & rempliront dans les Affemblées fes fonctions, lorfqu'il fera abfent.

IX.

Le Secrétaire fera chargé d'écrire fur un regiftre deftiné à cet ufage, les Délibérations de l'Académie, & il en délivrera les expéditions. Il fera tous les ans l'hiftoire raifonnée des différens mémoires qui auront été approuvés par l'Académie, au commencement de chaque année; & après un mûr exame elle en ordonnera l'impreffion, lorfqu'elle le jugera nable.

X.

Tous les Titres, Mémoires, & Registres de l'Académie, à l'exception de ceux de recette & de dépense, qui resteront entre les mains du Trésorier, seront déposés dans une armoire, dont le Secrétaire gardera la clef.

XI.

Les Mémoires, Lettres & ouvrages qui seront adressés à l'Académie, seront remis d'abord entre les mains du Commissaire pour les extraits, qui en fera l'extrait, pour en rendre compte à l'Académie dans la plus prochaine Assemblée. Il sera aussi chargé de lui faire part de la même manière des Livres nouveaux qui paroîtront, tant dans le Royaume, que dans les Pays étrangers, sur tout ce qui pourra avoir rapport à la Chirurgie. Ces Extraits seront rendus fidelement & sans aucune critique, de la part du Commissaire, qui indiquera simplement les vues dont on pourra profiter.

XII.

Le Commissaire pour les Correspondances répondra aux lettres des Associés-étrangers & autres, qui auront écrit à l'Académie; il sera obligé de communiquer ses réponses à l'Academie, avant de les envoyer.

XIII.

Le Lieutenant du premier Chirurgien du Roi remplira toujours en cette qualité, la place de Trésorier perpétuel de l'Académie.

XIV.

Le Trésorier sera chargé de la recette & dépense des fonds de l'Académie; il en tiendra un registre, qui sera visé & paraphé par le Président. Il sera aussi chargé, par un état signé de lui & du Président, des meubles, machines, & instrumens appartenans à l'Académie; & à mesure que le nombre en augmentera, ils seront portés sur cet état, lequel sera récollé au mois de décembre de chaque année.

XV.

a..es Conseillers du Comité seront tenus de fournir chaque deux ans, ou deux Mémoires; la place de ceux qui passeront
se conformer à cette disposition, à moins qu'ils

n'ayent eu des raisons légitimes, pour en être dispensés, sera déclarée vacante, & on procédera à l'élection d'un nouveau Conseiller, après en avoir prévenu le Président. Il en sera usé de même à l'égard de ceux qui, sans excuses valables, auront manqué trois mois de suite à se trouver aux Assemblées.

XVI.

Les quarante Conseillers de la première Classe, & les vingt Adjoints du Comité, qui composent la seconde, formeront ensemble le Comité perpétuel de l'Académie. Les Membres de ce Comité auront tous voix délibérative dans les affaires qui concerneront l'Académie; mais lorsqu'il s'agira de l'élection des Conseillers, les Conseillers seuls auront voix.

XVII.

Les Académiciens libres auront séance dans toutes les Assemblées ordinaires de l'Académie; ils pourront y lire des Mémoires; & pour constater leur assiduité aux Assemblées, ils signeront à chaque séance, à laquelle ils assisteront, sur un Registre destiné à cet effet, qui sera tenu par le Trésorier. Ce Registre sera conservé dans les Archives, pour y avoir recours en cas de besoin.

XVIII.

Dans la Classe des Académiciens-Associés, pourront être compris des Chirurgiens des Provinces du Royaume, & des Pays étrangers, qui se seront distingués dans leur Profession, & qui auront fait part de leurs découvertes & de leurs observations particulières. *

XIX.

Pour remplir les places de Directeur, Vice-Directeur, & celles de Commissaires pour les Extraits & pour les Correspondances, le Comité élira chaque année, par la voie du scrutin, trois Sujets pour chacune desdites places, lesquels seront proposés à Sa Majesté, qui sera suppliée d'en choisir un des trois.

Ces Officiers, & principalement le Commissaire des Extraits, & celui des Correspondances, pourront, sous le bon plaisir du Roi, être continués plusieurs années de suite, lorsque l'Académie le jugera convenable au bien de son service.

---

* Depuis ce Réglement, le Roi a permis à l'Académie de nommer des Correspondans, à l'exemple de l'Académie Royale des Sciences.

X X.

Lorsqu'il y aura une place vacante dans la première Classe, les Conseillers choisiront par scrutin trois Sujets dans la seconde, & Sa Majesté sera suppliée d'en nommer un des trois.

X X I.

Il en sera de même, lorsqu'il viendra à vacquer une place parmi les Adjoints au Comité; les Conseillers & les Adjoints choisiront par scrutin trois des Maîtres en Chirurgie, Académiciens Libres, qui auront fourni des Mémoires ou Observations, pour en être nommé un par S. M.

X X I I.

Lorsque Sa Majesté aura fait choix d'un des Sujets proposés, l'Académie en sera instruite par le Secrétaire d'Etat.

X X I I I.

Quant à la nomination des Académiciens-Associés-étrangers, lorsque l'Académie aura délibéré sur leur association, & que cette association aura passé à la pluralité des voix, S. M. sera suppliée de vouloir bien la confirmer, & l'Académie sera pareillement instruite, par le Secrétaire d'Etat, de la confirmation faite par S. M.

X X I V.

L'Académie s'occupera à perfectionner la Théorie & la Pratique de la Chirurgie, par des recherches & des découvertes sur la Physique du corps humain, & sur les causes, les effets & les indications des maladies chirurgicales. Elle s'attachera sur-tout à marquer avec précision les cas dans lesquels on doit faire ou omettre les opérations, le tems & la manière de les pratiquer, ce qui doit les précéder & ce qui doit les suivre. Elle indiquera les remèdes chirurgicaux convenables à chaque maladie, & les raisons qui auront déterminé à les employer.

X X V.

Elle aura soin de recueillir les Observations ou les Descriptions des maladies chirurgicales qui auront paru extraordinaires, ou pour lesquelles on aura employé des remèdes particuliers, & des opérations nouvelles.

XXVI.

Elle donnera l'histoire des Pratiques, & l'origine des Méthodes qu'on leur a substituées, en observant les raisons de préférence qui ont fait adopter celles-ci.

XXVII.

L'Académie recevra tous les Mémoires qui lui seront adressés; & après les avoir examinés, elle en fera l'usage qu'elle croira le plus propre à remplir son objet.

XXVIII.

Elle s'assemblera régulièrement le jeudi de chaque semaine au Collège des Maîtres en Chirurgie, ainsi qu'elle l'a fait jusqu'à présent. Lorsqu'il se trouvera une Fête le jeudi, elle vaquera cette semaine: elle vaquera aussi pendant la quinzaine de Pâques. Les séances seront de deux heures, depuis trois jusqu'à cinq.

XXIX.

Outre ces Assemblées ordinaires, il y en aura d'extraordinaires, suivant l'exigence des cas, lorsque le Président le jugera à propos. Ces Assemblées seront convoquées par un billet circulaire du Directeur.

XXX.

Les Académiciens-Conseillers & Adjoints auront leurs places marquées, suivant l'ordre de leur réception, à l'Académie; & dans les Délibérations, ainsi que dans les Elections, ils donneront leurs suffrages suivant le même ordre.

XXXI.

Le Comité ne pourra délibérer valablement, qu'il ne soit au moins composé de vingt-cinq, tant Conseillers, qu'Adjoints. Tout s'y décidera à la pluralité des voix.

XXXII.

Les Délibérations qui auront été prises, seront enregistrées, il suffira qu'elles soient signées du Président & du Secrétaire; mais la signature du Trésorier sera encore nécessaire, lorsqu'il s'agira des fonds de l'Académie.

XXXIII.

Dans les Assemblées ordinaires, lorsque le Commissaire des

Extraits aura fait part à l'Assemblée des Lettres, Mémoires, & ouvrages dont il aura eu à lui rendre compte, que le Commissaire des Correspondances aura communiqué les réponses qu'il aura été chargé de faire par ordre de l'Académie, & qu'elles auront été approuvées ou réformées, on délibérera aussitôt sur la réponse que l'on devra faire aux nouvelles Lettres & écrits qui paroîtront moins importans. Quant aux ouvrages, qui mériteront plus d'attention, il en sera fait un état par le Secrétaire, sur un Registre destiné à cet effet, pour les remettre à l'examen à leur tour. On lira ensuite les Mémoires, selon l'ordre du Registre; chaque Mémoire sera lu deux fois, on ne pourra y faire des Observations qu'à la seconde lecture. Si, après la seconde lecture, on juge que l'Ouvrage, dont il s'agira, mérite encore un examen plus particulier, il sera donné à un ou plusieurs Académiciens nommés Commissaires à cet effet, par le Président ou le Directeur, & ils feront leur rapport à l'Académie dans un tems marqué: les Commissaires ne pourront différer leur rapport au-delà de ce temps, sans une permission expresse de l'Académie; & dans le cas où ils auroient besoin de quelques éclaircissemens de la part des Auteurs des Mémoires, ces éclaircissemens seront lus aussi à l'Académie.

XXXIV.

Les Mémoires, qui auront été lus, & que les Auteurs auront réformés sur les Observations qui auront pu être faites, seront remis incessamment au Secrétaire, lequel y mettra son apostille, avec la date du jour auquel chaque Mémoire aura été lu.

XXXV.

Chacun pourra faire ses Observations sur tout ce qui aura été dit, lu ou proposé dans les Assemblées, après néanmoins qu'il en aura pris l'aveu du Président.

XXXVI.

Le Président, ou celui qui tiendra sa place, veillera exactement à ce que tout se passe décemment dans les Assemblées; & il lui sera permis de renvoyer sur le champ de l'Assemblée celui ou ceux qui y causeront du trouble; même de leur faire ôter, par Délibération de la Compagnie, le droit d'y assister, soit pour un temps, soit même pour toujours, suivant l'exigence des cas.

XXXVII.

Sur les fonds que le feu S. *de la Peyronie*, premier Chirurgien du Roi, a légués par son testament à l'Académie de Chirurgie, il sera distribué conformément à ses intentions, chaque jour d'Assemblée ordinaire, un jetton à chacun des quarante Conseillers du Comité. Lorsqu'il s'en trouvera d'absens, ou qui arriveront après l'heure fixée par l'article suivant, leurs jettons seront partagés, conformément aux intentions dudit sieur *de la Peyronie*; c'est-à-dire, que la moitié en appartiendra au Secrétaire, & que l'autre moitié sera distribuée aux Adjoints arrivés dans l'espace de temps marqué, en observant leur rang d'ancienneté, & à raison d'un jetton chacun. L'ancienneté des Adjoints se comptera du jour qu'ils auront été reçus à la place d'Adjoints, & non pas de la date de leur réception au Collège de Chirurgie.

XXXVIII.

Le Trésorier aura, à l'effet de ce que dessus, un Registre sur lequel les Conseillers & les Adjoints du Comité signeront en entrant; à trois heures & un quart précises, il signera immédiatement après le dernier Académicien arrivé, & il tirera une ligne sous sa signature. Ceux qui viendront après la ligne tirée, ne seront plus admis à la distribution des jettons.

XXXIX.

Lorsque les Prévôts & le Receveur de Saint-Côme se trouveront en même tems Académiciens de la première Classe, ils n'auront dans les Assemblées de l'Académie qu'un seul jetton comme les autres Conseillers; mais s'ils ne sont point Académiciens du Comité, les jettons qu'ils recevront en qualité de Prévôts & de Receveurs, ne changeront rien à la distribution ordinaire; & seront fournis au-delà des quarante sur les fonds de l'Académie.

XL.

La Distribution des jettons ne se fera qu'après la séance de l'Académie.

XLI.

Pour perfectionner de plus en plus les progrès de la Chirurgie, & exciter l'émulation, non-seulement parmi les Chirurgiens du Royaume, mais même parmi ceux de toute l'Europe, l'Académie proposera chaque année une Question chirurgicale, & le prix fondé par le feu sieur *de la Peyronie*, sera donné à celui qu'elle jugera avoir traité cette Question avec le plus de succès.

XLII.

L'Académie choisira la Question dans le nombre de celles qui lui seront indiquées par les Académiens qui auront été nommés pour la proposer; & celle qui aura été choisie, sera annoncée en public dans le courant du mois de janvier de chaque année. Toute personne, de quelque qualité & condition qu'elle puisse être, pourra prétendre au prix; on n'en excepte que les Membres de l'Académie.

XLIII.

Le Secrétaire recevra les Mémoires pour le prix, jusqu'au dernier jour de janvier de l'année qui suivra celle où la Question aura été proposée. Chaque Auteur aura soin d'y mettre une marque distinctive, comme paraphe, devise ou signature: cette marque sera couverte d'un papier blanc collé & cacheté, qui ne sera levé que dans le cas de préférence pour le prix.

XLIV.

Le Président de l'Académie nommera des Commissaires du Comité, pour l'examen des Mémoires présentés; ils en rendront compte dans une Assemblée particulière, qui se tiendra à cet effet; & le prix ne sera adjugé qu'au Mémoire qui aura les deux tiers des suffrages du Comité. Si les Commissaires jugent que les Auteurs des Mémoires n'ayent pas rempli l'objet de la Question, le Prix sera remis à une autre année; & dans ce cas, il sera double.

XLV.

Le Prix sera une Médaille d'or, de la valeur de 500 liv. qui sera délivrée à l'Auteur en personne, ou à celui qu'il aura chargé de la recevoir. Il sera nécessaire de représenter la marque distinctive avec une copie au net du Mémoire couronné.

XLVI.

La Pièce qui aura remporté le Prix, sera imprimée en entier; on pourra se contenter de donner des Extraits de celles qui auront le plus approché.

XLVII.

Le Prix sera proclamé dans la Séance publique que l'Académie tiendra le premier jeudi d'après la quinzaine de Pâques. Les Académiciens pourront dans cette même Assemblée, lire les Mémoires de leur composition, qu'ils croiront intéresser le Public, après toutefois en avoir obtenu le consentement.

XLVIII.

Aucun des Académiciens ne pourra prendre cette qualité, dans les Ouvrages qui n'auront pas été approuvés par l'Académie. Ceux qui contreviendront au présent Article, seront exclus de plein droit de l'Académie.

XLIX.

Veut, Sa Majesté, que le présent Réglement soit lû dans la première Assemblée de l'Académie, & transcrit en entier à la tête de ses Registres; & en cas de contravention, S. M. se réserve d'y pourvoir sur le compte qui lui en sera rendu.

Fait à Versailles le 18e jour de mars 1751. Signé, LOUIS. Et plus bas, DE VOYER D'ARGENSON. *Mémoires de l'Acad. Roy. de Chirugie, tom. 2.*

Ce Réglement, qui est la récompense des travaux de la nouvelle Académie de Chirurgie, depuis son établissement, est une époque honorable qui rappellera sans cesse les bontés du Roi; qui le peindra aux yeux de la Postérité sous les traits de l'humanité & de la bienfaisance, & qui contribuera, autant que toutes les grandes choses qui ont illustré son règne glorieux, à lui conserver le titre de BIEN-AIME.

Un Auteur du premier rang * avoit déja chanté les progrès de cette Académie sous le règne de Louis XIV; que ne doit-on pas attendre sous celui de Louis XVI, son auguste Protecteur? La Chirurgie de Paris, est à l'égard du Roi, ce qu'un arbre, dans une position avantageuse, est vis-à-vis du soleil; les fruits qu'il produit sont essentiellement dûs aux influences de l'Astre bienfaisant, & l'Académie les cueille pour l'humanité, lorsqu'elle les croit mûrs.

Outre la Médaille d'or, de la valeur de 500 liv. fondée,

---

* M. de Voltaire.

comme nous l'avons dit plus haut, par M. *de la Peyronie*, pour celui qui traitera le mieux un sujet proposé chaque année par l'Académie, & auquel tout le monde peut travailler, à l'exception des Membres du Collège de Paris, & même des Académiciens libres; il en a encore fondé six autres, savoir:

Une d'or, de 200 liv. Prix d'émulation pour celui des Chirurgiens qui aura fourni, dans le courant de l'année, le meilleur Mémoire, ou trois Observations sur quelque matière chirurgicale.

Et cinq autres aussi d'or, du prix de 100 liv. chacune, pour différens Chirurgiens qui auront donné au moins trois Observations intéressantes dans le courant de l'année.

L'Ecole-Pratique; établissement intéressant pour favoriser les progrès des jeunes Elèves en Chirurgie, est composée de 24 de ces jeunes gens. Chaque Professeur, à la fin de son cours, en choisit deux; & après un Examen, il les présente pour être admis. Là, ils sont exercés pendant tout l'hyver par deux Membres du Collège sur l'Anatomie & les Opérations de chirurgie.

A la fin d'avril, ces 24 Elèves subissent deux Examens publics, & sont interrogés dans les Ecoles par le Lieutenant du premier Chirurgien du Roi, par les 4 Prévôts, & les 2 Professeurs de l'Ecole-Pratique; & l'on accorde aux quatre qui ont le mieux satisfait, à chacun une Médaille d'or, de la valeur de 100 liv.; & quatre d'argent, aux quatre Elèves qui ont paru les plus capables après ceux-là.

Ces huit médailles nouvelles ont été fondées par M. *Houstet*, ancien Directeur de l'Académie, Chirurgien de feu S. M. le *Roi de Pologne*, pere de *Marie Leczinski*, Reine de France. Ce Chirurgien, zélé pour les progrès de l'Art, va faire, à ce qu'on nous assure, une pareille fondation en faveur des Ecoles de Montpellier.

Quatorze Professeurs, dont douze Royaux, donnent tous les jours leurs leçons dans le Collège de Chirurgie; un le matin, & l'autre de relevée, sur les matières suivantes, à différentes heures; savoir:

Deux pour la *Physiologie*: deux pour la *Pathologie-Chirurgicale*: deux pour l'*Hygiène*: deux pour l'*Anatomie*: deux pour les *Opérations*: un pour les *Maladies des yeux*: deux non-Royaux pour les *Accouchemens*, qu'ils enseignent l'un aux Elèves, & l'autre aux Sages-femmes; (ils sont fondés par M. *de la Peyronie*:) & un pour la *Chymie*, relative à la Chirurgie, récemment fondé par S M. LOUIS XVI.

ACADEMIE DE DANSE. Cette Académie a été établie par Louis XIV en 1661, en vertu de Lettres-patentes, vérifiées & enregistrées au Parlement de Paris en 1662. Le nombre des Académiciens est fixé à treize. Tous les Académiciens, ainsi que leurs enfans, ont droit de montrer l'Art de la danse, sans Lettres de maîtrise ; ils jouissent du droit de *Committimus*, comme les Officiers Commensaux de la Maison du Roi : sont exempts de taille, de guet, de garde, de tutèle. L'objet de cette Académie est de s'exercer dans la Danse, de la corriger & de la polir. Ils s'assemblent une fois le mois ; & deux d'entr'eux, tour-à-tour, se trouvent à l'Académie tous les samedis, afin de montrer les anciennes & les nouvelles Danses à ceux qui les veulent apprendre & les enseigner. Tout Maître à danser peut aspirer à être reçu Académiste, à la pluralité des voix des treize Anciens, après avoir dansé en leur présence. Le nouvel Académiste, étant fils de Maître, paye, à sa réception, 150 liv. & s'il ne l'est pas, 300. Ensuite, il jure de garder les Statuts de l'Académie. Elle est indépendante de l'Académie Royale de Musique. *Voy.* ACADEMIE DE MUSIQUE.

ACADEMIE (l') D'ECRITURE. L'Erection des Ecrivains-Jurés-Experts-Vérificateurs en Corps de Communauté, est du règne de Charles IX. * Suivant ses Lettres-patentes données à Saint-Germain-des-Prés, au mois de novembre 1570 ; ces Lettres furent registrées au Parlement l'année suivante.

Cette Erection fut aussi confirmée par Lettres-patentes d'Henri IV, données à Folembray au mois d'avril 1585. Ce Prince, par d'autres Lettres-patentes de décembre 1595, exempte les Maîtres-Experts-Jurés-Ecrivains, de commission & Charges de Villes ; & défend très-expressément de les y nommer, élire & contraindre, en quelque sorte & manière que ce soit, à l'exemple de tous les Régens, & Maîtres-ès-Arts de l'Université de Paris.

Le Roi Louis XIII, à l'exemple de son illustre Prédécesseur, a confirmé l'Erection des Ecrivains-Jurés-Experts-

---

* Un Faussaire, que la Justice fit punir en 1569, pour avoir contrefait la signature de ce Prince, donna lieu à cette Erection, sous la protection du Chancelier de l'Hôpital, qui leur obtint, l'année suivante, des Lettres-patentes, qui les qualifient de *Maîtres-Jurés-Ecrivains-Experts-Vérificateurs d'Ecritures contestées en Justice.*

Vérificateurs en Corps de Communauté par Lettres-patentes du mois d'avril 1615; ensuite le Roi Louis XIV & la Reine-Mere, Régente, par Lettres-patentes du mois d'avril 1644; & enfin Louis XV *le Bien-Aimé*, par les siennes données au mois de décembre de l'année 1727, portant homologation des Statuts, dans lesquels & par un des Articles (28) il érige ladite Communauté en Académie. Ces Lettres & Statuts furent enregistrées au Parlement le 5 septembre 1728. Ils fixent la tenue de l'Académie au jeudi de chaque semaine, où il ne se rencontre point de Fête.

Cette Académie est restée long-tems sans exécution, & ne fit sa première & plus célèbre ouverture, que le 25 février 1762, en présence des Magistrats, & d'un concours de gens de la première distinction & de Lettres.

Suivant les Réglemens de ladite Académie, elle est composée d'un Directeur & d'un Secrétaire, qu'on nomme chaque année le jour de S. Mathieu: d'un Chancelier, & d'un Garde des Archives perpétuel: de quatre Professeurs, & quatre Adjoints à Professeurs, élus chaque année à pareil jour de S. Mathieu, dont deux professent chaque semaine; le premier, l'Ecriture; le deuxième, le Calcul; le troisième, les Vérifications; & le quatrième, la Grammaire, qui sont les quatre objets que renferme l'établissement de ladite Académie.

Elle a fait frapper une médaille d'or, dont le coin lui appartient, & elle fut présentée au Roi, avec les premiers Ouvrages de l'Académie, par ses Officiers lors en Charge, qui étoient les sieurs *Poiret*, *Jon*, *Dautreppe*, & *Paillasson*, le 13 avril 1763. La Gazette de France du 15 dudit mois, énonce, tout au long, cette présentation à l'article de Versailles

Suivant les Réglemens de cette Académie, chacun des Professeurs doit recevoir une de ces médailles en argent à la fin de son Professorat, avec des Lettres-patentes, comme dans les autres Académies Royales, signées de ses Officiers en Charge, & scellées de son sceau, qui représente les armes à elle concédées par le Roi Louis XIV, suivant l'Arrêt de son Conseil du 3 décembre 1697, dont l'écusson est d'azur à une main d'argent, posée en face, tenant une plume aussi d'argent en action d'écrire, deux billettes de même en chef, & une pareille en pointe.

L'Académie Royale d'Ecriture accorde aussi des Lettres d'Amateurs aux Etrangers, & aux gens de Lettres, dont les talens, ainsi que ceux des habiles Artistes, sont analogues aux Arts qui lui sont propres.

On

On pourra voir, dans la suite, cette Académie naissante, qui se trouve aujourd'hui sous la protection immédiate de Louis XVI, plus illustrée par les savans travaux qui en pourront sortir. Le Patron est S. Jean l'Evangeliste.

ACADEMIE D'EQUITATION, se dit des hôtels, logemens & manéges des Ecuyers, où la jeune Noblesse & les jeunes gens de Familles distinguées, apprennent à monter à cheval & les autres exercices qui leur conviennent, ce que Vitruve appelle *Ephebeum*. On y fait de temps en temps des espèces de Carrousels, qui y attirent un grand concours de personnes de considération de l'un & de l'autre sexe. Ce sont des courses de Bagues & de Têtes. Les Académistes y courent la Bague avec la lance, les Têtes avec les épées, & ce qu'on appelle la *Méduse*, avec le dard ou javelot. L'émulation de ces jeunes Seigneurs, pour mériter les prix qu'on distribue aux vainqueurs, contribue à rendre ces Fêtes galantes & régulières. Les Cavaliers, montés sur des chevaux richement harnachés, saluent les Dames avant que d'entrer en lice; on leur offre des rafraîchissemens.

Newcastle dit, que l'art de monter à cheval prit naissance en Italie, & que la première Académie de cette espèce fut établie à Naples ; *Pluvinel*, suivant le témoignage de *Gui Alard*, a formé la première en France. C'est lui qui a mis le premier Louis XIII à cheval. Les deux Auteurs qui aient écrit les premiers sur cet Art, sont *Frédéric Grison* & *la Broue* ; l'un en Italien & l'autre en François, & tous deux en vrais Cavaliers & en grands Maîtres.

——————— DE MUSIQUE ; vulgairement dit l'*Opéra*. Ce Spectacle doit son origine à *Jean-Antoine Baïf*, né à Venise, qui, pendant que son pere y étoit Ambassadeur, fut le premier, parmi les François, qui tenta l'accord de la Poësie Françoise avec la Musique, mais il se trompa dans l'exécution; car à l'exemple des Grecs & des Latins, il voulut introduire des vers françois, composés de dactiles & de spondées, de ïambes, &c. ce qui est absolument contraire au génie de notre Langue. Baïf s'associa avec *Joachim-Thibaud de Courville*, & ils établirent dans la maison du premier une Académie de Musique, que le Roi Charles IX autorisa par Lettres-patentes, & dont il se déclara le Protecteur & le premier Auditeur. A Courville succéda *Jacques Mauduit*, Greffier des Requêtes, bon Poëte & excellent Musicien. Henri III les protégea autant que l'avoit fait Charles IX. Sous son règne, il ne se fit ni ballets ni mascarades, que sous leur conduite. Baïf étant mort le

Tome I. M

19 septembre 1589, cette Académie fut transférée chez Mauduit, où elle ne se soutint que foiblement. Il chercha à la ranimer par le projet qu'il fit d'une autre Académie, qu'il appelloit la Confrérie, Société & Académie de Sainte Cécile ; mais ce ne fut qu'un projet qui n'eut aucune suite.

Depuis ce tems jusqu'en 1659, on ne trouve pas qu'on ait mis aucun Poëme françois en Musique ; mais cette année-là, l'Abbé *Perrin*, Introducteur des Ambassadeurs auprès de Gaston de France, Duc d'Orléans, hazarda une Pastorale, que *Cambert*, Organiste de Saint-Honoré, & grand Musicien, mit en Musique, & qui fut d'abord représentée à Issy avec succès, & ensuite à Vincennes devant le Roi. Les applaudissemens que les Auteurs en reçurent, les portèrent à s'associer avec le Marquis *de Sourdeac*, Seigneur très-riche, & grand Machiniste. Ils obtinrent du Roi, le 28 juin 1669, des Lettres-patentes, qui leur permettoient d'établir dans la ville de Paris & autres du Royaume, des Académies de Musique, pour chanter en public des Pièces de théâtre, comme en Italie, en Allemagne, & en Angleterre, pendant l'espace de douze années. Perrin & Cambert ayant composé l'Opéra de *Pomone*, & l'ayant fait longtems répéter dans la grande salle de l'hôtel de Nevers, ils en donnèrent la première représentation au mois de mars 1671, dans un jeu de Paulme de la rue Mazarine, situé vis-à-vis la rue Guénegaud. L'intérêt jetta bientôt la division parmi les Entrepreneurs de l'Opéra ; car le Marquis de Sourdeac, sous prétexte des avances qu'il avoit faites, s'empara de la caisse de recette.

Ce procédé piqua sensiblement Perrin, & le dégoûta si fort de l'Opéra, qu'il consentit que le Roi en transférât le privilége à *Jean-Baptiste de Lulli*, Sur-intendant & Compositeur de la Musique de la Chambre de Sa Majesté. Les Lettres-patentes, qui autorisèrent cette cession, sont du mois de mars de l'an 1672, & furent regîtrées au Parlement le 27 du mois de juin suivant. Elles permirent audit Lulli, d'établir une Académie Royale de Musique à Paris, composée de tel nombre & qualité de personnes qu'il aviseroit, & que le Roi choisiroit & arrêteroit sur son rapport. Ce Privilége fut accordé à Lulli, pour en jouir sa vie durant ; & après lui, celui de ses enfans qui seroit pourvu & reçu en survivance de la Charge de Sur-intendant de la Chambre du Roi. Ces mêmes Lettres-patentes ajoûtoient que l'Académie Royale de Musique étoit érigée sur le pied des Académies d'Italie, où les Gentilshommes & Demoiselles pouvoit chanter aux Pièces & Représentations de ladite Académie Royale, sans que pour ce, ils fussent censés déroger aux titres de Noblesse, ni à leurs Priviléges, Charges, Droits & Immunités.

Lulli ayant obtenu le Priviége, ne s'accommoda point du théâtre qui étoit dans la rue Mazarine; il en établit un nouveau dans le jeu de Paulme du bel air, à un des bouts de la rue de Vaugirard, & assez près du Palais du Luxembourg. Il avoit eu auparavant la précaution de s'attacher des hommes excellens; savoir, *Quinault* pour la Poësie Lyrique, & *Vigarani* pour les machines. L'ouverture de ce nouveau Théâtre se fit le 15 novembre 1672, & l'on commença les représentations par plusieurs fragmens de Musique, que Lulli avoit composés pour le Roi, entr'autres, par les *Fêtes de l'Amour & de Bacchus*; ce qui continua jusqu'au mois de juillet 1673. La mort de *Molière*, arrivée le 17 de février de cette année, inspira au Roi le dessein de faire un changement dans les Théâtres établis à Paris. La salle du Palais Royal qui servoit depuis l'an 1661 aux représentations de la Troupe de Molière, & à celles de la Troupe Italienne, fut donnée à Lulli pour les représentations de l'Opéra, & où il les continua jusqu'à sa mort, arrivée le 7 mars 1687.

Francine, son gendre, qui étoit premier Maître d'Hôtel du Roi, succéda au Priviége de Lulli, & en jouit personnellement jusqu'en 1712, qu'ayant endetté considérablement l'Académie, les créanciers se syndiquèrent, & nommèrent le sieur *Guynet*, Payeur des Rentes, l'un d'eux, pour régir & administrer le théâtre de l'Opéra, en recevoir les produits & faire les dépenses convenables à son entretien. Celui-ci ne fut pas plus heureux que ne l'avoit été Francine, sous le nom duquel il régissoit; car en 1724, ce Spectacle se trouva endetté de près de trois cents mille livres. Le Roi alors prit le parti de le faire régir au nom de Sa Majesté, qui nomma le sieur *Destouches* pour Directeur, & la Dame *Berthelin* pour Caissière. Cette Régie dura jusqu'au premier juin 1730, que Sa Majesté, par Arrêt de son Conseil, en accorda le Priviége pour 30 années au sieur *Maximilien-Claude Gruer*, à condition d'en acquitter toutes les dettes.

Gruer ne jouit pas long-tems de ce Privilège, il en fut dépossédé au mois d'août 1731, pour quelques indécences qu'il avoit souffertes au Magasin, rue Saint-Nicaise, après un dîner qu'il y avoit donné à trois Actrices & à quelques Musiciens. Le sieur *le Comte*, sous-Fermier des Aydes de la Généralité de Paris, fut subrogé au Priviége du sieur Gruer pour le tems qui restoit à en expirer, par Arrêt du Conseil du 18 août 1731; mais quelque difficulté que fit le sieur *la*

M ij

Comte, d'accorder une double gratification à la Demoiselle Mariette, l'une des Danseuses de l'Opéra, à qui M. le Prince de Carignan vouloit du bien; & enfin, d'autres raisons déterminèrent le sieur le Comte à demander sa retraite au Ministre, ayant le département de la Maison du Roi, qui lui fut accordée, le premier avril 1733.

Le Roi, par Arrêt rendu en son Conseil, accorda au sieur *Louis-Armand-Eugène de Thuret*, ancien Capitaine au Régiment de Picardie, le Privilège de l'Académie Royale de Musique, pour le tems qui restoit à expirer des trente années portées en celui du premier juin 1730. Le sieur de Thuret a joui de ce Privilège jusques à Pâques de l'année 1744, qu'il supplia le Roi de vouloir bien, eu égard à son grand âge & à ses infirmités, le décharger de l'administration de son Académie Royale de Musique; à quoi Sa Majesté ayant égard, transporta le Privilège en faveur de *François Berger*, ancien Receveur général des Finances, pour le tems qui restoit à en expirer, & accorda au sieur de Thuret une pension viagère de 10000 liv. sur les produits du spectacle de l'Opéra. Le sieur Berger ne jouit de ce Privilège, que l'espace de trois ans & demi, pendant lesquels il endetta l'Opéra de 450 mille liv. Il mourut le 3 novembre 1747.

Le Roi fatigué des différentes révolutions survenues pour raison de ce Privilège, & pour remédier au désordre qu'avoit causé la gestion & administration du feu sieur Berger, Sa Majesté chargea les sieurs *Rebel & Francœur*, Sur-intendans de la Musique de la Chambre de Sa Majesté, & tous deux Inspecteurs de l'Académie Royale de Musique, de la Régie de cette Académie, par Arrêt rendu en son Conseil le 3 novembre 1747. Cette Régie dura jusqu'au 4 mai de l'année suivante, que Sa Majesté jugea à propos d'en accorder le Privilège au sieur *de Tresfontaine*, aux conditions d'acquitter les dettes, dont cette Académie se trouvoit alors chargée, & qui étoient celles que le sieur Berger avoit contractées. Le sieur de Tresfontaine, dont les affaires n'étoient rien moins qu'en bon état, ne put effectuer les engagemens qu'il avoit pris par rapport aux dettes de l'Opéra.

Sa Majesté, pour prévenir & empêcher la chûte totale d'un Spectacle, qui fait aujourd'hui un des plus beaux ornemens de la ville de Paris, cassa & annulla tous les Privilèges qui avoient ci-devant été accordés pour raison de son Académie Royale de Musique; & par Arrêt rendu en son Conseil d'Etat le 26 d'août 1749, Sa Majesté en chargea à perpétuité les Officiers qui composent le Corps de la ville de Paris, à la charge par ces Officiers d'en rendre compte au Secrétaire d'Etat, ayant le Département de la Maison de S. M.

En conséquence de cet Arrêt, le Bureau de la Ville prit le même jour possession, tant de la Salle de l'Opéra, que de la Maison servant de magasin rue Saint-Nicaise, des machines, habits, décorations & autres effets dépendans de ladite Académie Royale de Musique, & la régit par lui-même, M. *de Bernage*, pour lors Prévôt des Marchands, à la tête. Cette administration a duré jusques à Pâques 1757, que des affaires, du moins aussi essentielles que celles de la Régie de l'Opéra, obligèrent ce Bureau à l'affermer pour l'espace de trente années consécutives, aux sieurs *Rebel* & *Francœur*, qui en étoient Inspecteurs, moyennant les prix & sommes de dix mille livres par an pendant les dix premières années, de 20 mille liv. les dix suivantes, & enfin de 30 mille liv. pour chacune desdites dernières années. Les sieurs *Rebel* & *Francœur* ont géré, pendant les dix premières années, à la satisfaction du Public; après l'expiration desquelles, ils ont demandé la résiliation de leur Traité, que le Bureau de la Ville leur a accordée, & a en même-tems fait un autre Traité avec les sieurs *Trial* & *le Breton*, qui n'a été effectué qu'en partie. Ce Bureau en a encore fait un autre avec les mêmes sieurs *Trial* & *le Breton*, auxquels les sieurs *Joliveau* & *d'Auvergne* ont été joints; mais ces deux Traités n'ont pas été de longue durée. Enfin le Corps de Ville de Paris ayant pris le parti de régir & administrer de nouveau par lui-même l'Académie Royale de Musique, il a nommé pour Directeurs les mêmes sieurs *Trial* (celui-ci est depuis décédé) *le Breton*, *Joliveau* & *d'Auvergne*, sous l'administration générale du sieur *Rebel*, à l'effet de conduire ce Spectacle. Voilà jusqu'à présent (1775) la situation de cette Académie.

Le 6 avril 1763, sur les onze heures & midi, le feu prit à la Salle de l'Opéra, & se communiqua avec une violence extrême à la partie du bâtiment qui tenoit au Palais Royal. L'incendie fit en peu de temps les plus terribles progrès, & la Salle fut presque consumée avant même qu'il eût été possible d'apporter aucun secours. Bientôt l'aîle de la première cour fut embrasée. Le premier soin a été d'enlever les Archives, & de mettre en sûreté la collection précieuse des tableaux du Palais Royal. Les cours & les jardins étoient remplis de meubles & d'effets appartenans, tant à M. le Duc d'Orléans, qu'à des personnes qui lui sont attachées. Le comble du grand escalier s'est écroulé en une heure & demi. Cet incendie a occasionné l'interruption du Spectacle de l'Opéra jusqu'au 24 de janvier 1764, que l'Académie Royale de Musique a donné, avec l'agrément du Roi, dans la nouvelle Salle du Palais des Thuilleries (vulgairement appellée la Salle des Machines), la première répréfentation de l'Opéra de *Castor & Pollux*, dont les cinq premières ont produit vingt mille huit cent livres. Pendant le tems de cette interruption, il a été suppléé à ce Spectacle par des Concerts qui ont été donnés trois fois la femaine au Château des Thuilleries.

La nouvelle Salle de l'Opéra, dont on a fait l'ouverture le 26 janvier 1770, est construite aux frais de la Ville, fur le terrein fourni par S. A. S. Mgr. le Duc d'Orléans. Ce Prince ayant considéré que la décoration de cet édifice devoit correspondre à celle de son Palais, a choifi pour en faire l'extérieur & la première cour, le fieur *Moreau*, de l'Académie d'Architecture, & Maître général des bâtimens de la Ville. C'eft à cet Artifte, connu par plusieurs succès, que nous devons le Monument, dont nous allons rendre compte.

Le premier ordre eft Tofcan; il règne dans toute l'étendue de la face du Palais, & forme terrasse au-devant de la Cour, dans laquelle on entre par trois portes, également commodes & remplies par des menuiseries, enrichies de bronzes & d'ornemens bien travaillés. Le fecond ordre eft ionique, & les deux aîles présentent deux avant corps furmontés d'un fronton, dont les tympans font remplis par des écussons foutenus de figures de la main de M. *Pajou*. L'avant corps du fond de la cour eft couronné d'une attique, dont le fronton circulaire, renferme le blason de la Maison d'Orléans, foutenu par deux figures aîlées, de la main du même Sculpteur. Cet édifice, d'un effet très-noble, en produira plus encore lorfque la place qui se trouve au-devant, étant agrandie, le découvrira tout entier; le Palais, qui occupera le milieu s'accordera mieux avec les facades qui feront uniformes, & la fontaine qui décorera le milieu de la place, ne pourra manquer de contribuer à la magnificence de cet enfemble.

La face de l'Opéra, parallèle à la rue, eft fimple, & laiffe dominer le Palais: mais elle eft recommandable par la difpofition, la fymmétrie, & fur-tout par les ornémens qui s'y trouvent exécutés par M. *Vaffé*, Sculpteur du Roi. L'entrée de la falle du Spectacle eft annoncée par une galerie extérieure & publique, qui enveloppe tout le pourtour de la falle & fournit une quantité d'issues très-commodes. On peut y entrer par fept portiques égaux. Trois portes, qui fe préfentent en face, conduifent à un vestibule intérieur, décoré de colonnes doriques, de manière grecque, canelées dans leur fût, couronnées d'un entablement architravé, dont les moulures font profilées avec correction, & taillées d'ornemens agréables. Une voûte s'élève au-dessus, formant des lunettes; les arcs doubleaux sont aussi enrichis d'ornemens correspondans à ceux des colonnes & de la corniche : les extrêmités du vestibule se terminent en cul de four, dont le fond est ouvert par une grande arcade, à laquelle la corniche de l'ordre sert d'imposte. Ces arcades conduisent à deux grands escaliers qui se présentent pour communiquer aux loges, & deux autres conduisent au Parterre, d'où l'on découvre la belle forme de la Salle.

L'ouverture de la scène est large de 36 pieds, & haute de 32. Cette disposition avantageuse rapproche d'autant plus le fond de la Salle de l'avant-scène, & met plus d'égalité dans les différentes situations de chaque Spectateur ; la forme de son plan est arrondie, & fournit au plafond un bel ovale, rempli par un tableau allégorique, dont on parlera à la fin de cet article, pour ne pas détourner les yeux du lecteur de l'objet qu'on lui présente.

L'avant-scène est décorée de quatre colonnes d'une composition riche & élégante, dont les canelures sont à jour, en sorte que cette partie, pour l'ordinaire consacrée seulement à la décoration, fournit des places des plus commodes & des plus recherchées. Leur fût est divisé par tambours à la hauteur de l'appui des loges, qui sont pratiquées dans leurs intervalles, ce qui nuit peut-être à l'élégance de l'ordre corinthien ; mais, d'un autre côté, accorde mieux ces mêmes loges que l'Architecte n'eût point employées sans doute, moins encore celles qui sont pratiquées dans leurs socles, s'il n'eût été forcé de concilier les raisons d'intérêt avec les moyens d'embellissemens. L'entablement règne au-dessus de l'avant-scène, & son milieu est interrompu par un grouppe de Renommées, soutenant un globe parsemé de fleurs de lys; des enfans forment une chaîne avec des guirlandes. Cette composition charmante, qui est due à M. *Vassé*, accompagne magnifiquement le plafond, & réunit tous les suffrages sur cette partie de la décoration.

Les quatre rangs de loges qui sont pratiquées, ne paroissent point former une trop grande hauteur, & cette disposition rend la Salle susceptible de contenir 2500 Spectateurs, presque tous également bien placés : ces loges, construites en fer & en bois, avec un artifice ingénieux, sont très-solides, malgré la légereté qu'elles semblent présenter à l'œil; les ornemens en sont simples, mais dessinés avec précision, & distribués avec jugement. Les poteaux, qui divisent ordinairement les loges, sont supprimés dans cette Salle ; & au lieu de paroître autant de petites cases séparées, elles forment un seul balcon à chaque rang, ce qui donne beaucoup d'élégance à l'ensemble.

L'entablement de l'avant-scène règne au pourtour de la Salle; ses ornemens sculptés & dorés forment un encadrement très-riche au plafond, qui se trouve d'autant plus étendu, que cet entablement est porté sur la cloison du fond des loges. On a peint dans la voussure, pour en élever & en augmenter l'effet, un ordre en arcades & portiques, qui procure l'illusion la plus complette, & la plus capable de tromper l'œil le plus exercé.

Il est un nombre d'Amateurs habituels de chaque théâtre, qui sont moins souvent amenés par la curiosité du Spectacle, que par le plaisir de se rassembler dans un cercle agréable, auquel insensiblement on se trouve réuni, sans y être lié par aucun de ces devoirs contraints, de ces égards gênans qui font un martyre de la société; ceux-ci auront tout lieu d'être satisfaits de la commodité du foyer de la nouvelle Salle. C'est une belle galerie de 60 pieds de longueur, éclairée par cinq grandes croisées, qui ont vue sur la rue Saint-Honoré, acompagnées d'un balcon de fer, enrichi de bronzes, de près de cent pieds de long, d'un dessin très-élégant, & d'une exécution parfaite de la main du sieur *Deumier*. Ce foyer, revêtu de menuiserie dans tout son pourtour, avec une cheminée de marbre à chaque bout, est orné d'une belle corniche, de glaces, de sculptures, & de trois bustes en marbre représentans *Quinault, Lulli* & *Rameau*. Ces têtes, traitées avec autant de noblesse que d'expression, sont dues au cizeau de M. *Caffieri*, Sculpteur du Roi. Quatre autres niches attendent les Portraits des Grands Hommes, dont les succès auront enrichi le théâtre.

Les commodités publiques n'ont point été oubliées. Les issues pour les sorties sont multipliées dans tout le pourtour de la galerie extérieure, en sorte que la facilité de déboucher par tel endroit qu'on veut, pour se rendre à ses voitures, supplée à la liberté de la circulation qui manque souvent dans un quartier aussi fréquenté, que l'est celui du Palais Royal. La sûreté est encore une des choses à laquelle on a apporté l'attention la plus scrupuleuse. Trois réservoirs, qui contiennent ensemble environ 200 muids d'eau, sont disposés dans les endroits où ils seroient les plus utiles, en cas d'incendie. Les loges des Acteurs sont toutes voûtées en briques, & plusieurs des escaliers sont en pierre.

M. Moreau a bien senti que le plaisir que l'on va chercher dans un Spectacle, ne peut être goûté qu'autant qu'il est exempt d'inquiétude & de gêne. Tranquillité & commodité sont les deux points essentiels auxquels cet habile Architecte s'est sur-tout attaché, & dans lesquels il a réussi au gré de tout le monde ; les suffrages qu'il a réunis sont mérités, & sans doute il eût encore obtenu de plus grands éloges, si mille petits intérêts qu'il a fallu concilier, mille petites bien-séances auxquelles il a dû se soumettre, n'eussent mis des entraves aux vrais talens, dont cet Artiste distingué a donné des preuves certaines.

On ne doit point, par exemple, lui imputer la contrainte où le Machiniste se trouve, de présenter aux yeux du Spectateur les formes qu'il prépare pour les changemens, ce qui détruit tout l'effet de la surprise, & nuit également à la décoration qui occupe la scène, & à celle qui va la remplacer. C'est encore avec moins de fondement, que l'on hazarde le reproche de surdité. Les oreilles qui ne sont point exercées à la Musique, n'ont pû s'appercevoir qu'on avoit été contraint de baisser considérablement le ton, pour éviter de faire paroître trop criardes les parties de Hautes-contres & de Dessus, qui montent très-haut; par exemple, dans l'Opéra de *Castor & Pollux*, ce qui nécessairement nuit à l'effet des basses. La construction d'une Salle, dans laquelle on n'a employé que des bois légers, que des formes rondes, sans ressauts, & avec le moins d'angles qu'il a été possible, la rendra aussi sonore qu'elle peut l'être, lorsque les bois, les plâtres & les peintures auront acquis le dégré de sécheresse convenable pour répercuter les sons; effet nécessaire, mais qu'on ne peut attendre que du tems. On désireroit pouvoir se flatter de semblables espérances sur le plafond, de l'idée & du goût de M. *du Rameau**; mais les tons jaunes & grisâtres, qui dominent par-tout, ne lui donneront pas vraisemblablement, par la suite, cette couleur céleste & aërienne qu'on y auroit desirée.

Quelques figures, d'ailleurs, sont pésantes & d'un dessin lourd; telles que la Therpsicore sur-tout, dont le racourci est pénible à l'œil, & dont les formes sont aussi prononcées que celles du Gladiateur ou de l'Hercule Farnèse; ce qui contribue encore à la faire paroître si forte, c'est la figure svelte & légère du petit Génie, qui semble être presque sur le même

---

* M. du Rameau auroit voulu que l'on eût représenté Appollon au milieu des Muses, sur un fond céleste.

plan en général ; ces défauts se font peu sentir, & c'est surtout le manque de dégradation qui nuit à l'effet de ce tableau, dans lequel il y a d'ailleurs beaucoup de choses estimables. Le sujet en est simple & convenable, il offre les Muses & les Talens rassemblés par le Génie des Arts, qui précéde le char d'Apollon, qu'il annonce, & qui paroît arrivant sur son char. Peut-être ce Dieu méritoit-il d'être employé d'une manière plus capitale & moins subordonnée. Le Peintre auroit-il voulu indiquer que les Lettres & les Talens sont à leur narore ? Quant à la Musique, cela pourroit être ; mais pour les autres Arts, il lui eût été plus facile de prouver qu'ils sont à leur déclin.

L'Episode de l'ignorance & de l'envie n'est pas beaucoup plus heureux, ces deux figures colossales ne procurant point l'effet que l'Artiste s'en étoit promis. Sans faire fuir son plafond, elles paroissent seulement prêtes à tomber dans le parterre. Ce n'est pas que ce grand ouvrage n'ait beaucoup de mérite dans différentes parties. Les grouppes sont bien agencés, & l'on retrouve dans la composition cet enchaînement ingénieux qui a toujours caractérisé ceux de M. *Boucher*.

On ne prétend point donner ce sentiment comme une décision contraire à M. *du Rameau*, dont on estime beaucoup les talens. On a seulement pensé que ces observations lui auroient d'autant moins fait de peine, que personne n'est plus que lui en état de prendre sa revanche, quand il se seroit trompé dans quelques-unes de ses productions. On ne peut qu'applaudir à celles des sieurs *Machy*, *Guillet* & *de Leuze*, qui ont exécuté les décorations nouvelles d'après les dessins du sieur *Moreau*. Le Palais souterrain mérite d'être distingué par la manière dont il a été traité par le premier de ces articles.

Feu M. l'Abbé *le Gendre*, Chanoine de Notre-Dame, avoit fondé un Prix de Musique ; mais on a cru devoir consacrer cette fondation à des objets d'émulation plus utiles à la Société : on en a formé les Prix de l'Université, qui s'adjugent tous les ans en présence du Parlement.

ACADEMIE (l') DE PEINTURE ET SCULPTURE. Cette Académie est si fameuse dans tous les lieux du monde, où les beaux Arts sont connus, qu'elle mérite bien qu'on fasse ici l'Histoire abrégée de son établissement. Ce que l'on en va dire, est d'autant plus sûr, qu'on le tient de feu *Tetelin*, le cadet, qui en fut le Secrétaire dès sa fondation.

Elle ne doit point son établissement, comme le dit *Sauval*, à sept ou huit jeunes gens, qui cherchoient à se perfectionner dans le Dessin, & à dessiner d'après le naturel, mais plutôt à l'opprobre que les Maîtres Peintres & Sculpteurs de Paris jettoient sur l'Art de Peinture & de Sculpture, & aux persécutions qu'ils exerçoient contre les Peintres & Sculpteurs du Roi & de la Reine.

Ils voulurent assujettir la Peinture & la Sculpture à des loix méchaniques & serviles. Ils eurent même l'insolence de vouloir donner des bornes à l'autorité du Roi. Le 4 de février 1646, ils présentèrent une Requête au Parlement, par laquelle ils demandèrent qu'il fut ordonné que le nombre des Peintres de la Maison du Roi, seroit réduit à quatre ou six tout au plus, & à pareil nombre pour la Reine; auxquels seuls il seroit permis, lorsqu'ils ne seroient point employés par le Roi, de travailler en chambre pour les Maîtres; que défenses leurs fussent faites d'entreprendre aucun ouvrage desdits Arts, soit pour les Eglises ou pour les Particuliers, à peine de confiscation desdits ouvrages, & de 500 liv. d'amende; qu'ils ne pourroient, sous les mêmes peines, tenir boutique ouverte, ni exposer en vente aucuns tableaux, ni autres ouvrages; que pour obvier aux abus qui se pourroient commettre sous la qualité de Peintres & de Sculpteurs du Roi, il n'y en auroit que quatre ou six sur l'état de la Maison de Sa Majesté, vérifié & registré en la Cour des Aydes; & qu'en cas qu'il s'en trouvât un plus grand nombre, il seroit permis aux Jurés de saisir, de leur autorité, les tableaux & autres ouvrages, pour être confisqués au profit de ladite Communauté, & que ceux sur lesquels ils seroient saisis, fussent condamnés à 300 liv. d'amende; qu'il fut en outre permis auxdits Jurés de faire la visite, conformément aux Statuts, pour ensuite faire leur rapport par-devant le Prévôt de Paris, en la manière accoutumée; qu'à l'égard de la Reine, le décès d'icelle Dame arrivant, ses Peintres & Sculpteurs ne pourroient plus exercer leur Profession, s'ils n'étoient Maîtres de la Communauté & Maîtrise de la ville de Paris; offrant, lesdits Jurés, de faire les ouvrages qui seroient nécessaires pour la Maison du Roi & celle de la Reine, toutes & quantes fois il plairoit à Leurs Majestés de le leur commander. On rapporte ici cette Requête, parce qu'elle n'est dans aucun Livre imprimé, & parce qu'elle fait connoître jusqu'à quel excès les Jurés se laissoient emporter contre la liberté & la noblesse des Arts de Peinture & de Sculpture.

Persistans toujours dans leur acharnement, ils continuèrent leurs procédures en la même Cour; & elles furent si nombreuses, qu'on ne peut lire sans étonnement le dénombrement qui en est fait dans le vu de l'Arrêt rendu au mois d'août de l'an 1647, qui ordonna qu'avant de faire droit, tous ceux qui prenoient la qualité de Peintres & de Sculpteurs du Roi & de la Reine, seroient appellés en ladite Cour, pour prendre communication des piéces dudit Procès, y déduire leurs raisons ; pour ce fait, rapporté & communiqué au Procureur général, être ordonné ce qu'il appartiendroit, les dépens réservés. Cet Arrêt fut signifié à tous les Privilégiés, sans en excepter même ceux qui, en qualité de Domestiques & de Commensaux, étoient logés dans le Louvre. *Le Brun* fut le seul qu'ils exceptèrent, parce qu'ils appréhendèrent de l'irriter, & qu'ils redoutoient l'accès qu'il avoit auprès des Puissances, & particulièrement auprès du Chancelier Seguier.

Les chicanes des Jurés de la Maîtrise indisposèrent tout le monde contr'eux & leur Communauté. *Le Brun* même fut moins sensible aux égards qu'ils avoient eûs pour lui, que jaloux de l'honneur & de la liberté de sa Profession. Les Privilégiés ne tinrent aucun compte de la signification qu'on leur avoit faite de l'Arrêt obtenu contre eux ; au lieu d'y répondre, ils conçurent le dessein d'obtenir l'établissement d'une Ecole ou Académie Royale de Peinture & de Sculpture. Ce qu'il y eut de singulier, c'est que cette idée vint aux Peintres & aux Sculpteurs du Roi, sans qu'ils se la fussent communiquée. Le Brun fit un projet de cet établissement, qu'il discuta avec Tetelin, l'aîné, dans plusieurs conversations. D'un autre côté, *Sarrazin*, *Corneille*, *Charmois*, & *Juste d'Egmont*, s'assembloient souvent au logis de ce dernier sur le même sujet. Comme c'est Charmois, qui a jetté les premiers fondemens de cette Académie, il mérite tenir dans cette Histoire un rang distingué, & qu'on le fasse particulièrement connoître.

Martin de Charmois, sieur de *Lauré*, étoit Secrétaire du Maréchal de Schomberg ; & quoiqu'il ne fut ni Peintre ni Sculpteur de profession, il avoit acquis, pendant que son Maître étoit Ambassadeur à Rome, une théorie très-particulière de la Peinture & de la Sculpture, & même assez de pratique pour s'y exercer avec facilité, & pour mériter l'approbation & l'estime des connoisseurs.

Le goût & le zèle qu'il avoit pour ces beaux Arts, l'excitèrent à se joindre aux Peintres & aux Sculpteurs du Roi, & à employer son esprit & son crédit pour retirer la Peinture & la Sculpture de l'état languissant où elles étoient parmi les Métiers. Il dressa une Requête, pour être présentée au Roi & à son Conseil, par laquelle les Peintres & les Sculpteurs de Sa Majesté la supplioient de les délivrer de la persécution d'une Maîtrise, qui étoit incompatible avec les Arts qu'ils professoient, & en arrêtoit absolument le progrès, & de vouloir bien leur permettre d'établir une Ecole, ou Académie Royale, où ces hommes habiles s'exerceroient en des Etudes publiques, & montreroient à la jeunesse à dessiner d'après le naturel; c'est-à-dire, d'après un homme nud, qu'on pose en certaines attitudes, & que l'on a toujours depuis nommé *Modèle & Académie*. Cette Requête étant dressée, Charmois la lut aux Peintres & aux Sculpteurs du Roi, qui l'approuvèrent avec de grands éloges, & elle fut signée par *le Brun*, *Sarrazin*, *Perrier*, *Bourdon*, *de la Hire*, *Corneille*, *Juste d'Egmont*, *Vanobstat*, *Hanse*, *du Guernier*, & de plusieurs autres, dont on ne rapportera pas ici les noms, à cause de la réforme qu'on fut obligé de faire ensuite dans l'Académie. Charmois, encouragé par les applaudissemens & par la reconnoissance de ces illustres Artistes, travailla sans relâche à faire réussir son entreprise, & à y faire entrer toutes les personnes distinguées parmi les Peintres & les Sculpteurs. Ce fut alors qu'*Errard*, *Van-mol*, *Guillin* & *le Sueur* se joignirent à ceux qui avoient les premiers signé la Requête. Le Brun, qui étoit singulièrement aimé du Chancelier Seguier, communiqua ce dessein à ce grand Magistrat, qui l'approuva, & le protégea de tout son crédit. La Requête ayant été présentée au Roi, elle fut lue par Charmois en plein Conseil le 20 janvier 1648, en présence du Roi, de la Reine sa mere, Régente du Royaume, du Duc d'Orléans, du Prince de Condé, &c. La Reine fut si indignée de l'insolence des Maîtres Peintres & Sculpteurs, qui osoient entreprendre de donner des bornes à son autorité, que peu s'en fallut qu'elle n'ordonnât la suppression de la Maîtrise. Le Conseil rendit sur le champ un Arrêt conforme à la Requête, & M. de la Vrillière, Secrétaire d'Etat, en fit faire & délivrer l'expédition très-promptement & très-obligeamment, témoignant dans cette occasion, & dans toutes celles qui se présentèrent par la suite, l'estime qu'il avoit pour la plûpart des Membres de cette Compagnie.

Ces nouveaux Académiciens tinrent donc leurs premières Séances, tantôt dans l'appartement de Charmois, tantôt dans celui de Beaubrun. Leur premier soin fut de faire des Statuts qui assurassent la stabilité & l'utilité de l'Académie. Charmois en dressa un projet en treize articles, qui ayant été examinés & approuvés par la Compagnie, furent présentés au Chancelier Seguier par le Brun. Ce grand Magistrat, toujours supérieur au nombre & à l'importance des plus grandes affaires, eut la bonté de lire ces Statuts, de les examiner, & de les apoſtiller de ſa main; & après qu'ils eûrent été mis au net, il les autoriſa par des Lettres-patentes, les ſcella, les fit homologuer au Conſeil, & délivrer à l'Académie *gratis*.

Tandis que ce ſuccès jettoit la confuſion & le déſeſpoir dans la Communauté des Peintres, la nouvelle Académie donnoit tous ſes ſoins à régler ce qui regardoit ſes exercices publics & ſes fonctions particulières.

Comme par les Statuts il devoit y avoir douze perſonnes, qui, ſous le nom d'*Anciens*, ſeroient tenus de poſer le modèle chacun pendant un mois, & prendre ſoin des affaires de la Communauté pendant le cours de l'année; & qu'il devoit y avoir auſſi deux Huiſſiers qui, ſous le nom de *Syndics*, devoient pourvoir à l'entretien des lieux, à la convocation des Aſſemblées, & autres choſes ſemblables: l'on s'aſſembla chez Beaubrun au commencement du mois de février 1648, & l'on y nomma pour Anciens, *Charles le Brun*, *Charles Errard*, *Sebaſtien Bourdon*, *Laurent de la Hire*, *Jacques Sarrazin*, *Michel Corneille*, *François Perrier*, *Louis Beaubrun*, *Euſtache le Sueur*, *Juſte d'Egmont*, Peintres; *Gerard Vanobſtat*, & *Simon Guillin*, Sculpteurs.

Pour prévenir les difficultés qui pouvoient naître ſur le cérémonial, l'on convint de tirer au ſort le département des mois & de l'ordre des rangs. Pour Huiſſiers ou Syndics l'on nomma l'*Evêque* & *Bellocq*. Le Brun, qui entra le premier en exercice, fut chargé de diſpoſer les choſes néceſſaires, tant pour les fonctions publiques, que pour les particulières. Il pourvut l'Ecole de tables, de bancs & de lampes; & pour ſceller les Proviſions & les Actes de la Compagnie, il fit faire deux regiſtres, l'un pour ſervir de journal, & l'autre beaucoup plus grand, pour tranſcrire les délibérations les plus importantes. Pour fournir à cette dépenſe, chaque Ancien donna une piſtole, & chaque Académicien en donna deux, ce qui fut dit être pour les Lettres de proviſion, & s'eſt toujours continué depuis.

Charmois, nommé par les Statuts Chef de l'Académie, avoit un empreſſement extrême de la mettre en poſſeſſion des Priviléges qu'il lui avoit obtenus: il emprunta d'un de ſes amis un appartement dans ſa maiſon, qui étoit ſituée auprès de Saint-Euſtache. Ce fut là que l'Académie fit l'ouverture de ſes exercices, & que pluſieurs Peintres & Sculpteurs de mérite, tant des Privilégiés que des Maîtres, vinrent demander à être reçus, & prêterent ſerment entre les mains du Chef, & en présence de la Compagnie.

L'Académie, qui dans son berceau avoit jugé à propos de s'associer tous ceux qui s'étoient présentés, résolut de retrancher de son Corps plusieurs Sujets d'un mérite médiocre, qui s'y étoient introduits à la faveur du grand nombre. Pour cet effet, elle ordonna un examen général des ouvrages de tous les Membres qui la composoient. Les habiles obéirent de la meilleure grace du monde ; mais ceux qui ne se sentoient pas assez forts pour soutenir l'épreuve, se retirèrent d'eux-mêmes, quoiqu'ils eussent signé la Requête & assisté aux premières Assemblées.

L'Ami de Charmois témoignoit beaucoup de joie d'avoir l'Académie dans sa maison ; cependant cette Compagnie ne jugea pas à propos d'y faire un long séjour ; & dans le cours du mois de février 1648, elle loua un grand appartement en une maison nommée l'*Hôtel de Clisson*, située dans la rue des Deux Boules. Ce fut en ce lieu, & le 7 du mois de mars suivant, que l'Académie procéda à l'examen des ouvrages de ses Associés, & qu'elle délivra des Lettres de provision à ceux qu'elle en crut dignes.

La réforme faite, l'Académie ne se trouva plus composée que de 25 personnes, 12 Anciens, 11 Académiciens & 2 Syndics. Les Académiciens étoient tous Peintres, & c'étoient *Louis du Guernier*, *Van-mol*, *Ferdinand*, le pere, *Louis Boullongne*, *Montpercher*, *Louis Vander Bruge*, surnommé *Hanse*, *Louis Tetelin*, *Gerard Gosin*, *Thomas Pinager*, *Bernard*, *de Séve*, l'aîné.

Dès-lors, les Anciens commencèrent à s'appliquer assidûment à l'exercice du Modèle, & à donner aux Etudians des leçons & des exemples, qui, en affermissant ce nouvel établissement, fissent connoître au Public l'utilité qu'il en recevroit. Le Brun exposa dans l'Académie, les tableaux qu'il avoit faits à Rome, d'après Raphaël, & donna aux Etudians la liberté de dessiner pendant toute la journée, suivant l'ordre de l'Académie.

Les Jurés, un peu revenus de la consternation dans laquelle l'établissement de l'Académie les avoit jettés, voulurent encore la traverser, malgré le crédit des Puissances qui l'avoient prise sous leur protection. Le 19 mars de cette année, ils saisirent quelques tableaux, appartenans à un des Académiciens ; ce qui donna lieu à l'Académie d'en porter plainte au Chancelier Séguier, qui aussi-tôt fit rendre un Arrêt du Conseil, portant main-levée de ladite saisie, & en faisant défenses à tous Sujets du Roi, d'inquiéter l'Académie, évoqua au Conseil de Sa Majesté toutes les contestations & tous les différends qui pouvoient la regarder. Ce grand Magistrat, qui n'étoit pas moins le Protecteur des Beaux-Arts, que celui de la Justice, n'oublioit rien de tout ce qui pouvoit marquer l'intérêt qu'il prenoit à la conservation de l'Académie, & fit dire au Lieutenant Civil qu'elle étoit son ouvrage, & qu'il vouloit la protéger. Il fit de plus expédier en 1649 des Lettres adressées au Parlement de Paris, pour qu'il enregistrât les Lettres-patentes qui autorisoient l'établissement de l'Académie. Les Académiciens firent quelques démarches en conséquence; mais ayant appris que les Jurés y avoient formé opposition, ils jugèrent plus à propos de continuer paisiblement leurs exercices publics, que de s'engager dans la poursuite d'un procès.

Non-seulement, l'*Ancien*, qui étoit de mois, ne manquoit point de faire tous les jours ses fonctions à l'Académie; mais les autres Anciens & les Académiciens même s'y rendoient aussi avec autant de régularité, que si les leçons de chaque jour avoient roulé sur eux. Charmois même s'y trouvoit régulièrement, & y dessinoit avec une assiduité incroyable. Cette ardeur & cette émulation donnoient à l'Académie un éclat qui y attiroit tous les jours une foule de curieux & d'Amateurs, pour y voir les plus habiles Peintres & Sculpteurs de Paris, y dessiner avec les Etudians, & les instruire par leurs exemples & leurs conseils. On y entendoit discourir sur la Nature & sur ses effets. Chaque Académicien y rapportoit comme dans un centre, ses observations & ses remarques. Les Antiques, les Modernes, tout y passoit en revue. On en relevoit les beautés par gradation & par nuances; & la critique la plus saine trouvoit sa place, lorsqu'elle paroissoit nécessaire à l'instruction. En un mot, ces conférences aussi agréables qu'utiles, ne rouloient que sur ce qui pouvoit rendre les jeunes gens habiles en Peinture & en Sculpture. Tous ces entretiens se faisoient pendant que le Modèle se reposoit, & que l'on corrigeoit les dessins des Etudians; car, pendant que le Modèle étoit en attitude, chacun dessinoit avec une application extraordinaire, & gardoit pour lors un profond silence.

Comme on ne pensoit qu'aux moyens de perfectionner la Peinture & la Sculpture, on résolut d'entretenir un second Modèle, afin qu'ils pussent quelquefois faire grouppe ensemble. L'on résolut aussi en même-tems d'établir dans l'Académie des leçons de Géométrie, de Perspective & d'Anatomie. *Chauveau* s'offrit pour enseigner la Géométrie, ce qu'il fit

pendant

pendant quelque tems avec beaucoup de succès. *Quatroulx*, Chirurgien de réputation, se présenta pour faire gratuitement des leçons d'Anatomie, & les commença par l'Ostéologie, en démontrant sur un squelette d'homme qu'il apporta, & dont l'Académie s'accommoda avec lui, lorsqu'il discontinua ses leçons.

Ces occupations sérieuses n'empêchoient point les Académiciens de penser à décorer les lieux de leurs exercices, & de marquer leur reconnoissance envers les Personnes Royales qui les avoient honorés de leur protection. *Beaubrun* donna le portrait de la Reine; *Tetelin*, le cadet, celui du Roi, qu'il copia d'après l'original de Beaubrun, qui avoit peint ce Prince à l'âge de dix ans; *Juste d'Egmont* donna celui de M. le Duc d'Orléans; *le Brun* fit présent d'une Vénus & d'un Bacchus, figures moulées sur l'antique. Il donna aussi plusieurs membres d'une Anatomie d'homme écorché, moulés sur un des plus beaux modéles en nature qu'on ait jamais vus. *Abraham Bosse*, excellent Graveur à l'eau-forte, & qui avoit appris la Perspective sous Desargues, fit proposer à l'Académie par la Hire son ami, que si elle l'avoit pour agréable, il donneroit gratuitement des leçons de Perspective aux Etudians. La Compagnie accepta ses offres, & députa la Hire & quelques-uns de ses Officiers, pour l'en prier. Dès le 9 du mois de mai 1649, il commença ses leçons, dont l'Académie fut très-satisfaite, & lui-même y prit tant de plaisir, qu'environ un an après, il publia un petit Traité, dédié à l'Académie, & intitulé: *Sentimens sur la Distinction des diverses Matières de Peintures, Desseins & Gravures, & des Originaux d'avec leurs Copies, ensemble du choix des Sujets & des chemins pour arriver promptement & facilement à bien portraire.*

Quoiqu'il fut porté par les Statuts que toutes les délibérations de la Compagnie seroient enregistrées par l'Ancien qui seroit de mois, cela ne s'observoit pas néanmoins régulièrement, tant à cause que Charmois, qui en avoit pris le soin dès le commencement & qui avoit les Registres entre ses mains, n'avoit pas toujours le tems de se trouver aux Assemblées, & que d'ailleurs il n'enregistroit que ce qu'il jugeoit à propos, & se rendoit, par ce moyen, maître des délibérations. Un Académicien, fort zélé pour la gloire de l'Académie, écrivit à cette Compagnie une lettre anonyme, dans laquelle il faisoit voir la nécessité d'établir un Secrétaire, qui fut chargé du soin d'enregistrer les résolutions de la Compagnie, & d'en poursuivre l'exécution. Cet avis fut trouvé très-sensé, & l'Académie le mit à profit, en chargeant Tetelin, le cadet,

TOME I. N

des Regiſtres, & du ſoin d'y écrire les délibérations. Il fut violemment ſoupçonné d'avoir écrit la lettre anonyme, mais il proteſta toujours de n'y avoir eu aucune part; & comme il étoit homme vrai, on l'en crut ſur ſa parole.

Juſqu'ici on n'a point fait connoître par quel moyen l'Académie fourniſſoit aux dépenſes néceſſaires; on a remarqué ſeulement que chaque Académicien donnoit deux piſtoles en recevant ſes Lettres de proviſion. Comme leur nombre n'étoit pas fort conſidérable, les fonds provenans de ces receptions, ne l'étoient pas non plus, & ils furent employés à l'achat des uſtenſiles néceſſaires. On ſuppléa à cette modicité, en obligeant les Etudians de payer dix ſols par ſemaine pour le Modèle, & en établiſſant une taxe annuelle ſur les Académiciens.

Cet arrêté fut enregiſtré le 3 juillet 1649, & ſon effet continua environ trois ans. La contribution parut onéreuſe à quelques-uns des plus économes ou des moins à leur aiſe, qui pour ce ſujet ſe trouvoient rarement aux Aſſemblées, parce qu'il ne s'en faiſoit guères où il ne fallût débourſer quelque choſe. Ils murmuroient de ce que non-ſeulement ils ſacrifioient leur tems pour le Public, mais qu'il falloit encore y mettre leur argent. Cet incident ralentit le courage de pluſieurs Académiciens, & diminua conſidérablement le nombre des Etudians.

Les Maîtres Peintres s'apperçurent du découragement, & crurent avoir trouvé le moment favorable pour renverſer l'Académie. *Mignard*, qui avoit une grande idée de ſon mérite, & qui ſe croyoit fort ſupérieur à le Brun & à le Sueur, avoit été très-piqué de ce qu'on avoit oſé former une Académie de Peinture ſans lui en parler. Il ſe rangea donc de dépit du côté des Maîtres Peintres, croyant que ſa réputation ſeule alloit anéantir tous les deſſeins de l'Académie. Alors les Maîtres Peintres, ſoutenus par Mignard, entreprirent d'établir auſſi une Ecole Académique, pour l'exercice du Modèle; & pour faire accroire au Public qu'ils avoient un plus grand nombre d'habiles gens, qu'il n'y en avoit dans l'Académie Royale, ils nommèrent 24 Anciens, ſous la direction de Mignard, à qui ils donnèrent la qualité de *Prince* de leur Compagnie. Pour attirer à cette Ecole les Etudians de l'Académie, ils n'exigeoient d'eux que cinq ſols par ſemaine pour le Modèle; & pour les engager encore plus fortement, ils y propoſèrent des prix. Ce mouvement eut un effet bien contraire à celui qu'ils en attendoient; car, bien loin de nuire à l'Académie, il produiſit une émulation ſi vive, qu'elle reprit ses exercices avec plus de vigueur que jamais. *Tetelin*, l'aîné, qui par la mort de Perrier étoit devenu un des Anciens, entreprit le Modèle à ses dépens; & par son assiduité & son habileté (car il étoit un des meilleurs Dessinateurs de son tems), il fit revenir à l'Académie tout ce qu'il y avoit de bons sujets parmi les Etudians. Ce fut aussi en ce même-tems, que Bossé recommença ses leçons de Perspective, qu'il avoit discontinuées. Ainsi, le mal que les Maîtres Peintres avoient voulu faire à l'Académie, retomba sur eux; car, ils furent obligés de fermer leur Ecole Académique au bout de quelques mois.

Les honnêtes gens qui étoient restés dans le nombre des Maîtres, ne voyoient qu'avec douleur la mésintelligence régner entr'eux & l'Académie, & cherchoient quelque moyen d'accommodement, & même d'unir les deux Compagnies en une seule. Ils en firent la proposition à *Errard*, & celui-ci la rendit à l'Académie dans une Assemblée générale. On l'écouta favorablement, parce que la Compagnie espéroit par-là rassembler plusieurs bons Sujets qui étoient restés dans la Société des Maîtres, & qui ne cherchoient qu'un moyen honnête pour en sortir; mais elle trouva ces derniers si peu d'accord entr'eux, & le parti des Jurés si déraisonnable, qu'elle ne put accepter leur proposition.

Cependant ceux des Maîtres qui souhaitoient la paix & l'union des deux Compagnies, firent encore faire de nouvelles propositions: l'on députa de part & d'autre pour en conférer; mais la division devint si grande parmi les Maîtres, que les Anciens bien intentionnés furent obligés de faire déposer par autorité de Justice, deux de leurs Jurés; ce qui n'empêcha pas néanmoins que la brigue, & que les esprits brouillons, intéressés à entretenir la confusion dans les affaires de la Communauté, ne rompissent les conférences & n'éludassent l'accommodement qu'on souhaitoit.

Les Jurés, au lieu de répondre aux articles que l'Académie leur avoit laissés, présentèrent une Requête au Parlement le 31 janvier 1651, par laquelle ils demandèrent, que sans avoir égard à l'Arrêt du Conseil du 20 janvier 1648, ni aux Lettres-patentes du mois de février suivant, il plut à la Cour de régler le nombre des Privilégiés. Sur cette Requête, la Cour rendit un Arrêt le 2 mars suivant, qui ordonnoit que les Parties procéderoient en icelle, & que les Maîtres opposans fourniroient leurs moyens d'opposition, en conséquence de la demande qu'ils avoient faite par leur Requête; qu'il fut fait défense aux Peintres de l'Académie de faire leurs poursuites ailleurs qu'en ladite Cour.

Ce procédé des Maîtres ne surprit point l'Académie, & fit même plaisir à quelques-uns de ses Membres, qui n'étoient pas portés pour l'union des deux Compagnies. Pour lors, les Académiciens résolurent de ne plus différer de poursuivre la vérification des Lettres qui ordonnoient leur établissement, & l'on chargea *Tetelin*, le cadet, du soin de cette poursuite. Peu de temps après, lesdites Lettres furent présentées au Parlement, qui nomma pour Rapporteur M. *Doujat*, Conseiller en la grand'Chambre, & l'affaire fut suivie avec tant de vigueur, qu'en peu de jours elle fut en état d'être jugée.

Les Jurés craignant de succomber, eurent encore recours à des propositions d'accommodement. L'on députa de part & d'autre; & dans les conférences, on conclut à un contrat d'union, qui fut signé par plus de 60 des Maîtres, & duquel les Jurés empêcherent néanmoins l'exécution. Alors les deux Compagnies soumirent leur différend à l'arbitrage de M. *Hervé*, Conseiller au Parlement. Ce fut par les soins & en présence de ce Magistrat, que le 4 août 1651, il fut passé une transaction entre les Députés, laquelle fut ensuite ratifiée par les deux Compagnies. Il ne s'agissoit donc plus que de l'exécuter; mais la première démarche des Maîtres, fut une contravention formelle. Les articles de jonction portoient positivement que les Lettres-patentes de l'Académie seroient premièrement enregistrées en la Cour, selon leur forme & teneur, & qu'ensuite les Académiciens & les Maîtres feroient conjointement homologuer la transaction & les articles de jonction; mais les Jurés s'opposèrent d'abord à cet article, & demandèrent que le tout fut vérifié par un seul & même Arrêt. Cela causa quelque contestation; mais elles furent pacifiées par M. Hervé, qui croyant cette formalité indifférente, conseilla à l'Académie d'accorder quelque chose à l'opiniâtreté des Jurés, plutôt que de retomber dans un procès, & il voulut bien poursuivre lui-même la vérification & l'homologation par un seul & même Arrêt du Parlement, qui fut enfin rendu le 7 juin 1652.

Dès les premières Assemblées que tinrent les deux Compagnies, les mal-intentionnés d'entre les Maîtres y firent naître tant de contestations & tant de difficultés, qu'il ne fut pas mal aisé de prévoir que cette union seroit de peu de durée. Dans une de ces Assemblées, le Secrétaire proposa de reconnoître au moins, par quelque marque d'honneur, les peines que *Bosse* & *Quatroulx* prenoient en enseignant gratuitement la Perspective & l'Anatomie aux Etudians, & qu'il croyoit que la qualité d'Académiciens Honoraires, avec séance & voix délibérative dans les Assemblées, leur seroit très-agréable. La Compagnie goûta beaucoup cette proposition; mais les Maîtres ne voulurent jamais accorder à Quatroulx la voix délibérative, ce qui le chagrina si fort, qu'il prit le parti de se retirer. La contestation la plus vive s'éleva sur la préséance que prétendirent avoir les Jurés de la Maîtrise, sous prétexte qu'ils étoient les Chefs de leur Compagnie, dont l'établissement étoit beaucoup plus ancien que celui de l'Académie. D'un autre côté, l'Académie ne pouvoit se résoudre à céder cet honneur à ce Corps, vu qu'elle le croyoit inférieur au sien. Néanmoins, pour le bien de la paix, elle leur proposa que le Chef de l'Académie auroit à sa droite tous les Académiciens, & que les Jurés & les Maîtres seroient à sa gauche. La cabale des Jurés rejetta hautement ce tempérament; & après avoir porté la contestation à l'excès, & dans des termes très-offensans, les Maîtres se retirèrent de l'Académie, & firent Corps à part comme auparavant. Mais le destin de la Maîtrise étoit de ne pouvoir vivre avec l'Académie, ni sans elle; car, à peine furent-elles séparées, que les Jurés firent faire de nouvelles propositions d'accommodement, & que l'on en vint à de nouvelles conférences. Pour cette fois, l'Académie consentit à tout ce que la Maîtrise voulut; car il fut convenu & arrêté que le Chef de l'Académie présideroit aux Assemblées, & qu'en son absence le siège demeureroit vacant; qu'à sa droite seroient les quatre Jurés, & à sa gauche l'Ancien de l'Académie qui seroit de mois, le reste des deux Compagnies prenant séance indifféremment à la droite ou à la gauche.

On leur accorda aussi qu'on changeroit de logement, & pour en chercher un qui convînt aux deux Compagnies, on nomma des Membres de l'une & de l'autre, qui louèrent enfin le second étage d'une maison appellée communément *Sainte-Catherine*, dans la rue des Déchargeurs. Alors l'Académie quitta l'Hôtel de Clisson, où elle avoit tenu ses Assemblées & son Ecole pendant cinq ans; car, ce fut au mois de mars de l'an 1653, que les deux Compagnies se rassemblèrent dans la maison de Sainte-Catherine, après avoir été en divorce pendant une année entière.

Cette réunion raccommoda un peu les affaires de l'Académie, & rendit les exercices publics plus réguliers, sans néanmoins rendre les Assemblées plus tranquilles; car, le parti des Jurés ne cessoit d'exciter de nouveaux troubles. Chaque jour avoit son incident. Ces brouillons ne suivoient d'autres loix que les mouvemens de leurs caprices ou de leurs intérêts, pendant que les Académiciens ne pensoient qu'à se perfectionner dans leur Art, & à mériter l'estime du Public. On peut dire même que ces derniers ne perdoient point leurs peines; car la réputation de l'Académie s'établissoit avantageusement, & les personnes de la plus haute qualité n'en parloient qu'avec éloge. Ce fut cette considération qui fit naître l'envie à *Ratabon*, alors Intendant des bâtimens du Roi, sous le Cardinal Mazarin, qui en étoit le Sur-intendant, de mettre cette Compagnie sous sa direction.

Pour y parvenir, il promit à ceux qui la composoient, de lui procurer de nouvelles graces & de nouveaux Priviléges, & de lui donner une forme & des Réglemens, qui ôteroient entièrement aux Maîtres Peintres les moyens de la troubler. Quant à l'augmentation des graces & des Priviléges, rien de plus facile; car, Ratabon, homme de fortune, étoit comblé de bontés de la part de la Reine Régente & de celle du Cardinal Mazarin. Le Brun, Errard, Tetelin, le cadet, & plusieurs autres des principaux de l'Académie, s'assemblèrent donc au logis de Ratabon, & convinrent de quelques nouveaux articles, qu'il rédigea pour être ajoutés aux Statuts de l'Académie, & dressa en même-tems un projet de brevet pour les faire autoriser par le Roi. Mais avant de suivre ce dessein, ils jugèrent à propos de le communiquer au Chancelier Seguier, à qui l'Académie avoit de si grandes obligations. Pour cet effet, l'on convoqua la Compagnie en l'hôtel même du Chancelier, où étant assemblée, Ratabon fit lecture des nouveaux Statuts & du brevet. Ce grand Magistrat avoit tant de bonté pour la Compagnie, qu'il entra de lui-même dans l'examen de chaque article en particulier, & donna son avis avec autant de familiarité, que l'auroit pu faire un ami qu'on auroit consulté.

Sur l'article où il étoit dit qu'il y auroit un Officier sous le titre de *Garde des Sceaux*, il demanda pourquoi on ne lui donnoit pas le nom de *Chancelier?* qu'il n'y avoit que lui qui pouvoit s'y opposer, & qu'au contraire il trouvoit bon qu'on le nommât ainsi. Sur un autre article, il conseilla à l'Académie de prendre le Cardinal Mazarin pour son Protecteur, afin que sous l'autorité & sous l'éclat de ce premier Ministre, les Lettres-patentes passassent plus facilement au Sceau, témoignant du regret de ne pouvoir pas gratifier l'Académie en cette occasion, les Sceaux étant pour lors en la garde de M. *Molé*. Il eut en même-tems la bonté d'avertir la Compagnie qu'un brevet ne suffisoit pas, & qu'il falloit des Lettres-patentes. Il réitéra à l'Académie les promesses de bienveillance & de protection qu'il lui avoit toujours accordées, & pour aller au-devant de toutes les difficultés qu'on pourroit faire naître, il se démit de la qualité de Protecteur, se contentant de celle de Vice-Protecteur. Le brevet fut expédié le 28 décembre 1654; mais les Lettres-patentes ne le furent qu'au mois de janvier 1655.

Sur ces entrefaites, Ratabon présenta les Principaux de l'Académie au Cardinal Mazarin, lesquels supplièrent son Eminence de vouloir bien prendre l'Académie sous sa protection; ce qu'elle fit avec de grandes marques d'estime & d'affection, chargeant Ratabon de faire de sa part tout ce qui seroit nécessaire. Les Lettres-patentes furent ensuite portées au Garde des Sceaux, qui, prévenu par les Jurés, ne les scella qu'après qu'on eût répondu à toutes les difficultés qu'ils lui avoient suggérées. Il ne restoit plus qu'à faire enregistrer au Parlement les Statuts du 24 décembre 1654, le Brevet du 28 du même mois & de la même année, & les Lettres-patentes du mois de janvier 1655. Le Secrétaire de l'Académie fut chargé de solliciter cet enregistrement, qui fut ordonné par l'Arrêt du 23 juin 1655, avec cette seule modification : *Que la décharge des Tutelles & Curatelles portée par les Lettres-patentes, n'auroit lieu en la Ville & Fauxbourgs de Paris pour les Tutelles qui leur pourroient être déférées, sinon en cas d'absence.*

Il ne fut donc plus question que de la publication de tous ces changemens, & pour y procéder avec éclat, l'on convoqua une Assemblée générale des deux Compagnies pour le 3 juillet suivant. Ce jour là, la salle commune se trouva extraordinairement décorée d'une belle tapisserie de haute-lisse, d'une table couverte d'un tapis de velours cramoisi, devant laquelle étoient trois fauteuils de la même étoffe, le tout enrichi de franges & de dentelles d'or. Ratabon ayant été averti que l'Académie étoit assemblée, s'y rendit & prit séance sur l'un des fauteuils, laissant à sa droite les autres qui étoient destinés pour le Protecteur & pour le Vice-Protecteur. Dès qu'il fut assis, il dit que le Roi ayant été informé des progrès que faisoit l'Académie, Sa Majesté avoit résolu de l'encourager de plus en plus par de nouvelles marques de sa bienveillance, & par de nouveaux bienfaits : que pour cet effet, elle lui avoit commandé de lui en apporter le Brevet & les Lettres-patentes qu'elle avoit fait expédier.

M. de Ratabon s'étant pour lors retourné du côté du Secrétaire, il lui ordonna d'en faire lecture. Celui-ci debout & nue tête, de même que toute la Compagnie, lut le Brevet & les Lettres-patentes. Ces dernières portoient que le Roi, conformément audit Brevet, avoit destiné & affecté la galerie du Collège-Royal de France, pour le logement de ladite Académie Royale de Peinture & de Sculpture, jusqu'à ce que ledit Collège fut entièrement bâti; Sa Majesté faisant aussi don à la même Académie de la somme de 2000 liv. par an, à prendre sur le fonds ordinaire de ses bâtimens, pour être lesdits deniers employés à entretenir les Modèles & les Maîtres qui devoient être appellés pour montrer lesdits Arts académiques. Le Roi déchargeoit en outre les Membres de ladite Académie de toutes Tutelles, Curatelles, Guet & Gardes, jusqu'au nombre de 30 personnes; sçavoir, le Directeur, les quatre Recteurs, les douze Professeurs, le Trésorier, le Secrétaire & les onze de ladite Académie. Sa Majesté accordoit aussi à chacun des Membres de ladite Académie, droit de *Committimus*, ainsi qu'en jouissent ceux de l'Académie Françoise, Commensaux de sa Maison; avec défenses à tous Peintres de s'ingérer dorénavant de poser aucun Modèle, ni donner leçon en public touchant le fait de la Peinture & de la Sculpture, qu'en ladite Académie; exceptoit en outre, Sa Majesté, lesdits Arts de toutes Lettres de Maîtrise, sous quelque prétexte que ce fut; vouloit aussi que ladite Académie gardât de point en point les articles des Statuts du 24 décembre 1648, tout ainsi qu'il étoit plus au long porté & contenu ès-dites Lettres.

Cette lecture excita des mouvemens bien différens dans l'Assemblée. D'un côté, les Académiciens furent saisis de joie, & pénétrés de reconnoissance pour toutes les marques de bonté qu'ils recevoient du Roi; mais les factieux d'entre les Maîtres se retirèrent brusquement, en disant qu'ils n'avoient plus rien à faire dans les Assemblées, & refusèrent de se soumettre aux nouveaux Statuts & aux Lettres-patentes du Roi, qui les autorisoient. Ce refus occupa tellement la Compagnie, que l'on ne put rien régler dans cette séance, & qu'on fut obligé d'indiquer une autre Assemblée pour le mardi suivant, afin de procéder à l'exécution des nouveaux Statuts, & à la nomination des Sujets qui devoient remplir les charges. Un grand nombre de Maîtres Peintres se trouvèrent à cette seconde Assemblée, mais comme simples spectateurs, & sans faire aucun acte de soumission. La Compagnie prit séance conformément aux Statuts, & l'on proposa aux Maîtres d'ajouter un second rang de sièges, où ils pourroient garder entr'eux tel ordre qu'il leur plairoit; mais ceux qui étoient présens, n'avoient pas le pouvoir de rien résoudre.

Dans cette séance, l'Académie confirma la nomination qu'elle avoit faite du Cardinal *Mazarin* pour Protecteur, du Chancelier *Séguier* pour Vice-Protecteur, & de *Ratabon* pour Directeur. Quant aux autres Officiers, on recueillit les suffrages, & à la pluralité des voix, *le Brun* fut nommé Chancelier; *Sarrazin*, Recteur pour le quartier de janvier; *le Brun*, pour celui d'avril; *Bourdon*, pour celui de juillet; & *Errard*, pour celui d'octobre. L'on nomma aussi les douze Professeurs. *Tetelin*, le cadet, fut confirmé dans la charge de Sécrétaire, & celle de Trésorier fut donnée à *Beaubrun*. On ne changea rien aux exercices de l'Ecole, & ils se continuèrent avec la même régularité & le même succès qu'auparavant.

Ce rétablissement donna à l'Académie un nouvel éclat qui irrita encore la jalousie des Maîtres Peintres; mais la voyant soutenue par des Protecteurs aussi puissans, & désespérant de la pouvoir traverser de nouveau, ils prirent le parti de s'en retirer. Ils le firent avec tant d'emportement & si peu de justice, qu'ils enlevèrent de la chambre commune tout ce qu'il y avoit de meubles, & jusqu'à des figures de plâtre, moulées sur l'antique, qui appartenoient à l'Académie. Celle-ci fut si aise de se voir délivrée de cette importune Compagnie, qu'elle abandonna volontiers toutes ces choses, plutôt que de lui intenter procès. Elle fut seulement d'avis d'en porter plainte au Commissaire *le Cerf*, qui, s'étant transporté sur les lieux, dressa un Procès-verbal, que l'on garde dans les archives de l'Académie, pour justifier que la rupture n'est point venue de sa part.

Les Académiciens ne pensèrent plus qu'à jouir des graces que le Roi venoit de leur accorder; mais ayant voulu prendre possession de la galerie du Collège Royal, que S. M. leur avoit accordée par son Brevet du 28 décembre 1654, ils y trouvèrent des difficultés auxquelles ils ne s'étoient pas attendus. Le Cardinal *Antoine Barberin*, pour lors Grand Aumônier de France, & en cette qualité Directeur du Collège-Royal, ne leur fut point favorable. D'ailleurs ce logement étoit occupé en partie par une Société de Libraires, qui s'opposèrent à l'établissement que l'Académie prétendoit y faire, & trouvèrent même tant d'accès auprès de Ratabon, qu'il conseilla à l'Académie de se détacher de ce logement, & lui promit de lui en procurer un dans les galeries du Louvre. Comme il n'y en avoit point de vacans, l'Académie auroit attendu longtems, si Sarrazin n'eût proposé de lui céder celui qu'il y occupoit, pourvû que l'Académie le dédommageât de

2000 liv. de dépense qu'il disoit y avoir faite. Pour profiter de cette proposition, il s'agissoit non-seulement d'obtenir l'agrément du Roi, mais encore de trouver la somme de 2000 liv. pour rembourser Sarrazin. Les bontés du Roi pour l'Académie, & la libéralité du Chancelier Séguier, levèrent ces deux difficultés. S. M. par son Brevet du 6 mai 1656, accorda à l'Académie le logement aux galeries du Louvre qu'occupoit Sarrazin, & le Chancelier Séguier fit présent à cette Compagnie de la somme de 2000 liv. Après que l'Académie eut acquitté seule toutes les dettes qu'elle avoit contractées en commun avec la Communauté des Maîtres Peintres, elle prit possession le 1er juillet de cette même année, du logement que Sarrazin venoit de lui céder, & y commença ses exercices. A peine y fut-elle établie, qu'elle s'apperçut qu'il étoit plus propre pour une famille particulière, que pour les exercices d'une Académie, parce que les pièces en étoient petites & sombres ; en sorte qu'on étoit toujours obligé de dessiner à la lampe. On ne laissa pas néanmoins de continuer les exercices pendant l'espace de sept mois, avec beaucoup de régularité. Au bout de ce tems, on échangea ce logement contre un appartement voisin, devenu vacant par la mort d'un Tapissier nommé Dubourg. Ratabon donna pour cet effet un Brevet à la Compagnie, & l'accompagna de beaucoup de promesses qu'il lui auroit été d'autant plus aisé d'effectuer, qu'il venoit d'être fait Sur-intendant des bâtimens, sur la démission volontaire du Cardinal Mazarin. Ce dernier logement étoit grand & bien éclairé ; mais sa distribution ne convenoit point aux exercices de la Compagnie. On songea donc d'abord aux accommodemens nécessaires, & l'on chargea Errard de faire le dessin & le devis de ce logement, d'après lesquels on sépara l'Ecole du Modèle d'avec les autres lieux, par un grand escalier qui conduisoit à une salle haute, destinée pour les Assemblées, & située au-dessus de celle qui devoit servir aux leçons de Géométrie, de Perspective & d'Anatomie. On y ménagea aussi un petit logement pour l'Huissier ou Concierge.

Jusqu'alors on n'avoit point changé la forme des Lettres de provision ; mais comme en 1660 il fallut en expédier pour les nouveaux reçus, on jugea à propos de changer celles du premier établissement, qui étoient intitulées du nom de Martin de Charmois, Chef de l'Académie, & en suivant les nouveaux Statuts, les intituler du nom de l'Académie, ce qui étoit plus convenable & plus honorable pour cette Compagnie. Il fut donc ordonné que tous ceux qui avoient des Lettres de provision les rapporteroient à l'Académie pour en recevoir de nouvelles, & que ceux qui n'en feroient point pourvus, feroient cenfés exclus de l'Académie. Tous les Académiciens obéirent, excepté Boffe, qui depuis quelque tems caufoit beaucoup de divifion dans la Compagnie, & qui même avoit fait imprimer des libelles offenfans contre Ratabon & les Académiciens les plus diftingués. Boffe s'obftina à ne point obéir, & l'Académie de fon côté voulut abfolument fuivre à la Lettre fes nouveaux Réglemens.

En ce tems-là le Brun reçut plufieurs fujets de mécontentement de quelques-uns de fes confreres ; mais le plus fenfible lui vint de la part de Ratabon, qui le compromit inconfidérement avec Errard. La Reine, mere de Louis XIV, ayant réfolu de faire orner le grand fallon, qui eft au pavillon de la petite galerie du Louvre, qu'on nomme ordinairement la *Galerie d'Appollon*, Ratabon propofa à le Brun & à Errard de faire des deffins pour la décoration de cette piéce, croyant que le Brun fe reftraindroit aux feuls tableaux, & qu'Errard auroit la conduite des ornemens ; mais le Brun qui avoit le génie fertile & étendu, crut que pour bien réuffir dans un ouvrage de cette importance, il falloit que toutes les parties fuffent liées au fujet principal, & en dépendiffent uniquement. Suivant cette idée, il fit un deffin qui embraffoit ces différentes parties, tant pour la Peinture que pour la Sculpture, qu'il faifoit rapporter l'une à l'autre dans une harmonie favante & admirable. Errard, de fon côté, fit un beau deffin, où il prenoit fur lui la diftribution des compartimens, & la difpofition de la Sculpture & de la Dorure, laiffant à le Brun la place des tableaux qu'il devoit faire. Ces deux deffins furent montrés à la Reine, qui décida, fuivant l'intention de Ratabon, en faveur de celui d'Errard. Cette décifion rendant inutile le deffin de le Brun, le chagrin qu'il en conçut, empêcha l'achevement de l'ouvrage qui eft demeuré imparfait jufqu'à préfent, & le détermina à remettre les Sceaux de l'Académie entre les mains de Ratabon, & à ne plus s'intéreffer aux affaires de cette Compagnie. Sa retraite dura quelque mois, pendant lefquels Errard conduifit tout à fa fantaifie, & quoique l'Académie n'eût pas interrompu tout-à-fait fes exercices, elle étoit néanmoins bien près de fa chûte ; mais fon génie tutélaire foutint fon état chancelant, & l'établit même fur des fondemens plus folides que les premiers.

Le Secrétaire, qui entretenoit toujours des liaifons particulières avec le Brun, tâchoit de ranimer fon affection pour l'Académie, malgré les difficultés qu'il y rencontroit ; car, le

Brun s'en étant retiré de lui-même, ne pouvoit plus y rentrer avec honneur, sans y être invité par quelque événement extraordinaire, & cet événement fut la mort du Cardinal Mazarin.

Alors l'Académie, obligée d'aller complimenter le Chancelier Séguier, le supplia de reprendre la qualité de Protecteur, qu'il avoit cédée au Cardinal : & comme le changement des Officiers se faisoit ordinairement au mois de juin, l'Académie nomma le Secrétaire & quelques autres Académiciens, pour aller à Fontainebleau, où la Cour étoit. Ces Députés prièrent Ratabon de les présenter au Chancelier. Le mérite de le Brun lui avoit acquis la protection de M. Colbert, pour lors Ministre, qui ayant un goût infini pour les belles choses, prenoit un singulier plaisir à s'entretenir avec le Brun sur la Peinture & sur les beaux Arts. Les Députés avant de se rendre à Fontainebleau, allèrent trouver le Brun à Vaux-le-Vicomte, où il étoit occupé à la décoration d'une Fête que devoit donner M. Fouquet au Roi & à la Reine. Le Brun quitta tout, accompagna les Députés à la Cour, entretint le Chancelier en particulier sur l'état de l'Académie, lui demanda au nom de l'Académie, M. de Colbert pour vice-Protecteur, & conduisit les Députés chez ce Ministre, qui les reçut avec bonté, & les chargea d'assurer l'Académie de son amitié, & qu'il prendroit grand plaisir à la servir. Cet accueil favorable leur fit concevoir de grandes espérances, & l'on peut dire que les effets les surpassèrent de beaucoup, car jusqu'alors l'Académie avoit été presque toujours chancelante; mais sous cette protection, elle reçut une forme parfaite, un affermissement solide, & une subsistance assurée.

Peu de temps après, Ratabon fit convoquer précipitamment une Assemblée de l'Académie, où il déclara que le Roi avoit résolu de se servir du logement qu'elle occupoit pour y établir l'Imprimerie Royale, donnant le choix à l'Académie, ou de prendre un logement en ville, dont il promettoit de payer les loyers, ou de s'aller établir en une des galeries du Palais-Royal.

La Compagnie, après avoir marqué sa respectueuse soumission aux ordres du Roi, pria le Sur-intendant des bâtimens de lui continuer l'honneur d'être logée dans une Maison Royale, & il la conduisit à l'instant dans la galerie du *Palais Brion*, qui faisoit partie du Palais-Royal, où elle a tenu son Ecole & ses Assemblées pendant 31 ans, n'en étant sortie que le 2 février 1692, pour être transférée au Vieux-Louvre, où elle reprit ses exercices, le quinze avril suivant, & où elle les continue encore aujourd'hui. Les Sceaux furent rapportés chez le Brun, qui reprit aussi les fonctions de sa charge de Chancelier. L'Académie alla remercier en Corps ses deux Protecteurs, qui la reçurent l'un & l'autre avec beaucoup de bonté, & avec des manières obligeantes. Le Chancelier Séguier dit, en souriant, *qu'il prendroit toujours beaucoup de plaisir à faire du bien à l'Académie, tant qu'elle seroit sous la conduite de ce bon ami-là*, en frappant sur la tête de le Brun.

M. Colbert ayant résolu de faire fleurir l'Académie, en commit le soin à M. *du Metz*, mort Intendant & Garde-meubles de la Couronne. La modestie de l'Académie lui fut très-préjudiciable en cette occasion ; car dans la crainte d'abuser des bontés du Roi, & de rebuter M. Colbert, elle ne mit dans le Mémoire qu'elle présenta à ce Magistrat, que les dépenses absolument nécessaires, tant pour ce qu'il en coûtoit pour l'entretien du Modèle, que pour les autres dépenses, comme celles des Prix pour les Etudians, des appointemens pour les Professeurs en Géométrie, Perspective, Anatomie, & pour ceux qui donnoient les leçons de dessin, & le tout fut évalué au plus juste prix à 4000 liv. La Compagnie demanda en même-temps non seulement la confirmation des Priviléges que le Roi lui avoit accordés, mais encore de ceux dont les Rois, Prédécesseurs de Louis XIV, avoient favorisé les Peintres & les Sculpteurs. M. du Metz se chargea du Mémoire & en promit la réussite.

Sur ces entrefaites, quelques Elèves de l'Académie entreprirent de former une petite Académie, dans l'enceinte de Saint-Denis-de-la-Chartre ; le Brun en parla au Chancelier Séguier, ce Magistrat y envoya sur le champ un Exempt, qui dissipa aussitôt ces déserteurs ; mais ces mutins n'en demeurèrent pas là, ils eurent le front de présenter une Requête au Chancelier, qui ne leur servit de rien ; car il intervint un Arrêt du Conseil, le 24 novembre 1662, qui défendoit, sous de très-grandes peines, d'établir à l'avenir de pareilles Académies.

Le Roi fit faire en même-tems un état de 4000 liv. de pension que S. M. vouloit être distribuées tous les ans à cette Compagnie. Au mois de janvier 1663, l'Académie fit dresser de nouveaux Statuts touchant la discipline que les Etudians doivent observer dans l'Ecole, & cet ordre est le même que celui qu'on y observe, & qu'on y voit affiché encore aujourd'hui.

Cependant, le Brun songeoit à mettre dans les charges de l'Académie, des Sujets qui fussent capables de les bien remplir ; il invita *Mignard*, & *Dufresnoi*, habiles Peintres, &

Auguière, excellent Sculpteur, à se joindre à l'Académie, pour participer aux graces que le Roi lui accordoit. Ils furent si touchés de ses avances & de sa politesse, qu'ils lui promirent tout, mais ils changèrent bientôt de sentiment, aimant mieux se tenir séparés, que d'entrer en partage de gloire avec le Brun; ce qui occasionna un Arrêt du Conseil du 8 février 1663, par lequel Sa Majesté casse & annulle tous les Brevets de Peintres & de Sculpteurs du Roi, & oblige ceux qui en seront pourvus, de se joindre à l'Académie, permet aux Maîtres Peintres de poursuivre ceux qui n'obéiroient pas. Cet Arrêt fut signifié à 20 des plus considérables.

Pour se venger de cet Arrêt, *Mignard* se mit à la tête des Maîtres Peintres, & entreprit d'établir une Ecole ou Académie, qui pût contrebalancer l'Académie Royale; mais M. du Metz en ayant rendu compte à M. Colbert, qui en fit son rapport au Roi, S. M. par ses Lettres-patentes du 24 décembre 1663, approuva & confirma les nouveaux Statuts & Réglemens faits par ses ordres, pour être observés & exécutés selon leur forme & teneur, confirma l'Académie dans tous ses priviléges & exemptions, honneurs & prérogatives; en conséquence, fit très-expresses défenses à toutes personnes de quelque condition qu'elles soient, d'établir des exercices publics dudit Art de Peinture & de Sculpture, &c. sous peine de deux mille livres d'amende, &c. Ces Lettres-patentes furent vérifiées & registrées au Greffe de la Chambre des Comptes le 31 décembre 1663; en celui de la Cour des Aydes, le 13 février 1664; & en celui du Parlement, le 14 mai de la même année.

Tant de bienfaits répandus sur l'Académie Royale de Peinture & de Sculpture, n'avoient pas épuisé le fonds d'estime & de bonté que M. Colbert avoit pour elle. Il obtint du Roi en 1665, l'établissement d'une Académie à Rome, pour instruire & perfectionner les Etudians de celle de Paris. *Errard* fut choisi le premier pour l'emploi de Directeur de cette Acamie, & il l'exerça jusqu'à sa mort. M. Colbert crut qu'il étoit à propos de créer un Historiographe de l'Académie, qui prît soin de recueillir ce qui se diroit d'utile & de curieux dans les conférences, & fit donner cet emploi à *Guillet de Saint-Georges*, que le Brun lui avoit présenté. Il fut reçu en cette qualité, le 31 janvier 1682, & fit un très-beau discours à la louange du Protecteur & à celle de l'Académie.

Ainsi fut terminé l'établissement de l'Académie Royale de Peinture & de Sculpture. Les Académiciens, qui la composent aujourd'hui, sont un *Directeur*, qui peut être changé ou continué tous les ans, qui préside dans les Assemblées, & reçoit le serment des Récipiendaires. C'est le Roi qui le nomme. Le *Chancelier* est perpétuel, & sa fonction particulière est de visiter les Lettres expédiées, & de les sceller du sceau des armes de l'Académie. Quatre *Recteurs* perpétuels, dont la fonction est de servir par quartier, de se trouver tous les samedis à l'Académie, pour faire conjointement avec le Professeur de mois, la correction des Étudians, juger de la capacité des uns & des autres, pour leur décerner les récompenses qui leur sont dues, &c. Ces quatre Recteurs ont deux *Adjoints*, pour remplir les fonctions des Recteurs absens. Quatorze *Professeurs*, qui, dans le cours de l'année, ont chacun leur mois pour poser le Modèle en attitude de dessin, &c. & deux autres, l'un pour l'Anatomie & l'autre pour la Géométrie. Il y a huit *Adjoints* à Professeurs, qui font les fonctions des absens. Outre ces douze Professeurs, il y en a un pour la Géométrie & la Perspective, & un pour l'Anatomie. Un *Trésorier*, qui reçoit la pension que le Roi fait à l'Académie, & en fait la distribution; & un *Secrétaire* perpétuel.

Les Académiciens *Conseillers* sont divisés en trois classes; la première, est composée de ceux qui font profession de la Peinture dans toute son étendue; & des Sculpteurs. La seconde, est pour les Peintres qui n'excellent que dans quelque partie de leur Art, comme à faire des portraits, &c. On reçoit aussi dans cette classe les filles & les femmes qui se distinguent dans la pratique de quelqu'un de ces Arts. La troisième, est composée de quelques Particuliers, qui, sans être Peintres, Sculpteurs ni Graveurs, ont néanmoins du goût pour les beaux Arts, & on les nomme *Conseillers-Amateurs*. Tous les Académiciens, tant Officiers que Conseillers, ont voix délibérative dans les Assemblées.

On voit dans l'Académie Royale de Peinture & de Sculpture, un grand nombre de tableaux, statues, bas-reliefs, & gravures des habiles Maîtres qui la composent.

Des deux premières pièces, l'une renferme quelques tableaux de réception, & plusieurs moules d'après les figures antiques; l'autre qui est celle du Modèle, est tapissée des dessins que les Professeurs en font chaque mois, ainsi que des bas-reliefs en terre cuite, faits par les Sculpteurs. Ce sont de beaux Modèles, dont la vue ne peut qu'exciter l'émulation des jeunes Élèves.

On voit dans la première salle les tableaux de réception des anciens Académiciens, & les portraits de Louis XIV, de Louis XV, & des Protecteurs de l'Académie. Au bas de ces tableaux, sont rangés les ouvrages en marbre, sur lesquels les Sculpteurs ont été reçus. On y remarque, entr'autres, le *Laocoon* du Vatican, la *Venus-Medicis*, l'*Hercule* & la *Flore* du Palais Farnèse, l'*Appollon* & l'*Antinoüs* de Belveder, le *Gladiateur* & le *Faune*, qui tient le petit Jupiter, de la vigne Borghèse ; les *Lutteurs*, *Bacchus*, le *Mirmillon*, ou le Gladiateur mourant, les *Athlètes*, &c.

La seconde, renferme tous les Portraits des Académiciens, & les Modèles des plus belles Antiques, tant d'Italie que de Versailles.

La troisième, qui sert de salle d'Assemblée, offre des sujets d'Histoire, peints par les Académiciens, dont la plûpart sont modernes. Elle est ornée d'un beau plafond de bois sculpté, au milieu duquel M. *Challe* a peint l'union des Arts de Peinture & de Sculpture, par le génie du dessin. Ce morceau a servi pour la réception de l'Auteur à l'Académie.

Personne n'est de l'Académie, qu'il ne soit reconnu capable, & ne lui ait présenté un ouvrage de Sculpture ou de Peinture de sa façon. Ensuite devant l'Officier qui préside, il jure de garder les Statuts, & est interrogé sur la conduite qu'il a tenue dans son ouvrage. Les Académiciens de Peinture & de Sculpture ont droit de *Committimus* ; & par Lettres-patentes de Henri III en 1583, des Rois, ses successeurs, jusqu'à Louis XV en 1723, ils sont exempts de guet, de garde, de tutèle, de taille, & de lettres de Maîtrise.

Une des principales constitutions de cette Académie, est que tous les Peintres qui la composent sont obligés, le jour de la Saint Louis, de faire voir au Public de leurs ouvrages. Ce Réglement, qui n'avoit été observé que deux fois depuis son établissement, fut renouvellé en 1699, par les ordres de *Jules-Hardouin Mansart*, alors nouvellement revêtu de la charge de Sur-intendant des bâtimens. Aujourd'hui on n'y expose les Tableaux, Sculpture, &c. que tous les deux ans, pendant un mois, depuis le jour de Saint Louis jusqu'au premier d'octobre, dans le sallon, près du jardin de l'Infante ; & dans l'intervalle des deux années, l'Académie de Saint-Luc expose les siens, rue de la Verrerie, à l'Hôtel-Jabac.

Tous les trois mois, on distribue trois Prix de dessin : il y en a un nouveau, fondé par M. le Comte de *Caylus*. Tous les ans deux Prix de Peinture, & deux de Sculpture ; ceux qui gagnent ces derniers Prix, sont envoyés à Rome aux dépens du Roi, pour s'y perfectionner.

L'*Académie Romaine*, surnommée de *Saint-Luc*, ayant conçu une estime particulière pour celle de France, souhaita d'établir d'établir entr'elles un commerce d'amitié & d'inftruction; & pour y réuffir, elle nomma *le Brun*, fon Directeur & fon *Prince*, titre qu'elle n'a jamais donné qu'à ceux qui font *Romains* originaires. Cette union des deux Académies produifit des progrès fi confidérables, que Louis-le-Grand accorda au mois de novembre 1676, des Lettres de jonction de ces deux Corps, defquelles la vérification fut faite au Parlement en la forme accoutumée.

La troifième Ecole de Peinture eft en l'Hôtel-Royal des Gobelins; & comme elle eft dirigée fous les ordres & règles de l'Académie-Royale de Peinture & de Sculpture, elle doit être regardée comme n'en étant qu'une extenfion, & ne faifant qu'un même Corps avec elle.

ACADEMIE (l') DE SAINT-LUC, ou des Maîtres Peintres & Sculpteurs, fut établie pour relever l'Art de Peinture, & pour corriger les abus qui s'y étoient introduits. Ce fut le 12 d'août, de l'an 1391, que le Prévôt de Paris fit affembler les Peintres de cette Ville, & que fur leur avis & de leur confentement, il fit dreffer des Réglemens & des Statuts, comme dans les Corps de Métiers, y établiffant des Jurés & Gardes pour faire la vifite & examiner les matières defdits ouvrages; leur donnant pouvoir d'empêcher de travailler tous ceux qui ne feroient point de leur Communauté. Dans ces Statuts, l'on rappella huit articles qui compofoient tous leurs premiers Réglemens, & la naïveté du ftyle fait connoître qu'ils font au moins du commencement de la troifième race de nos Rois.

Charles VII, étant à Chinon, le 3 de janvier 1430, ajouta aux Priviléges contenus dans ces Statuts, l'exemption de toutes tailles, fubfides, guet, gardes, &c. Henri III les confirma dans tous ces Priviléges, par fes Lettres-patentes du 5 janvier 1583.

La Communauté des Sculpteurs fut unie à celle des Peintres, au commencement du XVII fiècle, & il fut ordonné par Sentence du mois de mars 1613, confirmée par Arrêt du mois de feptembre de la même année, que l'union fubfifteroit; & pour mieux l'entretenir, que des quatre Jurés de la Communauté, deux feroient pris d'entre les Peintres, & deux d'entre les Sculpteurs, & qu'aucun chef-d'œuvre ne feroit fait, ni donné qu'en préfence des uns & des autres. L'an 1619, 34 nouveaux articles furent ajoutés aux premiers Statuts; & fur le vu des Officiers du Châtelet, en date du 10 octobre 1620, ils furent confirmés par des Lettres-patentes

Tome I.   O

de Louis XIII, données au mois d'avril 1622. Cet établissement, au lieu d'empêcher les malversations, devint la source d'une infinité de désordres. Les plus habiles de cette Compagnie, voyant que les fonctions de la Jurande les détournoient de leur travail, les abandonnèrent à ceux qui étoient sans talens, & par là rendirent arbitres des beaux Arts de Peinture & de Sculpture, ceux qui, par leur incapacité, n'auroient pas même dû être admis dans cette Communauté. Les Jurés négligèrent l'examen qui leur avoit été commis, & ne s'attachèrent qu'à poursuivre les Peintres & les Sculpteurs qui vouloient jouir de la liberté & de la franchise, qui appartient naturellement aux Arts, dont ils faisoient profession, & qui ne leur a jamais été contestée ailleurs qu'en France. Ils tourmentoient si cruellement ceux qui n'étoient point de leur Communauté, qu'ils les forçoient ou de se retirer, ou d'y entrer, & dans ce dernier cas, ils exigeoient des sommes considérables, & par là, rendoient cette entrée très-difficile, afin de favoriser leurs enfans, dont la plûpart étoient reçus Maîtres sans avoir fait d'apprentissage, & même dès le berceau, afin qu'ils pussent parvenir de bonne heure à l'ancienneté, & aux charges qui n'étoient dues qu'au mérite, mais qui ne se donnoient ici que suivant la date de réception. La Maîtrise devint donc une tyrannie insupportable à ceux qui vouloient y parvenir, & un sujet de honte pour les habiles gens qui y étoient parvenus. Ils pensèrent les uns & les autres à secouer ce joug, & leurs réflexions produisirent l'établissement de l'*Académie Royale de Peinture & de Sculpture*. Parmi les avantages dont on est redevable à cette Académie, on doit compter celui d'avoir un peu relevé la Maîtrise. Le Roi, par sa Déclaration du 17 novembre 1705, permit à cette Communauté de tenir une Ecole publique de Dessin, & d'y entretenir un Modèle.

Elle fut ouverte, en conséquence de cette Déclaration, le 20 Janvier 1706. Elle distribue tous les ans le jour de S. Luc, deux Médailles d'argent aux deux Etudians qui ont fait le plus de progrès. Cette Communauté est composée de Peintres, de Sculpteurs, de Graveurs & d'Enlumineurs.

La Chapelle de l'Académie est assez bien décorée : elle est lambrissée & ornée de tableaux, de dorures, & de sculptures, dues aux Artistes de cette Académie. Aux côtés de l'Autel, sont deux figures de Prophètes, grande comme nature; Jérémie, par le *Pautre*; & Isaye, par *Voiriau*.

Dans la salle d'assemblée, on voit un grand tableau de *Charles le Brun*, dont le sujet est Saint Jean l'Evangéliste, suspendu en l'air, prêt à être plongé dans une chaudiere d'huile bouillante : ce morceau, dont la jeunesse du Peintre augmente le mérite, a été gravé par *L. Cossin.*

On y remarque encore S. Paul guérissant un Possédé, peint par *Eustache le Sueur.*

Un Sujet allégorique, par *Pverson.*

S. Jean, dans l'île de Pathmos, de *Blanchard.*

Un Tableau d'Architecture, de le *Maire.*

Un Sujet de chasse, par *Van-Falens.*

Le Portrait de *Pierre Mignard*, peint par lui-même.

ACADEMIE DES INSCRIPTIONS ET BELLES-LETTRES. Elle fut établie en 1663, sous le titre d'*Académie des Inscriptions & Médailles.* Son objet est de travailler aux Inscriptions, aux Devises & aux Médailles, & par-là de consacrer les événemens de l'Histoire de la Monarchie, & de répandre sur tous ces monumens la simplicité & le bon goût, qui en fait le véritable prix, & qui contribuent à l'accroissement des Belles-Lettres. M. *Colbert* est son Instituteur. Le nombre & le poids des grandes affaires dont il étoit chargé, ne l'empêchoient point d'assister souvent à ses Assemblées. Elle ne fut d'abord composée que de quatre Académiciens, tous Pensionnaires, & tous choisis parmi ceux qui composoient pour lors l'Académie Françoise.

M. *de Louvois*, étant devenu Sur-intendant des bâtimens, par la démission de M. de Blainville, l'un des fils de M. de Colbert, augmenta le nombre des Académiciens jusqu'à huit, & leur donna dans le Louvre un lieu d'Assemblée. Après la mort de ce Ministre, le Roi en ôta le soin au Sur-intendant des bâtimens, & en chargea M. *de Pontchartrain*, Secrétaire d'Etat de la Maison du Roi. Sa Majesté lui donna une nouvelle forme par un Réglement du 16 juillet 1701, & augmenta le nombre des Académiciens jusqu'à 40 ; savoir, 10 Honoraires, 10 Pensionnaires, 10 Associés, & 10 Elèves. Ce Prince confirma cet établissement par ses Lettres-patentes, données à Marly au mois de février 1713, registrées au Parlement & à la Chambre des Comptes, les 6 & 30 mai suivant.

Après la mort de Louis XIV, son Fondateur, le soin en revint au Directeur général des bâtimens de Sa Majesté, qui représentoit le Sur-intendant. En 1716, le Roi Louis XV fit quelques changemens dans le nom & dans la forme de cette Académie, par Arrêt du Conseil d'Etat, du 4 janvier, confirmé par des Lettres patentes du même jour. Par ce Réglement, elle doit être appellée, *Académie des Inscriptions & Belles-Lettres*. La classe des Elèves, dont le titre étoit capable d'empêcher que plusieurs personnes de mérite n'en sollicitassent l'entrée, fut supprimée, & celle des Associés augmentée de 10 Sujets. La direction fut aussi pour lors attribuée au Sur-intendant des bâtimens du Roi, au lieu qu'auparavant elle étoit sous celle du Secrétaire d'Etat, qui avoit dans son département la Maison du Roi. Les Académiciens Honoraires, Pensionnaires & Associés, ont voix délibérative, lorsqu'il ne s'agit que de science ; mais les seuls Honoraires & Pensionnaires ont voix délibérative, lorsqu'il s'agit d'élections, ou d'affaires qui concernent l'Académie, & pour lors les délibérations se font par scrutin.

Cette Compagnie a un Président, un Vice-Président, un Secrétaire & un Trésorier. Le premier de janvier, le Roi nomme le Président, qui est pris du nombre des Honoraires, & qui peut être continué tant qu'il plaît à Sa Majesté, laquelle nomme aussi le vice-Président. Quant au Secrétaire & au Trésorier, ils sont perpétuels. Le Secrétaire est actuellement revêtu de la Charge d'Intendant des Devises & Inscriptions des Bâtimens Royaux. Cette Charge étoit considérable sous le règne de *François I.* Elle rapporte 1800 liv. de gages, payées au Trésor Royal. Le sceau de cette Académie a trois fleurs de lys, avec la médaille de Louis XIV, & autour, *Regia Inscript. & Numismatum Academia.* Sa Dévise est une figure qui tient de la main droite une couronne de laurier ; dans l'éloignement, paroît un cipe à la droite de la figure ; & à sa gauche, une pyramide, qu'elle montre avec ces mots : *Vetat mori.* Cette Devise fait le revers du jetton de la même Académie, ayant dans l'exergue, *Regia Inscript. & human. Litt. Academia*, & le millesime. Le côté de la tête représente le Roi, avec la legende, *Lud. XV. D. G. Franc. & Nav. Rex.*

Le Public est redevable à cette Académie de l'Histoire Métallique de Louis-le-Grand. Elle a donné deux éditions *in-folio* de cet Ouvrage. La première parut en 1702, & renfermoit en 286 Médailles les principaux événemens de ce glorieux règne, jusqu'à l'avénement de Philippe de France, Duc d'Anjou, à la couronne d'Espagne.

Louis XIV étant mort, Louis XV, son Successeur, & son arrière-petit-fils, voulant perpétuer la gloire de son auguste Bisayeul par un monument durable, ordonna à l'Académie des Inscriptions de transmettre à la Postérité les autres événemens de la vie de ce grand Roi, sur lesquels on n'avoit pas encore fait de Médailles, & voulut que cette Histoire Métallique fut conduite jusqu'à la mort de Louis-le-Grand inclusivement. L'Académie obéit & donna, en 1723, une seconde édition de cet Ouvrage, qui, en 318 Médailles, renferme tous ces événemens : elle a encore donné au Public dix volumes in-4°. sous le titre de *Mémoires de Littérature, tirés des Registres de l'Académie des Inscriptions & Belles-Lettres.*

Au commencement de l'année 1733, M. *Durey de Noinville*, Maître des Requêtes, & Président au Grand Conseil, fonda un prix d'une Médaille d'or, de la valeur de quatre cents livres, pour être distribuée tous les ans par l'Académie Royale des Inscriptions & Belles-Lettres, dans ses Assemblées des Fêtes de Pâques, à l'Auteur qui aura le mieux traité le sujet de l'Histoire de Littérature, que cette Académie aura proposé. Elle distribue aussi un second Prix, fondé en 1754 par M. le Comte *de Caylus*, & qui est une Médaille d'or de 500 liv. L'objet de ce dernier roule sur l'éclaircissement des Antiquités, & les questions relatives aux Arts & aux usages des Anciens. Il se distribue le premier mardi ou vendredi après la Saint Martin. Cette Académie tient ses séances au Louvre, & s'y assemble les mardis & vendredis.

ACADEMIE DES SCIENCES. Elle fut projettée peu de tems après la paix des Pyrennées, & a pour objet d'examiner & juger tout ce qui peut contribuer à la perfection des Sciences & des Arts. On y cultive la Chymie, la Médecine, la Physique, & toutes les parties des Mathématiques. On convint, en 1666, de s'assembler deux fois par semaine.

Cette Académie fut aussi utile & aussi brillante dès son commencement, qu'elle l'est aujourd'hui. Ses premiers Académiciens sont encore recommandables par les beaux Ouvrages qu'ils nous ont laissés. Les noms de *Cassini*, *Lahire*, *Picard*, *Hughens*, *Duclos*, *Perrault*, *Dodard*, *Bourdelin*, *Duverney*, *Duhamel*, &c. seront toujours respectés de ceux qui auront du goût pour la Physique & pour les Mathématiques. Pour rendre cet établissement plus utile, feu M. *Colbert* fit construire l'Observatoire au bout du fauxbourg Saint-Jacques, en 1667.

Le Roi fit un nouveau Réglement le 26 janvier 1699, par lequel cette Académie a l'honneur d'être sous la protection de S. M. & doit être composée de quatre classes d'Académiciens ; la première, est de 10 Honoraires ; la seconde, de 20 Pensionnaires ; la troisième, de 20 Associés ; & la quatrième, de 20 Elèves. Cet établissement fut confirmé par des Lettres-patentes du mois de février 1713. Après la mort de Louis XIV, il y eut un Arrêt du Conseil d'Etat, en date du 4 janvier 1716, qui changea le nom d'*Elèves* en celui d'*Adjoints*, & déclara qu'à l'avenir les Réguliers ne pourroient plus être proposés pour Honoraires; mais que quelques-uns pourroient l'être, pour remplir des places d'Associés, & que jamais ils ne pourroient devenir Pensionnaires. Parmi ceux-ci, il y en a un qui est Secrétaire perpétuel de l'Académie, & un autre le Trésorier. Le Président est nommé tous les ans par le Roi. Les Assemblées se tiennent au Louvre, de même que celles des Académies Françoise, & des Inscriptions & Belles-Lettres.

Le sceau de cette Académie est un soleil, entre trois fleurs de lys, symbole du Roi & des Sciences; & la devise une Minerve, environnée des instrumens des Sciences & des Arts, avec ces mots latins: *Invenit & perficit*.

Le Secrétaire donne tous les ans un volume *in*-4°. de l'Histoire annuelle de cette Académie, & l'on peut dire que jamais la Physique & les Mathématiques n'ont été traitées avec autant de netteté & d'élégance, qu'elles l'ont été par M. *de Fontenelle*, qui depuis l'an 1699, jusqu'en 1740, inclusivement, a rempli la place de Secrétaire. M. *Rouillé de Meslay*, ancien Conseiller au Parlement de Paris, donna à l'Académie des Sciences, par son testament olographe du 12 mars 1714, la somme de 5000 liv. de rente, constituée sur l'Hôtel-de-Ville de Paris, à condition que M^{rs}. de l'Académie des Sciences proposeroient tous les ans un prix de 2000 liv. pour être par eux donné tous les ans à celui qui aura mieux réussi, au jugement de M^{rs}. de l'Académie, de partie d'icelle, ou de Commissaires par elle nommés, sur un *Traité Philosophique*, ou *Dissertation*, dont le sujet sera, *ce qui contient, soutient & fait mouvoir en son ordre, les Planètes, & autres substances contenues en l'Univers; le fond premier & général de leurs productions & formations; le principe de la lumière & du mouvement*. Par le même testament, il est ordonné à M^{rs}. de l'Académie des Sciences de proposer tous les ans un autre Prix, de la somme de 500 liv. pour être par eux donné tous les ans à celui qui aura mieux réussi *en une Méthode & Régle plus courte & facile pour prendre plus exactement les hauteurs & les degrés de longitude en mer, & en des découvertes utiles à la navigation & aux grands voyages*. La somme de 2500 liv. qui reste de celle de 5000 liv. doit être partagée entre le Secrétaire & l'Académie; savoir, 1250 liv. pour le premier,

& 1250 liv. pour servir d'épices aux Académiciens, qui auront jugé du mérite des Dissertations. La diminution des rentes a obligé l'Académie de ne donner ces Prix que tous les deux ans, afin de les rendre plus considérables ; & par ce moyen, le premier est de 2500 liv. & l'autre de 1000 liv.

Cette savante Académie a reçu de *Pierre Alexiowitz*, Empereur de Russie, des marques particulières d'estime & de considération. Ce Prince lui fit l'honneur d'assister à une de ses Séances, & voulut que son Nom fût inscrit dans ses registres parmi les Académiciens Honoraires. Il ordonna, peu avant sa mort, qu'il seroit distribué des Médailles d'or avec son Portrait aux 60 Académiciens qui la composent. L'Empereur, son petit-fils, ayant envoyé ces Médailles, elles leur furent présentées le 28 de novembre 1728. Les dix, destinées au Honoraires, étoient d'une grandeur extraordinaire. Celles des Pensionnaires pesoient sept louis d'or chacune ; & celles des Associés & Adjoints, quatre louis & demi ou environ.

ACADEMIE FRANCOISE. Elle doit son établissement à la protection que Louis XIV a accordée aux Sciences & aux Arts. Elle est la plus ancienne de toutes, & le Cardinal de *Richelieu* en fut l'Instituteur & le premier Protecteur. Ce fut à sa prière que le Roi Louis XIII l'érigea en Compagnie, par ses Lettres-patentes de l'an 1635, qui furent vérifiées au Parlement l'an 1637. Elle est composée de 40 Académiciens, tous distingués par l'esprit, ou par la naissance, & plusieurs par l'un & par l'autre. Ils s'appliquent à donner à notre langue toute la pureté & la perfection dont elle est capable. Par les Statuts, cette célèbre Compagnie doit avoir trois Officiers, un Directeur pour présider aux assemblées & recueillir les avis ; un Chancelier, pour garder les sceaux, & sceller les actes expédiés par l'ordre de l'Académie, & un Sécrétaire pour écrire les délibérations, en tenir registre, &c.

Le Directeur & le Chancelier sont tirés au sort tous les trois mois ; mais le Sécrétaire est élu par les suffrages des Académiciens, & pour toujours. En l'absence du Directeur, c'est le Chancelier qui préside ; & en l'absence de l'un & l'autre, c'est le Sécrétaire. L'Académie Françoise scelle en cire bleue les actes expédiés par son ordre. L'image du Cardinal de Richelieu est gravée sur le sceau : une couronne de laurier est en-dedans, au-dessus de laquelle sont ces mots : *A l'Immortalité* ; elle lui sert de contre-scel.

Après la mort du Cardinal de Richelieu, l'Académie Françoise eut le Chancelier *Séguier* pour Protecteur ; après le décès de ce dernier, le Roi voulut bien s'en déclarer lui-même le Protecteur ; & dès-lors les assemblées, qui s'étoient tenues avant en l'hôtel du Chancelier Séguier, se firent comme elles se font encore, au Louvre dans la salle où se tenoit autrefois le Conseil. Les jours d'assemblées sont les lundis, jeudis & samedis.

L'Académie commença en 1639 à travailler à un Dictionnaire de la Langue Françoise, qui fut achevé d'imprimer en 1694. Elle s'est appliquée depuis à la révision de ce grand Ouvrage, & en a donné une seconde édition l'an 1718. Elle distribue tous les deux ans un prix d'Eloquence, & un prix de Poësie. Celui d'Eloquence, est une Médaille d'or, représentant S. Louis, de la valeur de 600 liv. Il a été fondé par *Jean-Louis Guez sieur de Balzac*, connu par beaucoup d'Ouvrages estimés, & par l'honneur qu'il avoit d'être un des quarante Académiciens. Le prix de Poësie est une Médaille du Roi en or, laquelle vaut 600 liv. Trois Académiciens en ont fait les frais pendant qu'ils ont vécu : après leur mort, l'Académie en fit la dépense jusqu'à ce que *François de Clermont*, Evêque de Noyon, ayant été reçu dans cette illustre Compagnie, fonda ce Prix à perpétuité, en donnant la somme de trois mille livres, constituée sur l'Hôtel-de-Ville de Paris. Ces Prix se distribuent publiquement le jour de Saint Louis ; & pour rendre cette Fête plus solemnelle, depuis l'an 1677, on fait chanter une Messe en musique, & on prononce le Panégyrique du Saint dans la chapelle du Louvre. L'après-midi, l'on tient l'assemblée publique, le Directeur lit les piéces qui ont mérité le Prix : on le distribue sur le champ aux Auteurs, s'ils se présentent. Ce fut dans une de ces assemblées d'Académiciens, que *Christine*, Reine de Suède, étant en France, les honora d'une de ses visites, le 2 mars de l'an 1656.

On doit à la gloire d'*Olivier Patru*, le Quintilien François, d'avoir introduit la coutume à l'Académie, que ceux qui seroient reçus, feroient des remercimens ; ce qu'il exécuta le premier avec tant de grace & d'éloquence, que l'Académie en a fait un Décret, qui a été exactement observé depuis.

La salle, où s'assemble l'Académie, est ornée des Portraits de quelques-uns de ses Membres. On y voit aussi Louis XIV revêtu des habits de son Sacre peint par *S. André* ; & le Portrait de la Reine de Suède, dont elle fit présent à l'Académie, lorsqu'elle assista à une de ses assemblées.

ACADÉMIE ROYALE DE MARINE. Elle a été établie à Brest par le Roi *Louis XV*, le 30 juillet 1752, & mise sous la direction du Sécrétaire d'Etat, ayant le département de la Marine.

Elle est composée de 12 Académiciens Honoraires; le premier desquels est M. *Hocquart*, Conseiller d'Etat, Intendant Général des Classes, à Paris.

De 9 Associés, dont M. d'*Après de Mannevillette*, Capitaine des vaisseaux de la Compagnie des Indes, Chevalier de l'Ordre de Saint Michel, Correspondant de l'Académie Royale des Sciences, Inspecteur des Plans, Cartes & Journaux de la navigation de l'Inde à l'Orient, est le premier.

De 25 Académiciens ordinaires; M. *Missiessy*, Capitaine de vaisseau, Chevalier de l'Ordre Royal & Militaire de Saint Louis, commandant l'artillerie à Toulon, est le premier.

D'un Surnuméraire ordinaire; M. le Chevalier *de la Coudraye*, Enseigne de vaisseau, sous-Secrétaire à Brest.

D'un Ordinaire vétéran, en 1773. M. le Comte *de la Motte-Baracé*.

De 24 Adjoints, dont M. *Forbin d'Oppède*, Capitaine de vaisseau, Chevalier de l'Ordre Royal & Militaire de S. Louis, à Toulon, est le premier.

Et enfin, de 7 Correspondans, dont M. *le Large* est le premier, à Orléans.

Du 8 Novembre 1774.

Le Roi vient de rendre une Ordonnance, pour régler provisoirement ce qui sera observé dans les différentes parties du service de la Marine, en rétablissant ce service sur le pié où il étoit par les Ordonnances rendues depuis 1689, jusques & compris 1765. Cette dernière fut donnée sous le ministère de M. le Duc *de Choiseul*; elle se trouve rétablie aujourd'hui, & toutes les opérations, faites sous celui de M. *de Boynes*, sont anéanties. Le préambule porte, que *Sa Majesté s'étant fait rendre compte de la forme actuelle du service dans ses ports & arsenaux de Marine, & sur les armées navales, escadres & vaisseaux de guerre; des changements introduits dans la constitution de ses Officiers de vaisseau, & des troupes attachées à sa Marine, de leur répartition, & de celle de ses vaisseaux dans ses principaux Ports, & des Ordonnances & Réglemens rendus depuis quelques années sur le tout: s'étant fait rendre compte aussi des avis résumés de ses Officiers Généraux, & Intendans de Marine, Elle a reconnu que d'un côté la forme actuelle ne peut* subsister par les difficultés qui s'y rencontrent, & que de l'autre il n'est pas possible d'adopter la plûpart des partis proposés sans un long & mûr examen : Que considérant en même tems, combien il importe de ramener le service de ses Ports, & celui de ses armées navales, à une exécution plus facile, elle a résolu de rapprocher provisoirement le service de sa Marine, à l'Ordonnance du 25 mars 1765, laquelle ayant pour base les Principes établis par celle du 15 avril 1689, renferme aussi plusieurs dispositions particulières de divers Réglemens, rendus avant ladite Ordonnance de 1765.

Celle du 8 novembre 1774, dont est ici question, contient 15 articles, dont le 13e. supprime les Ecoles des Elèves de Port ; & par le 14e. » S. Majesté se réserve de prononcer incessam-
» ment par des Ordonnances particulières sur ce qui concerne
» les Elèves de l'Ecole-Royale de Marine, établie au Hâvre;
» sur les Compagnies des Gardes du Pavillon & de la Marine;
» sur la forme qu'elle veut donner au service de l'artillerie, &
» à ses troupes de Marine, ainsi que sur la répartition qu'elle se
» propose d'en faire dans ses principaux Ports ».

Par une Ordonnance du 18 février 1772, il avoit été créé 8 Régimens, sous la dénomination de *Corps-Royal de Marine*: mais par une autre, en date du 26 décembre 1774, Sa Majesté a jugé qu'il étoit du bien de son service, de réunir provisoirement en un seul & même corps toutes les troupes destinées à faire le service dans ses Ports & sur ses vaisseaux, escadres & armées navales, ainsi qu'il a été fait pour tous ses Officiers de vaisseau, par son Ordonnance du 8 novembre 1774. En conséquence, il sera formé cent Compagnies de Fusiliers, sous la dénomination de *Corps-Royal d'Infanterie de la Marine*; lesquelles cent Compagnies rempliront sur les vaisseaux & dans les Ports, le service, auquel sont actuellement employés les huit Régimens ou Brigades, créés par ladite Ordonnance du 18 février 1772. Sa Majesté supprimant lesdits Régimens & voulant qu'ils soient employés pour former tant lesdites cent Compagnies du Corps-Royal d'Infanterie, que partie des trois Compagnies de Bombardiers, créés par l'Ordonnance de ce même jour (ces Bombardiers étoient classés dans les ports de Brest, Toulon & Rochefort.)

Le Corps Royal d'Infanterie de la Marine sera partagé en trois Divisions, qui seront distinguées sous les dénominations de *Division de Brest*, *de Toulon* & *de Rochefort*. La Division de Brest sera composée de 50 Compagnies; celle de Toulon, de 30; & celle de Rochefort, de 20. Chaque Division sera subdivisée; savoir, celle de Brest, en cinq Sections; celle de Toulon, en trois ; & celle de Rochefort, en deux. Chaque Section devant être composée de dix Compagnies ; & chaque Compagnie, de 18 bas-Officiers, 96 Fusiliers & 3 Tambours, &c. Cette Ordonnance contient 47 articles.

Ainsi, comme on l'a dit plus haut, tous les changemens introduits dans le département de la Marine, sous le ministère de M. de Boynes, sont successivement abolis, & réformés sur le pied où ce département avoit été mis sous l'administration de M. le Duc de Choiseul.

ACADEMIE, se dit abusivement du Brelan, ou des lieux publics, où l'on reçoit toutes sortes de personnes à jouer aux dez & aux cartes, ou à d'autres jeux défendus. Les Maîtres de ces Académies étoient si infâmes & si odieux, que s'ils étoient volés ou maltraités dans le temps du jeu, ils n'avoient aucune action en justice, pour en demander réparation. *L. 1. Præt. ait. ff. de aleá & ibi gloss. Ulpian.*

ACCOUCHEMENS. (Cours d') On donne principalement plusieurs Cours de cet Art à Paris, dans le quartier de la Cité, outre ceux qui se font à l'Académie de Chirurgie, en faveur des apprentisses Sages-Femmes & des jeunes Chirurgiens. Ces Professeurs particuliers sont ou Médecins ou Chirurgiens, & tous très-habiles & très-suivis. Un grand nombre d'Etrangers assistent assidûment à leurs leçons.

ACCROISSEMENTS DE PARIS. *Voy.* PARIS.

ACHERES. Village à quatre lieues Nord-est de Paris, près de Poissy, en la forêt de Saint-Germain-en-Laye. Il y en a un autre érigé en Marquisat, à deux lieues Sud-ouest de Fontainebleau.

ACTEUR, ACTRICE. Celui ou celle qui représente sur le Théâtre quelque Personnage d'une pièce dramatique. Horace parle d'un *Acteur* qui jouoit le second rôle en imitant le premier Acteur, & qui se rabaissoit exprès pour lui servir de lustre.

Les *Acteurs* & *Actrices* de Paris ont le rare avantage sur les autres, d'être savans dans l'Histoire, & principalement dans la Fable, & d'exprimer supérieurement, par leurs gestes & leurs discours, les mœurs & les passions du Personnage qu'ils représentent. Le Public, dont le goût est exquis & sûr, n'en souffre aucun qui n'ait toutes les qualités requises, si bien exposées dans le Livre de M. *Rémond de Saint-Albine*, intitulé, *le Comédien*, & imprimé à Paris *in-8°*. en 1747. Nos Acteurs ne font pas plus heureux que n'étoient les Acteurs Romains ; on fiffle leurs fautes & même leurs négligences, & il est peu d'Actrices qui ressemblent à l'*Arbufcula*, dont parle Horace (*Lib. 6. Sat. 3.*) qui fut fifflée par le Parterre, mais qui méprifa les fifflets du Peuple, pour fe contenter de l'applaudiffement d'un feul Chevalier. Nos Acteurs font tellement convaincus qu'on ne leur fera point de grace, s'ils font mal, qu'ils ne s'exposent point à mal jouer, tant ils font de cas des larmes ou du rire du Spectateur, qu'ils regardent comme leur falaire le plus noble, & la récompense du fentiment d'honneur qui les anime. Ils favent la différence du mot *Acteur*, & du mot *Comédien*, différence qui est la même dans le propre, mais non pas dans le figuré ; car, *Acteur* ne fe prend pas en mauvaife part comme *Comédien*, qui fignifie une personne diffimulée & artificieufe, qui joue plufieurs perfonnages.

Enfin, nos Acteurs font affez inftruits, pour ne pas ignorer que *Saint Jean Chryfoftôme* difoit dans fes Homélies au peuple d'Antioche, que tous les Succeffeurs de *Zénon* & de *Diogène*, n'étoient que des Comédiens, & qu'ils ne fe faifoient valoir que par leurs barbes & leurs manteaux. Nous pouvons citer comme des grands Acteurs, les *Lekains*, les *Brizards*, les *Duménils*, les *Prévilles*, &c. que nous voyons aujourd'hui avec tant d'admiration fur notre Théâtre François, pour ne point citer ceux qui font l'ornement des autres Spectacles. Il est plus d'un enfant d'Apollon, & même au grand collier, qui doivent une partie de leur fortune aux talens comme à la conduite fage & galante de nos Actrices.

ANEDOCTES fur quelques Acteurs & Actrices.

Les Comédiens promettoient depuis longtems une Pièce nouvelle, où la vertu étoit perfonnifiée. Le Public impatient de la voir, la demandoit tous les jours. Pourquoi donc ne la repréfentez-vous pas, dit une Dame de qualité à un Comédien ? Nous ne pouvons, lui répondit-il, la donner avant quinze jours, parce que la fille, qui joue le rôle de la Vertu, implore en ce moment, à haut cris, le fecours de *Lucine*.

Madame, dit un Comédien, à la mere d'une jeune & jolie Actrice de fa Troupe, on affure que Mademoifelle votre fille a fait la précieufe conquête du Duc de ***, vous voulez bien que je vous en fasse mon compliment. Compliment prématuré, lui répondit la Dame; ce Seigneur n'a fait encore à ma fille, que des politesses de foyer.

Un jour que *Baron*, Comédien, représentoit *Agamemnon*, dans la tragédie d'Iphigénie en Aulide, il entra sur la scène avec son Confident par la main, & il prononça d'un ton à demi-bas, ce vers qui ouvre la Pièce:

Oui, c'est Agamemnon, c'est ton Roi qui t'éveille.

Un homme, qui avoit l'ouïe un peu dure, lui cria: *Plus haut*. » Si je le disois plus haut, dit Baron, je le dirois mal »: & il continua.

Mademoiselle *le Couvreur*, célèbre Actrice, rioit avec les Spectateurs, des Pièces nouvelles qui prenoient mal, & contribuoit à leur chûte, au lieu de les soutenir; faisant ainsi sa cour au Parterre aux dépens de l'Auteur. Par ce manége, presque toutes les Pièces nouvelles où elle jouoit, tomboient malgré ses talens.

Un Acteur de la Comédie Françoise, qui étoit des plus médiocres, arrivant à Versailles, une troupe de jeunes Seigneurs lui demandèrent: Quelles bonnes nouvelles à Paris? Je n'en sai aucune, répondit-il; mais je vous apprendrai que j'ai quitté la Comédie. Hé bien! lui répliqua-t-on, *n'est-ce pas une fort bonne nouvelle que celle-là? Nous en sommes ravis.*

Duménil, Acteur de l'Opéra, avoit été Cuisinier avant que d'être reçu sur ce théâtre. Un jour qu'il jouoit le rôle de Phaëton, avec un applaudissement général, on entendit une voix du Parterre, qui disoit:

Ah! Phaëton est-il possible
Que vous ayez fait du bouillon!

Un Acteur, qui avoit oublié son rôle, étant repris par le Souffleur, lui dit tout haut: » Taisez-vous; laissez-moi rêver un moment..... Parbleu, je le savois si bien ce matin ».

Après la mort de Corneille, un Comédien fit ces vers:

Puisque Corneille est mort, qui nous donnoit du pain,
Faut vivre de Racine, ou bien mourir de faim.

Danchet récitoit une tragédie aux Comédiens, & l'ornoit de toutes les graces de la déclamation. *Ponteuil* charmé, l'interrompit pour lui dire: » Ah! Monsieur, que ne vous faites-

» vous Comédien ? » Danchet le regardant avec mépris, lui dit ces deux vers de Nicomède:

Le Maître qui prit soin d'instruire ma jeunesse,
Ne m'a jamais appris à faire de bassesse.

Et il continua sa lecture.

Les Comédiens François & les Comédiens Italiens ont eu souvent des disputes. Les premiers vouloient empêcher les Italiens de parler François. Les Italiens disoient, qu'ils n'empêchoient pas que les François ne parlassent Italien. Louis XIV souhaita d'entendre les raisons de part & d'autre, & fit venir devant lui *Baron* & *Dominique*. Baron parla le premier au nom des Comédiens François ; mais quand ce vint au tour de Dominique : *Sire*, dit-il au Roi, *comment parlerai-je ? Parle comme tu voudras*, répondit le Roi. *Il n'en faut pas davantage*, reprit Dominique, *j'ai gagné ma cause*. Baron voulut reclamer contre cette surprise : mais le Roi la jugea de bon aloi, & dit qu'il avoit prononcé, & qu'il ne se dédiroit pas. Depuis ce tems, les Comédiens Italiens ont joué des Pièces en françois.

Une Dame ayant mené son enfant à la Comédie Italienne, il fut si enchanté du jeu d'Arlequin, qu'il s'écria de manière à être entendu de toute l'assemblée : » Maman, invitez Mon- » sieur Arlequin à souper avec nous ».

ACTION. *Voy.* BOURSE.

ADMINISTRATION. Nous considérons la ville de Paris, 1°. relativement à son *Administration politique*, ou au *Ministère*, parce que plusieurs, parmi les Citoyens & les Etrangers que leurs affaires attirent à Paris, ayant des objets intéressans à suivre à la Cour, c'est leur donner une facilité de plus, que de leur indiquer les sources où ils doivent monter, pour terminer plus promptement ces mêmes affaires, ou suivre plus sûrement leurs objets.

Dans cette première division, nous comprenons les Départemens & les Bureaux de Messieurs les Ministres ; en sorte que sous la dénomination, ou le mot de *Chancellerie*, de *Secrétaires d'Etat*, de *Ministre de la guerre*, de la *Marine*, des *Affaires Etrangères*, des *Finances*, d'*Intendans des Finances*, *du Commerce par terre*, *de celui de mer*, &c. on trouvera les renseignemens, & les éclaircissemens relatifs aux affaires ou à l'objet que l'on suit.

Au mot *Placet*, on sera instruit des formalités qui s'observent pour les présenter au Roi, à la Reine, & à la Famille Royale, &c.

2°. Nous considérons cette grande Ville, par rapport à son intérieur, *Militaire, Ecclésiastique & Juridique.*

Sous cette division, on trouvera, 1°. tout ce qui concerne le Gouvernement Militaire & général de la ville de Paris; savoir, les Gouvernemens Militaires & particuliers des Maisons Royales, comme ceux de l'Hôtel-Royal des Invalides, de l'École Militaire, du Château de la Bastille, de l'Arsénal, & chaque article a son mot. 2°. La Chambre Ecclésiastique, ou Bureau des Décimes, celle de l'Officialité, la jurisdiction de M. le Chantre. 3°. Les Tribunaux, dans lesquels on plaide en première instance. 1°. Le Châtelet, ses attributions particulières, les fonctions & prérogatives de ses Magistrats: le Prévôt de Paris, le Lieutenant Civil, le Lieutenant-général de Police, le Lieutenant Criminel, les Lieutenans-Particuliers: le Juge-auditeur, les Conseillers, le Procureur du Roi, les Avocats du Roi, les Substituts du Procureur du Roi, les Avocats, les Notaires, les Commissaires du Châtelet, les Greffiers, les Procureurs, les Huissiers. 2°. Les Jurisdictions réunies sous la dénomination du Châtelet de Paris; savoir, le Parc-Civil, le Présidial, la Chambre-Civile, la Chambre de Police, la Chambre Criminelle, la Robe-Courte, la Chambre des Auditeurs, avec leurs compétences, leurs ressorts, leurs audiences & leurs appels: les vacations du Châtelet. 3°. les Requêtes du Palais, le Parquet des deux Chambres des Requêtes du Palais, les Requêtes de l'Hôtel, le Parquet, avec leurs compétences, &c. 4°. Le Bureau de l'Hôtel-de-Ville, les Priviléges & fonctions de ses Officiers, ses Magistrats, sa compétence, &c. 5°. La Justice Consulaire. 6°. La Table de Marbre, & ses trois Jurisdictions, qui sont la Connétablie, l'Amirauté & les Eaux-&-Forêts. 7°. La Maîtrise-particulière des Eaux-&-Forêts, les Capitaineries Royales des chasses, la Varenne du Louvre & celle des Thuileries, leurs Magistrats & Officiers, les compétences, &c. 8°. Les autres Jurisdictions, dont l'appel se relève également au Parlement de Paris, comme la Chambre du Domaine, le Bailliage de l'Arsénal, ou de l'artillerie de France, la jurisdiction de la Maçonnerie, la Chambre de la Marée, le Bailliage du Palais, la Bazoche, le haut & souverain Empire de Galilée, la Temporalité de l'Archevêché, la Barre du Chapitre, les Bailliages dans certains enclos de la Ville, leurs Magistrats, compétences, &c. 9°. Les Jurisdictions, dont les appels se relèvent à la Cour des Aydes, comme l'Election, le Grenier à sel, &c. 10°. Celles qui ressortissent de la Cour des Monnoies, comme la Prévôté générale des Monnoies, la Prévôté de l'Hôtel. 11°. Enfin, les Cours Souveraines, auxquelles ressortissent toutes les Jurisdictions, dont nous venons de parler; savoir, 1°. le Parlement, avec les Magistrats & Officiers qui le composent; 2°. les Tribunaux dont le Parlement est composé, comme la Grand'Chambre, les Chambres des Enquêtes, la Tournelle-Criminelle, la Chambre des Vacations; 3°. le Ressort commun à toutes les Chambres du Parlement, le Parquet du Parlement, la Chambre des Comptes, la Cour des Aydes, la Cour des Monnoies, le Grand Conseil, la Prévôté & Maréchaussée générale de l'Isle de France, le Tribunal des Maréchaux de France; 4°. les Conseils du Roi, le Conseil-Privé, celui des Dépêches; 5°. l'administration de Police, la Police municipale, l'Intendance; enfin, tous les Magistrats & Officiers de ces différentes Jurisdictions, leurs compétences, ressorts, audiences & appels des Tribunaux, Cours Souveraines. &c.

3°. Enfin, nous considérons la Capitale, relativement à la Ferme-générale des Postes & Messageries, la Poste de Paris, & la Compagnie des Indes.

ADORATION DU SAINT SACREMENT. (Filles de l'.) Ce Couvent est dans la rue Cassette; il doit son établissement à plusieurs Dames d'une grande piété, & sur-tout à la Reine *Anne d'Autriche*, qui s'en déclara la principale Fondatrice. Les Religieuses du monastère de la Conception-Notre-Dame de Rambervilliers, au Diocèse de Toul, ayant été obligées de quitter leur monastère, à cause des guerres, quelques-unes à la tête desquelles étoit la mere *Catherine de Bar*, connue sous le nom de *Mechtilde du Saint Sacrement*, leur Prieure, vinrent se réfugier à Paris en 1640.

L'Abbaye de Montmartre leur servit d'abord d'asyle; mais en 1643, une pieuse Dame leur donna une Maison d'hospice, située à Saint-Maur-des-Fossés, où elles allèrent demeurer; cependant, l'an 1650, les guerres civiles les contraignirent de se réfugier dans Paris même, où elles se retirèrent dans une petite Maison de la rue du Bac, & ensuite dans une autre de la rue Férou. La mere Mechtilde, qui étoit retournée à Rambervilliers, revint à Paris le 24 mars 1651, avec quatre des plus jeunes Religieuses de son monastère, & se joignit à ses sœurs, qu'elle trouva dans le fauxbourg Saint-Germain, où elles vivoient des aumônes qu'on leur faisoit.

Marie

Marie de la Guesle, Comtesse de Château-Vieux, fut celle qui contribua le plus à leur subsistance.

Plusieurs personnes conçurent le dessein de réparer, autant qu'il étoit possible aux hommes, les outrages que les Hérétiques, & les Impies faisoient au S. Sacrement. *Anne Courtin*, Marquise de Bauves, fut la première qui s'en ouvrit à la mere Mecthilde, à qui, depuis longtems, la même pensée étoit venue. Dans ce même tems, la Reine Anne d'Autriche ordonna à M. *Picotté*, Prêtre habitué à S. Sulpice de Paris, & qui vivoit en odeur de sainteté, de faire tel vœu qu'il plairoit à Dieu de lui inspirer, pour obtenir la paix dans le Royaume, & qu'elle auroit soin de le faire accomplir. Le vœu fait, il fut aussitôt suivi de la paix.

Ce saint Prêtre dit ensuite à la Reine, qu'il avoit voué l'établissement d'une Maison de Religieuses, consacrées à l'adoration perpétuelle du Saint Sacrement; & ayant été informé du dessein de la mere Mecthilde, il persuada à la Reine d'appliquer à la fondation d'un Couvent pour ces Religieuses, le vœu qu'elle lui avoit ordonné de faire. Dès le 14 d'août 1652, la Marquise de Bauves, la Comtesse de Château-Vieux, & les autres personnes qui avoient conçu ce dessein, avoient passé un contrat de fondation avec la mere Mecthilde; mais comme elles n'avoient pas encore pu obtenir les permissions nécessaires, la protection de la Reine vint très-à-propos pour lever toutes les difficultés, & accélérer l'exécution de ce pieux dessein.

L'Abbé de Saint-Germain-des-Prés accorda sa permission le 4 mars 1653; & le 25 du même mois, le Saint Sacrement fut exposé dans le monastère de la rue Férou, dont ces Religieuses étoient entrées en possession le même jour.

Les Lettres-patentes du Roi furent accordées au mois de mai suivant; mais elles ne furent enregistrées au Parlement que le 17 juillet 1654; en la Chambre des Comptes, le 11 septembre de la même année; & au Bureau des Finances de la Généralité de Paris, le 27 février de l'an 1678. Cependant la croix fut posée sur la porte de ce Couvent, le 12 mars de l'an 1654; & la Reine Anne d'Autriche, après avoir mis la première pierre de l'Eglise, porta le flambeau devant le Saint Sacrement, en réparation des irrévérences & impiétés commises contre cet adorable Mystère de notre Religion.

Quoique la Communauté ne fut pour lors composée que de cinq Religieuses, elles ne laissèrent pas de commencer, dès ce jour, l'Adoration perpétuelle de jour & de nuit, qu'on y a toujours continué depuis son établissement, & que la

TOME I. P

Reine confirma comme étant de fondation royale : cette Princesse avoit résolu de leur faire de grands biens; mais sa maladie, & sa mort arrivée en 1666, empêchèrent l'exécution des grands projets qu'elle avoit formés.

Pendant que les Filles du Saint Sacrement demeuroient dans la maison qu'elles avoient, rue Férou, leurs Fondatrices & Bienfaitrices firent bâtir tout à neuf le Couvent de la rue Cassette, où elles furent transférées en 1669. Ces Religieuses suivent la règle de Saint Bénoît dans toute sa rigueur, & font un quatrième vœu de l'Adoration perpétuelle. Ce fut la mere Mechtilde qui dressa les constitutions de cet Institut, l'an 1668, qui furent approuvées, la même année ainsi que l'Institut, par le Cardinal de *Vendôme*, Légat en France.

Le Pape Innocent XI les confirma en 1676, & Clement XI, en 1705. Cet Institut fut d'abord reçu dans le monastère de Rambervilliers, & se répandit ensuite en France, en Lorraine, & jusqu'en Pologne. Il s'en fit même un second établissement à Paris en 1680.

Les Religieuses du Saint Sacrement ayant donc été transférées dans ce Couvent en 1669, elles firent mettre cette inscription sur la grande porte.

LES RELIGIEUSES BÉNÉDICTINES
Du Très-Saint-Sacrement,
LOUÉ SOIT A JAMAIS
Le Très-Saint Sacrement de l'Autel.

Ce Monastère est établi pour l'adoration perpétuelle du Saint Sacrement de l'Autel, en réparation des outrages & autres profanations qui se commettent contre cet auguste Mystère; & pour cet effet, il est exposé tous les jeudis en cette Eglise, où les Religieuses sont jour & nuit en amende honorable.

Les Fidèles sont invités de joindre leurs Prières à cette intention.

L'Eglise est petite, mais propre. Le grand autel est décoré d'une menuiserie, feinte de différents marbres, par *Bailly*, qui avoit un talent particulier pour imiter la couleur & le poli du marbre. Les peintures du plafond, de même que les tableaux de Saint Bénoît & de Sainte Scholastique, sont de *Nicolas Montaignes*. Les Anges de sculpture, qui soutiennent le tabernacle, sont de *Lespingola*, dont les ouvrages sont ordinairement plus animés que corrects.

ADORATION DU SAINT SACREMENT. (les Filles de l') Ce monastère, qui est le second que ces Filles ayent à Paris, est situé rue Saint-Louis, quartier du Temple. Il doit son établissement à quelques Religieuses, que la Supérieure du monastère de Toul envoya à Paris, à cause des guerres, l'an 1674.

Ces Religieuses demeurèrent pendant quatre ou cinq mois au monastère du même Institut, rue Cassette, fauxbourg Saint-Germain. L'Archevêque de Paris leur permit ensuite de se mettre en hospice près de la Porte Montmartre, dans une maison de la rue des Jeux-neufs, que les Religieuses de la Congrégation de Notre-Dame quittoient, pour aller s'établir dans un autre quartier, & qu'elles leur louèrent. Les Filles du Saint Sacrement y entrèrent le 22 d'octobre de la même année. Cette maison ayant été vendue en 1680, les Religieuses du Saint Sacrement furent obligées d'en sortir, & de prendre un logement au-delà de la Porte de Richelieu, qu'elles louèrent pour quatre années, dans l'espérance de s'y établir, en vertu des Lettres-patentes que le Roi leur avoit accordées au mois de juin de cette même année 1680. Mais n'ayant point trouvé assez de commodité dans cette maison, elles cherchèrent à en acheter une autre dans la Ville. Certains Auteurs, qui ont écrit sur la ville de Paris, ont dit que ces Religieuses acquirent l'Hôtel de Turenne, situé dans la rue Saint-Louis au Marais, par contrat passé avec le Cardinal *de Bouillon*, le 30 d'avril de l'an 1684, ce qui n'est point juste, & ne rend pas à la Bienfaitrice l'honneur qui lui est dû. Voici le fait: *Marie-Madeleine-Therese de Vignerod*, Duchesse d'Aiguillon, ayant par contrat, du 30 d'avril 1684, cédé au Cardinal de Bouillon, la Terre, Seigneurie & Châtellenie de Pontoise, cette Eminence lui donna en échange l'Hôtel de Turenne, situé à Paris, dans la rue Neuve-Saint-Louis, au Marais, dont cette Duchesse fit présent aux Religieuses du Saint Sacrement; qui en prirent possession le 16 septembre de la même année. Ainsi, l'on adore jour & nuit le Très-Saint Sacrement de l'Autel, dans la même maison où le Calvinisme faisoit autrefois tous ses efforts pour combattre ce divin Mystère. On admiroit, dans cet Hôtel, un morceau d'Architecture, de l'invention de *Desargues*; mais à cause de la clôture, il n'est plus accessible aux curieux.

ADRESSE, (Bureau d'). Lieu d'information, où l'on

s'adresse pour diverses choses qui regardent la Société & le Commerce.

AFFAIRES. (Gens d') On donne ce nom aux Intéressés dans les Finances, aux Traitans, & aux Partisans qui prennent les Fermes du Roi, ou le soin du recouvrement des impositions qu'il fait sur le Peuple : à des Gens qui par état sollicitent les Procès d'autrui ou les achetent.

AFFAIRES. (Marchandises d') On trouve à Paris un grand nombre de personnes qui vendent diverses Marchandises à bon marché, après les avoir achetées bien cher chez les Marchands, & ordinairement à crédit, &c. Il y a souvent beaucoup de danger pour le Particulier dans le commerce respectif ou l'achat simple de ces sortes d'effets.

AFFICHE. Papier qui est ordinairement imprimé, & qu'on affiche aux carrefours des rues passantes, aux portes des Eglises & auprès des Tribunaux de Justice, pour avertir le Public des choses qui regardent ses intérêts.

AFFICHES, *Annonces & Avis divers pour la Province*, format *in*-4°. Il en paroît une feuille tous les Mercredis de chaque semaine. Le prix de l'Abonnement est de 7 liv. 10 s. *au Bureau*.

Ces Annonces, très-anciennes dans leur origine, incitées par le Pere du célèbre *Montaigne*, à cause de leur nécessité, parurent d'abord sous le titre unique de *Bureau d'adresse*, & furent établies par *Théophraste Renaudot*, à l'appui de la Gazette de France, dont il fut le Créateur & l'Auteur. La feuille de Bureau d'adresse tomba à la mort de *Renaudot*, arrivée en 1653; elle reprit en 1715, & cessa au bout de deux ou trois ans. M. *Boudet*, Libraire-Imprimeur de Paris, renouvella les Affiches en 1744, & les continua jusqu'en 1751, tems auquel elles lui furent enlevées. M. *de Courmont*, Fermier Général, devenu, avec feu M. *de Meslé*, Propriétaire de la Gazette de France, qu'il achera alors de M. l'Abbé Aunillon, les revendiqua comme une émanation du privilége qu'il obtint du Roi, pour assurer sa nouvelle acquisition. M. *Boudet*, qui ne les publioit qu'en vertu d'une permission tacite, se vit contraint de les céder. Au mois de juin 1752, cette Feuille fut partagée en deux; l'une pour Paris, & l'autre pour la Province. La Feuille pour Paris a toujours été faite par M. l'Abbé *Aubert*; la Feuille de

Province, par M. de *Querlon*, à l'exception d'un intervalle de cinq mois, qu'elle a été entre les mains de M. *Coste de Pujolas*, Toulousain, sous la révision de M. de Querlon. Plusieurs Provinces de France ont, à l'instar de Paris, des Affiches & Annonces; on distingue entr'autres celles de Poitou, de Nantes, d'Angers, &c. &c.

AFFICHEUR. Celui qui est autorisé par la Police, pour coller aux coins des rues & des places publiques les Affiches & les Placards, par lesquels on veut rendre une chose connue à tout le monde, ou qui concerne les intérêts du public & des particuliers. Ils sont au nombre de 40, & sont obligés de porter, à leur boutonnière, une plaque de cuivre, qui leur est donnée par autorité du Magistrat, & sur laquelle est écrit le mot AFFICHEUR.

Pour être Afficheur, il ne faut ni Apprentissage ni Maîtrise.

Par le Reglement arrêté au Conseil du Roi, le 13 septembre 1722, Sa Majesté y étant, aucune personne ne pourra faire le métier d'Afficheur, s'il ne sait lire & écrire, & qu'après avoir été présenté par les Syndic & Adjoints des Libraires & Imprimeurs au Lieutenant général de Police, & par lui reçu sur les conclusions du Procureur de Sa Majesté au Châtelet, ce qui sera fait sans frais, & seront tenus, trois jours après qu'ils auront été reçus, de faire enregistrer par le Syndic des Libraires & Imprimeurs, leurs noms & demeures dans le Livre de la Communauté, avec soumission d'y venir déclarer les maisons où ils iront loger, dans le cas de changement de domicile: Entend, Sa Majesté, qu'ils fassent pareilles déclarations aux Commissaires des quartiers où ils demeureront. Veut en outre, Sa Majesté, qu'à la porte de chaque logis où lesdits Afficheurs feront leurs demeures, il y ait une affiche imprimée qui indique leurs noms & leurs fonctions; comme aussi qu'ils soient tenus de porter une marque ou écusson de cuivre au-devant de leur habit, où sera écrit AFFICHEUR, le tout à peine d'interdiction, & de 50 liv. d'amende; veut, Sa Majesté, que leur nombre demeure réduit & fixé à 40. Défend, sous peine de prison & de punition corporelle, suivant l'exigence des cas, de poser aucune Affiche où il ne sera pas fait mention du Privilége accordé par S. M. en ce qui concerne les Placards de toute espèce, à l'exception des Edits, Déclarations & Ordonnances, Arrêts & autres Mandemens de Justice, dont la publication aura été ordonnée; comme aussi des Affiches des Comédies & de l'Opéra; veut, Sa Majesté, que lesdits Afficheurs portent à la Chambre des Libraires & Imprimeurs de Paris, les mardis & vendredis de chaque semaine, une copie des Affiches qui leur seront remises, au bas desquelles ils écriront leurs noms. Fait très-expresses inhibitions & défenses à toutes personnes, sans exception, d'afficher sans être préalablement admis dans le nombre des 40 Afficheurs, & de donner à ceux des Afficheurs qui se trouveroient en faute dans leurs fonctions, aide, secours & main-forte contre les Officiers de Police, & autres préposés pour en faire la recherche, à peine de désobéissance, & d'être punis comme rebelles & perturbateurs de l'ordre public.

Les Afficheurs auront attention de ne point mettre d'Affiches profanes, de Comédies, Romans, &c. aux portes, ni sur les murs des Eglises, Monastères, &c. & il leur est enjoint de poser deux Affiches des Livres à la Bibliothèque du Roi, rue Vivienne, & deux autres dans la cour du bureau de la Communauté, à peine de destitution; ils seront tenus sous la même peine, de représenter tous les ans, dans le courant du mois de mars, leurs Plaques & Lettres aux Syndic & Adjoints, pour être par eux vues & visées de nouveau. Les places de ceux qui n'y satisferont pas, seront réputées vacantes & données à d'autres dans le mois suivant.

AGATHE (SAINTE) étoit une Communauté connue sous le nom de *Filles du Silence*, ou de *la Trape*, sise rue de l'Arbalêtre, fauxbourg S. Marcel. Ces Religieuses suivoient la règle de l'Ordre de Cîteaux. Leur premier établissement fut dans la rue Neuve-Ste-Geneviève, près de la rue du Puits-qui-parle, & derrière les murs du jardin de cette Abbaye. Elles furent obligées d'en sortir en 1697, parce que leur maison fut vendue par décret. Pour lors, elles allèrent s'établir auprès du village *de la Chapelle*, près de Saint-Denis; mais le Curé leur ayant suscité beaucoup de traverses, & même fait mettre à la taille, elles revinrent à Paris, pour occuper une maison qui avoit été autrefois une maladrerie, située dans la rue de l'Oursine, & qui portoit le nom de *Sainte Valère*. Elles y trouvèrent une Dame, nommée Mademoiselle *Guinard*, avec laquelle elles vécurent quelque tems; mais comme elles ne purent s'accorder, les Filles de Sainte Agathe se séparèrent en 1700, & allèrent demeurer rue de l'Arbalêtre, dans deux maisons contiguës, qu'elles y avoient achetées, l'une le 9 avril, & l'autre le 17 mai de la même année, & où elles firent bâtir une chapelle. Leur habit étoit celui des Religieuses de Cîteaux. Elles renouvelloient tous les ans leurs vœux. C'étoit une des Communautés de Paris où les Pensionnaires étoient le mieux élevées.

Elle a été supprimée en 1753, & leur Maison vendue le 11 septembre 1755, au sieur *de Montohablon*, Maître de Pension de l'Université, dont l'excellente méthode d'éducation est connue des Gens de lettres.

AGENT. C'est celui qui embrasse les affaires d'un Particulier de considération, qui sollicite & agit pour les intérêts de quelque Communauté, de quelque Corps, de quelque Etat, &c.

AGENT des Maîtres-ès-Arts & de Pension de l'Université. *Voy.* PENSION.

AGENS DE CHANGE. Ce sont ceux qui sont autorisés à négocier les Lettres & Billets de change, & autres effets qui se prennent sur la place, entre Marchands, Négocians, Banquiers, &c. Ils sont créés en cette Capitale, en titre d'Office, au nombre de quarante, par Edit du Roi du mois d'août 1705, registré en Parlement le 25 septembre 1708, qui les qualifie de Conseillers du Roi, *Agens de Change, Banque, Commerce, Finance*, &c. pour la négociation desquels effets il doit leur être payé cinquante sols par mille livres; savoir, 25 sols par le prêteur, & 25 sols par celui qui reçoit & qui en fournit valeur.

Dans les effets susceptibles de variations, l'Agent de Change est autorisé à prendre son droit sur le papier, c'est-à-dire, sur la somme qu'il valoit lors de son établissement, & non sur l'argent qu'on le paye au cours de la Place.

Et sur le fait des marchandises, ils sont payés sur le pied d'un demi pour cent de la valeur des marchandises.

Il y a d'autres Villes où les *Agens & Courtiers de Change* sont choisis par les Prévôt des Marchands, Maire & Echevins, ou Juges-Consuls des Villes de leur résidence; & la plûpart de ceux qui exercent le *Courtage* dans divers corps de Communautés, sont ordinairement des Maîtres qui ont passé les Charges, & qui sont reconnus pour gens de probité.

Il est expressément défendu à tous Agens de Change & Courtiers de marchandises, de faire aucun trafic pour leur compte, vu que par les connoissances particulières qu'ils ont de tout ce qui se passe dans le commerce, ils pourroient s'emparer de toutes les lettres de correspondances; & se rendant maîtres du commerce, ruiner par contre-coup une infi-

P iv

nité de maisons & de familles. Leur bureau est au Palais, cour du Mai. Ils se rendent tous les jours, excepté les Fêtes & les Dimanches, à la bourse, rue Viviene, où le trafic des effets de toutes les sortes se fait depuis dix heures du matin jusqu'à une heure.

AGENS Généraux du Clergé. *Voy.* ASSEMBLÉE DU CLERGÉ.

AGNAN. (Saint) Cette Chapelle, dans laquelle on entre par la rue de la Colombe, qui commence au bout oriental de la rue des Marmouzets, n'est presque point connue, parce qu'elle est entourée de bâtimens qui la couvrent. Elle reconnoît pour son Fondateur, *Etienne de Garlande*, qui fut Chancelier de France, & *Dapifer* de la Couronne, Doyen de S. Agnan d'Orléans & de la Cathédrale de la même Ville, aussibien qu'Archidiacre de Paris. On ne sait pas précisément en quelle année du XIIe siècle il la fit bâtir; mais il est certain qu'elle existoit en 1120 & même en 1118. Cet Archidiacre avoit eu dessein d'y établir des Prêtres pour y faire l'Office. Il imagina d'obtenir de *Girbert*, Evêque de Paris, que sa Prébende Canoniale fut divisée en deux, & que les deux Prêtres qui seroient titulaires de ces deux demi-Prébendes, acquitteroient le service dans cette Chapelle, qu'il avoit bâtie près des maisons qui lui appartenoient, & dont on dit que l'une s'appelloit, *Domus ad duas aulas*, & l'autre, *Domus ad Turrim*; que la nomination à ces deux Bénéfices appartiendroit au Chapitre, & que les deux Titulaires ayant place au chœur, comme au Chapitre, desserviroient alternativement par semaine l'Eglise cathédrale, & celle de S. Agnan. Girbert approuva cette fondation par ses lettres en 1123. Elle fut confirmée l'année suivante par Etienne de Senlis, son successeur, & par Albéric, Evêque d'Ostie, Légat du S. Siége; & en 1134, Louis-le-Gros approuva la donation faite à ces Chanoines de la terre de Garlande, & ne s'y réserva que 13 deniers de cens. Pour la dotation de cette Chapelle, Etienne avoit donné deux clos de vignes, situés au bas de la montagne de Sainte Geneviève, un autre à Vitry, & la maison qu'il occupoit dans le cloître. En 1297, ces deux Prébendes furent divisées en quatre, pour deux Chanoines & deux Vicaires perpétuels, ce qui subsiste encore aujourd'hui.

Cette Chapelle est solidement bâtie toute en pierres; son genre d'Architecture paroît plus ancien que tout ce que l'on voit à Notre-Dame de Paris. Les arcades sont en demi-cercle, fans pointes. Le pavé paroît avoir été exhauffé, les bafes des piliers étant cachées en terre. On voit au vitrage du fond, qui eft unique dans cette Chapelle, la figure du S. Patron, avec cette infcription en capitales gothiques, S. AGNAN. Elle n'eft ouverte au Public que le 17 novembre, jour auquel l'Eglife célèbre la Fête de S. Agnan. Du Breuil place cette Chapelle devant un petit cimetière, contigu à la grande Eglife. Le local n'admet point cette proximité, & l'on n'y voit aucune fépulture, quoiqu'il y ait eu autrefois des Anniverfaires célébrés en ce lieu. Le Chapitre n'y va jamais en proceffion. *Voy. le Beuf ; M. Jaillot, Rech. fur Paris.* 2º quartier.

AGNÈS. (la Communauté de Stc) dont l'établiffement commença le 2 d'août de l'an 1678, ne fut cependant autorifée par Lettres-patentes qu'au mois de mars 1683, enregiftrées le 28 août de la même année. Elles furent accordées aux follicitations de feu *Léonard de Lamet*, pour lors Curé de S. Euftache. Aux termes de ces Lettres, la Communauté de Ste-Agnès, établie fur cette Paroiffe, fera compofée de plufieurs Filles de bonne conduite, & de bon exemple, qui vivront en Communauté, & y apprendront, aux pauvres filles de la Paroiffe, les métiers auxquels elles auront plus d'inclination, & dont elles feront jugées capables, pour être en état de gagner leur vie. Elles portent auffi que la maifon de ladite Communauté jouira des privilèges, franchifes, libertés & exemptions telles & femblables dont jouiffent les Maifons de fondation royale ; à condition néanmoins que ladite Maifon & Communauté ne pourra jamais être changée en Maifon de Profeffion Religieufe ; mais demeurera toujours en état féculier, comme elle a commencé & continué jufqu'à préfent ; & que l'on y vivra felon les Règles & Statuts déjà donnés, & à donner par ledit fieur Curé de Saint-Euftache. M. *Colbert* leur donna 500 liv. de rente en 1683. La fœur *Anne Pafquier* fut l'Inftitutrice & la première Supérieure de cette Communauté. Elle mourut le 4 de janvier 1738, âgée de 88 ans. La principale porte d'entrée de cette Communauté eft dans la rue Plâtrière, vis-à-vis celle de Verdelet. Elles ont une autre porte dans la rue du Jour, par où la Communauté va ordinairement à l'Office-divin qui fe célèbre à la Paroiffe de Saint-Euftache. Elles prennent de jeunes Demoifelles en penfion, & elles leur donnent une très-bonne éducation.

Ces Demoifelles font féparées des pauvres filles que l'on nomme les Externes.

» Je ne dois point passer sous silence, dit M. *Jaillot*, dans
» ses Recherches Historiques, qu'elles fournissent aux besoins
» des pauvres filles, à qui elles donnent une partie de leur
» nourriture, & que leur charité fut portée si loin, lors de la
» disette de 1709, qu'elles sacrifièrent le contrat de 500 liv.
» le seul bien qu'elles eussent, pour payer la farine qu'elles
» avoient achetée, afin de pouvoir nourrir les pauvres filles
» qu'elles instruisoient. Ce trait est digne des plus grands éo-
» ges : il seroit à desirer qu'il y eût davantage de personnes,
» qui, non contentes de l'admirer, imitassent un si bel exem-
» ple ».

AGRÉGÉS (Docteurs) DE LA FACULTÉ DES ARTS. Louis XV, par ses Lettres-patentes du 3 mai 1766, enregistrées le 7 dudit mois, confirmées & expliquées par celles du 10 août, enregistrées le 21 dudit mois 1766, a établi à perpétuité dans ladite Faculté, 60 places de Docteurs Agrégés, lesquelles se donnent au Concours, qui se tient au Collège de Louis-le-Grand. Ces Agrégés sont divisés en trois classes ; sçavoir, 20 pour les chaires de Philosophie, 20 pour celles de Rhétorique, de Seconde & de Troisième, & 20 pour celles de Quatrième, Cinquième & Sixième.

Les motifs qui ont déterminé Sa Majesté à faire cet établissement, ont été de donner des bons Maîtres aux enfans de ses Sujets, de remédier à quelques abus qui s'étoient introduits dans le choix des Professeurs ou Régens ; & enfin d'exciter l'émulation entre ceux qui se destinent à l'instruction de la jeunesse.

Pour y parvenir, Sa Majesté a fixé l'âge, & les qualités que doivent avoir, & les épreuves que doivent subir ceux qui se présentent au Concours. Celui qui concourt pour la Philosophie, doit avoir 22 ans révolus ; pour la Rhétorique, 20 ans, & 18 aussi révolus pour la Quatrième, Cinquième & Sixième ; tous doivent être Séculiers & Maîtres-ès-Arts de l'Université de Paris ou de quelqu'Université du Royaume, en remettre les Lettres au Syndic de ladite Université, avec des certificats en bonne forme, donnés par des personnes dignes de foi, pour constater leur catholicité, leurs mœurs & leur bonne conduite.

Quinze jours avant l'ouverture du Concours, le Syndic rend compte au Tribunal de la Faculté des Arts, en présence des Juges, de toutes les pièces & certificats produits par ceux qui veulent être admis au Concours. Deux de ces Juges sont nommés pour prendre les instructions nécessaires, pour s'assurer de la vérité des certificats de mœurs & de bonne conduite remis au Syndic; & huit jours après, dans une seconde Assemblée, sur le rapport du Syndic & des deux Juges, on arrête la liste de ceux qui seront admis aux épreuves.

La première épreuve pour les *Philosophes* consiste à composer deux Dissertations en langue latine; l'une, sur un sujet de Logique, ou de Métaphysique, ou de Morale; l'autre, sur la Physique & les Mathématiques.

La seconde, à faire & soutenir une Thèse publique sur toute la Philosophie, en deux actes, de deux heures chacun; l'un, sur la Logique, Métaphysique & Morale; & l'autre, sur la Physique & les Mathématiques.

Pour la *seconde Classe* d'Aspirants, la première épreuve consiste à composer, en deux jours différens, un Discours latin, & une Pièce de Poésie latine, dont les sujets sont seulement indiqués.

Pour la *troisième Classe* d'Agrégés, la première épreuve consiste à traduire, en trois jours différens, du latin en françois, du françois en latin, & du grec en françois.

La seconde épreuve pour la seconde & troisième Classes d'Agrégés, consiste à soutenir un exercice de la durée de deux heures sur les Auteurs latins & grecs, qui ont été indiqués 15 jours avant.

La troisième épreuve pour ces deux Classes, est une Leçon publique d'une heure, sur des sujets pareillement indiqués.

Ces épreuves étant finies, les Juges, au nombre de sept pour chaque ordre, s'assemblent pour examiner les compositions, comparer ensemble les suffrages qu'ils ont donnés à la fin de chaque exercice & de chaque Leçon publique; & à la pluralité des voix, le candidat est reçu, ou remis à un autre Concours.

Pour remédier aux abus, Sa Majesté veut qu'à l'avenir les Principaux des dix Collèges de plein exercice, ne puissent nommer Professeurs ou Régens, que des Docteurs-Agrégés affectés aux Classes qui viendront à vaquer, & qui auront l'âge de 25 ans accomplis, & exercé les fonctions d'Agrégés pendant deux ans au moins; & pour exciter l'émulation entre ceux qui se destinent à l'instruction de la jeunesse, elle assigne à ces Agrégés 200 liv. d'Honoraires payables par quartiers, elle leur accorde le privilége de Garde-gardienne de la même manière, dont en jouissent les Professeurs & Régens actuellement en exercice dans ladite Université. Ils sont seuls admis à suppléer *pro Regentiâ & Scholis*, & immatriculés dans leur Nation, *Jure Doctoris Aggregati*; & parviennent aux Charges de ladite Nation à leur tour, pourvu qu'ils aient l'âge de 25 ans, & une année d'exercice des fonctions d'Agrégés. Dans chaque ordre, deux Docteurs-Agrégés peuvent être nommés Juges du Concours.

Les fonctions desdits Agrégés sont, d'aider la Faculté des Arts dans toutes les occasions où elle a besoin de leur service, & de remplacer les Professeurs dans le cas de maladie ou de quelqu'autre empêchement légitime; & s'il y a lieu, le Tribunal de la Faculté des Arts leur assigne sur l'actualité du Professeur, une somme proportionnée au tems, pendant lequel ils en auront rempli les fonctions.

AGRÉGÉS (Docteurs) DE LA FACULTÉ DES DROITS. Cet adjectif est pris substantivement dans les Ecoles de Droit: on appelle, *Agrégés en Droit*, ou simplement *Agrégés*, des Docteurs attachés à la Faculté, & dont les fonctions sont de donner des leçons de Droit, privées & domestiques, pour disposer les Etudians à leurs Examens & Thèses publiques, de les présenter à ces Examens & Thèses comme suffisamment préparés, & de venir interroger les Récipiendaires, ou argumenter contre eux, lors de ces Examens ou de ces Thèses.

Ces Places se donnent au Concours; c'est-à-dire, à celui des Compétiteurs qui en est réputé le plus digne, après avoir soutenu des Thèses publiques sur toutes les matières de Droit. Il faut, pour être habile à ces Places, être déja Docteur en Droit; on ne l'exige pas de ceux qui disputent une Chaire, quoique le titre de *Professeur* soit au-dessus de celui d'*Agrégé*. La raison qu'on en rend, est que le titre de *Professeur* emporte éminemment celui de *Docteur*. *Voy.* FACULTÉ DES DROITS.

AGRICULTURE. (Société d') La Société Royale d'Agriculture de la Généralité de Paris seulement, fut autorisée par Arrêt du Conseil d'Etat du Roi, du 1er mars 1761. On doit la regarder comme un de ces établissemens utiles qui font plus d'honneur à une Nation, que toutes les conquêtes qui ne servent qu'à reculer les limites des Empires. Faire naître l'émulation pour le défrichement, ou la culture des terres, c'est donner au Royaume de nouvelles Provinces, dont l'acquisition ne coûte que les travaux & l'industrie des Sujets. Elle est composée de quatre Bureaux, établis à Meaux, Beauvais, Sens & Paris.

Les Membres du Bureau de Paris sont au nombre de dix-sept, avec un Secrétaire perpétuel. Il y a en outre un très-grand nombre d'Associés de la première distinction, comme M. le Prince de Tingri, M. le Duc de la Vrillière, M. le Marquis de Marigny, M. le Comte de Guerchy, M. l'Abbé Lucas, Dom Buffon, Prieur de l'Abbaye de Saint-Germain-des-Prés, &c. &c. &c.

AGRIMINISTES. Nom que l'on donne aux Ouvriers & Ouvrières qui façonnent les *Agrémens*, dont les femmes ornent leurs robes. Ils sont domiciliés, pour la plûpart, dans les Fauxbourgs & rues Saint-Denis & Saint-Martin.

Leurs ouvrages sont momentanés ; c'est-à-dire, sujets à des variations infinies, qui dépendent souvent ou du goût des femmes, ou de la fantaisie du Fabriquant. C'est pourquoi il n'est guère possible de donner une idée parfaite & détaillée de tous ces ouvrages ; ils seroient hors de mode, avant que le détail en fût achevé.

On doit l'origine de ces sortes d'*Agrémens*, au seul métier de rubannerie, qui est l'unique en possession du bas-métier : cet ouvrage a été connu seulement dans son principe, sous le nom de *Soucis 'd' Hannetons*, dont la fabrique a été d'abord fort simple, & est aujourd'hui extrêmement étendue. Nous allons en détailler une partie, qui fera connoître l'importance de ce seul objet.

Premièrement, c'est sur le bas-métier annoncé plus haut, que s'opèrent toutes les petites merveilles, dont nous rendons compte.

Ce bas-métier est une simple planche, bien corroyée, longue de deux pieds & demi, sur un pied de large. Vers les deux extrêmités de cette planche, sont deux trous, dans lesquels entrent deux montans ; sur l'un desquels, est placé une pointe aiguë & polie, qui servira à la tension de l'ouvrage à faire ; c'est sur l'autre, que sont mises les soies à employer ; enfin, on peut dire qu'il ressemble parfaitement au métier des Perruquiers, & peut, comme lui, être placé sur les genoux.

Les soies sont tendues sur ce métier, & elles y font l'effet de la chaîne des autres ouvrages. On tient ces soies ouvertes par le moyen d'un fuseau de buis qu'on y introduit, & dont la tête empêche sa sortie à travers d'elles ; ce fuseau, outre qu'il tient ces soies ouvertes, leur sert encore de contre-poids dans le cas où les montans, par leur mouvement, occasionneroient du lâche.

C'est par les différens passages & entrelacemens des soies

contenues sur le petit canon qui sert de navette, passages & entrelacemens qui font l'office de la trame, que sont formés différens nœuds, dans divers espaces, variés à l'infini, & dont on fera l'usage qui sera décrit ci-après.

Quand une longueur contenue entre les deux montans, dont on a parlé plus haut, se trouve ainsi remplie de nœuds, elle est enroulée sur le montant à pointe, & fait place à une autre longueur, qui sera fixée comme celle-ci sur cette pointe. Ce premier ouvrage, ainsi fait jusqu'au bout, est ensuite coupé entre le milieu de deux nœuds, pour être de nouveau employé à l'usage qu'on lui destine. Ces nœuds, ainsi coupés, sont appellés *Nœuds Simples*, & forment deux espèces de petites touffes de soies, dont le nœud fait la jonction. De ces nœuds sont formés, toujours à l'aide de la chaîne, d'autres ouvrages d'abord un peu plus étendus, appellés *Travers*, puis d'autres encore plus étendus, appellés *Quadrilles*. Cette quantité d'opérations tendent toutes à donner la perfection à chaque partie, & au tout qu'on en formera. C'est du génie & du goût de l'Ouvrier, que dépendent les différens arrangemens des parties dont on vient de parler : c'est à lui à faire valoir le tout par la variété des desseins, par la diversité des couleurs, artistement unies, par l'imitation des fleurs naturelles, & d'autres objets agréables.

Ces ouvrages, regardés souvent avec trop d'indifférence, forment cependant des effets très-galans, & ornent parfaitement les habillemens des Dames. On les employe encore sur des vestes. On en forme des aigrettes, pompons, bouquets à mettre dans les cheveux, bouquets de côté, brasselets, ornemens de coëffures & de bonnets, &c. On y peut employer la chenille, le cordonnet, la milanèse, & autres. Quant à la matière, l'or, l'argent, les perles, la soie, peuvent y entrer, lorsqu'il est question d'en former des franges. La dernière main-d'œuvre s'opère sur le haut-métier à basses-lisses & à platte navette, & par le secours d'une nouvelle & dernière chaîne.

Il y a de ces Agrémens, appellé *Fougère*, parce qu'ils représentent cette plante ; il y a presque autant de noms que d'ouvrages différens.

AIGREMONT. Paroisse de l'Isle de France, dans le Diocèse ou Election de Paris, près de Saint-Germain-en-Laye.

AIGUILLIER-EPINGLIER. C'est l'Artisan qui fait & vend des aiguilles, alènes, burins, carrelets, & autres petits outils, servant aux Orfèvres, Cordonniers, Bourreliers, & autres.

Si l'on s'en rapporte à ce qu'en disent les Musulmans, selon les Auteurs du Dictionnaire de Trévoux, cette Profession doit être une des plus anciennes, puisqu'ils en regardent *Enoch* comme l'Inventeur.

Quoi qu'il en soit, cet Art consiste à faire de petits instrumens d'acier trempé, déliés, polis, ordinairement pointus par un bout, & percés d'une ouverture longitudinale par l'autre, qu'on nomme *Aiguilles*.

Quoique tous ces petits instrumens portent le même nom, ils ne sont pas travaillés de la même façon; les uns sont pointus & non percés, d'autres percés & non pointus; & il y en a qui ne sont ni l'un ni l'autre.

L'*Aiguille* est, comme le marteau, un de ces instrumens nécessaires à presque tous les métiers.

Les Tailleurs, Chirurgiens, Artilleurs, Bonnetiers Faiseurs de bas au métier, Horlogers, Ciriers, Drapiers, Gaîniers, Perruquiers, Coëffeuses, Faiseuses de coëffes à perruque, Piqueurs d'étuis, Faiseurs de tabatières & autres semblables ouvrages; Selliers, Ouvriers en soie, Brodeurs, Tapissiers, Chandeliers, Emballeurs, Oculistes, Graveurs, Orfévres, se servent de celles qui sont propres à chacun de leurs métiers; il y a, en outre, des Aiguilles de tête, à matelas, à empointer, tricoter, enfiler, presser, brocher, relier, natter, & à boussole, ou Aiguille aimantée.

Les Aiguilles à coudre ou à Tailleur, dont il semble que les autres ayent emprunté le nom, se distribuent en Aiguilles à boutons, à galons, à boutonnières, & en Aiguilles à rabattre, à coudre, à rentraire, &c.; à proportion que les Tailleurs trouvent plus de résistance dans les choses qu'ils ont à coudre; ils se servent d'Aiguilles plus ou moins fortes.

Comme l'acier d'Allemagne n'a plus les mêmes qualités qu'il avoit autrefois, on employe par préférence l'acier de Hongrie dans la fabrique des Aiguilles. Pour s'en servir comme il faut, on lui fait subir diverses épreuves sous le martinet; on lui ôte ses angles, on l'étire & on l'arrondit. Dès qu'il n'est plus en état de supporter le martinet, on continue de l'étirer & de l'arrondir au marteau.

Dès que cette opération est faite, on prend une filière à différens trous, dont chacun est proportionné au degré de finesse, qu'on veut donner aux Aiguilles. On fait chauffer le fil d'acier, pour le *tréfiler*; c'est-à-dire, pour le dégrossir à la filière, & on lui donne jusqu'à trois tréfilages successifs, pour l'amener au point que l'on veut.

Il sembleroit que pour rendre le tréfilage plus aisé, on devroit se servir d'un acier ductile & doux, au lieu d'un acier fin, & par conséquent cassant, qu'exige l'usage des Aiguilles. Mais lorsque les Ouvriers entendent bien leurs intérêts, qu'ils ne veulent rien épargner pour rendre leur ouvrage aussi bon qu'il doit l'être, ils font leurs Aiguilles de façon qu'elles ne sont ni molles ni cassantes; pour cet effet, ils graissent leur fil de lard à chaque tréfilage, afin qu'il soit moins revêche & plus facile à passer par les trous de la filière, & qu'il acquière la dureté qui lui convient.

L'acier, suffisamment tréfilé ou dégrossi, on le coupe par brins, à peu-près d'égale longueur; on le donne ensuite à un second Ouvrier, qui les *palme* ; c'est-à-dire, qui les prend de quatre en quatre par le bout, où doit être la pointe pour applatir sur l'enclume l'autre bout, qui doit faire le cul de l'Aiguille.

L'applatissement fait, on passe toutes les Aiguilles *palmées* par le feu, on les laisse refroidir; & un autre Ouvrier, assis devant un billot à trois pieds, frappe d'un poinçon à percer sur une des faces applaties de l'Aiguille, & la perce.

On transporte ensuite ces Aiguilles percées sur un bloc de plomb, où un Ouvrier, qu'on nomme le *Troqueur*, ôte, à l'aide d'un autre poinçon, le petit morceau d'acier, qui est resté dans l'œil de l'Aiguille. Cette manœuvre s'appelle *troquer les Aiguilles*.

Les Aiguilles troquées passent entre les mains d'un autre Ouvrier, qui les évide ; c'est-à-dire, qui pratique à la lime la petite rainure qu'on apperçoit des deux côtés du trou, & dans sa direction.

Les Aiguilles évidées, leur rainure faite, & leur cul arrondi, ce qui est du district de l'Evideur, on pointe l'Aiguille; c'est-à-dire, qu'on forme la pointe à la lime; la même manœuvre sert à en former le corps, ce qu'on appelle *dresser l'Aiguille*.

Dès qu'on a pointé & dressé les Aiguilles, on les range sur un fer long, plat, étroit & courbé par le bout; on les fait rougir à un feu de charbon; & lorsqu'elles sont bien rouges, on les laisse tomber dans un bassin d'eau froide pour les tremper.

Cette dernière opération est la plus essentielle & la plus délicate de toutes, parce que c'est d'elle que dépend la bonne

bonne qualité d'une Aiguille ; trop de chaleur la brûle & la rend cassante ; trop peu, la laisse molle & pliante. C'est donc au coup d'œil d'un Ouvrier expérimenté à juger, par la couleur d'une Aiguille, quand il est tems de la tremper. Après la trempe, on fait le *recuit* ; c'est-à-dire, qu'on met les Aiguilles dans une poële de fer, sur un feu plus ou moins vif, selon que les Aiguilles sont plus ou moins fortes. L'effet du recuit est de les empêcher de se casser facilement, pourvu que l'Ouvrier ait attention à ne leur donner que le dégré de chaleur qu'il leur faut. Lorsqu'on jette les Aiguilles dans l'eau pour les faire tremper, il leur arrive quelquefois de se courber, de se tordre & de se défigurer. Pour remédier à ces défauts, on les fait recuire, & on les redresse avec le marteau. On travaille ensuite à les polir ; & pour cet effet, on prend 12 à 15 mille Aiguilles, on les range en petits tas les unes auprès des autres, sur un morceau de treillis, couvert de poudre d'émeri. Dès qu'elles sont rangées, on répand par-dessus de la poudre d'émeri, sur laquelle on jette un peu d'huile ; on roule le treillis, on en fait une espèce de bourse oblongue, on la serre fortement par les deux bouts, avec des cordes ; on la porte sur la table à polir, sur laquelle on met une planche épaisse, chargée d'un poids proportionné, suspendue par deux cordes. Un ou deux Ouvriers font aller & venir cette charge sur le rouleau ou bourse pendant un jour & demi de suite ; & pour lors les Aiguilles, enduites d'émeri, se polissent insensiblement, selon leur longueur, par le frottement continuel des unes contre les autres.

Lorsqu'il y a plusieurs Ouvriers à polir, le poids est suspendu par quatre cordes égales, & la table est posée horizontalement. Lorsqu'on n'emploie qu'un Ouvrier, le poids n'est suspendu que par deux cordes, & pour lors la table est inclinée. En Allemagne, on se sert de moulin à eau pour faire agir les polissoires.

Les Aiguilles étant polies, on les *lessive* ; c'est-à-dire, qu'on les jette dans de l'eau chaude & du savon, pour en détacher le cambouis qui s'est formé par l'huile, & les particules d'acier & d'émeri, dont les Aiguilles étoient enduites. Après la lessive, on étale du son, sur lequel on étend les Aiguilles encore humides ; elles s'en couvrent en les remuant un peu ; & lorsqu'elles en sont chargées, on les met avec ce son dans une boëte ronde, suspendue en l'air par une corde, & qu'on agite jusqu'à ce qu'on juge que le son & les Aiguilles ont perdu leur humidité. On se sert encore mieux d'une boëte quarrée, traversée par un axe, à une des extrémités

TOME I.

duquel est une manivelle, qui sert à mettre en mouvement la boëte, les Aiguilles & le son; c'est ce qu'on appelle *vanner les Aiguilles*. Après avoir fait deux ou trois fois cette opération, avec deux ou trois sons différens, on tire les Aiguilles du van, on les met dans des vases de bois; & comme il n'est pas possible qu'il n'y en ait plusieurs dont la pointe ou le cul ne se soient cassés dans la polissoire & dans le van, on les trie, séparant les bonnes des mauvaises. En les triant, on leur met à toutes la pointe du même côté, ce qu'on appelle *détourner les Aiguilles*. Il ne s'agit plus que de les *empointer* pour les finir; c'est ce qu'un Ouvrier exécute, en faisant rouler la pointe des Aiguilles sur une pierre d'émeri, qui est en mouvement au moyen d'une roue à main.

L'affinage étant fait, on les essuie avec des linges mollets ou secs, on fait des paquets, qu'on distingue par numéros; la grosseur des Aiguilles va toujours en diminuant, depuis le premier numéro, jusqu'au numéro 22.

Chaque paquet doit porter le nom & la marque de l'Ouvrier; être couvert de gros papier blanc, plié en six ou sept doubles, ficelé & ensuite recouvert de deux vessies de cochon; on le ficele encore, & on l'enveloppe d'une grosse toile d'emballage, pour que les Aiguilles ne puissent point se courber.

On ne peut être reçu Maître qu'à l'âge de 20 ans, après avoir été Apprentif pendant 5 ans, & après avoir servi un Maître pendant trois ans en qualité de Compagnon.

Les fils de Maîtres sont reçus après un seul examen, & sont exempts de chef-d'œuvre.

Chaque Maître doit avoir sa marque particulière, dont l'empreinte est mise à une table de plomb, & déposée chez le Procureur du Roi du Châtelet.

Le négoce des Aiguilles est considérable; la plus grande quantité vient de Rouen, d'Evreux, & sur-tout d'Aix-la-Chapelle.

On ne fabrique plus guères à Paris que de grandes Aiguilles à broder, pour la tapisserie, pour les métiers à faire des bas; en un mot, celles qui se font à peu de frais, & qui se vendent cher.

L'Apprentissage est de 4 années, le Brevet coûte 30 liv. & la Maîtrise 700 liv. Le nombre des Maîtres ne s'excède qu'en faveur de ceux qui payent 1200 liv. de réception. Chaque Maître peut avoir deux Apprentifs à la fois, obligés pour 4 ans, en déclarant qu'il n'est qu'au pain du Maître. Patr. la Nat. de la Sainte Vierge.

AIG AIL ALL

AIGUILLETIER. On peut distinguer ce nom d'avec celui d'*Aiguillier*. L'*Aiguilletier* est l'Ouvrier qui fait & vend des lacets, des aiguillettes, & autres choses semblables, dont les bouts sont ferrés. Il peut encore vendre des nœuds d'épaule, & toutes sortes de menues merceries, comme cordons de cannes & de chapeaux, lisières d'enfans, & jarretières.

L'*Aiguillette*, dont ceux qui y travaillent ont pris le nom d'*Aiguilletiers*, est un cordon tissu de fil, de soie d'or ou d'argent, ferré par les deux bouts, & qui sert à attacher quelque chose à une autre.

On donnoit autrefois ce nom aux nœuds d'épaule ; mais cet ajustement n'étant plus de mode chez les gens du monde, il a passé aux Cavaliers de certains Régimens, & aux domestiques.

On appelle encore *Aiguillettes*, des étoffes de rubans ou de cordons ferrés, qui servent quelquefois d'ornement aux impériales des carosses de deuil.

Les *Aiguilletiers* faisoient autrefois à Paris un corps de Communauté, ils avoient leurs Statuts particuliers ; mais comme ils étoient peu nombreux, ils ont été réunis par les Lettres-patentes enregistrées au Parlement le 21 août 1764, & incorporés à la Communauté de *Epingliers*, *Aiguilliers*, *Aléniers*, pour ne faire, ainsi que les Chaînetiers, qu'un seul & même Corps de métier, dont les Statuts sont communs : chaque Maître a la liberté de faire & vendre concurremment tous les ouvrages des susdites Professions.

AILLAND. Bourg de l'Isle de France, dans la Généralité de Paris.

ALAINCOURT. Beau Château, avec titre de Marquisat, situé dans la Paroisse de Parnes, au Vexin-François.

ALFEIGES. Village près de Pontoise, avec un fort beau Château.

ALFORT, près de Paris, ou bout du Pont de Charenton, où est l'Ecole Vétérinaire, & où il s'est tenu un camp.

ALLUETS-LE-ROI. (les) Village de l'Isle de France, dans le Diocèse de Chartres, & de l'Election de Paris, près de Meulan.

Q ij

AMBLAINVILLE. Village près de Pontoise, avec un très-beau Château.

AMBLAINVILLERS. Ancienne Seigneurie sur le rivage gauche de la rivière de Bièvre.

AMBOILE. Petit Village près de Ville-neuve-Saint-Georges, appartenant à M. d'Ormesson, Intendant des Finances. On dit que le Château a été bâti par Henri IV, pour Mademoiselle *de Santeny*, dont on y voit le portrait.

AMENDE. Il en est de plusieurs espèces, telles sont celle que l'on nomme de *Fol-Appel*, celle de *Police*, celle du *Voyer*, & celles de *Crimes & Délits*.

La première est exigible, lorsque quelqu'un se porte Appellant d'un jugement rendu par un Juge subalterne à un Tribunal Supérieur. L'Appellant doit, avant de pouvoir faire aucune poursuite pour raison de son appel, consigner l'Amende plus ou moins forte, suivant l'exigence du cas ; par exemple, dans celui de l'inscription de faux, où elle est toujours plus forte.

La seconde, qui est celle de *Police*, est prononcée par M. le Lieutenant Général de Police, dans les cas suivans ; soit pour avoir tenu un Café, ou un Cabaret ou autre Boutique ouverte, passé les heures prescrites par les ordonnances, ou les Fêtes & Dimanches pendant l'Office divin ; soit pour n'avoir point fait nettoyer le devant de sa porte en tems & heure ; soit enfin, pour avoir tenu sur ses fenêtres des pots à fleurs ou autres, qui peuvent, en tombant, blesser quelqu'un, &c.

La troisième, que l'on nomme celle du *Voyer*, s'encoure lorsque, sans avoir obtenu de MM. les Trésoriers de France la permission de faire élever quelque bâtiment, & sans qu'au préalable il ait été pris des alignemens par les Officiers du Bureau des Finances, ou lorsqu'on a fait faire l'ouverture de quelque porte, fenêtre, soupiraux, baye, &c. ou que l'on a fait poser un auvent, une enseigne, un tableau, un bouchon, ou autre chose qui saillit sur la rue.

La quatrième, qui est celle des *Crimes & Délits*, en matière criminelle. Elle est à l'arbitrage des Juges, qui la proportionnent à la nature du Crime ou du Délit, & eu égard aux qualités & facultés de ceux qui l'ont encourue. Quoique cette peine ne soit que pécuniaire, elle est cependant considérée comme infamante.

Il y a différens Receveurs chargés du recouvrement de ces Amendes.

AMIDONNIERS, (les) ou Fabricateurs d'Amidon, ont leurs demeures affectées dans les fauxbourgs de Paris, & particulièrement dans ceux de Saint-Victor & de Saint-Marcel ; parce que, par une suite de leur fabrique, ils sont dans le cas d'élever & d'engraisser des pourceaux. Les Amidonniers ne formoient point un Corps de Communauté, Sa Majesté ayant accordé, par Arrêt du Conseil & Lettres-patentes de 1716, à tous ses Sujets le droit de fabriquer l'Amidon, &c. & il n'y a pas quarante ans qu'ils ont été érigés en Corps de Communauté, & qu'ils ont des Jurés. Leur nombre ne se monte guères qu'à trente-cinq ou quarante.

Si l'on veut s'en rapporter au témoignage de Pline, les Habitans de Chio furent les premiers inventeurs de l'Amidon, & cet Auteur prétendoit que le meilleur venoit de cette Isle.

L'Amidon est un sédiment de bled gâté, ou de griots & recoupettes de bon bled, dont on fait une pâte blanche & friable, ainsi que nous allons le détailler.

Le bled moulu passé au bluteau, se divise en six parties différentes, en fleur de farine, en grosse farine, en griots, en recoupettes, en recoupes & en son.

Il est expressément défendu aux Amidonniers d'employer de bon bled dans la composition de leur Amidon. Ils ne peuvent se servir que de griots, de recoupettes ou de bleds gâtés, qu'ils font moudre, pour faire de l'Amidon commun.

L'eau sûre, c'est-à-dire, celle qui doit servir de levain, & produire la fermentation, est la principale chose dont un Amidonnier a besoin ; il se la procure en délayant dans un seau d'eau chaude, deux livres de levain ou pâte aigrie, que les Boulangers employent pour faire lever leur pâte : au bout de deux jours, l'eau devient sûre ; mais comme un Amidonnier n'en auroit pas suffisamment pour procéder à ses opérations, il ajoute, à cette première eau, un demi-seau d'eau chaude, la laisse reposer, & renouvelle la même manœuvre, jusqu'à ce qu'il ait une quantité d'eau sûre. Au défaut de levain de Boulanger, on met dans un chaudron quatre pintes d'eau commune, autant d'eau-de-vie, deux livres d'alun de roche ; on fait bouillir le tout ensemble, & on a de l'eau sûre, propre à faire de l'Amidon. Quand on n'a pas de levain, on emprunte d'un Amidonnier voisin de l'eau sûre, dont on se sert pour mettre en trempe, & dont on met un seau sur chaque tonneau de matière en été, & trois ou quatre seaux en hiver. Si on emploie du levain de Boulanger, la quantité varie selon la saison; il en faut moins en été, & sur-tout on doit bien prendre garde en hyver que le levain ne se gèle. Après avoir mis la quantité de levain ci-dessus indiquée, dans des demi-quenes de Bourgogne, défoncées par un bout, on verse par-dessus de l'eau pure jusqu'au bondon, & on acheve de remplir les tonneaux de recoupettes, de griots ou de farine de bled gâté, moulus gros par égale moitié : c'est ce qu'on appelle mettre en trempe.

Les Statuts des Amidoniers veulent qu'on laisse tremper les matières pendant l'espace de trois semaines, dans des eaux pures, claires & nettes; mais comme la perfection de l'ouvrage n'est pas toujours ce qui intéresse un Ouvrier, lorsqu'il croit qu'en donnant sa marchandise à un plus bas prix, il en aura un plus grand débit, les Amidonniers ne les laissent ordinairement tremper que dix jours en été, & quinze en hyver.

Ces matières suffisamment trempées, se précipitent au fond du tonneau, & pour lors on voit surnager ce qu'on appelle l'eau grasse, qui n'est qu'une espèce d'huile que la fermentation des matières a renvoyée sur la surface de l'eau.

Cette eau jettée, on prend un sac de toile de crin, de 18 pouces de diametre, sur autant de hauteur; on le pose sur deux lattes, mises horizontalement sur un tonneau bien rincé ; on verse dans le sac trois seaux de matière en trempe, sur laquelle on jette deux seaux d'eau claire : on remue le tout à force de bras, ce qu'on répète jusqu'à trois fois, en remettant à chaque fois deux seaux d'eau claire, après l'écoulement des deux premiers seaux.

Les Statuts recommandent encore aux Amidoniers d'avoir de bons sacs, & de bien laver leur son.

On vuide dans un tonneau les résidus qui demeurent dans les sacs, & on continue de passer de la matière en trempe sur le même tonneau, jusqu'à ce qu'il soit plein; ces résidus bien lavés, sont bons pour la nourriture & l'engrais des bestiaux.

Le lendemain de cette opération, quoique les Statuts disent trois jours après, on enlève avec une sébille de bois, l'eau sûre, ou le levain des Amidonniers qui a passé à travers les sacs avec la matière en trempe. On vuide de cette eau, jusqu'à ce qu'on voie le blanc qui est déposé au fond de chaque tonneau, dans lequel on met une suffisante quantité d'eau claire, pour pouvoir battre, broyer & démêler l'Amidon avec une pelle de bois. Deux jours après ce rafraîchissement, on jette l'eau dont on s'est servi, jusqu'à ce qu'on voie paroître le premier blanc, que les Amidonniers appellent indifféremment le gros ou le noir, & qui couvre le vrai Amidon, ou le second blanc de dessous : ce gros ou noir fait le profit le plus considérable des Amidonniers, parce qu'ils le vendent ou qu'ils le gardent pour engraisser des porcs.

Dès qu'on a enlevé de dessus le second blanc, le gros ou le noir, on verse un seau d'eau claire sur les crasses qu'on a laissées en tirant ce noir ; & après avoir bien rincé le dessus du second blanc ou de l'Amidon, on met ces rinçures dans un autre tonneau ; leur dépôt forme l'Amidon commun. Après que le dessus du second blanc est bien rincé, on trouve au fond de chaque tonneau une épaisseur d'Amidon, proportionnée à la bonté des recoupes & griots dont on s'est servi. Les bleds gâtés en rendent davantage ; mais l'Amidon n'en est pas aussi beau, & il n'a jamais la blancheur de celui qui est fait de recoupettes & de griots de bon bled. On passe ensuite les blancs ; c'est-à-dire, qu'on tire l'Amidon d'un tonneau, pour le verser dans un autre, dans lequel on met assez d'eau pour le battre, broyer & délayer avec une pelle de bois ; ce qu'on appelle *démêler les Blancs*. Dès que les blancs sont bien démêlés, on en met dans un tamis de soie sur un tonneau bien rincé, jusqu'à ce que les blancs, qui passent au travers du tamis, aient rempli le tonneau.

Deux jours après cette opération, on tire l'eau du tonneau, jusqu'à ce qu'on soit au blanc qui couvre l'Amidon ; on prend ensuite un pot de terre où l'on met ce blanc, & après on jette un seau d'eau claire, pour rincer le dessus de l'Amidon : cette nouvelle rinçure, mise dans le même pot de terre avec l'eau blanche, ou le blanc ci-dessus, dépose un Amidon commun. Pour ce qui est de l'Amidon, on le lève du fond des tonneaux ; & après l'avoir bien rincé, on le met dans des paniers d'ozier, arrondis par les coins, & garnis en dedans de toiles qui ne sont point attachées aux paniers : c'est ce qu'on appelle *lever les Blancs*.

Le lendemain que les blancs sont levés, on monte les paniers pleins d'Amidon dans un grenier, dont l'aire doit être d'un plâtre bien blanc & bien propre ; les paniers étant renversés sur l'aire du grenier, & l'Amidon demeurant à nu, on divise chaque bloc en seize parties ; on les laisse sur le plancher jusqu'à ce que l'eau en soit écoulée : on appelle cette manœuvre, *rompre l'Amidon*. Les personnes qui voudroient connoître la théorie de la fabrication de l'Amidon, la trouveront expliquée par M. *Baumé*, dans la nouvelle édition de ses *Elémens de Pharmacie Théorique & Pratique*.

Dès que cet Amidon rompu est suffisamment sec, on le porte aux *essuis* ; c'est-à-dire, qu'on l'expose à l'air sur des planches situées horizontalement aux fenêtres des greniers. Chaque morceau d'Amidon étant suffisamment essuyé, on le ratisse de tous les côtés : ces ratissures servent à faire de l'Amidon commun ; mais pour cela, il faut écraser les morceaux ratissés, les porter dans une étuve, les ranger de trois pouces d'épaisseur sur des claies couvertes de toile, & retourner cet Amidon soir & matin, sans quoi il deviendroit verd, de blanc qu'il étoit. Cette dernière opération s'appelle, *mettre l'Amidon à l'étuvée*.

Au sortir de l'étuve, l'Amidon est sec & commerçable.

On divise l'Amidon en fin & en commun. L'Amidon fin sert à faire de la poudre à poudrer les cheveux ; on en fait entrer dans les dragées, & autres compositions semblables. Le commun est employé par les Cartonniers, Relieurs, Afficheurs, & par tous les Artisans qui font usage de beaucoup de colle.

Les Amidonniers ne sauroient être trop attentifs pour leur propre profit, à bien choisir les issues, recoupettes & griots, à prendre par préférence ceux que donnent les bleds plus gras, parce qu'ils en retirent un Amidon plus beau & en plus grande quantité.

Les Statuts portent, 1°. que le gros Amidon qu'on vend aux Confiseurs, Chandeliers, Teinturiers du grand tein, Blanchisseuses de gaze & autres, doit demeurer 48 heures dans le four, & 8 jours aux essuis.

2°. Qu'aucun Amidonnier ne pourra acheter de bled gâté, sans la permission du Magistrat auquel la police en appartient, & que l'Amidon qui en proviendra, sera fabriqué avec autant de soin que l'Amidon fin.

3°. Qu'ils ne pourront le vendre qu'en grain, & jamais en poudre, sous quelque prétexte que ce soit.

La négligence qui s'est glissée dans l'observation de ces Statuts, & les abus qui se sont introduits dans la fabrication de l'Amidon, étant devenus assez considérables pour mériter l'attention de la Cour, le Roi, par son Edit du mois de février 1771, registré au Parlement le 20 août de la même année, défend aux Amidonniers d'acheter de bons grains pour en faire de l'Amidon ; de tirer une première farine des bleds germés & gâtés, pour la vendre aux Boulangers qui en font du pain ; & d'introduire, dans la fabrication de leur Amidon, des matières prohibées par les Réglemens, parce qu'un pareil procédé de leur part contribue au rehaussement du prix des grains dans des années peu abondantes, occasionne des maladies, & produit quelquefois des accidens funestes. Pour remédier à ces inconvéniens, l'article IV de cet Edit permet aux Commis préposés pour la perception des deux sols imposés sur chaque livre d'Amidon, de visiter les atteliers des Amidonniers; & lorsqu'ils les trouveront en faute, de les dénoncer par des procès-verbaux en bonne forme, aux Officiers de Police, & aux Magistrats chargés de l'exécution de leurs Réglemens; & l'article VI leur défend, sous peine de 500 liv. d'amende, de vendre aux Boulangers aucune farine provenant des bleds germés ou gâtés qu'ils sont dans le cas d'employer. L'article III défend aussi, sous peine de confiscation des Amidons, matières & ustensiles servans à la fabrication & préparation, & de 1000 liv. d'amende, d'en fabriquer ailleurs que dans les Villes, Bourgs & lieux où il s'en fabrique actuellement; Sa Majesté se réservant cependant d'étendre ladite Permission dans d'autres lieux, & dans les cas où les circonstances l'exigeront. Par le même Edit, le Droit d'entrée, pour les Amidons étrangers, est fixé à quatre sols pour livre.

Le meilleur Amidon est blanc, doux, tendre & friable; on s'en sert à faire de la colle, de l'empois blanc ou bleu; il est aussi employé en Médecine. Il est regardé comme pectoral, propre à adoucir & épaissir les sérosités âcres de la poitrine, & à arrêter le crachement de sang : il a encore d'autres propriétés, dont les Médecins font usage, selon l'exigence des cas.

Au commencement de ce siècle, M. *de Vaudreuil* trouva le secret de faire de l'Amidon avec la racine de *Arum*, ou pied de veau; en 1716, il obtint pour 20 ans un Privilége exclusif pour lui & pour sa famille.

Il y a plusieurs autres Plantes, dont les racines peuvent être propres à faire de l'Amidon.

On en fait aussi avec les pommes de terre, ou touffes rouges, M. *de Chise* en fut l'inventeur. L'Amidon que ces plantes donnent, fut jugé par l'Académie Royale des Sciences, en 1739, faire un empois plus épais que l'empois ordinaire, à cela près que l'azur ne s'y mêloit pas aussi bien; & comme il n'étoit point fait de grains, on pourroit en faire usage dans les années de disette.

Quoique tous les Amidonniers ne fassent point le commerce du Creton, ils prennent cependant le titre d'*Amidonniers-Cretonniers*.

Par l'article XXXII de leurs Réglemens, les Amidonniers-Cretonniers ne peuvent faire ni fabriquer leur Amidon & Suif de Creton à Paris ; il faut que leurs Manufactures soient dans les fauxbourgs & la banlieue, à peine de confiscation des marchandises, & de 1500 liv. d'amende ; & sous quelque prétexte que ce soit, ils ne peuvent s'établir qu'aux lieux où il y aura facilité pour l'écoulement des eaux, & sans une permission expresse de M. le Lieutenant général de Police.

Malgré les oppositions de diverses Communautés, les Amidonniers-Cretonniers obtinrent enfin au mois de mars 1744, des Lettres-patentes de Sa Majesté, enregistrées au Parlement le 12 janvier 1746, pour autoriser & confirmer leurs Statuts & Réglemens, qui avoient été rédigés en 39 articles, & assurer, à leur Corps, le droit de Communauté.

L'Apprentissage est de deux ans ; après lesquels, sur le brevet quittancé & le certificat de ses services, l'Apprenti peut être admis à la Maîtrise : le chef-d'œuvre est d'environ un cent d'Amidon parfait chez l'un des Jurés, lequel Amidon tourne au profit de la Communauté. Les fils de Maîtres sont exempts de chef-d'œuvre.

Les Amidonniers, ni leurs Veuves, ne peuvent prêter leur Nom à qui que ce soit, directement ou indirectement, pour faire le commerce d'Amidon & du Creton ; & s'associer avec aucun Maître ou Veuve des Communautés employant l'Amidon, les retirer & loger dans leur maison, sous quelque prétexte que ce puisse être, à peine de confiscation des marchandises en cas de contravention, & de cent livres d'amende au profit de la Communauté plaignante ; de débaucher les Compagnons des uns des autres, ni les prendre sans un consentement par écrit des Maîtres qu'ils auront quittés, à peine de 50 liv. d'amende.

Les Amidonniers donnent à leur principal Attelier, le nom de *Trempis*.

Nul ne peut s'établir dans ce commerce sans la permission de M. le Lieutenant de Police.

AMIRAL. (le Grand) Voici l'origine de ce mot :

Le nom d'*Amiral* est emprunté des Arabes qui vinrent par mer fondre en Europe sur les Chrétiens, conquirent l'Espagne, après avoir couru toutes les mers, & descendirent sur les côtes de France par la Guyenne & le Poitou. Pendant de si longues guerres, les François eûrent souvent communication avec eux : & comme celui à qui obéissoient les autres Chefs de cette armée si puissante sur mer, étoit communément appellé en leur langue, *Amir al Musilmin*, c'est-à-dire, le *Prince des vrais Croyans*, les François qui retinrent les premières syllabes de ce nom, à cette imitation, ont appellé celui qui commande l'armée sur mer, *Amiral*.

Florent de Varennes, qui vivoit en 1270, est le premier Amiral qui ait été fait en France. On en compte aujourd'hui 61 depuis celui-ci, jusques & compris S. A. S. Monseigneur le Duc de Penthièvre. On remarque que *César de Vendôme*, fils naturel de Henri IV, & de Gabrielle d'Estrées, Duchesse de Beaufort, fut nommé Amiral par son père, à l'âge de deux ans ; que Louis XIV, en rétablissant la Marine en 1669, nomma deux Vice-Amiraux.

AMIRAUTÉ (le Tribunal de l') se tient dans la Grand-Salle du Palais. Les Officiers de ce Siège général connoissent de toutes les actions procédantes du commerce qui se fait par mer ; de l'exécution des Sociétés pour raison dudit commerce & des armemens ; des affaires des Compagnies érigées pour l'augmentation du commerce en premières instances ; des échouemens, naufrages, droits, débris des vaisseaux, &c. des contestations qui naissent dans les lieux du Ressort du Parlement de Paris, où il n'y a point de Sièges particuliers d'Amirauté établis ; & par appel des sentences des Juges particuliers, établis dans les Villes & lieux maritimes. Mgr. le Duc de Penthièvre est le Chef de ce Tribunal, qui est composé d'un Lieutenant-général, d'un Lieutenant-particulier, de quatre Conseillers, d'un Procureur du Roi, d'un Greffier, d'un premier Huissier, &c. Tous ces Officiers sont pourvus par le Roi, sous la nomination de l'Amiral. Les Avocats & Procureurs au Parlement y plaident & occupent, ainsi qu'aux deux autres Chambres de la Table de Marbre. Les audiences s'y tiennent les lundis, mercredis & vendredis, & les autres jours par extraordinaire, si des cas pressans pour le commerce le requièrent.

ANCERVILLE. Village du Vexin-François, près de Pontoise, où l'on voit un très-beau Château. Il y a plusieurs autres Ancervilles : un, dans le Pays-Messin ; & l'autre, dans le Bassigny.

ANDELY, *Andeliacum*. Petite Ville de France, dans la haute-Normandie, & dans le Vexin-Normand, séparée en deux par un chemin pavé, & distans l'un de l'autre d'environ un quart de lieue. L'un s'appelle le *Grand Andely*, & l'autre le *Petit Andely*. Le grand Andely est dans un vallon, sur le ruisseau de Cambon. Il y a une fontaine du nom de Sainte-Clotilde, où les Pélerins accourent de toutes parts le jour de la Fête, pour guérir de leurs maux. Il y a aussi deux Paroisses dont l'une est Collégiale, deux Couvens de Filles & un Hôpital. C'est le lieu de la naissance de *Nicolas Poussin* & d'*Adrien Turnebe*, & de *Corneille de l'Isle*. Andely fut réuni au Domaine en 1197. C'est une Vicomté, avec Présidial, Justice-Royale, Election de la Généralité de Rouen, Grénier à sel, & Maîtrise particulière. Elle est à 8 lieues, Sud de Rouen; à 2, Sud-ouest d'Ecouy; & 20 lieues Nord-est de Paris, longit. 19. lat. 49. 20. Les vins des Andelys passent pour être fort bons

Le Petit Andely étoit autrefois assez bien fortifié; mais aujourd'hui ses murailles & son Château sont presque détruits.

ANDILLY. Village de la vallée de Montmorency, dont la situation sur la côte, qui regarde le midi, fait un aspect très-agréable du côté de Paris, qui n'en est qu'à 4 lieues.

Suivant M. l'Abbé *le Beuf*, l'origine de son nom lui doit être commune avec les Andelys & plusieurs autres lieux de France appellés, *Andel*, *Andelat*, *Andelau*, *Andelot*, *Andelu*, *Andillé*. Il y a aussi en Champagne & au Pays d'Aunis, un Andilly; mais on n'est point instruit de ce qu'a pu signifier *Andel* chez les anciens Gaulois: la syllabe *And*, qui se trouve dans *Andematunum*, *Andegavum*, noms Celtiques, a dû aussi signifier quelque chose, & étoit la racine de ces mots.

La Cure d'Andilly est déclarée dans le Pouillé de Paris du XIIIe. siècle, comme étant à la pleine nomination de l'Evêque.

Saint Médard, Evêque de Noyon, est Patron du Lieu. L'ancienne Eglise avoit été dédiée, le mardi 21 août 1547, par l'Evêque de Mégare, qui y fit aussi la bénédiction de quatre Autels. L'édifice, actuellement existant, n'a aucune marque d'antiquité: la nef étant absolument abattue, & le clocher sans aucune sculpture. Le chœur est vaste & accompagné de deux belles Chapelles, le tout de construction récente. Dans l'un des côtés, est la sépulture de M. *du Lier*, qui étoit Seigneur de ce Lieu dans le siècle dernier, ornée d'un mausolée nouvellement élevé. Ce Seigneur voyant le chœur prêt à tomber, offrit de le faire rebâtir à ses frais, du consentement des Religieux Grammontins du Menel, au diocèse de Beauvais, co-Décimateurs avec le Curé. L'Archêveque permit le

16 juin 1719, de démolir le grand Autel, & de faire l'Office dans la nef.

Les Rouleaux du Parlement font mention de l'ancienne Eglise d'Andilly à l'an 1448 : *Voy.* à quelle occasion dans le *Beuf, Hist. de la Banl. Eccl.* 1754.

Outre le Curé d'Andilly, il y a un Chapelain fondé, & qui y demeure.

Andilly & Margency ne composoient autrefois qu'une seule & même Cure ; mais sur la fin du dernier siècle, Margency a été détaché d'Andilly, pour être érigé en Paroisse.

Une grande partie du territoire est en vignes & en arbres fruitiers.

Le plus ancien Seigneur que l'on connoisse de ce Lieu, est un nommé *Baudouin*, dont *Mathieu-le-Bel*, Seigneur de Villers-le-Bel, disoit, en l'an 1125, dans une de ses Chartres : *Balduinus de Andeli meus est de feodo quod tenet apud Garges*.

Ce Village est mentionné plusieurs fois dans les Titres de l'Abbaye du Val, qui est à l'extrémité du Diocèse de Paris, vers l'Isle-Adam, à l'occasion du don qui lui fut fait en 1241 & 1244 de quelques vignes situées en ce lieu. Henri, Clerc de *Meiasino*, fut l'un des Donateurs ; & Thibaud de Bruyères, Chevalier, confirma son don. A l'an 1244, le Village y est nommé *Andelli*.

ANDRÉ-DES-ARCS. (Saint) Philippe-Auguste ayant fait enclorre de murailles la ville de Paris, & sur-tout le quartier de l'Université, donna par-là occasion à des contestations entre l'Evêque de Paris & l'Abbé de Saint-Germain-des-Prés, relativement à quelques portions de terrein qui venoient d'être enfermées dans la Ville, & qui étoient de la dépendance de l'Abbaye de Saint-Germain-des-Prés. Ces différends furent terminés par une sentence arbitrale, rendue au mois de janvier de l'an 1210, par laquelle il fut dit que la Jurisdiction Spirituelle appartiendroit à l'Evêque de Paris, dans l'étendue des lieux qui venoient d'être renfermés ; mais que l'Abbé de Saint-Germain y pourroit faire bâtir dans deux ans une ou deux Paroisses, dont les Cures seroient à sa nomination, & demeureroient chargés chacune envers l'Abbaye de trente sols de rente annuelle & perpétuelle. L'Abbé de Saint-Germain saisit promptement l'occasion d'acquérir un Droit de patronage dans la Ville, & fit bâtir l'Eglise de *Saint-André*, & celle de *Saint-Côme* & de *Saint-Damien*, lesquelles furent achevées vers l'an 1212. L'Abbé & les Religieux de Saint-Germain-des-Prés ont joui du Patronage de ces deux Cures jusqu'en 1345, que par transaction passée avec l'Université, ils cédèrent à ceux-ci *tout ce que à eux appartenoit, ou appartenir pourroit au tems avenir, ès Patronage des Eglises de Saint-Andrien-des-Arcs, & de Saint-Cosme & Saint-Damien à Paris*, ainsi qu'il est expliqué plus au long à l'article du Pré-aux-Clercs. (*Voyez cet Article*)

L'Eglise de Saint-André-des-Arcs * fut bâtie en un lieu où subsistoit depuis le VIe. siècle un Oratoire sous l'invocation de S. Andéol ou *Saint-Andiol* **: on prononçoit alors *Saint-Andeu*, & cette ancienne Eglise n'existe plus. (Selon l'Abbé le Beuf, le fond du Sanctuaire de l'Eglise actuelle de *Saint-André*, à en juger par le dehors, & par quelque piliers du chœur, au côté septentrional, paroît être du XIIIe. siècle, les niches & statues, qui ornent le dehors, sont du XVIe. & la tour, qui tient encore du gothique, peut être de la fin du XVe. siècle. *Hist. du Diocèse de Paris*, *Partie II*, page 458).

---

* Ce Nom a varié suivant les temps : on lit dans différens Titres, *S. Andri*, *S. Andrieu*, *S. Andrien-des-Ars*, *S. André-des-Arts & des Arcs*. M. Jaillot pense que ces Noms ne sont qu'une altération de celui de *Laas*. Cet Auteur, dans ses Recherches Savantes, dit avoir vu un Acte de 1220, dans lequel S. André est nommé, *S. Andreas in Laaso*; & que dans d'autres, de 1254 & de 1260, on lit, *S. Andreas de Arsiciis & de Arciciis*; *de Assibus* en 1261 (Cartul. Sorb.); *de Arsiciis* en 1274; & *S. Andreas* sans aucun surnom, dans la transaction passée entre Philippe-le-Hardi & l'Abbaye Saint-Germain, au mois de février 1272. La première pièce où M. Jaillot l'ait vu énoncée, avec le surnom *de Arcibus*, est une Déclaration faite par les *Sachettes* (Nom des pauvres Filles ainsi appellées à cause de leur habillement, dont la forme ressembloit à celle d'un sac), en 1284; & comme les Noms de *Assiciis* & *Arciciis* ont été donnés au territoire de Laas en 1194, 1220, 1228 & 1260, il s'est cru autorisé à dire que le nom *des Arts* venoit originairement de celui de Laas, qu'on a successivement altéré & corrompu. Quart. S.-André-des-Arts.

** M. Jaillot ne croit pas que cette Tradition soit à l'abri de toute critique, quoiqu'il soit fait mention de cette Chapelle dans la Chartre de Fondation de l'Abbaye Saint-Germain en 558, & dans la *vie de Saint Doctrovée*, écrite par Gislemar, vers la fin du XIe. siècle, à peu près les deux seuls monumens qui en fassent mention, & sur lesquels la tradution s'est perpétuée. *Ibid*.

Le grand Autel est orné de dix tableaux, qui remplissent tout le chevet ou rond-point de cette Eglise. Les cinq du haut ont été peints par *Sanson*; & les cinq qui sont en bas, par *Restout*.

A main droite en entrant dans le chœur, & proche du grand Autel, est un monument plaqué sur le jambage d'un arc, & consacré à la mémoire d'*Anne-Marie-Martinozzi*, Princesse de Conti. Il consiste en une belle figure de marbre blanc à demi-bosse, & accompagnée des attributs qui désignent la Foi, l'Espérance & la Charité; Vertus caractéristiques de cette Princesse, qui les avoit pratiquées avec une fidélité qui fit l'admiration de son siècle. Les ornemens de ce tombeau sont aussi de marbre blanc, à la réserve d'une urne qui en fait l'amortissement, & de quelques festons de bronze doré, le tout du dessin & ciseau du fameux *Girardon*.

Sur une table aussi de marbre blanc, est écrite en lettres noires l'épitaphe qui suit:

A LA GLOIRE DE DIEU, & à l'éternelle mémoire d'ANNE-MARIE MARTINOZZI, *Princesse de Conti, qui, détrompée du monde dès l'âge de 19 ans, vendit toutes ses pierreries pour nourrir, durant la famine de 1662, les Pauvres de Berri, de Champagne, de Picardie; pratiquant toutes les austérités que sa santé put souffrir; demeura veuve à l'âge de 29 ans; consacra le reste de sa vie à élever en Princes Chrétiens, les Princes ses enfans, & à maintenir les Loix temporelles & écclésiastiques dans ses terres; se réduisit à une dépense très-modeste; restitua tous les biens dont l'acquisition lui étoit suspecte, jusqu'à la somme de 800 mille livres; distribua toute son épargne aux Pauvres dans ses terres & dans toutes les parties du monde, & passa soudainement à l'éternité après 16 ans de persévérance, le 4 février 1672, âgée de 35 ans.*

Priez Dieu pour elle.

Louis-Armand de Bourbon, Prince de Conti, & *François-Louis de Bourbon*, Prince de la Roche-sur-Yon, ont posé ce monument.

Le corps de cette Princesse repose dans un caveau qui est vis-à-vis, & tout proche de ce mausolée. Son cœur fut porté aux Carmélites du fauxbourg Saint-Jacques, & ses entrailles furent inhumées au côté droit du chœur de l'Eglise de Port-Royal-des-Champs. Cette Abbaye ayant été démolie en 1710, & les Corps qui y reposoient ayant été exhumés, les entrailles de la Princesse de Conti furent transportées dans ce caveau à Saint-André-des-Arcs, où fut aussi inhumé Louis-Armand de Bourbon, Prince de Conti, fils aîné de cette Princesse, mort à Fontainebleau, le 9 novembre 1685, âgé de de 24 ans.

Vis-à-vis & aussi dans le chœur, est un monument érigé à la mémoire de *François-Louis de Bourbon*, Prince de Conti, & frere puîné de *Louis-Armand de Bourbon*. Ce monument est presque semblable à celui auquel il symmétrise, & est du dessin & de l'exécution de *Couston*, l'aîné; il est aussi de marbre blanc, & plaqué sur le jambage de l'arc. On y voit la Déesse Pallas, tenant d'une main le portrait de ce grand Prince, dont elle semble regretter la perte; & l'autre est appuyée sur un lion, symbole usé & trivial de la valeur militaire; mais rien n'y désigne le Prince Chrétien. Est-il croyable que dans le siècle le plus éclairé sur la vérité de notre sainte Religion, on ait osé placer dans nos Temples, à côté du trône du Dieu vivant, les simulacres des fausses Divinités du Paganisme, pour décorer nos tombeaux au mépris des vertus chrétiennes? Les vrais Fidèles doivent également gémir de ne lire dans la longue épitaphe de ce Prince belliqueux, presque rien de sa piété & de sa religion, seule louange digne d'un héros Chrétien, qui attend une couronne immortelle, toutes celles des plus beaux lauriers n'ayant qu'une existence frivole & imaginaire.

Ce Prince mourut à Paris le 22 février 1709, âgé de 45 ans, & son corps fut inhumé dans le caveau où étoient ceux de sa mère, de son frère aîné, & ceux des autres Princes & Princesses de sa Maison, que la mort nous a enlevés depuis lui.

L'épitaphe de ce Prince est gravée en lettres d'or, sur un marbre noir, qui fait un des panneaux du piedestal, sur lequel porte tout ce monument.

FRANC. LUD. BORBONIUS REG. SANG. PRINCEPS DE CONTI, *natus Lut. Paris. prid. kalen. maii, anno 1664, in Belgicar. urbium Cortraci, Dixmudæ, Lucemburgi obsidionibus posito Tyrocinio. In Hungariam adversùs Turcas profectus, Lotharing. Principi, Duci veterano, juvenis admirationi fuit. Domum reversus, tradidit se in disciplinam Patrui* CONDŒI, *qui paulò post extinctus, in eo revixit à primâ usque pueritiâ Delphino unicè dilectus. In Germaniâ Philippoburgum, Manheimum, aliasque urbes expugnanti: in Flandriâ Principis Araufic. impetus incredibili celeritate prævertenti, Comes ubique adfuit, & adjutor.* LUDOVICO MAGNO *Montes, & namurc. obsidenti utilem operam navavit. Ad Steenkercam, ad Norwindam,*

Wihdam, laborantem & pené inclinatam aciem ita restituit, ut Luxemburgius victor maximam ei partem gloriæ concederet. In Poloniam bonorum judicio & voluntate ad regnum vocatus. Contrariâ dissidentium civium factione desideranti Patriæ redditus, otium, minimé iners, bonarum Artium studis, lectioni, eruditis colloquiis impendit. Ingenio magno & excellente, ita aptus ad omnia, ut quidquid ageret, ad id unum natus esse videretur. De familiâ, de amicis, de humano genere optimé meritus, Gallorum amor & deliciæ ; heu breves. Dignam Christiano Principe & pretiosam in conspectu Domini mortem obiit Lut. Paris. VIII. kalend. mart. an. Chrisf. 1709, ætatis 45. Ad sanctos piæ matris cineres, uti ipse jusserat, uxor mœrens posuit.

R. I. P.

Dans la nef, auprès de l'œuvre, est l'épitaphe qui suit :

A LA GLOIRE DE DIEU, & à la mémoire éternelle de Messire JEAN-BAPTISTE RAVOT, Chevalier, Seigneur d'Ombreval, & Conseiller du Roi en tous ses Conseils, & son premier Avocat général en sa Cour des Aydes, décédé le 17 de janvier 1699, âgé de 45 ans, après en avoir passé 17 dans l'exercice de sa Charge.

Dame GENEVIÈVE BERTHELOT, son épouse, a fait poser cette épitaphe, & à donné à l'œuvre de cette Eglise la somme de 200 livres pour faire dire une Messe à perpétuité, le jour de la mort du Défunt. MM. les Marguilliers se sont obligés de faire exécuter la fondation, & d'en avertir, la veille, l'aîné de ses Descendans.

Jean-Baptiste Ravot d'Ombreval & Geneviève Berthelot étoient les père & mère de M. d'Ombreval, que nous avons vu Maître des Requêtes & Lieutenant-général de Police de Paris, en 1725.

Gilbert Mauguin, Président en la Cour des Monnoies, & mort en sa maison rue de Seine, le 6 juillet 1674, fut apporté de l'Eglise de Saint-Sulpice, sa Paroisse, en celle de Saint-André-des-Arcs, & y fut inhumé le lendemain.

Ce vertueux & savant homme étoit de Riom en Auvergne, ou des environs de cette Ville. Il vint au monde avec un heureux naturel, un esprit pénétrant, une mémoire fidèle, & avoit été élevé par un oncle, qui fut un des plus célèbres Avocats de son tems.

Le neveu répondit parfaitement aux vues de son oncle, & parut avec éclat au Barreau jusqu'en 1637, qu'il fut pourvu

TOME I. R

d'une Charge de Président en la Cour des Monnoies, dont il remplit les devoirs jusqu'à la fin de sa vie, avec une régularité exemplaire.

Après avoir donné aux fonctions, dont il étoit redevable au Public, le tems qui leur étoit nécessaire, il donnoit tout le reste à la lecture des Conciles, des Saints Pères, & des Auteurs Ecclésiastiques, & devint aussi savant en Théologie, que les Docteurs qui l'enseignent : aussi attaché aux choses saintes que les Prêtres les plus vertueux, aussi recueilli que les Religieux les plus réglés, il vécut dans le siècle sans être du siècle. Voilà un abrégé de l'éloge que le Président Cousin a fait de ce savant Confrère, dans un des Journaux des Savans, de l'an 1696.

Un Livre intitulé, *Vindiciæ Prædestinationis & Gratiæ*, qui parut en 1650, en deux volumes *in-4°*., est le seul fruit qui nous reste du savoir du Président Mauguin : encore s'est-il trouvé dans ces derniers tems, un Ecrivain assez mal informé pour l'attribuer au Père *Quatremaire*, Bénédictin ; mais cet Ecrivain ne connoissoit guère le caractère de ces deux Savans. Le Père Quatremaire n'étoit point d'humeur à céder à un autre la gloire qui lui appartenoit : & M. Mauguin étoit encore moins d'humeur à s'approprier ce qui ne lui appartenoit point. S'il restoit quelque soupçon sur le véritable Auteur de ce Livre, il n'y a qu'à aller dans la Bibliothèque des Augustins de la Reine Marguerite, on y verra le manuscrit original du Livre de la défense de la Prédestination & de la Grace, écrit de la propre main de M. Mauguin. Il est fait une mention honorable de ce Savant, dans la dernière édition de Moreri, en 1759.

Entre les Chapelles qui décorent les bas-côtés de cette Eglise, il y en a deux ou trois de remarquables ; celle qui est sous l'invocation de Saint Nicolas, est la plus grande & la plus riche de cette Eglise. *Jacques Coytier* (les uns écrivent *Coctier*, d'autres *Cothier*, *Cottier*, &c.), Médecin de Louis XI, & Président en la Chambre des Comptes de Paris, ayant fait bâtir une maison dans la rue Saint-André-des-Arcs, & étant devenu par-là Paroissien de cette Eglise, les Marguilliers lui donnèrent en 1491, une place pour y bâtir une Chapelle. Elle étoit achevée en 1505, & Coytier la dota de cent livres de rente, ce qui étoit pour lors une grosse somme, pour y faire dire tous les jours une Messe, pour laquelle on ne donnoit que trois sous au Chapelain.

Nicolas *le Clerc*, dit *Coytier*, Doyen de la Faculté de Théologie de Paris, augmenta de beaucoup la fondation de cette

Chapelle, & voulut qu'elle fût sous le titre de Saint-Nicolas, dont elle porte encore aujourd'hui le nom. *Guillaume d'Argonne*, Titulaire de cette Chapelle en 1603, ajouta à ce bénéfice une maison & un jardin, qui sont aujourd'hui affermés sept cens livres. *François Gaudin*, qui lui succéda, suivit l'exemple de son Prédécesseur, & donna à ce bénéfice, en l'an 1642, une maison & un jardin affermés à présent plus de 900 liv. en sorte que cette Chapelle est un bénéfice qui rapporte actuellement au Titulaire 2000 liv. par an, toutes charges payées. C'est M. *de Gourgues*, Maître des Requêtes, qui a la présentation à ce bénéfice, comme Descendant de l'unique héritière de la famille des *le Clerc-Coytier*. Cette Chapelle ayant vaqué en 1724, M. de Gourgues la donna à l'Abbé *Richard*, qui avoit fait, en 1702, la vie du fameux P. *Joseph*, Capucin, nommé au Cardinalat, & qui étoit du nom & de la famille des *le Clerc*.

Pour ôter la confusion que cause le mélange des noms de *Coytier*, de *le Clerc* & de *Gourgues*, il est à propos de remarquer que *Jacques Coytier*, Médecin de Louis XI, & Président en la Chambre des Comptes de Paris, avoit épousé *Marguerite le Clerc*, de laquelle n'ayant point eu d'enfant, il donna tout son bien à *Jacques le Clerc*, neveu de sa femme, à la charge de porter le nom de *Coytier*. De ce *Jacques le Clerc*, dit *Coytier*, naquit un autre *Jacques le Clerc*, dit *Coytier*, sieur d'*Aulnay*, dont la postérité s'est éteinte dans la famille des *Gourgues*, par le mariage d'*Elisabeth le Clerc de Coytier*, avec *Armand-Jacques de Gourgues*, mort Doyen des Maîtres des Requêtes du quartier d'avril, le 4 mars 1726.

Dans le bas-côté, à droite, en entrant par la grande porte de cette Eglise, est la Chapelle de MM. *de Thou*. Le buste de *Christophe de Thou* est de marbre blanc, posé sur un piedestal de marbre noir. Au-dessus, sont deux Vertus assises, qui tiennent des couronnes de lauriers & des palmes; & au-dessous, deux enfans ou génies, portant des torches allumées, mais renversées. Entre les deux Vertus, qui sont au haut de la bordure, sont les armoiries de la famille des *de Thou*, qui portoit d'argent au chevron de sable, accompagné de trois mouches à miel de même, 2 & 1. Sur un marbre, qui est au bas de ce monument, on lit:

D. O. M.

CHRISTOPHORO THUANO, *Aug. F. Jac. N. Equiti qui*

omnibus togæ muneribus summâ cum eruditionis, integritatis, prudentiæ, laude perfunctus; amplissimosque honores sub Francisco I. Henrico II. Regibus consecutus, Senatûs Parisiensis Præses, deindè Princeps: sacri Consistorii Consiliarius, mox Henrici tunc Aurel. ac demùm Francisci Andegavium Ducis Cancellarius, tandem cum de judiciario ordine emendando, quæstura regno fraudibus ac rapinis vindicando, & scholarum disciplina restituenda cogitaret, nulla inclinatæ ætatis incommoda antea expertus, ex improvisa febri decessit. Uxor, liberique mœrentes posuère. Vixit annos 74, dies 5. Obiit anno salut. 1582. cal. nov.

La décoration & exécution du tombeau de *Jacques-Auguste de Thou*, Président à Mortier du Parlement de Paris, sont de *François Auguière*, un des fameux Sculpteurs que la France ait produits. Ce monument consiste en un sarcophage élevé sur une bâse, & placé entre quatre colonnes de marbre d'ordre ionique, dont les bâses & les chapitaux sont de bronze. Ces colonnes, de même que deux figures d'hommes qui sont assises sur le sarcophage, soutiennent l'entablement qui règne sur toute la composition. La statue de marbre de *Marie de Barbançon-Cani*, première femme de *Jacques-Auguste de Thou*; celle de *Gasparde de la Chastre*, sa seconde femme, & celle dudit *de Thou*, qui est au milieu, sont toutes posées sur l'entablement, & toutes trois à genoux, chacune devant un prie-Dieu. Celle de *Marie de Barbançon-Cani* a été sculptée par *Barthelemi Prieur*, ainsi que nous l'apprend M. de Thou lui-même à la fin des Mémoires de sa vie: les deux autres sont de *François Auguière*. La figure de M. de Thou est vêtue d'un grand manteau fourré d'hermine & retroussé sur l'épaule. La tête en est belle & majestueuse. La draperie n'est ni trop ample, ni trop serrée, & ses plis sont bien jettés. La principale face de ce sarcophage est ornée d'un excellent bas-relief de bronze, où l'on voit plusieurs génies, dont celui qui est au milieu représente l'Histoire, qui tient un Livre, sur lequel est ce titre: *Jacobi Augusti Thuani Historiarum sui temporis Libri 138.* Les autres génies sont différemment occupés, & caractérisent les qualités & les vertus qui règnent dans cette Histoire.

Plus bas, sur une table de marbre, est l'épitaphe de ce grand Magistrat & célèbre Historien.

A. & Ω.

JACOBO-AUGUSTO THUANO, *Christophori filio*, *in regni*

Confiliis Affeffori, *ampliffimi Senatûs Præfidi*, *litterarum*, *quæ res divinas & humanas amplectuntur*, *magno bonorum & eruditorum confenfu peritiffimo*, *variis legationibus fummâ finceritate ac prudentiâ fundo*, *viris principibus ævo fuo laudatiffimis eximiè culto*, *Hiftoriarum Scriptori quod ipfæ paffim loquuntur celeberrimo*, *Chriftianæ pietatis antiquæ retinentiffimo. Vixit an.* 63. *menfes* 6. *dies* 29. *Obiit Lutetiæ Parifiorum nonis maii* 1617. *Parciffimè cenfuiffe videtur*, *qui tali viro fœculum defuiffe dixit.*

Dans les panneaux des piedeftaux, qui foutiennent les quatre colonnes qui décorent ce farcophage, font des tables de marbre, fur lefquelles on a gravé en lettres d'or les épitaphes des deux femmes de Jacques-Augufte de Thou. A droite eft celle de Marie de Barbançon-Cani, fille de *François de Barbançon-Cani*, tué au combat de Saint-Denis, & d'*Antoinette de Vafières*. Elle avoit une fœur aînée, nommée *Anne de Barbançon*, qui avoit époufé *Antoine Duprat-Nantouillet*, petit-fils d'*Antoine Duprat*, Chancelier de France & Cardinal.

Quant à François de Barbançon, dont on vient de parler, il étoit petit-fils de *Michel de Barbançon*, Lieutenant de Roi de Picardie, & ils étoient iffus d'une maifon originaire du Haynault, où eft fituée la Principauté de Barbançon, qui a paffé aux *Comtes d'Aremberg*, cadets de la maifon *de Ligne*. Ce fut au mois d'août 1587, que Jacques-Augufte de Thou époufa Marie de Barbançon, avec laquelle il vécut dans une union parfaite pendant quatorze ans, & fans que jamais elle lui eût donné du chagrin, que celui de l'avoir perdue le 5 d'août 1601, âgée de 34 ans 6 mois & 16 jours. Cette perte confterna M. de Thou, qui l'aimoit uniquement. Voici l'épitaphe qu'il lui confacra :

D. O. M.

Mariæ Barbansonæ Caniæ Francifci F. Michaëlis Picardiæ Legati N. quæ dùm viro Morigera & patritiæ curæ dulce levamen concordiam conjugalem fuaviffimam faciens interiore ac fincerâ pietate, affiduâ librorum facrorum lectione alacri & animofâ erga tenuiores benignitate, in omnes liberalitate, morum fanctitate, veteris & clariff. familiæ decus auget, in hoc virtutis vitæque curfu, florentibus adhuc annis erepta eft, Jacobus-Auguftus Thuanus tantæ jacturæ propemodum intolerans hoc monumentum uxori incomparabili mæftis. P. vixit ann.

XXXIV. M. VI. DXVI. Obiit A. S. CIƆIƆC. 2. non. sextilib. Ave & vale dimidium animæ meæ, dimidium quod superest, cum Deus volet, in cœlis reciperaturum.

Il est dit dans les Mémoires de M. de Thou, qu'outre cette épitaphe latine, il y en a une autre en vers grecs, de la composition du fameux *Isaac Casaubon* ; mais elle ne se trouve que dans les Mémoires latins de la vie de M. de Thou, ainsi que la traduction latine : on ne les rapportera point ici ; on se bornera à une version françoise, faite sur celle dont on vient de parler, par un homme qui entend fort bien le grec. La voici :

Hélas ! Femme généreuse, ainsi donc foulant aux pieds les soins & les soucis des Mortels, vous quittez la terre pour monter au ciel ; mais votre retraite, hélas ! est trop précipitée pour le jeune de Thou, votre illustre Epoux, que vous abandonnez sans lui avoir donné d'enfans ; de Thou, dis-je, avec qui vous faisiez les délices & l'admiration du genre humain. Maintenant donc, ce tendre Epoux passe les nuits & les jours dans les larmes & dans les gémissemens. Accablé de douleur, il regrette, ô Epouse chaste & respectable ! la douceur & les charmes de vos entretiens, les rares & précieuses qualités de l'esprit & du cœur qui vous rendoient si aimable. L'image de votre beauté est gravée dans son cœur. Avec cet Epoux désolé, on voit pleurer amèrement la Vertu & les Graces. Hélas ! quelle perte irréparable ! Qui tendra désormais une main secourable à ceux qui sont réduits à une extrême pauvreté ? Qui visitera les malades ? Qui donnera aux Captifs le prix de leur rançon ? Qui revêtira ceux qui sont sans habits ? O que le sort des Mortels est digne de compassion ! Ne peut-on pas dire, avec vérité, que les plus excellentes choses sont d'une courte durée ?

La troisième figure de marbre, qui décore le mausolée de M. de Thou, représente *Gasparde de la Châtre*, seconde femme de Jacques-Auguste de Thou : elle étoit fille de *Gaspard de la Châtre*, Seigneur de Nançay, Capitaine des Gardes du Corps ; & de *Gabrielle de Bâtarnay*, sa femme. Elle renouvella par sa fécondité, l'espérance d'une famille presque éteinte, & eut six enfans, trois garçons & trois filles. L'aîné des garçons fut l'infortuné *François-Auguste de Thou*, Maître des Requêtes, qui fut décollé à Lyon, avec M. *de Cinqmars*, l'an 1642. Gasparde de la Châtre survécut dix ans à son mari, n'étant morte qu'en 1627. Voici l'épitaphe qu'on lit ici :

A. & Ω.

Virtute & genere nobilissimam GASPARAM CHASTREAM, GASPARIS CHASTREI NANCEANI, *Regiæ Majestatis custodum Præfecti filiam,* Jacobus-Augustus Thuanus Christophori filius, *repetito sacramento conjux, conjugem nono supra tricesimum ætatis an. cœlo receptam, insolabili quantùm licuit desiderio sequutus est, decimo post mensa, anno climatere, Deus annuit optanti. De conjugio per annos decem & quatuor, utrimque sanctissimè transacto, filii tres, totidem filiæ, communibus votis, optimorum parentum memoriæ tumulum bonâ piâque mente nuncupaverunt.* Jacob. Aug. Thuanus, Jac. Aug. F. *Ordinis amplissimi Senator, tam suis, quam fratrum ac sororum adsedibus obsequens faciendum curavit.*

La famille des *de Thou* étoit plus illustre par les grands Sujets qu'elle a produits, que par l'ancienneté de sa noblesse. Cependant, on a dit qu'elle étoit originaire de Champagne, & qu'elle y tenoit rang parmi les Nobles ; ce qui peut être vrai. Ce qu'il y a de prouvé, c'est que *Jean de Thou*, Seigneur du Bignon, près d'Orléans, étoit Marchand à Orléans, & vivoit en 1336. Il fut le bisaïeul de *Jacques de Thou*, sieur du Bignon, aussi Marchand & Echevin d'Orléans en 1439, 1440, 1445 & 1446. Il mourut le 4 d'octobre 1447, & fut inhumé dans le cloître des Cordeliers d'Orléans, qui a depuis été cédé, avec le Couvent, aux Récolets, où l'on voit son épitaphe & ses armoiries. *Jacques de Thou*, son petit-fils, vint s'établir à Paris, où il étoit Avocat du Roi en la Cour des Aydes en 1476, & où sa Postérité s'est fort illustrée dans la Robe.

Dans la Chapelle de Saint-Antoine ont été inhumés *Pierre Séguier*, Président au Parlement de Paris, mort le 25 d'octobre de l'an 1580 ; & *Pierre Séguier*, son petit-fils, dont on voit l'effigie en marbre à genoux sur un tombeau aussi de marbre, qui est vis-à-vis la porte de cette Chapelle. Ce dernier fut Maître des Requêtes, puis quitta la robe pour l'épée. Il mourut en 1638, ne laissant de *Marguerite de la Guesle*, sa femme, qu'une fille unique.

Il y a encore plusieurs personnes d'un mérite distingué dans les Lettres & dans les Arts, qui ont été inhumées dans cette Eglise, sans aucun ornement qui distingue leur tombe.

Tels sont :

André Duchesne, mort en 1640, le 30 mai. C'est l'homme du monde à qui notre Histoire, tant générale que particulière, a le plus d'obligation.

Pierre d'Hozier naquit à Marseille le 12 juillet 1592. Il vint à Paris en 1612, pour y achever ses études ; mais la foiblesse de sa vue & sa mauvaise santé le firent retourner en Provence, en 1613. Il revint à Paris en 1615, & ce second voyage lui fut plus heureux ; car il lui donna lieu de s'y établir. Il s'appliqua à l'étude & à la recherche des Généalogies, & porta cette science à un haut point de perfection. Ce fut en considération de son grand mérite, que le Roi l'honora en 1628 de l'Ordre de Saint-Michel.

L'an 1641, le même Prince lui conféra la Charge de Juge d'armes de France, vacante par la mort de *François de Chevriers de Saint-Mauris*. Le 31 décembre 1642, M. d'Hozier fut pourvu d'une Charge de Gentilhomme Servant de la Maison du Roi, conjointement avec celle de l'un des Maîtres d'Hôtel ordinaires de S. M. Après la mort du Roi Louis XIII, le Roi Louis XIV confirma M. d'Hozier dans l'exercice des Charges qu'il avoit possédées, & le pourvut même de celle de Généalogiste de ses Ecuries, qu'il créa en sa faveur. Il mourut le premier décembre 1660, & laissa de *Yoland Cerrini*, qu'il avoit épousée en 1630, *Louis Roger, Henri* & *Charles d'Hozier*. *Henri* est mort Religieux de la Trinité de la Rédemption des Captifs. Les deux autres ont été mariés ; & de *Louis Roger* & de *Madeleine Bourgeois*, sa femme, est né *Pierre d'Hozier de Cerrini*, aujourd'hui revêtu des Charges de Juge d'armes de France, de Généalogiste des Ecuries du Roi, &c. Quant à *Charles d'Hozier*, il n'a point laissé de postérité.

Robert Nanteuil naquit à Reims en 1630, d'un père qui prit grand soin de son éducation, & lui fit faire toutes ses classes. Il réussit parfaitement dans cette carrière ; mais un penchant plus fort l'entraînoit vers le dessin ; enfin, la nature fut son premier maître, & sur la fin de ses deux années de Philosophie, il dessina & grava lui-même l'estampe de la Thèse qu'il soutint. Au sortir de ses études, il vint à Paris où il se perfectionna dans la Peinture en Pastel, & acquit une grande réputation dans la gravure au burin, sur-tout dans celle des Portraits. Ce fut en sa faveur que le Roi Louis XIV créa la

Charge de Deſſinateur & de Graveur de ſon Cabinet, aux appointemens de 1000 liv. par an. C'étoit un homme agréable de figure, honnête, poli, complaiſant, & qui aimoit beaucoup le plaiſir. De plus de 50 mille écus qu'il avoit gagnés, il n'en laiſſa pas 20 mille à ſes héritiers. Il mourut au mois de décembre de l'an 1678, âgé de 48 ans, & fut inhumé ſous l'orgue de Saint-André-des-Arcs.

Sébaſtien-Louis le Nain de Tillemont, un des plus Savans & des plus pieux Eccléſiaſtiques du dernier ſiècle, étoit né à Paris le 30 novembre 1637. On voit dans les ouvrages qu'il a donnés au Public, pour ainſi dire, malgré lui, une critique judicieuſe & exacte, un diſcernement exquis & un ardent amour pour la vérité. Il mourut à Paris le 10 janvier 1698, dans la 61e. année de ſon âge, & fut enterré à Port-Royal-des-Champs, le 13 du même mois; mais le 23 décembre 1710, il fut exhumé de Port-Royal & tranſporté dans l'Egliſe de Saint-André-des-Arcs à Paris, pour des raiſons que tout le monde ſait.

Louis Couſin, Préſident en la Cour des Monnoies, & l'un des 40 de l'Académie Françoiſe, étoit né à Paris le 12 août 1627; mais il étoit originaire d'Amiens, où ſon père étoit né, ainſi que *Jean Couſin*, Conſeiller au Préſidial d'Amiens, ſon aïeul. Le nom de *Couſin* eſt fort ancien dans le Pays. Carpentier, dans ſon Hiſtoire du Cambreſis, fait mention de *Gilles Couſin*, Ecuyer, qui épouſa *Marie Wattache*, fille de *Jean Wattache*, auſſi Ecuyer, en 1307 & 1308, & de *Marie de Haſpre*. De cette famille étoit *Gilbert Couſin*, né l'an 1505, Théologien, Poëte, Hiſtorien, Orateur & Philoſophe, qui a donné au Public pluſieurs ouvrages. *Jean Couſin*, Chanoine de la Cathédrale de Tournay, & qui a compoſé les Chroniques & Annales de cette Ville, imprimées à Douai en 1619, étoit auſſi de la même famille.

Louis Couſin, qui donne lieu à cet article, après avoir fait ſes Humanités & ſa Philoſophie dans l'Univerſité, ſe deſtina à l'état Eccléſiaſtique, étudia en Théologie, ſoutint ſa Tentative avec diſtinction, & fut reçu Bachelier en Théologie de la Faculté de Paris. Ayant enſuite changé d'état, il ſe fit recevoir Avocat au Parlement en 1646, & fréquenta le Barreau juſqu'en 1657, qu'il acheta une Charge de Préſident en la Cour des Monnoies.

Comme cette Charge le laiſſoit maître d'une bonne partie de ſon tems, il l'employa à la lecture des meilleurs Auteurs Grecs & Latins, mais plus particulièrement à l'étude des SS. Pères, de l'Hiſtoire Eccléſiaſtique, & des autres ſources de la vraie Théologie. Après avoir beaucoup étudié, il entreprit de traduire en François les anciens Historiens Ecclésiastiques, & commença par Eusebe de Césarée, qui est regardé comme le Père de l'Histoire de l'Eglise. Il passa ensuite à la traduction des Histoires de Socrate, de Sozomène & de Theodoret; puis à celle des Historiens de Constantinople, depuis le règne de l'ancien Justin, jusqu'à la fin de l'Empire. Il avoit aussi entrepris de traduire les meilleurs Historiens de l'Empire d'Occident, depuis Charlemagne jusqu'à notre tems, dont on n'a imprimé que deux volumes *in-12*, quoique le reste soit achevé, & en état d'être donné au Public. Toutes ces traductions sont faites en maître, par un homme supérieur à sa matière, & qui, sans s'éloigner de la fidélité à laquelle tout Traducteur est obligé, donne un air libre & original à ses traductions. On ne peut d'ailleurs assez louer son attachement à la Doctrine de l'Eglise Gallicane, & aux maximes du Royaume. Sa réputation étoit déjà faite & sa carrière très-avancée, quand en 1697, il obtint une place dans l'Académie Françoise, où il fut reçu le 15 juin de cette même année. Il mourut le 26 février 1707, âgé de 80 ans 7 mois.

Par son testament, il a fait une fondation pour six Boursiers destinés à l'Etat Ecclésiastique, qui doivent être nourris & défrayés de tout, depuis la Philosophie, jusqu'à la prise du bonnet de Docteur en Théologie. Il a aussi donné sa bibliothèque à l'Abbaye de Saint-Victor, avec 20 mille livres, dont la rente doit être employée tous les ans à l'augmentation de cette bibliothèque, à la charge qu'on dira tous les ans une Messe-haute le jour de son décès, & que l'on fera le même jour un discours sur l'utilité des bibliothèques. On a parlé ailleurs des dispositions de son testament en faveur du Public.

Antoine-Houdard de la Mothe, l'un des 40 de l'Académie Françoise, mort le 26 décembre 1731, dans la 60e. année de son âge, fut inhumé le lendemain dans cette Eglise, sa paroisse. (Le jour de son enterrement fut remarquable par le plus étonnant brouillard dont il ait peut-être jamais été fait mention dans les Annales de Paris. Il commença à 4 heures du soir, & fut si épais, qu'il déroba entièrement, non-seulement la clarté des lanternes, mais encore celle des flambeaux des carrosses; de sorte que les équipages se heurtoient les uns contre les autres: il en résulta plusieurs accidens fâcheux.) *Houdard de la Mothe* étoit fils d'un Chapelier de Paris, qui fut assez riche pour lui faire faire ses classes & son droit. Il eut de la vocation pour l'Etat Ecclésiastique, & voulut même se vouer à la pénitence la plus auſtère, car il prit l'habit de Novice à la Trappe; mais comme il avoit moins conſulté ſes forces que ſon zèle, il fut obligé d'en ſortir en 1697. C'étoit un génie facile, propre à tout, & qui s'eſt diſtingué par un grand nombre d'ouvrages de différens genres. Il fut reçu à l'Académie Françoiſe le 8 février 1710, à la place de *Thomas Corneille*. Quoique depuis plus de 12 ou 15 ans, M. de la Mothe fût tout-à-fait aveugle & accablé d'infirmités, il ne laiſſa pas de travailler juſqu'aux derniers momens de ſa vie. Ses critiques ont prétendu qu'il mettoit trop de poëſie dans ſa proſe, & trop de proſe dans ſes vers: au fond, c'étoit un Poëte médiocre, mais qui avoit beaucoup d'eſprit; il en a mis dans tous ſes ouvrages, dont cependant la plus grande partie ne lui ſurvivra pas long-tems.

Dans le cimetière de cette Egliſe, ont été inhumés le plus célèbre de nos Juriſconſultes, & un des plus grands Magiſtrats du ſiècle dernier & de celui-ci. Le Juriſconſulte eſt le fameux *Charles du Moulin* ou *du Molin*, mort le 27 décembre 1566, âgé de 66 ans, dans le ſein de l'Egliſe Catholique, entre les bras de *Claude d'Eſpence*, ſon allié, & l'un des plus grands Théologiens de ſon tems; de *René Borelle*, Principal du Collège du Pleſſis, & de *François le Court*, Curé de cette Egliſe, leſquels l'avoient ramené dans la véritable Religion, & lui firent recevoir les Sacremens de l'Egliſe.

Henri d'Agueſſeau, ſucceſſivement Maître des Requêtes de l'Hôtel du Roi, Préſident en ſon Grand-Conſeil, Intendant de Juſtice en Limouſin, en Guyenne & en Languedoc, Conſeiller d'Etat ordinaire & au Conſeil Royal des Finances, mourut fort âgé le 17 novembre 1716, & fut enterré dans le cimetière, auprès de *Claire le Picard de Périgny*, ſa femme, ainſi qu'il l'avoit ordonné.

Ce grand Magiſtrat a été plus illuſtré par ſa probité, par ſa piété & par ſon ſavoir, que par les dignités de la robe auxquelles il étoit parvenu. *Henri-François d'Agueſſeau*, Chancelier de France, depuis le 2 février 1717, juſqu'au 27 novembre 1750, jour de ſa démiſſion, mort le 9 février 1751, étoit fils de *Henri d'Agueſſeau*, & de *Claire le Picard de Périgny*, dont on vient de parler. *Jean-Baptiſte-Paulin d'Agueſſeau*, Prêtre & frère du Chancelier, mourut le 28 du mois de janvier 1728, & fut inhumé dans le cimetière, auprès de ſes père & mère. Le Chancelier l'eſt dans le cimetière d'Auteuil. *Voy.* AUTEUIL.

L'Egliſe de *Saint-André* & celle de *Saint-Sulpice* ſont les ſeules Paroiſſiales de Paris qui ne tiennent à aucune maiſon,

& qui soient isolées ; en sorte qu'elles sont bordées de passages publics par les quatre côtés.

ANDRESSELLES. Village de la Brie-Françoise, dans l'Election de Melun, & à trois lieues de cette Ville, avec un Château. Il est célèbre par la naissance du Pape Martin IV, appellé auparavant, *Simon de Brie*.

ANDREZY. Grosse Paroisse dans l'Isle de France, chef-lieu d'une Baronie, Prévôté & Bailliage sur la rive droite de la Seine, à une lieue au nord de Poissy, & un peu moins à l'Est de Triel. C'est un vignoble considérable, dont les vins passent pour capiteux. On leur oppose ceux d'Argenteuil.

ANET, *Anetum*, est un bourg du Pays Chartrain, sur la rivière d'Eure, Election de Dreux. Son beau Château mérite d'être célébré ici. Il fut bâti par *Philippe de Lorme*, le plus célèbre Architecte de son tems, sous le règne de Henri II, pour *Diane de Poitiers*, femme de *Louis de Brézé*, Grand Sénéchal de Normandie, qui l'avoit épousée le 29 mars 1514, & que ce Prince fit Duchesse de Valentinois & sa Maîtresse.

Son portail est d'un goût qui se fait remarquer, comme son horloge, où l'on voit une meute de quinze ou vingt chiens de bronze, qui marchent & aboyent, & un cerf aussi de bronze, qui, avec un de ses pieds, sonne les heures. Les appartemens, la galerie, la chapelle & les jardins, sont dignes de la magnificence du Roi qui a fait bâtir ce Château. On voit dans l'orangerie une fontaine, avec une statue de marbre, représentant une femme, dont la chemise est mouillée, & si parfaitement faite, que la vue y est trompée. Les Curieux remarquent dans le milieu des pierres dont ce Château est construit, des cailloux noirs, en forme de géodes : & entre ce Château & Yvry, on rencontre des cailloux crystallisés, des fossiles & des pierres, qui ne sont autre chose que des ossemens d'animaux pétrifiés.

Anet a le titre de Principauté. Il appartenoit à *Louis-Joseph*, *Duc de Vendôme*, mort à Vigneros, le 10 juin 1712. A sa mort, cette Seigneurie passa à *Marie-Anne de Bourbon-Condé*, sa femme ; & après son décès, à Madame la Princesse *de Condé*, sa mère. Cette dernière étant morte, elle est tombée en partage à son Altesse Sérénissime *Louise-Bénédide de Bourbon-Condé*, Duchesse du Maine, une de ses filles, qui, en décédant, la laissa à M. le *Comte d'Eu*, fils de M. le

Duc & de Madame la Duchesse du Maine. Aujourd'hui, par la mort de ce Prince, arrivée le 13 juillet 1775, Sa Majesté l'a réunie à son Domaine.

On voit de toutes parts, & principalement sur les cheminées & sur la plûpart des fenêtres de ce Château, les chiffres de Henri II & de Diane de Poitiers, morte en 1566, âgée de 66 ans 3 mois 27 jours, laquelle est inhumée dans une Chapelle que l'on voit à gauche de ce Château, & qui est une annexe de la Paroisse d'Anet. Son tombeau est placé au milieu du chœur de la Chapelle. On voit sur un socle de marbre noir, quatre sphynx de marbre blanc, qui supportent un sarcophage, sur lequel est la Duchesse de Valentinois, les mains jointes, & à genoux sur un prie-Dieu, ayant devant elle un Livre de prière.

M. *de Voltaire*, Chant IX de sa Henriade, faisant voyager l'Amour, depuis l'île de Chypre, jusqu'aux plaines d'Yvry, où étoit alors Henri IV, s'exprime ainsi sur Anet :

Il (*l'Amour*) voit les murs d'Anet bâtis aux bords de l'Eure ;
Lui-même en ordonna la superbe structure :
Par ses adroites mains avec art enlacés,
Les chiffres de Diane y sont encore tracés.
Sur sa tombe, en passant, les plaisirs & les graces
Répandirent les fleurs qui naissoient sous leurs traces.

Voici le Portrait de cette Duchesse tel qu'on le trouve dans M. *de Saint-Foix*. t. 1. pag. 259.

» Elle avoit les cheveux extrêmement noirs & bouclés, la
» peau très-blanche, les dents, la jambe & les mains admira-
» bles, la taille haute, & la démarche la plus noble. Dans le
» plus grand froid, elle se lavoit le visage avec de l'eau de
» puits, & n'usa jamais d'aucune pommade. Elle s'éveilloit
» tous les matins à six heures, montoit souvent à cheval,
» faisoit une ou deux lieues, & venoit se remettre dans son
» lit, où elle lisoit jusqu'à midi. Tout homme, un peu dis-
» tingué dans les Lettres, pouvoit compter sur sa protection.
» Les Calvinistes, qui la haïssoient, ont mis *Clément Marot*
» au nombre de ses Amans favorisés. Elle répondit fièrement
» à Henri II, qui vouloit reconnoître une fille qu'il avoit eue
» d'elle : (cette fille vivoit encore en 1620, & s'appelloit
» Mademoiselle *de la Montagne.*) *J'étois de naissance à avoir*
» *des enfans légitimes de vous ; j'ai été votre Maîtresse*, *parce*

» que je vous aimois ; je ne souffrirai pas qu'un Arrêt me déclare
» votre Concubine.

» Les Courtisans qui avoient été si long-tems dans l'adora-
» tion devant elle, lui tournèrent le dos, suivant l'usage,
» dès que Henri fut à l'extrêmité, & Catherine de Medicis
» lui envoya ordre de rendre les pierreries de la Couronne,
» & de se retirer dans un de ses châteaux : *Le Roi est-il mort*,
» demanda-t-elle à celui qui étoit chargé de cette commis-
» sion ? *Non, Madame*, répondit-il, *mais il ne passera pas la
» journée*. Hé bien, repliqua-t-elle, *je n'ai donc point encore de
» Maître, & je veux que mes ennemis sachent que quand ce
» Prince ne sera plus, je ne les crains point ; si j'ai le malheur
» de lui survivre long-tems, mon cœur sera trop occupé de sa
» douleur, pour que je puisse être sensible aux chagrins & aux
» dégoûts qu'on voudra me donner*. Elle avoit ordonné, par son
» testament, qu'on exposât son corps dans l'Eglise des *Filles
» Pénitentes*, avant que de le transporter à Anet.

» *Six mois avant sa mort, je la vis*, dit Brantôme, Dames
» Galantes, tom. 2, pag. 239., *si belle encore, que je ne sache
» cœur de rocher qui ne s'en fût ému, quoique, quelque tems
» auparavant, elle se fût rompu une jambe sur le pavé d'Or-
» léans, allant & se tenant à cheval aussi dextrement & disposé-
» ment comme elle avoit jamais fait ; mais le cheval tomba &
» glissa sous elle ; il auroit semblé que telle rupture & les maux
» qu'elle endura, auroient dû changer sa belle face ; point du
» tout, sa beauté, sa grace & sa belle apparence étoient toutes
» pareilles qu'elles avoient toujours été. C'est dommage que la
» terre couvre un si beau corps ! ..... Elle étoit fort débonnaire,
» charitable & Aumônière ..... Il faut que le peuple de France
» prie Dieu qu'il ne vienne jamais Favorite de Roi plus mau-
» vaise que celle-là, ni plus mal-faisante*.

» Elle est, je crois, ajoute M. *de Saint-Foix*, la seule
» pour qui l'on a frappé des Médailles. M. Peiresc m'a envoyé
» la Médaille en cuivre de la Duchesse de Valentinois ; d'un
» côté est sa figure, avec cette inscription, Diana Dux Valen-
» tinorum clarissima ; & au revers, omnium Victorem vici ;
» *j'ai vaincu le Vainqueur de tous*. L'Abbé de *Choisi*, dans
» son Histoire Ecclésiastique, où il est assez singulier de
» trouver de pareils détails, prétend que la Duchesse de Va-
» lentinois, *fière de sa vertu, véritable ou fausse*, fit frapper
» cette Médaille, où elle est représentée, *foulant aux pieds
» l'Amour*. Cela s'accorde assez avec la fierté qu'elle marqua
» en ne voulant pas faire reconnoître la fille qu'elle avoit eue
» de Henri II ; mais cela ne s'accorde pas avec l'article de son

» testament, où elle veut qu'on lui fasse faire, après sa
» mort, une station dans l'Eglise des Filles Pénitentes. M. *de*
» *Trudaine* a dans son cabinet cette Médaille en argent ; elle
» est très-rare ; il a bien voulu me la communiquer. Je crois
» que ce fut la ville de Lyon, où cette Duchesse étoit très-
» aimée, qui la fit frapper ; & que ces mots, *j'ai vaincu le*
» *Vainqueur de tous*, sont allégoriques à Henri II, qui fit
» aussi frapper en 1552, une autre Médaille, où elle est re-
» présentée sous la figure de Diane, la gorge nue, le carquois
» sur l'épaule, tenant d'une main une flèche, & de l'autre
» s'appuyant sur son arc, avec ces mots : *Nomen ad astra*. Les
» Henri-Diane, avec des Croissants ; c'est-à-dire, les H &
» les D qu'on voit enlacés dans le Louvre, sont encore
» d'autres monumens de la passion de ce Prince.

» Brantôme fait naître la Duchesse de Valentinois en 1496 ;
» le P. Anselme, en 1499 ; & Duchesne, en 1500 : ainsi elle
» avoit au moins 40 ans, lorsqu'Henri II, qui n'en avoit que
» 18, en devint si éperdument amoureux ; & quoiqu'âgée de
» près de 60 ans à la mort de ce Prince, elle avoit toujours
» conservé le même empire sur son cœur : il portoit sa livrée
» (le noir & le blanc, car les Veuves ne quittoient jamais le
» deuil) au tournoi où il fut blessé «. *Ess. Hist. sur Paris*, t. 1.
p. 257 & suiv.

Le Village de *Saint-Laurent*, auprès d'Anet, a une mine de fer que l'on fabrique à la forge du village de *Sorel*.

ANGLOIS. (Bénédictins) *Voyez* l'Article des BÉNÉ-DICTINS.

ANGLOIS. (Séminaire) *Voyez* SÉMINAIRES.

ANGLOISES. (Monastère des Filles) Quartier de la Place Maubert, dans une rue de leur nom, près celle du Chant de l'Allouëtte, sous l'invocation de Notre-Dame-de-Bonne-Espérance. Ces Dames vinrent d'Angleterre s'établir d'abord à Cambrai en 1623, puis à Paris au fauxbourg Saint-Germain en 1652 ; peu de temps après, au fauxbourg Saint-Jacques ; enfin, en 1644, au lieu où elles sont aujourd'hui. Leur éta-blissement, autorisé par le Cardinal de Retz en 1656, fut confirmé depuis par des Lettres-patentes données en 1674 & 1676, & enregistrées le 4 septembre 1681. Elles se sont con-sacrées pour prier particulièrement pour le rétablissement de la Religion Catholique, Apostolique & Romaine en Angleterre, & pour la conversion de ceux qui ne la professent point.

Elles suivent la Règle de Saint Benoît, & dépendent de l'Archevêque de Paris.

ANGLOISES, OU AUGUSTINES DES FOSSÉS-SAINT-VICTOR. (les Chanoinesses Regulières) Ce Couvent fut fondé par l'Evêque de Calcédoine, & muni de Lettres-patentes enregistrées le 30 août 1635, avec permission de s'établir à Paris ou dans les Fauxbourgs. En conséquence, elles acquirent des héritages dans la rue de Charenton le 22 décembre suivant, les 5 février 1637 & 9 juin 1653. Il leur fut fait une donation de 2000 liv. de pension le 25 d'avril 1647. M. de Gondi, Archevêque de Paris, ne consentit à leur établissement, qu'à la condition principale qu'elles n'admettroient que des filles nées de père & mère Anglois ; mais en 1655, leur Abbesse *Marie Tresdurai* obtint de nouvelles Lettres-patentes enregistrées le 7 septembre de la même année, qui leur permirent de recevoir des Filles Françoises & des autres Etats alliés de la France, à la charge qu'elles ne pourroient avoir en même-tems plus de dix Françoises Professes. Leur Monastère est sous le titre de *Notre-Dame de Sion*.

On lit dans les Recherches de M. *Jaillot*, que la maison qu'elles occupent & qu'elles ont fait bâtir, avoit appartenu à *Jean-Antoine Baïf*, Poëte, connu au seizième siècle ; il y avoit une Académie de Musique qui donnoit des concerts que Charles IX. & Henri III honorèrent plusieurs fois de leur présence ; il rassembloit aussi dans cette maison les beaux esprits de son tems, & a donné par-là l'idée de former ces Sociétés de Savans, qu'on peut regarder comme le berceau de l'Académie Françoise.

ANNE, (la petite Communauté de Sainte) rue Neuve-Saint-Roch. On y apprend *gratis* à travailler en dentelle & en linge, & l'on y donne aux jeunes personnes qui y travaillent, les instructions nécessaires pour leur première communion. On n'y est point nourri. Elle a été fondée par M. *Frémont*, Grand Aumônier de France, l'an 1686. Elles sont 15 Sœurs ; l'enclos a 40 sur 60 pas.

ANNÉE-LITTÉRAIRE (l') par M. *Fréron*, est un Ouvrage périodique, dont il paroît tous les dix jours un cahier *in-12*, composé de trois feuilles d'impression, contenant 72 pages.

pages. Le prix de chaque cahier est de 12 sols ; & le volume, formé de cinq cahiers, de trois livres. On les envoie en Province par la Poste, moyennant 4 s. par cahier. L'année forme 40 cahiers ou 8 volumes.

Les Ouvrages périodiques de M. *Freron* parurent, pour la première fois, en 1753, sous le titre d'*Opuscules*, en trois volumes, contenant des critiques de quelques Ouvrages de Littérature, la vie de la Fontaine, celle de Pope & des Poésies diverses, les *Lettres* à Madame la Comtesse de ***, sur quelques Ecrits modernes, un extrait du Livre de l'Esprit des Loix, &c. &c. Après les Opuscules, parurent les *Lettres sur quelques Ecrits de ce tems*, 13 volumes. En 1754, M. *Freron* continua ses Lettres sous le titre plus simple d'*Année Littéraire*. La première année ne contient que 7 volumes ; toutes celles qui ont suivi depuis en forment huit chacune, & la collection actuelle est de 160 volumes.

ANNONCES, AFFICHES, AVIS DIVERS. On lit dans les *Essais de Montaigne*, l'un de nos plus célèbres Philosophes, qu'il avoit souvent oui dire à son père, qu'il seroit à souhaiter que l'on tînt un registre public, dans lequel chacun pût aller s'inscrire comme ayant des *perles* à vendre, ou comme voulant acheter des *perles*, &c. Voilà l'origine de la Feuille périodique dont il est question dans cet article. On y trouve une note exacte des biens, des maisons, des effets à louer ou à vendre. C'étoit-là sa première destination : on y a joint depuis toutes les Affiches qui paroissent journellement, les ventes, les désirs d'acheter, de placer de l'argent, ou d'emprunter, le cours du change de la Bourse, l'augmentation ou la déclinaison des Effets Royaux & de Banque, tant des Places étrangères que de celles de la France ; les Annonces des Livres nouveaux, les Morts & Mariages, les Arrêts, Sentences & autres Annonces. On peut faire insérer *gratis* tout ce que l'on desire, en prenant, de la part de celui qui veut les y faire mettre, la précaution de les signer. Il faut s'adresser au Bureau général. Cette Feuille périodique paroît deux fois chaque semaine. Elle est destinée pour Paris, & coûte par abonnement 24 liv. par an.

Il en est une autre aussi périodique, qui paroît toutes les semaines, qui a pour titre, *Affiches & Annonces*, dont le but est d'annoncer les Biens & Charges à vendre, les Livres nouveaux, avec de courts jugemens sur chacun d'eux ; les Meubles, Effets & Bijoux aussi à vendre, &c. Cet Ouvrage ne paroît que pour la Province. Il est très-bien fait, & l'Au-

Tome I. S

teur (*M. de Querlon*) a l'art de renfermer dans un terrein fort court, les pensées les plus fines & les plus délicates, lorsqu'il décide sur quelque Ouvrage juste & honnête, jointes à une critique saine. On s'abonne pour l'une & l'autre Feuille; & on trouve la première dans les Cafés & lieux ordinaires où on lit les Gazettes. *Voy.* AFFICHES.

ANNONCES DE DEUILS. L'abonnement est de 6 liv. par an, avec le nécrologe des Hommes célèbres, & franc de port chez les Particuliers qui désirent les avoir. Ces Annonces indiquent le jour que se prend le deuil, le tems qu'il doit durer, la forme dont il doit être porté, tant pendant le grand deuil, que pendant le petit.

ANNONCIADES CÉLESTES, (les) ou le Couvent des *Filles Bleues*, sont dans la rue Culture-Sainte-Catherine, du même côté que l'Hôtel de Carnavalet. Leur enclos a 120 pas sur 90. Cet Ordre fut institué à Gènes vers l'an 1602, par une sainte veuve nommée *Victoire Fornari*; & il fut approuvé par les Papes Clément VIII, Paul V & Grégoire XV. Il s'est étendu en Italie, en Allemagne, en France, &c. La Marquise *de Verneuil* fit venir de Nanci neuf de ces Religieuses, & les logea dans une maison particulière, jusqu'à ce que leur établissement à Paris eût été autorisé par les Lettres-patentes du Roi, données au mois de septembre de l'an 1622, vérifiées au Parlement le dernier août de l'année suivante. Ces Lettres ont été confirmées par d'autres de l'an 1627 & de l'an 1656. Elles achetèrent la maison où elles sont, partie de *Charles Tiercelin*, Marquis de Saveuse, & de *Marie de Vienne*, sa femme; & partie de *François de Montmorenci-Boutteville*, & d'*Elisabeth de Vienne*, sa femme, le 9 d'avril de l'an 1626, pour la somme de 96 mille livres. Ces deux Dames étoient sœurs & filles de *Jean de Vienne*, Contrôleur Général des Finances & Président de la Chambre des Comptes, de la succession duquel cette maison faisoit partie. Le Roi Louis XIII leur accorda de nouvelles Lettres-patentes au mois de janvier 1629, qui défendent à tous les autres Monastères de cet Ordre de faire aucun établissement en France, sans le consentement de cette Maison de Paris. Après la Marquise *de Verneuil*, Fondatrice de ce Couvent, la Comtesse *de Hameaux* fut sa principale Bienfaitrice. Le bâtiment & la décoration de l'Eglise sont un monument de la libéralité de cette Dame, dont le corps repose avec le cœur de son mari dans la Chapelle intérieure.

Elisabeth-Hedwige de Rantzau, femme de Josias de Rantzau, Maréchal de France, ayant abjuré le Luthéranisme pour embrasser la Religion Catholique, & ayant perdu son mari, entra dans ce Monastère & y édifia toute la Communauté par ses vertus. Elle en sortit en 1666, pour aller fonder une Maison du même Ordre à *Hildesheim* en Allemagne, où elle est morte en odeur de sainteté, âgée de 80 ans.

Ces Religieuses suivent la Règle de S. Augustin, & vivent dans une très-profonde retraite, puisqu'il ne leur est permis de voir leurs plus proches parens qu'une fois l'année seulement. Leur Eglise est peinte & assez jolie. Elles ne prennent point de Pensionnaires.

Ces Dames possèdent quelques bons tableaux qu'elles font voir avec plaisir aux Amateurs; sçavoir, un *Ecce Homo*, & une *Mère de douleur*. Ce sont deux demi-figures d'un très-grand fini & fort anciennes, qui paroissent d'un Peintre Allemand. On ne les expose que le Jeudi-Saint. Une *Madeleine* dans sa grotte, tenant une tête de mort, & ayant un Livre ouvert qui est d'une grande vérité. Deux tableaux de *fleurs* & de *fruits*, avec un perroquet, peints par *Fontenay*, qui sont conservés dans un parloir au premier étage.

ANNONCIADES DU SAINT-ESPRIT ; (les) à l'endroit même où étoit la maison du Président *de Popincourt*, dans la rue de ce nom, que par abréviation on nomme aujourd'hui *Pincour*, & où les Calvinistes s'assembloient pour tenir leur prêche, est actuellement un Couvent de Religieuses de l'Annonciade, dont l'Ordre fut institué à Bourges par la Bienheureuse *Jeanne de France*, fille de Louis XI, & répudiée par Louis XII. Ce fut par les soins de Madame *de Rhodes*, qu'en 1639 on fit venir à Paris quelques Religieuses du Couvent de Bourges, & qu'on les établit dans la rue de Sève, au quartier de Saint-Germain-des-Prés. Ces Filles ne s'étant pas trouvées assez au large dans cet endroit, le cédèrent en 1654 aux Religieuses de l'Abbaye-aux-Bois & vinrent s'établir à Pincour. Leur Communauté est fort nombreuse. On prétend que dans un coin de l'emplacement qu'elles occupent, il y avoit anciennement une Chapelle du *Saint-Esprit*, laquelle avoit servi à des Hospitalières, & que c'est delà que ces Religieuses sont surnommées les *Annonciades du Saint-Esprit*. Elles portent une médaille d'argent, sur laquelle l'Annonciation est représentée. Le cordon est bleu. Leur enclos a 500 pas sur 300.

ANTIQUES. Le 16 mars 1711, on découvrit plusieurs

Antiques dans l'Eglife de Notre-Dame de Paris, en creufant un tombeau. *Voy.* EGLISE DE NOTRE-DAME.

ANTIQUES DU ROI. On voit au Louvre dans la falle des Cent-Suiffes, les Antiques qui étoient autrefois au petit Hôtel de Richelieu. Ils confiftent en quantité de buftes & quelques ftatues, & des tombeaux très-curieux, entr'autres, celui de *Caïus Lutatius Catulus.* On y conferve les creux des plus belles Antiques de Rome & de toute l'Italie, moulées avec un foin particulier par les ordres de M. Colbert, Surintendant des bâtimens. La *Colonne-Trajane*, le plus magnifique monument de Rome, & le plus rare que l'on connoiffe pour l'excellence du travail, s'y voit non-feulement en creux comme elle a été apportée d'Italie, mais auffi moulée exactement en relief; de forte que l'on peut fans peine en remarquer toutes les beautés, & la correction que l'on admire dans les originaux.

ANTOINE. (Saint) *Voy.* ABBAYE de ce nom.

—————— DU BUISSON. (Saint) Petite Paroiffe près de Verfailles, où l'on va par dévotion.

—————— (Le Petit Saint.) Cette Maifon Religieufe a commencé par un petit hofpice, que des Hofpitaliers de l'Ordre de S. Auguftin, dont la principale Maifon, ou Chef-d'Ordre, eft à Vienne en Dauphiné, avoient à Paris. Charles V n'étant encore que Régent du Royaume, augmenta cet établiffement par le don d'un manoir nommé *la Sauffaye*, avec toutes fes appartenances, & ayant fa fortie fur la rue du Roi-de-Sicile. Ce manoir avoit été confifqué fur *Drocon* & fur *Jean Devaux*, Partifans du Roi de Navarre, contre leur légitime Souverain.

Pierre de Lobet, Abbé & Général de l'Ordre de S. Antoine, érigea, conjointement avec le Chapitre général de fon Ordre, cette nouvelle Maifon de Paris en Commanderie, & envoya, pour la gouverner, *Aymar Fulcevilli*, Religieux de l'Ordre, dont les provifions font du 3 feptembre 1361. Celui-ci amena avec lui un nombre fuffifant de Religieux pour y faire l'office divin, & y exercer l'hofpitalité envers les Pauvres attaqués de la maladie appellée *feu facré* ou de *S. Antoine* [*]; maladie

_____

[*] *Le feu de Saint-Antoine* étoit en fi grande horreur, que par impré-

épidémique qui a duré en France pendant 4 ou 5 siècles; mais qui a cessé comme plusieurs autres, telles que les *Ardens*, la *Ladrerie*, le *Fic Saint-Fiacre*, le *mal de Saint-Marcou* & de *Saint-Main*.

Ces Religieux n'eurent d'abord qu'une Chapelle; mais Charles étant parvenu à la Couronne, leur fit bâtir une Eglise qui fut achevée en 1368, & qui est celle qu'on voit encore aujourd'hui. Les nouveaux établissemens souffrent toujours des difficultés, & celui-ci eut les siennes.

Le Curé de Saint-Paul, dans la Paroisse duquel est situé le Monastère du Petit-Saint-Antoine, éleva une contestation qui fut terminée par une transaction passée le 26 février 1365, par laquelle *Hugues d'Opteve*, Commandeur de cette Maison, s'obligea pour lui & ses successeurs en ladite Commanderie, à payer tous les ans dix livres au Curé de Saint-Paul, & à partager avec lui l'honoraire de ceux qui seroient inhumés dans la nouvelle Eglise. Cette transaction fut confirmée par *Etienne*, Evêque de Paris, & par *Pierre de Lobet*, Général de l'Ordre.

Peu de tems après, il y eut un autre différend entre *Hugues de Château-Neuf*, successeur de *Hugues d'Opteve*, & le Prieur de Saint-Eloi, à l'occasion du manoir de la Sauflaye, qui relevoit de son Prieuré. Cette contestation fut terminée moyennant une rente annuelle de 40 livres, que le Commandeur s'obligea, pour lui & pour ses successeurs, de payer au Prieuré de Saint-Eloy. En 1373, le 4 de Juin, *Ponce*, Abbé de Saint-Antoine, unit la Commanderie de Paris à celle de Bailleul ou de Flandres; & cette union dura jusqu'au tems de Charles-Quint, qui, en 1523, démembra celle de Bailleul ou de Flandres, qui étoit sous sa domination, & voulut qu'elle ne fût donnée qu'à des Religieux nés dans ses Etats. En 1416, *Guillaume de Neuville*, Notaire & Sécrétaire du Roi, donna à cette Commanderie la terre de *Boussi* & une rente annuelle de cinquante livres. Cette Commanderie a eu dix-huit Commandeurs Réguliers & trois Commendataires. Entre les Réguliers, il y en a eu huit qui ont été Abbés généraux de l'Ordre, dont plusieurs gardèrent cette Commanderie avec le Généralat. Celui des Commandeurs Réguliers qui a fait le

---

cation l'on ne disoit autre chose, *que le feu de Saint-Antoine t'arde*, comme le dernier malheur que l'on pouvoit souhaiter à ses ennemis. *Germain-Brice*, tom. 2. pag. 169.

plus d'honneur à cette Maison, est le fameux Cardinal de *Tournon*, Profès de l'Abbaye de Saint-Antoine. Les Religieux portent sur leur habit un signe bleu en forme de T, pour marquer qu'ils s'étoient dévoués au service des malades impotens.

En 1615, le titre de la Commanderie de Paris fut supprimé, & on convertit cette Maison en un Séminaire ou Collège, pour l'instruction des jeunes Religieux de l'Ordre. La bulle est de Paul V, & les Lettres-patentes de Louis XIII. On nomme ce Monastère le *Petit Saint-Antoine*, pour le distinguer de l'Abbaye de Saint-Antoine, qui est dans le fauxbourg de son nom, & qui est beaucoup plus ancienne.

La Confrairie de *S. Claude* est établie depuis fort long-tems dans cette Eglise; mais elle est bien déchue de la réputation où elle étoit auparavant, principalement sous le règne de Charles VI, qui s'y enrôla en grande cérémonie avec les principaux Seigneurs de sa Cour.

On voit au Maître-autel un tableau représentant l'Adoration des Mages, peint par *Cazes*: leur enclos a 100 pas sur 80.

ANTONY. Bourg à deux lieues au Sud de Paris, après le Bourg-la-Reine. Il s'y tient deux Foires par an; l'une le jeudi d'après la Pentecôte, & l'autre le jour de Sainte Catherine, par Lettres-patentes de François I, de l'an 1545, & un marché tous les jeudis. Il y a une Manufacture de cire. On y voit le superbe Château de *Berny*, appartenant aux Abbés de Saint-Germain-des-Prés, qui sont présentateurs à la Cure. Le chœur de l'Eglise d'Antony & la belle tour qu'on y voit surmontée d'une pyramide de pierre, paroissent être du 14e. siècle. L'édifice de la nef est plus nouveau d'environ 200 ans.

APOTHICAIRES. (Maison & Jardin des) Situés rue de l'Arbalètre, fauxbourg Saint-Marcel. Ils appartiennent à leur Communauté, au moyen de l'acquisition qu'elle a faite en des tems différens. La propriété du Jardin lui fut adjugée par Arrêt du Conseil du 7 septembre 1624, & la Maison, par l'achat qu'elle en fit de *Gabriel Juselin* & de sa femme, le 2 décembre 1626.

Une partie de l'emplacement du Jardin des Apothicaires étoit occupée par l'hôpital de la Charité-Chrétienne du sieur Houel.

En 1576, Nicolas *Houel*, Marchand Apothicaire & Epicier, avoit demandé la permission d'établir un Hôpital, *pour un certain nombre d'enfans orphelins qui y seroient d'abord instruits dans la piété & dans les lettres, & par après en l'état d'Apothicairerie, & pour y préparer, fournir & administrer gratuitement toutes sortes de médicamens & remedes convenables aux pauvres honteux de la Ville & des Fauxbourgs de Paris.* Il demandoit à cet effet, que Sa Majesté abandonnât ce qui restoit à vendre de l'hôtel des Tournelles. Le dessein du sieur Houel fut agréé du Roi, qui, le 22 octobre de la même année, donna son Edit pour la fondation de la Maison de Charité proposée. Mais on crut plus convenable de placer cet établissement dans la maison des Enfans-Rouges, comme étant le lieu que l'on jugeoit le plus propre à cet objet, ainsi qu'il résulte du procès-verbal du 18 avril 1577, fait par les Commissaires que le Roi avoit nommés à cet effet. Soit que le terrein qu'occupoit l'Hôpital des Enfans-Rouges, ne fût pas propre pour l'objet que le sieur Houel s'étoit proposé, soit que cet emplacement ne fût pas assez vaste pour deux établissemens de cette nature, il fut ordonné par Arrêt du 2 janvier 1578, que le nouvel Hôpital du sieur Houel seroit transféré dans celui de l'*Ourcine*, *désert & abandonné par mauvaise conduite, tout ruiné, les Pauvres non logés, & le Service Divin non dit ni célébré.* Le sieur Houel y fut installé le 12 avril suivant. Il y fit une dépense assez considérable, fit construire une Chapelle, & acheta vis-à-vis un terrein fort étendu, qu'il destina pour la culture des plantes médicinales, tant nationales qu'étrangères. Ce terrein a été depuis aggrandi par l'acquisition des maisons & jardins des sieurs *Hinselin* & *Petit des Landes.* M. *Jaillot, Recherch. sur Paris. Quart. de la Pl. Maubert.*

APOTHICAIRES. (les) On n'a point trouvé de titres qui fissent mention des Apothicaires avant l'an 1484; mais on en trouve un de l'an 1321, où les Epiciers sont nommés, *le Commun des Officiers d'avoir des poids marchands.* On ne sait pas trop pourquoi ces deux Corps ont été réunis. Il faut qu'un Apothicaire ait une connoissance parfaite & particulière, non-seulement de toutes les plantes médicinales, mais aussi de toutes les drogues propres à la Médecine ; qu'il sache la Chymie & la Botanique, & qu'il connoisse les caractères chymiques, que les Médecins employent dans leurs ordonnances. Il semble que c'est un abus de laisser aux Epiciers la liberté de vendre des drogues, parce que la plûpart n'en connoissent ni les qualités, ni les propriétés; abus d'autant

S iv.

plus dangereux, qu'ils abandonnent volontiers le soin de la distribution & préparation de ces drogues à des garçons qui les connoissent moins & les préparent encore plus mal qu'eux.

Il seroit donc plus avantageux pour le Public qu'il n'y eût que les Apothicaires qui fussent chargés de vendre & distribuer les drogues servant à l'usage de la Médecine, les études & les examens auxquels ils sont tenus pour être admis à la Maîtrise, établissant toute sûreté à cet égard pour le salut des citoyens.

On seroit porté à croire que ce qui a donné lieu à l'abus dont on parle, est que les Apothicaires étant seuls en possession de vendre les drogues, il n'y a qu'eux qui aient connoissance de leurs prix différens, & qu'ils les font payer excessivement cher, par cette raison, d'où le nom de *Mémoire d'Apothicaire* est resté, lorsqu'on parle d'un mémoire enflé.

L'apprentissage est de 4 ans, & 6 ans de service comme garçon. Le Brevet d'Apprentissage coûte 88 liv. La Maîtrise, près de 6000 liv. Patron, S. Nicolas. Bureau, cloître Sainte-Opportune. Il y a à Paris 87 Apothicaires.

APPARITEUR. Espèce de Bedeau ou Sergent de la Justice Ecclésiastique. Les *Appariteurs* de l'Université portent la masse devant le Recteur & les quatre Facultés. Dans les Jurisdictions Ecclésiastiques, on ne connoît point les Huissiers ni les Sergens; ceux qui font leurs fonctions sont appellés *Appariteurs*, du latin *apparitores*, terme générique que l'on donnoit à tous ceux qui suivoient les Magistrats pour exécuter leurs ordres. *Ideòque Apparitor nominatus, quòd appareat & videatur, & præsto sit ad obsequium*, dit Isidore.

APREMONT. Village de l'Isle de France dans le Diocèse & Election de Paris.

AQUEDUCS. * (les différens) Il y a trois Aqueducs qui

---

* Ce mot est tout latin, *Aquæ ductus*, conduit d'eau. Les parties qui composent un Aqueduc, sont les arcades ou les voûtes, les piles, les contreforts, les socles, l'imposte, les glacis, les plinthes, le parapet, les banquettes: les Romains faisoient mettre des inscriptions sur leurs Aqueducs, pour marquer leur reconnoissance envers ceux qui les avoient fait construire ou qui avoient réparé les anciens. L'Aqueduc d'Arcueil est très-beau; & de ce Village les eaux viennent à Paris, comme celle de Bellegrade viennent à Constantinople par des Aqueducs.

fourniſſent les eaux à Paris ; ſçavoir, celui d'*Arcueil* ou de *Rongis*, celui de *Belleville*, & celui du *Pré Saint-Gervais* : ce dernier eſt le plus ancien des trois, & celui dont le tems de la conſtruction eſt moins connu. Il conduit à Paris les eaux de diverſes ſources raſſemblées entre les villages de *Pantin*, & de *Romainville*, leſquelles ſont diſtribuées aux fontaines de *Saint-Lazare*, des *Saints-Innocents*, du *Ponceau*, de la *Reine*, des *Halles*, de *Sainte-Catherine*, des *Filles-Pénitentes* & des *Filles-Dieu*. On n'eſt guère mieux inſtruit ſur l'Aque-duc de Belleville ; on ſait ſeulement qu'il fut réparé en 1457 & en 1583. Il fournit de l'eau aux fontaines de l'*Echaudé*, de la rue *Saint-Louis*, de la rue de *Paradis*, de la rue des *Vieilles-Audriettes*, de la rue *Sainte-Avoye* & à la fontaine *Maubué*.

L'Aqueduc d'Arcueil fut commencé en 1613, & ce fut le Roi Louis XIII qui en poſa la première pierre le 17 de juillet de la même année. Il ne fut achevé qu'en 1624. (*Voyez l'art*. ARCUEIL.) Les eaux qu'il conduit à Paris, proviennent de trois recherches faites en différens tems. Celle des eaux de Rongis fut faite en 1612, & elles dérivent de la plaine de Longboyau. La ſeconde recherche fut faite en 1655, & ſes eaux viennent de la ſource des Maillets & de la Pirouette. Les eaux de la recherche faite en 1671, viennent des ſources qui ſe trouvent dans les vignes ſituées au-deſſus du château de Cachan. La Ville acquit ces dernières eaux par le traité qu'elle fit le 22 juin 1671, avec Caſimir, Roi de Pologne, Abbé de Saint-Germain-des-Prés, à qui le château de Cachan appartenoit en cette dernière qualité. Ces eaux ſont diſtri-buées au *Palais du Luxembourg*, aux fontaines des *Carmélites* du fauxbourg Saint-Jacques, de la rue *Mouffetard* au faux-bourg Saint-Marcel, de *Saint-Victor*, de la porte *Saint-Mi-chel*, de *Saint-Côme*, de *Saint-Germain*, de la *Charité*, de *Saint-Benoît*, de *Sainte-Geneviève*, de la *Croix du Tra-hoir*, du *Palais-Royal*, de l'*Hôtel de Toulouſe*, de la rue de *Richelieu*, des *Capucins*, de la rue *Saint-Honoré*, &c. Les eaux de la rivière de *Seine* ſont élevées par les pompes qui ſont au-deſſus du Pont Notre-Dame & par celles de la Samaritaine, & ſont diſtribuées à pluſieurs fontaines de la Ville. L'eau de cette rivière ſurpaſſe toutes les autres par ſa ſalubrité.

ARBALETRE. (l') Petit Village près de Ris, à 5 lieues de Paris. On y voit quatre jolies maiſons, une entr'autres ornée d'un beau jardin & qui a appartenu à M. *Fauveau*, ſous-Fermier.

ARBALÉTRIERS, ARQUEBUSIERS OU ARCHERS DE VILLE. Il y avoit anciennement à Paris une compagnie de gens qui s'exerçoient à tirer de l'arc, & qui furent nommés *Archers* ; d'autres qui tiroient de l'arbalêtre, & qu'on nommoit *Arbalêtriers*. Tant de personnes s'occupoient de ces exercices, & la plûpart s'y étoient rendus si habiles, que les Archers d'Angleterre leur cédoient le pas & le prix, & que toute la Noblesse ne leur auroit pas tenu tête ; ce qui détermina le Roi Charles VI, en 1399, de limiter le nombre de ces Archers & Arbalêtriers, & de casser le reste. Il établit donc dans chaque Ville une certaine quantité des uns & des autres ; & en 1410, il créa 60 Arbalêtriers & 120 Archers pour la garde de la ville de Paris, ce qui subsista en cet état jusqu'à François I. Ce Prince en trouvant le nombre trop petit pour la défense & sûreté de Paris, créa, en 1521, 100 Arquebusiers avec les mêmes priviléges, & enjoignit à la Ville de leur donner une place propre pour s'exercer les Fêtes, une fois la semaine, avec permission de choisir entr'eux un Chef, qui seroit changé tous les trois ans.

Charles IX, en 1566, ordonna que ces trois Compagnies porteroient à l'avenir des arquebuses au lieu d'arcs & d'arbalêtres, comme n'étant plus en usage. Ces Compagnies eurent chacune leur Chef ou Capitaine, jusqu'en 1594, que le Roi Henri IV les réunit, & de trois n'en fit qu'une, dont il donna le commandement à *Marchand*, Capitaine des Arquebusiers, le même qui fit bâtir le *Pont-Marchand*. Ses successeurs ont pris le nom de *Colonels*, & les Arquebusiers portent aujourd'hui celui d'*Archers de Ville*. Quant aux lieux où ces trois Compagnies faisoient leurs exercices, ils ont toujours été situés hors de la Ville ; mais ils sont aujourd'hui, pour la plûpart, couverts de maisons.

En 1634, lorsqu'on fit une nouvelle clôture depuis la porte Saint-Denis jusqu'à la porte de la Conférence, le Parlement ne vérifia les Lettres-patentes du Roi, qu'à condition que l'Entrepreneur laisseroit prendre aux Arquebusiers, sur les nouveaux remparts, une place longue de 42 toises sur 5 de large, au lieu de la maison qu'ils avoient, qui étoit de la même grandeur. Quelques-uns croient qu'on leur donna pour lors le terrein qui est situé à la porte Saint-Antoine, sur le bord du fossé ; & cela peut être. Cependant aujourd'hui, ni les Arquebusiers, ni les Arbalêtriers, ni les Archers, n'ont plus de lieu affecté à leurs exercices ; car le jardin, qui est à la porte Saint-Antoine, & qu'on nomme le *Jeu des Arquebu-*

ARC

fiers, n'est point à eux ; il appartient à quelques Bourgeois qui se plaisent à cet exercice, & qui y proposent même quelquefois des prix. Quant aux Archers de la ville de Paris, ils jouissent de plusieurs priviléges & exemptions. Ils sont aujourd'hui en charges, & ces charges leur coûtent 2000 liv. avec l'habillement uniforme.

ARC DE TRIOMPHE (l') fut élevé au-dessus de la barrière du fauxbourg Saint-Antoine, au commencement de l'avenue de Vincennes. La Ville de Paris reconnoissant que le bon ordre, la sûreté, la netteté, l'ornement, la perfection des Beaux-arts, & quantité d'autres avantages dont elle jouissoit, étoient dûs à l'attention & aux bontés de Louis XIV, surnommé *le Grand* ; admirant d'ailleurs avec toute la terre le nombre & la rapidité des conquêtes de ce grand Prince, crut devoir lui marquer sa reconnoissance, son estime & son zèle, en lui élevant un Arc de triomphe. Tous les Architectes qu'il y avoit alors à Paris, furent occupés à chercher un dessin qui surpassât en grandeur & en magnificence ceux qui nous sont restés de l'antiquité. Celui que donna *Claude Perrault*, fut trouvé le plus riche & préféré avec raison à tous les autres. La première pierre en fut posée le 6 d'août 1670 ; mais l'Arc ne fut élevé effectivement qu'à la hauteur des piedesteaux des colonnes, tout ce qui étoit au-dessus n'étant que du plâtre & strictement un modèle.

Cet Arc avoit trois portes, comme ceux de Sévère & de Constantin ; sçavoir, une grande au milieu de deux autres plus petites. La grande avoit dans le modèle 24 pieds de large ; mais dans le bâtiment effectif élevé à 15 pieds haut de terre, on lui avoit donné trois pieds & demi de plus.

Les deux petites portes avoient chacune 15 pieds 3 pouces de large aussi dans le bâtiment effectif. Les quatres piles avoient chacune 24 pieds & demi de l'ouverture d'une des portes à l'autre. Ainsi la largeur totale étoit de 160 pieds, c'est-à-dire, de 26 toises 4 pieds, sans les aîles qui étoient au côté de l'Arc, & qui avoient encore chacune 8 pieds 9 pouces au droit des piedestaux, qui sortoient aussi du corps de l'Arc, dans ses deux principales faces, de 8 pieds 9 pouces ; par conséquent, la largeur de chaque face, avec ses aîles, étoit de 84 pieds & demi, c'est à-dire, de 30 toises 4 pieds & demi.

Entre les trois Arcs, étoient placés 4 corps d'architecture, formés chacun de 2 colonnes corinthiennes isolées, qui, toutes ensemble, formoient le nombre de huit à chaque face, sans compter deux autres colonnes sur les épaisseurs des extrêmités. Les entablemens en ressaut sur les groupes de colonnes, étoient chargés de trophées d'armes, aux côtés desquels des Captifs étoient attachés. Le dessus de tout l'ouvrage devoit être en plate-forme, au milieu de laquelle s'élevoit un grand amortissement en gorge surmonté d'un piedestal, où la statue de Louis XIV devoit être placée. Tous les divers ornemens de cet édifice devoient apprendre à la postérité les événemens du règne de ce Prince immortel, lesquels auroient eté représentés dans des médaillons de figure ovale, placés sur les massifs, entre les pilastres, qui répondoient aux colonnes.

Quelques critiques s'élevèrent au sujet de cet édifice. Ils trouvèrent la principale porte trop étroite, eu égard à la saillie des avant-corps; d'autres desiroient l'attique plus élevé, la composition du total n'ayant pas assez de hauteur à proportion de sa largeur. Quelques-uns blâmoient les colonnes couplées, par la difficulté de poser exactement sur leur à-plomb les statues qui devoient décorer les avant-corps. Mais tous ces légers défauts disparoissoient par la magnificence du dessin, dont le modèle, élevé en plâtre, frappa d'admiration tous les spectateurs françois & étrangers, qui furent forcés d'avouer que les Arcs de triomphe de Septime, de Sevère & de Constantin, qui existent à Rome, & qui jusqu'alors passoient pour des chefs-d'œuvre, n'étoient pas comparables à celui-ci.

Personne n'ignore que le grand *Colbert* étoit l'ame de tous les établissemens & des superbes édifices qui s'élevoient à l'honneur de son Maître. Dès qu'il fut mort, ses successeurs bassement jaloux de sa gloire & incapables d'y atteindre, se donnèrent bien de garde d'engager le Roi à les faire achever. M. le Duc d'Orléans, Régent, que la reconnoissance & le goût pour les Beaux-arts auroient porté à faire élever ce magnifique monument à la gloire de Louis XIV, si l'état déplorable où il trouva les finances, le lui eût permis, en fit abattre le modèle qui tomboit en ruine, & M. le Duc, depuis Surintendant, voulut en abolir entièrement la mémoire. Pour cet effet, il fit enlever en 1716 jusqu'à la dernière pierre des fondations de l'ouvrage commencé, construit sous les yeux du sieur Perrault, & porté jusqu'à la hauteur des corniches des piedestaux. Ces fondemens étoient d'une solidité inconnue jusqu'alors. La moindre de leurs assises étoit d'une toise, & liées sans le secours d'aucun mortier: ce qui se fit par le moyen d'une machine admirable de l'invention de ce favant Architecte. De grosses masses suspendues sur celles qui devoient les recevoir, mises en mouvement avant d'être posées à demeure, formoient, par le moyen de l'eau & des frottemens multipliés, un mastic de la même matière qui unissoit les assises, si parfaitement, qu'elles ne faisoient plus qu'un même corps. Par-là, cet édifice eût disputé de durée avec ceux des anciens Romains, qui subsistent encore aujourd'hui avec étonnement. C'est ce que l'on éprouva en arrachant ces fondemens. L'avarice des ouvriers n'en put enlever une seule assise en son entier. Elles furent toutes mises en pièces. Ainsi disparut pour jamais, par la mort d'un seul homme, le monument qui auroit fait le plus d'honneur au génie françois, & dont la magnificence eût ajouté un nouvel éclat au siècle renommé de Louis XIV, en effaçant tout ce qui a été construit dans l'univers en ce genre. Il ne nous en reste que le dessin par *le Clerc*, placé dans la bibliothèque du Roi; ce qui ne servira qu'à augmenter nos regrets.

C'est en cet endroit qu'on dressa un trône magnifique pour le Roi Louis XIV & pour la Reine Marie-Therèse d'Autriche, sa femme, lorsqu'ils firent leur entrée triomphante dans Paris, le 26 d'août 1660.

ARCADE Saint-Jean en Grève. Ouverture cintrée, pratiquée sous l'Hôtel-de-Ville, pour donner passage aux voitures, & généralement à tous ceux qui ont affaire du côté du marais, dans la rue & fauxbourg S. Antoine, &c. &c.

ARCS. (Archers ou Tireurs d') Se dit de ceux qui tirent des flèches ferrées avec un Arc pour abattre quelque oiseau, que l'on plante au bout de plusieurs perches jointes ensemble, & que l'on nomme *Papigot* ou *Patigot*.

L'on tiroit anciennement sur la butte de Montmartre, près des moulins, un *Patigot* tous les ans, le second dimanche de Carême. Cette fête a été transférée au premier Dimanche de mai & se fait dans la cour de l'Abbaye. Celui qui a l'adresse d'enlever cet oiseau, reçoit pour prix une écuelle d'argent, que l'Abbesse de Montmartre lui fait donner comme Seigneur. Il y a un second prix d'un gobelet d'argent; pour celui qui enlève quelque parcelle de cet oiseau, & que l'Abbesse est pareillement obligée de donner. Il est peu d'endroits où ce jeu se pratique.

ARCHEVÊCHÉ. (l') Il ne paroît point que S. Denis ait établi aucune Chapelle dans la Cité, quoique les Parisiens le reconnoissent pour leur premier Evêque. Il est probable qu'il ne célébra les Saints Mystères que dans les environs du côté du midi, & l'on croit que ce fut dans l'Eglise actuelle de Saint-Benoît, appellée dans ce tems-là par le peuple, *Benoit Sire Diex*. Nous trouvons la suite de ses successeurs dans un manuscrit du Xe. siècle, parmi lesquels ont lit, *S. Malo & S. Massus*. Le premier prêcha du côté de Rouen, & le second chez les Morins. Il y a des Savans qui pensent que ce Denis n'est pas le même que celui d'Athènes, connu sous le nom de S. Denis l'*Aréopagiste*. Ils prétendent qu'il prêcha à Paris en 252, & Grégoire de Tours fixe sa prédication sous l'Empire de Dèce; car, suivant Sulpice Sévère, la Religion Chrétienne ne passa que fort tard dans les Gaules: *Serius trans Alpes Christi Religione suscepta*.

La Cathédrale de Paris avoit dans le IXe. siècle *S. Etienne* pour Patron; dans le VIe. elle avoit déja de grandes possessions du côté de Clichi & dans le diocèse de Sens. Elle avoit aussi une terre dans la Touraine, & l'on croit que c'est à Amboise, dont l'ancienne Eglise porte encore le nom de Saint-Denis. Philippe-Auguste en 1222, pour la dédommager de l'établissement des Halles, du Petit Châtelet & de la plus grande partie du Louvre, fait dans la Seigneurie de l'Evêque, lui assigna des rentes sur la Prévôté de Paris.

La même année, il ordonna que l'on distribuât de trois semaines l'une du bled aux Officiers de l'Evêque; & c'est ce qu'on appella la *Tierce-Semaine*. En 1622, le 13 novembre, l'Evêché fut érigé en Archevêché. En 1664, Hardouin de Péréfixe échangea la tierce-semaine avec Louis XIV, pour une rente de 8000 liv. & dix ans après, ce Prince érigea le bourg de Saint-Cloud en Duché-Pairie, en faveur de François de Harlay. *Voy.* CLOUD.

Cet Archevêché se divise en trois Archidiaconés; savoir, *Paris*, *Josias* & *Brie*. Ces Archidiaconés se subdivisent en sept Doyennés qui sont, *Chèlles*, *Corbeil*, *Champeaux*, *Châteaufort*, *Lagny* & *Montlhery*, sans y comprendre la Ville & la banlieue de Paris. Il jouit de deux cens mille livres de rente; & le Chapitre de Notre-Dame, de cent quatre-vingt mille livres, non compris les Maisons Canoniales. Il y a dans le Diocèse 22 Chapitres, 31 Abbayes, plus de 60 Prieurés, 184 Communautés, 492 Cures, plus de 250 Chapelles & plus de 30 Maladreries.

ARCHIDIACRE. Officier Ecclésiastique & Vicaire de l'Archevêque. Sa fonction est de visiter les Cures du Diocèse où il est Archidiacre; de présenter aux ordinations les Ordinans à l'Archevêque & à l'Evêque, & de lui répondre de leur capacité & de leur mérite; de mettre presque par-tout en possession les Titulaires des Eglises paroissiales; de présenter à l'Archevêque & à l'Evêque les Ecclésiastiques choisis par ceux qui ont droit de se présenter pour de certains Bénéfices, &c.

L'office des Archidiacres a toujours été d'avoir l'œil sur tout le Clergé & sur tout les peuples du Diocèse. Il tient le premier rang après l'Archevêque ou l'Evêque; il jouit des revenus des Curés qui viennent à vaquer, jusqu'à ce que les Curés nommés en aient pris possession. *Le Maître, Plaidoyer 2.*

ARCHIDIACONÉ. Dignité & Charge d'Archidiacre. C'est aussi l'étendue des Paroisses sujettes à la visite de l'Archidiacre. *Voy.* ARCHEVEQUE.

ARCHIPRETRE. Dignité ou Charge de l'Archiprêtre. C'est une manière de Doyen. On les divise en Archiprêtres de Ville & en Archiprêtres ruraux. Ceux de la Ville, sont les Curés de Saint-Severin & de la Madeleine, & sont les Doyens des Curés de la Ville. Les autres, sont les Doyens des Curés de la Campagne. C'est aux Archiprêtres que s'addressent les Mandemens de l'Archevêque ou de l'Evêque, pour les faire passer aux Eglises du ressort de leur Archiprêtré. Les Paroisses des Archiprêtres de Paris précèdent les autres Curés; mais comme cette préséance est contestée aux Archiprêtres, M. l'Archevêque a donné rang aux Archiprêtres de Paris avec ses Grands Vicaires & son Official dans toutes les assemblées. Les Archiprêtres ont succédé aux Chorévêques; on leur donne le titre de *Doyens*, parce qu'ils sont les premiers des Prêtres de leur district.

ARCHIVES ET DÉPOTS. *Voy.* DÉPOTS.

ARCUEIL, *Arcolèum, Arcolium*, est connu par les délicieuses eaux de Rongis, & a pris son nom des arcades d'un ancien aqueduc construit au IIIe. siècle par les Romains, pour voiturer les eaux au palais des Thermes à Paris. On en voit encore des restes; mais l'on en fit élever un autre au commencement du siècle dernier. Cet ouvrage, qui égale en beauté tout ce qui nous reste des Romains dans ce genre-là, fut construit sur les desseins de *Jacques de la Brosse*, par ordre de la Reine-mère Marie de Médicis, & fut entièrement achevé en 1624. Louis XIII en pofa la première pierre le 17 juillet 1613. Toutes ces eaux, tant du village de Rongis, que celles de quelques fources des environs, viennent par des rigoles qui ont 6600 toifes de longueur; l'aqueduc a environ 200 toifes de long, & 12 de haut dans fon plus bas. Les arcades ont près de quatre toifes de diamètre, & celles qui font murées en ont cinq. Les éperons ont 5 pieds 4 pouces de large, & 4 pieds 4 pouces par le talus d'en bas. Il y a en tout 20 arcades; mais il n'y en a que 9 à jour, fous deux defquelles paffe la petite rivière de Bièvre, pour fe rendre à Paris par Gentilly; d'où, par de fort belles prairies, elle vient aux Gobelins & dans le fauxbourg Saint-Marceau, où elle eft d'une grande utilité à des Teinturiers & à des Tanneurs, & fe perd enfuite dans la Seine.

Ce bâtiment eft foutenu de chaque côté par des piliers & de grands contreforts, qui montent jufqu'à la corniche, laquelle eft auffi foutenue de grands modillons, qui font un très-bel effet. La conduite des eaux eft au-deffus de cette corniche. Il y a un canal au milieu & des banquettés des deux côtés, pour pouvoir marcher à pied fec. On a pratiqué entre chacun des contreforts, des ouvertures de fenêtres, pour donner du jour dans l'aqueduc, dont le deffus eft voûté & couvert de grandes pierres de taille.

Les eaux d'Arcueil ont la propriété de dépofer un fuc lapidifique fur les corps qu'elles touchent. Ces incruftations font en forme de fourreaux. Que l'on y jette des morceaux de bois, du verre, des fruits, &c. en très-peu de tems l'eau y pratique une enveloppe pierreufe, & l'objet n'eft point pétrifié.

Anne-Marie-Joseph de Lorraine, nommé le Prince de Guife, avoit, dans ce Village fitué fur une colline, une Maifon de plaifance qui avoit de grandes beautés, & dans laquelle il nourriffoit les oifeaux les plus rares. La rivière de Bièvre en parcourt encore aujourd'hui le jardin dans toute fa longueur, & lui procure de grands agrémens; le parterre & le potager font dans le vallon, & règnent des deux côtés de cette petite rivière; mais la plûpart des allées couvertes font horizontalement tracées dans la montagne, & fervent, pour ainfi dire, d'échelons pour monter de l'une à l'autre.

Les arbres dont elles font alignées, & qui les couvrent de leur ombre, produifent un effet peu ordinaire ailleurs; c'eft-à-dire, que plus l'on monte, moins on voit; au contraire, de la plûpart des autres lieux élevés, où plus l'on monte, plus la vue eft étendue.

Il seroit à souhaiter que ce séjour qui a fait les plaisirs de la Maison de Lorraine, fût habité & retabli.

ARENES OU DE SAINT-VICTOR, (le Clos des) est l'endroit où est aujourd'hui la Maison des Pères de la Doctrine-Chrétienne, entre l'Abbaye de Sainte-Geneviève & celle de Saint-Victor; c'est-à-dire, l'espace qui se trouve entre les rues neuve-Saint-Etienne, des Fossés-Saint-Victor & des Boulangers. Le nom de *Clos des Arènes*, qu'il a porté pendant très-longtems, a fait croire à quelques Savans qu'il y avoit dans ce lieu un cirque ou amphithéâtre fréquenté sous nos Rois de la première race, & qu'il étoit un ouvrage des Romains; mais cette opinion ne paroît point appuyée de preuves bien solides.

En 1641, on y enterroit les morts de la Pitié; on les portoit avant ce tems dans le cimetière de S. Médard.

ARGENTEUIL, *Argentogilum*, *Argentorlum*, *Argentolium*, mérite, à bien des égards, le titre de Ville que plusieurs Géographes lui donnent; d'autres cependant ne le qualifient que de Bourg, mais ils ajoutent que c'est un des plus gros & des plus beaux Bourgs de France. Il est situé sur le bord de la rivière de Seine, à deux grandes lieues de Paris. Son territoire, qui est fort étendu, est bordé au nord d'une longue chaîne de montagnes fort élevées. Cette situation est très-favorable à son vignoble, qui passe pour un des meilleurs des environs. L'on y recueille, dans de bonnes années, jusqu'à vingt ou vingt-quatre mille muids de vin. * Les figues d'Argenteuil ont aussi beaucoup de réputation, ainsi que les lentilles & les asperges.

Le plâtre que l'on tire de ses carrières est estimé, & l'on en fait un commerce considérable. Ses habitans sont fort laborieux; ils savent tirer parti de leur terre, & ils la cultivent avec tant de soin & de propreté, que la campagne y paroît un vaste jardin. Les murailles qui forment l'enceinte d'Argenteuil, furent élevées sous le règne de François I, l'an 1544.

---

* On a soutenu dans une Thèse publique des Ecoles de Médecine de Paris; que les vins d'Argenteuil devoient avoir la préférence sur ceux de Bourgogne & de Champagne. Le Bœuf, *Hist. du diocèse de Par.* tom. 4. *pag.* 27.

Il y a à Argenteuil un Monastère de l'Ordre de Saint-Benoît qui est fort ancien ; il fut originairement fondé pour des Filles vers l'an 665, par un nommé *Hermeric* & *Mumane*, son épouse. On ne donne à ces premiers Fondateurs d'autre qualité que celle de personnes pieuses, & craignant Dieu ; on sait seulement que ce Monastère fut bâti sur leur terrain, & que Clotaire III confirma cette fondation. Il paroît que cette Maison se soutint long-tems avec honneur, puisque *Giselle*, sœur unique de Charlemagne, & *Théodrade*, l'une de ses filles, s'y firent Religieuses ; vers l'an 800, Théodrade en devint Abbesse. Ce Monastère eut beaucoup à souffrir dans le tems que les Normands & les Danois ravageoient les bords de la Seine. Les Religieuses furent obligées de fuir, & le Couvent tomba en ruines. La *Reine Adélaïde*, veuve du Roi *Robert*, releva les ruines de ce Monastère vers l'an 1000. Cette pieuse Princesse le dota de biens assez considérables pour y entretenir un assez grand nombre de Religieuses qu'elle y assembla. Ce fut dans ce Couvent que la fameuse *Héloïse* entra vers l'an 1120. Elle y fit profession & en devint la *Supérieure*. Mais cette Maison étoit alors bien dégénérée de son ancienne régularité. Le célèbre *Suger*, Abbé de Saint-Denis, en prit occasion pour chasser les Religieuses de leur Maison, & mettre à leur place des Moines de Saint-Denis. Il trouva quelques oppositions de la part de l'Evêque de Paris ; mais le crédit de l'Abbé l'emporta, & par la décision d'un Concile tenu à Saint-Germain-des-Prés en 1129, les Religieuses furent obligées d'en sortir. Il se forma des débris de cette Communauté, deux célèbres Abbayes qui ont édifié l'Eglise ; sçavoir, l'Abbaye de *Malnoue* & celle du *Paraclet*. C'est au Paraclet que Heloïse se retira avec quelques-unes de ses Religieuses d'Argenteuil. Ce n'étoit alors qu'un petit oratoire qu'*Abailard* avoit fait bâtir pour lui, il venoit heureusement d'être nommé à l'Abbaye de Ruys en Bretagne ; c'est ce qui le mit à portée de céder à Héloïse sa retraite du Paraclet. Ce Monastère devint bientôt célèbre, & Héloïse en fut faite Abbesse. Le corps d'Abailard y fut apporté après sa mort, & l'on y voit encore son tombeau.

Le Monastère d'Argenteuil, qui avoit été occupé par des Religieuses pendant cinq cens ans, passa ainsi aux Bénédictins ; & leur Monastère devint une dépendance de l'Abbaye de Saint-Denis, avec le titre de Prieuré. Si on l'appelle encore l'*Abbaye*, c'est parce qu'originairement c'en étoit une. Ce changement donna lieu à des contestations qui durèrent assez long-tems entre les Evêques de Paris & les Abbés &

Religieux de Saint-Denis, au sujet de la Jurisdiction. Le crédit des Abbés de Saint-Denis contrebalança long-tems le droit de l'Ordinaire. Enfin, il y eut des Commissaires nommés par le Pape, pour régler ce différend, & l'affaire fut jugée à l'avantage de l'Evêque de Paris. Il y a une transaction de l'année 1207, qui porte entre autres clauses, que l'Evêque de Paris & son Archidiacre pourront faire deux visites chacun par chaque année dans le Monastère d'Argenteuil ; & que si l'Evêque de Paris vient à jetter un interdit sur Argenteuil, l'Eglise du Prieuré demeurera interdite, & enfin que tous les droits épiscopaux demeureront à l'Evêque de Paris & à ses successeurs. L'original de cet acte important, qui est en latin, est conservé dans les archives de l'Archevêché, & on le trouve imprimé dans l'histoire de l'Eglise de Paris, par le Père Dubois. Les Bénédictins réformés de la Congrégation de Saint-Maur, s'établirent dans le Prieuré d'Argenteuil, l'an 1646. M. L'Abbé de *Coaslin*, Prieur-Commandataire de ce Prieuré, & depuis Evêque d'Orléans & Cardinal, assisté de M. le Chancelier *Séguier*, d'une part, & l'Assistant du Général des Bénédictins, & le Prieur & le Procureur de l'Abbaye de Saint-Denis, représentant la Congrégation de Saint-Maur, d'autre part, mirent ces Religieux en possession de ce Monastère. Lorsqu'ils s'y établirent, il ne restoit plus dans cette Maison que trois des anciens Bénédictins, & il fut stipulé que désormais il y en auroit toujours six réformés.

Une partie de leur Eglise s'écroula le 21 janvier 1699. Cet accident arriva un moment après qu'on eût sonné l'*Angelus* du midi * ; heureusement qu'il ne se trouva personne dans cette Eglise. Il paroit qu'en la rétablissant, l'on a beaucoup diminué de sa longueur, & elle n'en est pas plus mal.

Elle a une nef & deux ailes fort étroites, une de chaque côté ; l'on n'y voit rien de bien remarquable. Les Religieux ont fait faire, depuis une vingtaine d'années, à la porte de leur Eglise, un tambour d'une belle menuiserie, sur lequel ils ont fait placer un petit buffet d'orgues qu'ils n'avoient pas auparavant. Il n'y a d'ailleurs aucune décoration. Le cloître & le bâtiment des Religieux tombent presqu'en ruine.

C'est dans l'Eglise de ce Monastère, que l'on conserve la

---

* Il y eut autrefois de très-vives contestations entre les Habitans d'Argenteuil, pour savoir si l'on sonneroit l'*Angelus* à midi ou à une heure.

fameuse relique que l'on prétend être la *Robe sans couture de N. S. Charlemagne*, qui l'avoit, dit-on, reçue en présent de l'Impératrice *Irène*, l'envoya au Monastère d'Argenteuil, où *Théodrade*, sa fille, étoit Abbesse. Cette relique disparut pendant les incursions des Normands. On prétend qu'elle fut alors cachée dans une muraille, pour la souftraire aux insultes de ces barbares. Elle y resta enfermée durant plus de deux cens ans. Il étoit réservé aux Religieux Bénédictins de découvrir ce précieux trésor. On rapporte l'époque de cette heureuse découverte à l'année 1156. On dit qu'elle fut trouvée par une révélation qui fut faite à un Moine pendant son oraison. On se persuade aisément combien la nouvelle d'une telle découverte dut attirer de monde à Argenteuil : aussi assure-t-on que le Roi *Louis-le-Jeune* y vint avec toute sa Cour, & que plusieurs Prélats & Abbés la visitèrent, entr'autres *Hugues*, Archevêque de Rouen. L'on est étonné comment les Calvinistes, qui en vouloient tant aux reliques, & qui exercèrent tant de ravages & de cruautés à Argenteuil en 1567, qui n'y épargnèrent pas sur-tout les Eglises, ne portèrent pas sur ce précieux monument leurs mains sacriléges. Quoi qu'il en soit, on ne dit point qu'elle eût alors disparu comme dans le tems des incursions des Normands. Elle a toujours resté dans l'Eglise de ce Prieuré, où on la conserve encore dans une magnifique châsse d'argent doré, dont Mademoiselle *de Guise* fit présent en 1680. En reconnoissance d'un si beau présent, les Bénédictins donnèrent à cette pieuse Princesse, un morceau de la sainte Robe. Il y a long-tems que la critique s'est exercée pour combattre l'authenticité de cette relique ; mais ses efforts & ses lumières n'ont encore pu arrêter la dévotion du peuple qui y accourt en foule, particulièrement le jour de l'Ascension & le lundi de la Pentecôte.

Outre le Couvent des Bénédictins, il y en a encore deux autres à Argenteuil ; l'un, d'Augustins Déchaussés, mieux connus aujourd'hui sous le nom d'Augustins de la place des Victoires ; & un autre, d'Ursulines.

Il y en avoit autrefois un troisième de Bernardines, qui, depuis environ trente ans, a été détruit & dont les biens ont été réunis à l'Abbaye de Panthemont à Paris, par un décret de Mgr. *de Ventimille*, Archevêque de Paris, & en vertu de Lettres-patentes. Ce Couvent des Bernardines avoit été fondé en 1634 par *Denis Desnault*, natif d'Argenteuil, Aumônier de la Reine, mere de Louis XIV, & Curé de Colombes. Ce Monastère étoit situé à l'entrée d'Argenteuil par la rue Saint-Germain. Ces Religieuses avoient un bel enclos, & la Maison étoit bien bâtie.

Les Augustins Déchaussés s'établirent à Argenteuil en l'année 1629. Ils succédèrent aux Billettes qui n'y restèrent pas long-tems; mais les Augustins se trouvant trop resserrés dans leur Maison, firent bâtir une autre Eglise & un autre Monastère en 1632. Les Fondateurs de ce nouveau Couvent furent *Claude Viole*, Seigneur Duchemin, Maître des Comptes à Paris, & *Marie Poussepin*, son épouse. La première pierre en fut posée le 6 juin de ladite année, par *Dominique Séguier*, Evêque d'Auxerre, & premier Aumônier du Roi, qui en fit la cérémonie de la part de *Jean-François de Gondi*, Archevêque de Paris. L'Eglise est sous l'invocation de *Notre-Dame de Consolation*. Elle fut consacrée le 5 août 1657, par *François Faure*, Evêque d'Amiens. Le Maître-autel, qui est d'un bon goût, cache entièrement le chœur des Religieux, selon la coutume ancienne des Monastères. Il y a deux Chapelles qui sont du même côté; l'une de Notre-Dame-des-sept-Douleurs, & l'autre de Saint-Nicolas de Tolentin. Ce Couvent est aussi régulièrement que solidement bâti. Les dortoirs des Religieux sont grands & bien éclairés. Il y a un très-beau réfectoire; & cette Maison, qui n'est habitée aujourdhui que par cinq ou six Religieux, en pourroit contenir environ cinquante. Ce Monastère est placé à l'extrêmité d'Argenteuil, le long des murs, dans un terrein assez spacieux. Il y a dans le jardin une grande pièce d'eau-vive, & un joli couvert, outre le potager qui est fort grand.

Les Ursulines s'établirent à Argenteuil en 1647, sur la permission que leur en donna l'Archevêque de Paris, le 17 juillet de cette même année. Elles avoient acquis des Bernardines le premier terrein qu'elles y occupèrent; mais s'y trouvant trop à l'étroit, elles obtinrent de l'Archevêque de Paris une nouvelle permission, datée du 15 janvier 1658, pour se transporter dans l'endroit où elles sont encore aujourd'hui. L'Eglise qu'elles y ont fait bâtir est petite, mais d'un fort bon goût. L'on estime la sculpture & la dorure du Tabernacle. Le chœur des Religieuses est vaste & bien boisé. Le Monastère est bien bâti, & dans un air excellent. Cette Communauté est nombreuse, tant en Religieuses qu'en Pensionnaires.

Il n'y a à Argenteuil qu'une seule Paroisse, qui est composée de plus de six mille ames. La Cure est à la collation de l'Archevêque de Paris. Ce sont les Dames de la Royale Maison de Saint-Cyr, comme possédant la manse de l'Abbé de Saint-Denis, qui ont les grosses dîmes. La dîme du vin, par un usage assez particulier, ne s'y perçoit point en nature, mais en argent, & elle est fixée à six blancs par arpent de vigne. On ne peut douter que l'Eglise Paroissiale ne soit fort ancienne : cependant on apprend, par une inscription en lettres gothiques que l'on y voit, que la Dédicace ne s'en fit que le 17 août 1449 ; elle est dédiée sous l'invocation de *Saint Denis*, & la consécration s'en fit par l'Evêque de Paris, M. *de la Vaquerie* étant alors Curé. Les Calvinistes essayèrent de brûler cette Eglise en 1567, mais l'on arrêta le progrès des flammes ; ils commirent mille profanations, & firent mourir le Curé de la manière la plus cruelle. Cet édifice paroît avoir été construit à différentes reprises, & dans des tems éloignés les uns des autres ; aussi toutes ses parties ne sont-elles point un ensemble régulier ; les Connoisseurs prétendent que dans l'édifice, tel qu'il est aujourd'hui, on n'y voit rien qui puisse remonter au-delà du XIIIe. siècle. On y reconnoit, selon M. le Bœuf, la bâtisse & la manière du XIII. XIV. XV. & XVIe. siècle. Le chœur est de biais ; & c'est ce que l'on remarque dans beaucoup d'anciennes Eglises. Du côté du nord, il y a une double aile avec des Chapelles ; & du côté du midi, il n'y a qu'une seule aile. Le Grand-autel est sous une voûte en forme de calotte, qui paroît être une augmentation moderne.

Le chœur est fort élevé & voûté en pierre. Le sanctuaire & le chœur sont revêtus, à une certaine hauteur, d'une boiserie simple, mais noble dans sa simplicité ; l'on admire le tableau du Maître-autel, peint par *Brenet*, de l'Académie Royale, en 1762. Ce tableau, qui dans le tems fut exposé au sallon du Louvre, fixa l'attention des Connoisseurs ; il représente le martyre de S. Denis & de ses illustres Compagnons : le Peintre a saisi le moment où le bourreau lève sa hache pour couper la tête du saint Apôtre. Les caractères sont bien rendus, la touche forte, & l'effet en est admirable. Le Grand-autel est à la Romaine ; c'est un tombeau peint en marbre poli de différentes espèces, & les ornemens en sont dorés. Le sieur *Lingenfelder*, dont le talent, pour imiter le marbre, est connu, a parfaitement réussi dans cet ouvrage, qui fait illusion. Il y a aussi à la Paroisse un orgue qui a été jugé excellent par les plus Connoisseurs. Sur le mur de l'Eglise, du côté septentrional, derrière le banc de l'œuvre, on lit cette inscription, qui est en caractéres gothiques.

La mort toujours présente aux périlleux faits d'armes,
Voyant de CHAMBELLAN le laurier sur le front,
Combattre vaillamment aux plaines de Piedmont,

Sous le Grand Roi François entre ses preux Gens-d'armes
Le sauva des hazards courus en faits d'allarmes ;
Par-tout à main hardie, & le courage pront
Pour n'estranger ses os qui à jamais seront
Honorez en ce lieu de copieuses larmes :
Car tu sçais ARGENTEUIL, qu'ayant fait de son corps
Un boulevert pour toi, & dedans & dehors,
Il a fondé les murs dont l'accint t'environne.
Pourtant garde ici son tombeau de mes chef,
Comme assure là haut il porte sur le chef
Des Anges bienheureux l'immortelle Couronne.

David Chambellan, Ecuyer ci gissant, décéda le dernier jour de décembre 1545 ; & damoiselle *Marguerite de Brette*, sa femme, gissante au même lieu, décéda l'an 1559.

Frere *Jerôme de Chambellan*, leur fils, Grand-Prieur de Saint-Denis en France, leur a consacré ce monument.

Il y a un Bailliage à Argenteuil, & cette Justice, quoique Seigneuriale, ressortit directement au Parlement.

Il y a aussi un Hôpital pour les malades ; Louis XIV, par ses Lettres-patentes du mois d'octobre 1697, enregistrées au Parlement le 13 février 1699, réunit à cet Hôpital les biens & revenus des maladreries de Franconville, près Cormeilles, de la Chapelle de Saint-Marc en dépendante, & de la maladrerie de Saint-Leu-Taverny. Il y a un Bureau d'administration pour régir cet Hôtel-Dieu, où il y a douze lits.

Dans les environs d'Argenteuil, il y a quantité de carrières de plâtre dont on fait commerce : on en enlève beaucoup en pierres dans de grands bateaux, pour la Normandie & l'Angleterre.

ARMAINVILLIERS est une terre très-considérable, à huit lieues de Paris ou environ, qui a tout ce qu'il faut pour former la demeure d'un grand Seigneur. Le Château, & tout ce qui en dépend, annoncent la magnificence & le bon goût. Les plantations des jardins sont très-bien entendues ; on voit d'un côté des allées de charmilles, taillées en arcades, qui forment des promenades délicieuses ; d'un autre côté, ce sont des bosquets charmans, & des espèces de cloîtres entourés d'un double rang de charmilles, qui font un effet admirable.

Le parc contient environ huit cens arpens, dont trois cens font occupés par un étang, qui a, dit on, dix pieds d'élévation au-dessus des parterres. Au bout, est une canardière, où l'on fait la chasse aux canards sauvages, qui y sont attirés par des canards privés.

Vers le milieu du dernier siècle, cette terre appartenoit déjà à M. *de Beringhen*, Chevalier des Ordres du Roi, & premier Ecuyer de Sa Majesté, & elle est restée dans sa maison jusqu'en 1762. En 1704, *Jacques-Louis de Beringhen*, aussi premier Ecuyer du Roi, obtint des Lettres-patentes qui érigèrent en titre de Comté, les terres de *Tournam*, *Armainvilliers*, *Grex* & autres, sous le nom *de Comté d'Armainvilliers*. *François-Charles de Beringhen*, son fils, Evêque du Puy, a joui du titre de Comte d'Armainvilliers jusqu'à sa mort, arrivée le 17 octobre 1742.

En 1762, le Roi fit l'acquisition de cette terre & de ses dépendances, y joignit d'autres terres considérables, & en fit un échange avec M. *le Comte d'Eu*, pour la Principauté *de Dombes*, qui fait actuellement partie des Domaines du Roi.

ARMOIRIES DE LA VILLE DE PARIS.

Aux Ecus & Armoiries des Gentilhommes, dit Agrippa, de vanitate Scientiar. ch. 81. *il ne seroit pas convenable de voir une poule, une oye, un canard, un veau, une brebis, ou autre animal benin & utile à la vie ; il faut que les marques & enseignes de la Noblesse tiennent de quelque bête féroce & carnassière.*

Tous les peuples ont eu des symboles, figures ou enseignes nationales. Les Athéniens, une *chouette* ; les Thraces, une *mort* ; les Celtes, une *épée* ; les Romains, une *aigle* ; les Carthaginois, une *tête de cheval* ; les Saxons, un *coursier bondissant* ; les premiers François, un *lion* ; les Goths, une *ourse*. Chez les Romains, chaque légion avoit son symbole particulier : la *foudroyante*, la *dragonnaire*, (*Dracenarii*) ainsi nommées ; parce que les soldats de l'une avoient un foudre sur leurs boucliers, & les soldats de l'autre un dragon.

Les Druides du Collège d'Autun, apparemment à cause de la vertu qu'ils attribuoient à l'œuf de serpent, avoient pris pour Armoiries, dans leur bannière, d'azur à la couchée de serpent d'argent, surmontée d'un gui de chêne, garni de ses glands de sinople. Le Chef des Druides avoit des clefs pour symbole. (*Religion des Gaulois*, t. 1. p. 215.)

Les Germains, dit Tacite, (*de moribus Germ.* ch. 7.)

portoient à la guerre des drapeaux & des figures, qui étoient en dépôt, pendant la paix, dans les bois sacrés. Nos Rois alloient prendre de même la chape de S. Martin sur son tombeau; & l'oriflamme dans l'Eglise de Saint-Denis, (c'étoit la bannière de cette Abbaye) & les reportoient lorsque la guerre étoit finie.

» Que nos Intendans, dit Charles-le-Chauve, dans ses » capitulaires, aient soin que chaque Evêque, chaque Abbé » & chaque Abbesse fassent marcher leurs Vassaux avec tout » l'équipage de guerre, & avec leur porte-enseigne. (*Gunt-* » *fanonarius.*) ».

Sous le règne de Louis-le-Gros, il fut ordonné que les Villes & gros Bourgs leveroient des troupes de Bourgeois, pour les faire marcher à l'armée, par Paroisses, les Curés à leur tête, avec la bannière de leurs Eglises. Outre la chape de Saint-Martin & la bannière de Saint-Denis, il y avoit encore l'étendard royal; mais les figures, emblêmes ou devises de cet étendard n'étoient point fixes; chaque Roi les changeoit, en imaginoit de nouvelles, & souvent très-différentes de celles de son Prédécesseur.

Que voit-on, dit le Gendre, *sur les Sceaux de nos anciens Rois? Leurs portraits, des portes d'Eglise, des croix, des têtes de Saints.* Il est certain que ni en pierre, ni en métal, ni sur les médailles, ni sur les sceaux, on ne trouve aucun vestige véritable des fleurs de lys, avant Louis-le-Jeune; c'est sous son règne, vers 1147, que l'écu de France commença d'en être semé, & que les Armoiries que prirent les Princes, Barons & Gentilshommes, pour la seconde Croisade, commencèrent aussi à devenir fixes, héréditaires, & des marques & distinctions particulières à leurs familles.

Tous les Historiens rapportent qu'en 1085, Robert, fils aîné de Guillaume-le-Conquérant, s'étant révolté contre son père, lui porta, dans un combat, un si furieux coup de lance, qu'il le désarçonna; qu'à certains mots que proféra Guillaume en tombant, Robert l'ayant reconnu, se jetta à terre, lui demanda pardon les larmes aux yeux, & l'aida à se relever. Ce fait prouve que les Armoiries n'étoient point encore fixes & héréditaires; car, dès qu'elles commencèrent à être regardées comme telles, on affecta de les mettre & de les rendre très-apparentes sur la cotte-d'armes & sur le bouclier; sur-tout les Rois & les Princes, afin que l'on vît qu'ils vouloient être reconnus, & qu'ils ne craignoient pas dans une bataille d'attirer, à l'endroit où ils seroient, tous les efforts de l'ennemi. La cotte-d'armes de nos Rois étoit bleue, semée de fleurs de lys d'or; ils portoient une écharpe blanche : de tems immémorial, le blanc a été la couleur désignative de notre Nation, comme le rouge paroît l'avoir toujours été de la Nation Angloise.

C'est sous Charles V que les fleurs de lys, qui étoient sans nombre dans l'écu de France, commencèrent à être réduites à trois, *en l'honneur*, dit un Historien, *de la Sainte-Trinité*. M. DE SAINT-FOI, *Eſſ. Hiſt. ſur Paris*, tom. 2. pag. 286 & ſuiv.

Les Armoiries de la Ville de Paris ſont de gueule à un navire fretté & voilé d'argent, flottant ſur des ondes de même, au chef-ſemé de France. Il eſt très-difficile de découvrir l'origine & la raiſon de ces Armoiries, & peut-être que l'avantage de les avoir trouvées, ne vaudroit pas la peine qu'on s'eſt donnée à les chercher. Jean-Triſtan de Saint-Amand, Jacob Spon, André Favin, Sauval, le P. Meneſtrier & autres ſavans Antiquaires, ſe ſont jettés dans de longues diſcuſſions pour trouver l'origine de ces Armoiries; mais après beaucoup de travail, il ne nous ont rien donné qui puiſſe ſatisfaire des eſprits raiſonnables. On peut voir leurs opinions détaillées dans une ſavante Diſſertation ſur l'origine de l'Hôtel-de-Ville. Ce morceau ſe trouve au commencement du premier volume de l'Hiſtoire de la ville de Paris, par le P. Félibien. Il eſt de feu M. Leroi, ancien Maître & Garde de l'orfévrerie, & Contrôleur des rentes de l'Hôtel-de-Ville. Après avoir apprécié les opinions des différens Antiquaires, il donne la ſienne, qui paroît bien plus ſimple & plus vraiſemblable : il dit que le commerce par eau étant auſſi ancien que la ville de Paris, il eſt naturel qu'elle ait pris une nef ou navire pour deviſe, & que dans la ſuite, elle en ait fait ſes Armoiries.

ARMURIERS, CUIRASSIERS & HEAUMIERS, s'entend de ceux qui faiſoient autrefois les armes défenſives, dont les gens de guerre ſe ſervoient, telles que le *heaume* ou *caſque*, le *gorgeron*, le *corſelet*, la *cuiraſſe*, le *hauſſe-col*, les *taſſettes*, les *braſſards*, les *cuiſſards*, &c. Leurs premiers Statuts ſont de 1409, ſous le règne de Charles VI, & furent renouvellés en 1562, ſous Charles IX. La fabrique des corps de cuiraſſes, dont on ſe ſert encore dans quelques Régimens de la Cavalerie françoiſe, eſt préſentement établie à Beſançon. Le peu d'uſage que l'on fait aujourd'hui des armures, a fait réunir à cette Communauté, celle des *Arquebuſiers*,

quoique de profession bien différente. *Voyez* ARQUE-
BUSIERS.

ARNOUVILLE, grande & belle terre, près de Gonesse, érigée par le Roi en Comté, en faveur de M. *de Machault*, Ministre d'Etat, ancien Garde-des-Sceaux, à une lieue de Saint-Denis, sur le rivage de la petite rivière de *Crou*, à l'endroit où elle reçoit un petit ruisseau, appellé *Rhône*, qui, venant de Moisselles, passe à Esanville & à Sarcelles.

Le parc, qui a trois cens arpens, a été disposé sur les dessins de MM. *Contant* & *Chévotet* ; il présente les effets les plus variés de décorations dans ses bosquets, boulingrins, & eaux plates & jaillissantes. La grille & la porte de fer du Château sont d'un goût très-riche & très-recherché. On assure que la porte seule a coûté 10000 liv.

On y voit la machine inventée par M. *de Parcieux*, pour faire monter à cinquante pieds de haut les eaux nécessaires pour les jardins. On y admire le beau coup d'œil que présente le Village nouvellement bâti, dont toutes les rues tendent à une vaste place, ornée d'une fontaine publique, exécutée sur les dessins de M. *Aubri*. Tous les mardis de l'année il y a marché franc. La Cure est à la présentation du Prieur de Saint-Martin.

ARPAJON, ci-devant Châtres, porte ce nom depuis 1721, avec titre de Marquisat. C'est une petite Ville de l'Isle de France dans le Hurepoix, dans un vallon très-agréable, sur la petite rivière d'Orge, à une lieue au sud de Montlhery. Cette Ville a un Hôtel-Dieu, fondé par les libéralités de son Seigneur, un Bailliage, une Prévôté & une Abbaye de Religieuses. Elle a été plusieurs fois le misérable jouet des fureurs de la guerre. Dans les environs est un petit endroit nommé *Chantelou*, où nos Rois alloient quelquefois pour y jouir de la vue de la campagne qui y est fort belle.

Il y a une petite Ville de ce nom dans le Rouergue, avec un bon château & titre de Duché. C'est delà qu'est sortie l'illustre Maison d'*Arpajon*.

ARQUEBUSE. Arme à feu, de la longueur d'un fusil ou d'un mousquet ; c'est la plus ancienne des armes à feu, montée sur un fût ou long bâton. Ce mot vient de l'Italien, *Acrobusio*, ou *Arco abusio*; *arco* signifie arc, & *busio*, trou. L'ouverture, par où le feu se communique à la poudre dans les

Arquebuses, qui ont succédé aux arcs des Anciens, a donné lieu à cette dénomination.

ARQUEBUSE. (Chevalier de l') Indépendamment des Bourgeois de Paris qui se plaisent à l'exercice de l'Arquebuse, & qui ont leur jeu dans un jardin près de la porte Saint-Antoine, ceux des Villes de Provinces, qui ont le même goût, ont aussi leurs jeux hors les Villes qu'ils habitent, tels que ceux de Meaux, Provins, la Ferté-Gaucher, Montreau, Joigny, Corbeil & plusieurs autres.

On les appelle vulgairement, Chevaliers de l'Arquebuse. *Voy.* ARBALETRIERS.

ARQUEBUSIERS, ARTILLIERS. Les *Arquebusiers*, nommés improprement *Armuriers*, sont ceux qui fabriquent toutes les petites armes à feu, telles que les *arquebuses*, *carabines*, *fusils*, *mousquets*, *mousquetons*, &c. Ils en forgent les canons, en font les platines & les montent sur fûts de bois.

Toutes marchandises foraines d'*Arquebuse* ne peuvent être exposées en vente, sans avoir été préalablement visitées & marquées du poinçon de la Communauté de Paris, à peine d'être, lesdites marchandises, *saisies & confisquées*, même chez les Maîtres de cette Capitale qui s'y seroient soustraits; & ce, pour obvier, autant qu'il est possible, aux funestes accidens qui peuvent résulter d'un canon *brazé*, *pailleux*, *boursoufflé*, ou *vicié* de quelqu'autres défauts que les gens de l'art peuvent seuls connoître.

L'apprentissage est de quatre années; le brevet coûte 15 liv. la maîtrise 700 liv. Avant d'être reçu à la maîtrise, il faut faire quatre années de compagnonage.

Tout Maître doit avoir son poinçon pour marquer ses ouvrages, dont l'empreinte doit rester sur une table de cuivre déposée au Châtelet dans la chambre du Procureur du Roi.

Si un Apprentif s'absente plus de trois mois de chez son Maître, sans une cause légitime, il perd tout droit à la maîtrise. Par les Statuts de cette Communauté, il fut permis aux Maîtres d'établir à Paris un jeu d'Arquebuse, tel qu'on le voit dans les fossés de la porte Saint-Antoine.

Les fils de Maîtres sont tenus de faire apprentissage, & en passer brevet ailleurs que chez leur père.

Le Patron est S. Eloi. Bureau, rue Cocatrix.

ARRONVILLE. Village près de Pontoise, dans le Vexin-François, où l'on voit un fort beau Château.

ARROSEMENT. M. le Prévôt des Marchands & MM. les Echevins veillent, avec la plus grande attention, à ce que les Bourgeois fassent arroser, pendant l'été, le pavé de la rue devant leurs maisons. C'est la Ville qui se charge de l'arrosement des ponts & des quais, & de celui des boulevards qui l'entourent. On peut se promener à l'ombre sous ces admirables plantations, sans craindre la poussière ; aussi voit-on tous les jours le plus beau monde y paroître dans des équipages magnifiques, & une foule de citoyens s'y rendre de tous les quartiers. On jouit du pareil agrément dans les jardins publics, aux Tuileries, au Luxembourg, &c. où l'on a grand soin d'arroser plusieurs fois pendant le tems de la promenade.

ARSENAL. Magasin royal & public, ou lieu destiné à la fabrique & à la garde des armes nécessaires pour attaquer ou pour se défendre. Ce mot, selon quelques-uns, vient d'*arx*, forteresse ; selon d'autres, d'*ars*, qu'ils expliquent par *machine*, parce que l'Arsenal est le lieu où les machines de guerre sont conservées. Il y a des Auteurs qui disent qu'il est composé d'*arx* & de *Senatus*, comme étant la défense du Sénat ; d'autres, qu'il vient de l'Italien, *arsenale* ; mais l'opinion la plus probable est qu'il vient de l'Arabe *darsenaa*, qui signifie *Arsenal*.

L'*Arsenal* de Venise est le lieu où l'on bâtit & où l'on garde les galères. L'*Arsenal* de Paris est la place où on fond le canon, & où l'on fait des armes à feu.

ARSENAL DE PARIS. * (l') Les Rois de France ont toujours eu des Arsenaux, cela n'est pas douteux ; car une Nation qui ne s'est établie que par les armes, ne peut pas absolument se passer de magasin, où elle renferme les machines & les munitions de guerre ; mais on ignore en quel endroit de Paris étoient les Arsenaux de nos Rois de la première race, de la seconde, & même des deux premiers siècles de la troisième race. La ville de Paris en avoit aussi ; mais nous

---

* Un Poéte, en parlant de l'Arsenal, fit ces trois vers :

 Quand sera-ce, grand Cardinal,
 Que la paix fera des marmites
 De tout le fer de l'Arsenal ?

ne savons pas non plus en quels lieux ils étoient anciennement.

Le Louvre a eu dans son enceinte le premier Arsénal dont nous ayons des preuves ; car, dans les comptes des Baillis de France, rendus en la Chambre en 1295, il y est parlé des arbalêtres, des nerfs & des cuirs de bœufs, du bois, du charbon, & autres menues nécessités de l'artillerie du Louvre. Les comptes du Domaine des XIII, XIV & XVe. siècle, sont remplis des noms & des pensions de ceux qui en avoient la direction : ils s'appelloient *Artilleurs* ou *Canonniers*, *Maîtres des petits engins*, *Gardes & Maîtres de l'artillerie*.

Lorsque les Parisiens se saisirent du Louvre en 1358, ils y trouvèrent, suivant le Continuateur de Nangis, & le 89e. registre du trésor des chartres, quantité de canons, d'arbalêtres à tours, & autres engins & artillerie de toutes façons.

Les registres des œuvres royaux de la Chambre des comptes font foi, qu'en 1391 la troisième chambre de la tour du Louvre étoit pleine d'armes, mais qu'on les en ôta pour y mettre des livres ; & qu'en 1392, la basse-cour, qui étoit du côté de Saint-Thomas-du-Louvre, servoit d'Arsénal. Les mémoriaux de la même Chambre des comptes, cotés F & H, nous apprennent que *Jean de Soisi* fut créé Maître de l'artillerie de ce Château, par Lettres de Charles VI, datées du 22 février 1397. De plus, que *Colin de Matteville* fut fait, en 1415, Grand-Maître, Garde & Visiteur de l'artillerie du Roi au Louvre. Nos Rois ont eu aussi de l'artillerie & des munitions de guerre au jardin de l'Hôtel-Royal de Saint-Paul & à la Bastille, à la tour de Billi, à la tour du Temple & à la Tournelle.

Le tonnerre étant tombé sur la tour de Billi, le 19 de juillet 1538, mit le feu à une grande quantité de poudre qu'on y gardoit, & détruisit entièrement cette tour, qui étoit derrière les Célestins, sur le bord de la Seine. Sauval rapporte encore plusieurs autres preuves de ce qu'on vient de dire.

Sous Charles V, *Hugues Aubriot*, Prévôt des Marchands, fit serrer, dans l'Arsénal de l'Hôtel-de-Ville, une infinité de maillets de plomb, pour armer au besoin les Parisiens contre les ennemis du Roi & ceux de l'Etat ; mais peu s'en fallut que cette précaution ne devînt funeste dans la suite au Roi & à l'Etat : car, en 1382, une troupe de séditieux, après avoir enfoncé les portes de cet Arsénal, & brisé les coffres qui y étoient, se saisirent de ces maillets & autres harnois, & les tournèrent contre le Roi & contre leurs concitoyens. C'est de ces maillets, que ces rebelles furent nommés *Maillotins*.

Charles IX, en 1563, obligea les Bourgeois de porter leurs armes à l'Hôtel-de-Ville, avec ordre, à ceux qui les recevroient, d'en rembourser le prix aux porteurs.

La Ville a eu, outre son Hôtel, plusieurs endroits où elle avoit des armes & des munitions de guerre; mais sous François I, son véritable Arsenal étoit derrière les Célestins, où elle avoit deux granges, un logis pour le Garde de l'artillerie, & plusieurs autres édifices nécessaires. Cét endroit se nommoit, *les granges de l'artillerie de la Ville*. Le Roi ayant résolu, en 1533, de fondre du canon, jetta les yeux sur ces granges, & chargea le Contrôleur & un des Commissaires d'artillerie d'emprunter de la Ville une de ces granges. Le Prévôt des Marchands, qui se douta de ce qu'il en arriveroit, chercha des prétextes pour détourner le coup; mais il n'avança rien. Villeroi, Sécrétaire d'État, fut dépêché exprès, avec des Lettres de créance, pour assurer la Ville que dès que la fonte seroit achevée, la grange seroit aussitôt rendue. On lui accorda sa demande, mais de très-mauvaise grace; cependant le Roi ne laissa pas, peu de tems après, de prier la Ville de lui prêter encore l'autre grange; afin, disoit-il, d'avancer sa fonte avec plus de commodité & moins de frais, & promit de rendre le tout; & en attendant de faire transporter l'artillerie & les munitions de la Ville en lieu de sûreté: il fit écrire la même chose par le Connétable & par le Grand-Maître de l'artillerie; mais toutes ces promesses ne calmèrent point les alarmes du Corps-de-Ville, qui tint une assemblée extraordinaire, où il fut conclu qu'on remontreroit au Roi le besoin que la Ville avoit des lieux qu'il demandoit; que néanmoins, si c'étoit une chose que le Roi eût absolument résolue, ils étoient prêts à y acquiescer; mais à condition que dès que la fonte seroit finie, S. M. rendroit le tout à la Ville.

Le Roi accepta volontiers cette condition. En 1547, le Prévôt des Marchands & les Echevins étant allés trouver le Roi Henri II pour plusieurs affaires, le Connétable leur dit, de la part du Roi, que Sa Majesté voulant faire travailler à de grands fourneaux, avoit besoin de la grange qui étoit au bout de l'artillerie, & ainsi qu'ils avisassent à ce qu'ils vouloient pour leur dédommagement. Le Corps-de-Ville obéit, sans que depuis il ait été question dudit dédommagement, dit Sauval. On voit même que peu de tems après, la Ville acheta du Roi trois places de l'Hôtel de la Reine, qui faisoit partie de l'Hôtel-Royal de Saint-Paul, & qu'elle en paya aussi l'amortissement.

Henri II s'étant donc emparé de ces granges ou Arsenal de l'Hôtel-de-Ville, y fit construire des logemens, tant pour les Officiers, que pour les Ouvriers de l'artillerie; comme aussi des fourneaux, des moulins à poudre, deux grandes halles; l'une pour fondre & loger le canon, & l'autre, pour les mettre à couvert; mais en 1562, le feu ayant pris, par accident, le 28 janvier, à 15 ou 20 milliers de poudre, de sept moulins qu'il y avoit, quatre furent détruits, les autres endommagés, les granges & les halles ruinées; 32 personnes y périrent, & 30 y furent blessées.

Charles IX éleva sur ces ruines de grands bâtimens, le jardin & le mail. Sous Louis XIII & Louis XIV, on n'y a fait que quelques embellissemens. En 1715, on a détruit une partie des anciens bâtimens; & en 1718, *Germain Boffrand*, Architecte très-estimé, eut la conduite des bâtimens qu'on a construits en la place des anciens.

L'Auteur des *Mélanges d'Histoire & de Littérature* dit qu'il a vu deux traités faits par Louis XIII avec *Villedo*; l'un, du 29 janvier 1636; & l'autre, du 3 octobre 1637, pour la construction d'un canal autour de Paris, depuis le bastion de l'Arsenal, jusqu'à la porte de la Conférence. Il ajoute qu'après beaucoup de dépense, cet ouvrage fut interrompu par M. *de Bullion*, Surintendant des Finances, *contraire à cette entreprise, parce qu'elle étoit protégée par le P. Joseph le Clerc, Capucin si connu sous le ministère du Cardinal de Richelieu*. Il seroit singulier qu'un Surintendant des Finances, par pique contre un Capucin, eût interrompu un ouvrage qui avoit coûté considérablement, & qu'on avoit imaginé comme le seul moyen de remédier aux inondations de la Seine. *M. de Saint-Foix*, Ess. Hist. t. 1. p. 56.

L'Arsenal consiste en un grand & un petit Arsenal. Le grand a cinq cours, & le petit deux, lesquels donnent l'un dans l'autre. Dans le grand, sont les appartemens du Grand-Maître, du Lieutenant-Général & du Sécrétaire-Général. Dans le petit, est le logement du Contrôleur-Général, &c.

Il y a deux fonderies qui furent construites par ordre d'Henri II, au mois de juillet de l'an 1549, & dans lesquelles on a fondu autrefois quantité de pièces d'artillerie; mais depuis long-tems, elles n'ont servi qu'à la fonte des statues qui décorent les jardins de Versailles & de Marly, parce que Louis-le-Grand jugea plus convenable qu'on fondît l'artillerie sur les frontières des pays où il portoit la guerre.

La

La grande porte est à côté de celle du Couvent des Célestins, & en face du quai qui porte le nom de ces Religieux, & qui vient se terminer en cet endroit. Elle fut construite en 1584, & est décorée de 4 canons au lieu de colonnes. Sur une table de marbre noir, on lit ces deux vers de *Nicolas Bourbon*, qui sont d'une si grande beauté, que Santeul disoit qu'il donneroit toutes ses inscriptions des fontaines de Paris pour ces deux vers:

Ætna hæc HENRICO *vulcania tela ministrat,*
Tela giganteos debellatura furores.

Philibert de la Guiche, *Grand-Maître de l'artillerie de France.* M. D. LXXXIV.

La porte de la seconde cour est décorée d'une architecture de très-bon goût; quelques-uns prétendent qu'elle est de *Jean Gougeon*. C'est dommage que la plus grande partie en soit cachée.

Il y a à l'Arsenal une garde provinciale d'artillerie, sans compter une compagnie d'Invalides pour la garde de cette maison. Elle est gouvernée par un Lieutenant-général, un Trésorier, un Sécretaire, un Commissaire-général des poudres & salpêtres, un Inspecteur-général du magasin royal des armes, un premier Contrôleur, un Commissaire-Général des fontes, Garde-provincial d'artillerie. La charge de grand-Maître & Capitaine-général de l'artillerie de France a été réunie au Sécretaire d'Etat, qui a le département de la guerre.

Il y a un Bailli de l'Arsenal; c'est-à-dire, un Juge qui connoît des différends qui surviennent entre les Officiers & les Ouvriers employés à l'entretien & conduite de l'artillerie, & des choses qui y appartiennent, excepté des fautes concernant les salpêtres, dont la connoissance est réservée aux Juges Royaux, par l'article 74 de l'Ordonnance d'Orléans. Il prétend aussi connoître des crimes commis dans l'enceinte de l'Arsenal; mais cela lui est disputé par les Officiers du Châtelet de Paris.

Il y a un nombre de Salpêtriers dans la ville & fauxbourgs de Paris, commis pour préparer les salpêtres propres à la

---

* Un Auteur dit quelque chose de plus fort au sujet de ces deux vers; c'est que lorsque Santeul les eût lus, il s'écria, *qu'il auroit voulu les avoir faits & être pendu.*

TOME I. V.

fabrication des poudres. Ceux-ci sont des espèces d'Archers ou Hoquetons à bandoulières, pour enlever les matériaux des vieux bâtimens qui sont propres à leur fabrique. L'invention de la poudre est due au hazard. *Bertholde Schwards*, Moine Allemand, grand Chymiste, ayant fait une composition de salpêtre, de soufre & de charbon, & ayant couvert le mortier où elle étoit, d'une grosse pierre, il battit le fusil pour allumer une chandelle ; mais une étincelle tomba dans ce mortier, & fit sauter la pierre, ce qui donna lieu ensuite à l'invention de la poudre, qui a fait tant de ravage depuis son origine. Les premiers canons en France sont de l'année 1338. *Jean d'Estrée*, en 1560, a appris la meilleure façon de les faire. *Gilles*, Evêque de Munster, a inventé les bombes.

Le jardin de l'Arsenal est en très-belle vue. Il est jardin public.

ARTIFICIER. L'Artificier de Paris est celui qui compose tous les feux que la Ville est obligée de faire dans les occasions de réjouissance. Il est aux gages de l'Hôtel-de-Ville, & il a ses Lettres qui sont les marques de sa charge. Il y a plusieurs autres Artificiers qui se nomment *Artificiers du Roi*, & qui font tous les feux d'artifice que le Roi ordonne. Il n'y a entr'eux aucune Maîtrise ni Lettres.

ARTISTE. Nom que l'on donne aux Ouvriers qui excellent dans ceux d'entre les Arts méchaniques qui supposent l'intelligence ; & même à ceux qui, dans certaines sciences, moitié pratiques, moitié spéculatives, en entendent très-bien la partie pratique ; ainsi on dit d'un Chymiste qui fait exécuter adroitement les procédés que d'autres ont inventés, que c'est un bon *Artiste* ; avec cette différence que le mot *Artiste* est toujours un éloge dans le premier cas, & que dans le second, c'est presqu'un reproche de ne posséder que la partie subalterne de sa profession.

Il y a à Paris un très-grand nombre d'Artistes qui excellent dans différens Arts, comme dans le dessin, la peinture, la sculpture, la gravure, les méchaniques, &c.

ARTS. Ce mot s'applique également aux sciences, comme aux métiers. On cultive les uns & les autres à Paris. Les premiers sont connus sous la dénomination d'*Arts Libéraux*, & les autres, sous celle d'*Arts Méchaniques*. Originairement toutes les sciences ont été connues sous le nom d'*Art*: l'Université de Paris le conserve encore.

ARTS. (Faculté des) En exécution des Lettres-patentes données à Versailles le 21 novembre 1763, les assemblées générales de l'Université qui se tenoient ci-devant aux Mathurins, celles des quatre Nations, de *France*, de *Picardie*, *Normandie* & d'*Allemagne*; celles des *Maîtres-ès-Arts* & de Pension de l'Université, & les grands *Messagers-Jurés*, se tiennent au Collège de Louis-le-Grand, depuis le 19 octobre 1764, jour auquel les Commissaires du Parlement mirent en possession l'Université & chacune de ses Compagnies, des lieux qui leur ont été attribués pour la tenue de leurs assemblées.

Le greffe de l'Université, ses archives, sont placés dans le même Collège, en exécution des Lettres-patentes du 21 novembre 1763.

Cette Faculté est composée de quatre Nations; savoir, France, Picardie, Normandie & Allemagne. C'est de ces quatre Nations que le Recteur est choisi, aussi-bien que le Syndic, le Greffier & le Receveur. Il s'élit tous les ans, dans chaque Nation, un Procureur, un Censeur, un Questeur, & plusieurs Examinateurs pour le premier examen de la Maîtrise-ès-Arts.

Le 14 ou le 13 août, si le 15 tombe le lundi, assemblée à sept heures au Collège de Louis-le-Grand, pour nommer les Examinateurs du second examen. MM. les Chanceliers en désignent deux dans chaque Nation, un pour Notre-Dame, & un pour Sainte-Geneviève.

Le 27 octobre, assemblée à sept heures au Collège de Louis-le-Grand, pour l'élection des quatre Censeurs.

Le Recteur de l'Université indique quatre processions générales, qui se font avant les 10 octobre, 16 décembre, 22 mars & 23 juin. La procession part du Collège de Louis-le-Grand à huit heures du matin; & avant, il se fait différentes suppliques, & un discours latin par Mr. le Recteur.

Les 10 octobre, 16 décembre, 24 mars, 23 juin, les Nations s'assemblent chacune dans leur salle d'assemblée, à sept heures du matin, pour nommer un *Intrant* pour l'élection ou la continuation du Recteur. Elles se rendent à dix heures au Collège de Louis-le-Grand à l'assemblée générale, que l'on nomme *Intrance*.

On supplie à ces assemblées.

Pour acquérir le degré de *Bachelier* dans cette Faculté, il faut avoir fait sa Philosophie sous un Professeur Académique, & subir un examen dans sa Nation; on en subit ensuite un second à Notre-Dame ou à Sainte-Geneviève; si l'on est admis, on reçoit d'un des Chanceliers la bénédiction de Licence & le Bonnet de Maître-ès-Arts.

Il faut s'adresser au premier Appariteur de sa Nation, pour être instruit des différentes suppliques qu'il faut faire pour passer à la *Maîtrise-ès-Arts*.

Personne n'est reçu à la Maîtrise-ès-Arts, qu'il n'ait prêté, entre les mains du Recteur, les sermens qui suivent.

1°. *Juras quòd profiteris Religionem Catholicam, Apostolicam & Romanam, & in eâ Deo dante, ad mortem usque perseverabis.*

2°. *Quòd Universitati & Universitatis Rectori honorem & obsequium exhibebis ad quemcumque statum perveneris.*

3°. *Quòd jura Universitatis & privilegia defendes, ejusdemque laudabiles consuetudines servabis.*

4°. *Quòd juxtà Doctrinam Ecclesiæ Gallicanæ, nullam in terris potestatem regiâ potestate superiorem in temporalibus agnosces.*

CONDITIONS *requises pour être gradués dans l'Université de Paris, en qualité de Maîtres-ès-Arts, à l'effet d'avoir des Lettres de Nomination pour obtenir des Bénéfices dans les mois affectés aux Gradués.*

Par le concordat passé entre le Pape Léon X & le Roi François I, il a été ordonné, en faveur des gens de lettres, que les bénéfices qui vaqueroient dans les mois de janvier, avril, juillet & octobre, qui font le tiers de l'année, seroient affectés aux Gradués des Universités fameuses, en sorte que les Collateurs seroient obligés d'y nommer des Gradués; avec cette différence, que dans les mois d'avril & d'octobre, qu'on nomme *de faveur*, ils pourroient en pourvoir des Gradués simples à leur choix; & dans les mois de janvier & juillet, qui sont *de rigueur*, ils seroient tenus de les conférer au plus ancien Gradué, duement qualifié, ou par préférence, à un Régent septénaire de l'Université.

Lorsque l'on veut supplier pour les grades, il faut porter au Syndic de l'Université:

1°. La Lettre de Tonsure.
2°. La Lettre de Maître-ès-Arts.
3°. Les six attestations de Théologie.

(Et en cas que le Suppliant n'ait pas reçu le dégré de Maître-ès-Arts, avant que d'étudier en Théologie, il faut qu'il rapporte une nouvelle attestation de son Professeur de Philosophie, ou qu'il se fasse expédier une copie de l'attestation qui est demeurée entre les mains de l'Officier de sa Nation, qui la garde comme minute, afin de faire voir que l'étude de la Philosophie n'a point concouru avec celle de la Théologie.)

4°. Un formulaire de *Quinquennium*, signé de quatre Maîtres-ès-Arts qui aient fait leur *Quinquennium*, dont la teneur ensuit :

Nos infrà scripti in præclarâ Artium Facultate Parisiensi in Artibus Magistri, testamur N.   & in eâdem Facultate in Artibus Magistrum per Quinquennium in Academiâ Parisiensi assiduè ac diligenter studuisse tum Philosophicis, cùm Theologicis ; Philosophicis quidem à Remigialibus anni millesimi,   usque ad Ferias Academicas anni millesimi,   Theologicis verò, à Lucalibus anni millesimi,   usque ad Ferias Academicas anni millesimi,   & per illud tempus frequentasse actus publicos ; in cujus rei fidem subscripsimus. Datum Parisiis, die   mensis   anno Domini millesimo

Avant que de supplier, il faut aller saluer M. le Recteur, MM. les Doyens des Facultés de Théologie, Droits & Médecine, & MM. les Procureurs des Nations de France, Picardie, Normandie & Allemagne.

On supplie tous le premiers samedis de chaque mois, à une heure précise, au Tribunal du Recteur, qui se tient au Collège de Louis-le-Grand ; il faut être en robe & bonnet ; & aux quatre processions qui se font dans le mois de mars, juin, octobre & décembre, à 8 heures précises du matin.

Supplique.

AMPLISSIME RECTOR,
SAPIENTISSIMI DECANI,
PROCURATORES ORNATISSIMI,
PROCERES ACADEMICI.

Ego N.   supplico pro litteris nominationis, jure Magisterii Artium & Quinquennii.

On peut aussi supplier pour les grades, en vertu de cinq

années d'étude en la Faculté de Droit; à cet effet, il faut être Bachelier en cette Faculté, & avoir suivi les écoles de cette Faculté pendant 5 années.

Celui qui veut supplier en vertu de cinq années d'étude en Droit, doit prendre des attestations des Professeurs dont il a suivi les leçons pendant les cinq ans. La formule de ces attestations doit être signée de quatre Etudians des mêmes années; il doit ensuite présenter ses attestations à M. le Doyen de la Faculté, qui les enregistre sur le régistre de cette Faculté, & lui délivre une attestation générale qui doit être signée du Doyen & du Syndic, & scellée du petit sceau de la Faculté. Il doit ensuite présenter à M. le Syndic de l'Université, ses lettres de tonsure, son attestation générale, ses lettres de Bachelier, & l'attestation de quatre Bacheliers en Droit, portant qu'ils l'ont vu fréquenter les écoles pendant 5 années. La formule de la supplique est la même, si ce n'est qu'au lieu de *jure Magisterii & Quinquennii*, il doit dire, *jure Baccalaureatûs in utroque jure*; ou bien, *in jure Canonico*, s'il n'a étudié qu'en droit Canonique & *Quinquennii*.

Par le même titre du concordat, les Nobles ont le privilège de pouvoir obtenir des Lettres de nomination pour trois années d'études en Droit. Il faut, à cet effet, qu'ils soient, *Nobiles utroque parente*; c'est-à-dire, Nobles de père & de mère.

Le concordat exige de plus qu'ils fassent la preuve de leur noblesse par la déposition de quatre témoins, faite en jugement pardevant le Juge Royal du lieu de leur domicile, & admet cette preuve, même en cas d'absence du père.

Dans l'usage, on n'exige cette preuve que dans le cas où ils ne sont pas en état de fournir par écrit les preuves de leur noblesse.

Les Nobles qui veulent supplier pour les grades de cette manière, sont tenus d'être Bacheliers, & sont assujettis aux mêmes preuves de leur étude de trois ans, que ceux qui supplient sur une étude de cinq ans. Il faut de plus qu'ils fournissent à M. le Syndic de l'Université, la preuve de leur noblesse.

La formule de leur supplique est, *jure nobilitatis ex utroque parente legitimè probatæ, & proinde Baccalaureatûs in jure & triennii*.

Les Maîtres-ès-Arts supplient aussi pour être admis au nombre des 40 Maîtres de Pension. *Voy.* PENSION.

Les Libraires & Imprimeurs sont Membres de l'Université de Paris, & ont la qualité de Libraires-Jurés.

Places à la Nomination de l'Université qui jouissent des Privilèges, Exemptions & Immunités attribués à l'Université.

Quatre Papetiers-Jurés, quatre Parcheminiers-Jurés, deux Enlumineurs, deux Relieurs, deux Ecrivains-Jurés, & les grands Messagers-Jurés.

Prix de l'Université.

En 1746, le 8 mars, le Parlement a rendu un Arrêt qui ordonne qu'un legs fait par le sieur Abbé *le Gendre*, Chanoine de l'Eglise de Paris, seroit appliqué à établir dans la célèbre Université de Paris, des prix pour tous les Collèges de plein & entier exercice, depuis la Rhétorique, jusqu'à la Troisième.

En 1758, le 29 mai, le sieur Abbé *Collot*, Chanoine de Saint-Germain-l'Auxerrois, & Professeur-Emérite de l'Université de Paris, a fondé les prix depuis la Quatrième jusqu'en Sixième. Les Professeurs envoient les meilleurs de leurs Ecoliers aux jours dénommés pour les compositions, qui se font dans la salle de Saint-Thomas des Jacobins de la rue Saint-Jacques, où il se trouve deux Professeurs pour y présider. C'est M. le Recteur qui donne le devoir.

Le prix d'éloquence latine pour les Maîtres-ès-Arts des Universités de Paris, de Rheims & de Caen, fondé en 1749, par M. *Coignard*, Libraire.

Conditions pour y parvenir.

1°. Pour pouvoir concourir au prix, il faut être Maître-ès-Arts de l'Université de Paris, pourvu qu'on ne soit ni Docteur en quelqu'une des Facultés supérieures de ladite Université, ni Professeur de Philosophie, ni de Rhétorique dans quelqu'un de ses Collèges de plein exercice, ni Principal de quelqu'un desdits Collèges, ni Membre d'aucune Communauté religieuse ou Congrégation régulière.

2°. Les Professeurs de Rhétorique & d'Humanité des Universités de Rheims & de Caen, affiliées à celle de Paris, pourront aussi concourir, quand même ils ne seroient pas Maîtres-ès-Arts de l'Université de Paris, pourvu néanmoins qu'ils enseignent dans les Collèges séculiers eux-mêmes.

3°. Ceux qui concourent, remettront ou feront remettre au greffe de l'Université de Paris leur ouvrage, qui ne doit être que d'une demi-heure au plus de lecture, sous une enveloppe, & cette remise se fera avant le premier jour de mai.

4°. Ils ne mettront point leurs noms sur ledit ouvrage, mais seulement deux sentences; l'une au commencement, & l'autre à la fin. Ils écriront néanmoins sur un papier leur nom, leur qualité & leur demeure; ils plieront & cachèteront ce papier, & l'attacheront à leurs pièces. Ces pièces doivent être d'une écriture assez bonne, pour pouvoir être lue facilement.

5°. De tous les cachets on n'ouvrira que celui de la pièce qui aura été jugée la meilleure de toutes. Tous les autres, sans avoir été ouverts, seront brûlés en présence de M. le Recteur.

M. le Recteur annonce publiquement dans l'assemblée générale de la Faculté des Arts du 23 juin, les sentences qui sont à la tête des trois meilleures pièces, sans néanmoins suivre l'ordre & le rang desdites pièces. Il déclare seulement que les pièces, dont les sentences sont publiées, sont les trois premières parmi celles qui ont concouru.

Dans l'assemblée qui se tient au commencement du mois d'août, pour la distribution générale des prix de l'Université, on proclame le nom de celui qui a mérité le prix, & les sentences seulement des deux qui en ont le plus approché. Le prix est de 400 liv.

NATIONS.

La *Faculté des Arts* est composée, comme nous l'avons dit plus haut, de quatre Nations, qui sont celles de *France*, de *Picardie*, de *Normandie* & *d'Allemagne*, lesquelles n'ont commencé à être distinguées que vers l'an 1250.

NATION DE FRANCE.

La Nation de *France* est divisée en cinq Provinces ou cinq Tribus, qui sont, *Paris*, *Sens*, *Rheims*, *Tours* & *Bourges*.

Première Tribu. *Paris*, *Charles*, *Meaux*, *Orléans*, *Blois* & le *Vicariat de Pontoise*.

Deuxième Tribu. *Sens*, *Troyes*, *Auxerre*, *Nevers*, *Lyon*, *Autun*, *Langres*, *Mâcon*, *Châlons*, *Dijon*, *Saint-Claude*, *Besançon*, *Bellay en Bugey*, la plus grande partie des Evêchés de *Vienne*, *Grenoble*, *Valence*, *Die*, & toute la *Savoie*.

Troisième tribu. *Rheims*, *Châlons*.

Quatrième Tribu. *Tours*, *le Mans*, *Angers* & neuf diocèses de Bretagne ; savoir, *Rennes*, *Nantes*, *Quimper-corentin*, *Vannes*, *Saint-Pol-de-Léon*, *Tréguier*, *Saint-Brieux*, *Saint-Malo*, *Dole*.

Cinquième Tribu. *Bourges*, *Clermont*, *Limoges*, *Tulles*, *Saint-Flour*, *Anneci*, *Viviers*, *Alby*, *Bordeaux*, *Ausch*, *Narbonne*, *Toulouse*, *Arles*, *Avignon*, *Aix*, *Embrun*.

Et hors de la France, l'*Espagne*, l'*Italie*, la *Lombardie*, *Venise*, toutes les îles de la *Méditerranée*, & toute l'*Afrique*.

Le Procureur de la Nation est élu tous les ans le 10 octobre ; le Censeur, le 27 octobre ; le Questeur & les Examinateurs du premier examen, le 8 janvier ; les Examinateurs du second examen, le 14 août.

Les Messes de la Nation sont célébrées dans la Chapelle du Collège-Royal de Navarre, à 10 heures. Les assemblées se font au Collège de Louis-le-Grand. Son titre honorifique & distinctif, *honoranda Gallorum Natio*.

Il y a deux Appariteurs.

NATION DE PICARDIE.

Cette Nation est divisée en cinq Tribus, qui sont celles de *Beauvais* ; celle d'*Amiens* ; celle de *Noyon*, *Senlis*, *Soissons* ; celle de *Laon* ; & la cinquième, qui comprend, *Térouenne* ou *Saint-Omer*, *Cambray*, *Arras*, *Tournay*, *Utrecht*, *Liège*, *Mastricht*, *Anvers*, *Bruges*, *Middelbourg*, *Tongres*, *Namur*, *Malines*, *Ypres*, *Gand*, *Boulogne*, *Boisleduc*, *Ruremonde*.

Le Procureur de la Nation est élu tous les ans le 8 mai ; le Censeur, le 27 octobre ; le Questeur, le premier octobre ; & les Examinateurs du premier examen, le 7 septembre, & du second examen, le 24 août.

Les Messes de la Nation se célèbrent dans la Chapelle de la Nation, rue du Fouarre, à 7 heures, excepté les fêtes de Vierge, Sainte Catherine, Saint Nicolas, Saint Firmin & la fête de la Chapelle, à 8 heures ; & les premières vêpres la veille à une heure. Les assemblées se font au Collège de Louis-le-Grand. Son titre honorifique & distinctif, *Fidelissima Picardorum Natio*.

Il y a deux Appariteurs.

NATION DE NORMANDIE.

La Nation de *Normandie* contient 7 diocèses ; savoir,

Rouen, *Avranches*, *Coutances*, *Lizieux*, *Bayeux*, *Evreux*, *Seez*.

Le Procureur de la Nation est élu tous les ans le 24 mars; le Censeur, le 27 octobre; le Questeur & les Examinateurs du premier examen, les Expuncteurs pour les comptes de la Nation, le 28 juin; les Examinateurs du second examen, le 14 août.

Les Messes de la Nation sont célébrées dans la Chapelle du Collège d'Harcourt, depuis octobre, jusqu'au mois d'avril, à 7 heures; & depuis avril, jusqu'au mois d'octobre, à six heures, excepté les fêtes de Vierge, Sainte Catherine, Saint Nicolas, Saint Romain, fête de la Chapelle, & le jour de la naissance du Roi, à 10 heures; les premières vêpres la veille, à une heure. Chaque premier samedi du mois, à moins qu'il ne soit fête, Messe de *Beata*. Les assemblées se font au Collège de Louis-le-Grand. Son titre honorifique & distinctif, *veneranda Normanorum Natio*.

Il y a deux Appariteurs.

NATION D'ALLEMAGNE.

Cette Nation, autrefois divisée en trois Provinces ou Tribus, parce que la haute & basse Allemagne étoient comptées pour deux, n'en comprend plus que deux depuis environ l'an 1528.

Première Tribu, *Tribus continentium*, renferme la *haute & basse-Germanie*, *Bohême*, *Hongrie*, *Bavière*, *Mayence*, *Tréves*, *Strasbourg*, *Cologne*, *Utrecht*, *Dannemarck*, *Ausbourg*, *Constance*, *Suisse*, *Basle*, *Lausanne*, *Pologne*, *la Prusse-Saxone*, *Liège* en partie, *Hollande* & autres Pays.

Deuxième Tribu, *Tribus insularium*, renferme l'*Ecosse*, l'*Angleterre*, l'*Hibernie*.

Cette Nation, dans les tems les plus réculés, prétendoit au second rang dans l'Université. Ses armes sont l'aigle éployée; son titre honorifique & distinctif, *constantissima Germanorum Natio*.

Le Procureur de la Nation est élu tous les ans le premier avril; le Censeur, le 27 octobre; le Questeur, le 23 février; les Examinateurs du premier & du second examen, le 14 août. Les assemblées se tiennent au Collège de Louis-le-Grand.

Il y a deux Appariteurs.

La *Faculté des Arts* a pour objet la Grammaire Latine & Grecque, la Rhétorique & la Philosophie que l'on enseigne dans les dix Collèges de l'Université, qui sont appellés de plein exercice.

ARTS, (Maître-ès) celui qui a pris le premier dégré dans une Université. Autrefois dans l'Université de Paris, le dégré de *Maître-ès-Arts* étoit donné par le Recteur, à la suite d'une thèse de Philosophie que le Candidat soutenoit à la fin de son cours. Cet ordre est maintenant changé; les Candidats qui aspirent au dégré de *Maître-ès-Arts*, après leurs deux ans de Philosophie, doivent subir deux examens; un, devant leur Nation; l'autre, devant quatre Examinateurs tirés des quatre Nations, & le Chancelier ou sous-Chancelier de Notre-Dame, ou celui de Sainte-Genevieve. S'ils sont trouvés capables, le Chancelier ou sous-Chancelier leur donne le bonnet de *Maître-ès-Arts*, & l'Université leur en fait expédier des Lettres. *Voyez* ARTS. (Faculté des)

Le Candidat doit présenter les cahiers de son Professeur, écrits de sa main; le Censeur les vise & les perce d'un poinçon. Cependant, si sa santé ne lui permet pas de les écrire, il en est dispensé en faisant une supplique au Tribunal, mais il faut qu'il produise un certificat du Médecin, par lequel il est constaté qu'il n'a pu le faire par maladie de l'estomac, de la poitrine, de la tête, des yeux, &c.

Bénédiction du Chancelier en donnant le Bonnet.

Le Chancelier ou sous-Chancelier, la tête couverte, prononce ce qui suit:

Et ego Sacræ Facultatis Parisiensis Doctor Theologus, necnon Academiæ Universitatisque Cancellarius, auctoritate Apostolicâ, quâ fungor in hâc parte, do tibi potestatem docendi, legendi & regendi, & quoscumque actus Magisterii exercendi hîc & ubique terrarum. In nomine Patris, &c. Le Candidat répond, *Amen.* Ensuite le Chancelier ajoute: *In signum honoris & reverentiæ, lauream Magisterii capiti tuo impono.*

ARTS ET MÉTIERS (les) qui s'exercent & se professent dans la Ville, & qui y sont érigés en Corps de Communautés, sont en très-grand nombre.

Les voici divisés par ordre alphabétique, avec le nombre des Maîtres de chaque Communauté, & le lieu où chacune d'elles tient son Bureau.

Nomb. des Mes	Noms des Arts & Métiers.	Lieu de leur Bureau.
	Agriminiftes. * p. 317.	
38	Aiguilletiers - Epingliers.	Rue Saint-Germain-l'Auxerrois.
35	Amidonniers.	Chez le Juré en Charge.
70	Arquebufiers.	Rue Cocatrix.
16	Balanciers.	Chez le Juré en Charge.
46	Batteurs d'or.	Rue des Billettes.
70	Boiffeliers.	Rue Montorgueil.
542	Bonnetiers (font des six Corps.)	Cloître S. Jacques de la Boucherie.
241	Bouchers.	Place aux veaux.
183	Boulangers.	Quai de Conty.
82	Bouquetieres.	Ch. la Jurée en Charge.
198	Bourreliers.	Quai Pelletier.
91	Bourfiers.	Place de Grève.
582	Boutonniers.	Rue Aumaire.
10	Boyaudiers.	Chez le Juré en Charge.
75	Braffeurs.	Rue de la Femme fans tête.
262	Brodeurs.	Rue Montorgueil-aux-petits-Carreaux.
	Cardeurs.	Rue de la Vannerie.
361	Cafetiers, Limonadiers, &c.	Rue de la Pelleterie.
43	Ceinturoniers.	Place de Grève.
8	Chaînetiers.	Place de Grève.
131	Chaircuitiers.	Rue de la Coffonnerie.
171	Chandeliers.	Rue de la Tifferanderie.
120	Chapeliers.	Rue de la Pelleterie.
189	Charrons.	Place de Grève.
76	Charpentiers.	Rue Galande.
131	Chaudronniers.	Rue Saint-Denis.
	Cifeleurs.	Rue d'Enfer S. Landry.
67	Cloutiers.	Rue Saint-Jacques de la Boucherie.
41	Coffretiers-Malletiers.	Chez le Juré en Charge.
113	Cordiers-Criniers.	Rue des Grands-Auguftins.

ART

Nomb. desMes	Noms des Arts & Métiers.	Lieu de leur Bureau.
1824	Cordonniers.	Place de Grève.
160	Corroyeurs.	Quai Pelletier.
120	Couteliers.	Rue de la Pelleterie.
1702	Couturieres.	Rue de la Verrerie.
172	Couvreurs.	Rue S. Julien-le-pauvre.
32	Crieurs de vieux fer.	Rue de la Vannerie.
20	Découpeurs de draps.	Chez le Juré en Charge.
360	Doreurs & Argenteurs.	Rue Bertin-Poirée.
192	Drapiers. (font des fix Corps.)	Rue des Déchargeurs.
125	Ecrivains.	à leur Académie.
30	Emballeurs.	Rue du Boulloir.
23	Eperonniers.	Rue Saint-Denis.
128	Eventaillistes.	Rue Saint-Denis.
318	Fabricans d'étoffes d'or, &c.	Rue Saint-Mery.
50	Fabricans d'Instrumens de Musique.	Rue de la Pelleterie.
136	Fayenciers-Emailleurs.	Rue Saint-Denis-au-Renard-rouge.
	Filaffiers.	à l'ancien.halle au bled.
159	Ferblanquiers.	Place de Grève.
130	Fondeurs.	Chez le Juré en Charge.
53	Formiers-Talonniers.	Chez le Juré en Charge.
18	Fouleurs de draps.	Chez le Juré en Charge.
241	Fourbisseurs.	Rue de la Pelleterie.
700	Fripiers.	Rue Montmartre.
123	Fruitiers-Orangers.	à la halle au beurre.
123	Gaîniers.	Carré Saint-Landry.
250	Gantiers-Parfumeurs.	Rue de la Pelleterie.
263	Grainetiers.	Rue de la Cordonnerie.
127	Graveurs sur Métaux.	Rue d'Enfer S. Landry.
175	Horlogers.	Parvis Notre-Dame.
1200	Jardiniers.	Rue des Rosiers au Marais.
43	Imprimeurs en taille douce.	Rue du Plâtre. Saint-Jacques.
1	Imprimeur de Musique.	Rue du Plâtre S. Jacq.

Nomb. des Mes.	Noms des Arts & Métiers.	Lieu de leur Bureau.
73	Lapidaires - Diamantaires.	Rue de la Huchette.
151	Layetiers.	Rue du haut-Moulin.
318	Libraires, dont 36 Imprimeurs.	Rue du Foin Saint-Jacques.
659	Lingères.	Cloître Ste.-Opportune.
245	Liniers.	Ancienne halle au bled.
252	Maçons.	Rue de la Harpe.
14	Maîtres d'armes.	Rue Saint-Martin.
143	Maîtres à danser.	Rue Saint-Martin, à Saint-Julien.
1500	Marchands de vin.	Rue de la Poterie, près la Grève.
	Marchands de poisson.	Rue de la Cossonnerie.
	Marchands de marée.	à la halle.
183	Maréchaux.	Rue des Grands-Augustins.
45	Mégissiers.	Rue Mouffetard.
894	Menuisiers.	Quay de la Megisserie.
2184	Merciers (font des six Corps.)	Rue Quinquempoix.
129	Miroitiers.	Cul-de-sac de Sainte-Marine.
36	Oiseliers.	Rue de la Pelleterie.
16	Pain-d'épiciers.	Ch. le plus ancien Juré.
210	Papetiers-Merciers.	Rue Quinquempoix.
36	Papetiers-Colleurs.	Rue S. Julien-le-pauvre.
30	Parcheminiers.	Rue S. Louis, près le Palais.
245	Pâtissiers.	Rue de la Pelleterie.
40	Pâtenotriers.	Ch. le Juré le plus anc.
50	Paveurs.	Rue de la Pelleterie.
60	Paulmiers.	Rue Saint-Martin.
	Peaussiers-Teinturiers.	Place de Grève.
210	Peigniers-Tabletiers.	Place de Grève.
969	Peintres & Sculpteurs.	Rue du haut-Moulin, près S.-Denis de la Ch.
700	Perruquiers-Barbiers.	R. S.-Ger.-l'Auxerrois.

ART

Nomb. des Mes.	Noms des Arts & Métiers.	Lieu de leur Bureau.
42	Plombiers.	Rue Saint-Denis.
24	Plumassiers-Panachers.	Chez le Juré en Charge.
160	Potiers d'étain.	Rue des Prêcheurs.
116	Potiers de terre.	Rue des Arcis.
218	Relieurs-Doreurs.	Rue des Sept-voies.
310	Rôtisseurs.	Aux Grands-Augustins.
735	Rubaniers.	Rue Saint-Martin.
252	Sages-femmes.	
1302	Savetiers.	Rue de la Pelleterie.
252	Selliers.	Quay de la Mégisserie.
335	Serruriers.	Rue de la Pelleterie.
168	Taillandiers.	Place de Grève.
1884	Tailleurs d'habits.	Quay de la Mégisserie.
86	Tanneurs.	Rue du Jardin du Roi.
625	Tapissiers.	Rue Saint-Martin.
9	Teintur. du gros teint.	Rue de la Cossonnerie.
240	Teinturiers en soie.	Idem.
14	Teintur. du petit teint.	Idem.
35	Tireurs d'or.	Rue Saint-Denis.
70	Tisserands.	Quay des Augustins.
202	Tonneliers.	Rue Saint-Bon.
122	Tourneurs.	Rue de la Mortellerie.
208	Traiteurs.	Quay Pelletier.
383	Vanniers-Quincailliers.	Rue des Augustins.
30	Vergetiers.	Chez le Juré en Charge.
36	Vuidangeurs.	Chez le Juré en Charge.
188	Vinaigriers.	Rue Saint-Denis.
300	Vitriers.	Cimetière Saint-Jean.

* Les Agriministes ont commencé à paroître au commencement de ce siècle, sous le nom de *Découpeurs*, & leur nombre étoit fort petit. Ce talent consiste à découper avec un ou plusieurs emporte-pièces, sous différentes formes ou desseins, toutes sortes d'étoffes pour former les agrémens, que l'on appelloit vulgairement *Découpures*, & qui dans le tems donna lieu à la contredanse de ce nom. Par la suite, ces mêmes Découpeurs imaginèrent d'autres agrémens, qui se sont succédés les uns aux autres, d'où ils ont pris le titre d'Agriministes. Ils n'ont point de Corps de Communauté, ni Confrairie, ni Patron. C'est un Corps libre.

ASNIERES est un Village situé à une lieue & demie de Paris, sur la rive gauche de la Seine, qu'on y passe dans un bac. Il y a plusieurs autres lieux en France de ce même nom, qui doit toujours être écrit par une S. finale, parce que les lieux qui le portent, sont appellés dans les titres latins, *Asinariæ*, *Asneriæ*. C'est en se jouant de ce nom-là, & faisant allusion au mot Asne, qu'on dit qu'un homme a étudié à *Asnières*, qu'il est Docteur en l'Université d'*Asnières*, qu'il y a fait son cours, &c. pour signifier qu'il est ignorant. *Oudin*, dans ses Curiosités françoises, au mot *Asnières*, n'a pas oublié ce quolibet, non plus que dans son Dictionnaire françois & italien, où il écrit *Asnières*, quoique dans l'italien-françois, au mot *Buetio*, il écrive *Asnière*, expliquant *studiar ò avere studiato nel Buetio*, pour avoir étudié à *Anières*; ce qui n'est qu'une allusion burlesque de *Bue*, Bœuf à *Buetio*, nom du Philosophe *Boëce*. Nous nous jouons de même sur *Béthanie* & sur *Betisy*, en faisant l'équivoque de *bête*.

Il y a dans le village d'*Asnières* de fort jolies maisons; mais celles qui ont appartenu à la feue Duchesse *de Brunswick*, & à la Marquise *de Parabeyre*, sont belles & méritent d'être vues.

M. l'Abbé le Beuf rapporte (*tom. VII. de son Hist. du dioc. de Paris.*) que comme on travailloit au mois de janvier 1752, à applanir les terres qui sont entre le lieu de la Seine où l'on passe le bac, & le Village, pour l'embellissement des promenades de la belle maison que M. de Voyer a fait bâtir à *Asnières*, on a découvert dans le terrein placé entre le chemin & le bord de la rivière, dont le dessous n'est que de gravier, à la profondeur de deux ou trois pieds, dans le gravier même, des squelettes humains, sans tombeaux de bois, ni de pierres, & disposés de tous sens indifféremment; les uns couchés sur le côté gauche, d'autres quasi sur le ventre, & situés dans leur longueur d'orient en occident, ou du midi au nord, beaucoup d'entr'eux ayant avec eux une bouteille de terre de différentes couleurs & grandeurs, depuis la capacité d'une chopine, jusqu'à la continence de 3 à 4 pintes. J'en ai vu sur le lieu un grand nombre, ajoute le même Auteur: il y en avoit aussi de verre de la capacité d'une pinte, & des écuelles ou coupes de terre rouge, semblable à la terre sigillée. A l'un de ces cadavres étoit une ancienne agraffe (*fibula*) de cuivre jaune, qui avoit servi à attacher ses habits, sur le bord de laquelle on lisoit en caractères romains capitaux, assez bien formés & sans abréviation, & qui ont paru être du 4e. siècle de J. C. DOMINE MARTI VIVES; & au revers aussi sur le bord, UTERE FELIX *. On y a aussi trouvé un sabre de fer. Dans ce grand nombre de squelettes, continue M. l'Abbé le Beuf, on n'en a vu qu'un seul renfermé dans un cercueil, composé de tuiles antiques, longues de plus d'un pied, & qui ont des bords relevés aux deux côtés; c'étoit le cadavre d'un enfant de 15 ans ou environ. On a aussi découvert une place, dont tout le gravier étoit noirci & attendri par la chaleur du feu & qui avoit peut-être servi à brûler les corps. *Voyez le Recueil d'Antiquités de M. le Comte de Caylus, tom. 1, pag. 257 & 259.*

La seigneurie d'*Asnières* appartient, pour la grande partie, à l'Abbaye de Saint-Denis depuis un tems immémorial. Il s'étoit fait anciennement quelques aliénations; mais l'Abbaye fut rétablie dans tous ses droits vers la fin du XIIe. siècle, & dans le commencement du suivant. Cette Abbaye jouit aussi du droit de bac sur la rivière de Seine, au port d'*Asnières*. Les Moines produisirent à ce sujet, en 1733, des baux de plus de deux cens ans, & ils furent maintenus dans leurs droits par un Arrêt du Conseil du 25 août 1733. On dit que pour ne point laisser dépérir ce droit, un Officier de l'Abbaye se transporte chaque année, le jour des Rogations, à *Asnières*, & qu'il y tient une assise sous un orme, au bord de la Seine. Il fait faire l'appel de tous les Justiciables, & juge les causes qui sont en état d'être décidées; ensuite le Fermier du bac est obligé de donner à dîner aux Bénédictins & aux Officiers de leurs Justices.

ASSEMBLÉE est un mot usité particulièrement dans le monde, pour exprimer une réunion ou compagnie de plusieurs personnes de l'un & de l'autre sexe, pour jouir du plaisir de la conversation, des nouvelles, du jeu, &c.

Il en est qui se tiennent chez les Bourgeois ou chez les Traiteurs, que l'on appelle communément *Bals*, & qui se font la plûpart à *picnic*. Les premières étoient, il y a 25 ans, expressément défendues par rapport au tort qu'elles faisoient au Bal de l'Opéra; mais aujourd'hui on les tolère moyennant

---

* On croit que ces caractères sans abréviation sont du IVe. siècle. M. le Comte de *Caylus* pense qu'un de nos Rois de la première race avoit une Maison de Campagne auprès d'*Asnières*; ce Village étoit autrefois beaucoup plus peuplé qu'il ne l'est aujourd'hui.

TOME I.

une rétribution en faveur de ce Spectacle, & la Police fait veiller à ce qu'il ne s'y passe point de désordre.

ASSEMBLÉE DES FERMIERS-GÉNÉRAUX. Les Fermiers tiennent un très-grand nombre d'Assemblées par semaine, pour la régie & administration de la Ferme, & tous les ans M. le Contrôleur-Général nomme un certain nombre d'entr'eux pour présider à chacune de ces Assemblées, & un nombre d'autres pour y assister.

ASSEMBLÉE DU CLERGÉ. Depuis le règne de François I, les Assemblées du Clergé ont été fréquentes en France; mais elles n'ont commencé à y être réglées que depuis 1606.

Ces Assemblées sont de deux sortes.

Les Grandes se tiennent tous les dix ans, & on les appelle les *Assemblées du Contrat*; parce que le Clergé y renouvelle le contrat des rentes des Hôtels-de-Ville de Paris & de Toulouse, contre lesquelles il proteste toujours. C'est aussi dans ces grandes Assemblées que se passe le contrat fait avec le Receveur-général.

Les Petites, qu'on nomme les *Assemblées des Comptes*, se tiennent de cinq en cinq ans.

Les unes & les autres sont convoquées par une lettre de cachet, adressée aux deux Agens du Clergé, où sont marqués le tems & le lieu de l'Assemblée. Les Agens en informent les Archevêques, & ceux-ci les Evêques. Sur ces avis, chaque Diocèse envoie ses Députés à l'Assemblée Provinciale, qui nomment ceux qui doivent se rendre en son nom à l'Assemblée générale.

Chaque Province envoie aux grandes Assemblées quatre Députés: deux du premier Ordre; c'est-à-dire, Evêques ou Archevêques: & deux du second Ordre; c'est-à-dire, Abbés, Prieurs, ou possédant dans la Province quelque bénéfice sujet aux décimes. Ceux-ci doivent être *in sacris*. Dans les petites Assemblées, il n'y a que deux Députés de chaque Province, un de chaque Ordre.

Les deux Agens sont du second Ordre. Ils sont nommés tour-à-tour par les Provinces dans les petites Assemblées, & sont en fonction pendant cinq ans; ils sont chargés de toutes les affaires du Clergé général, & les rapportent au Conseil. Ils ont la qualité de Conseillers d'Etat pendant leur agence, & en ont les appointemens.

Le Président de l'Assemblée est toujours un des plus anciens

Archevêques : on en élit encore plusieurs qui sont à la tête des différens Bureaux.

L'Assemblée va ensuite saluer le Roi, qui y envoie quelques jours après ses Commissaires, pour demander, au nom de Sa Majesté, le Don gratuit ordinaire *. Lorsque toutes les cérémonies sont finies, le reste des séances de l'Assemblée se passe à entendre le rapport de l'agence précédente, à examiner & à arrêter les comptes du Receveur général, & à d'autres affaires particulières.

La durée des Assemblées est ordinairement fixée à deux, trois ou quatre mois ; en sorte que si le tems n'est pas suffisant pour finir toutes les affaires, l'Assemblée va néanmoins faire au Roi la harangue de clôture, après laquelle les Prélats continuent toujours de s'assembler ; mais ils assistent aux séances sans rochet & sans camail, & viennent seulement en habit long. Tous les Députés signent l'arrêté des comptes du Receveur général. On fait un département de ce que chaque Diocèse doit payer pour sa quote-part du Don gratuit, & ce département est arrêté par toute l'Assemblée. La signature du contrat, pour le Don gratuit, se fait à la dernière audience que le Roi donne aux Députés ; & le Clergé présente ensuite les cahiers de ses demandes au Roi, concernant le temporel & la jurisdiction.

Outre ces Assemblées, il y en a d'extraordinaires qui se tiennent pour quelque affaire imprévue ou d'importance, telle fut celle de 1682. Dans celles-ci, il n'y a d'autres Députés du second Ordre, que les deux Agens ; mais on y appelle aussi les Députés des Provinces réunies à la Couronne, depuis l'Assemblée de Poissy. On ne les appelle point aux Assemblées ordinaires, qui regardent principalement les impositions à faire sur le Clergé, parce que ces Provinces en sont exemptes.

Le Clergé tient ses Assemblées dans le Couvent des Grands-Augustins, où en différentes occasions, le Parlement, la Chambre des Comptes, le Châtelet & des Commissaires, ont tenu aussi leurs séances.

ASSEMBLÉES LITTÉRAIRES. M. *de Montucla*, à la page

---

* Comme les Décimes n'entrent point dans les coffres du Roi, c'est pour cette raison que de tems en tems il demande au Clergé des secours extraordinaires : c'est ce qu'on appelle *Don gratuit*. Depuis Louis XIII, il ne s'est point tenu d'Assemblées, qui n'ait accordé de ces présens au Roi.

487, du II tome de l'*Histoire des Mathématiques*, considère la renaissance des Lettres. Il cherche avec complaisance dans les commencemens du XVIIe. siècle, de quoi faire honneur aux François de l'établissement des Sociétés Littéraires; mais il paroît bientôt subjugué par les prétentions des Anglois à cet égard *: il va même jusqu'à se déterminer en ces termes: » C'est l'Angleterre, il en faut convenir, qui montra à la » France l'exemple de ce genre d'établissement «. M. *de Montucla* dit un mot à la vérité de ces Assemblées qui se tenoient à Paris dès le tems du Père *Marsenne*; mais il leur oppose, comme s'il vouloit condescendre à la jalousie des Anglois, les Assemblées de quelques Particuliers retirés à Oxford, après la mort de Charles I, dont il est parlé dans l'Histoire de la Société Royale, par *T. Sprat*.

D'abord on pourroit observer que le P. Marsenne étant mort en 1648, quelques mois avant Charles I, les Assemblées du P. Marsenne sont sans doute antérieures à celles que la tyrannie de Cromwel occasionna entre les Partisans de la famille de ce malheureux Prince, dans un tems où toute occupation auroit pu les rendre suspectes.

Mais ce n'est pas assez: un illustre Anglois nous apprend lui-même à concevoir de notre patrie une plus haute idée. C'est le Chancelier *Bacon*: l'admiration que l'on a vu renaître depuis quelques années pour ses ouvrages, doit rendre son témoignage aussi précieux pour nous, qu'il est peu suspect à l'Angleterre. Or, c'est lui qui nous fait remonter bien des années avant l'époque du P. Marsenne: il nous peint, avec la plus grande énergie, la fermentation qui s'excitoit à Paris dans le commencement du dernier siecle, & qui annonçoit déjà à la France le règne du génie & de la Philosophie, dans ce tems où ce grand homme ne trouvoit pas dans sa Patrie à qui pouvoir même communiquer les vastes projets qu'il avoit déjà conçus: voici la traduction d'un passage du Livre qui a pour titre, *Impetus Philosophici*.

---

* M. *de Montucla* ignoroit que *Jean-Antoine Baïf*, Poëte, connu au XVIe. siècle, avoit établi dans sa maison, (celle où sont aujourd'hui les Angloises sur les Fossés-Saint-Victor) une Académie de Musique, qui donnoit des concerts que Charles IX & Henri III honorèrent plusieurs fois de leur présence, qu'il rassembloit aussi dans cette maison les beaux esprits de son tems, & qu'il a donné par-là l'idée de former ces Sociétés de Savans, qu'on peut regarder comme le berceau de l'Académie Françoise.

Bacon, occupé du dessein d'établir une nouvelle Philosophie fondée sur l'expérience, & de faire main-basse sur tout ce qui avoit précédé, y rappelle les contraventions & les obstacles qu'il apperçoit de toutes parts dans une réforme si absolue, & il poursuit ainsi : » J'ai été heureusement encouragé
» dans cette entreprise par un événement aussi merveilleux
» qu'agréable. Lorsque j'en étois le plus occupé, un de mes
» amis, arrivé de France, me vint voir ; après les premiers
» complimens, nous nous entretînmes de nos affaires particulières : ensuite il me demanda ce que je faisois dans les
» momens de loisir que pouvoit me laisser le poids de mes
» occupations. Je lui répondis que je les employois d'une
» manière qui n'étoit point indifférente, & que je ne méditois rien moins qu'une Philosophie toute nouvelle, dans
» laquelle je substituerois aux spéculations vaines, & aux
» subtilités abstraites, les objets propres à contribuer aux
» avantages de l'humanité : il applaudit à mon entreprise, &
» il me demanda avec qui je travaillois à un si grand ouvrage.
» Oh ! certes, lui répondis-je, je vis & je travaille dans la
» plus profonde solitude ; en ce cas, repliqua-t-il, l'entreprise devient pénible ; mais sachez cependant que vous
» n'êtes pas le seul occupé d'un si bon dessein : à ces mots, il
» me sembla que je prenois un nouvel être ; je le questionnai
» avec empressement, & je lui dis que je n'avois jamais osé
» espérer conduire mon entreprise jusqu'à son terme.

Il me raconta qu'étant à Paris, un de ses amis l'avoit conduit dans une grande Assemblée ; que vous eussiez souhaité d'y être, ajouta-t-il ! Pour moi je n'éprouvai jamais une aussi grande satisfaction.

» Il y avoit peut-être 50 personnes, toutes d'un âge mûr,
» portant un air de dignité & de candeur qui inspiroit de la
» vénération : il en reconnut plusieurs d'un rang élevé, soit
» dans la Magistrature, soit dans l'Eglise, & en général, il
» s'y trouvoit des personnes distinguées dans tous les ordres
» de l'Etat ; il y avoit mêmes des Etrangers de différentes
» Nations. Chacun causoit encore indifféremment ; mais on
» étoit rangé comme paroissant attendre la venue de quelqu'un. En effet, l'instant d'après arrive une personne grave,
» d'une physionomie douce & aimable, mais qui paroissoit
» porter comme un air de pitié. Tout le monde se leva pour
» la recevoir. Il leur dit en entrant, d'un air agréable : je
» n'aurois jamais osé espérer, Messieurs, parmi les occupations différentes dans lesquelles vous êtes engagés, que
» vous eussiez pu vous trouver libres tous ensemble pour vous

» réunir ici ; j'en suis aussi charmé que surpris. L'un des
» Assistans lui répondit qu'il devoit s'en regarder lui-même
» comme la cause, puisque le plaisir de l'entendre avoit été
» pour chacun d'eux préférable à toute occupation ; du moins,
» repliqua-t-il, je ferai en sorte de ne pas abuser d'un tems
» aussi précieux que chacun de vous dérobe aux besoins d'un
» grand nombre de Citoyens. Alors s'asseyant avec eux sans
» distinction, il leur parla à peu-près dans ces termes ; je dis
» à peu-près, car mon ami m'avoua qu'il n'avoit retenu que
» la substance de ce discours, & même d'une manière très-
» imparfaite & très-inférieure à ce qu'il avoit oui, quoique
» de retour chez lui, il eût tâché de se le rappeller. Au reste,
» celui qui prononçoit ce discours, le lisoit sur un papier.

» Vous êtes peut-être persuadés, Messieurs, que l'état
» actuel des Sciences est florissant ; pour moi, je vous conseille
» de ne point le croire tel, de vous regarder comme étant
» fort loin des connoissances que vous pouvez acquérir, des
» lumières que vous devez souhaiter, ou des travaux que
» vous devez entreprendre ; malgré la multitude d'Auteurs
» en tous genres dont nous sommes inondés, si vous exami-
» nez avec soin & que vous analysiez leurs écrits, vous y
» trouverez toujours les mêmes choses : ils ne changent que
» l'ordre, ils n'y ajoutent que des exemples, ils ne différent
» que dans la manière de présenter les objets ; on n'y trouve
» qu'une pauvreté réelle dans une richesse apparente ; & si
» j'ose me servir d'une comparaison burlesque, ils ressem-
» blent à ce Traiteur de Calcide qui étonnoit par la multi-
» tude de mets : on lui demanda quel pays avoit pu fournir
» une si grande diversité de gibier ? tout cela, dit-il, est
» fait avec un seul porc, l'assaisonnement en a fait toute la
» différence : vous en conviendrez, Messieurs, toute la
» fertilité de vos Ecrivains de Philosophie est puisée dans
» un petit nombre de Philosophes Grecs travestis dans les
» écoles, & aussi peu reconnoissables qu'un animal sorti à
» la vérité des forêts, mais dégradé & avili dans une basse-
» cour.

» Car enfin, qu'ont produit les Romains, les Arabes & les
» Modernes, qui ne soit pas emprunté d'Aristote, de Platon,
» d'Hippocrate, de Galien, d'Euclide, de Ptolémée ? C'est
» ainsi que tous les hommes ont fait des lumières de cinq ou
» six personnes, toute leur espérance & toute leur ressour-
» ce. Cependant Dieu vous a-t-il donné des ames pour en
» croire si aveuglément à la parole d'autrui ? Et la foi qu'il
» exige de vous, doit-elle se prodiguer ainsi à des hommes

» semblables à vous? Non, Messieurs, les facultés dont il
» vous a doués, les sens qu'il vous a donnés pour vous con-
» duire dans les routes de la vérité, ne sont point destinés à
» contempler les ouvrages des hommes, mais ceux du Créa-
» teur. Que le ciel & la terre soient donc l'objet de vos tra-
» vaux, que chacun de vous y apprenne les merveilles de la
» Nature, & qu'il ne recoure aux autres hommes que pour
» chanter avec eux les louanges du Créateur. ».

Nous ne ferons point de Commentaire sur ce passage de *Bacon*; nous observerons seulement que cet Auteur mourut en 1626. Ainsi, il est clair que dès le commencement du dernier siècle, le système des *Assemblées Littéraires*, qui n'a jamais discontinué depuis, s'établissoit en France d'une manière assez brillante pour étonner les étrangers, pour exciter l'émulation de l'Angleterre, & en particulier du Chancelier *Bacon*, & pour lui faire entrevoir dans la Philosophie ce renouvellement si desiré. La France n'en demeura pas-là, & *Descartes* lui donna peu à près la plus belle part dans cette révolution.

On sait que l'Angleterre est en possession de disputer tout à ce Royaume. Parmi les choses utiles qui ont pris naissance dans le sein de la France, il en est peu sur lesquelles elle n'ait élevé quelque contestation ; & les François les plus modérés ont été souvent obligés de s'élever contre le monopole de gloire que l'Angleterre veut sans cesse exercer au préjudice de la France.

ASSOMPTION. Fête solemnelle que l'on célèbre tous les ans le 15 d'août, pour honorer la mort, la résurrection, & l'entrée triomphante de la Sainte Vierge dans le Ciel. Elle est encore particulièrement remarquable en France depuis l'année 1638, que le Roi Louis XIII choisit ce jour pour mettre sa Personne & son Royaume sous la protection de la Sainte Vierge ; vœu qui a été renouvellé en 1738 par le Roi Louis XV.

Ce jour-là le Chapitre de Notre-Dame, M. l'Archevêque de Paris à la tête, fait sur les cinq heures après midi une procession solemnelle autour de la Cité, les rues par où elle passe sont tapissées. Les Cours Souveraines, telles que celle de Parlement en robes rouges, Cour des Aides, Chambre des Comptes, &c. y assistent en cérémonie, ainsi que le Corps de Ville, le Prévôt des Marchands à la tête.

Il survint, il y a quelques années, un différend entre le Parlement & la Cour des Aides, sur la préséance à cette procession. Le Parlement prétendoit que sa Compagnie devoit passer complettement la première, & la Cour des Aides à sa suite; celle-ci, au contraire, vouloit aller concurremment avec le Parlement sans distinction. Pour terminer la difficulté, il a été décidé que les Membres du Parlement marcheroient sur la ligne droite; & que ceux de la Cour des Aides marcheroient sur la ligne gauche.

Ce même jour toutes les Paroisses du Royaume font vers la même heure une procession solemnelle autour de leurs Paroisses. Les Religieux & Religieuses, & autres personnes cloîtrées, en font aussi une autour de leurs cloîtres.

ASSOMPTION. *Voy.* (FILLES DE L')

ASSURANCE, (Maisons d') terme de Négociant. *Voyez* BUREAU.

ATIS-SUR-ORGE est un Village assez considérable entre Juvisy, Ablons & Villeneuve-le-Roi, à trois lieues de Paris, du côté du midi, ainsi que le hameau de Mons, qui en dépend. L'un & l'autre sont sur la côte qui borde presque la rivière de Seine. Les vins qui s'y recueillent, passent pour être des meilleurs des environs de Paris.

La Cure de la Paroisse d'Atis est à la collation de l'Abbaye Royale de Saint-Victor, & c'est un Chanoine Régulier de cette Abbaye qui y est toujours nommé. Elle vaut au Prieur-Curé environ trois mille livres de revenu par chacun an; & en outre, il est Seigneur en partie de ce Village, ce qui lui donne droit de chasse sur le territoire dépendant de sa seigneurie.

M. le Maréchal Duc de Roquelaure, mort en 1738, avoit acquis en 1718 le Château d'Atis, où il s'étoit retiré, étant devenu aveugle, pour y finir ses jours. Il est mort à Paris âgé de 81 ans. Il est enterré dans l'Eglise des Recolets. Après son décès, N..... *de Bourbon-Condé*, dite *Mademoiselle de Charolois*, a fait l'acquisition de la terre d'Atis. Cette Princesse est morte en 1758.

ATTEINVILLE. Cette Paroisse est à 5 lieues ou un peu plus de Paris, vers le septentrion, à un quart de lieue de la route de Beaumont-sur-Oise. C'est un pays de labourage. Une partie du Village & l'Eglise sont bâties sur une éminence si petite, que ceux qui la voient de loin, se figurent que la Paroisse est dans une plaine. Au commencement du dernier siècle, c'étoit encore un Bourg muré. Son territoire s'étend jusqu'auprès de Moiscelles, qui n'en est qu'à un quart de lieue sur le grand chemin. L'Eglise est dédiée sous l'invocation de Saint Martin. L'édifice est accompagné de deux ailes sans contour derrière le Sanctuaire, dont les vitrages sont de l'an 1575. Les Célestins de Paris ont succédé, après le milieu du 14e siècle, aux Seigneurs Laïques d'Atteinville.

ATTILLY. Village de l'Election de Paris, près de Brie, avec château, entre Santeny, Ferolles, Chevry & Servon.

AVE MARIA. (Couvent de l') La diversité des sentimens sur l'origine ou institution des *Béguines*, porte à croire qu'il y a eu divers instituts à qui on a donné ce nom, ou qui a été souvent renouvellé. Les uns en ont fait remonter l'origine jusqu'à *Sainte Bigne*, fille de *Pepin de Landen*, Maire du Palais sous Sigebert. Borel, & plusieurs autres qui l'ont suivi, l'attribuent à *Louis-le-Begue*, Roi de France, vers l'an 878; d'autres à *Laurent Beggh*, Prêtre, qui, en 1173, forma une Communauté de filles & de veuves à Liège. Thomas de Champré, Religieux Flamand, de l'Ordre de Saint Dominique, qui écrivoit selon le P. Echard, en 1260, dit, dans son *second Livre des Abeilles*, chap. 29, que les *Béguines* établies à Paris par Saint Louis, venoient originairement d'une première société de Dévotes, formée à Nivelle, Ville de Flandres en 1226. On doit remarquer qu'il ne dit pas qu'une Communauté de *Béguines* vint s'établir à Nivelle ; mais que celle de Nivelle commença par une société de Filles dévotes, qu'on appella *Béguines*, peut-être à cause de leurs fonctions ou de leurs coëffures, conformes à celle des anciennes Béguines.

Les Auteurs du Dictionnaire de Trevoux sont de même sentiment touchant le lieu & le tems de l'origine des *Béguines*.

» Les Sociétés de *Béguines*, disent-ils, commencèrent dans
» Nivelle en Flandres en 1226, & en peu de tems se répan-
» dirent dans toute la Flandres, & même en France; car, S.
» Louis en fit venir à Paris, où il les établit dans l'endroit
» qu'occupent aujourd'hui les Filles de l'*Ave Maria*». Geoffroi de Beaulieu, Dominicain, & Confesseur de Saint Louis, parle de cet établissement dans la vie de ce Prince. » Saint
» Louis, dit-il, acheta à Paris une maison pour les *Béguines*,
» & les y plaça ». Il ajoute qu'au tems qu'il écrivoit, il y avoit 400 personnes de Communauté : *Domum Parisiis hones-*

tarum mulierum quæ vocantur Beguinæ *de suo acquisivit; & eisdem assignavit, in quá honestè & religiosè conversantur, circiter quadringinta.* Il en parloit savamment, puisqu'il y prêchoit en 1273, trois ans après la mort de Saint Louis, selon le P. Echard, *tom. 2. pag. 265*, des Ecrivains de l'Ordre de S. Dominique.

On ne convient pas positivement du tems où les *Béguines* vinrent s'établir à Paris; mais on croit communément que ce fut vers l'an 1230. Elles formèrent encore un second établissement à Paris en 1283, par les bienfaits de *Jean Suivant*, Chefcier de Saint-Méri, & d'une veuve nommée *Constance de Saint-Jacques*, qui firent bâtir & fondèrent une maison & une Chapelle sous le nom de *Sainte-Avoye*, pour 40 pauvres veuves. Cette Communauté commença plus tard que celle de la grande maison, mais aussi elle a fini plus tard: Dubreul dit qu'en 1480, il restoit encore trois veuves, appellées *Béguines*, dans la maison de Sainte-Avoye, & il dit les avoir vues.

Nous ne savons point ce qui occasionna la diminution & la chûte des *Béguines*, qui occupoient la principale maison qu'elles avoient à Paris, ni comment une Communauté, composée de 400 Religieuses en 1273, étoit réduite à trois en 1480, lorsque Louis XI donna ce Couvent aux Religieuses *de la Tierce-Ordre Pénitence & Observance de M. S. François*, & ordonna que l'Hôtel des *Béguines* s'appellât désormais l'*Ave Maria*. Les Lettres furent enregistrées au Parlement le premier mars de la même année, malgré l'opposition de l'Université à l'établissement des Filles du Tiers-Ordre dans la maison des *Béguines*. Louis XI voulut que ce Couvent fût appellé à l'avenir l'*Ave Maria*, par la dévotion particulière qu'il avoit à la Vierge. Dès le premier mai, de l'an 1472, il avoit fait une Ordonnance qui établissoit les trois coups de cloche que l'on donne le matin, à midi & le soir, pour faire réciter trois fois l'*Ave Maria*. Pour conserver à la postérité la mémoire de sa dévotion envers cette Reine du Ciel, il fit frapper une espèce de monnoie, ou jetton de cuivre, où d'un côté étoient les armes de France, entourées de ces mots, *Ave Maria, gratiâ plena*; & de l'autre étoit une Croix fleurdelisée par les bouts, & ces quatre premières lettres A. V. E. M.

Il n'y avoit pas encore 2 ans que les Religieuses du Tiers-Ordre étoient établies dans le Monastère de l'*Ave Maria*, qu'on parla d'y introduire des Religieuses de Sainte-Claire. *Jean Beranger*, Docteur en Théologie, portant la parole pour le Recteur de l'Université, déclara au Parlement, le 8 février 1482, que l'Université continuoit dans l'opposition qu'elle avoit formée à l'établissement des Religieuses du Tiers-Ordre dans la maison des *Béguines*, & consentoit que les Filles de Sainte-Claire y fussent reçues. Anne de France, fille du Roi Louis XI, & Comtesse de Beaujeu, obtint du Roi son père des Lettres-patentes en faveur des Filles de Sainte-Claire, contraires à celles qu'il avoit accordées aux Filles du Tiers-Ordre. Les quatre Ordres Mendians, le Curé de Saint-Paul, l'Hôtel-Dieu de Paris, le Ministre & Provincial des Cordeliers de Paris, & le Visiteur de la réforme de Sainte-Claire, intervinrent dans ce procès, & se joignirent à l'Université & à la Comtesse de Beaujeu; mais toutes ces oppositions furent inutiles. Par Arrêt du 2 septembre 1482, le Parlement enregistra de nouveau les Lettres-patentes obtenues par les Religieuses du Tiers-Ordre, & débouta la Dame de Beaujeu & les Religieuses de Sainte-Claire de l'effet de leurs Lettres-patentes.

Les Religieuses du Tiers-Ordre, qui s'étoient si fortement opposées à l'introduction des Filles de Sainte-Claire, furent si édifiées de ce qu'elles entendoient dire de leur vie sainte & pénitente, qu'elles furent les premières à les inviter de venir s'établir dans leur Monastère. La Reine, veuve de Louis XI, se prêta à cette sainte œuvre; & avec le consentement du Pape Innocent VIII, elle fit venir de Metz quatre Religieuses de Sainte-Claire, pour les mettre au Couvent de l'*Ave Maria*, qui, en peu de tems, se trouva rempli de 58 Filles; & quoique leur institut paroisse au-dessus des forces humaines, elles sont aujourd'hui le même nombre au moins.

Pour épargner au Lecteur la peine de chercher ailleurs l'origine & les différentes branches de la Règle de *Sainte-Claire*, on remarquera que cette sainte Fille reçut de la main de Saint François, son Directeur spirituel, la Règle qu'elle pratiqua, & qu'elle fit pratiquer à celles qui voulurent vivre à son exemple sous son institut. Elle se retira à *Saint-Damien* d'Assise, où elle se renferma avec ses Sectatrices, & c'est de ce lieu qu'on les nomma d'abord les *Filles de Saint-Damien*.

Cette première Règle fut confirmée par les Papes Alexandre IV & Innocent IV; mais le Pape Urbain IV la tempéra & l'adoucit en quelques articles qui lui parurent d'une trop grande austérité pour des Filles, sans cependant abolir la première qu'il mitigea seulement. Dès-lors, l'Ordre de Sainte-Claire se partagea en deux branches ou familles. La première garda & observa la première Règle dans toute sa rigueur, & les Filles furent nommées *Damienistes*, telles sont les Filles de l'*Ave Maria*, les Collettes & les Capucines. La seconde branche fut nommée, avec le tems, *Urbanistes de Sainte-Claire*, & ce sont celles qui sont comprises aujourd'hui sous le nom de *Cordelières*.

Les *Damienistes*, & par conséquent les Filles de l'*Ave Maria*, n'ont aucunes rentes, & ne vivent que d'aumônes. Elles marchent pieds nuds à plate-terre en tout tems, ne sont jamais gras ni en santé ni en maladie; elles jeûnent toute l'année, excepté les Dimanches & le jour de Noël; elles n'ont point de cellules, ni de Sœurs converses, & font elles-mêmes tous les travaux de la maison. Elles couchent sur la dure, & se lèvent à minuit pour aller au chœur, où elles sont toujours debout, & demeurent jusqu'à 3 heures.

Comme les Religieuses de Sainte-Claire de Metz étoient conduites par des Religieux de l'Observance de Saint-François de la Province de France-Parisienne réformée, celles de l'*Ave Maria* demandèrent au Roi Charles VIII la même grace, & il la leur accorda par ses Lettres-patentes de l'an 1485; & pour loger douze de ces Pères auprès d'elles, il leur donna deux tours de la Ville & le mur qui les joignoit. Ce fut-là où la Reine-mère *Charlotte de Savoie* fit bâtir un Couvent pour les Religieux qui les dirigent, & c'est-là qu'on voit encore une de ces anciennes tours de la Ville. Charlotte de Savoie fit aussi bâtir le Monastère des Filles de l'*Ave Maria*, tel qu'il subsiste à présent, excepté la grande porte qui a été restaurée en 1660.

Cette porte est dans la rue des Barres, & est décorée de deux statues, dont l'une représente Saint Louis, & l'autre Sainte Claire. Elles sont de pierre, de l'ouvrage de *Thomas Renaudin*, & fort médiocres. Au-dessus de la baye de la porte est la date de l'année de cette restauration.

Dans l'attique est un bas-relief qui représente l'Annonciation; & dans le tympan, on voit le Père Eternel, qui, du haut de la gloire, regarde ce mystère. La décoration intérieure de cette même porte consiste en trois statues de pierre; l'une est celle de la Vierge tenant le petit-Jesus sur son bras, sur la plinthe est écrit *Ave Maria*. Au-dessous est cette inscription :

LOUIS XI & CHARLOTTE DE SAVOIE, *Fondateurs de ce Monastère, l'an 1475.*

Aux côtés, mais plus bas, sont les statues de Louis XI &

de Charlotte de Savoie. Cette dernière porte sur une de ses mains la figure d'une Eglise qu'elle présente à la Vierge. Ces trois figures sont l'ouvrage de *François-Benoît Massou*.

L'Eglise n'a de remarquable que les tombeaux des personnes illustres qui y ont été inhumées. Dans la muraille, au côté gauche du Maître-autel, a été mis le cœur de *Dom Antoine*, Roi de Portugal, chassé de son Royaume, & mort à Paris l'an 1595. Il en est parlé dans la description de l'Eglise des Cordeliers. Nous allons rapporter les deux inscriptions qu'on voit au-dessous de l'endroit où est son cœur, l'une en vers & l'autre en prose.

> *Intra Cancellos magni præcordia Regis*
> *Invenies, quibus hæc Urbs decorata fuit.*
> *Expulsus Regno, sed non è cordibus unquam,*
> *Condidit in tenero, plurima corda suo.*

Hoc augusto loco, conditur augustissimum cor serenissimi Regis Portugalliæ, D. ANTONII hujus nominis primi, qui paterno jure ac populi electione regno succedens, ab eo per vim expulsus est; quare in densissimis, ac nemorosis sylvis diù latens, tandem ab hostibus, animam ejus sollicitè quærentibus, mirabiliter evasit, & in Galliam & Angliam, ad suppetias petendas transmeavit, in quâ peregrinatione incredibiles suprà modum passus est calamitates; in quibus adeò constantem & invincibilem animum semper exhibuit, ut nec laboribus fatigari, nec periculis, nec rationibus suaderi, nec opulentis pollicitationibus, nec longâ expectatione fastidiri, nec denique deficientibus præ senio viribus, deficere unquàm potuerit, ut juri suo cederet; sed omnibus spretis, libertatem Regni sui ac suorum cunctis & bonis fovendis & malis perferendis validissimè anteposuit; illud quoque non parvum Regiæ magnanimitatis argumentum est, quod jacto post mortem corpore, omnia ejus viscera tabida ac corrupta inventa sunt, præter cor, quod quia in manu Dei erat, ab eo incorruptum, & illæsum semper servatum fuit: obiit Parisiis plenus pietate, & in summâ paupertate, anno ætatis suæ 64. Dominicæ verò Incarnationis 1595, die 26 augusti.

L'Auteur de ces deux épitaphes est un Cordelier Portugais, nommé *Frey Diégo Carlos*, cousin-germain d'Antoine. *Marville* remarque que ce que ce faiseur d'éloge attribue presque à miracle, est fort naturel. *Riolan* nous apprend, dans son Livre de l'Anatomie du corps humain, qu'au bout de trois jours, le visage d'un homme se défigure entièrement, qu'au bout de neuf jours toute la masse du corps se corrompt; mais que le cœur ne commence à se corrompre qu'après quarante jours.

Dans le chœur, au-dessus d'une Chapelle qui est auprès de la Sacristie, est un mausolée de marbre où est représentée une Dame à genoux; & quoique ce soit une des plus belles statues qu'il y ait dans Paris, personne n'a pu dire le nom du Sculpteur qui l'a faite; elle représente la fameuse *Charlote-Catherine de la Trimouille*, femme de *Henri de Bourbon, Prince de Condé*, de laquelle sont descendus les Princes de Bourbon-Condé & de Bourbon-Conti. Elle mourut le 29 d'août 1629, âgée de 61 ans. Voici l'épitaphe qui accompagne son tombeau:

ÆTERNÆ MEMORIÆ.

Illustrissimæ Carlottæ - Catharinæ TRIMOLLIÆ, *Henrici Borbonii-Condæi Principis conjugi, Henrici Primarii & regiâ stemmate Principis matri, quæ fortunæ amplitudinem vicit animi magnitudine, varietatem constantiá peræquavit, ea denique post ætatem piè ac laudabiliter exactam, apud Lutetiam Parisiorum vivere desiit ann. 1629. aug. die 29. Imò cujus nullum deinceps exitum timeret, vivendi initium habuit. Vixit anno 61. menses 3. dies 10.*

De l'autre côté du chœur est une tombe plate, où ont été inhumés *Jacques de Harlay*, Marquis de Bréval & de Chanvalon, Grand Ecuyer de François de France, Duc d'Alençon, qui le fit Maître-de-camp du Régiment de ses Gardes, & de sa Cavalerie-légère. Il fut aussi Gouverneur de Sens, & nommé à l'Ordre du Saint-Esprit en 1602. Il mourut le 3 d'avril 1630. *Odette de Vaudetar*, femme d'*Achilles de Harlay*, Marquis de Bréval & de Chanvalon, morte à Bréval le 7 décembre 1637. Le cœur de *Louis de Harlay*, Marquis de Chanvalon, Cornette des Chevaux-légers de la garde du Roi, mort le 10 août de l'an 1674, des blessures qu'il avoit reçues à la bataille de Senef, âgé de 26 ans 2 mois & 2 jours. Son corps fut enterré dans l'Eglise paroissiale de Charleroi, & son cœur fut apporté dans celle des Filles de l'*Ave-Maria*, par les soins de *François-Bonaventure de Harlay*, Lieutenant-général des armées du Roi, & de *Geneviève de Fortia*, ses père & mère, le 10 août 1675.

Dans une des Chapelles de la nef sont les tombeaux d'une

mère & d'une fille, d'une naissance illustre, & plus illustres encore par leur mérite. La mère se nommoit *Jeanne de Vivonne*, fille d'*André de Vivonne*, Seigneur de la Chateigneraye, Sénéchal de Poitou, & l'un des Gouverneurs de François Dauphin, fils de François I, & femme de *Claude de Clermont*, Seigneur de Dampierre, après la mort duquel elle fut nommée par le Roi Henri III pour être Dame d'honneur de la Reine Louise de Lorraine, sa femme. Cette Dame est représentée à genoux sur un tombeau de marbre blanc, au bas duquel est écrit :

D. O. M.

Piis manibus & æternæ memoriæ generosissimæ & illustrissimæ D. Joannæ Vivonnæ, quæ regiá armoricæ Britannicæ regulorum propagine & stemmate puro insignita, ut tanto natalium splendore clarissima, ita summis pietatis, caritatis continentiæ, castitatis & munificentiæ virtutibus conspicua, fortissimi & illustrissimi Equitis Claudii Claromontii Dampetræ conjugis dilectissimi jugali nexu libitiná soluto præcoci totos 38 orbitatis annos vere vidua lugens, mærens clarissimum jugalis tædæ pignus, fulgentissimum ævi jubar, gnatam Claudiam Catharinam Regiorum. Ducissam matri orbique unicam nostro aluit, coluit, educavit, omnibusque ingenii, corporis & fortunæ dotibus cumulavit, cumque tot pudoris, castitatis irruptæ fidei copulæ specimina edidisset, hanc famæ & virtutis ergo Henricus III, Francorum & Poloniæ Rex Christianissimus, inter illustrissimas castissimæ Reginæ Lodoicæ conjugis assidentes heroinas primariam ascivit, & Regii thalami tutelam summum fœminei muneris apicem demandavit, quo integro & fideliter gesto, annisque 68 transactis, 7. idus aprilis 1583, tota Christum spirans diem clausit, inter oscula, & amplexus mœstissimæ & luctuosissimæ unicæ suæ Claromontiæ, quæ pientissimæ gnata pientissima matri æternum hærere hæres satagens, hocce utrique non par monumentum.

P. P. S. S. D. D.

Dans la même Chapelle est un autre monument de jaspe & de bronze, sur lequel on voit une statue de femme, à genoux sur une grande table de marbre noir, soutenue par quatre colonnes aussi de marbre. Au-dessous il y a quatre vers latins qui sont rendus par autant de vers françois qui ne valent pas la peine d'être rapportés ici.

Au-dessous des vers latins on lit :

Claudia-Catharina Claromontia, *Retiorum Dux*

heroina cum quâvis prisci ævi comparanda, pietate, pudicitiâ, ingenii elegantiâ, in litteratos eximio favore, in tenuiores benignitate, ac munificentiâ, ergà omnes comitate insignis; vetustissimæ gentis, splendori etiam aliquid addi posse judicavit, si animum liberaliori doctrinâ suprà sexum excoleret eoque nomine Regibus, ac principibus quorum plures arctâ necessitudine contingebat, acceptissima fuit, ut qui eam sæpius de rebus gravissimis ac omnibus disciplinis admirabili facundiâ disserentem, libentissimè audirent; iis præstantis ingenii dotibus enituit præsertim cum Polonorum Legati CAROLUM IX HENRICUM novum Poloniæ Regem, CATHARINAM Reginam parentem latino sermone alloquerentur. Ipsi enim Principes usi sunt interprete Claromontia Legatis appositè respondente Joanni Annebaldo, Claudii illius famosi Maris Præfecti filio primùm nupsit; quo pro Patriâ & Rege in prælio Druidensi fortiter dimicante occiso, cum Alberto Gondio Retiorum Duce, Franciæ Pari, Equitum Tribunorum Principe, Triremiumque Gallicarum generali ob prudentiam & animi magnitudinem de Galliâ bene merito; 36 annos unanimi connubio vixit. Obiit Lutetiæ Paris. mense feb. an. s. 1603. ætatis 60.

HENRICUS GONDIUS, Retiorum Dux, ex Carolo Bellæ insulæ Marchione filio nepos aviæ pientissimæ; HENRICUS Parisiensis Episcopus; PHILIPPUS-EMANUEL Juniaci Comes, Triremium Gallicarum Præfectus Generalis; JOANNES Divi Albini Abbas, filii matri suavissimæ mærentes posuerunt.

Cette Claude-Catherine de Clermont, Duchesse de Retz, dont on vient de lire l'épitaphe, étoit une Dame de beaucoup d'esprit, & qui possédoit en perfection les langues savantes. Ce fut elle qui répondit en latin pour la Reine Catherine de Médicis aux Ambassadeurs de Pologne, qui apportèrent au Duc d'Anjou le décret de l'élection à cette Couronne.

Quoique cette Dame n'eût eu qu'un jour pour se préparer à répondre à ces Ambassadeurs, son discours remporta le prix d'une commune voix sur ceux du Chancelier de Birangue & du Comte de Chiverni, qui avoient aussi répondu; le premier pour le Roi Charles IX, & l'autre pour le Duc d'Anjou.

Sur l'un des piliers de la nef de cette Eglise, est l'épitaphe de ROBERT TIERCELIN, Chevalier de l'illustre Maison de Saint-Bernard, Gentilhomme ordinaire de la Chambre du Roi, Lieutenant de M. le Grand-Maître de l'Artillerie en l'Arsenal de Paris & Isle de France; après avoir fidèlement servi quatre Rois, décédé au 73 an de son âge, a voulu être

inhum

inhumé en cette Chapelle, & honoré le Monastère de ses bienfaits; il finit ses jours en l'Arsenal le 28 octobre 1626.

En face du chœur, & attenant la grande grille, est une tribune de pierre de liais, au-dessus de laquelle est un cartouche avec cette inscription en lettres d'or.

Le Corps entier de S. Léonce, Martyr, donné par Madame de Guénégaud, en 1709.

Cette tribune ceintrée sur le devant, & ornée de balustres de pierre, sert quelquefois de chaire aux Prédicateurs.

Dans le Chapitre des Religieuses furent enterrées, par permission du Pape, *Matthieu Molé*, Garde des Sceaux de France; & *Renée Nicolaï*, sa femme. Matthieu Molé s'étoit trouvé premier Président du Parlement de Paris dans des tems très-difficiles, où il montra beaucoup de fermeté & de conduite. Aussi a-t-on dit de lui qu'il joignoit aux qualités essentielles à un grand Magistrat, le courage du grand Gustave, ou celui du grand Condé.

AVE-MARIA. (le Collège de l') *Voy.* COLLEGES.

AVILLY. Château entre Chantilly & la Forêt.

AVOCAT. Celui qui, en vertu de ses licences & de sa matricule, plaide & défend en Justice les gens qui ont besoin de lui. Pour être reçu Avocat, il faut avoir pris ses licences dans une Faculté de Droit, après y avoir étudié trois ans, avoir été deux fois examiné & avoir soutenu deux Thèses. Quand on veut être reçu Avocat, on dispense de l'âge, pourvu qu'on soit capable & reconnu tel: il faut prêter le serment, & se faire immatriculer au Parlement où l'on veut plaider. *Voy.* DROITS. (Faculté des)

——— AU PARLEMENT. (les) On ignore absolument le tems de leur institution à Paris; mais on sait qu'en 1234, sous Philippe-le-Hardi, il parut une Ordonnance qui fit loi, & contient en substance que les Avocats des Cours & Justices jureront sur le Saint Évangile, sous peine d'interdiction; 1°. qu'ils ne soutiendront que des causes justes; qu'ils les défendront avec autant de zèle que de fidélité; qu'ils les abandonneront dès qu'ils verront qu'elles sont fondées sur des chicanes & sur la méchanceté. 2°. Que leurs honoraires seront proportionnés à leur mérite, & à la difficulté du pro-

Tome I. Y

cès, sans néanmoins pouvoir excéder la somme de 30 livres. 3°. Qu'ils engageront leur foi de ne rien prendre, ni directement, ni indirectement. 4°. Que s'ils violent leur promesse, ils seront notés de parjure & d'infamie, exclus de leurs fonctions, & punis par les Juges suivant la qualité du méfait. 5°. Que tous les ans ils renouvelleront ce serment, & que cette Ordonnance sera publiée aux assises trois fois l'année. Elle est datée de Paris, du mardi avant la fête de S. Simon & S. Jude.

Il est inutile de rappeller quelles sont les fonctions d'une profession si distinguée. Ceux qui l'ont illustrée jusqu'à présent, & qui ne cessent, par leurs ouvrages, d'en augmenter le crédit, sont au-dessus des éloges qu'on pourroit leur donner. Les Avocats plaident à toutes les Jurisdictions. Ils sont au nombre de 550 ou environ. Ils ont un Chef à leur tête, qu'on nomme Bâtonnier. C'est à ce Chef à qui l'on s'adresse, lorsqu'il est question de porter quelque plainte contre l'un d'eux.

AVOCATS AUX CONSEILS (les) sont au nombre de 70. Ils ont été créés en titre d'Office en 1738, sous M. d'Aguesseau, Chancelier de France. Ils ne suivent que les instances pendantes aux Conseils du Roi, & celles qui, en vertu de commissions, sont renvoyées pardevant des Commissaires nommés par S. M. La suite de toutes ces affaires se fait par écritures, soit en Requêtes, Mémoires ou Factums, & elles ne se plaident point par Audience.

—————— DU ROI. Les Avocats du Roi sont les Substituts de MM. les Avocats Généraux, & sont employés dans les Jurisdictions qui relèvent des Parlemens.

—————— GÉNÉRAL. La Charge d'Avocat-Général dans les Parlemens, & d'Avocat du Roi dans les Bailliages & Sénéchaussées, n'a été érigée en titre d'Office qu'après l'établissement du Parlement & des autres Tribunaux. *Loisel*, dans son *Dialogue des Avocats*, pag. 469, en parlant de *Pierre Cugnières*, à qui il donne la qualité d'*Avocat du Roi*, dit: » Car, il n'y avoit point encore d'Office d'Avocat du Roi; » mais on prenoit pour la défense & remontrances des droits » & causes du Roi, l'un des Avocats-Généraux de la Cour, » selon que l'occasion s'en présentoit ».

Les Avocats-Généraux sont des personnes d'un mérite distingué, & considérables dans la robe, à qui les Avocats des Parties communiquent les causes où le Roi & le Public ont intérêt, & qui en rendent compte en pleine Audience à MM. les Présidens & les Conseillers, & qui même donnent leurs conclusions, après avoir ouï les Pladoyers des Avocats des Parties.

AVOCATS. (Bibliothèque des) *Etienne Gabriau*, Seigneur *de Riparfond*, fonda cette Bibliothèque publique. C'étoit un homme d'une naissance très-distinguée, & le plus célèbre Jurisconsulte de son tems, mort en 1704. Elle fut ouverte solemnellement pour la première fois, le 5 mai 1708.

Le Cardinal *de Noailles* célébra une Messe dans la Chapelle haute de l'Archevêché, à laquelle assistèrent les Gens du Roi & l'Ordre des Avocats. Après la Messe, tous se rendirent à la Bibliothèque, où le Cardinal de Noailles vint avec ses Officiers Ecclésiastiques. On y prononça un discours à la louange de cet établissement. Depuis ce tems, on y fait des Consultations gratuites toutes les semaines, en faveur des pauvres. Le nombre des Avocats est distribué de façon que chacun d'eux y va une fois l'an : c'est le premier Avocat-Général qui règle cette distribution. L'ordre est si sagement établi, qu'il se trouve toujours huit ou neuf Avocats dans la Bibliothèque aux jours marqués pour ces Consultations gratuites. Des Avocats choisis & distingués dans leur profession, y font tous les 15 jours des Conférences sur des matières de Jurisprudence. Ceux qui doivent y parler, sont nommés & invités par celui qui doit présider, & chacun des autres qui s'y rencontrent, y donne son avis ; ordinairement c'est un de MM. les Gens du Roi, ou le Bâtonnier, qui y préside. On y tient deux ou trois fois l'année d'autres Conférences pour la discipline du Barreau, & pour les règles nécessaires au bon ordre de cette Bibliothèque. Ce sont les Gens du Roi, les anciens Avocats, & quelques Députés d'entre les autres, qui y donnent leurs suffrages.

On voit dans cette Bibliothèque les portraits de plusieurs personnes illustres qui se sont distinguées dans le Barreau. D'un côté on a placé Gilles Bourdin, Jérôme Bignon, Jacques Talon, Denis Talon, Chrétien-François de la Moignon, Joseph-Omer de Fleuri. De l'autre côté, Mathias Maréchal, Gorillon, Jean-Marie Ricard, Germain Billard, Jean Issalis, Bonaventure de Fourcroix, Louis Dupré, Denis le Brun. Au milieu de tous ces tableaux, on voit celui du Fondateur qui mérite bien cette distinction, &c.

Cette Bibliothèque est située dans la première cour de l'Archevêché. On y peut lire tous les *Mardis, Jeudis & Vendredis* après midi, hors le tems des vacances.

AVOIE. (Couvent de Sainte) Ce Monastère a pris son nom d'un Couvent de Filles, dont la Chapelle est sous l'invocation de la Bienheureuse Avoie, *Hadvigis*, qui vivoit vers l'an 1198, & qui étoit Prieure de Mecré, de l'Ordre des Prémontrés, dans le diocèse de Cologne. On voit, par un acte de l'Official de Paris, de l'an 1283, que *Jean Suivant*, Chefcier de Saint-Méri, & une veuve nommée *Constance de Saint-Jacques*, y avoient fait bâtir à frais communs une maison en faveur de quarante Veuves, sous la direction du Chefcier de Saint Méri. Dans la suite on y introduisit des Béguines ; & il y en avoit encore quelques-unes lorsqu'on y envoya des Ursulines, d'après le concordat passé entre les Béguines de la Maison de Sainte-Avoie, avec ces dernières & le Curé ou Chefcier de Saint-Méri, le 31 de janvier 1622. Ce concordat fut approuvé par Henri de Gondi, Cardinal de Retz, Evêque de Paris, & confirmé par Lettres-patentes du Roi, du mois de février de l'an 1623, vérifiées au Parlement le même mois. La Communauté est nombreuse ; mais l'Eglise est fort petite & paroît négligée.

Le Couvent de Sainte-Avoie est dans la rue à laquelle il a donné le nom.

AVRAINVILLE. Paroisse aux environs de la Ferté-Aleps, sur la route d'Orléans, entre Egly, Boissy, Norville & Cheptainville.

AVRON. Paroisse & Château près de la Forêt de Bondy, entre Villemomble & Neuilly-sur-Marne.

AUBERGENVILLE. Village de l'Election de Mantes, près de cette Ville. Ses navets sont fort estimés, de même que les pois du fauxbourg de Limai.

AUBERGES. *Voy.* HOTELS GARNIS.

AUBERVILLIERS, autrement Notre-Dame des Vertus ; (c'est-à-dire, Notre-Dame des *Miracles*, car c'est ce qu'on entendoit au 14e. siècle par le mot de *Vertus*.) est un Village éloigné de Paris d'environ une lieue & demie, & qui confine après le fauxbourg Saint-Laurent au territoire de la banlieue de Paris, dans la plaine de Saint-Denis. Il paroît assez probable qu'il a pris son nom de la Maison de campagne d'un nommé *Albert* ou *Aubert*, qui devoit exister au plus tard au commencement du XIe. siècle. C'est l'opinion de M. l'Abbé le Beuf, qui l'appuie de trois Chartes, dont l'une est de 1060, sous le règne de Henri I, Roi de France; & la seconde, confirmative de la première, est de l'an 1111, sous Louis VI, aussi Roi de France. Elles se trouvent l'une & l'autre dans les archives de Saint-Martin-des-Champs. Par la première, le Roi Henri donne à ce Monastère un bien qu'il avoit dans ce canton : *In Villa quæ dicitur* Alberti Villare, *terram quam ibi habebam*; dans la seconde, Louis VI appelle ce Village, *terram Hauberti-Villaris*; & dans une troisième donnée par Louis VII en 1187, ce Prince le nomme *terram Alberti-Villaris*. La différente manière d'écrire en latin le nom du possesseur de cette terre, a été cause que pendant long-tems on a écrit indifféremment *Aubervilliers* ou *Hauber-villiers*.

Il paroît par un titre de l'Abbaye de Saint-Denis, qu'en 1242 l'Eglise d'Aubervilliers n'étoit encore qu'une Chapelle succursale de la Paroisse de S.-Marcel de S.-Denis. On voit par un pouillé du tems de Louis VIII, que c'étoit au Curé de Saint-Marcel à pourvoir cette Eglise d'un Prêtre; & lorsqu'elle fut érigée en Paroisse, la présentation à la Cure fut dévolue au Prieur de Deuil, parce qu'il présentoit de droit à celle de Saint-Marcel de Saint-Denis, dont la nouvelle Paroisse étoit une distraction.

L'Eglise d'Aubervilliers, quoique dédiée anciennement sous l'invocation de S. Christophe, est beaucoup plus connue depuis long-tems sous le nom de *Notre-Dame des Vertus*; c'est-à-dire, des Miracles, à cause des prodiges étonnans que l'on dit qui s'y sont opérés par l'intercession de la Sainte Vierge. On peut consulter à ce sujet les Antiquités de Paris, par Jacques Dubreul, Religieux de Saint-Germain-des-Prés, qui rapporte différentes pièces de vers, composées à l'occasion des Miracles les plus frappans. Le premier est de 1338; le second, le troisième & le quatrième, sont sans date; le cinquième est de 1582. Il en ajoute un sixième arrivé le 23 septembre 1598, & il le constate par une inscription que l'on voyoit de son tems sur un tableau placé dans la Chapelle de la Vierge.

Ce Village eut beaucoup à souffrir en 1411 des guerres

que les Armagnacs * excitèrent dans le Royaume. Il cite à ce sujet la teneur des Lettres-patentes données en 1371 par Charles V, dit le Sage, & datées du mois de février, de son Hôtel de Saint-Paul à Paris, par lesquelles ce Monarque *exempte les Habitans de Haubervilliers de toutes impositions, en payant par chacun an 70 charretées de feures* (paille) *bonnes & convenables; savoir, 40 pour son Hôtel, 20 pour celui de la Reine, & 10 pour celui du Dauphin; & ce en considération que pour le fait des guerres, ledit village de Haubervilliers avoit été ars, détruit & gâté en telle manière que les hommes riches s'étoient départis dudit lieu, pour venir demeurer à Paris & ailleurs, au moyen de quoi ceux qui restoient étoient en grande disette & nécessité.*

Les Registres du Parlement surnommés *Olim*, font mention d'une pièce d'or qui fut trouvée vers l'an 1206, sur le terrein où l'Abbaye de Saint-Denis avoit haute & basse Justice. Le Prévôt de Paris la revendiqua pour le Roi comme étant un trésor, & s'en saisit en effet. Les Religieux l'ayant reclamée en Parlement, il fut prononcé qu'elle leur seroit rendue, non en qualité de trésor, mais simplement de chose trouvée.

Cette Paroisse se rétablit dans la suite au moyen des aumônes que le concours prodigieux des Pélerins y répandit, lorsqu'il y eut des indulgences accordées en faveur de ce pélerinage. Dubreul rapporte à ce sujet des Lettres données

---

* Le Roi Louis XI fit arrêter dans Carlat, le Duc de Nemours, de la Maison d'Armagnac, le fit enfermer dans une cage de fer à la Bastille, lui nomma des Juges, & cependant fit lui-même l'instruction du procès. Ce Prince voulut qu'il fût interrogé dans cette cage, qu'il y subît la question, & y reçût son arrêt. On le confessa ensuite dans une Chapelle tendue en noir. (Cet appareil étoit en usage pour les Princes.) Delà il fut conduit sur un échafaud, dressé dans les halles de Paris. Louis XI fit mettre les enfans de cet infortuné Duc sous cet échafaud, pour y recevoir le sang de leur père, puis les fit reconduire dans des cachots faits en forme de hottes. On remarque que le Connétable d'*Armagnac*, s'étant sauvé déguisé la nuit du 28 août au 29 mai 1418, chez un Maçon qui demeuroit rue des Bons-Enfans, y fut pris par trahison, & enfermé dans un cachot de la Conciergerie. Le 12 juin suivant, la populace ayant enfoncé les portes des prisons, l'assomma & jetta son corps à la voirie, après l'avoir traîné ignominieusement dans les rues. Il étoit grand-père du Duc de Nemours, & descendoit de Clovis par Charibert, frère de Dagobert.

à Paris le 22 mai 1452, par le Cardinal d'*Eſtoutteville*, alors Légat du Saint Siège en France, ſous le Pontificat de Nicolas V, par leſquelles ce Prélat, revêtu de l'autorité du Souverain Pontife, *donne & remet à tous ceux qui viſiteront & aumôneront de leurs biens à l'Egliſe parochiale de Haubervilliers, près Paris, ſous le titre de Saint-Chriſtophe, qui ſeront vrais pénitens & conféſ aux jours dudit Saint, de la Dédicace, de l'Aſſomption & Nativité de la Vierge, & le ſecond mardi du mois de mai, & les trois Féries de Pâques & de Pentecôte, un an & autres jours des ſuſdits cent jours de pénitence à eux enjoints* *.

Dubreul & autres Antiquaires rapportent qu'en 1529, ſous le règne de François I, toutes les Paroiſſes de Paris s'aſſemblèrent dans l'Egliſe Cathédrale, & delà allèrent en proceſſion à Notre-Dame des Vertus à la clarté d'un ſi grand nombre de flambeaux, que ceux qui étoient ſur les hauteurs de Montlheri, crurent que le feu étoit dans Paris. Cette proceſſion avoit pour objet de demander à Dieu la deſtruction de l'héréſie.

Ce fut ſous le règne de Henri II, que l'on travailla à la façade de l'Egliſe d'Aubervilliers, & que l'on bâtit le grand clocher, dont la tour paroît d'une aſſez bonne conſtruction. On croit que *Diane de Valentinois*, ou *Henri II*, à ſa ſollicitation, contribua à l'élévation de cette tour; car on voit ſur une eſpèce de coffret en bas-relief, la date de ce bâtiment, ſurmontée d'un croiſſant, qui étoit le chiffre de cette Dame, que le Roi faiſoit entrelacer avec le ſien dans preſque tous les édifices qu'il faiſoit faire. La date porte 1541, & l'eſpèce de coffret ſur lequel elle eſt inſcrite, eſt au bas de la tour du clocher, du côté où eſt aujourd'hui l'entrée de la maiſon des Pères de l'Oratoire.

---

* On y conſerve une image miraculeuſe de la Ste. Vierge; & tous les ans, le ſecond mardi du mois de mai, il s'y forme un grand concours de peuple. Ce concours commença vers l'an 1338. Le Roi Philippe de Valois y vint rendre ſes vœux avec la Reine. Ce Prince y fit un don de 2 arpens de bois, & la Reine d'une pièce de drap d'or. Le Duc d'Alençon & le Comte d'Eſtampes firent chacun préſent d'une chaſuble magnifique. Il y a des preuves que le Roi Louis XI logea à Aubervilliers au mois de novembre 1474, ou janvier 1476. Il reſte à ſavoir s'il y vint par dévotion comme les Pélerins de ſon Royaume. Les Religieux de Saint-Denis ſont Seigneurs en partie d'Aubervilliers.

La Cure d'Aubervilliers fut réunie à la Congrégation de l'Oratoire le 5 octobre 1616, du consentement du Prieur de Deuil, qui en étoit patron, & sur la démission du Titulaire, qui étoit alors *Jacques Gallemant*, Docteur en Théologie. Le motif de l'union étoit qu'il falloit nécessairement un grand Clergé en ce lieu, afin de satisfaire au concours quant aux Messes & aux Confessions. Cette union fut ensuite confirmée par le Pape Grégoire XV, par une Bulle du 16 septembre 1622. Tout cela se passa à la sollicitation de *François de Montholon*, Conseiller aux Conseils du Roi, & Seigneur du Viviers-les-Aubervilliers, que l'on peut regarder comme le Fondateur de cet établissement. Il donna de plus à cette Congrégation une Ferme voisine de l'Eglise, avec plus de 50 arpens de terre, à la charge d'entretenir toujours 8 Prêtres au moins dans la Paroisse.*. La maison de ces Pères a été érigée en Séminaire en 1642. La terre d'Aubervilliers est dans la maison de *Montholon*, depuis *François de Montholon*, Avocat-général, puis Président au Parlement & Garde des Sceaux, mort en 1543. *François de Montholon*, son fils, lui succéda, & fut aussi Garde des Sceaux. Celui-ci eut pour successeur un troisième *François de Montholon*, qui fut Conseiller d'Etat sous Henri III, Henri IV & Louis XIII. Ce fut lui qui établit à Aubervilliers les Pères de l'Oratoire. On voit son portrait à côté de l'Autel, appellé l'*Autel du Pélerinage*.

On lit dans cette même Eglise l'épitaphe d'un *Pierre de Montholon*, fils du dernier Garde des Sceaux de ce nom. Il étoit Docteur & Professeur en Sorbonne, & Chanoine de Laon. S'étant retiré dans ce Village, dont il étoit Seigneur, pour éviter la peste qui ravageoit Paris en 1596, il ne put, quoiqu'éloigné, échapper à ce fléau. Il donna, en mourant, à l'Eglise d'Aubervilliers, quelques droits qui lui appartenoient comme Seigneur. Il fut inhumé à côté de l'autel de Notre-Dame. Son épitaphe est énoncée en ces termes :

---

* Le premier Curé de cette Congrégation fut *André Sod*, de Dieppe, nommé en 1623. Il avoit commencé une traduction des Annales de Baronius, & en avoit donné un volume en 1614. *Sauval* observe, en conséquence, que ce sont les Pères de l'Oratoire, rue Saint-Honoré, qui ont droit de nommer à cette Cure. L'ancien Presbytère étoit sur la rue Saint-Maur, & consistoit en neuf toises de large, sur dix de long, dans lequel espace étoit contenue l'école.

Aviti hujus territorii ac vivarii Dominus ; sed magè clarus quod patre & avo Vice-Cancellariis Franciæ natus ; dùm fugit tabem anno 1596, Lutetiam populantem, ipsemet conficitur tabe, priùs Ecclesiæ huic Legatis decimis quas in feudum habebat.

Charles-François de Montholon, Premier Président du Parlement de Toulouse, mourut en 1703, dans sa terre d'Aubervilliers.

En 1730, un sous-Fermier des Aides de la Généralité de Paris ayant acquis une petite maison de campagne à Aubervilliers, comme il y avoit un assez grand enclos de terrein qui dépendoit de cette maison, & qui étoit planté en vignes, il s'imagina qu'en faisant venir du plant de la côte de Rheims en Champagne, & le faisant planter à la place de celui qui y étoit, il recueilleroit infailliblement du vin qui ne le céderoit point en qualité à celui que l'on recueille sur cette côte de Rheims. Il effectua son projet ; mais quel fut son étonnement quand il vit que sa récolte ne valoit pas mieux que celle du moindre Vigneron d'Aubervilliers !

Le célèbre *Isaac de la Peyrere*, de Bordeaux, Auteur du Livre des *Préadamites*, a demeuré à Aubervilliers : il y resta 10 ans en pension chez les Pères de l'Oratoire, & y mourut le 31 janvier 1676, âgé de 82 ans.

Il y a dans le diocèse de Paris un autre *Aubervilliers*, qui n'est qu'un Fief ou une Ferme comprise aujourd'hui dans le Parc de Meudon.

Il y en a aussi un troisième dans la Brie, du côté de Lésigny.

On dit communément, *vive Aubervilliers pour les choux*: en effet, il est fort renommé pour les bons légumes & les bonnes salades.

AUBIGNY. Village de l'Election de Melun, près de cette Ville.

AUBIN. (Saint) Village situé à cinq lieues ou environ de Paris, vers le sud-ouest, sur le chemin de Chevreuse, dont il n'est éloigné que de deux petites lieues. Sa situation est dans la plaine de Saclé, immédiatement au-dessus du vallon de Gif, & le terrein ne consiste qu'en labourage. Cette Paroisse est une des plus petites du grand nombre de celles qui portent le nom de Saint-Aubin dans la France. Il y a sur cette Paroisse une Ferme appartenante à l'Ordre de Malthe, dépendante de la Commanderie de Bellé, membre de celle de Louvres. Bellé ou Bellay est situé sur la Paroisse de Nulli-en-Telles dans le Vexin-François. Les Dames de Saint-Cyr, en qualité de Dames de Chevreuse, ont la haute Justice de la Paroisse de Saint-Aubin, sans pourtant y avoir aucun revenu, ni aucun droit seigneurial. La manse abbatiale de l'Abbaye de Gif est située sur la Paroisse de Saint-Aubin ; elle consiste en une petite Ferme, dont tous les bâtimens, très-bien entretenus, ont toujours été couverts de chaume, & dont le revenu annuel est environ de 200 liv. Cette Ferme est la première dotation de ladite Abbaye, & elle fait tout le revenu de l'Abbesse.

AUDITEUR. (Juge) Ce Juge tient son siège dans une des salles du Châtelet de Paris. Il connoît des causes de cinquante livres & au-dessous. Tels sont à Rome les *Auditeurs de Rote* & les *Auditeurs de la Chambre Apostolique*.

Il a un Greffier en chef. Les causes sont par appel au Présidial. Pour l'ordinaire, les Procureurs au Châtelet abandonnent la suite & les émolumens de ces causes à leurs principaux Clercs.

AUGUSTINS DÉCHAUSSÉS D'ARGENTEUIL. (les) *Voy.* ARGENTEUIL.

AUGUSTINS DÉCHAUSSÉS DES LOGES. (les) *Voy.* LOGES.

AUGUSTINS DÉCHAUSSÉS ET RÉFORMÉS *de la Place des Victoires*, appellés *Petits-Pères*. Leur Couvent est près de la Place des Victoires, & à l'entrée de la rue Notre-Dame-des-Victoires. La réforme des Augustins Déchaussés prit naissance en Portugal. Le Père *Thomas de Jesus*, Augustin Portugais, de l'illustre maison d'*Andrada*, en fut l'Instituteur vers l'an 1565. Le Père *Louis de Léon*, autre Augustin & Professeur à Salamanque, l'établit depuis en Espagne ; le P. *André Diez*, en Italie ; & les P. P. *Matthieu de Sainte-Françoise* & *François Amet*, la portèrent en France. Ces deux derniers, qui étoient François & Augustins du grand Ordre, n'eurent pas plutôt appris que cette réforme s'étoit introduite à Rome, qu'ils y accoururent pour s'y soumettre. Leur esprit, leur modestie, & leur régularité, les fit bientôt connoître dans cette Capitale du monde chrétien ; & *Guillaume d'Avançon*, Archevêque d'Embrun, alors Ambassadeur du Roi auprès du Pape, conçut tant d'estime pour eux, qu'il leur offrit de les établir en France. Ce Prélat étoit Prieur-Commandataire de Villars-Bénoît, Prieuré situé dans le diocèse de Grenoble, entre le Fort-Barreau & Montmeillan, & placé sur une petite éminence, autour de laquelle règne la vallée de *Grésivaudan*. Cette maison étoit possédée par des Chanoines Réguliers de Saint-Augustin; mais les Calvinistes qui étoient puissans dans cette Province, avoient ravagé les possessions de ce Prieuré, & presque détruit le Monastère.

Ce fut sur cette maison ruinée que M. d'Avançon jetta les yeux, pour y poser les fondemens de la réforme qu'il vouloit introduire en France. Il proposa son dessein au Pape Clément VIII, qui l'approuva, & fit expédier un Bref daté du 23 novembre 1595, par lequel il permit aux Augustins Déchaussés d'aller s'établir dans le Couvent de Villars-Benoît. Aussi-tôt l'Archevêque d'Embrun passa une transaction avec le Général des Augustins, le 7 mars 1596, par laquelle il céda le Prieuré de Villars-Benoît aux Augustins Déchaussés; & le Général, de son côté, s'engagea d'y envoyer le P. Matthieu, le P. François Amet, & quelques autres Religieux, pour y établir la réforme.

Tout étant ainsi réglé, ces Religieux partirent au commencement du mois de juin de cette année, & arrivèrent à Villars-Benoît à la fin du mois de juillet suivant. Ils ne s'occupèrent pas tant à rétablir ce Monastère ruiné, qu'à combattre les nouvelles hérésies qui sembloient s'être retranchées sur les montagnes du Dauphiné.

Le Pape ayant appris les travaux & le succès de cette colonie religieuse, l'en félicita par un Bref daté du 21 décembre 1600, & leur permit, par le même Bref, de s'étendre par toute la France, de recevoir des Novices & des Fondations, & les mit en possession de tous les droits que le Saint Siège a accordé à tous les autres Monastères de l'Ordre; & pour comble de bonté, il pria Henri-le-Grand de prendre sous sa protection cette réforme naissante.

Le nombre des Religieux s'étant augmenté en peu d'années, il fallut songer à établir d'autres Couvens. Ils vinrent d'abord s'établir à Marseille l'an 1605; & le Duc de Guise, qui se déclara leur Fondateur, posa la première pierre de leur Eglise. Le P. François Amet étant venu à Paris pour présenter à Henri IV un nouveau Bref que le Pape Paul V lui adressoit en faveur de la réforme, le Roi le reçut très-favorablement, & lui donna un Brevet daté du 26 juin 1607. Ce fut dans ce tems que *Marguerite de France*, première femme du Roi

Henri IV, voulant accomplir le vœu qu'elle avoit fait de fonder à Paris un Monastère, en actions de graces du danger évident dont elle avoit été délivrée, lorsqu'elle étoit assiégée dans le château d'Usson en Auvergne, & qu'étant singulièrement édifiée de la vie & des sermons du P. François Amet, qu'elle avoit choisi pour son Confesseur & pour son Prédicateur ordinaire, elle se détermina à fonder le Couvent qu'elle avoit voué, & y établir le P. Amet & les Religieux de son Ordre ; ensuite elle fit écrire au P. Mathieu, Vicaire-général, occupé pour lors à Avignon à l'établissement d'un pareil Couvent, de se rendre incessamment à Paris avec quelques-uns de ses Religieux.

Ce Père obéit aux ordres de la Reine, & convint avec elle sur l'établissement qu'elle méditoit. En conséquence, elle passa un contrat le 26 septembre 1609, par lequel elle *donna, céda, quitta, transporta à toujours, par donation entre-vifs & irrévocable aux Pères Mathieu & Amet, acceptans pour les Augustins Déchauffés, leurs Frères, une maison contiguë à son Palais dans le fauxbourg Saint-Germain* *, & *6000 livres de rente perpétuelle* ; & promit, par le même acte, de faire bâtir en cet endroit un Couvent, qu'elle vouloit qui fût nommé *le Couvent de Jacob*. Elle stipula qu'il y auroit dans ce Couvent 20 Religieux au moins, dont 6 seroient Prêtres & 14 Frères, qui tous ensemble feroient le Service divin, selon la pratique de leur Ordre, dans la grande Eglise que cette Reine devoit leur faire bâtir, & qui devoit porter le nom de la *Sainte-Trinité*, & que les 14 Frères, deux à deux, en se relevant d'heure en heure, chanteroient continuellement jour & nuit dans la Chapelle dite *des Louanges*, qui subsiste encore aujourd'hui, des Hymnes, Cantiques & Actions de graces sur les airs qui en seroient faits par ordre de ladite Princesse **.

---

* Le terrain que cette Princesse choisit, avoit été précédemment occupé par les Frères de la Charité, avec une partie du petit *Pré-aux-Clercs*, contenant six arpens qu'elle avoit pris à cens & rente de l'Université, & qui formoient en partie cet espace que nous voyons environné du Quai Malaquest & des rues des Petits-Augustins, Jacob & des Saints-Pères, qu'elle avoit d'abord destiné pour faire les jardins de son Hôtel, situé dans la rue de Seine. M. Jaillot, *Rech. sur Paris, Quart. Montmartre*, pag. 48.

** *Assurément ces Pères n'aimoient pas la Musique*, dit M. de Saint-Foix.

Ce contrat de donation & de fondation fut apporté & insinué au greffe du Châtelet de Paris, le premier février 1610. La Reine écrivit aussi-tôt au Pape Paul V, pour le prier d'approuver l'établissement qu'elle venoit de faire, & de le revêtir de toute son autorité apostolique. Ce qu'il fit par un Bref du premier juillet 1610.

Le Roi, de son côté, par ses Lettres-patentes du mois de mars de la même année, avoit déjà confirmé cette fondation; & en y ratifiant un Brevet qu'il avoit accordé aux Augustins Déchaussés, dès le 26 de juin 1607, il leur permit d'acquérir & posséder les biens qu'on pourroit leur donner dans son Royaume.

Les Augustins Déchaussés jouissoient en paix du Monastère & des revenus que la Reine Marguerite leur avoit donnés, lorsque, par un de ces événemens que la prudence humaine ne peut prévoir, & que la justice ni les réclamations des Augustins Déchaussés ne purent empêcher, elle révoqua la donation irrévocable qu'elle avoit faite en leur faveur, les obligea, le 29 décembre 1612, de sortir de leur Couvent, & mit en leur place des *Augustins Chaussés* de la réforme du P. *Rabache*, autrement dite *de Bourges*. Le Bref du Pape Paul V est manifestement subreptice; cependant, comme la raison du plus fort est presque toujours la meilleure, les Augustins Déchaussés furent obligés d'abandonner ce Couvent, & protestèrent de nullité contre ce changement, le 28 janvier 1613, pardevant deux Notaires au Châtelet de Paris.

Dans cette triste situation, les Augustins furent contraints de retourner à Avignon & à Villars-Benoît; mais ils conservèrent toujours le dessein de revenir s'établir à Paris, lorsque la Providence leur en fourniroit les moyens. En effet, ils y revinrent en 1619, & supplièrent *Henri de Gondi*, Evêque de Paris, de leur permettre d'établir dans cette Ville un Couvent de leur réforme, ce que le Prélat leur permit par Lettres du 19 juin 1620.

Ces Religieux ayant choisi le fauxbourg Montmartre comme le lieu qui convenoit le mieux à leur dessein, ils y louèrent de *Jean Charpentier*, Commissaire des guerres, une petite maison avec un jardin, située auprès de l'endroit où

---

car ils s'obstinèrent à ne vouloir que psalmodier. La Reine les chassa, & mit à leur place des Augustins Chaussés, qui se sont bien arrondis depuis, & qui ont donné le nom à la rue. *Ess. Hist. t.* 1. p. 67.

est aujourd'hui *Saint-Joseph*, où ils s'accommodèrent du mieux qu'ils purent. Comme les habitans de ce Fauxbourg recevoient de grands secours spirituels de ces Religieux, ils représentèrent, le 12 février 1623, à l'Archevêque de Paris, qu'ils n'avoient ni Eglise, ni Prêtres dans leur Fauxbourg, & qu'aussitôt que les portes de la Ville étoient fermées, les malades & les mourans étoient privés de tout secours spirituel, & le supplièrent en même-tems de vouloir bien permettre aux Augustins Déchaussés de s'établir dans le Fauxbourg : ce qui leur fut accordé. Pour lors ils achetèrent la maison où ils étoient logés, la somme de 2700 liv. *Jean François de Gondi*, Archevêque de cette Ville, bénit leur Chapelle, & leur accorda d'amples pouvoirs pour toutes les fonctions Ecclésiastiques, par ses Lettres du 18 décembre 1624, & du dernier janvier 1625. Alors ces Religieux formèrent une petite Communauté, qui, s'étant accrue en peu de tems, les obligea d'acheter encore une autre petite maison voisine, mais séparée de la première, ce qui étoit très-incommode. On croit, avec beaucoup d'apparence, que c'est de la petitesse & de la pauvreté de cet Hospice, qu'on donna à ces Religieux le nom de *Petits Pères*, qu'on a toujours continué de leur donner depuis. Il y a cependant des Ecrivains qui croient qu'ils ont été ainsi nommés de ce que le Roi Henri IV ayant apperçu dans son antichambre les Peres Mathieu de Sainte-Françoise & François Amet, qui étoient fort petits, il demanda qui étoient ces *petits Pères-là*.

La Communauté grossissant tous les jours, & cet Hospice étant d'ailleurs très-incommode par le voisinage des égouts de la Ville & des marais qui sont de ce côté-là, les Augustins Déchaussés achetèrent, au mois de septembre 1628, un arpent & demi de terre dans un endroit appellé les *Burelles*, proche le *Palmail*, entre le fauxbourg Montmartre & le fauxbourg Saint-Honoré ; puis portant leurs acquisitions plus loin, ils augmentèrent leur terrein avant la fin de l'année de six arpens & quarante perches, qui leur coûtèrent, tant pour l'achat que pour les droits de lods & vente, la somme de 12918 liv. 2 s. 6 d. Ce terrein, dont ils vendirent dans la suite une très-petite partie à *Louis Barbier*, Sécretaire du Roi, & Maître-d'Hôtel ordinaire de Sa Majesté, est situé sur le fief de la Grange-batelière, qui est connu depuis Philippe-Auguste.

Alors ces Pères desirant faire bâtir un Couvent sur ce nouveau terrein, résolurent de supplier le Roi Louis XIII de vouloir bien leur faire l'honneur de s'en déclarer le Fondateur. Jean *de Souvré*, Marquis de Courtanvaux, Chevalier des Ordres du Roi, premier Gentilhomme de sa Chambre, Gouverneur de Touraine, & *Guillaume de Simiane*, Marquis de Gordes, Capitaine des Gardes du Corps, demandèrent cette grace & l'obtinrent. Le pieux Monarque reconnoissant des graces qu'il avoit reçues du Ciel par la protection de la Sainte Vierge, & lui rapportant toutes les victoires qu'il avoit remportées sur les ennemis de la Religion & de l'Etat, & sur-tout celle qui venoit de lui soumettre la Rochelle, voulut que l'Eglise que l'on alloit bâtir, fût sous l'invocation de *Notre-Dame des Victoires*. Le 8 décembre, de l'an 1629, *François de Gondi*, premier Archevêque de Paris, accompagné des Religieux Augustins Déchaussés de cette Communauté, planta une grande Croix de bois à l'entrée de l'emplacement où l'on a bâti ce Couvent ; & le lendemain, second Dimanche de l'Avent, le Roi, accompagné des Princes & Seigneurs de sa Cour, se transporta, environ sur les dix heures du matin, en cet endroit, où le Prévôt des Marchands, les Echevins & autres Officiers de Ville, s'étoient déjà rendus. Aussi-tôt que le Roi fut arrivé, l'Archevêque fit la bénédiction de la première pierre qui étoit de marbre noir, & de tous les fondemens ; puis le Roi descendit dans les fondemens, posa cette pierre, y ajoutant quatre médailles d'argent aux quatre coins. Sur ce marbre étoit gravée en lettres d'or, l'inscription qui suit :

D. O. M.

LUDOVICUS XIII, *Dei gratiâ, Francorum & Navarræ Rex Christianissimus, invictus & ubique victor, tot victoriarum coelitus partarum, profligatæque hæreseos non immemor, in insigne pietatis monumentum* F. F. *Augustinianis Discalceatis conventûs Parisiensis hoc templum erexit, Deiparæque & Virgini Mariæ* (sub titulo de Victoriis) *dicavit anno Domini* M. DC. XXIX, *die 9 mensis decembris, Regni verò* XX.

Sur la première des quatre médailles qui accompagnoient cette pierre de marbre, est l'image de la Vierge assise, tenant son Fils Jésus debout sur ses genoux d'une main, & de l'autre mettant avec son fils une couronne de laurier sur une L couronnée de France, placée entre deux branches de laurier, soutenues par un petit Ange. Autour on lit cette inscription :

Virgo solo, Cœlo, sibi, nobis laurea donat.

Sur la seconde est l'image de *S. Augustin*, habillé en Augustin déchaussé, tenant de la main droite une Eglise, & de l'autre un cœur enflammé, percé d'une flèche. Autour est cette inscription :

Quam teneo sociam, me sacra hæc sustinet ædes.

La troisième représente le Roi Louis XIII au naturel, ayant une fraise autour du col, selon la mode de ce tems-là. Autour est cette inscription :

LUDOVICUS XIII, *Francorum & Navarræ Rex Christian.*

Sur la quatrième sont les Armoiries de France & de Navarre, surmontées de la Couronne de France, & entourées des colliers des Ordres de Saint-Michel & du Saint-Esprit; au-dessus est une L couronnée, & mise entre deux palmes. L'inscription est :

Lilia non gignunt lauri, sed Lilia lauros.

La cérémonie étant finie, on célébra la Messe dans la Chapelle préparée à cet effet, où, après l'Evangile, le Roi reçut le serment de *Henri de Lorraine*, qu'il avoit nommé à l'Archevêché de Reims. Après la Messe, les Augustins Déchaussés présentèrent au Roi une estampe de satin blanc, où l'on voyoit l'inscription qui avoit été gravée sur la pierre fondamentale, & la représentation des médailles qu'on avoit mises aux quatre coins.

Sa Majesté les reçut avec bonté, & leur promit sa protection en tout & par-tout : en effet, dans le même mois, il fit expédier des Lettres-patentes, par lesquelles il se déclara Fondateur de leur Eglise, Couvent & Congrégation, & leur accorda les mêmes privilèges, droits, franchises & exemptions, dont jouissent les autres Eglises & Maisons de fondation royale.

Mais comme cette Eglise étoit trop petite pour un quartier qui se peuploit tous les jours, & qu'elle ne consistoit que dans la Sacristie qui subsiste aujourd'hui, les Augustins commencèrent à agrandir leur Couvent, & firent bâtir une nouvelle Eglise sur les desseins d'un Ingénieur nommé *Galopin*. Ils élevèrent à plusieurs reprises; mais comme ils étoient encore trop resserrés, ils furent obligés d'en faire bâtir une plus grande, dont *Pierre le Muet*, Ingénieur & Architecte du Roi, donna le dessin.

Cette

Cette Eglise fut commencée en 1656, comme devant avoir dans œuvre 21 toises 5 pieds de longueur; c'est-à-dire, 131 pieds depuis le maître-autel jusqu'au portail, sur 30 pieds de largeur, dans laquelle n'est point comprise celle des Chapelles ; entre les deux grandes Chapelles qui sont aux bouts de la croisée, on devoit construire un dôme. *Libéral Bruant*, Architecte, qui avoit de la réputation, conduisit cet édifice jusqu'à 6 ou 7 pieds d'élévation. *Gabriel le Duc*, autre Achitecte fameux, en prit la conduite après Bruant, & perfectionna le premier dessin, en y ajoûtant les tribunes qui sont dans les quatre gros piliers qui devoient porter le dôme, & en plaçant le maître-autel d'une manière commode. L'ordre d'Architecture régnant est l'ionique surmonté d'une espèce d'attique composé, qui porte des arcs doubleaux & des arrières-corps, d'où partent des lunettes avec des archivoltes, qui renferment des vitraux au-dessus des ceintres des arcades des Chapelles.

Cette Eglise, qui a actuellement six Chapelles de chaque côté, a été long-tems à n'en avoir que trois d'un côté & trois de l'autre.

La première du côté du Couvent étoit sous l'invocation de Saint Augustin. Comme ce Saint est le Patron principal de l'Ordre, il étoit juste qu'il eût ici une Chapelle où l'on pût l'invoquer d'une manière particulière. Cependant elle n'a subsisté que jusqu'en 1682, que l'on fut obligé d'y ouvrir un passage pour la commodité publique, à cause du grand concours de peuple qui vient dans cette Eglise; ainsi l'usage de la Chapelle de *S. Augustin* fut pour lors suspendu, & n'a été rétabli qu'après l'entier achevement de l'Eglise.

Après cette Chapelle est celle de Notre-Dame des *Sept Douleurs*, c'est la plus ancienne de toutes les dévotions à la Vierge. *Baillet* dit qu'elle commença en Orient, & qu'elle passa en Occident du tems des Croisades. Elle consiste à honorer *Marie* affligée au pied de la croix. La Reine *Anne d'Autriche*, qui étoit très-dévote à la Vierge; conçut le dessein d'établir ici tout à la fois un Ordre pour les Dames de la première qualité, & une Confrèrie pour les autres fidèles sous l'invocation de *Notre-Dame des Sept Douleurs*. Cette Confrèrie fut approuvée par Alexandre VII, qui donna un Bref d'indulgences le 26 mai 1656, qui fut visé par *Alexandre de Hodencq*, Grand-Vicaire de *Jean-François-Paul de Gondi*, Cardinal de Retz, Archevêque de Paris, le 24 d'octobre suivant. Il y eut des Lettres-patentes du 20 du mois de décembre de cette même année en faveur de l'une & l'autre

Tome I. Z

Confrèrie, dont la Reine se déclara la Protectrice, le Chef & la Régente; & le 24 mars de l'année suivante, jour de la fête de Notre-Dame des Sept Douleurs, elle vint dans cette Eglise où elle fut reçue en ces qualités; les Princesses, Duchesses, & autres personnes qualifiées qui accompagnoient la Reine, se firent aussi inscrire dans les registres de cette Confrèrie.

La troisième Chapelle du même côté est celle de *Saint Jean-Baptiste*, dont le tableau est de *Louis Boullongne*. On y voit le tombeau de *Jean-Baptiste Lulli*. Ce monument renferme les cendres des deux plus grands Musiciens que la France ait eu jusqu'alors; c'est-à-dire, de *Cambert* * (ou Lambert) & de *Lulli*. Ce dernier avoit épousé la fille de l'autre, & mourut le 22 mars 1687. *Michel Cambert* étoit né à Vivonne, petite Ville du Poitou, à quatre lieues de Poitiers. Il a été le premier qui nous ait fait connoître les beautés de la musique & du chant, & la justesse & les graces de l'expression. Il mourut au mois de juin 1696, âgé de 86 ans. Quant à Lulli, on remarquera seulement qu'il étoit Florentin; car d'ailleurs ses ouvrages & l'inscription qu'on va lire le font assez connoître. Son tombeau est d'un Sculpteur nommé *Cotton*. On y voit aux deux côtés deux pleureuses en marbre blanc, d'une proportion élégante, qui représentent les deux genres de musique, celui qui est propre à exprimer les airs pathétiques, & l'autre à chanter les airs plus tendres; & des trophées d'instrumens de musique. Au-dessus est son buste en bronze, accompagné de deux petits Anges de marbre blanc. Au bas est cette inscription:

Ici repose JEAN-BAPTISTE LULLI, *Ecuyer, Conseiller-Sécrétaire du Roi, Maison & Couronne de France & de ses*

---

* *Cambert* se fit d'abord admirer par la manière dont il touchoit l'orgue; & devint Sur-intendant de la Musique de la Reine-mère, *Anne d'Autriche*. L'Abbé Perrin l'associa au Privilége qu'il avoit obtenu de Sa Majesté pour l'Opéra en 1669, & Cambert mit en musique deux Pastorales, dont l'une est intitulée *Pomone*. Ainsi, il fut le premier qui donna en France des Opéras. Son *Ariadne*, sa Pièce intitulée *les Peines & les Plaisirs de l'Amour*, &c. furent très-goûtées du Public. Cependant *Lulli* obtint le Privilége de l'Opéra en 1672, & se fit une réputation supérieure à celle de Cambert: ce qui obligea celui-ci de passer en Angleterre, où il fut Sur-intendant de la Musique du Roi Charles II, & où il mourut.

Finances, Sur-intendant de la Musique de la Chambre de Sa Majesté, célèbre par le haut dégré de perfection où il a porté les beaux chants & la symphonie, qui lui ont fait mériter la bienveillance de LOUIS-LE-GRAND, & les applaudissemens de toute l'Europe.

Dieu qui l'avoit doué de ces talens par-dessus tous les hommes de son siècle, lui donna, pour récompense de ses Cantiques inimitables composés à sa louange, une patience vraiment Chrétienne dans les douleurs aiguës de la maladie dont il est mort le 22 mars 1687, dans la 54e. année de son âge, après avoir reçu tous ses Sacremens avec une résignation & une piété édifiante.

Il a fondé une Messe à perpétuité, qui se doit célébrer tous les jours à onze heures dans cette Chapelle; & pour l'exécution de cet article de son testament, Madeleine Cambert, sa femme, en a passé contrat devant Molineau & Mouffle, Notaires à Paris, le 28 mai de la même année; & depuis ayant acquis des Révérends Pères Religieux de cette Maison, par un autre contrat passé devant Chuppin & Mouffle, le 5 mai 1688, cette Chapelle & la cave au-dessous pour sa sépulture & celle de ses descendans à perpétuité, elle a fait dresser ce monument à la mémoire de son époux, comme une marque de son affection & de sa douleur.

Priez Dieu pour le repos de leurs Ames.

La Chapelle du Saint-Esprit est la première de celles qui sont de l'autre côté de cette Eglise; elle est en face de celle qui a été sous l'invocation de Saint Augustin. Elle a appartenu à *François Berthelot*, Fermier Général, qui, vers l'an 1675, fit faire l'autel & le retable de menuiserie nue. Ce retable est élevé jusqu'à la fenêtre du fond, & orné de chaque côté d'une colonne & d'un pilastre d'ordre corinthien, qui soutiennent une corniche modillonée, au milieu de laquelle est une croix posée sur une espèce de piédestal ou petit fronton. Au milieu de ce retable, est un tableau de 6 pieds de haut sur 4 de large, qui représente la descente du Saint-Esprit en forme de langue de feu, sur la Sainte Vierge & les Apôtres. Ce tableau, qui est dans une bordure dorée, a été copié d'après l'*Albane*, par *du Breuil*, l'un des plus habiles copistes de son tems. Aux côtés de cet autel sont deux niches ceintrées qui portent un fronton couronné dans une urne flamboyante. Dans l'une de ces niches étoit la statue de Saint François d'Assise, & dans l'autre celle de Sainte Anne. Ces deux statues étoient de bois.

La Marquise *de l'Hôpital* ayant acquis cette Chapelle des Augustins, par contrat passé avec eux le 30 de décembre 1702, la fit dès-lors décorer, ainsi qu'on la voit à présent. Le retable fut orné de marbre & de dorures; les niches furent aussi décorées & dorées, après qu'on en eût ôté les deux statues. Les deux entrées de la Chapelle sont fermées par des grilles de fer bien travaillées: au-dessus de la principale est un fronton, au milieu duquel sont les armoiries du Marquis & de la Marquise de l'Hôpital. L'autre porte de la Chapelle est sous la voûte d'un des balcons vis-à-vis de l'autel, & a son issue dans la Chapelle de Notre-Dame de Savonne.

Au-dessus de cette porte est l'épitaphe qui suit:

D. O. M.

Piis manibus nobilissimi viri PETRI RIOULT, *Domini de Bouilly, Estouy, Cohem, Lits, la Rue, Saint-Pierre-Curzay, Forzon, Boismétayé, &c.*

Cujus eximiâ in Deum pietate, templa ornata, solemnesque in hoc sing. monsib. preces in honorem sanctissimi Sacramenti fundatæ.

Liberalitate cujus pauperes passim sublevati, beneficentiam experti omnes, virtutum splendore avita nobilitas illustrata. Hœc amoris sui monumentum mœrens conjux erexit. Obiit 19 septembris anno salutis M. DC. LXXXV, *ætatis* LXII.

La Chapelle est revêtue d'un lambris de menuiserie, & garnie de bancs enfermés par un grillage à pointes d'environ 5 pieds de haut, & qui partage la Chapelle. Le tombeau du Marquis de l'Hôpital occupe toute l'embrasure de la fenêtre qui donne sur la rue. Il est de marbre noir, & au-dessus est la figure d'une femme assise pleurante, & qui tient d'une main un mouchoir, & de l'autre un cœur & un médaillon, sur lequel sont deux têtes qui représentent le Marquis *de l'Hôpital* & sa femme. Derrière est une pyramide ornée de trophées d'armes, au haut de laquelle est une urne avec les armoiries du Marquis de l'Hôpital. Deux grands rideaux de stuc, qui tiennent au ceintre de la fenêtre, tombent des deux côtés du monument, & le laissent entièrement découvert. Sur une table de marbre noir, qui fait le principal panneau du soubassement de ce mausolée, est l'épitaphe suivante:

D. O. M

Perenni memoriæ nobilissimi viri & Marchionis FRANCISCI

DE L'HOPITAL, *Tulli & Provinciæ Tullensis in Lotharingiæ Gubernatoris & Proregis.*

Qui ex antiquâ, & illustri Hospitaliorum familiâ, sanguinis & nominis splendorem nactus, veram & propriam nobilitatem suis ipse moribus expressit. In bello. Omnia ducis munia per triginta annos eâ prudentiâ, fortitudine, & fide executus, ut Regis, regnique gloriæ dignissimè servire videretur. In aulâ. Sine ostentatione probus, sincerus sine cujusquam offensione, sine invidiâ amabilis. Domi. Inter suos placidus & hilaris, nulli acerbus, omnium officiorum diligentissimus, ergà omnes beneficus, charissimæ uxoris familiam pari cum suâ benevolentiâ, liberosque ex altero conjugio natos paterno amore complexus. Ubique. Religionis cultor verus & timens Deum, vir fidei inconcussæ, generosæ virtutis, ergà omnes comis & humanus, inimicis, etiam, si quos habuit, non infensus; heu! tanta virtus inter varias Martis vices, per tot annos incolumis, decorisque tantum probata vulneribus, inter domesticæ pacis delicias, communem mortalitatis sortem tandem experta. Anno ætatis 72, die aprilis 29. Ann. redemptæ salutis M. D. CC. II. Amantissimi conjugis memoriæ, ut conjux mæstissima parentaret, monumentum hoc posuit. Bene precare, viator, & imitare.

Au-dessous on lit :

Dame MARIE MESTAYER, *veuve des sieurs* DOUILLY & *Marquis* DE L'HOPITAL, *a fait poser ces épitaphes à leurs mémoires, & a acquis cette Chapelle pour servir de sépulture à elle & à ses descendans. Elle est décédée le*.... *Priez Dieu pour le repos de leurs ames.*

Les intentions de Dame Marie Mestayer n'ont pas été suivies à l'égard de sa sépulture ; car étant morte à Cursay en Poitou, elle y a été inhumée. Le Marquis de l'Hôpital, dont on vient de rapporter l'épitaphe, étoit fils de *Charles de l'Hôpital*, Marquis de Choisy ; & de *Charlotte*, fille naturelle d'*Alexandre de Rohan*, Marquis de Marigny. Ce monument est de *Jean-Baptiste Pouletier*, Sculpteur de l'Académie Royale.

La Chapelle de Notre-Dame de Savonne est au bout de la croisée du côté de la rue ; elle est toute revêtue de marbre, & décorée d'une architecture ionique, du dessin du fameux *Claude Perrault*. Voici ce que l'on raconte de l'origine de la dévotion à Notre-Dame de Savonne.

Le Samedi 18 mars. 1536, un Paysan nommé *Antoine Botta*,

du village de Saint-Bernard, près de la ville de Savonne, s'étant arrêté sur le bord d'un ruisseau pour y laver ses mains, apperçut une lumière extraordinaire qui venoit du ciel, & entendit une voix qui lui disoit : *leve-toi, ne crains point, je suis la Vierge Marie, va trouver ton Confesseur, & dis-lui qu'il annonce au Peuple de jeûner trois samedis, & te confesseras & communieras, & le quatrième samedi tu reviendras en ce lieu.* Botta obéit ponctuellement ; & étant revenu le quatrième samedi, la Vierge lui apparut, vêtue d'une robe & d'un manteau blanc, & ayant une couronne d'or sur la tête. Elle le chargea de faire annoncer que l'énormité des crimes des hommes avoit irrité son Fils contre eux, & que sa colère étoit prête à tomber sur eux. Le Confesseur de Botta, instruit de cette vision par son Pénitent, monta en chaire, publia l'apparition de la Vierge, & prêcha le repentir & la pénitence. La Vierge parla une troisième fois à Botta, & lui ordonna d'aller à Savonne annoncer aussi la pénitence. Le Clergé, les Magistrats & le Peuple de cette Ville allèrent en procession à la vallée de Saint-Bernard, où la Sainte Vierge avoit apparu à ce Paysan ; & pour conserver à jamais le souvenir de ce miracle, on institua une Fête solemnelle, qui se célèbre tous les ans le 18 de mars, & que le Pape Paul III autorisa par une Bulle du 4 août de l'an 1537. Les Magistrats de la Ville firent ensuite bâtir auprès du ruisseau où la Vierge avoit apparu à Botta, une magnifique Chapelle, qui est desservie par des Théatins.

La Sainte Vierge y est représentée telle qu'elle avoit apparu ; & Botta, qui avoit eu l'honneur de l'apparition, est à genoux à côté de la Vierge, habillé d'un juste-au-corps de treillis, tenant un bonnet à la main, ayant des guêtres aux jambes, & des sabots aux pieds. La sacristie de cette Chapelle est remplie des plus superbes monumens d'or & d'argent. Il y a auprès un grand Hôpital, où l'on reçoit & défraye les Pélerins, & où l'on a soin des malades.

Le Roi Louis XIV & la Reine sa mère ayant envoyé, en 1670, le Frère *Fiacre*, Augustin Déchaussé, homme d'une grande piété, pour accomplir le vœu que Leurs Majestés avoient fait à Notre-Dame de Lorette, en actions de graces de la paix des Pyrénées ; & le bâtiment, sur lequel ce Religieux étoit embarqué, ayant été obligé de relâcher dans le port de Savonne, ce Frère fut frappé du concours de peuple qui y venoit de toutes parts pour honorer Notre-Dame de Savonne, & résolut d'introduire en France cette dévotion particulière. A son retour, il entretint les deux Reines des merveilles de Notre-Dame de Savonne, & du defir qu'il avoit d'établir à Paris cette dévotion, & fupplia Leurs Majeftés de vouloir l'aider de leurs libéralités, pour faire fculpter à Gênes la ftatue de la Vierge & celle de Botta. Les Reines le lui promirent; & à leur exemple, les Princes & les Dames qualifiées de la Cour, y contribuèrent auffi.

Le Frère *Fiacre* écrivit alors au fieur *Compans*, Conful de la Nation Françoife à Gênes, pour le prier de faire travailler inceffamment à ces deux ftatues, qui furent achevées à la fin de l'année 1663, & qui arrivèrent en France au mois d'avril 1664.

Comme cette année-là on travailloit à établir à Montmartre un Couvent d'Auguftins Déchauffés dans la maifon & fur l'emplacement que le fieur *Talier*, Prêtre Hibernois, leur avoit laiffés à cette condition, le Frère *Fiacre* conçut le deffein d'ériger cette nouvelle Eglife fous le titre de Notre-Dame de Savonne; mais l'Abbeffe de Montmartre s'y oppofa, & M. de Péréfixe, Archevêque de Paris, refufa d'y confentir. Le Frère *Fiacre* remua tout pour réuffir; & après dix ans de mouvemens, de prières, de pénitence & de pélérinages, il fut obligé de renoncer à ce deffein. Ce fut alors, c'eft-à-dire, en 1674, que le Roi, fuivant la promeffe qu'il en avoit faite à la Reine, ordonna au fieur *Colbert*, Sur-intendant des bâtimens, de faire décorer une Chapelle dans l'Eglife des Auguftins Déchauffés, pour y mettre la ftatue de Notre-Dame de Savonne. Ce Miniftre chargea *Claude Perrault* d'en donner les deffins, & ils furent exécutés dans les ateliers du Roi & mis en place. M. Colbert, après en avoir vu l'effet, ordonna qu'on y ajoûteroit une autre confole, pour faire fymmétrie avec celle qui porte la ftatue d'Antoine Botta.

Les colonnes, dont cette Chapelle eft décorée, font de marbre de Languedoc. Le fond de l'autel & le focle font de petite Brèche. La ftatue de la Vierge eft de marbre blanc de Carrare, & a fix pieds de hauteur. La figure de *Botta* & les deux confoles font auffi de marbre blanc.

La Chapelle qui eft en face de l'autre côté de la croifée, eft fous l'invocation de *S. Auguftin*. On voit la ftatue en marbre de ce faint Docteur: ce morceau eft de *Pigalle*.

Dans la troifième Chapelle, du même côté, eft la fépulture de *Gédéon Dumetz*, Seigneur du Comté de Rofnay, Confeiller du Roi en fes Confeils, Préfident-honoraire en la Chambre des Comptes, Intendant & Contrôleur-général des meubles de la Couronne, mort au mois de feptembre 1709.

Z iv

Cette Eglise qui devroit avoir 131 pieds de longueur dans œuvre, n'en ayant alors que 100, & les Religieux n'ayant pas de quoi la mettre dans sa perfection, firent construire en attendant un pavillon de charpente pour l'alonger & pour la fermer. Ce pavillon formoit dans son fond une espèce d'octogone, où étoient percées quatre grandes fenêtres. Cependant, malgré toutes les précautions prises pour rendre cette Eglise aussi longue qu'on l'avoit pu, on s'apperçut bientôt qu'elle ne l'étoit pas encore assez, & on imagina de faire construire une tribune qui remplit toute l'étendue de ce petit pavillon; ce qui fut fait en 1683, des libéralités de plusieurs personnes du quartier. Cette tribune étoit de charpente, élevée de dix ou douze pieds de terre, ayant la même largeur que le pavillon, & la même longueur, qui est 17 pieds; par ce moyen, on avoit encore donné à l'Eglise 17 pieds de longueur de plus qu'elle n'avoit, puisqu'il pouvoit tenir autant de monde dans cette tribune, qu'il en auroit tenu dans l'Eglise, si elle avoit eu 17 pieds de long de plus.

Le chœur, placé derrière le grand Autel, a 42 pieds de long, sur 30 de large; il est décoré d'une belle menuiserie d'ordre ionique, avec des formes, du dessin & de l'exécution de *Bardou*, fameux Menuisier. Au petit Autel du chœur, dans son enfoncement est un Crucifix, peint par *Lafosse*, ancien Directeur & Recteur de l'Académie Royale de Peinture.

Voilà l'état où étoit l'Eglise des Augustins, lorsqu'en 1737 ces Religieux entreprirent de la faire continuer. L'arc bombé, que l'on a substitué à la place de l'ancien tabernacle du grand Autel, passe pour une des plus hardies pièces d'architecture. Les tableaux du chœur représentent divers traits de la vie de S. Augustin, par *Carle Vanloo*. On doit remarquer la statue en marbre du même Saint, par M. *Pigalle*.

Ce fut le 23 d'août de cette même année, que M. *le Blanc*, Evêque de Joppé, qui avoit été Religieux Augustin, fit pontificalement la bénédiction de la première pierre des nouveaux ouvrages. On mit sur cette pierre l'inscription suivante, qui est de la composition du Père *Ambroise de Sainte-Félicité*, Exprovincial de l'Ordre, & Religieux de cette Maison.

D. O. M.

Anno salutis 1737, die vero 23 augusti post centesimum & ferè octavum annum incœpti œdificii Ecclesiæ Augustinorum Discalceatorum Conventûs Regii Parisiensis sub LUDOVICO

XIII, *Galliæ & Navarræ Rege*, *qui proſtratâ & captâ Rupellâ, pro gratiis à Deo acceptis lapidem primarium Regiâ, ut decebat pompâ & pietate, manu propriâ fundavit, ſub titulo* DOMINÆ NOSTRÆ DE VICTORIIS, *anno 1629, die nonâ décembris; nunc regnante* LUDOVICO XV, *ejus pronepote, primarius lapis angularis frontis ejuſdem Eccleſiæ in dexterâ parte ad perfectionem tanti operis ab illuſtriſſimo & reverendiſſimo* D. D. Hiacintho le Blanc, *Epiſcopo Joppenſi, benedictus fuit, & collocatus in fundamentis, cœmentoque firmatus, aſſiſtentibus* P. P. Guillelmo à Sancta Anna, *Provinciale, &* Michaele Angelo à Sancta Catharina *Vicepriore*.

On a travaillé d'abord aux ſix Chapelles qui reſtoient à faire & au portail. Ces Chapelles & la partie de la nef où elles ſont, ont été voûtées de pierre; & ces ouvrages finis au mois d'avril 1739, on a continué tout de ſuite à voûter de même les anciennes Chapelles & l'autre partie de la nef; on a détruit en même tems l'ancien Autel, pour en conſtruire un à la romaine. C'eſt ſur les deſſins & la conduite de *Silvain Cartaud*, Architecte de S. A. S. Mgr. le Duc d'Orléans, que tous ces ouvrages ont été exécutés. Le portail mérite une deſcription détaillée.

Il a 48 pieds & demi de hauteur, ſur 47 de largeur. Il eſt compoſé de deux ordres d'architecture, mais l'un ſur l'autre. Le premier, qui eſt ionique, eſt poſé ſur des ſocles à 22 pieds, ou environ, de hauteur, depuis le pavé juſqu'au deſſus de l'entablement ionique. Le ſecond ordre, qui eſt corinthien, eſt au-deſſus de l'avant-corps; il a depuis l'entablement ionique, juſqu'au deſſus de l'entablement corinthien, environ 20 pieds de hauteur, ſans y comprendre le fronton qui couronne l'avant-corps, & qui a ſix pieds & demi de haut. L'Architecte a mis ici l'ordre corinthien ſur l'ionique, ſuivant la diſpoſition & l'ordre que les anciens Architectes ont conſtamment obſervé dans la conſtruction des Temples, des Baſiliques, des Curies, des Cirques, &c.

Au milieu de l'avant-corps du premier ordre, eſt une arcade ornée d'une impoſte & d'un bandeau, à la clef de laquelle eſt une gloire compoſée de têtes de Chérubins & de rayons.

C'eſt dans cette arcade qu'eſt la porte, au-deſſus de laquelle on lit l'inſcription ſuivante:

D. O. M.

VIRGINI DEI-PARÆ.
SACRUM
SUB TITULO DE VICTORIIS.

A chaque côté de cette arcade font deux pilaftres ioniques qui terminent l'avant-corps, au milieu duquel eft une table, ainfi qu'au-deffus. Après cet avant-corps, & de chaque côté, eft une porte ornée de corniches & de chambranles, avec une agrafe au milieu, & deux palmes à côté, qui défignent les victoires dont elles font les récompenfes. Après ces petites portes, au-deffus de chacune defquelles eft une table faillante qui termine le portail, on a placé un pilaftre, au-deffus duquel eft une pyramide tronquée, & un amortiffement qui joint l'avant-corps. Ces ornemens, qui coûtent peu à l'imagination, occafionnent auffi beaucoup moins de dépenfe que les figures qu'on pourroit mettre à leur place. Le fronton eft orné, dans fon timpan triangulaire, de l'écu des Armes de France.

La fculpture de ce portail eft de *Charles Rébillé*, de l'Académie Royale de Sculpture; & de *Fournier*, de l'Académie des Maîtres.

Les dimenfions de cette Eglife, telle qu'elle eft à préfent, font de 133 pieds de longueur, fur 33 de largeur, & 53 pieds d'élévation, depuis le rez-de-chauffée, jufqu'à la voûte. On a fuivi par-tout l'ordre ionique.

Au milieu de la voûte de la croifée, au lieu d'un dôme qui devoit y être, felon le premier deffin, eft une grande coupe ou coupole qui en remplit toute la capacité, & qui eft ornée d'un grand cordon, de moulures, d'agrafes & de rofettes. Dans le centre de la coupole eft une gloire travaillée avec beaucoup de foin, d'étude & de propreté; dans les pendentifs font quatre panaches fculptés, & toute cette fculpture eft de *Rébillé*.

Les Tribunes pratiquées dans l'épaiffeur des quatre gros piliers deftinés à foutenir le dôme, ont été réformées par le nouvel Architecte. Il les a defcendues de deux pieds, leur a ôté la faillie qu'elles avoient dans l'Eglife, à un pied près, & les a refferrées plus en dedans. A la place des belles baluftrades, travaillées en fer avec beaucoup d'art, on en a mis de pierres à jour, & façonnées en jambages ou potelets. Au-deffus font des espèces de culs-de-lampes en sculpture, qui font un assez bon effet.

L'orgue est de 8 à 16 pieds, & a 4 claviers. Il consiste en 32 jeux. Il est renfermé dans une armoire d'une très-belle menuiserie, du dessin & du travail du sieur *Regnier*, Maître Menuisier, à Paris. Elle est décorée de tourelles, garnies de leurs tuyaux, dont les unes sont terminées par des vases, les autres par des instrumens de musique, une autre par un enfant qui tient un Livre à la main. Le bas de cette armoire est orné de têtes de Chérubins, d'Anges à mi-corps & de culs-de-lampes, d'une sculpture délicate, & faite avec beaucoup de soin. Ce corps d'orgue est placé sur une tribune de charpente, revêtue de menuiserie. Au-dessous est un vestibule, pour entrer dans l'Eglise, orné dans le même goût, avec une porte à deux battans, dont on admire la serrure. L'orgue est de l'ouvrage de *Sclop*, un des plus habiles Facteurs de ce tems-là.

La Consécration & la Dédicace de cette Eglise fut faite avec beaucoup de solemnité le Dimanche 13e jour de novembre 1740, par M. *Hyacinthe le Blanc*, Evêque de Joppé.

On garde dans la sacristie différens morceaux d'orfévrerie, & plusieurs ornemens, qui, par leur richesse, ou par l'usage auquel ils ont servi, sont regardés comme très-précieux. Voici ceux qui méritent le plus d'attention.

Un *Ange Gardien*, tenant par la main un enfant qu'il présente à la Sainte Vierge. C'est la figure votive de N.... d'*Orléans*, fils de *Gaston-Jean-Baptiste de France*, Duc d'Orléans, & de *Marguerite de Lorraine*, Duchesse d'Orléans; il a 16 pouces de haut, 12 de circonférence, & est posé sur un piédestal de bois d'ébene, orné d'un reliquaire d'argent, rempli de reliques.

Un *groupe d'argent doré*, pesant environ cent marcs, qui représente *Sainte Thérèse*, tenant entre ses bras *Louis Dauphin*, & le présentant à la Sainte Vierge. C'est l'accomplissement du vœu que la Reine *Anne d'Autriche* & la Reine *Marie-Thérèse d'Autriche*, sa belle-fille & sa nièce, avoient fait pour la naissance de ce Prince, qui naquit le premier novembre 1661. Le piédestal est d'ébene, orné des armoiries de ces deux Reines, & de plaques d'argent, sur lesquelles sont leurs chiffres. Au pied est renfermé, dans un petit reliquaire, un os de Sainte Thérèse, dont le Roi d'Espagne avoit fait présent à la Reine Marie-Thérèse. Ce groupe fut apporté dans l'Eglise des Augustins Déchaussés, par l'Abbé *de la*

Barde, l'un des Aumôniers de la Reine, le 15 d'octobre 1664.

Un riche parement d'*Autel* de brocard d'or & d'argent, accompagné de deux crédences, & d'une chasuble de la même étoffe. C'est un vœu de *Marie-Anne-Christine-Victoire de Baviere*, femme de *Louis de France*, Dauphin de Viennois, fils de Louis XIV.

L'on y voit aussi une chasuble de gros taffetas violet, qui a servi à feu M. *Bernard*, connu sous le nom du *pauvre Prêtre*. Le Frère *Fiacre*, qui étoit ami de ce saint homme, ayant souhaité d'avoir un des ornemens dont il se servoit dans sa Chapelle, la Présidente *de Lamoignon*, acheta cette chasuble après la mort de M. Bernard, & la donna au Frère Fiacre.

Le Couvent des Augustins Déchaussés est un des mieux placés de Paris ; il est d'ailleurs grand, bien bâti, & assez régulier. Il consiste en un corps de bâtiment quarré, qui renferme quatre dortoirs, qui se communiquent l'un à l'autre de plein-pied, avec un grand nombre de cellules. Il y a aussi quatre ailes d'un double cloître l'un sur l'autre de plain-pied. Celui d'en haut est vitré, & orné d'un grand nombre de tableaux de huit pieds de haut, sur cinq pieds & demi de large, sans la bordure. Ils sont du dessin & de l'ouvrage du sieur d'*Olivet*.

Le réfectoire est de plain-pied à ce cloître, & a 91 pieds de longueur, 26 de largeur, & 17 de hauteur. Le plafond est en anse de panier & en plâtre. Cette pièce, éclairée par douze grandes fenêtres ou croisées, est très-proprement lambrissée, & ornée de douze tableaux, qui ont 5 pieds de hauteur, sur 8 à 9 de largeur, & représentent pour la plûpart les principaux événemens de la vie de S. Augustin.

Les trumeaux qui sont entre les croisées, sont ornés de beaux cartouches, remplis de sentences choisies, tirées de l'Ecriture Sainte. Dans le fond est un Crucifix, peint par *Lafosse*, un des habiles Peintres de notre tems. Aux côtés de ce Crucifix sont la Sainte Vierge & Saint Jean. Ces deux tableaux sont de *Louis Boullongne*, qui, dans la suite, a été premier Peintre du Roi, Chevalier de Saint-Michel, Directeur & Recteur de l'Académie Royale de Peinture. La Conversion de Saint Augustin, par *Lafosse*. Le Baptême de Saint Augustin, par *Louis Boullongne*. La Mort de Sainte Monique, par *Lafosse*. L'Ordination de Saint Augustin à la Prêtrise, par *Louis Boullongne*. Saint Augustin prêchant au peuple devant son Evêque, par d'*Olivet*, qui a fait toutes les peintures du cloître, & qui sont des plus médiocres. Saint Augustin consacré Evêque, par le même. Saint Augustin disputant contre les Evêques Donatistes, par *Alexandre*, Peintre de l'Académie Royale de Peinture. Saint Augustin au lit de la mort, par *Alexandre*. La Translation du corps de Saint Augustin de l'Eglise de Saint-Etienne d'Hippone, où il avoit été inhumé en l'Isle de Sardaigne, par *Galloche*, Peintre de l'Académie Royale de Peinture; il peut être regardé comme son chef-d'œuvre.

L'Apothicairerie est décorée de plafonds peints à l'huile, de lambris, d'armoires & de pots de faïance, qui contiennent les différentes drogues en usage dans la Pharmacie.

Par le cloître d'en haut, on entre dans le grand jardin de ce Couvent, qui a plusieurs allées, bordées de tilleuls de Hollande, d'un plan assez nouveau, & d'une belle venue.

Mais rien n'est plus propre ni mieux entendu que la Bibliothèque. Elle est au-dessus des dortoirs, & a vue sur deux jardins qui lui donnent beaucoup d'agrément.

Lorsqu'en 1632, les Augustins Déchaussés vinrent habiter cette maison, ils n'avoient que les Livres les plus nécessaires; ainsi, il n'étoit pas encore question de Bibliothèque, ni de Bibliothécaire: cependant le nombre des Livres qu'ils avoient, augmentant tous les jours, ils les mirent dans une chambre de leur premier dortoir, du côté du cloître, ce qui formoit un petit cabinet sans beaucoup d'ordre.

En 1650, le Père *Bonaventure de Sainte-Claire*, qui avoit soin de ce cabinet, se proposa d'en augmenter les Livres, & de faire une Bibliothèque dans les formes. Comme il avoit la confiance de plusieurs personnes de qualité, il employoit à acheter des Livres les aumônes qu'elles lui faisoient, il les ornoit d'une reliure très-propre, & faisoit mettre au bas des dos les noms de ceux qui les lui avoient donnés. En 1666, l'Eglise ayant été placée où elle est à présent, on transporta les Livres dans la salle qui avoit jusqu'alors servi d'Eglise, & ce cabinet commença à prendre la forme de Bibliothèque. Le Père Bonaventure étant mort en 1675, le P. *Germain de Sainte-Geneviève* lui succéda; & animé par l'exemple de son Prédécesseur, il acquit un grand nombre de Livres par le moyen de sa famille & de ses amis. Cette Bibliothèque prit un grand accroissement en 1682, par l'acquisition des Livres de M. le *Goux de la Bretonniere*, lesquels étoient au nombre de 1900 volumes, tous rares & curieux, & que le Père *Chérubin de la Vierge Marie*, alors Prieur du Couvent de Paris, acheta la somme de 3500 livres.

Alors la Bibliothèque se trouva tellement augmentée, que le lieu destiné pour la placer étant achevé & préparé, on l'y transporta la même année 1682. Tous les Bibliothécaires qui sont venus depuis, ont travaillé avec émulation à l'augmenter & à l'enrichir ; mais personne n'y a réussi avec plus de succès que le Père *Eustache de Sainte-Agnès*, qui depuis l'an 1715 en a été le Bibliothécaire, jusqu'en..... qu'il est mort. Ce Religieux étoit si actif, & avoit tant de goût pour les Livres, que les premiers emplois de la maison, auxquels il a été élevé, bien loin de l'en distraire, n'ont servi qu'à enrichir cette Bibliothèque, qui est aujourd'hui composée d'environ 25000 volumes, qui augmentent encore tous les jours. Elle est placée au comble de la maison, au-dessus des dortoirs, & en forme de mansarde, élevée de trois pieds au-dessus du toit commun.

Elle consiste en trois pièces ; savoir, en deux galeries, ou ailes en retour, dont l'une sert d'entrée, & est du dessin de *Gobert*, Architecte du Roi, qui avoit beaucoup de génie pour les beaux arts ; & en corps principal, du dessin du sieur *le Duc*, aussi Architecte du Roi.

La galerie d'entrée a 83 pieds & demi de longueur, sur 14 de largeur, & 10 de hauteur. A droite, il y a 8 travées & autant à gauche. Dans chaque travée est une armoire de menuiserie travaillée fort proprement, ayant cinq pieds & demi de hauteur, sur sept & demi, ou environ de largeur. Ces armoires sont placées dans le fond d'autant d'arcades, soutenues par des pilastres corinthiens de sept pieds & demi de hauteur, compris la base & le chapiteau, sur neuf pouces de largeur, posés sur un piédestal d'un pied en quarré, le tout de menuiserie.

Ces armoires sont surmontées d'une corniche d'ordre toscan, laquelle a environ deux pouces de saillie, & est revêtue d'un chambranle d'un profil assez riche. Elles contiennent chacune cinq tablettes, & sont fermées par des battans, avec un treillis de laiton. Ces travées se communiquent les unes aux autres par de petites portes qui sont ornées de portraits de Papes, de Rois, de Princes, de Cardinaux, & d'autres personnes illustres. Enfin, cette galerie est éclairée par huit fenêtres de chaque côté, qui sont percées dans l'attique, & sont de forme ovale.

Le vaisseau principal de cette Bibliothèque a 131 pieds & demi de longueur, sur 19 pieds de largeur & 14 de hauteur.

Le plafond est en anse de panier, en plâtre blanchi de blanc des Carmes. Les fenêtres sont percées dans l'attique de six en six pieds de distance; en sorte qu'elles donnent un jour égal à toutes les parties de la Bibliothèque. Ces fenêtres ou œils de bœufs ont chacune deux pieds sept pouces de haut, sur quatre pieds de large. Au milieu du plafond est un tableau, peint à fresque en 1703 par *Paul Mattei*, Peintre Napolitain. Ce tableau, qui a douze pieds de long, sur huit de large, est allégorique & représente la Religion, accompagnée de la vérité, qui, par les rayons d'un soleil qu'elle a sur sa poitrine, & par un fouet qu'elle tient d'une de ses mains, tâche d'éclairer & de ramener l'erreur qui est dans un coin de ce tableau. Un Ange, qui est auprès de la vérité, tient un Livre ouvert, où l'on lit ces paroles qu'il adresse à l'erreur : *Quare detraxistis sermonibus veritatis ?* (Job. 6. v. 25) Ce tableau fut peint en 18 heures, à plusieurs reprises, & cette circonstance prouve sans réplique la rapidité du pinceau de Paul Mattei. Par reconnoissance, les Augustins Déchaussés ont affilié *Paul Mattei*, sa femme & ses enfans, à leur Congrégation, & les ont rendus participans durant leur vie & même après leur mort, de toutes les messes, offices, prières, méditations, prédications, abstinences, jeûnes, mortifications, pénitences, veilles, pélerinages, & généralement de toutes les bonnes œuvres qui se pratiquent dans ladite Congrégation.

Les lettres d'affiliation & d'association sont du P. *Chérubin de Sainte-Elisabeth*, Vicaire-général des Augustins Déchaussés de la Congrégation de France, & sont datées du 13 Septembre de l'an 1703.

A chacun des bouts de ce grand vaisseau de la Bibliothèque, on a percé une fenêtre ou croisée d'onze pieds trois pouces de hauteur, sur six pieds & demi de largeur, lesquelles sont ornées chacune d'un balcon de fer, & ont vue l'une sur le grand jardin, & l'autre sur un des parterres de ce Couvent.

Les faces de ce grand vaisseau sont décorées de 15 armoires d'un côté, & de 16 de l'autre, continuées de suite & sans interruption, & très-proprement travaillées. Ces armoires, qui ont sept pieds de hauteur, renferment chacune six tablettes de Livres. Des pilastres corinthiens, qui ont sept pieds & demi de hauteur, séparent ces armoires les unes des autres. Sur ces mêmes corniches, & entre les fenêtres, sont placés les portraits de Louis XIV, des Papes Clément XI & Clément XII, du Duc du Maine, du Comte de Toulouse, des Cardinaux de Janson, de Noris, Imperiali; du P. Jacques de Saint-Gabriel, Religieux de cette Maison, peint par *Rigaud*, & de plusieurs personnes illustres.

Le portrait du Roi Louis XIV a été peint par *Carvin*, Peintre, estimé sur-tout pour les bonnes copies, d'après le portrait original fait par *Rigaud*, le plus habile Peintre de notre tems pour le portrait. *Carvin* en fit présent à cette maison au mois de décembre 1712.

Sur la porte, en dedans du grand vaisseau de cette Bibliothèque, est un Christ en croix, de trois pieds de haut, sur deux de large, peint par *Cazes*, Peintre de l'Académie Royale de Peinture, d'après *Lafosse*, un des plus habiles Peintres de notre tems. Ce tableau est dans une bordure de chêne à moulures, dont les petites baguettes sont dorées. A droite & à gauche de ces deux principaux corps de Bibliothèque, il y a encore plusieurs cabinets, ou pièces remplies de Livres.

Parmi ce grand nombre de Livres, dont il y en a plusieurs de curieux & de très-rares, on en remarque un qui réunit ces deux qualités ; ce sont des Mémoires pour servir à l'Histoire de Louis XIV, surnommé le Grand, rédigés par le sieur *de Visé* ; & donnés aux Augustins Déchaussés, le 23 septembre 1718, par le sieur *Desgranges*, Maître des cérémonies de France ; ils sont en dix volumes *in-folio*, reliés en veau, bien dorés & magnifiquement imprimés à l'Imprimerie Royale ; mais comme on n'en tira que 40 exemplaires, que le Roi Louis XIV donna à plusieurs Souverains, ou à quelques Ministres, ils sont très-rares.

L'autre aile, ou galerie parallèle à celle qui sert d'entrée, a été percée vers l'an 1736, & est remplie de Livres, de même que les deux autres pièces.

Le cabinet des Médailles, d'Antiques & d'Histoire Naturelle fut commencé vers l'an 1701, par les soins du Père *Albert de Sainte-Eugenie*, qui, né avec une forte inclination pour l'étude de l'Antiquité, s'y étoit rendu habile. Il travailla constamment jusqu'à la fin de sa vie à former ce cabinet, tel à peu-près qu'on le voit présentement ; il mourut le 26 mai 1725, âgé de 71 ans.

Ce cabinet, qui jusqu'alors étoit renfermé dans une petite salle de l'infirmerie, fut transporté en 1727 à côté de la Bibliothèque, avec laquelle il communique par une petite galerie remplie de Livres. Il est actuellement dans un grand pavillon de 24 pieds en quarré, sur 16 & demi de haut, percé de 5 grandes croisées, qui y répandent un jour convenable. Il est orné d'un grand nombre de tableaux, dont la plûpart

part sont des grands Maîtres; car on y en voit du *Titien*, de *Michel Ange*, de *Caravage*, de *l'Espagnolet*, de *Vanmol*, du *Mole*, du *Crémonois*, de *Sébastien Bombel*, du vieux *le Févre*, de *Bourdon*, & d'autres Peintres qui ont excellé parmi ceux de notre tems, tels que la *Fosse*, *Paul de Plaisance*, *Pellegrini*, &c.

Ce même cabinet est enrichi de cinq suites de Médailles antiques, placées séparément chacune dans son armoire, suites impériales de grand, de moyen & de petit bronze; une suite impériale d'argent, & une suite consulaire d'argent, sans compter un grand nombre de poids Romains, de Médaillons d'argent Grecs ou Romains, de Médailles de Villes de Grèce, de Syrie & d'Egypte, &c.

Outre un grand nombre de figures antiques, de bustes & vases antiques de marbre & d'albâtre, de porcelaines de toute espèce, répandus & placés avec ordre dans ce cabinet, on y trouve une armoire particulière, remplie d'un grand nombre de figures antiques, de toute grandeur, en bronze, terre sigillée, mesures romaines, lacrymatoires, mords de chevaux, instrumens de sacrifices, &c. Une autre armoire composée de 14 grands tiroirs, renferme un amas considérable de coquilles rares & des mieux conservées.

Une troisième armoire est destinée aux estampes dont ce cabinet commence à être suffisamment garni. Les Religieux, à qui la garde en est confiée, la font voir aux Curieux & aux Etrangers avec beaucoup de politesse & d'agrément.

Ce Couvent a eu plusieurs Religieux, dont la vertu & le savoir ont éclaté au dehors.

Denis Antheaume, connu dans la Religion & dans le monde sous le nom de *Frère Fiacre*, étoit né à Marli-la-Ville, dans le diocèse de Paris, le 21 février 1609. Il fut reçu Augustin Déchaussé le 19 mai 1631, à l'âge de 22 ans & 3 mois. Toute sa vie religieuse n'a presque été qu'une suite continuelle de dévotion, de visions, de révélations & d'extases, qui ont fait croire ce Religieux agréable aux yeux de Dieu. On a prétendu que ses prières, pour la fécondité de la Reine & la naissance du Dauphin, lui firent obtenir de Dieu & prédire la grossesse de cette Princesse. Le Frère *Fiacre* mourut le 16 février 1684, dans la 75e année de son âge, & la 53e de Religion.

Pierre Guibourg, né à Paris, quitta le nom qu'il portoit dans le monde, pour prendre celui d'*Anselme de la Vierge Marie*, sous lequel il est connu dans la République des Lettres. Il publia, en assez peu de tems, deux Ouvrages histo-

TOME I.   A a

riques; favoir, le *Palais de l'Honneur*, & le *Palais de la Gloire*. Il publia en 1674 deux volumes *in-*4°. intitulés l'*Histoire Généalogique & Chronologique de la Maison Royale de France & des Grands Officiers de la Couronne*; mais il mourut avant d'avoir mis la dernière main à cet ouvrage, le 17 janvier 1694, âgé de 69 ans, dont il en avoit passé 50 dans la Religion.

Dufourni, Auditeur des Comptes, homme d'un grand discernement, savant dans notre Histoire, & très-versé dans la Diplomatique, a donné, en 1712, une nouvelle édition de l'Ouvrage du P. Anselme en 2 vol. *in-f*. Cet Ouvrage est rentré dans le Couvent des Augustins Déchaussés, où il avoit pris naissance; cependant le P. *Simplicien* en a donné une nouvelle édition en 9 vol. *in-folio*, revue & augmentée, conjointement avec le P. *Ange*.

Le P. *Placide de Sainte-Hélène*, né à Paris le 15 septembre 1649, prit l'habit religieux en 1666, & y fit profession le 7 juin de l'année suivante, âgé de 18 ans ou environ. *Pierre Duval*, fameux Géographe, ayant épousé une des sœurs du P. Placide, se fit un plaisir d'enseigner la Géographie à son beau-frère, qui n'étoit encore qu'un enfant. Placide s'étant consacré à l'Etat Monastique, ménagea les momens que l'observance régulière lui laissoit, & les partagea entre la Prédication & l'étude de la Géographie. Il a travaillé avec succès à un grand nombre de Cartes géographiques, qu'il a eu l'honneur de présenter presque toutes au Roi Louis XIV, qui les recevoit toujours avec bonté, & qui dit un jour, en parlant de l'Auteur & de ses Cartes, *le Père travaille bien, ses Ouvrages sont beaux, très-justes, & me font plaisir*. Ce Prince honora le P. Placide de la qualité de son Géographe ordinaire, par Brevet du 20 janvier 1705. Il mourut le 30 novembre 1734, dans la 86ᵉ. année de son âge.

Nous devons la description curieuse de ce Couvent au P. *Isidore de Sainte-Madeleine*, qui joint aux vertus & aux sciences essentielles à sa profession, une connoissance exacte de l'Histoire de sa Congrégation.

Le Roi Louis XIII, par Brevet du 6 janvier 1638, donna pour armoiries à ce Couvent qu'il venoit de fonder, une Notre-Dame des Victoires d'argent, en champ-d'azur, accompagnée de trois fleur-de-lys d'or, deux & une; l'écusson, qui est surmonté d'une couronne royale fermée, est entouré de deux palmes, & soutenu par deux Anges.

Le Pape Benoît XIII, informé que les Religieux Augustins Déchaussés étoient partagés en plusieurs Congrégations, d'Espagne, d'Italie, de France & de Portugal, & que les Religieux de ces divers Couvens étoient tous différens les uns des autres, soit pour la forme de l'habit, soit pour le chant, soit pour la barbe, les uns en portant une longue, & les autres n'en portant point; les uns ayant le capuce pointu, & les autres rond; les uns chantant en plein-chant, & les autres ne faisant que psalmodier: ce Pape voulant que ces Congrégations fussent uniformes en toutes choses, ordonna, par son Bref du 27 janvier 1726, enregistré au Parlement le 27 juillet suivant, l'uniformité dans tous les Couvens de la réforme des Augustins Déchaussés, en quelque lieu du monde qu'ils soient, tant par rapport au chant, qui sera le Grégorien, qu'à l'égard du capuce qui sera rond, & à la barbe qui sera rasée. Et par un autre Bref de Benoît XIV, du premier février 1746, approuvé par des Lettres-patentes du Roi Louis XV, données le 7 avril suivant, & enregistrées le 7 mai, ils ont obtenu la permission de porter la chaussure comme les autres Religieux Augustins, & ils sont soumis à un Vicaire-général, élu par le Chapitre général de cette Congrégation.

On porte aujourd'hui le revenu de la Sacristie environ à la somme de 30000 liv. par chaque année, tant par rapport au produit des Messes que les personnes de piété y font dire à l'invocation de *Notre-Dame des Victoires*, & à celle de *Saint Antoine de Padoue*, que relativement encore à d'autres œuvres pies.

Dans l'enceinte de ce Couvent est un appartement que louoient ces Pères, & qui étoit nommé le *Dépôt de la Marine*. C'étoit-là qu'on déposoit certains papiers, qui, sans être de rebut, ne sont pas néanmoins d'un usage journalier. S. A. S. M. *le Comte de Toulouse*, Amiral de France, étant Chef du Conseil de la Marine, avoit donné à ce dépôt, en 1711, un objet plus étendu & plus important, en ordonnant qu'on y apporteroit toutes les Cartes, les Plans, les Journaux de navigation, les Mémoires, les Descriptions, les visites de rades, ports & principaux mouillages des quatre parties du monde. Cette collection est aujourd'hui la plus belle qu'il y ait au monde dans ce genre-là, & la plus utile pour perfectionner les Cartes hydrographiques & la navigation; mais il a été transporté à Versailles en 176...., par les ordres de M. le Duc *de Praslin*, alors Ministre & Secrétaire d'Etat de la Marine, & est joint aujourd'hui aux Bureaux de cette partie.

AUGUSTINS. (les Grands) * L'origine de ces Moines est fort incertaine **. On voit seulement que vers l'an 1200, il se forma, principalement en Italie, diverses Congrégations d'Hermites, dont les uns étoient habillés de noir, & les autres de blanc. Les premiers se disoient de l'Ordre de Saint-Benoît, & les seconds de celui de Saint-Augustin. Il y eut jusqu'à cinq Congrégations de ces Moines, que le Pape Innocent IV essaya de réunir, afin qu'elles ne composassent qu'un seul & même Corps; mais ce dessein ne fut exécuté qu'en 1256, par le Pape Alexandre IV, son Successeur. C'est ainsi que fut institué le nouvel Ordre des Hermites de Saint-Augustin. Ils vinrent, dit *Piganiol*, s'établir à Paris sous le règne de Saint Louis, & leur première habitation fut au-delà de la porte de Saint-Eustache, dans la Chapelle de Sainte Marie-Egyptienne, au coin de la rue de ce nom (qui s'appelle aujourd'hui *de la Jussienne*, par corruption), & de celle de Montmartre, ainsi qu'on l'apprend du *Vidimus* d'une sentence de l'Official de Paris, en date du mardi d'après la Toussaints, de l'an 1290, commençant par ces mots: *** *Universis præsentes litteras inspecturis, Officialis Curiæ Parisiensis, &c. affirmó quod Prior Fratrum Eremitarum Sancti Augustini, & ejus Conventûs Parisiensis tenebant, & possidebant quondam domum cum quodam jardino eidem adjacente,*

---

* On les appelle ainsi pour les distinguer des Religieux du même Ordre établis à Paris, qu'on nomme *les Augustins Réformés de la Province de Bourges*, & les *Augustins Réformés* ou *Petits Pères*. Voyez l'article des uns & des autres.

** La plus grande partie des Historiens qui ont parlé de l'Ordre des Augustins, en placent l'époque en 1153, ou 1154, 1157 & 1160. Je ne sais, dit M. *Jaillot*, sur quoi ils sont fondés. La plus ancienne Congrégation des Hermites de Saint-Augustin est, à ce que croit cet Auteur, celle des Jean-Bonites, ainsi appelés, parce qu'ils furent institués par le B. *Jean-Bon*, de Mantoue; &c. *Chopin, Monastic. lib.* 1. *tit.* 1. n°. 13. *Sabell. Encad.* 9. n°. 15.

*** M. *Jaillot* dit que quelques Historiens se sont imaginés que cette Chapelle avoit été donnée aux Augustins lors de leur premier établissement à Paris, ce qui est destitué de toute preuve. Ces Religieux au contraire, ajoute-t-il, achetèrent une maison & un jardin hors la porte Montmartre, *sitam Parisiis extrà muros ultra portam Sancti Eustachii, in vico per quem itur ad montem Martyrum, contiguum ex omni latere terræ Domini Parisiensis Episcopi.* Les Augustins quittèrent le Couvent qu'ils avoient en cet endroit, l'an 1285, pour aller s'établir proche la porte Saint-Victor, & n'ont laissé dans ce quartier-ci que le nom que porte encore une de ses rues, qu'on nomme la rue des *Vieux-Augustins*. Il y étoient en 1259, comme il paroît par des Lettres du mois de décembre de cette même année. Un décret de l'Université, aussi de 1259, nous apprend qu'ils étoient déjà admis dans l'Université avec les autres Mendians.

Les Hermites de Saint-Augustin abandonnèrent cette première demeure, pour aller s'établir auprès de la porte Saint-Victor, dans un lieu inculte & rempli de chardons, & qui pour cela étoit nommé *cardinetum*, & s'étendoit depuis ladite porte, jusqu'à la rivière de Bièvre. Le P. *Juvénal de Narnie*, Vicaire & Procureur du R. P. Clément de Auximo, Prieur-Général de l'Ordre des Hermites de Saint-Augustin, fut le premier qui, en 1285, acheta, du Chapitre de Notre-Dame de Paris, une pièce de terre, alors appelée *la Terre de Notre-Dame*, autrement dite, *de M. Pierre de Lamballe*, assise audit Chardonnet, contenant 4 arpens, (M. Jaillot dit environ 6 & demi) contiguë à la Maison des Bernardins, & tenant d'une part, *ad alveum Beveris*, à la petite rivière de Bièvre, qui anciennement couloit sur le terrein où est aujourd'hui la rue qui porte son nom. Cette acquisition fut faite pour le prix de 400 liv. tournois, & il fut réservé au Chapitre de Notre-Dame deux deniers de cens capital. Ce meme Père *Juvénal*, au mois de février de la même année 1285, acheta une autre pièce de terre de l'Abbé & Couvent de Saint-Victor, située audit lieu du Chardonnet, pour le prix de 221 liv. 13 s. 4. d. tournois. Plus une Maison auprès de celle des Bons-Enfans, où est à présent le Collège du Cardinal-le-Moine, en faisant une rente annuelle de 24 liv. tournois. L'année suivante, le Roi Philippe-le-Bel accorda à ces Religieux l'usage des murailles & tournelles de la Ville, & défendit à toutes personnes d'y passer, ni demeurer, sans la

---

sur l'emplacement desquels ils firent construire une Chapelle ; & plus bas, il dit qu'il n'y a pas lieu de penser que la Chapelle de Sainte Marie-Egyptienne ait existé, ou qu'elle a été bâtie depuis, &c. *Quart. Saint Eustache*, pag. 33 & 34.

permiffion defdits Religieux. Malgré cette étendue de terrein, les Hermites de Saint-Auguftin n'étoient pas contens de la fituation de leur Couvent. Ce lieu étoit fi folitaire, que les aumônes ne pouvoient fuffire à leur fubfiftance. Ils vendirent donc ce qu'ils avoient acheté au Chardonnet, & s'accommodèrent avec les Frères *Sachets*, Hermites de l'Ordre de Saint-Auguftin, qui, par un traité du 14 octobre 1493, leur cédèrent l'établiffement qu'ils avoient fur le bord de la Seine, dans le territoire de Saint-Germain-des-Prés.

Ces Frères *Sachets* ou Frères *Sacs*, en latin, *Saccitæ*, *Saccarii* & *Saccati*, étoient ainfi nommés, parce qu'ils étoient vêtus d'une robe en forme de fac & fans ceinture. Ils étoient établis fous le nom de *Frères de la Pénitence de J. C.* & faifoient profeffion d'une auftérité fi extraordinaire, qu'ils fubfiftèrent peu de tems. Ils avoient été établis en cet endroit par S. Louis[*], au mois de novembre 1261, & ils en fortirent le 14 d'octobre de l'an 1293, leur pauvreté les obligeant de vendre leur terrein aux Hermites de Saint-Auguftin, qui s'y font toujours maintenus depuis.

L'Eglife, telle qu'elle eft à préfent, a été bâtie à plufieurs reprifes; mais le Roi Charles V, furnommé *le Sage*, a eu la principale part à cet ouvrage, ainfi que le porte une infcription qui fe voit encore aux pieds de la ftatue de ce Roi, qui eft placée au côté gauche de la porte de cette Eglife, & vis-à-vis celle de Saint-Auguftin. Les voici :

> *Primus Francorum Rex Delphinus fuit ifte,*
> *Exemplar morum. Carolus dictus, bone Chrifte,*
> *Merces juftorum, dilexit fortiter ifte.*
> *Hic patet exemplum tibi ; nam complevit honore ;*
> *Hoc præfens Templum Deo ditetur honore.*

Après avoir rapporté cette infcription, & avoir remarqué que ce fut Charles V qui eut la principale part à la conftruction de cette Eglife, il paroîtra affez étonnant, dit *Piganiol*, qu'elle n'ait été dédiée que fous Charles VII, à l'honneur de

---

[*] Les Lettres de S. Louis font du mois de novembre 1261. Il y donne aux *Frères de la Pénitence* une Maifon & fes dépendances, fituée fur la Paroiffe S. André-des-Arcs (*de Arficiis*), & il accorde au Prêtre de cette Paroiffe foixante-dix fols de rente, à prendre annuellement fur la Prévôté de Paris pour fon indemnité. *Voy. M. Jaillot, Quart. S. André-des-Arcs, pag. 31.*

Sainte Anne, par Guillaume *Chartier*, Evêque de Paris, le 6 mai 1453; c'est-à-dire, 73 ans après la mort du Roi Charles V. Il y a apparence qu'elle ne fut achevée qu'au bout de ce tems-là, ou bien qu'elle avoit été rebâtie dans cet intervalle*: ce qui n'est guères croyable. Malgré tant de soins & de tems, on peut dire que cette Eglise n'en est pas plus belle, & qu'elle se ressent du mauvais goût du siècle où elle a été bâtie.

Le portail extérieur du Couvent est sur le quai des Augustins, & donne entrée dans une petite cour, où fut inhumé *Raoul de Brienne*, Comte d'Eu & de Guines, Connétable de France, lequel eut la tête tranchée en l'hôtel de Nesle; & son corps fut enterré en cet endroit par ordre du Roi, pour l'honneur des amis d'icelui Connétable, dit *Froissard*. Sur cette cour est, d'un côté, la grande porte intérieure du Couvent; & de l'autre, le portail de l'Eglise, qui étant ainsi renfermé, n'est nullement en vue, & ne mérite pas même d'y être.

Le chœur est grand & spacieux. *Charles-Henri de Malon de Berci*, Doyen des Maîtres des Requêtes, mort le 30 mai 1676, est inhumé au milieu, sous une tombe plate; il donna une somme considérable, qui fut employée à la décoration du Grand-autel, qui consiste en huit colonnes corinthiennes de marbre de saraveche, disposées sur un plan courbe, & soutenant une demi-coupole, dans le fond de laquelle est le Père Eternel dans sa gloire, en bas-relief, & d'après le dessin de *Charles le Brun*. Aux côtés, sont deux Anges en adoration; & un peu plus loin, deux figures plus grandes que nature, dont l'une représente Saint Augustin, & l'autre Sainte Monique. Cette décoration fut commencée en 1675, & achevée en août 1678. Le Tabernacle est de menuiserie, peinte en marbre. Il fut sculpté par *Droully*, aux dépens du

---

* M. *Jaillot* dit que cette conclusion n'est pas juste. En effet, il n'est pas nécessaire que la Dédicace d'une Eglise se fasse dès qu'elle est achevée; cette cérémonie n'est pas même essentielle. L'Eglise Cathédrale n'a pas encore été dédiée, quoiqu'il y ait environ 500 ans qu'elle est entièrement finie. D'ailleurs, outre que l'Eglise des Augustins étoit encore imparfaite lorsque Charles V mourut, on ne doit pas être étonné de voir qu'il y ait eu un intervalle de 73 ans entre cette époque & celle de la Dédicace. Les troubles & les factions qui agitèrent le Royaume sous les règnes de Charles VI & de Charles VII, étoient un motif assez plausible pour suspendre cette cérémonie.

Père *Lambrochon*, un des Religieux de ce Couvent. Les baluftrades de fer, qui renferment l'Autel, de même que la porte du chœur, ont été faites aux dépens d'un autre Religieux, nommé le P. *Olivier*. Les ftalles, au nombre de 140, font un excellent ouvrage de menuiferie, qui fut commencé en 1666, & ne fut achevé qu'en 1672.

Tout le pourtour du chœur eft décoré d'une architecture regulière, d'une fculpture exquife, & d'une menuiferie parfaitement exécutée. Elle eft d'un bois de chêne de Hollande, qui, fans aucune couleur étrangère & même fans vernis, égale l'éclat du plus beau bois des Indes; toutes les parties en font fi proprement unies enfemble, qu'elles paroiffent être d'une même pièce. Les deux chaires, qui terminent les ftalles du côté du jubé, font plus ornées de fculptures que les autres, & font deftinées, l'une pour le Roi, & l'autre pour le Dauphin, lorfque Sa Majefté étant à Paris, vient dans cette Eglife faire la cérémonie de donner l'Ordre du Saint-Efprit. Cette chaire en forme de trône, eft furmontée d'un dais formé par une couronne royale, que foutiennent deux grands termes, & par les attributs de la Royauté. Il y a encore deux autres chaires, qui font plus près de l'Autel, & qui fervent pour les jours de grandes cérémonies.

L'un des côtés du chœur eft orné de fept grands tableaux, enrichis de magnifiques bordures. Le premier, c'eft-à-dire, celui qui eft le plus près de l'Autel, repréfente le Sacrement de l'Euchariftie, & toutes les figures de l'Ancien Teftament qui y ont rapport. Ce tableau a été donné par un Religieux du Couvent, & on ignore le nom du Peintre.

Les cinq qui fuivent, font voir chacun une promotion de l'Ordre du Saint-Efprit, fous les cinq Grands Maîtres qui ont fucceffivement régné depuis l'inftitution & fondation de l'Ordre; favoir, *Henri III*, Inftituteur & Fondateur; *Henri IV*, *Louis XIII*, *Louis XIV* & *Louis XV*. Ce dernier eft repréfenté, donnant le collier de l'Ordre à *Louis de Bourbon-Condé*, *Comte de Clermont*, dans la grande promotion du 3 juin 1724. Ces cinq tableaux, chacun de 16 pieds de haut, fur 12 de large, ont été compofés & peints par trois des plus fameux Peintres de l'Académie Royale de Peinture; Henri III, par *Vanloo*; Henri IV, par *de Troy*; Louis XIII, par *Champagne*; Louis XIV & Louis XV, par *Vanloo*.

Le fujet du feptième tableau eft pris du chap. V des Actes des Apôtres, où il eft dit que l'on apportoit les malades dans les rues, & qu'on les mettoit fur des petits lits & fur des couchettes, afin que Saint Pierre venant à paffer, fon ombre couvrît du moins quelqu'un d'eux, & qu'ils fussent délivrés de leurs maladies. Ce tableau est de *Jouvenet*, & c'est en faire l'éloge, de dire qu'il est digne de ce Peintre.

Le jubé, qui sépare le chœur de la nef, est d'un dessin très-médiocre. Il fut bâti vers l'an 1665; il est décoré de dix colonnes corinthiennes de marbre de Dinan. Entre les grouppes de ces colonnes, on a placé deux Autels, dont l'un est sous l'invocation de la Sainte Vierge, & l'autre sous celle de Saint Nicolas de Tolentin.

La chaire du Prédicateur est un excellent morceau de sculpture de *Germain Pilon*, qui la fit en 1588. On y voit de très-beaux bas-reliefs. Au milieu, Saint Paul est représenté prêchant au peuple; à droite, est Saint Jean-Baptiste prêchant dans le désert, & J. C. est à gauche sur le bord du puits de Jacob, parlant à la Samaritaine. Entre ces figures, il y a six Anges en façon de termes, qui portent les instrumens de la Passion de J. C. On a ajoûté, à cet excellent ouvrage, une couronne de bois, qui a 8 pieds de diamètre, & est soutenue par cinq Anges, & relevée de dix fleurs-de-lys aussi de bois. Jusques-là il n'y avoit rien de trop, ni rien qui altérât la beauté des figures de *Pilon*; mais en 1624, on s'avisa mal-à-propos de les faire dorer. Alors on s'apperçut que cet embélissement avoit tout gâté; & cette imprudence, loin de corriger les ignorans de la manie de la dorure, a tellement gagné depuis, que le dernier exemple frappant de ce mauvais goût nous a dérobé dans la chaire de Saint-Roch & dans ses magnifiques bas-reliefs, & les vertus isolées qui portent cette chaire, toute la délicatesse & le fini que l'excellent Sculpteur M. *Challes* avoit sû leur donner par son ciseau élégant & plein de génie.

Les deux bénitiers de marbre jaspé, qui sont à l'entrée de l'Eglise, ont été faits aux dépens du petit pécule du P. *Simon*, Docteur en Théologie de la Faculté de Paris, & Religieux de ce Couvent, mort au mois de février 1683. Ce Religieux, pour marquer sa reconnoissance envers Messieurs *de Mesme*, qui, sans doute lui avoient procuré des secours, fit sculpter leurs armes en marbre blanc, & les fit mettre au haut de ces bénitiers, ainsi qu'on les y voit.

La Chapelle du Saint-Esprit est à côté du Grand-autel, vers le nord. Elle est décorée de plusieurs tableaux, dont celui qui est sur l'Autel représente la descente du Saint-Esprit sur la Sainte Vierge & sur les Apôtres. Il est de *Jacob Bunel*, Peintre estimé, né à Blois en 1558. Cette Chapelle fut construite & dédiée en mémoire de l'institution de l'Ordre du Saint-Esprit*, dont la cérémonie y fut faite pour la première fois, par le Roi Henri III, le premier jour de janvier 1579. On avoit mis dans cette Chapelle un tableau où Henri III étoit représenté, donnant le collier de l'Ordre du Saint-Esprit à plusieurs Chevaliers, & au bas étoit cette inscription :

Fortissimis & prudentissimis utriusque Militiæ Equitibus priscæ nobilitatis, bello & pace optimè de Republicâ meritis, HENR. III, *Galliæ & Poloniæ Rex augustus, Divini Spiritûs apud Christianos symbolum, pro Equestri stemmate esse voluit, jussit, decrevit, plaudente, acclamante, venerante populo, & voto pro salute Principis nuncupante, ob singularem ipsius pietatem. Lutetiæ Parisiorum, kalend. jan. ann.* M. IƆ. LXXIX.

Ce tableau subsista jusqu'à la mort du Duc & du Cardinal de Guise; mais dès que le peuple ligueur eut appris que ces deux rébelles avoient été tués à Blois par ordre du Roi, il vint en fureur aux Augustins, & mit en pièces le tableau & l'inscription. On parlera des autres Chapelles qui règnent le long de cette Eglise, du côté du nord, à mesure qu'on fera mention des personnes illustres qui y ont été inhumées.

Gilles de Rome est le premier de ceux qu'on ait d'abord connu. Il étoit issu de l'ancienne & illustre maison *des Colonnes*, qui a donné à l'Eglise le Pape *Martin III*, 14 Cardinaux, un grand nombre de Prélats; & au siècle, plusieurs grands Capitaines. Il entra d'abord dans l'Ordre des Hermites de Saint-Augustin, & en devint successivement Général. Après avoir

---

* On lit dans le Journal d'Henri III; que la Chapelle du S. Esprit servoit aussi à la fameuse Confrairie des Pénitens nommés *Blancs-battus*, que ce Prince avoit établie au mois de mars 1583, & qui ne fut pas de longue durée. Elle étoit composée des plus grands Seigneurs de sa Cour, & particulièrement de ses Favoris. Leur habit étoit de toile blanche, d'une forme bisarre & singulière. Ils portoient de grandes disciplines à plusieurs nœuds, pendues à leur ceinture. Ce qui étoit de plus particulier, c'est qu'ils faisoient des processions à pied, depuis les Chartreux de la rue d'Enfer, jusqu'à Notre-Dame de Chartres, à 18 lieues de Paris, en deux jours seulement. Le Roi lui-même assistoit à ces processions habillé comme les autres, animant chacun par son exemple à cette dévotion extraordinaire, que bien des gens n'approuvoient pas, & qui d'ailleurs n'en imposoit à personne. *Germain Brice*, t. 4. p. 96.

été Précepteur du Roi Philippe-le-Bel, il fut élevé à l'Archevêché de Bourges. Il assista au Concile général de Vienne, l'an 1311, & en convoqua un provincial à Bourges, pour le lendemain de la Nativité de la Vierge, la même année, selon les uns ; & en 1315, selon le Religieux de Saint-Sulpice. Il mourut à Avignon en 1316, & son corps fut transporté à Paris, & inhumé dans cette Eglise, avec cette épitaphe :

HIC JACET,

Aula morum, vitæ munditia, Archiphilosophiæ Aristotelis perspicacissimus Commentator, Clavis & Doctor Sacræ Theologiæ, lux in lucem reducens dubia, Frater ÆGIDIUS DE ROMA, *Ordinis Fratrum Eremitarum Sancti Augustini, Archiepiscopus Bituricensis, qui obiit anno Domini 1316, 22 mensis decembris.*

Madame ISABEAU DE BOURGOGNE, *Dame de Neauphle,* femme de M. PIERRE DE CHAMBELY, *le jeune, Seigneur de Neauphle, laquelle trépassa l'an de grace* M. CCC. XXIII.

La Dame JEANNE DE VALOIS, *Comtesse de Beaumont-le-Roger, fille de Monsieur* CHARLES, *fils du Roi de France, Comte de Valois, Père du Roi* PHILIPPE ; *& de Madame* CATHERINE, *Impératrice de Constantinople, femme dudit* CHARLES ; *laquelle* JEANNE *fut femme de Monsieur* ROBERT D'ARTOIS. *Elle trépassa l'an* M. CCC. LXIII, *le 9 de juillet.*

Ici fut inhumé un enfant, dont l'épitaphe nous fait connoître le nom & les qualités.

CY GIST

ENGELBERT *Monsieur, fils 4e. de haut & excellent Prince Monsieur* ENGELBERT DE CLEVES, *Comte de Nevers, d'Eu, de Rethel & d'Auxerre, fils & frere de Duc, & Cousin-germain du très-Chrétien Roi* LOUIS XII *de ce nom, qui trépassa à Paris en l'hôtel dudit Comte, nommé l'hôtel d'Eu, le 16 jour de février, l'an 1498.*

Ære sub hoc nitido jacet Engelbertulus Infans,
  Nomen habens patris, Carola mater erat :
Alter ab illustri Clivensi stirpe creatus,
  Altera nobilium Vindecinense decus.
Ille Ludovico bisseno sanguine junctus,

Hæc etiam Francis Regibus orta fuit.
Ad puerum fovere dies cunabula centum,
Quando adiit superos vita tenella suos.

Contre le mur, on voyoit l'épitaphe de *Jean-Baptiste Sapin*, Conseiller-Clerc au Parlement de Paris, gravée sur une lame de cuivre. Ce Magistrat, un des plus vertueux & des plus savans de son siècle, allant passer une partie des vacations en Touraine, d'où il étoit originaire, & étant accompagné de *Jean de Troyes*, Abbé de Gastines, rencontra en chemin *Georges Odet de Selve*, que le Roi de France & le Roi de Navarre envoyoient en Ambassade vers le Roi d'Espagne. Ces trois illustres Voyageurs étant arrivés à Cloïs, bourg qui est entre Châteaudun & Vendôme, furent enlevés par un parti de la garnison Calviniste, qui étoit dans Orléans, & conduits pieds & mains liés dans cette Ville, où par vengeance de l'Arrêt du Parlement donné contre les Calvinistes rebelles qui étoient dans cette Ville, *Jean-Baptiste Sapin* & *Jean de Troyes* furent pendus à une même potence, le 2 novembre 1562. *Gilles Bourdin*, Procureur-Général, assisté de *Dumesnil* & de *Boucherot*, Avocats-Généraux, fit la relation de cette funeste avanture au Parlement, le 12 du même mois. Le corps de *Sapin* fut apporté à Paris, & inhumé aux Augustins, où, le 18 du même mois, on lui fit un service auquel le Parlement, *en forme de Cour*, assista. Ce n'est pas pour vouloir diminuer l'atrocité du crime, mais uniquement par amour pour la vérité, qu'on remarquera ici que de ces trois illustres personnages, *de Selve* étoit le seul qui eût le caractère d'Ambassadeur, quoique quelques Auteurs les aient revêtus tous les trois de ce même titre. Ces mêmes Ecrivains assurent aussi qu'ils furent tous trois pendus, ce qui est faux; car il est constant que *de Selve* fut échangé pour le sieur *de Lusarche*, qui étoit prisonnier à Paris pour la Religion.

Voici l'épitaphe de *Sapin*:

JOANNI-BAPTISTÆ SAPINO, *nobili familiæ orto, Senatori ornatissimo, viro integerrimo, omni Doctrinarum genere prædito, Civi optimo ; qui cùm ob eundi muneris erga Turones iter faceret, à publicis hostibus positis latronum more insidiis, in Carnotensi agro interceptus, Aureliam (impiorum factionum arcem) abductus perduellium exercitio traditus, ac dies aliquot miserè adservatus, demùm quod antiquæ & Catholicæ religionis assertor fuisset, turpissimæ neci est addictus. Patres hoc tanto scelere commoti, universi in purpurá coeuntes, hanc in insontis colle ga corpore acceptam injuriam*, *toti amplissimo ordini irrogatam & communem censuerunt, & tanquam honestam & gloriosam pro Christi nomine & Christianâ Republicâ mortem perpesso, supremis & ipsi in eum Officiis fungentes, solemnem luctum fieri publicum, parentale peragi, aram propitiatoriam extrui, ac reliquos omnes Senatorios honores mortuo deferri, ex voto publico decreverunt. An. restit. salut. 1562, id. novemb.*

REQUIESCAT IN PACE.

Remy Belleau, Poëte François, & un des sept de la *Pleyade Françoise*, qui avoit été formée sous le règne de Henri III & de Charles IX, à l'exemple des Grecs & des Romains (les autres étoient, *Joachim du Bellay, Jodelle, Ronsard, Dorat, Baïf & Pontus de Thiard*) étoit natif de Nogent-le-Rotrou, & mourut le 6 de mars 1577; il fut aussi enterré dans le chœur de cette Eglise. Il composa divers ouvrages, & traduisit les Poésies d'Anacréon, de Grec en François; un de ses meilleurs, est un Poëme de *la nature & de la diversité des Pierres précieuses*, qui donna lieu à *Ronsard* de lui faire cette épitaphe, qui est effacée à présent.

> Ne taillez, mains industrieuses,
> Des pierres pour couvrir *Belleau*,
> Lui-même a bâti son tombeau
> Dedans ses pierres précieuses.

Gui Dufaur, sieur de *Pibrac*, né à Toulouse en 1527, si connu par ses emplois & par ses Quatrains, qui ont été traduits en Grec, en Latin, en Allemand, &c. de même que par ses Harangues & les Louanges qu'il a faites de la vie rustique, mourut le 12 de mai 1584, âgé de 56 ans, & fut inhumé dans ce chœur, auprès du grand-autel, où l'on mit cette épitaphe:

TUMULUS

VIDI FABRI PIBRACHII.

Hic teguntur cineres tantùm, & ossa Vidi Fabri Pibrachii. *Nomen ejus, virtusque spirat in ore & admiratione populorum omnium, quos non solùm orbis Christianus, sed oriens & intima Scytharum ora videt: genus illi à stirpe veterum Fabrorum, quæ neminem habuit, in tàm longa serie annorum plusquàm trecentorum, qui non aut ex ordine Senatorio in toga illustris, aut* inter fortes rei militaris ac bellicæ gloriâ famâque insignis fuerit; ipse qui nasci ab illis fortuitam neque ultrà duxit, cum per omnes iret dignitatum & honorum gradus, tribunal emptum nummario pretio, nec insedit, nec appetivit unquam; virtute non censu, meritorum æstimatione, non divitiarum magnitudine ratus censeri munus, & Religionem judicantium. Sub Carolo IX primùm ex *Prætura Tolosana* accitus in urbem & missus Tridentum (quo tùm sanandis, formandisque rebus Ecclesiæ adversùs furentem impietatem sectariorum convenerant lecta Regnorum & Provinciarum nominis Christiani lumina) sic renuntiavit summam imperatæ Legationis, sic Gallici nominis prerogativam, Regisque sui jus, ad dignitatem fandi prudentiâ & ubertate asseruit, ut cum gratiæ causâ nihil diceret, omnia tamen essent illic omnibus grata quæ diceret: illinc reversùm, non in Prioris Provinciæ *Prætura & Magistratu* otium, sed altior honos ad negotia traxit, evectum ad Regiæ Advocationis munus in augustiore & primario Galliæ totiùs Senatu, ubi cum auctior fama virtutum in dies cresceret & triumpharet ejus oratio, raptus est velut in selectiorem & sanctiorem illorum ordinem, qui arcana Regni & tacitas Principis meditationes cognoscit ac regit, & mox deindè Henrico III, quem tunc Poloni publico, solemni, Comitiorum ordinumque Regni sui decreto Regem sibi renuntiarant, datus omnium Autor ac Princeps Consiliorum, quæ sic temperavit arte, judicio, sapientiaque, ut brevi præter spem omnium, in tanta rerum difficultate avito eum Galliarum regno tuendo rursùs incolumem & salvum reddiderit; & quærentes nihilominus per secessionem Poloniæ proceres, cui se regnique jura permitterent, aliquandiù interim in prioris Sacramenti fide, & Regis obsequio continuerit; tùm his perfunctum & redditum sibi excepit rursùm Senatus, sed inter Præsides suos, otiumque fecit, in quo patriis verbis tetrasticis numeris ex suis vitæ præcepta composuit, quæ propter eximiam vim sapientiæ populorum omnium sermone versa teruntur, non sine præcipua autoris suis apud Turcas, etiam & Barbaros veneratione. Ad extremum quoque Francisco Henrici Regis fratri minori, quem inferioris Germaniæ populi Ducem, ac Principem sibi dixerant, à Rege Quæstor sacri Palatii, & Cancellarius serò missus (quia rebus jam desperatis ac penè eversis) cum inde redisset, morbo diem suum gloriæ plenus feliciter clausit an. 1584. 2. maii. Fit annis posteà sex ac viginti, secuta virum è Vasconia citeriore conjux, femina illustris Joanna de Custos à Tarabel, hîc idem sibi, quod viro moriens fatale conditorium fecit. an. 1612.

Michael Faber Pibrachius, ejusdem Fabri filius natu

maximus, Regis in sacri Consistorii ordine Consiliarius, mœrens monumentum posuit. an. 1627.

Il n'y a rien à ajouter à cette épitaphe de *Pibrac*, sinon que la famille de *Dufaur*, dont il étoit, est établie à Toulouse depuis plusieurs siècles ; mais qu'elle est originaire d'Ausch. On a aussi oublié de dire que *Pibrac* avoit été Chancelier de *Marguerite de France*, Reine de Navarre. Ce fut pendant qu'il étoit à son service, que, malgré toute sa sagesse, il ne put se défendre des charmes de cette Princesse, & qu'il osa élever ses desirs jusqu'à elle. Quoiqu'il fût bienfait de sa personne, & qu'il eût beaucoup de douceur & d'agrément dans l'esprit, la Reine n'avoit aucun goût pour lui ; & se faisant honneur d'une résistance qui ne lui coûtoit rien, elle lui fit écrire une lettre fière, où elle lui reprochoit sa témérité. Cette avanture mortifia tellement *Pibrac*, qu'il tacha de se justifier par une réponse qu'il montra à *de Thou*, qui la trouva écrite avec beaucoup d'esprit & de délicatesse ; mais plus propre à convaincre de la vérité des reproches que lui faisoit cette Princesse, qu'à l'en désabuser.

Lorsqu'en 1675, on entreprit de décorer le grand-autel des Augustins, comme nous le voyons à présent, on transporta derrière cet autel les cendres & le tombeau de *Pibrac*.

Près de la sacristie, on voyoit l'inscription suivante, gravée sur une table de marbre :

Le samedi, veille de Pâques, 20e. jour d'avril 1585, trépassa à 9 heures du matin, au fauxbourg Saint-Germain-des-Prés, rue de Seine, haute & puissante Dame DIANE DE ROHAN, *femme & épouse de haut & puissant Seigneur Messire* François DE LA TOUR-LANDRY, *Chevalier de l'Ordre du Roi, Comte de Châteauroux, & Baron dudit lieu de la Tour-Landry ; de laquelle Dame les entrailles sont ci-devant enterrées, avec celles de feu illustrissime & révérendissime Prélat* François DE ROHAN, *son grand-oncle, en son vivant Archevêque de Lyon, Primat des Gaules, & Evêque d'Angers.*

Priez Dieu pour eux.

De l'autre côté du grand-autel, c'est-à-dire, du côté de l'Evangile, sont la tombe & l'épitaphe d'un des plus fameux Théologiens du dernier siècle, & des plus consultés de son tems sur les cas de conscience.

Hic Situs est

Jacobus DE SAINTE-BEUVE, *Parisinus, Presbyter Doctor, ac Socius Sorbonicus, Regius S. Theologiæ Professor*, qui vix dùm XXVIII. transgressus annum, à Clero Ecclesiæ Gallicanæ anno M. D. C. XII. Meduntæ congregato, cum aliquot viris eruditis ad componendum Theologiæ moralis corpus, est delectus; & biennio post in scholá Sorbonæ Theologiam docuit magnâ famâ, magnâ studiosorum frequentiâ; doctrinam ejus eximiam cum singulari pietate sapientiáque conjunctam testantur nonnullarum Ecclesiarum Breviaria ac Ritualia diligentissimè emendata; plurimi Heretici ad Catholicam Religionem felicissimè adducti, multæ controversiæ privatorum, qui ipsum ultrò arbitrum elegerant compositæ; complures omnium ordinum ad emendationem morum prudentissimis admonitionibus consiliisque compulsi, cum idem undique non à civibus & popularibus modò, sed etiam ab exteris, de rebus ad disciplinam ecclesiasticam & ad mores pertinentibus quotidiè consuleretur, cunctisque indefessus satisfecerit, Antistites, qui ex omnibus Regni Franciæ Provinciis anno Domini 1670 apud Pontem Isaræ conventum habebant, virum optimè de Ecclesiâ meritum honorario donavêre: vixit annos 64. obiit 18. kalendas januarias, anno 1677. Hieronymus DE SAINTE-BEUVE, *Prior Montis Aureoli*, fratri optimo atque carissimo mœrens posuit.

On voit dans la sacristie un fort beau tableau de *Vignon*, qui représente les Mages prosternés en terre, qui adorent l'Enfant Jesus, & lui présentent de l'or, de l'encens & de la mirrhe. Ce tableau fut donné par le Maréchal d'*Ancre*. On y voit aussi un empirée de *Berrolet Flamael*.

Dans la nef on voit, au pilier qui est en face de la Chapelle de la Vierge, une statue d'homme armé, plus petite que le naturel, laquelle représente *Jacques de la Fontaine*, Chevalier Seigneur de Malgeneste, &c. dont voici l'épitaphe:

Louange soit a Dieu.

Cy gist sous cette grande tombe, Messire Jacques DE LA FONTAINE, *Chevalier, Seigneur de Malgeneste, issu & sorti de la Maison des Princes Souverains* DE LA ROMAGNE-MALATESTE, *Comte d'Asses, & di Casasolare, en Italie, desquels il s'est toujours montré digne par sa valeur pendant sa vie,*

vie, partie de laquelle il a ufé dans les armées, au fervice & près de S. A. S. CHARLES-EMANUEL, Duc de Savoie, l'efpace de 20 années; & du depuis, Monfeigneur HENRI DE SAVOIE, Duc de Nemours, le ramena de Piémont en France, en 1620, lui donnant une Compagnie d'ordonnance; & le refte de fes jours l'a employé près de fa perfonne, de celles de Mefdames les Ducheffes & de Meffeigneurs les Princes leurs enfans; lequel décéda le 2 octobre 1652 âgé de 66 ans.

Priez Dieu pour fon ame. VIVE JESUS.

C'eft une opinion généralement répandue dans les branches différentes qui portent le nom de *la Fontaine Solare*, qu'elles tirent leur origine de la Maifon de *Solare*, une des plus illuftres du Comté d'Afti en Piémont; & que *Jean de Solare*, puiné des Comtes *de Morette*, ayant été attiré en France par *Charles*, Duc d'Orléans, du tems des guerres des Maifons d'Orléans & de Bourgogne, il s'y maria à une Demoifelle du nom de *la Fontaine*, qu'il obligea de joindre fon nom à celui de *Solare*, dont les defcendans ont toujours confervé les armes, qui font bande d'or & d'azur, de fix pièces; les bandes d'or échiquetées de gueules, de trois traits.

On lit cette origine dans plufieurs généalogies manufcrites; mais elle n'eft prouvée nulle part. Si Meffieurs de *la Fontaine Solare* vouloient bien communiquer leurs preuves, il feroient grand plaifir à ceux qui aiment l'étude des généalogies.

Les branches qu'on dit defcendues de ce *Jean de Solare*, qui vint s'établir en France, font celles d'*Oignon*; ou *de Verton, de Bitry*, qui fubfiftent dans les enfans d'un puiné, nommé *Philippe de la Fontaine*, mort Ecuyer de S. A. S. Madame la *Ducheffe du Maine*, le 10 de janvier 1731; il a toujours porté le nom de *Solare*, & fes fils le portent auffi: celle *de la Fontaine*, Seigneur de la Boiffière, dont eft le Major de Dieppe, & de laquelle étoit *Jofeph de la Fontaine de la Boiffière*, Prêtre de l'Oratoire, dont les Sermons ont été imprimés en 1730, en fix vol. *in*-12; il étoit né le 4 août 1649, & eft mort le 18 août 1732, âgé de 83 ans: la branche de *la Fontaine*, Seigneur de Bachers, &c. *Artus de la Fontaine*, Baron d'Oignon, Gouverneur de Soiffons & de Laon, Chevalier de l'Ordre du Roi, fon Lieutenant-général en l'Ifle de France, fon Maître-d'Hôtel ordinaire, fit en cette dernière qualité, les fonctions que fait aujourd'hui le Grand-Maître des cérémonies, fous les Rois Henri II, François II, Charles

TOME I.   B b

IX & Henri III ; & c'est de lui, dit-on, qu'est venu le proverbe d'être *assis en rang d'oignon.*

Dans la Chapelle de Saint-Nicolas de Tolentin, contre le mur méridional, est un tombeau de pierre, sur lequel est un homme armé, & au-dessous on lit :

Cy gist Messire Pierre DUSSAYEZ, *en son vivant Chevalier, Seigneur & Baron du Poyet, qui trépassa le 10e. jour d'avril après Pâques 1548. Priez Dieu pour son ame.*

Proche de la chaire du Prédicateur est une table de marbre noir élevée, sur laquelle est gravée l'épitaphe d'*Eustache du Caurroy*, un des plus grands Musiciens de son siècle, qui avoit présidé à la musique des Rois Charles IX, Henri III & Henri IV. Sauval dit qu'il ne reste de lui qu'une Messe de trépassés, qui se chante tous les ans le jour des Morts dans le chœur de Notre-Dame, & que la musique de cette Messe est très-lugubre & si savante, qu'elle attendrit les cœurs les plus durs, & même les épouvante. (On ne sait si on chante encore cette Messe le jour des Trépassés à Notre-Dame.) Elle a paru telle à ceux qui l'ont entendue. Au reste, cet Ecrivain étoit mal informé, quand il décidoit qu'il ne restoit de *du Caurroy* que cette Messe : on a vu autrefois des Livres de musique chez l'Abbé *Paul Tallemant*, de l'Académie Françoise, qui étoient de la composition de ce Musicien, & qui appartenoient à *Charles Perrault*, aussi de l'Académie Françoise. D'ailleurs, c'est une tradition assez généralement répandue parmi ceux qui savent l'histoire de notre musique, que la plûpart des Noëls que l'on chante, sont des gavottes & des menuets d'un ballet que *du Caurroy* avoit composé pour le divertissement du Roi Charles IX. Voici l'épitaphe de cet homme admirable :

D. O. M. S.

Suspice viator, & stupesce ; quisquis es, fatebere me essari vera, si hoc unum audies ; Eustatius DU CAURROY, *Bellovacensis hìc situs est ; satis est pro titulo, satis pro tumulo, satis superque cineri pio modestoque, quem virum non Iberia, non Gallia, non Italia modò, sed omnis Europa, Musicorum Principem invidiâ admirante confessa est, quem Carolus IX. Henrici duo coluêre Regioque Musices sacello præfecère ; quem harmoniam ipsam & cœlo devocasse, & in templa divum induxisse testantur ingenii monumenta ; stupore & silentio veneran-*

tum negas ? Tot bona, brevis urna non claudit, hospes, æternitas hæc sibi vindicat, non moriuntur mortales immortales famâ, oriuntur ut soles, & si quotidie occidant, vale & bene comprecare. Vixit 60. ann. devixit an. 1609. N. Formé Parisinus, eidem Regio muneri succedens.

H. M. F. C.

Dans une petite Chapelle, qui est derrière celle du Saint-Esprit, & qui est fermée à clef, est le tombeau de *Philippe de la Clite*, plus connu sous le nom de *Commines*, à cause que ses ancêtres avoient été Seigneurs de cette Ville, mais dont *la Clite* est le véritable nom. Tout le monde connoît les excellens Mémoires qu'il a laissés, & qui lui ont mérité le surnom de *Tacite François* *. Il quitta le service du *Duc de Bourgogne*, son Prince naturel, pour s'attacher au Roi Louis XI, dont il fut Chambellan & le Favori, sans qu'on ait jamais su au vrai quel avoit été le sujet de ce changement. Il fut Seigneur d'Argenton en Poitou, & mourut en 1509, âgé de 64 ans. *Marville* dit qu'on voyoit autrefois sur ce tombeau un globe en relief, & un *chou cabus*, avec cette devise, *le monde n'est qu'abus*.

Dans cette même Chapelle que *de Commines* a fait bâtir sous le nom de N. D. *de Rivâ*, ont été inhumés *Hélène de Chambes*, femme de *Philippes de Commines*, & *Jeanne de la Clite de Commines*, leur fille, femme de *René de Brosse*, Comte de Penthièvre en Bretagne. Voici l'épitaphe de cette dernière.

EPITAPHIUM.

Quingentis annis bis septem & mille peractis,
In lucem quartam post idis Martius ibat;

---

* Ils ont été trouvés si curieux & si utiles, qu'on les a traduits en diverses Langues. *Denis Godefroi* en a donné une édition très-estimée, qu'il a enrichie de notes très-curieuses. Depuis, l'Abbé *Lenglet du Fresnoy* en a donné une in-4°. dont on fait beaucoup de cas. Ces mêmes Mémoires ont été mis en latin par *Sleiden*. *Nicolas Reince*, Sécretaire du Cardinal du Belley, qui avoit été employé en Italie pendant plusieurs années à des négociations secrettes & très-délicates contre l'Empereur Charles V, en fit une excellente traduction en Italien, à la prière de *Paul Jove*, qui la fit imprimer à Venise. Enfin, ils ont été traduits en Espagnol par *Jean Vitrian*, qui y a ajouté des notes très-instructives.

Octavamque parens, Phœbus properabat ad horam,
Comminia occubuit generosa à prole Joanna,
Pontebriæ Comitis Britanni sponsa Renati,
Atque Argentonii Domino prognata Philippo,
Chambeaque Helena mens hîc in pace quiescat.

Dans la Chapelle d'Alluye, qui est aujourd'hui celle de Messieurs *Charlet*, on a vu pendant long-tems la statue d'un Evêque à genoux sur son tombeau, où on lisoit deux épitaphes, l'une en vers & l'autre en prose. Voici la derniere.

Hic Jacet

Nobilis vir reverendus in Christo Pater, Dominus Petrus Quiqueranus, *Episcopus Senecensis, filius Domini* Antonii Quiquerani, *Equitis & Baronis Bellojocani illustrissimi in Provinciá; cujus libri tres de Laudibus Provinciæ extant disciplinarum ac rerum cognitione efflorescentes. Obiit anno Domini 1550. 15. kalend. septembris, annos natus 24.*

Pierre de Quiqueran étoit Evêque de Senès, & mourut à l'âge de 24 ans. Il étoit fils d'*Antoine de Quiqueran*, Baron de Beaujeu, & d'*Annne de Forbin*, fille du fameux *Palamedes de Forbin*, Seigneur de Soliers. Ce Prélat avoit beaucoup d'esprit, & composa un Livre à la louange de sa patrie, intitulé *de Laudibus Provinciæ*. La famille de Quiqueran est une des plus illustres de la ville d'Arles, par son ancienneté, par les emplois qu'elle a eus, & par les alliances qu'elle a faites. *Rostan de Quiqueran* suivoit le parti de la Princesse *Etienne Desbaux*, dans les guerres qu'elle avoit, l'an 1150, avec le Comte de Provence. *Honoré de Quiqueran de Beaujeu*, mort Evêque de Castres, connu & estimé par la régularité de sa conduite & par son savoir, étoit de cette famille.

Le tombeau de marbre noir qu'on voit dans la Chapelle qui est à côté, & presque vis-à-vis la petite porte du chœur, est celui de la famille *de Barentin*, c'est-à-dire, de la branche qui est établie à Paris. Des deux bustes qui accompagnent ce tombeau, l'un est celui d'*Honoré Barentin*, Conseiller d'Etat, Secrétaire du Roi, Maison & Couronne de France, mort le 10 mai 1639; & l'autre, celui d'*Anne du Hamel*, sa femme, morte le 10 novembre de la même année.

Les autres personnes du même nom & de la même famille,

qui ont été inhumées dans cette Chapelle, où on lit les épitaphes ou inscriptions que l'on va rapporter, sont:

Jacques-Honoré Barentin, Chevalier, Vicomte de la Motte, Baron de Mauriac, &c. Maître des Requêtes Honoraire, ancien Président au Grand-Conseil, mort le dernier février 1689, âgé de 63 ans 3 mois. Dame *Françoise de Ribeyre*, femme de *Charles-Honoré Barentin*, morte le 25 juillet 1693, âgée de 26 ans. *Achilles Barentin*, Conseiller de la Grand-Chambre, qui mourut le 17 juin 1698, âgé de 68 ans. Cette épitaphe a été posée par *Charles-Honoré Barentin*, Intendant de Flandres, fils aîné de *Jacques-Honoré Barentin*, mari de *Françoise de Ribeyre*, & neveu d'*Achilles Barentin*.

Outre cette branche des *Barentins*, établie à Paris, il y en a une autre connue sous le nom de *Barentin Chissay*, laquelle est restée dans le Vendômois, & a une belle sépulture aux Cordeliers de Vendôme, où l'on voit plusieurs figures de ce nom armées de toutes pièces.

Dans la Chapelle de Saint-Charles est un buste de marbre blanc, sur un piédestal de marbre noir, & au-dessous est écrit en lettres d'or:

HIC JACET

Carolus BRULARTUS A LEONIO, *Comes Consistorianus*, PETRI BRULARTI *à secretis Augusti filius; qui quatuor ac viginti, tàm legationibus quàm mandatis Regiis perfunctis, omnibusque fœliciter gestis, nullâ laborum mercede, nec acceptâ, nec postulatâ; bonis paternis ac Regiâ benignitate inter tot ingentes ætatis suæ fortunas contentus; integrè ac liberaliter vixit, nec minùs constanter obiit, huncque tumulum sibi morituro vivens extruendum curavit. Anno Domini 1649, die 25 julii, ætatis suæ anno 78.*

Amelot de la Houssaye dit, dans ses Mémoires historiques, que *Charles Brulart*, dont on vient de lire l'épitaphe, étoit surnommé *de Léon*, d'un Prieuré qu'il avoit en Bretagne. Il ajoûte qu'en 1612 il avoit succédé à M. *de Champigny* en l'Ambassade de Venise, où il résida six ou sept ans, & qu'il y gagna plus de cent mille écus, par les affaires secretes qu'il y fit avec les Marchands du Levant. Si cela est vrai, il s'étoit récompensé par ses mains; & l'Auteur de son épitaphe n'a pas eu raison de dire qu'il n'avoit ni reçu, ni demandé la récompense de ses services. Un homme de cette humeur n'avoit eu garde de s'oublier lui-même dans les 23 autres

Ambaſſades ou Commiſſions importantes, où il avoit été employé par le Roi. Amelot dit encore qu'il ordonna, par ſon teſtament, que tous ceux de ſon nom, qui aſſiſteroient à ſes Anniverſaires, auroient chaque fois trois écus d'or; & que les revenus provenans de la rente de ſa maiſon de la rue Dauphine, où il demeuroit, ſeroient employés à faire apprendre un métier à leurs pauvres domeſtiques.

Dans la Chapelle qui eſt après celle de Saint-Charles, eſt un tombeau élevé de pierre, & au milieu un Ange de marbre blanc, tenant une tête de mort. Au-deſſus, ſont deux ſtatues à genoux, dont l'inſcription qui ſuit nous fait connoître les noms:

Hieronimus LUILLIER, in Sanct. Regis Conſilio Conſ. & in Camera Computorum Procurator generalis, vivus ſibi, & Eliſabethæ DREUX, conjugi benè meritæ, poſteriſque poſuit.

Obiit hæc 24 aprilis 1629. Ille 16 ſeptemb. 1633.

La Chapelle de Saint-Auguſtin eſt auprès de la grande porte de cette Egliſe. On y remarque un mauſolée de marbre noir, & deux figures de marbre blanc, qui ſont de grandeur naturelle, & à genoux devant un prie-Dieu, & ſur la même ligne. Ces figures repréſentent *Nicolas de Grimouville*, Baron de l'Archant, Capitaine des Gardes des *Rois Henri III & Henri IV*, Commandeur de l'Ordre du Saint-Eſprit, mort d'une bleſſure qu'il reçut au talon, étant au ſiège de Rouen, l'an 1592; & *Diane de Vivonne*, ſa femme, fille de *François de Vivonne de la Chataigneraye*, qui fut tué par *Gui Chabot*, Comte de Jarnac, dans ce fameux combat qui ſe fit en préſence du Roi *Henri II*. Sur ce mauſolée eſt gravée une épitaphe latine, mais qui n'apprend autre choſe que ce qu'on vient de dire.

Dans le cloître, on voit une ſtatue de S. François d'Aſſiſe, en habit de Capucin, à genoux, & dans l'attitude où l'on ſuppoſe qu'il étoit, lorſqu'il reçut les ſtigmates. Cette figure, qui n'eſt que de terre cuite, eſt de *Germain Pillon*, & le modèle d'une autre de marbre, que cet illuſtre Artiſte avoit faite pour la Chapelle du Louvre, & que *le Maire* dit qu'on voit dans un des cabinets de cette maiſon royale. Sur la plinthe qui porte cette ſtatue, on lit:

Stigmata Domini mei Jeſu-Chriſti in corpore meo porto.

On l'a fort gâtée en la peignant.

L'Ordre du Saint-Esprit a fait décorer deux salles de ce monastère, qui lui sont affectées, de boiserie, sculpture, dorure, & des portraits en buste, avec les armes & les principales qualités de tous les Cardinaux, Prélats, Commandeurs & Chevaliers reçus dans cet Ordre, depuis son établissement jusqu'à ce jour. Ce fut l'Abbé *de Pomponne*, Commandeur & Chancelier des Ordres du Roi, Conseiller d'Etat ordinaire, & feu le Marquis *de Breteuil*, Commandeur, Prévôt & Maître des Cérémonies des mêmes Ordres, & Secrétaire d'Etat au département de la guerre, qui ont pris le soin de faire exécuter ces ouvrages en 1733.

Le Père *Bouge*, Religieux de ce Couvent, a été chargé par les Chevaliers-Commandeurs de l'Ordre, de tenir ces salles ouvertes, & d'y accompagner les curieux tous les mercredis & jeudis de chaque semaine, fête ou non fête depuis onze heures & demie du matin, jusqu'à quatre heures après midi.

Ce Couvent n'est d'aucune Province, ainsi que celui de Rome, & quelques autres, & est immédiatement soumis au Général de l'Ordre. Il sert de Collége à toutes les Provinces de France, qui y envoient des Religieux pour y faire leurs études de Philosophie & de Théologie, & les faire ensuite passer Docteurs dans l'Université de Paris, la plus fameuse qu'il y ait au monde.

Ces Religieux ont non-seulement éprouvé la protection de nos Rois, ils en ont encore obtenu les distinctions les plus honorables; ils ont été qualifiés de *Chapelains du Roi*, & en font les fonctions certains jours de l'année à la Sainte-Chapelle: ils jouissent aussi de plusieurs priviléges avantageux. Leur Eglise fut choisie par Henri III pour la cérémonie de l'institution de l'Ordre du Saint-Esprit, le premier janvier 1579, & indiquée pour toutes les cérémonies de cet Ordre. Ce Prince y reçut celui de *la Jarretière*, le dernier février 1585, & y établit sa Confrèrie des Pénitens. Le Parlement la choisit pour la procession générale qui se fait tous les ans, le 22 mars, en mémoire de la réduction de Paris sous l'obéissance d'Henri IV, à pareil jour, en 1594. Ce fut dans une salle de ce Couvent, que Louis XIII fut reconnu Roi, & *Marie de Medicis* déclarée Régente.

C'est dans ce Couvent que se tiennent ordinairement les Assemblées générales du Clergé. La Chambre de Justice, établie par l'Edit du mois de mars 1716, y tint aussi ses Séances. La Chambre des Vacations, formée en 1720 pendant que le Parlement étoit séant à Pontoise, tint aussi les siennes dans les salles de ce Couvent.

En 1737, un incendie affreux ayant consumé, le 28 d'octobre, le corps-de-logis du Palais, où la Chambre des Comptes tenoit ses séances, cette Compagnie alla les tenir dans des salles de ce Couvent, & les y a continué jusqu'au 3 de mai 1740, qu'elle alla siéger pour la première fois dans le nouveau corps de bâtiment, construit au Palais, en la place de celui qui avoit été brûlé.

Un vers de *Despréaux* (*J'aurois fait soutenir un siége aux Augustins*) auroit fait prendre ce Couvent pour une espèce de place de guerre qui a soutenu des siéges, on auroit

Aux Saumaises futurs préparé des tortures,

si M. *Brossete* n'en eût donné l'intelligence par cette note :

» Les Augustins de ce Couvent nomment tous les deux ans,
» en Chapitre, trois de leurs Religieux Bacheliers, pour faire
» leur licence en Sorbonne, y ayant trois places fondées pour
» cela. L'an 1658, le Père *Célestin Villiers*, Prieur de ce Cou-
» vent, voulant favoriser quelques Bacheliers, en fit nom-
» mer neuf pour les trois licences suivantes. Ceux qui s'en
» virent exclus par cette élection prématurée, se pourvurent
» au Parlement, qui ordonna que l'on feroit une autre no-
» mination en présence de Messieurs *de Catinat* & *de Saveuse*,
» Conseillers en la Cour, & de Me. *Janart*, Substitut du
» Procureur-général. Les Religieux ayant refusé d'obéir, la
» Cour fut obligée d'employer la force pour faire exécuter
» son Arrêt. On manda tous les Archers, qui, après avoir
» investi le Couvent, essayèrent d'enfoncer les portes ; mais
» ils n'en purent venir à bout, parce que les Religieux, pré-
» voyant ce qui devoit arriver, les avoient fait murer par
» derrière, & avoient fait provision de cailloux & de toutes
» sortes d'armes. Les Archers tentèrent d'autres voies : les
» uns montèrent sur les toits des maisons voisines, pour
» entrer dans le Couvent, tandis que les autres travailloient
» à faire une ouverture dans la muraille du jardin, du côté
» de la rue Christine. Les Augustins s'étant mis en défense,
» sonnèrent le tocsin, & commencèrent à tirer d'en bas sur
» les assiégeans. Ceux-ci tirèrent, à leur tour, sur les Moi-
» nes, dont il y en eut deux de tués & autant de blessés.
» Cependant la brêche étant faite, les Religieux eurent la
» témérité d'y porter le Saint Sacrement, espérant d'arrêter

» par-là les assiégeans; mais comme ils virent que cette res-
» source leur étoit inutile, & qu'on ne laissoit pas de tirer sur
» eux, ils demandèrent à capituler, & l'on donna des ôtages
» de part & d'autre. Le principal article de la capitulation fut
» que les assiégés auroient la vie sauve, moyennant quoi ils
» abandonnèrent la brêche, & livrèrent leurs portes. Les
» Commissaires du Parlement étant entrés, firent arrêter
» onze de ces Religieux, qui furent menés en prison à la Con-
» ciergerie. Ce fut le 23 d'août 1658. Le Cardinal *Mazarin*,
» qui n'aimoit pas le Parlement, fit mettre les Religieux en
» liberté par ordre du Roi, après 27 jours de prison. Ils furent
» mis dans des carrosses du Roi, & menés en triomphe dans
» leur Couvent, au milieu des Gardes-françoises, rangés en
» haie, depuis la Conciergerie, jusqu'aux Augustins, &c. ».

A l'angle, que forme l'Eglise des Augustins, à un des coins de la rue & du quai du même nom, est un bas-relief gothique, dont les figures représentent une satisfaction publique qui fut faite à la Justice, aux Augustins & à l'Université, pour réparation d'un crime commis envers deux Religieux de ce Couvent. Voici le fait tel qu'il est rapporté par *Dubreul*.

En 1440, *Jean Boyart*, *Colin Feucher* & *Arnoult Pasquier*, Sergens-à-verge, accompagnés de *Gilet Rolant*, Meûnier, & de *Guillaume de Besançon*, Faiseur de cadrans, étant entrés dans le Couvent des Augustins, sous prétexte de quelque exploit, tirèrent du cloître par violence, le Père *Nicolas Aimeri*, Maître de Théologie; ce qui causa un grand tumulte, dans lequel *Pierre Gougis*, Religieux de la maison, fut tué par l'un des Huissiers. Les Augustins en portèrent aussitôt leur plainte, & le Recteur de l'Université & le Procureur du Roi au Châtelet se joignirent à eux. Le Prévôt de Paris faisant droit à ces plaintes, rendit sa sentence le 13 septembre de la même année, par laquelle les Huissiers furent condamnés à aller en chemise, sans chaperon, nues jambes & nus pieds, tenant chacun en sa main une torche ardente du poids de quatre livres, faire amende honorable au Châtelet, en présence du Procureur du Roi, à aller faire pareille amende au lieu où la violence & le meurtre avoient été commis; & pareille chose à la place Maubert, ou autre lieu désigné par l'Université. De plus, ils furent condamnés à faire édifier une croix de pierre de taille, près du lieu où le meurtre avoit été commis, avec images; c'est-à-dire, bas-reliefs, représentant ladite réparation. En outre, tous leurs biens, meubles & immeubles, héritages & possessions, furent déclarés acquis & confisqués au profit du Roi, préalablement pris sur iceux la somme de mille livres parisis, pour être employée en Messes, Prières & Oraisons, pour l'ame du défunt; & l'autre appliquée au profit dudit *Nicolas* ou *Nicole Aimeri*, de l'Université, du Prieur & des Religieux Augustins, & de ceux qui avoient poursuivi lesdites réparations; enfin, la même sentence bannit les coupables du Royaume de France à perpétuité. Il paroît cependant que cette peine fut adoucie, quant au dernier article. M. *Jaillot* dit avoir vu plusieurs significations faites par un de ces Sergens, depuis 1440 jusqu'en 1449.

L'Assemblée des Etats Généraux fut ouverte dans ce Couvent, le 27 octobre 1614.

AUGUSTINS, (les Petits) autrement dits *de la Reine Marguerite*.

Cette maison a été fondée, ou pour parler plus juste, établie par *Marguerite de Valois*, première femme du Roi Henri IV, pour des Augustins Déchaussés, par contrat du 26 septembre 1609, ainsi qu'il est dit à l'article des Augustins Déchaussés de la place des Victoires. Par ce contrat, cette Princesse donna, céda, quitta, transporta dès-lors & à toujours, par donation entre-vifs & irrévocable, aux P. P. *Mathieu de Sainte-Françoise* & *François Amet*, acceptans pour les Augustins Déchaussés, leurs frères, une maison contigüe à son Palais dans le fauxbourg Saint-Germain, & 6000 livres de rente perpétuelle, & promit de faire bâtir en cet endroit un Couvent qu'elle voulut qui fût nommé le Couvent de *Jacob*.

Lorsque les Augustins y furent établis, la Reine Marguerite leur fit bâtir la Chapelle qui subsiste encore, & dont la voûte en coupe parut d'un goût d'architecture tout nouveau; car jusqu'alors on n'avoit rien vu de semblable à Paris. Mais quatre ans après, la Reine changea de sentiment & d'affection à l'égard des Augustins Déchaussés, & trouva bientôt des

---

* Cette Princesse étoit venue en 1605 loger à Paris, dans l'hôtel de Sens; mais ayant pris cet hôtel en aversion, à cause d'un assassinat qui s'y commit, elle vint demeurer dans le fauxbourg Saint-Germain. Il reste encore quelque partie de son Palais dans la rue de Seine. *Germain Brice*, t. 4. p. 65.

prétextes pour les faire sortir de ces lieux, & mettre en leur place des Augustins de la réforme du P. *Rabache*, autrement dite de *Bourges* & de *S. Guillaume*.

Pour justifier ce changement aux yeux du public, la Reine allégua que ces Pères ne chantoient point le plein-chant, & qu'ils ne pouvoient posséder de rentes, sans violer les statuts de leur réforme : raisons frivoles ; car, lorsque cette Princesse avoit traité avec les Augustins Déchaussés, elle n'ignoroit pas que ces Pères ne pouvoient point posséder des rentes, sans violer leurs statuts, & qu'ils ne chantoient point le plein-chant. Ce dernier article lui avoit même paru si indifférent, que par le contrat passé avec eux, elle avoit stipulé que ces Pères chanteroient continuellement jour & nuit dans la Chapelle, des louanges, des hymnes, cantiques & actions de graces, sur les airs qui en seroient faits par son ordre. Mais la véritable raison, & qu'elle n'osoit dire, c'est qu'elle étoit piquée au vif de la liberté & de la vigueur évangélique avec lesquelles le P. *Amet* la reprenoit de ses fautes dans le tribunal de la pénitence.

Les Augustins Déchaussés se retirèrent donc de cette maison, en protestant contre l'injustice criante qu'on leur faisoit. La Reine mit aussi-tôt en leur place des Religieux Augustins de la réforme du P. *Rabache*, qu'elle avoit fait venir de Laï, village à 2 lieues de Paris, & passa un contrat avec eux, pardevant *Guillard* & *Bontems*, Notaires au Châtelet de Paris, le 12 avril 1613, par lequel elle leur donna tout ce qu'elle avoit donné aux Augustins Déchaussés, & prit avec eux les mêmes engagemens. Elle fit ratifier ce nouveau contrat à Rome par le Pape Paul V, le 14 août suivant, & obtint des Lettres-patentes du Roi Louis XIII, au mois de décembre suivant, qui furent regiſtrées au Parlement le 19 février 1614; & à la Cour des Aides, le premier juin 1618.

Henri de Gondi, Evêque de Paris, avoit approuvé ce nouvel établissement dès le 9 d'octobre 1613, aussi-bien que les Religieux de *Saint-Germain-des-Prés*, en qualité de Seigneurs spirituels & temporels de ce Fauxbourg, par acte du 11 juillet 1617. *Henri de Bourbon*, Evêque de Metz, & Abbé de Saint-Germain-des-Prés, avoit donné pareillement son consentement, le 11 d'avril 1623.

La Reine Marguerite étant morte le 27 mars 1615, avoit fait donation entre-vifs au Roi Louis XIII de tous ses biens, meubles & immeubles, dont elle ne s'étoit réservée que l'usufruit. Elle n'eut par conséquent, ni les moyens, ni le tems d'effectuer les promesses qu'elle avoit faites pour cette fondation. Tout ce qu'elle put faire, fut d'en recommander au Roi & à la Reine-mère, l'exécution ; ainsi, à proprement parler, les Augustins se trouvèrent sans Couvent, sans Eglise bâtie, & sans fonds qui assurassent la rente de 6000 liv. que cette Princesse leur avoit promise par le contrat de fondation. Ils n'avoient uniquement que quelques petites maisons, la Chapelle qu'elle avoit fait bâtir pour les Augustins Déchaussés, & six arpens de terrein que l'Université avoit donnés à cens & rentes à la Reine Marguerite ; mais la Providence n'abandonna point les Augustins de la Congrégation de *Bourges* ; ils se comportèrent avec tant de piété, d'édification & d'économie, qu'ils trouvèrent dans le secours des fidèles, plus que la Princesse Marguerite ne leur avoit promis.

La Chapelle que cette Princesse leur avoit fait bâtir, subsiste encore, quoiqu'elle ne fasse que partie de l'Eglise nouvelle. L'architecture en parut pour lors belle & singulière, ainsi que nous l'avons dit. Elle fut décorée des peintures & des ornemens les plus brillans, que les Peintres & Artistes de ce tems-là purent imaginer. On grava sur la première pierre que l'on mit dans les fondations, l'inscription suivante, qui fait connoître les motifs qui avoient porté la Reine à fonder cette Chapelle, & l'usage qu'elle vouloit que les Augustins Déchaussés en fissent.

Le 21 mars 1608, la Reine Marguerite, Duchesse de Valois, petite-fille du Grand Roi François, sœur de trois Rois, & seule restée de la race des Valois, ayant été visitée & secourue de Dieu, comme Job & Jacob ; & lors lui ayant voué le vœu de Jacob, & Dieu l'ayant exaucée, elle a bâti & fondé ce Monastère, pour tenir lieu de l'Autel de Jacob, où elle veut que perpétuellement soient rendues actions de graces, en reconnoissance de celles qu'elle a reçues de sa divine bonté. Elle a nommé ce Monastère, de la Sainte Trinité ; & cette Chapelle, de Louanges, où elle a logé les Pères Augustins Déchaussés.

Comme le cœur de la Reine Marguerite y fut inhumé, on y lit un magnifique éloge que M. *Servin*, Avocat-Général au Parlement de Paris, composa, & fit apposer, pour servir d'épitaphe à cette Princesse.

D. O. M. S.

Æternæ memoriæ Margaritæ Reginæ VALESIÆ, *Christianissimorum Regum filiæ, nepti, sorori bono Francorum nata* anno Domini 1553. Quæ Henrico-Antonii BORBONII, & Joannæ-Albretiæ NAVARRÆ, superioris & inferioris Reginæ filiæ, suprà omnes heroas retrò fortissimo publicarum nuptiarum vinculo, liberis ad Regiæ prosapiæ perennitatem quærendis, conjux data aliquando in matrimonio advixit. Dein, post excessum HENRICI III. Regis Christianissimi, HENRICO IV, conjuge ad Regnum Francorum jure sanguinis delato divinitus vocato, ne magno Principe, Galliæ restitutore, inclyta prole orbato, Franciæ labasceret : antiqui moris fœmina (quoniam illiberis erat) de publica salute quam de sua dignitate sollicita Patriæ consulens matrimonium ob affinitatis impedimentum solvi consensit, hisce Regiis usa verbis : Hoc rei publicæ causâ facio. JOANNÆ REGINÆ Philippi Augusti uxoris, & B. BURGUNDIÆ Caroli puchri exemplo, quæ sese Ecclesiæ Catholicæ Rectori summo Pontifici & Sanctæ Sedis A. R. notioni de eâdem re permiserant. Unde Henrico illi magno ex Maria Medicea florentissima augusta quam Ecclesiá dispensante, & Gallo Francorum disponente voto, uxorem duxit; liberi à Deo dati parentum virtutibus suppares surrexêre; quorum primò nunc regnanti LUDOVICO XIII, quasi parens Margarita bonorum quæ in patrimonio matrimonioque habuit donatione factâ; ex usufructu quem exceperat decumam inopibus, ægris ære alieno oppressis in carcerem conditis erogavit. Inde mater pauperum nuncupata. Et quia bonorum artium studiosos magnis beneficiis obstrinxit; bonum ob id factum FRANCISCI I, avi sui, sub quo litteræ vitam & spiritum acceperant; æmulatrix habita isque honoris titulus ei delatus; Reginam esse Margaritam à qua vel ipsa munificentia munificentiam posset addiscere. Piis quoque ac religiosis maximè Augustinianis Sodalitii Bituricensis, quos Basilicá honestavit, admirandam se præbens. Quod memoriis Sanctorum communicaret frequentissimè, & hospitalitatem Francorum virtutem, sectari nunquam desineret. Quá bonitate ac beneficentiá propriam excelsi animi gloriam adepta, creditoribus suis testamento cavit. Postmodùm omnia Christianæ Religionis implevit officia : remissis unicuique à quo se læsam recordari potuerat offensis, ac vicissim petitá veniá. Invocato Jesu nomine, quod in ore ipsi novissimum fuit ; devictis summâ patientiá morbi gravissimi cruciatibus ; Christum illum unicum Dei Filium Dominum servatorem nostrum, captá servi personá, hominem factum.

Cruci illi affixum, in qua salus nostra pretioso Domini san-

guine patrata est , occursantibus labiis adorans ; exin quasi ex incendio corpus, animam, & spiritum servatum firmissimè credens bonum finem consecuta devixit annum agens 62, menses 10, dies 13. sex. kal. aprileis, anno Domini Dei hominis 1615. Exacto, ab exorsu Fancisci I Valesii, sæculo. Inter Valesiæ gentis heroïnas ab antiquâ Regis Sancti Ludovici stirpe prognatas insignis Margarita de Galliâ Patriâ, de Francorum regno, de Paternâ & Avitâ gente, de omni Christianorum genere meritissima.

Ludovicus SERVINUS, *Advocatus Catholicus Regius, libens faciebat memoria justi cum laudibus.* Salomon Rex in Prov. cap. 10. v. 7.

Plus bas est l'écu des Armes de France en plein.

Voilà un magnifique éloge de la Reine Marguerite, dans lequel on a fait entrer, avec justice, le consentement qu'elle donna à la dissolution de son mariage avec le Roi Henri IV, dès que la Duchesse de Beaufort fut morte, ce qu'elle n'avoit jamais voulu faire du vivant de cette Duchesse. Des gens qui approuvent, ou qui blâment, selon leur caprice, prétendent que cette Reine auroit dû donner plutôt ce consentement, mais que sa jalousie contre la Maîtresse du Roi son mari, l'en avoit toujours empêchée. S'il est vrai que la jalousie ait été le motif du refus qu'elle fit, il n'y a pas de doute qu'en cette occasion un grand défaut ne soit devenu une grande vertu politique; car si la Reine avoit donné plutôt son consentement, elle auroit probablement jeté l'Etat dans de grands inconvéniens & dans de grands désordres. Au reste, il y a en cet endroit de l'épitaphe qu'on vient de rapporter, une faute, qui, selon toutes les apparences, vient du Graveur ; car M. *Servin* étoit trop instruit, pour ignorer que Philippe-Auguste n'avoit point eu de femme qui portât le nom de *Jeanne* : c'est peut-être d'*Agnès de Méranie* dont on a voulu parler ; & en ce cas, la comparaison avec la Reine Marguerite n'est pas juste. L'exemple de *Jeanne de France*, femme de Louis XII, étoit entièrement semblable à celui de la Reine Marguerite ; mais c'est précisément celle-ci qu'on n'a point alléguée. Quant à celui de *Blanche de Bourgogne*, femme de *Charles-le-Bel*, il est amené ici avec plus de justesse qu'on n'oseroit le dire.

Quelque grande que soit la Chapelle qu'on vient de décrire, elle ne l'étoit pas assez pour une petite Communauté, & encore moins pour une grande, & qui augmentoit tous les jours. Aussi on ne s'en servit qu'en attendant qu'on pût bâtir une Église. Les libéralités des Fidèles mirent les Religieux en état de l'entreprendre ; & dès le 15 mai 1617, la Reine *Anne d'Autriche*, suivie de toute la Cour, y mit la première pierre, qui étoit de marbre noir, & avoit un pied en quarré. Au milieu étoit une plaque d'argent doré, sur laquelle étoient gravées les Armes de France & d'Espagne, & autour de la pierre, cette inscription :

ANNE D'AUTRICHE, *Reine de France, m'a ici posée, le 15 mai 1617.*

Les travaux furent continués avec tant de vivacité, qu'en moins de deux ans, cette Église fut achevée & dédiée sous l'invocation de *S. Nicolas de Tolentin*. Elle est assez grande, mais n'a d'ailleurs rien d'extraordinaire pour l'architecture.

Le grand-autel & la voûte du chœur ont été décorés en 1723, d'ornemens de peinture & de sculpture, où l'or & l'azur brillent de toutes parts : le tout aux dépens de feu M. *Pontas*. L'architecture de cet autel est d'ordre corinthien, feinte de marbre, & d'un Menuisier nommé *Langlacé*. C'est aux soins du fameux P. *André*, que ce Couvent est redevable de la structure de ce grand-autel, qui fut commencé en 1654, embelli & enrichi en 1723 par les libéralités de M. *Pontas*, ainsi qu'on vient de le dire. Le devant de cet autel est un grand bas-relief, de métal doré, qui représente le baptême de Saint Augustin. Il a été modelé & fondu par un Sculpteur nommé *Gaillard*, & doré par *Papillon*, encore aux dépens de M. *Pontas*. Au milieu du retable, dans l'endroit où l'on met ordinairement un tableau, est une niche ceintrée, où l'on remarque un grouppe de terre cuite blanchie, composé de trois figures d'une grande beauté. C'est un agonisant soutenu par un Ange, qui lui montre le ciel, & auprès est Saint Nicolas de Tolentin. La tête de l'agonisant est admirable par son expression vive & touchante. Elle a fait l'admiration de nos plus excellens Sculpteurs, & principalement de *Varin*. Sur les portes qui sont aux côtés de l'autel, il y a deux statues de la même matière que le grouppe : celle qui est du côté de l'Évangile, représente Sainte Monique ; & celle qui est du côté de l'Épître, Sainte Claire *de Montefalco*, en Ombrie, Religieuse de l'Ordre des Hermites de Saint-Augustin. Toutes ces statues sont d'un Sculpteur nommé *Biardeau*, natif de Laval dans le Maine.

Ceux qui aiment les beaux Livres de chant, doivent voir dans le chœur 13 ou 14 gros volumes, qui ont été écrits, notés & peints par un Religieux de ce Couvent, nommé *Antoine Trochereau*, natif de Moulins. Les Connoisseurs regardent ces 13 ou 14 volumes comme autant de chefs-d'œuvre, & en admirent la netteté, la beauté des caractères, le feu & la délicatesse des vignettes & des miniatures.

On est surpris qu'un seul homme, qui ne s'est jamais dispensé de la moindre observance régulière, ait encore pû trouver le tems pour écrire, noter & peindre 13 ou 14 volumes, dont le moindre seroit un long & pénible travail pour un homme. Ce Religieux mourut en 1675, âgé de 73 ans.

Après la Chapelle de la Reine Marguerite, il n'y en a point qui mérite une attention particulière.

Des personnes illustres, ou par leurs talens, ou par leur naissance, qui ont été inhumées dans cette Eglise, le premier qui se présente selon l'ordre des tems, est *François Porbus*, Peintre, qui a eu beaucoup de réputation. Il étoit fils de *Pierre Porbus*, aussi Peintre, & natif de Bruges. *François Porbus* fut plus habile que son père, il vint à Paris & il y travailla beaucoup ; c'est de lui dont on voit de fort beaux portraits à l'Hôtel-de-Ville. Il mourut à Paris, & fut inhumé dans cette Eglise, le 19 février 1622.

René de l'Age, II du nom, Chevalier, Seigneur de Puylaurent, Gentilhomme ordinaire de la Chambre du Roi, sous-Gouverneur de Jean-Baptiste *Gaston de France*, Duc d'Orléans, & ensuite premier Ecuyer de *Madame*, Duchesse d'Orléans, avoit épousé *Jeanne Pot*, fille de *Guillaume Pot*, Seigneur de Rhodes, & Grand-Maître des Cérémonies de France, & de *Jacqueline de la Châtre*, & fut père d'*Antoine de l'Age*. René de l'Age étant mort à Paris, fut inhumé dans cette Eglise, proche du grand-autel, du côté de l'évangile. *Antoine de l'Age*, Duc & Pair de France, fut Favori & Confident du même *Jean-Baptiste Gaston de France*, Duc d'Orléans. En 1634, le Roi érigea, en sa faveur, la seigneurie d'Aiguillon en Duché-Pairie, sous le nom de Puylaurent. Il épousa *Marguerite-Philippe du Cambout*, nièce du Cardinal de *Richelieu*, fille de *Charles du Cambout*, Marquis de Coislin, & de *Philippe de Beurges*, sa première femme : ce qui n'empêcha pas que le 14 février 1635, le Duc *de Puylaurent* ne fût arrêté & conduit au Château de Vincennes, où il mourut, sans enfans, au mois de juillet suivant. Il fut inhumé deux jours après dans cette Eglise, auprès de son père. On croit qu'il fut une des malheureuses victimes que ce Ministre sanguinaire sacrifioit à son ambition.

La Chapelle de Saint Claude, à côté du grand-autel, est

le lieu de la sépulture de Messieurs le *Boulanger*, dont la famille étoit une des plus illustres de la robe, ayant eu un premier Président du Parlement de Paris, qui se nommoit *Jean de Montigny*, & qui remplit cette place depuis l'an 1471 jusqu'en 1481.

On dit que pendant une grande famine, il fit distribuer aux pauvres une si prodigieuse quantité de pain, que le public changea son surnom *de Montigny* en celui de *le Boulanger*, surnom que ses descendans ont toujours porté depuis. Le P. *André le Boulanger*, Augustin, fort connu sous le nom du *petit Père André*, & dont on parlera dans la suite, étoit de cette famille, laquelle vient de s'éteindre de nos jours, en la personne d'*Anne-Claude-Auguste le Boulanger*, fille unique d'*Auguste-Macé le Boulanger*, Président au Grand-Conseil; & d'*Anne de la Forest*, mariée en 1695 à *Nicolas-Pierre le Camus de Pontcarré*, premier Président du Parlement de Rouen, mort à Paris le 10 décembre 1734, dans la 68e année de son âge.

Dans la nef, du côté de l'Evangile, est un petit monument d'un goût assez médiocre, & enfermé par une petite grille de fer. On y lit ces inscriptions, gravées en lettres d'or sur un marbre noir:

Cy devant repose le corps de défunte haute & puissante Dame RENÉE, *Dame de* KERGOUNADECH, *femme de haut & puissant Seigneur Messire Sébastien, Marquis de Rosmadec, Comte des Chapelles & de Crozon, Baron de Molac, de Tivarlen, de Ponte-Croix, du Juch, de Penhoët & de Serent, Vicomte de Beaumanoir, du Besso, &c. Chevalier, Conseiller du Roi en ses Conseils, Gouverneur pour sa Majesté en ses Villes, Châteaux & Sénéchaussées de Kimper & de Dinan.*

Laquelle Dame possédant des qualités éminentes par-dessus la condition de son sexe, fait voir, par la briéveté de sa vie, que les corps les plus parfaits & les plus belles ames s'arrêtent le moins en ce monde. Elle étoit née dans le Château de Beautigneau, en Bretagne, le 16 juin 1601, & est morte à Paris le 19 de novembre 1643, dans la 43e. année de son âge, & la 28e. de son mariage, ayant été mère de dix enfans, desquels cinq la survivent.

Ledit Seigneur Marquis, son mari, lui a fait dresser ce monument, & fondé céans un anniversaire & autres prières, pour le repos de son ame, attendant que le même Dieu qui, par sa grace, les avoit joints & unis en ce monde, par sa bonté & miséricorde, les réunisse pour l'éternité dans le Ciel. Amen.

TOME I.   Cc

CY GIST

Le cœur de haut & puissant Seigneur Messire Sébastien DE ROSMADEC, Chevalier, Marquis de Molac, Lieutenant-général de la Province de Bretagne, Gouverneur des Ville & Comté de Nantes, Mestre-de-camp de Cavalerie, Brigadier des armées du Roi, Baron de Tioursant, du Jusch, Ponte-Croix, Audierne, Guébriant, Jaçay & autres lieux. Il fut marié en 1681, avec Demoiselle Catherine D'ESCORAILLES, fille de haut & puissant Seigneur Jean-Rigal D'ESCORAILLES, Chevalier, Comte de Roussille, Lieutenant de Roi d'Auvergne, Seigneur de Cropières, Morezi, Escalmles, Saint-Juery, Baron de Puech-Morier, & de haute & puissante Dame Éléonore DE PLAS ; laquelle, pour marquer sa tendresse conjugale, a fait déposer son cœur au-dessus du tombeau de ses père & mère, où il est inhumé. Il décéda le 3 novembre 1699, dans son hôtel à Paris, âgé de 40 ans.

Requiescat in pace.

Dame *Catherine d'Escorailles*, Marquise de Molac, avoit épousé en secondes nôces le Marquis *de Curton*, & a été inhumée auprès du corps de la Duchesse *de Fontanges*, sa sœur, dans l'Eglise des Religieuses de Port-Royal du fauxbourg S. Jacques.

Nicolas Mignard, né à Troies, surnommé d'*Avignon*, parce qu'il avoit long-tems travaillé dans cette Ville, Peintre fameux, & frère aîné de *Pierre Mignard*, mort premier Peintre du Roi en 1695, & dont on voit le tombeau dans l'Eglise des Jacobins de la rue Saint-Honoré, est aussi enterré aux petits Augustins. Il mourut d'hydropisie à Paris en 1668, étant Recteur de l'Académie Royale de Peinture & de Sculpture. Ce Peintre habile travailloit de la main gauche.

Jean Pontas, Prêtre, Docteur en l'un & l'autre Droit, sous-Pénitencier de l'Eglise de Paris, & Bienfaiteur de cette maison, mourut le 27 avril 1728, âgé de 89 ans & près de 4 mois, & fut inhumé dans cette Eglise, où un de ses amis a fait mettre sur sa tombe cette épitaphe, qui est bien faite & d'une très-bonne latinité.

D. O. M.

Hic jacet Joannes PONTAS, *Abrincensis dignitate Presbyter & vitâ, Doctor in utroque jure, in Ecclesia Parisiensi pro-*

Pænitentiarius. Vir pudore virgineo, sanctâ gravitate, hilari modestiâ reverenter amabilis. In oratione vel in sacra lectione *Perpetuus*; hinc pietatem hausit & scientiam; utramque in omnes refudit egregiis conscriptis voluminibus. Ægris Hortator, quos ducit ad vitam. Scripturæ vindex, quam probat ubique sibi consonam. Morum Magister, quos æquat ad regulam. Veri semper ac recti tenax, austerus in jejuniis, productis ad vesperam, etiam in senectute; paupertatis amator & pauperum, nunquam ipsis defuit vivus & moriens in magnâ sapientiâ in virtutum cumulo, humillimus. Obiit in Christo proximè nonagenarius, die 27 aprilis, anno 1728. Pio Sacerdoti Syncellus alter *Sacerdos.* D. Petrus Richard.

M. P.

L'Eglise étant finie, on entreprit de suite le bâtiment du cloître, & des lieux réguliers, quoiqu'il survînt, pendant qu'on y travailloit, un événement qui auroit dû déconcerter ce projet. Nous avons dit que par contrat du 31 juillet 1606, l'Université avoit donné six arpens de terrein du Pré-aux-Clercs à cens & rente à la *Reine Marguerite,* & que cette Princesse les avoit donnés aux Augustins qu'elle avoit établis ici. Les Augustins, à leur tour, en firent des sous-baux à plusieurs particuliers, & en retiroient près de deux mille livres par an, pendant qu'ils ne produisoient à l'Université que 60 liv. de rente.

L'Université se pourvut contre le contrat qu'elle avoit fait à la Reine Marguerite; & par Arrêt contradictoire du 23 octobre 1622, le Parlement cassa ledit contrat, & ordonna que les baux faits par la Reine Marguerite, ou par les Augustins ses donataires, retourneroient au profit de l'Université. Ce contretems n'arrêta pas les Pères Augustins réformés, & les bâtimens n'en souffrirent point de discontinuation, ou du moins fort peu.

Le cloître est un des plus propres de Paris, & est orné de tableaux peints à fresque, à la perfection desquels plusieurs personnes ont contribué. A peine y est-on entré, qu'on apperçoit sur un des jambages de l'arc, par où l'on y entre, une inscription, qui est un monument de la reconnoissance de ces Pères, pour les bienfaits qu'ils ont reçus de feu M. Pontas.

BENEFICENTIÆ MONUMENTUM in Claustro. *Quisquis es viator, bene precare venerabili Sacerdoti D.* PONTAS, *qui cum hoc Monasterium dilexisset in finem dilexit. Illi claustra debent de saxo nitorem, fornicem chorus, frons aræ fulgorem; Hunc Bibliotheca laudat munificum. Sancta ejus supellex ditat sacrarium. Cœloque matura charitatis victima Sacerdoti æterno titulum erexit æneo-marmoreum. Obiit die 27. april. an. 1728. Memores posuère Augustiniani.*

Le premier tableau qui se présente, fait voir un grand vestibule d'architecture, feinte de marbre, où la Reine Marguerite donne à un Augustin le contrat de fondation, qu'elle a passé en faveur de ses Confrères. Dans l'attique, on lit cette inscription :

Munificentiæ & perrennitati Augustissimæ Reginæ Margaritæ VALESIÆ. Arcum triumphis insignem dicat Augustiniana communitas Bit.

Dans les tympans triangulaires de l'arc de ce vestibule, on lit dans l'un, *votum vovit Deo Jacob*; & dans l'autre, *sicut juravit Domino*.

Le tableau de la conversion de Saint Augustin, qui est à l'entrée du cloître, a été peint en 1715, par *de Dieu*, dont les compositions ont toujours été applaudies à cause du feu & de l'imagination qu'on y remarque.

Tous les autres tableaux ont été commencés en 1693, & ont été finis en 1696. Plusieurs personnes y ont travaillé, ainsi qu'on l'a dit. Le frère *François Gourdes*, Religieux de ce Couvent, a peint le Paysage. Le sieur *Roly* a donné les desseins de l'Architecture, & le sieur *Renault* a peint la figure. Enfin, en 1732, le sieur *le Cocq* a retouché tous ces tableaux. Les inscriptions historiques qui les accompagnent & qui les expliquent, sont très-justes & d'une grande précision.

On ne remarque d'ailleurs dans ce cloître, que la tombe d'un Archevêque de Tours, qui avoit sur sa dignité des sentimens qu'il seroit à souhaiter qui fussent plus communs. Un Prélat, ami du défunt, lui a consacré cette épitaphe, qu'il a fait graver sur sa tombe.

HIC JACET

Matthæus Isoré D'AIRVAUT, Archiepiscopus Turonensis, vir nobilitate generis apud Pictonas clarus, ingenii robore, animi magnitudine, morum candore, rerum peritiâ clarior. Romæ auditoris Rotæ officio per XIV annos functus, Papæ, Regis, Regni suffragia & laudes meruit. In Galliâ ad Archiepiscopatum Turonensem evectus, vitæ integritate, fide, châritate & justitiâ, Clero, cunctisque fidelibus spectaculum factus &

exemplum ; sacrorum Ecclesiæ dogmatum Propugnator invictissimus, Deum unum Episcopis & Regibus dominari credidit & defendit. *Veritatis amantissimus improbo, labori non impar, asserendæ Ecclesiæ pacis causa Parisios, jam æger, evocatus, ibidem morbo ingravescente, ultimum vidit diem, nec timuit, spei plenus. Obdormivit in Domino anno. R. S. 1716, ætatis 69, die julii 9.* Tanto præsuli, præsul alius antiquæ amicitiæ vinculo conjunctissimus.

M. P.

Ce Couvent est commode, & assez grand pour l'endroit où il est situé; mais il est peu solidement bâti. La Bibliothèque est dispersée en quatre chambres différentes, & n'est néanmoins composée que d'environ huit mille volumes, dont il y en a 835 de toute sorte de format, tant imprimés que manuscrits, qui ont été donnés à cette maison par M. *Mauguin*, Président de la Cour des Monnoies. Parmi ces derniers, est le manuscrit original de l'Ouvrage que le Président *Mauguin* mit au jour en 1650, sous le titre de *Vindiciæ Prædestinationis & Gratiæ*.

Gilbert *Mauguin*, Président de la Cour des Monnoies, étoit de Riom en Auvergne, & vint à Paris, fort jeune, où il fut élevé sous les yeux d'un oncle qui étoit un des plus fameux Avocats de ce premier Parlement du Royaume, & qui le rendit capable d'y paroître lui-même avec éclat. Il suivit le barreau en qualité d'Avocat, jusqu'en 1637, qu'il fut pourvu d'une Charge de Président en la Cour des Monnoies. Le Président *Cousin*, dans le Journal des Savans, du mois d'avril 1696, dit que le Président *Mauguin*, après avoir donné aux fonctions dont il étoit redevable au Public, le tems qui leur étoit nécessaire, donnoit tout le reste à la lecture des Conciles des Saints Pères & des Auteurs Ecclésiastiques; & par-là devint aussi savant en Théologie, que les Docteurs qui l'enseignent, aussi attaché aux choses saintes que les Prêtres les plus vertueux, aussi recueilli que les Religieux les plus réglés, vivant dans le siècle sans être du siècle, &c.

Pour revenir à la bibliothèque, dont les Livres & les Manuscrits du Président *Mauguin* font un des plus grands ornemens, M. *Pontas* l'a aussi enrichie d'environ 250 volumes de livres choisis. Quelques autres personnes affectionnées à ces Religieux, leur en ont encore donné, & le reste a été acheté des épargnes de ces Pères. On voit ici un buffet, qui est un présent de l'Electeur de Bavière, dernier mort, dans lequel font les portraits de tous les Papes en médailles de métal d'Angleterre.

Outre les études de Philosophie & de Théologie, qui se font ordinairement dans ce Couvent, il y a une chaire pour un Professeur qui interprete l'Ecriture Sainte; elle a été fondée par l'Electeur de Bavière *Maximilien Emanuel*, & il seroit bien à souhaiter qu'il y en eût de pareilles dans les principaux Monastères des autres Ordres.

Le Père *Etienne Rabache* a été le Réformateur des Augustins en France. Ce saint homme naquit à Vauves, bourg de Beauce dans le diocèse de Chartres, au mois de juillet 1554. Son père se nommoit *Bernard Rabache*, & sa mère *Jeanne Rossart*, gens craignant Dieu, mais d'ailleurs peu accommodés de la fortune. Le Père *Chrislin Pichard*, Prieur des Augustins d'Orléans, étant venu a Vauves, qui étoit aussi le lieu de sa naissance, demanda le petit *Rabache* à ses parens, & l'obtint. Cet enfant, qui n'avoit que douze ans, ne fut pas plutôt dans le Monastère des Augustins d'Orléans, qu'il fit connoître par sa douceur, par son obéissance & par son humilité, que Dieu le destinoit aux actions les plus dignes de ses Ministres; & dès-lors, c'est-à-dire, en 1566, on lui donna l'habit de Religieux Augustin. Il fut pendant quatre ans au Noviciat, & fit profession la troisième fête de la Pentecôte, l'an 1570.

Deux ans après, il fut envoyé au grand Couvent des Augustins de Paris, pour faire ses études. Il y réussit avec tant de succès, qu'il mérita le 18e. rang dans sa licence, & reçut le bonnet de Docteur en Théologie de la Faculté de Paris, le 15 novembre 1588. Durant les troubles de la ligue, il résolut d'aller en Italie; mais la Providence en avoit décidé autrement: car passant par Bourges, il y fut retenu par les principaux du Clergé, pour réformer le Couvent des Augustins de cette Ville, qui, soit par le désordre des guerres, soit par la corruption des mœurs de ce tems-là, étoit dans un grand dérèglement, ayant à peine l'apparence d'un Monastère. Il se rendit; & en ayant été fait Prieur, on vit bientôt cette maison changer de face.

Le 30 août 1594, il proposa à ses Religieux la réforme & une vie nouvelle, où toutes choses fussent en communauté, car, jusqu'alors les Religieux avoient quelque chose en particulier, dont ils disposoient à leur volonté. Tous les Religieux de ce Couvent y consentirent, & dès le lendemain 31 août, ils renouvellèrent leurs vœux aux pieds du P. *Rabache*; &, pour preuve de la sincérité de leur changement, chacun alla dans sa chambre querir ce qu'il avoit possédé en propre, & l'apporta aux pieds du Supérieur. C'est à cause de cette désappropriation, & de ce que cette réforme se fit à Bourges, qu'on nomme cette Congrégation les Augustins de la Communauté & de la *réforme de Bourges*. Le Père *Rabache* mourut à Angers le 5 septembre 1616.

Après la profession que font les Augustins réformés de ne rien posséder en particulier, un autre des principaux points de cette réforme, est de renoncer aux grades qu'on prend dans les Universités; mais ils n'ont pas renoncé au titre de Doctes, & il y en a toujours eu parmi eux qui se sont distingués par leur savoir, & par leur attachement à la Doctrine de Saint Augustin, leur Père. Voici leurs noms depuis la réforme.

Le Père *André le Boulanger*, fils & frère de Présidens au Parlement de Paris, y étoit né en 1582, & y mourut en 1657, âgé de 75 ans. C'étoit un Religieux plein d'esprit & de zèle, qui commença à prêcher, n'étant encore que Diacre. Celui qui a laissé un abrégé de la vie, dit qu'il avoit prêché plus de 50 Avents & Carêmes, avec Octave du Saint Sacrement. Il fut deux fois Provincial de la Province de Bourges; & ce fut par son crédit auprès des Supérieurs de l'Ordre, que la Communauté de Bourges fut reconnue comme Province particulière, & séparée de celle de France.

On se tromperoit, si l'on croyoit que ce saint Religieux eût débité en chaire les impertinences que le peuple lui attribue. Il l'a confondu avec un Prédicateur de son tems; mais d'un autre Ordre, qui, par la protection de la Reine *Anne d'Autriche*, parvint à l'Episcopat. Il est vrai que le P. *André* avoit des saillies d'esprit, mais toujours aussi édifiantes, que justes & agréables. Un jour, par exemple, la Reine étant arrivée, lorsqu'il étoit au milieu de son sermon de la Passion, il s'arrêta tout court, comme il devoit; puis après l'avoir saluée très-respectueusement, il commença son compliment par ce vers de Virgile: *Infandum, Regina, jubes renovare dolorem*.

On pourroit cependant objecter que la citation d'un vers aussi connu d'un Auteur Payen, étoit très-déplacée dans la bouche d'un Orateur Apostolique, & donnoit très-naturellement lieu de croire que les Auteurs profanes lui étoient plus familiers que l'Ecriture, ni les Pères. Il fit ensuite une si belle & si vive récapitulation de tout ce qu'il avoit dit auparavant, que toute la Cour en fut touchée & remplie d'admiration.

Il a laissé deux volumes *in-4°*. de sermons manuscrits, qui sont partie en latin, & partie en françois. Ils sont remplis d'esprit là où il n'en faudroit point, en publiant des vérités aussi terribles que celles de la morale de J. C. Il fut inhumé dans le cloître de ce Couvent, mais sans épitaphe.

Le P. *Charles Moreau*, natif de Paris, mort en 1671, âgé de 76 ans, a mis au jour les ouvrages de *Tertullien*, par ordre alphabétique, avec de savantes remarques. Cet ouvrage, qui fut dédié à M. *de Pomponne-Bellièvre*, premier Président, en 1657, est intitulé: *Omniloquium Tertulliani*. On imprima aussi les Sermons du P. *Moreau*. Ils sont en latin, & portent ce titre: *Homiliæ, &c. P. Caroli Moreau*, 1661.

Le P. *Augustin Chesneau*, Provincial des Augustins de la Province, nommée alors de Saint-Guillaume, ou Communauté de Bourges, enseigna la Philosophie au grand Couvent des Augustins, & ensuite la Théologie dans celui-ci. Il est Auteur d'un Livre intitulé: *Orpheus Eucharisticus*, ouvrage estimé dans son genre. Ce Père avoit l'esprit vif & pénétrant, & une érudition profonde: d'ailleurs, il étoit d'une piété & d'une régularité exemplaires; il étoit né à Vitré en Bretagne, l'an 1615, & mourut au Couvent de Montmorillon en Poitou, en 1693.

Le P. *Augustin Lubin* étoit né à Paris en 1624; il fit de grands progrès dans la Théologie, dans l'Histoire & dans la Géographie, sur laquelle il a beaucoup écrit; il grava lui-même les planches de toutes les Cartes & Ouvrages qu'il a donnés au Public. Nous avons de lui une traduction du Livre de *Stephanus de Urbibus*, imprimé à Paris en 1678; & une autre françoise, de l'histoire de la Laponie, composée en latin par *Jean Chœffer*, né à Strasbourg, Professeur de l'Académie d'Upsal, & fort estimé de la Reine Christine de Suède. En 1683, il fut élu Assistant du Général de son Ordre, à la recommandation du Roi Louis XIV, & aux instances du Cardinal Altieri. Il ne put cependant aller à Rome qu'en 1687, parce qu'il fut occupé dans le diocèse de Langres, à une mission que les Augustins y firent par ordre du Roi. Ce fut à la prière du Cardinal *Colloredo*, qu'il fit une Carte intitulée: *Italia Ecclesiastica*, qu'il dédia au Pape Innocent XII, & dont Sa Sainteté parut très-satisfaite. Pour plus grand éclaircissement, il composa un Livre intitulé: *Abbatiarum Italiæ brevis notitia*, &c. où les Abbayes sont rangées par ordre alphabétique. Ce Livre est *in-4°*. Il fut imprimé à Rome, & dédié au Cardinal *Colloredo*, qui avoit donné à l'Auteur la première pensée de l'entreprendre, & avoit généreusement fourni aux frais de l'impression.

Ce fut sur les représentations & les instances du P. *Lubin*, que le Chapitre général donna, le 20 mai 1693, un décret, par lequel il fut ordonné que la Province de Saint-Guillaume, autrement la Communauté de Bourges, se nommeroit à l'avenir la Province de Paris. Ce fut aussi sur ses remonrances, que le Pape Alexandre VIII donna un Bref le 23 mai 1690, par lequel il déclara que les Religieux Augustins de la Province de Saint-Guillaume, dite présentement de Paris, seroient éligibles pour la dignité d'Assistans, quoique non gradués. Le P. *Lubin* revint de Rome en 1693, après y avoir demeuré six ans, en qualité d'Assistant du Général, & mourut dans ce Couvent en 1695, âgé de 71 ans. On peut voir dans le Dictionnaire de Moreri la liste de ses Ouvrages.

Le P. *Ange le Proust* naquit à Poitiers le 4 décembre 1624, fit profession dans la Congrégation des Augustins de la Communauté de Bourges, ou de la Province de Paris, le 25 mars 1642, & mourut dans ce Couvent le 16 d'octobre 1697, âgé de 73 ans, moins trois mois. Il fut Provincial de cette Province, & un Prédicateur zélé & infatigable, qui travailla beaucoup à la conversion des Calvinistes de Poitou. Ce fut vers l'an 1661, qu'étant Prieur de Lamballe, après la canonisation de Saint Thomas de Villeneuve, Archevêque de Valence en Espagne, il institua la Congrégation des Hospitalières, appellées *Filles de Saint-Thomas de Villeneuve*, & il eut, avant de mourir, la consolation de voir plus de 30 Hôpitaux, fondés nouvellement, ou rétablis, gouvernés par ses Hospitalières. Il faisoit ordinairement à pied la visite de ces Hôpitaux, quelque éloignés qu'ils fussent les uns des autres.

Le P. *Théophile Loir* étoit né à Paris, & doué d'un esprit vif & pénétrant. Ses expressions, soit qu'il parlât, ou qu'il écrivît, étoient toujours justes & pures. Nous avons de lui un Livre de piété intitulé : *La manière de remplir saintement les devoirs de la vie Chrétienne & Religieuse*, imprimé en 1688, chez la veuve de *Sébastien Marbre Cramoisi*, & également estimé des personnes Séculières & Religieuses. Le Président *Rose*, qui étoit Secrétaire du Cabinet du Roi, & un des 40 de l'Académie Françoise, disoit, à l'occasion de ce Livre, *qu'il étoit bien difficile de trouver quelqu'un qui parlât si bien de piété, & qui soutînt son sujet par des pensées si pleines d'onction*. Les Sermons qu'il a prêchés, étoient de même. Les inscriptions du cloître sont aussi de lui. Il a fait un abrégé de l'Histoire des hommes illustres de l'Ordre, avec une justesse dans l'application des sentences de l'écriture, qui fait appercevoir au Lecteur, que l'Auteur avoit du feu, du jugement & du goût. Il mourut dans ce Couvent le 9 novembre 1699, dans la 62e. année de son âge, dont il en avoit passé près de 44 dans le cloître. Il a laissé un Ouvrage manuscrit, en forme de Lettres, *sur le pur amour de Dieu*.

Le Père *Jacques Hommey* étoit né à Seez en Normandie : devenu Religieux, il demeura long-tems à Paris, dans ce Couvent, où il se fit connoître des Savans. C'est à lui que nous devons le *Milleloquium Gregorii*, *supplementum Patrum*, & quelques petits ouvrages de S. Fulgence. Il avoit dessein de donner le *Milleloquium Sancti Augustini & Sancti Hyeronimi* ; mais il ne l'a pas fait. Dans les dernières années de sa vie, il s'appliqua à faire un ouvrage intitulé : *Diarium Europæum Historico-Litterarium*, parce que c'étoit un Journal de ce qui se passoit en Europe de plus remarquable, soit dans la politique, ou dans la littérature. Cet ouvrage fit au Père *Hommey* beaucoup d'honneur, & beaucoup d'ennemis. L'Ambassadeur de Venise s'en plaignit, au nom de sa République ; & sur cette plainte, ce Religieux fut exilé à Bar-le-Duc.

Enfin, le Père *Hommey* mourut dans le Couvent des Augustins d'Angers, le 24 d'octobre 1713, âgé de 70 ans. Il avoit une parfaite connoissance des Pères de l'Eglise, dont il avoit lu tous les ouvrages, & la langue grecque lui étoit aussi familière que la latine. On peut dire que ce Religieux a passé presque toute sa vie à lire & à écrire, prenant même sur son sommeil, & se privant des conversations & des récréations les plus permises. On a trouvé parmi ses papiers une histoire de Louis XIII, qu'il avoit composée, pour l'opposer à celle de *le Vassor* ; mais on ne l'a point encore donnée au public.

Le Père *Pierre de Bretagne* naquit à Bourges, le 5 d'avril 1668. C'étoit un de ces génies heureux, qui apportent en naissant une facilité merveilleuse pour tous les arts & pour toutes les sciences. Une imagination vive & féconde lui rendit familières plusieurs parties de méchaniques ; l'art de tourner, de faire des cadrans, la dorure & l'architecture, furent les amusemens de son premier âge. Il fit profession parmi les Augustins réformés, à Paris, le 24 mars 1689. Etant jeune Religieux, il donna dans ses études des marques d'une pénétration extraordinaire, soit dans la Philosophie, soit dans la Théologie, & parut toujours, avec un grand éclat, dans tous les actes publics. Avec de si heureuses dispositions, il parvint bientôt à être Professeur. Angers & Paris furent les théâtres où il étala les trésors de science qu'il avoit reçus du Père des lumières. Il ne se renferma point dans l'enceinte de l'école ; il se distingua aussi par la prédication, & la douceur &

la force de son éloquence le mirent bientôt au nombre des plus célèbres Chrétiens.

La renommée l'ayant fait connoître à un grand Seigneur du Brabant, il l'engagea d'accepter en 1704 un carême à Bruxelles. Il s'en acquitta avec un tel applaudissement, qu'il y mérita la qualité de *Prédicateur ordinaire de Sa Majesté Catholique*.

Ce fut dans cette capitale des Pays-bas, que son mérite l'approcha de son Altesse Electorale de Bavière, *Maximilien-Emanuel*. Ce grand Prince, charmé de l'esprit du Père *de Bretagne*, & touché de la sagesse de sa conduite, le fit son Prédicateur, & lui confia le soin de sa conscience. Pour lors le Père *de Bretagne*, avec l'agrément de ses Supérieurs, s'attacha tout entier au service de ce Prince, & devint son homme de confiance, son Théologien & son Conseiller. Il eut part à ses lettres les plus importantes, & fut chargé des négociations les plus délicates. Il n'usa de son crédit que pour procurer du soulagement aux malheureux, ou que pour faire récompenser des services rendus, & trop souvent mis en oubli. Une telle conduite, & la régularité de ses mœurs, le rendirent respectable aux grands de cette Cour, & cher aux petits.

Les ouvrages d'esprit & de piété qu'il a composés au milieu de la Cour, sont une preuve de son amour pour la retraite, & de son application constante aux belles-lettres. Etant encore en France, il composa un *Abrégé de la vie de Monsieur, Duc d'Orléans, & frère unique de Louis-le-Grand*, qui fut imprimé in-4°. chez Osmont, en 1702.

Pendant qu'il fut à la Cour de Bavière, il composa les Livres suivans : *Clavis Davidica, sivè apparatus ad sacram Scripturam*, in-12, 500 pag. imprimé à Munich, en 1718. *Tractatus de excellentiâ Musicæ Hebræorum; Opusculum*, in-12, 200 pag. à Munich, 1718. *La vie & les miracles de Saint Nicolas de Tolentin*, dédiés au sérénissime Prince Clément, Electeur de Cologne, in-12, 350 pag. à Munich, 1719. *Les Réjouissances & Fêtes magnifiques faites en 1722 au mariage du Prince Electoral*, in-fol. 70 pag. à Munich, en 1723.

Le Père *de Bretagne* étoit trop bien auprès de l'Electeur, pour ne point avoir part aux libéralités d'un Prince aussi généreux que l'étoit *Maximilien-Emanuel*; mais content de la pension honnête, attachée aux qualités de Confesseur, de Prédicateur, &c. il les ménagea toutes entières, non pour son usage, mais pour le profit de sa Congrégation. Le Couvent de Paris n'oubliera jamais les bienfaits qu'il a reçus de cet illuſtre Confrère. Le Couvent de Bourges le regardera toujours comme le zélé Reſtaurateur du chef-lieu de la réforme. La ſacriſtie de Paris a reçu du P. *de Bretagne*, en ornemens, calices, baſſins, burettes de vermeil, chandeliers, & autres vaſes d'argent, pour plus de 12000 livres. Le Couvent en a reçu, pour la fondation d'une chaire de l'Ecriture Sainte, la ſomme de 4000 livres. La Province pareille ſomme. La Bibliothèque de Paris lui eſt redevable du buffet curieux dont on a parlé ci-deſſus.

Il a encore fait préſent au même Couvent du portrait de l'Electeur *Maximilien-Emanuel*, & d'un portrait de Saint Auguſtin, copié d'après celui qui eſt à Milan, & qu'on dit original. Il a fait poſer dans le cloître deux grilles de fer aux armes de ce même Electeur. La chambre des Hôtes en a reçu des meubles, & tous les uſtenſiles convenables. Pour ce qui eſt du Couvent de Bourges, les réparations qu'il a fait faire montent à plus de 16000 liv.

Le Père *de Bretagne* avoit joui d'une ſanté parfaite juſqu'à l'âge de 52 ans, qu'il eût à Munich une violente hémorrhogie. On peut dire que depuis ce tems-là, il n'eût plus que des jours de langueur. Une hydropiſie aſcite a exercé ſa patience juſqu'au jour de ſa mort. Pendant les ſept dernières années de ſa vie, il a, malgré ſes infirmités, entrepris deux fois le voyage de Munich à Paris, autant pour voir ſes frères & ſes amis, que par l'eſpérance de ſa guériſon. Après la mort de l'Electeur *Maximilien-Emanuel*, arrivée le 26 de février 1726, il prit congé des Princes de Bavière, qui le comblèrent d'honneurs & de préſens, & revint pour toujours dans ſa patrie, après 12 ans de ſéjour en Bavière, & 20 années paſſées au ſervice de l'Electeur. Il arriva à Paris le 18 d'avril 1726, dans un état pitoyable. Cependant, par le moyen des remèdes, il fut, en moins de deux mois, en état d'entreprendre le voyage de Bourges, où il arriva le jour de Saint Pierre, ſon Patron. Les dix derniers mois de ſa vie furent employés à finir les bâtimens qu'on avoit commencés depuis quatre ans dans le Couvent de Bourges. Il y mourut le trois mai 1727, avec les ſentimens de religion les plus vifs & les plus tendres.

Le Couvent de Paris eſt le 9e. des 31 qui juſqu'ici ont embraſſé la réforme de Bourges, gouvernée par un Provincial, qui eſt ſous la dépendance du Général de tout l'Ordre des Auguſtins, qui fait ſa réſidence à Rome.

C'eſt du P. *Moyſant*, ſous-Prieur de ce Couvent, homme également inſtruit & obligeant, que l'on tient la majeure partie des éclaircissemens qui concernent la description de ce Monastère.

AULNAY-LES-BONDY. Village près de Pantin & la Villette. Il a été érigé en Marquisat, & le Seigneur a tous les droits de chasse de la grosse bête. Il y a un Hameau du même nom près de Sceaux.

AULNEUR, Officier Juré, dont la fonction est d'aulner, moyennant un certain droit, les pièces de toile, de treillis, de canevas, &c. Leur bureau est à la Halle aux toiles.

AURAINVILLE. Village de l'Isle de France, dans l'Election de Paris, près d'Arpajon.

AURE. (Communauté de Sainte) Cette Communauté doit son établissement à l'indocilité des Filles de *Sainte-Théodore*, sous le nom de laquelle elle avoit d'abord existé, & son origine doit être fixée à l'année 1687. M. *Gardeau*, Curé de Saint-Etienne du Mont, avoit procuré, dans la rue des Poules, un asyle & la subsistance à plusieurs filles de sa Paroisse, que la misère avoit plongées dans le libertinage, & les mit sous la direction de M. *Labitte*, Prêtre de sa Paroisse. Après lui, l'Abbé *le Fevre*, en bon Pasteur, courut après ces brebis égarées, & acheta de ses deniers plusieurs maisons dans la rue neuve Sainte-Geneviève, près de la vieille Estrapade, pour y loger ces restes infortunés, & y recevoir celles qui voudroient bien s'y retirer. Il en fit bénir la Chapelle en 1700, par M. *Dantecourt*, Curé de Saint-Etienne-du-Mont. Il dépensa ensuite plus de quarante mille livres en bâtimens, & commença en 1707, à faire construire une Eglise, qu'il n'eut pas la consolation de voir achever; il mourut le 24 août 1708.

Depuis quelques années, ces Filles ont embrassé la clôture & la règle de Saint-Augustin. Elles prennent le titre de *Religieuses de Saint-Aure, Adoratrices du Sacré-Cœur de Jésus*. La châsse de cette Vierge est aux Barnabites. *Voy.* THEODORE. (Communauté de Sainte)

AUTEUIL est un Village qui n'est distant de Paris que d'une lieue à l'ouest, sur le bord de la Seine, du côté du septentrion. La seigneurie étoit anciennement possédée par l'Abbaye du Bec, qui l'échangea vers l'an 1109, avec l'Abbaye de Sainte-Geneviève de Paris, pour des fiefs & autres revenus que cette dernière Abbaye avoit à Vernon, & dans un autre endroit appellé en latin *Gamilliacum*, ou *Carmilliacum*. L'acte d'échange fut confirmé par Louis-le-Gros, Roi de France, & par Henri I, Roi d'Angleterre, alors Duc de Normandie. La Maison seigneuriale a été rebâtie & augmentée par les Abbés de Sainte-Geneviève, qui en font aujourd'hui leur maison de campagne.

L'Eglise est dédiée sous le titre de la Sainte Vierge, & tous les ans, le jour de l'Assomption ; il s'y fait un grand concours de peuple qui y vient de Paris & des environs. Le portail, dit M. l'Abbé le Bœuf, paroît être un ouvrage du XIIe. siècle, aussi bien que la tour du clocher, qui est terminée en pyramide octogone de pierre.

Dans le chœur est inhumé *Antoine-Nicolas Nicolaï*, Premier Président de la Chambre des Comptes de Paris, mort à Auteuil, le 15 juin 1731.

Dans la Chapelle à côté du chœur, est attachée sur le mur une plaque d'airain, sur laquelle on lit l'épitaphe suivante, qui est du célèbre M. *le Beau*, Sécretaire perpétuel de l'Académie Royale des Inscriptions & Belles-Lettres.

D. O. M

Hic situs est Claudius DESHAIS GENDRON, *Facultatis Monspeliensis Doctor, & Philippi Aurelianensium Ducis, Regni moderatoris Medicus ordinarius : Vir in sanandis morbis peritus & efficax : ingenio magno rectoque ; antiquâ religione, virtute ac fide ; affabilior egeno quam diviti, cùm & ægritudines simul & pauperiem depelleret. Contemptor opum & gratiæ ; famæ pertæsus ingentis, quæ vel invitum in secessu secuta est. Ibi nequicquam latens, ipso nomine proditus ; quantum potuit tamen subducere se ex oculis ; æternum lumen contemplans obtutu irretorto ; & opus naturæ & summi artificis manum, præviâ religionis face, assiduè rimatus, vitam & sibi & aliis utilem explevit cœlo maturus senex. Vixit annos* LXXXVII. *Obiit die 3 septembris 1750.*

Requiescat in pace.

Claude Deshais Gendron étoit d'une illustre famille de Beauce. Il fit d'excellentes études, après lesquelles il se livra tout entier à celle de la Médecine. Après avoir été reçu Docteur dans la Faculté de Montpellier, il fut successivement Médecin de *Monsieur*, frère unique du Roi *Louis XIV*, &

de M. *le Duc d'Orléans*, son fils. Il pratiqua la Médecine à Paris avec le plus grand succès, & se fit des amis de la plus haute considération. Il eût des liaisons habituelles avec les plus grands esprits de son tems ; & entr'autres, avec l'illustre *Boileau Despreaux*, qu'il venoit souvent voir à Auteuil. Après la mort de ce fameux Poëte, il acheta sa maison, & y vécut dans la plus grande retraite, ne s'occupant que de la grande affaire de son salut, & ne se communiquant au dehors, que pour le service des pauvres, auxquels il donnoit abondamment des secours de toutes espèces ; il y mourut en 1750, âgé de 87 ans. On raconte que M. *de Voltaire*, étant un jour allé rendre visite à M. *Gendron*, fit cet impromptu sur sa maison :

> C'est ici le vrai Parnasse
> Des vrais Enfans d'Appollon :
> Sous le nom de *Boileau*, ces lieux virent *Horace* ;
> *Esculape* y paroît sous celui de *Gendron*.

En 1735, fut inhumée, dans le cimetière de cette Paroisse, Madame *Anne le Febvre d'Ormesson*, femme de *Henri-François d'Aguesseau*, Chancelier de France, un des plus grands hommes que la Magistrature ait jamais eus. Madame la Chancelière étant morte à Auteuil, & ayant demandé d'être enterrée dans le cimetière, au milieu des pauvres ; on obéit à sa volonté, & on couvrit sa sépulture d'une tombe d'airain, inscrite en bosse, & fermée d'un grillage.

L'épitaphe qu'on lit sur la tombe de cette Dame, est l'ouvrage de M. le Chancelier. Ce grand Magistrat mourut à Paris, le 9 février 1751 ; & ayant ordonné qu'on l'inhumât auprès de sa chère épouse, son corps fut porté à Auteuil le 11 du même mois, & enterré dans le cimetière. On éleva, sur l'endroit de sa sépulture, une tombe semblable à celle de Madame la Chancelière, avec une épitaphe. Deux ans après (en 1753) MM. *d'Aguesseau* firent transporter plus loin de l'Eglise, & proche l'entrée occidentale du cimetière, ces deux tombeaux, à la tête desquels ils ont fait ériger, sur une magnifique base de marbre noir, une haute pyramide d'un marbre différent, qui supporte un globe, au-dessus duquel est une croix de cuivre doré. C'est le Roi qui a donné les marbres qui entrent dans la composition de ce monument.

Sur les pieds de la pyramide, sont des inscriptions en lettres d'or, dont on fera mention, après avoir rapporté les épitaphes de Monsieur & de Madame *d'Aguesseau*. Pour suivre l'ordre des tems, on commencera par celle de Madame la Chanceliere, morte en 1735.

Hic Jacet,

Anna LE FEBVRE D'ORMESSON, Henrici-Francisci d'A-GUESSEAU, *Galliarum Cancellarii, Regiorum Ordinum Commendatoris, uxor. Felicitate indolis, morum leni gravitate, fidei & religionis simplicitate, tam benè comparata, ut ad omne virtutis & officii genus nata potius, quàm instituta videretur. Mulier christianè fortis, nunquam otiosa, semper quieta, non elata prosperis, non adversis fracta, graves & longos corporis cruciatus tulit patienter & placidè, mortem etiam libenter obiit anno ætatis 58. kal. decemb. an. 1735.*

Quæ in terris velut hospes vixerat, hác in villá, diviná ita disponente Providentiá, tanquam in hospitio mortua est, & inter pauperum cineres, pauper ipsa spiritu, & pauperum mater, beatam resurrectionem expectare maluit, quàm inter divitum sepulcra. Maritus mærens, & mærentes uberi doloris simul & venerationis monumentum posuére, sic in benedictione memoria illius, & ossa ejus pullulent de loco suo.

Hic Jacet,

Henricus-Franciscus D'AGUESSEAU, *Galliarum Cancellarius, Regiorum Ordinum Commendator. Vir, eloquio cæteris, ratione sibimet imperans: ingenii maturá gravitate venerandus juvenis, semper florenti lepore amabilis senex, toto vitæ tenore æquabilis. Capaci mente & immensá memoriá humanas omnes doctrinas complexus, sacris in litteris præcipuè conquiescens: res secundas in patriæ commoda, infaustas sibi in frugem vertit. Civis, conjux, parens optimus; legum egregius interpres, custos, conditor; eruditis, etiam exteris, lux & patronus: egentium tutor & pater; ad consilium, ad præsidium, patens omnibus: prodesse singulis, non præstare expetens; quantùm prodesset, unus non sentiebat. Solius sapientiæ cupidus, & illam, & ea quæ non petierat, adeptus, primam in regno dignitatem, ultro delatam, accepit, ad* XXXIV *annos splendidè gessit, sponte abdicavit. Terrenorum immemor, superna sitiens, clavis dolorum confixus cruci, obiit* V. *idus februarii* M.D.CC.LI. *anno ætatis* LXXXIII. *ineunte desideratissimæ conjugi, ut in omnibus, sic & Christianá humilitate concors in hoc cœmeterio jungi voluit, liberi lugentes.*

P. P.

INSCRIPTIONS

AUG

INSCRIPTIONS.

Sur le piédestal de la Croix du cimetière d'Auteuil, au pied duquel sont les tombeaux de M. le Chancelier & de Madame la Chanceliere d'AGUESSEAU.

Sur une des faces du piédestal :

Christo servatori spei credentium, in quo crediderunt & speraverunt Henricus-Franciscus d'AGUESSEAU, *Galliarum Cancellarius,* & Anna LE FEBVRE D'ORMESSON, *ejus conjux, eorum liberi, juxtà utriusque parentis exuvias, hanc crucem dedicavère anno reparatæ salutis* M. D. LIII.

Sur l'autre face :

Sobriè, justè & piè, conversati in hoc sæculo, expectant beatam spem & adventum gloriæ magni Dei & Salvatoris nostri Jesu Christi, qui dedit semetipsum pro nobis in cruce, ut nos redimeret & mundaret sibi populum acceptabilem, sectatorem bonorum operum. Ora pro eis, Viator.

Le vin d'Auteuil fut autrefois en grande considération. On en envoyoit jusqu'en Dannemarck ; & pour marquer l'estime qu'on en faisoit alors, les Chanoines de Sainte-Geneviève le vendoient à des Evêques. Ceux de Notre-Dame en gratifioient leur Eglise, afin que du revenu il fût fait, le jour de leur anniversaire, après leur mort, un repas à quatre services. Le Bœuf.

Les eaux d'Auteuil ont été long-tems négligées ; cependant on trouve que dès le XIIIe. siècle, on se servoit de la fontaine qui s'y trouve, pour désigner un canton de ce village : ce ne fut qu'au commencement du siècle dernier, que l'on commença à faire usage de ses propriétés, & à empêcher qu'elles ne se perdissent dans les terres. M. Habert, habile Médecin, est un des premiers Ecrivains qui se soit appliqué à les faire connoître. Son Ouvrage parut en 1628. Il est aisé de voir qu'*Auteuil, Poissy, Senlis, la Hacquinière, Roquencourt, l'Abbaye du Val-Notre-Dame,* cachent des mines, dont l'exploitation pourroit être utile à nos besoins, si nous n'en avions pas un assez grand nombre d'autres dans le Royaume.

AUTEUIL, Comté à six lieues à l'ouest de Paris, & une lieue au nord de Montfort-Lamaury.

TOME I.   D d

AUTEURS natifs de Paris, ou des environs, & dont le plus grand nombre est vivant.

Alembert, (Jean le Rond d') de l'Académie Françoise, & de celles des Sciences de Paris, Berlin, Londres, de Russie, de l'Académie des Belles-Lettres de Suède & de l'Institut de Bologne, &c. né à Paris le 16 novembre 1717. Traité de Dynamique. Traité de l'équilibre & du mouvement des Fluides. Réflexion sur la cause générale des vents. Recherches sur la Précision des équinoxes. Essai d'une nouvelle Théorie de la résistance des fluides. Recherches sur différens points importans du Système du monde. *Nova Tabularum lunarium emendatio.* Opuscules mathématiques. Elemens de Musique théorique & pratique. Mélanges de Littérature, d'Histoire & de Philosophie. Lettre à M. Rousseau sur l'article *Genève*. Réflexions sur l'application du calcul des Probabilités à l'inoculation de la petite vérole. Différens Mémoires de Mathématiques dans les Recueils des Académies des Sciences de Paris & de Berlin. Il a fait les Préfaces & les Articles de Mathématiques de l'Encyclopédie, & plusieurs autres Articles de Philosophie, d'Histoire & de Littérature. On lui attribue l'Ouvrage intitulé: la Destruction des Jésuites en France, avec une Lettre en forme de supplément sur le même sujet.

M. d'*Alembert* est un des plus fameux Géomètres de l'Europe, & un Ecrivain distingué, qui soutient la réputation de notre Littérature.

Amontons, (Guillaume) habile Machiniste, naquit à Paris en 1663. Il étoit fils d'un Avocat de Normandie, & s'appliqua, dès sa tendre jeunesse, aux machines. Il fut reçu de l'Académie des Sciences en 1699, & mourut le 11 octobre 1708, à 42 ans. On a de lui un Livre sur les *Baromètres*, les *Thermomètres* & les *Hygromètres*, & une *Théorie des frottemens*. Ces Ouvrages sont estimés.

Amyot, (Jacques) Evêque d'Auxerre, Grand-Aumônier de France, & l'un des plus savans hommes de son siècle, étoit fils d'un Corroyeur de Melun, où il naquit le 30 octobre 1513.

M. de Saint-Foix, tom. V, de ses *Essais Historiques*, dit qu'*Amyot* s'étant échappé fort jeune de la maison de son père, s'égara & tomba malade en chemin; un Gentilhomme, qui le vit étendu dans un champ, en eût pitié, le prit en croupe derriere lui, & l'emmena à Orléans, où il le mit à l'Hôpital. Comme sa maladie ne venoit que de lassitude, il fut bientôt guéri; on le congédia, & on lui donna douze sols: ce fut en reconnoissance de cette charité, qu'étant devenu Grand-Aumônier de France & Evêque d'Auxerre, il légua douze cens écus à cet Hôpital d'Orléans. Il y a bien peu d'hommes qui conservent dans l'opulence & l'élévation, une ame assez pure & assez ferme, pour ne pas chercher à faire oublier & à oublier eux-mêmes l'état misérable où ils étoient nés.

Il fit ses études à Paris, au Collège du Cardinal-le-Moine, & fut Précepteur des enfans de Guillaume de Sassi Bouchetel, alors Sécrétaire d'Etat. Il fut ensuite dix ans Lecteur public en grec & en latin, dans l'Université de Bourges. Pendant ce temps-là, il commença sa Traduction des *Hommes illustres de Plutarque*. Cette Traduction plut si fort à François I, qu'il lui donna l'Abbaye de Bellozane, vacante par la mort de Vatable. *Amyot* suivit en Italie M. de Morvilliers, se fit estimer du Cardinal de Tournon & d'Odet de Selve, Ambassadeur à Venise, & prononça au Concile de Trente, en 1551, cette protestation si hardie & si judicieuse que l'on trouve dans les actes de ce Concile. A son retour d'Italie, Henri II le fit Précepteur de ses Enfans. Charles IX, étant parvenu à la Couronne, le nomma Grand-Aumônier de France, le 6 décembre 1560, & lui donna l'Abbaye de Saint-Corneille de Compiegne & l'Evêché d'Auxerre. Henri III, dont il avoit aussi été Précepteur, lui conserva la Charge de Grand-Aumônier, & y ajouta l'Ordre du Saint-Esprit à perpétuité, en sa considération. *Amyot* mourut le 6 février 1593, à 79 ans. Ses Traductions de *Plutarque* & de la *Pastorale de Longus*, connue sous le titre de *Daphnis* & de *Chloé*, passent pour des chefs-d'œuvre. C'est avec justice que l'on préfere la premiere à toutes celles qui ont paru de nos jours; & tant que l'ingénuité aura de quoi plaire, ces deux Traductions rendront la mémoire d'*Amyot* précieuse à toutes les personnes d'un goût délicat.

Andry, (Charles-Louis) Médecin, né à Paris. Manuel du Jardinier.

Anquetil, (Louis-Pierre) Chanoine Régulier de Sainte-Geneviève, Prieur de Saint-Vincent de Senlis, frere de M. Anquetil, de l'Académie des Belles-Lettres, né à Paris.

AUT

Histoire civile & politique de la ville de Reims. L'Esprit de la Ligue.

Anseaume, de Paris, Sécrétaire, Répétiteur & Souffleur de la Comédie Italienne. Son Théâtre, en 3 vol. contient les Pièces suivantes. Vengeance de Melpomène, Prologue, 1753. Le Chinois poli en France, 1754. Bertholde à la Ville avec M...., 1754. Le Monde renversé, 1755. Les Amans trompés, 1756. Le Peintre Amoureux de son Modèle, 1757. La fausse Aventurière, avec M. de Marcouville, 1757. Le Docteur Sangrado, avec M....., 1758. Le Médecin de l'Amour, avec des Ariettes, dont la Musique est de M. de la Ruette. Cendrillon, 1759. L'Yvrogne corrigé, 1759. Les Epreuves de l'Amour, 1759. Il a eu part au Procès des Ariettes & des Vaudevilles, au Soldat Magicien, 1760. L'Isle des Foux, Comédie en deux Actes, mêlée d'Ariettes, 1760. Il a travaillé en société à la Nouvelle Troupe, Comédie en 3 Actes, 1760. Mazet, Comédie en 2 Actes, mêlée d'Ariettes, 1760. Il a fait aussi en société, avec M. Quetant, le Dépit généreux, en 2 Actes, 1761. Le Milicien, Comédie en un Acte, mêlée d'Ariettes, 1763. Les Deux Chasseurs & la Laitiere, Comédie en un Acte, mêlée d'Ariettes, 1763. L'Ecole de la Jeunesse, Comédie en 3 Actes, en vers, mêlée d'Ariettes, 1763. La Clochette, Comédie en un Acte, mêlée d'Ariettes, 1766. Le Compliment de clôture du Théatre Italien, de l'année 1766, Dialogue en prose, mêlé d'Ariettes.

Anselme, (le Père) célèbre Augustin Déchaussé, né à Paris en 1625. Son principal Ouvrage est intitulé, *Histoire généalogique & chronologique de la Maison de France & des grands Officiers de la Couronne*. Il mourut à Paris, le 17 janvier 1694, âgé de 69 ans.

Araignon, (Jean-Louis) Avocat au Parlement de Paris, sa Patrie. Tragédie du Siège de Beauvais, en 5 Actes.

Arcq. (Philippe-Auguste de Sainte-Foy, Chevalier d') Lettres d'Osman. Le Roman du Jour. Le Palais du Silence. Mes Loisirs. La Noblesse Militaire. Histoire générale des Guerres. Histoire du Commerce & de la Navigation.

Arconville. (Madame la Présidente Thiroux d') Leçons de Chymie propres à perfectionner la Physique, le Commerce & les Arts, traduit de l'Anglois. Romans, traduits de l'Anglois. De l'Amitié. Des Passions. L'Amour éprouvé par la mort. Essai pour servir à l'Histoire de la Putréfaction. Pensées & Réflexions morales sur divers sujets. Mémoires de Mademoiselle de Valcourt.

Argenville, (Antoine-Joseph Dezallier d') Maître des Comptes, des Sociétés de Montpellier & de Londres, né à Paris, mort le 30 novembre 1765. La Théorie & la Pratique du Jardinage. L'Histoire naturelle éclaircie. Abrégé de la vie des Peintres. *Enumerationis Fossilium*, &c. L'Orictologie. Les Articles d'Hydraulique & du Jardinage qui sont dans l'Encyclopédie. Voyez le Catalogue raisonné des tableaux de son Cabinet, par M. Remy.

Argonne, (Dom Bonaventure d') natif de Paris, savant Religieux de la Chartreuse de Gaillon, a fait un Ouvrage fort utile, *de la Lecture des Pères de l'Eglise*, dont la meilleure édition est de 1697. Il est aussi Auteur des *Mélanges d'Histoire & de Littérature*, sous le nom de *Vigneul de Marville*. Il mourut en 1705.

Armand de Bourbon, Prince de Conti, Comte de Pézenas, Gouverneur de Guyenne, puis de Languedoc, &c. & l'un des Princes qui s'est le plus distingué par sa vertu & par sa piété, étoit fils d'Henri II, Prince de Condé, & de Charlotte-Marguerite de Montmorenci. Il naquit à Paris le 11 octobre 1629. Etant destiné par son père à l'état ecclésiastique, il fut élevé avec soin dans les sciences, & on lui donna les Abbayes de Saint-Denis, de Clugny, de Lerins & de Molême; mais il quitta, dans la suite, ces Abbayes, pour suivre les armes, & fut fait Gouverneur de Guyenne en 1654, puis Général des armées du Roi en Catalogne, où il prit Ville-Franche, Puycerda & Châtillon en 1655. Il devint ensuite Grand-Maître de la Maison du Roi, & Gouverneur de Languedoc, en 1662. Il mourut à Pézenas le 21 février 1666. On a sous son nom quelques Ouvrages remplis des sentimens d'une éminente piété.

Arnaud d'Andilly, (Robert) fils aîné d'*Antoine Arnaud*, Capitaine des Chevaux-légers, & ensuite Procureur & Avocat-général de la Reine Catherine de Médicis. Il se distingua dans le Parlement de Paris, où il plaida en présence d'Henri IV & du Duc de Savoie, en 1594, contre les Jésuites, en faveur de l'Université de Paris; il est Auteur d'un petit Livre intitulé, *le franc & véritable Discours* contre le rappel des Jésuites; il naquit à Paris en 1588, & fut produit fort jeune à la Cour, où il s'acquit beaucoup de réputation dans des Emplois importans. A l'âge de 55 ans, il se retira à Port-Royal-des-Champs. C'est-là qu'il fit les excellentes Traductions que nous avons de lui. Les plus applaudies sont celles des *Confessions de S. Augustin*, de l'*Histoire de Josephe*, des *Œuvres de Sainte Thérèse*, & de celles du B. *Jean d'Avila*; de plusieurs Vies des *Pères du Désert*; de *S. Jean Climaque*, &c. Nous avons encore de M. *Arnauld d'Andilly* quelques Ouvrages en vers sur des sujets de piété. Il mourut le 27 septembre 1674, âgé de 86 ans.

Arnaud de Ronsil, (George) Chirurgien de Paris, résidant à Londres. Traité des Hernies. Instructions claires & familières sur les Hernies. Observations sur l'Anevrisme. Instructions simples & aisées sur les maladies de l'urètre. Dissertations sur les Hermaphrodites. Mémoires Académiques.

Arnauld, (Antoine) Docteur de la Maison & Société de Sorbonne, célèbre par sa vaste érudition, étoit fils d'Antoine Arnauld, & frère de M. d'Andilly & de M. l'Evêque d'Angers. Il naquit à Paris le 6 février 1612. Ayant achevé ses Humanités & sa Philosophie au Collège de Calvi, il prit les leçons sous M. de Lescot, Professeur de Théologie en Sorbonne, qui dictoit le Traité de la Grace; mais il s'éleva dès-lors contre les sentimens de son Professeur. Etant entré en Licence, sans avoir été reçu de la Société de Sorbonne, & ne pouvant plus y être admis, selon les règles ordinaires, la Société demanda au Cardinal de Richelieu, son Proviseur, qu'il y fût reçu extraordinairement, à cause de son rare mérite; ce qui lui fut accordé dans la suite. Il prit le bonnet de Docteur le 19 septembre 1641, & publia, la même année, le Livre de la *fréquente Communion*, qui fit grand bruit. Les disputes qui s'allumèrent ensuite sur la Grace, lui firent produire un grand nombre d'Ouvrages, sur-tout pour la défense de Jansenius, dont il fut toute sa vie un zélé défenseur. Deux Lettres qu'il écrivit à M. le Duc de Liancour sur l'Absolution, excitèrent de nouveaux troubles. Deux Propositions extraites de la seconde de ces Lettres, furent déférées en Sorbonne, l'une de droit, que les *Pères nous montrent un juste en la personne de S. Pierre, à qui la Grace, sans laquelle on ne peut rien, a manqué dans une occasion où l'on ne peut pas dire qu'il n'ait péché.* L'autre de fait, que *l'on peut douter que les cinq Propositions condamnées par Innocent X & par*

Alexandre VII, comme étant de Jansenius, Evêque d'Ypres, soient dans le Livre de cet Auteur.

Ces deux propositions furent censurées en Sorbonne le dernier janvier 1656; & l'on obligea tous les Docteurs qui seroient reçus dans la suite, de souscrire à cette censure. M. Arnauld n'ayant pas voulu reconnoître qu'il s'étoit trompé, fut exclus de la Faculté de Théologie, & se renferma pendant 25 ans. Ce fut durant cette retraite, qu'on vit sortir de sa plume, ce grand nombre d'Ouvrages sur différentes matières : Grammaire, Géométrie, Logique, Métaphysique, Théologie, &c. car, toutes ces sciences étoient de son ressort. Il revint ensuite à Paris, & se donna tout entier à écrire contre les Calvinistes; mais les visites nombreuses qu'il recevoit, ayant causé de l'ombrage, il sortit du Royaume, & se retira dans les Pays-Bas, où il continua de publier un grand nombre d'écrits. A l'âge de 80 ans, il apprit par cœur les Pseaumes, afin d'avoir de quoi s'occuper le reste de sa vie, en les méditant & en les récitant, s'il se trouvoit un jour hors d'état de continuer ses travaux. Il mourut à Bruxelles, dans le fauxbourg de Loo, le 8 août 1694, après avoir reçu les Sacremens de la main de son Curé. Santeul, Racine, Boileau, lui firent chacun une épitaphe. Les Ouvrages de M. Arnauld, qui montent à plus de 100 volumes, sont, 1°. des Livres de Belles-Lettres & de Philosophie, dont les plus estimés sont la *Grammaire générale & raisonnée*; les Elémens de Géométrie; l'Art de penser, en partie; Réflexions sur l'Eloquence; Objections sur les Méditations de M. Descartes; les Traités des vraies & des fausses idées, contre le P. Mallebranche. 2°. Des Ouvrages polémiques contre les Calvinistes, dont les plus célèbres sont la *Perpétuité de la Foi*, qu'on lui attribue en partie, & sur laquelle il reçut des Lettres de complimens des Papes Clément IX, Clément X & Innocent XI; l'*Apologie* pour les Catholiques d'Angleterre, contre le Ministre Jurieu; le Renversement de la Morale des Calvinistes par leur Doctrine, touchant la justification, & plusieurs autres Ouvrages sur le même sujet. 3°. Plusieurs Ouvrages sur les matières de la Grace, avec deux Apologies pour Jansenius. 4°. 2 volumes pour la défense du Nouveau Testament de Mons, contre M. Mallet. 5°. Plusieurs Ouvrages sur la Pénitence & la fréquente Communion. 6°. Enfin, plusieurs volumes de la Morale-pratique des Jésuites, & quantité d'écrits contre la Morale des Casuistes relâchés.

Tous ces Ouvrages sont écrits avec feu, avec esprit & avec

éloquence ; le style en est grand & noble, & il paroît dans tous une science & une érudition profonde. Ce qui a fait dire à M. Boileau, en parlant de M. Arnauld, qu'il est le *plus savant mortel qui jamais ait écrit*. On lui reproche néanmoins trop de vivacité dans son style, & sur-tout de n'avoir jamais voulu reconnoître qu'il s'étoit trompé dans la défense des écrits de Jansenius, quoique plusieurs Papes, le Clergé de France, la Sorbonne & l'Eglise même, les eussent condamnés.

Arnauld, (Henri) fils d'Antoine, & frère de M. Arnauld d'Andilly, naquit à Paris en 1597. Il fit dans sa jeunesse un voyage à Rome, avec le Cardinal Bentivoglio : dans ce voyage, il fut pourvu de l'Abbaye de Saint-Nicolas; il devint ensuite Chanoine, Archidiacre & Doyen de Toul. Pendant sa résidence en cette Ville, le Chapitre, qui avoit conçu pour lui une grande estime, l'élut tout d'une voix pour son Evêque en 1637. Le Roi lui donna le même Evêché ; mais sur les contestations arrivées touchant le droit d'élire, l'Abbé de Saint-Nicolas remercia. En 1645, Sa Majesté l'envoya à Rome, où il s'acquit beaucoup de réputation par ses négociations. Il soutint avec prudence & fermeté les intérêts du Roi & ceux de la Maison Barberine. A son retour en France, il fut nommé à l'Evêché d'Angers en 1649. Il ne sortit qu'une seule fois de son Diocèse, pour conférer sur la Religion avec le Prince de Tarente, qu'il eût le bonheur de convertir, & de réconcilier avec le Duc de la Trémouille, son père. En 1652, il calma la Reine mère, irritée de la révolte de la ville d'Angers. Il assistoit les pauvres avec une charité peu commune ; levé à deux heures du matin, après avoir donné quelque tems à la prière & à la lecture de l'Ecriture Sainte, il assistoit à Matines avec ses Chanoines. Son travail étant continuel, quelqu'un lui proposa de prendre un jour de la semaine pour se réposer : *Je le veux bien*, répondit-il, *pourvu que vous me donniez un jour où je ne sois pas Evêque*. Il soutint avec fermeté les droits de la Jurisdiction Episcopale contre les Réguliers ; & Alexandre VII condamna quelques-unes de leurs propositions. Il fut un des quatre Evêques qui, après avoir refusé de signer purement & simplement le Formulaire, déclarèrent ensuite qu'ils y souscrivoient sincèrement, & se réconcilièrent ainsi avec le Pape Clément IX, par la médiation de M. d'Estrées, depuis Cardinal. Il mourut à Angers le 8 juin 1692, âgé de 95 ans. Ses Négociations à la Cour de Rome, & en différentes Cours d'Italie, ont été imprimées à Paris en 1748, en 5 vol. *in*-12. Il s'y trouve des choses curieuses & intéressantes.

Arnaud, (Thomas-François-Marie de Baculard d') originaire du Comtat Venaissin, né à Paris, Conseiller d'Ambassade de la Cour de Saxe, de l'Académie de Berlin, &c. Coligny, en 3 Actes, *in*-8°. 1740, *in*-12. 1751. Le mauvais Riche, Comédie en cinq Actes, en vers, jouée sur le Théâtre du Roi de Prusse en 1750; & à Paris, sur des Théâtres particuliers, non imprimée. Les Amans malheureux, ou le Comte de Comminges, Drame en 3 Actes, en vers, *in*-8°. 1765. Le Triomphe de la Religion, ou Euphémie, Drame en 3 Actes, *in*-8°. 1768. Idoménée, Tragédie, ni imprimée, ni représentée. L'Elève de la Philosophie, Poëme, *in*-8°. 1743. Les Dégoûts du Théâtre, Epître, 1745. La mort du Maréchal de Saxe, Poëme, *in*-4°. 1750, *in*-12. 1752, *in*-8°. 1759. L'Hymen & l'Amour réunis, ou le Mariage du Prince Henri, frère du Roi de Prusse, Poëme, *in*-4°. 1752. Elvire, Poëme, *in*-12. 1753. La France sauvée, Poëme, *in*-4°. 1757. A la Nation, Poëme, *in*-4°. 1762. Les Lamentations de Jérémie, Odes sacrées, *in*-4°. 1752, *in*-8°. avec le latin à côté, 1757. Un Recueil d'Odes Anacréotiques, *in*-12. à la suite de l'Histoire Angloise de Sidney, 1766. Les Avantages des Beaux-Arts, Epître, *in*-4°. 1750. Les Epoux malheureux, ou Mémoires de M. de la Bedoyere. Theresa, Le Bal de Venise. Le même Ouvrage, sous le titre: *Amour, ce sont-là de tes Jeux*. Julie ou l'heureux repentir, Histoire Angloise. Sidney & Silly, ou la Bienfaisance & la Reconnoissance, Histoire Angloise. Clary, ou le Retour à la vertu récompensé. Fanni, ou la Nouvelle Pamela. Lucie & Mélanie, ou les deux Sœurs généreuses. Nancy, ou les Malheurs de l'Imprudence & de la Jalousie. Batilde, ou l'Héroïsme de l'Amour. M. d'Arnaud désavoue une édition de quelques-unes de ses Poésies, annoncées comme imprimées à Berlin, & qui fourmillent de fautes typographiques.

Aubert, (François) Chanoine Régulier de Saint-Antoine, né à Paris en 1709. Entretien sur la Nature de l'ame des bêtes.

Aubert, (l'Abbé Jean-Louis) Chapelain de l'Eglise de Paris, Professeur Royal, né à Paris le 15 février 1731. Récueil de Fables, dont il y a eu 3 éditions, en 1756, 1761 & 1764, avec un Discours sur la manière de lire les Fables. Le *Prospectus*, & le premier volume des Traits de l'Histoire universelle. Contes moraux sur les tableaux de M. Greuse. La Mort d'Abel, Drame; & le Vœu de Jephté, Poëme, 1765, in-8°. Vers à M. le Comte de S.-Florentin, 1765, in-8°. Il a commencé les Annonces & Affiches de Province en 1752, & les a faites pendant environ trois ans. Il fait celles de Paris depuis la même année 1752; & depuis le mois de juin 1766, le Journal de Trévoux, qui a pris le nom de *Journal des Beaux-Arts & des Sciences*, en janvier 1768, jusqu'en 1775, qu'il a passé, entre les mains de M. de Castilhon; la Gazette de France. On lui attribue la Réfutation suivie & détaillée des Principes de M. Rousseau, touchant la Musique Françoise. Les Avantures de Psyché. M. l'Abbé *Aubert* est un Ecrivain facile, naturel, pur & correct.

Audierne, Maître de Mathématiques, né à Paris, a fait différens Traités sur les Mathématiques & la Géométrie. Il a aussi fait la Suivante désintéressée, Comédie en un Acte, en prose, pour le Théâtre François. La Méprise, *idem*. Le Mari Egaré, *idem*. Ces trois Pièces ont été jouées le même jour en 1739, non imprimées. Les trois Bossus, Comédie en un Acte, en prose, imprimée.

Bachaumont, (Louis Petit de) de Paris. Mémoires sur le Louvre, sur l'Opéra, sur la Place de Louis XV, sur les Salles de Spectacles, sur la Bibliothèque du Roi. Essai sur la Peinture. Vers sur l'achevement du Louvre, 1755. Quintilien, de l'Institution de l'Orateur, traduit par l'Abbé Gédoyn, avec un Mémoire sur la vie du Traducteur, par M. Bachaumont.

Bacon, (Jean-Baptiste-Pierre) de Paris, Avocat au Parlement. Mémoire au sujet du Prix proposé par M. de Cansans, sur la Quadrature du cercle. La Mahonoise, Comédie en prose & en un Acte, 1756.

Bailly, Garde des Tableaux de la Couronne, Place dans laquelle il avoit succédé à son père, a fait, en 1725, Armice, Parodie de l'Opéra d'Armide, en un Acte, en prose & en vaudevilles. Boland, ou le Médecin amoureux, Parodie de l'Opéra de Rolland, en 1756.

Momus, Censeur des Théâtres, Opéra comique, fait en 1725, ainsi que le Triomphe de l'Hymen, en deux Actes. Il a fait d'autres Pièces imprimées en 1768; savoir, les Victoires de l'Amour, en quatre entrées. Phaéton, Parodie en un Acte. Omphale, Parodie en un Acte. Titonet, Parodie de

Titon & l'Aurore. Les Fêtes de la Paix, avec un Prologue, en quatre entrées. Le Bouquet, en un Acte. L'Accident imprévu, en un Acte, avec un Prologue.

Bailly, (Jean-Silvain) fils du Garde des Tableaux du Roi, & reçu en survivance, de l'Académie des Sciences, né à Paris en 1736. Essai sur la Théorie des Satellites de Jupiter.

Ballet, (François) ancien Curé de Gif, Prédicateur de la Reine, né à Paris le 6 mai 1702. Quatre volumes de Panégyriques. Traité de la Dévotion à la Sainte Vierge. Exposition de la Doctrine de l'Eglise Romaine. De la Dédicace d'une Eglise. Instructions sur le Jubilé. Histoire des Temples. Panégyrique de Saint Remi, de Saint Jean Népomucène, de Sainte Anne & de Saint Gaetan. Prônes sur les Commandemens de Dieu. Prônes sur les Evangiles de tous les Dimanches de l'année. La Vie de la Sœur Bony. Instructions sur la Pénitence du Carême.

Balliere, de Paris, de l'Académie de Rouen. Deucalion & Pyrrha, Opéra comique, 1751, non imprimé. Le Rossignol, Opéra comique, 1751. Le Retour du Printems, Pastorale, 1753. Zéphyre & Flore, Pastorale, 1754. Ces quatre Pièces ont été représentées à Rouen. La Guirlande, Opéra comique, 1757. La Théorie de la Musique.

Barbeau de la Bruyere, (Jean-Louis) de Paris. Mappemonde historique. Description historique de l'Empire Russien, traduit de l'Allemand. Tablettes chronologiques de l'Abbé Lenglet, corrigées & augmentées.

Barcos, (Artus Timoléon de) Chanoine de l'Eglise de Paris, Docteur de Sorbonne, ci-devant Vicaire-Général de l'Archevêque de Lyon, né à Paris, mort le 26 février 1764, âgé de 85 ans. Oraison Funebre de Louis XIV.

Barre, (Joseph) Chanoine de Sainte-Geneviève, Chancelier de l'Université de Paris, sa Patrie, mort le 23 juin 1764, âgé de 72 ans. *Vindiciæ Librorum deutero-Canonicorum Veteris Testamenti*. Examen des défauts théologiques. Histoire générale d'Allemagne. *Dissertatio Apologetica adversus Jocherum*. Lettre à M. Scheid. Vie du Maréchal de Fabert. *Opera Bernardi Van Espen*. Histoire des Loix & des Tribunaux.

Barrois, (Marie-Jacques) ancien Adjoint de la Communauté des Libraires de Paris. Il a donné plusieurs Catalogues de Livres, qui sont estimés ; entr'autres, les suivans, auxquels il a ajouté les tables des Auteurs. Catalogue des Livres de l'Abbé de Longuerue, 1735, *in-*12; de l'Abbé Couet, 1737, *in-*12; de M. le Pelletier Desforts, 1741, *in-*8°.; du Chevalier de Charost, 1742; de M. Bernard de Rieux, 1747, *in-*8°.; de M. Giraud de Mouci, 1753, *in-*8°.; de M. l'Abbé Delan, 1755, *in-*8°.; de M. Secousse, 1755, *in-*8°.; de M. Guyot de Sardiere, avec des éclaircissemens, 1761, *in-*8°.; de M. Falconnet, avec des éclaircissemens, & une table très-commode, 1763, 2 vol. *in-*8°.

Il est aisé de se procurer le prix de tous ces Catalogues, en s'adressant à M. Barrois.

Basan, (François) Graveur, né à Paris en 1723. Dictionnaire des Graveurs anciens & modernes.

Bauclas, (Gabriel Henri de) de Paris, ci-devant Procureur du Roi de la Maîtrise des Eaux-&-Forêts de Bar-le-Duc. Dictionnaire universel des Maréchaussées.

Beaudot de Jully, (Nicolas) Avocat, Subdélégué de l'Intendant à Sarlat, né à Paris le 17 avril 1678, mort le 29 août 1759, âgé de 81 ans. Histoire de la Vie & du Règne de Charles VI. Histoire du Règne de Louis XI. Histoire de la Révolution de Naples : ces trois Ouvrages ont paru sous le nom de Mlle. de Lussan. Anecdotes, ou Histoire secrete de la Maison Ottomane. Histoire de Catherine de France. Histoire de Charles VII. Histoire de la Conquête d'Angleterre. Germaine de Foix. Histoire de Philippe-Auguste. Histoire secrete du Connétable de Bourbon. Relation historique & galante de l'invasion d'Espagne, par les Maures. *Voyez Moreri*, *1759*.

Beau, (Charles le) de Paris, Professeur d'Eloquence au Collège-Royal, Sécrétaire perpétuel de l'Académie des Inscriptions. *Ode ad Cardinalem de Fleury*, 1729. *De Legitima Laudatione*, *Oratio*. *In restitutam Regi valetudinem*, *Oratio*. *De Pace*, *Oratio*. Deux Discours, l'un sur la convalescence & les conquêtes du Roi, l'autre sur la paix. Histoire du Bas-Empire. Eloge historique de Louis Racine. Eloge historique de M. Falconnet. Eloge historique de M. le Comte de Caylus. Eloge de M. le Comte d'Argenson.

Beau, (Jean-Louis le) Professeur de Rhétorique au Collège des Grassins, de l'Académie des Inscriptions, frère de M. le Beau, de la même Académie, né à Paris le 8 mars 1721, mort le 12 mars 1766. *Principi de Ventadour*, *carmen* ; *Ode*

Regi ob restitutam valetudinem, 1744. *Homeri Opera. Ciceronis Orationes.* Son Eloge dans l'Académie des Inscriptions. *Voy. le Nécrologe des Hommes célèbres*, 1768.

Beaumarchais, (Pierre-Augustin Caron de) né à Paris. Les Deux Amis, Drame. Eugénie. Des Mémoires contre M. Goezmann, &c. Le Barbier de Séville, ou la Précaution inutile.

Beaumont, (Simon de) de Paris, Sécrétaire des Payeurs des rentes. Jurisprudence des Rentes, particulièrement de celles de l'Hôtel-de-Ville de Paris.

Beaumont, (de) frère du précédent. Lettre à M. de Beaumont, pour servir de Supplément à la Jurisprudence des Rentes.

Bellin, (Nicolas) né à Paris en 1703, Ingénieur de la Marine, & du dépôt des Cartes, Plans & Journaux de la Marine, Censeur Royal, de l'Académie de Marine, & de la Société Royale de Londres. Il est l'Auteur d'une suite considérable de Cartes hydrographiques, qui ont été faites pour le service des vaisseaux du Roi, par ordre des Ministres de la Marine, dont la première a paru en 1737, & qu'il a continué d'augmenter chaque année, jusqu'en 1770 qu'il est mort. Cette suite est composée de 80 Cartes marines, connue sous le nom d'Hydrographie Françoise, divisée en deux parties. Toutes les Cartes & Plans qui sont entrés dans l'Histoire générale des Voyages. Essais géographiques sur les Isles Britanniques. Description géographique des Isles Antilles, possédées par les Anglois. Description géographique de la Guyane. Description des Debouquemens qui sont au nord de l'Isle de Saint-Domingue. Le Petit Atlas Maritime, ou Recueil de Cartes & de Plans des quatre Parties du Monde. On trouve encore plusieurs morceaux de Géographie & de Topographie de cet Auteur, avec des Dissertations, dans les Ouvrages du P. Charlevoix, l'Histoire du Japon, du Paraguay & l'Histoire de la Nouvelle France, & des Pays du Canada & de la Louisiane.

Bellot, (Madame) aujourd'hui femme de M. Durey de Meinieres, Président Honoraire de la première Chambre des Requêtes du Palais. Réflexions d'une Provinciale sur le Discours de Jean-Jacques Rousseau. Histoire de Rasselas. Ophelie, traduit de l'Anglois, & plusieurs autres Romans, traduits de la même Langue. Histoire de la Maison de Tudor. Histoire de la Maison de Plantagenet. Mélanges de Littérature Angloise. Observations sur la Noblesse.

Belloy. Titus, Tragédie, 1759. Zelmire, Tragédie, 1762. Le Siège de Calais, Tragédie, 1765. La Tragédie du Siège de Calais a été réimprimée à Londres; elle a depuis été traduite en Langue Angloise par M. Denuys, Londres, 1765. Il y a eu aussi une édition de la même Pièce à Saint-Domingue, avec cette inscription: *Première Pièce de Théâtre qui ait été imprimée dans l'Amérique Françoise.* Gabrielle de Vergis, Tragédie. Il a donné à tous nos Poëtes Dramatiques l'exemple de puiser leurs Sujets dans l'Histoire de la Nation, & de consacrer leurs veilles à la gloire de leur Patrie. Le Chevalier Bayard, & Pierre le Cruel.

Bernard, (Jean-Baptiste) Chanoine Régulier de Sainte-Geneviève, Prieur, Curé de Nanterre, né à Paris en 1710. Ode sur le Prix de la Sagesse que Mgr. le Duc d'Orléans se proposoit de fonder à Nanterre, 1741. Oraison funèbre de Mgr. le Duc d'Orléans. La Reconstruction de l'Eglise de Sainte-Geneviève, Ode, 1755. Panégyrique de S. Louis. Oraison funèbre du Prince de Condé.

Berthelin, (Pierre-Charles) de Paris, Avocat au Parlement, ancien Professeur en Langue Latine à l'Ecole-Royale-Militaire, de l'Académie Royale des Sciences & Belles-Lettres d'Angers, ancien Procureur, Censeur & Examinateur de la Nation de France en l'Université de Paris. Supplément au Dictionnaire de Trévoux. Abrégé du Dictionnaire de Trévoux, en 3 vol. *in-*4°. Odes en latin & en grec. Recueil de Pensées ingénieuses, tirées des anciens Poëtes latins, avec des Imitations ou Traductions en vers françois. Dictionnaire des Rimes, par Richelet, mis en un nouvel ordre, avec beaucoup d'additions. Recueil d'Enigmes & de Logogriphes.

Berville, (Guyard de) né à Paris en octobre 1697. Histoire de Pierre Terrail, dit le Chevalier Bayard. Histoire de Bertrand du Guesclin.

Besoigne, (Jerôme) Docteur de Sorbonne, né à Paris en 1686, mort le 25 janvier 1763, âgé de 77 ans. Dissertations spéculative & pratique sur la confiance & la crainte. Questions importantes sur les matières du tems. Questions diverses sur le Concile d'Embrun. Lettre sur les Convulsions. Réponse pour l'Auteur de la Tradition des Problêmes. Juste-milieu sur les disputes de Religion. Concorde des Livres de la Sageſſe. Cantiques ſpirituels. La Morale des Apôtres. Principes de la Perfection Chrétienne. Lettre à un Ami du Théologien Réfutateur de M. Petit-pied. Vies des quatre Evêques. Hiſtoire de l'Abbaye de Port-Royal. Prières & Réflexions en forme de Litanies. Réflexions Théologiques ſur les écrits de M. de Villefroy. Principes de la pénitence ou de la converſion, ou Vie des Pénitens. Principes de la Juſtice chrétienne, ou Vie des Juſtes. Voyez le catalogue des Livres de ſa Bibliothèque. Le Nécrologe des Défenſeurs de la vérité. tom. 6, &c.

Bethiſy, (Jean-Laurent de) Maître de Muſique, né à Paris le premier novembre 1702. Expoſition de la Théorie de la Muſique. Lettre au ſujet du Diſcours de M. Rouſſeau. La Muſique de l'enlevement d'Europe, Opera. Ode ſur la Campagne de M. le Prince de Conti en Italie.

Blamont, (François-Colin de) Chevalier de l'Ordre de Saint-Michel, Sur-intendant de la Muſique du Roi, & Maître de celle de ſa Chambre, né à Verſailles le 22 novembre 1690, mort le 14 février 1760. Eſſai ſur les goûts de la Muſique. Il a compoſé la muſique des Opéra ſuivans : Les Fêtes Grecques & Romaines, 1723. Le Caprice d'Erato, 1730. Le Retour des Dieux ſur la terre, 1726. Endymion, 1731. La Fête de Diane, 1734. Les Caractères de l'Amour, 1738. Les Amours du Printems, 1739.

Blin de Sainmore, (Adrien-Michel-Hyacinthe) né à Paris. La Mort de l'Amiral Byng, Poëme. Sapho à Phaon, Héroïde. Biblis à Caunus, ſon frère, Héroïde. Gabrielle d'Eſtrées à Henri IV. Jean Calas à ſa femme & à ſes enfans. On a raſſemblé ces quatre Héroïdes, avec des eſtampes, in-8°. 1776, & avec des Diſſertations, 1768. Orphanis, Tragédie, donnée en 1774.

Blond, (Guillaume le) Maître de Mathématiques des Enfans de France, Cenſeur Royal, né à Paris. Abrégé de Géométrie. Elémens de fortification. Elémens de la guerre. Mémoires d'artillerie. Eſſai ſur la caſtramétation. L'Arithmétique & la Géométrie. Abrégé d'Arithmétique. Nouveaux Elémens de fortification. Elémens de tactique. Géométrie élémentaire de M. Sauveur, avec des notes. Traité de l'attaque des Places. Les Articles de l'Art militaire dans l'Encyclopédie.

Boindin, (Nicolas) de l'Académie des Inſcriptions, Procureur du Roi au Bureau des Finances, né à Paris le 29 mai 1676, mort le 30 novembre 1751. Le Bal d'Auteuil, Comédie, 1702, avec la Motte. Les trois Gafcons, Comédie, 1701. Le Port de mer, Comédie, 1704. La vie de cet Auteur a été donnée par M. Parfait, l'aîné, à la tête des œuvres mêlées de M. Boindin, en 1752.

Boiſſy, (Charles Defprez de) Avocat au Parlement de Paris, ſa patrie. Lettre de M. Defp. de B** ſur les Spectacles. Lettre de M. de *** à M. de C*** au ſujet de la Lettre de M. Defp. de B** ſur les Spectacles.

Boiſſy, de Paris, Hiſtoire de la vie de Simonide & de ſon ſiècle.

Bouchaud, (Matthieu-Antoine) Avocat au Parlement, Cenſeur Royal, & Docteur Agrégé de la Faculté des Droits de Paris, ſa patrie, né le 16 avril 1719. Théâtre d'Apoſtolo-Zeno. Eſſai ſur la Poéſie rhythmique. Hiſtoire de Julie Mandeville. Eſſais hiſtoriques ſur les Loix. Eſſais hiſtoriques ſur l'impôt du vingtième des ſucceſſions.

Boucher d'Argis, (Antoine-Gaſpard) de Paris, Avocat au Parlement, & Conſeiller au Conſeil Souverain de Dombes. Diſcours ſur les avantages de l'union. Diſſertation ſur l'origine du papier & du parchemin timbrés. Traité des gains nuptiaux. Traité de la crue des meubles. Recueil par ordre alphabétique des principales queſtions de Droit. Maximes journalières du Droit françois. Dictionnaire du Droit françois. Le Code rural. Inſtitution au Droit françois. Règles pour former un Avocat. Principes ſur la nullité du mariage. Il a fourni les Articles de Juriſprudence pour le troiſième volume de l'Encyclopédie & les ſuivans. Inſtitutions au Droit Eccléſiaſtique, par Fleuri, avec des notes. Diſcours ſur l'Hiſtoire Eccléſiaſtique, par Fleuri, avec des notes.

Boudot, (l'Abbé Pierre-Jean) de Paris, Cenſeur Royal. Eſſai Hiſtorique ſur l'Aquitaine. Il a travaillé au Catalogue de la Bibliothèque du Roi. Catalogue de la Bibliothèque du Grand-Conſeil, 1739, *in-8°*. Examen de quelques objections faites à l'Auteur du nouvel Abrégé de l'Hiſtoire de France.

Bougainville, (Jean-Pierre de) de l'Académie Françoiſe, & Sécrétaire de celle des Inſcriptions, né à Paris le premier décembre 1722, mort le 22 juin 1763, dans ſa 41e. année.

Diſcours

Discours sur la convalescence du Roi. Les Droits des Métropoles grecques sur les Colonies. Anti-Lucrece, trad. en françois. Parallèle de l'expédition dans les Indes. Il a rédigé les Mémoires de l'Académie des Belles-Lettres, depuis le 18e. vol. jusqu'au 25e.

Voyez son éloge par M. le Beau, & le nécrologe des Hommes célèbres, année 1764.

Boulanger, (Nicolas-Antoine) Ingénieur des Ponts & Chaussées, né à Paris le 11 novembre 1722, mort le 16 septembre 1759. Mappemonde nouvelle. Traité de la cause & des phénomènes de l'électricité. Recherches sur l'origine du despotime oriental. L'Antiquité dévoilée par ses usages. Plusieurs Articles dans l'Encyclopédie. Voy. sa vie dans le premier volume de son Antiquité dévoilée.

Boullenois, (Louis) Avocat au Parlement de Paris, mort le 23 décembre 1762, âgé de 82 ans. Questions sur les démissions des biens. Dissertations sur des questions qui naissent de la contrarieté des Loix. Traité de la personnalité & de la réalité des Loix. Voyez un Précis de sa vie, au premier volume de ce dernier Ouvrage.

Boullenois, Diacre, de Paris, né le 28 décembre 1681, mort le 28 décembre 1757, âgé de 77 ans. La cinquième colonne des Exaples. Deux Mémoires en faveur de l'Eglise & du Clergé d'Utrecht. Manifeste de M. Stenhoven, trad. en françois. Voyez son éloge dans les Nouvelles Ecclésiastiques du 3 juillet 1758.

Bourette, (Charlotte Renyer) née à Paris, âgée d'environ 53 ans, mariée, en premières nôces, à M. Curé, Limonadier ; & en secondes nôces, à M. Bourette, aussi Limonadier à Paris. La Muse Limonadière, & autres pièces de Poésies.

Bourotte, (François-Nicolas) né à Paris en 1710, Bénédictin de la Congrégation de Saint-Maur en 1727. Chargé de la continuation de l'Histoire générale de la Province de Languedoc. Mémoire sur la description géographique & historique du Languedoc. Recueil des Loix qui constituent le Droit public de la Province du Languedoc en matière de nobilité & de roture des fonds de terre. Arrêts & décisions sur la propriété du Rhône.

Bruere, (Charles-Antoine le Clerc de la) Secrétaire d'Ambassade à Rome, de l'Académie des Arcades, & de celle

TOME I.   E e

de la Crusca de Florence, né à Paris, mort le 18 septembre 1754, âgé de 39 ans. Les Mécontens, Comédie, 1734. Les Voyages de l'Amour, Ballet, 1736. Dardanus, Tragédie, Opéra, 1739. Le Prince de Noisy, Opéra. Histoire de Charlemagne. Il a travaillé au Mercure de France.

Brun, (Denis le) Sécrétaire des Commandemens de S. A. S. Mgr. le Prince de Conti, de l'Académie Royale de la Rochelle, né à Paris. Ode qui a remporté le deuxième prix de l'Académie Françoise en 1749. Ode, intitulée le Temple, 1750. Le Triomphe des Arts, Poëme, 1751. Ode sur la ruine de Lisbonne, précédée d'une Lettre à M. Racine, 1755, réimprimée en 1756, avec une Ode sur les causes physiques des tremblemens de terre, suivie d'un Discours sur le génie. L'Ombre du Grand Corneille. Ode en faveur de Mademoiselle Corneille, avec deux Lettres à M. de Voltaire, suivies de sa réponse, 1760. Ode aux François sur la guerre présente, par un Citoyen, 1762. Ode sur la paix, 1762. Le Coup de patte. Epître à Madame la M. de **, que les vers sont plus nuisibles qu'utiles en Amour, imprimée par innattention dans les œuvres de M. Desmahis. Un Poëme sur la Nature.

Bruté, (Jean) Docteur de Sorbonne, Curé de Saint-Benoît, né à Paris le 9 avril 1699, mort le premier juin 1762, âgé de 64 ans. Discours sur les mariages. Lettre sur la suppression des bancs dans les Eglises. Paraphrases des Pseaumes. Chronologie historique des Curés de Saint-Benoît. Lettre d'un Curé de Paris sur les vertus de Jean Bessard.

Bure, (Guillaume-François de) le jeune, Libraire, né à Paris. Catalogue des Livres de M. Girardot de Préfond, 1757, in-8°. Bibliographie instructive. Appel aux Savans. Lettre à M. servant de réponse à une critique sur la Bibliographie. Catalogue de Livres de M. de la Valiere, 1767, 2 volumes in-8°.

Cailleau, (André-Charles) Libraire-Imprimeur de Paris, sa patrie, né le 17 juin 1731. La vie de M. le Sage, imprimée à la tête du Bachelier de Salamanque, 3 vol. in-12, édition de 1759. Le Goûté des Porcherons, ou nouveau Discours des halles & des ports. Nouveaux Bouquets poissards, au nombre de six, dédiés à l'ombre de Vadé. Les Soirées de la campagne, ou choix de chansons grivoises, bouffonnes & poissardes. Les Fripons faux savans, ou le bien restitué, Comédie en un Acte, en prose & en vaudevilles, 1762.

Théâtre satyrique & bouffon, *in-12*, 1766, contenant les Pièces suivantes : les Philosophes manqués, Comédie en un Acte & en prose, 1760; les Originaux ou les fourbes punis, Parodie en 3 Actes, de la Comédie intitulée les *Philosophes*, 1760; les Tragédies de M. de Voltaire, ou Tancrede jugée par ses sœurs, Comédie en un Acte, 1760; Osaureus ou le nouvel Abailard, Comédie en 2 Actes & en prose, 1761; la Tragédie de Zulime, en 5 Actes & en vers, 1762; la bonne Fille, ou le mort vivant, Parodie en 3 Actes & en prose, de la Tragédie intitulée, *Zelmire*, 1763; l'Espieglerie amoureuse, ou l'Amour matois, Opéra bouffon, Tragi-comico-poissard, en un Acte & en vaudevilles, 1764; le Spectacle historique, ou mémorial des principaux événemens, tirés de l'Histoire universelle; l'Art de deviner, ou la curiosité satisfaite, 1753; Etrennes badines, curieuses & amusantes, 1753; Etrennes gentilles, suivies de l'oracle du jour, 1754; Almanach des plaisirs, avec les danses de caractères les plus en usage, en vaudevilles choisis; Almanach poissard, ou Etrennes grossières, inutiles, mais plaisantes & agréables, 1756; Almanach polisson, ou Etrennes bouffonnes & grossières, 1759; nouvel Almanach poissard, ou Etrennes polissonnes, 1760; Etrennes patriotiques, ou Calendrier des François, 1763; le Cri du cœur, 1775.

Caquet, (Alexis-Pierre) Augustin, près la place des Victoires, né à Paris le 13 janvier 1715. Chargé de la continuation de l'Histoire généalogique & chronologique de la Maison Royale de France & des grands Officiers de la Couronne, commencée par le P. Anselme, continuée par M. Dufourny, & ensuite augmentée par les soins des PP. Ange & Simplicien, en 1733, 9 vol. *in-f.* Généalogie de la Maison de la Fare. Etat de la France, dont le P. Alexis se propose de donner une nouvelle édition en 6 vol. *in-12*.

Caylus, (Philippe-Claude-Anne de Tubières, Comte de) de l'Académie des Inscriptions, né à Paris le 31 octobre 1692, mort le 5 septembre 1765, âgé de 74 ans. Histoire de Guillaume, cocher. Les Ecosseuses, ou les œufs de Pâques. Histoire du vaillant Chevalier Tyran le Blanc. Le Caloandre fidèle. Féeries nouvelles. Contes orientaux. Avantures des bals de bois. Histoires nouvelles & Mémoires ramassés. Cinq Contes de Fées. Les Manteaux. Les Fêtes roulantes. Mémoires de l'Académie des Colporteurs. Recueil d'antiquités. Nouveaux sujets de Peinture. Mémoire sur la Peinture à l'encaustique.

Tableaux tirés de l'Iliade. Vies de Mignard & de le Moine. Description du tableau d'Iphigénie. Discours sur les Peintures antiques. Histoire d'Hercule le Thébain. Dissertation sur le Papyrus. Vie de Bouchardon. Il a fait encore plusieurs autres Ouvrages, mais qui n'ont pas été rendus publics. Voyez l'éloge de M. de Caylus par M. le Beau, & le nécrologe de 1767.

Camus, (Antoine le) Médecin, Associé des Académies d'Amiens, de la Rochelle & de Châlons, né à Paris le 12 avril 1722. *Amphitheatrum Medicum, Poema.* La Médecine de l'esprit. Abdeker. Les Amours pastorales de Daphnis & Clhoé, traduites en françois. Mémoires sur divers sujets de Médecine. Mémoire sur l'état actuel de la Pharmacie. Projet d'anéantir la petite vérole. Il a travaillé au Journal économique, depuis le mois de janvier 1753, jusqu'en 1765. L'Amour & l'Amitié, Comédie allégorique, en prose & en vers, 1763, *in*-4°.

Camus de Mezières, (Nicolas le) Architecte, Expert-Juré du Roi, né à Paris le 6 mai 1721, frère du Médecin. Essai sur les bois de charpente, conjointement avec M. Babuty Desgodets.

Camus, (Louis-Florent le) Marchand de fer, frère du Médecin, né à Paris le 4 juillet 1723. Le Négociant, feuille périodique.

Caraccioli, (le Marquis de) originaire d'Italie, Colonel au service du Roi de Pologne, Electeur de Saxe, né à Paris. Les Caractères de l'amitié. L'Univers énigmatique. La Jouissance de soi-même. La Conversation avec soi-même. Le véritable Mentor. De la Gaieté. Le Langage de la religion. Le Langage de la raison. Le Tableau de la mort. La Grandeur d'ame. Lettre sur la jouissance de soi-même. La Vie du Cardinal de Berulle. Vie du R. P. de Coudren, de l'Oratoire. Le Cri de la vérité contre la séduction du siècle. Le Chrétien du tems confondu par les premiers Chrétiens. Eloge historique de Benoît XIV. La Religion de l'honnête homme. Lettres récréatives & morales sur les mœurs du tems. La vie de Clément XIV, dernier Pape.

Cassini de Thury, (César-François) de Paris, de l'Académie des Sciences, & Maître des Comptes. La Méridienne de Paris. Cartes des triangles. Avertissement, ou introduction à la Carte de France. Additions aux tables astronomiques.

Observations sur la comète. Relations de deux voyages faits en Allemagne.

Cassini, (Jacques) Maître des Comptes, de l'Académie des Sciences, né à Paris le 18 février 1677, mort le 16 avril 1756, dans sa 80e. année. De la grandeur & de la figure de la Terre. Réponse à la Dissertion de M. Celsius sur les observations faites en France, pour déterminer la figure de la terre. Elémens de l'astronomie. Tables astronomiques du soleil & de la lune, des planètes, des étoiles fixes. Voy. l'Histoire de l'Académie des Sciences, 1756.

Cerveau, (René) Prêtre du diocèse de Paris. Nécrologe des plus célèbres Défenseurs de la vérité. L'Esprit de Nicole.

Chambre, (François Illharrart de la) Docteur de Sorbonne, né à Paris le 4 janvier 1698, mort le 16 août 1753. Traité de la véritable Religion. Traité sur le Formulaire. Traité sur les Bulles de Baius. Traité sur la Constitution *Unigenitus*. La Réalité du Jansénisme démontrée. Introduction à la Théologie. Exposition claire & précise des différens points de Doctrine, qui ont rapport aux matières de Religion. Traité de la Grace. Traité de l'Eglise de J. C. Lettres sur l'écrit intitulé: *Pensées philosophiques*. Abregé de la Philosophie. Il étoit Chanoine de Saint-Benoît.

Chamousset, (Claude-Humbert Piarron de) Maître des Comptes, né à Paris. Plan d'une maison d'association. Addition & éclaircissement au plan. Lettre critique à l'Auteur du plan. Lettre à l'Auteur de la critique. Exposition d'un plan. Deux Mémoires; le premier sur la conservation des enfans, &c. Vues d'un Citoyen. Observations sur la liberté du commerce des grains.

Chappotain de Saint-Laurent, (Michel) Parisien, attaché à la Bibliothèque du Roi. Lettre à M. Desailliers (ou plutôt Dezalliers) d'Argenville, au sujet d'un tableau appartenant au Roi, 1747. Traité des diamans, traduit de l'Anglois.

Charbuy, de Paris. Traduction des Partitions oratoires de Ciceron. Abregé chronologique de l'Histoire des Juifs.

Chardon, (Daniel-Marc-Antoine) Maître des Requêtes & Intendant de la Marine, né à Paris. Essai sur la Colonie de Sainte-Lucie. Discours sur la retraite de M. d'Argouges.

Charpentier, Ex-provincial des Petits Augustins, né à

Paris le 30 janvier 1699, a traduit le Discours du siège & de la prise de Rhodes de Guichard, 1765, & la Lettre encyclique du Général des Augustins, à l'occasion des affaires d'Espagne.

Chauffée, (Pierre-Claude Nivelle de la) de l'Académie Françoise, né à Paris, mort le 14 mars 1754, âgé de 63 ans, a donné au Théâtre François : la Fausse antipatie, Comédie, 1733 : la Critique de la fausse Antipatie, Comédie, 1734 : le Préjugé à la mode, Comédie, 1735 : l'École des Amis, Comédie, 1736 : Maximien, Tragédie, 1738 : Mélanide : 1741 : Amour pour Amour, Comédie pastorale, 1742 : Pamela, Comédie, 1743 : l'École des Mères, Comédie, 1744 : la Fête interrompue, Comédie, 1745 : la Gouvernante, Comédie, 1747 : l'École de la Jeunesse, Comédie, non imprimée, 1749. *Aux Comédiens Italiens* : l'Amour Castillan, Comédie françoise, 1747 : le Retour imprévu, Comédie françoise, 1756 : Lettre à Madame la Marquise, sur les Fables nouvelles : Épître de Clio. Voyez le second supplément au Parnasse françois, *Moreri*, 1759.

Chauvelin, (l'Abbé H. Phil.) Conseiller d'honneur au Parlement de Paris. Discours d'un des Messieurs des Enquêtes au Parlement. Observations sur un écrit intitulé : *Extrait du procès-verbal du Clergé*.

Chomel, (Jean-Baptiste-Louis) Médecin, né à Paris, mort le 11 avril 1765. Lettre d'un Médecin sur la maladie des bestiaux. Dissertation historique sur l'espèce de mal de gorge gangreneux. Il a augmenté l'Abrégé de l'Histoire des plantes usuelles. Vie de Molin. Essai historique sur la Médecine en France. Éloge de Louis Duret.

Clairaut, (Alexis-Claude) de l'Académie des Sciences, né à Paris le 7 mai 1713, mort le 17 mai 1765, âgé de 53 ans. Voyez le Mercure de juillet, second vol. le second vol. d'oct. 1766. Son éloge par M. de Fouchy, & le nécrologe des Hommes célèbres, 1766.

En 1726, étant âgé de douze ans huit mois, il lut à l'Académie des Sciences un Mémoire sur quatre nouvelles courbes géométriques de son invention. Recherches sur les courbes. Élémens de Géométrie. Théorie de la figure de la Terre. Élémens d'Algèbre. Tables de la Lune. Théorie de la Lune. Théorie du mouvement des Comètes. Réponse à quelques pièces, dans lesquelles on attaque le Mémoire sur la Comète.

Cochin, (Charles-Nicolas) fils, Chevalier de l'Ordre de Saint-Michel, Garde des Desſins du Cabinet du Roi, Sécrétaire de l'Académie Royale de Peinture & de Sculpture, Cenſeur Royal, né à Paris le 22 février 1715. Lettre à un ami, ou réponſe à la critique des Ouvrages expoſés au ſalon, faite par M. Eſtève. Obſervations ſur les antiquités d'Herculanum (avec M. Bellicard). Recueil de quelques pièces concernant les Arts, avec une Diſſertation ſur l'effet de la lumière & des ombres, relativement à la Peinture. Réflexions ſur la critique des Ouvrages expoſés au ſalon du Louvre en 1757. Voyage d'Italie, ou recueil des notes ſur les Ouvrages d'architecture, de peinture & de ſculpture, que l'on voit dans les principales Villes d'Italie. Les Myſotechnites aux enfers, ou examen critique des Obſervations de M. D. L. G. ſur les Arts. Lettres ſur les vies de M. Slodtz & M. Deshais. Projet d'une ſalle de Spectacle, pour un théâtre de comédie.

Coger, (François-Marie) Prêtre, Licencié en Théologie, Profeſſeur d'éloquence au Collège Mazarin, né à Paris en 1723. *Dialogus de laudibus ruris Sulpitiani apud Iſſiacum*, carmen, 1742. *Digniſſimo Collegii Maẓarinei Moderatori D. D. Braille*, carmen, 1742. *Academiæ cum vir clariſſimus D. Fromentin in Univerſitate Pariſienſi creatus eſſet Rector*, carmen, 1744. Poëme latin ſur la convaleſcence du Roi, 1744. *In auſpicatiſſimas Delphini nuptias*, carmen, 1745. *Illuſtriſſimo Eccleſiæ Principi D. Gigault de Bellefond, cùm ad Eccleſiæ Pariſienſis regimen accederet*, carmen, 1746. *Ad illuſtr. Eccleſiæ Pariſ. Archiep. Chriſt. de Beaumont*, Ode, 1747. Ode latine ſur la première diſtribution des Prix fondés par l'Abbé le Gendre en l'Univerſité de Paris, 1747. Poëme latin ſur le mariage de M. d'Ormeſſon, Avocat général, 1748. Ode latine ſur la paix, 1749. *In horrendum nefas perpetratum die 5 januarii 1757*, carmen. *In mortem ſeren. Delphini*, Ode, 1766. On lui attribue le Poëme latin à la Faculté de Théologie de Paris, ſur les places de Licence, 1754. L'Examen d'un diſcours de M. Thomas, 1766; & l'Examen du Belizaire de M. Marmontel, 1767.

Collé, (Charles) Lecteur de S. A. S. Mgr. le Duc d'Orléans, né à Paris. Ses Ouvrages ſont : Cocatrix, Tragédie en 5 Scènes, 1734; c'eſt une Parodie amphigouriſtique de la Tragédie en général. Alphonſe l'impuiſſant, Tragédie en un Acte, 1737; on l'a imprimée dans le tems ſans ſon aveu

E e iv

& à son insçu ; il y a même des différences dans son manuscrit. La Vérité dans le vin, Comédie en un Acte, en prose, 1747. Tragiflasque, Tragédie, en trois scènes, 1749. Le Rossignol, Opéra comique, en un Acte, 1740, représenté chez M. le Comte de Clermont, & imprimé. Les Amans déguisés, farce en un Acte, 1753, en prose & vaudevilles, représentée chez M. le Comte de Clermont. L'Espérance, Prologue en vaudevilles, 1753. Nicaise, Comédie en prose, en deux Actes, 1753. Le galant Escroc, Comédie en prose, en un Acte, 1753. Les Adieux de la parade, Prologue en vers libres, 1753. Joconde, Comédie en deux Actes, en prose & vaudevilles, 1744. L'Ecumoire, ou Tanzaï, Tragédie, en un Acte, 1754. La Lecture, Prologue, en prose, 1754. La Veuve, Comédie en un Acte, en prose, 1756, imprimée. Madame Prologue, Prologue, en prose & vaudevilles, 1760. Le Berceau, Comédie, en un Acte, en prose & en vaudevilles, 1761. Le Dervis, Opéra comique, en deux Actes, 1761. Les Accidens, ou les Abbés, Comédie, en prose & en un Acte, 1762. La Tête à perruque, ou le Bailli, Comédie, en un Acte & en prose, 1762. Dupuis & Desronais, Comédie, en trois Actes & en vers libres, représentée en 1763, & imprimée. Le Bouquet de Thalie, Prologue, en vers & chants, 1764. L'Amour d'autrefois, Comédie, en 5 Actes & en prose, 1765. Le Jaloux corrigé, Opéra Bouffon, joué en 1753 sur le théâtre de l'Opéra. Daphnis & Eglé, Ballet en un Acte, représenté à Fontainebleau en 1753. La Partie de Chasse de Henri IV, Comédie, en 3 Actes, en prose, 1766, in-8°. L'Isle sonnante, Opéra comique, en 3 Actes, 1767. Il est aussi l'Auteur de nombre de Parodies, Chansons & Vaudevilles, qui ont couru depuis 20 ans; & de parades singulières, qui ne verront jamais le jour, ainsi que nombre de petites Fêtes, qu'il n'a composées que pour le Prince, auquel il est attaché. Son Théâtre est imprimé & recueilli en deux volumes. Il a retouché la Mère Coquette, le Menteur, l'Esprit Follet, & l'Andrienne, imprimées.

Condamine, (Charles-Marie de la) Chevalier de Saint-Lazare, de l'Académie Françoise, des Sciences, des Académies Royales de Londres, Berlin, Petersbourg, Nanci, Lyon, Montpellier, Toulouse, de l'Institut de Bologne & de l'Académie de Cortonne, né à Paris en 1701. *The distance of the Tropick*, &c. ou distance des Tropiques observée à Quitto. *Extracto de observationes*, &c. Extrait d'observations dans le voyage de la rivière des Amazones. Relation abregée du voyage de l'Amazone. Lettre sur l'émeute populaire de *Cuença*, & sur la mort du S. Seniergues. La figure de la Terre déterminée. Histoire des pyramides de *Quitto*. Mesure des trois degrés du méridien dans l'hémisphère austral. Journal historique du voyage de l'Equateur. Supplément au Journal historique, & reponse à M. Bouguer. Lettre critique sur l'éducation. Premier Mémoire sur l'inoculation. Lettres à M. Bernouilli sur l'inoculation. Lettres (cinq) sur l'état présent de l'inoculation en France. Troisième Mémoire sur l'inoculation. Plusieurs Mémoires & Lettres dans les Mém. de l'Académie des Sciences, & dans le Mercure de France.

Contant d'Orville, (André-Guillaume) de Paris. Lettre sur l'esclavage d'une Troupe de Comédiens, prise par un Corsaire de Maroc, avec une description de la ville de Gènes. Le Paysan parvenu, ou les coups de l'amour, Comédie en un Acte, en prose, tirée du Paysan & de la Paysanne parvenue, jouée & imprimée à Bordeaux. L'Opéra aux enfers, Comédie épisodique, jouée à Lyon, non imprimée. La Surprise, ou les Rendez-vous, Comédie en un Acte & en prose, jouée à Tours, non imprimée. Lettre sur la Comédie de l'Enfant prodigue. Lettre sur ce qu'on pense dans le monde des Auteurs & des Comédiens. Apologie de Childeric, Tragédie de Morand. Almanach des Dames illustres. Balthesie, Tragédie en un Acte, tirée de l'Histoire de la révolution qui a porté l'Impératrice Elisabeth sur le trône de Russie, jouée à Lille en Flandres, non imprimée. Essai des talens, ou les réjouissances de la paix, Comédie-ballet, jouée & imprimée à Rouen. Le Médecin par amour, Comédie en un Acte & en vers, tirée de la Comédie du Médecin par occasion, de Boissi, jouée & imprimée à Vienne en Autriche, par ordre de la Cour. Changemens faits au Baron de la Crasse, de Poisson, imprimée pour le même Théâtre. Changemens faits au Je ne sais quoi, Comédie, de Boissi, imprimée à la Haie. Le Plaisir & la Reconnoissance, Comédie-Ballet, jouée & imprimée à Anvers. L'Enfant trouvé, ou les Mémoires de Menneville. Mémoires d'Azema. L'Humanité, ou Mémoires du Chevalier de Dampierre. Pensées philosophiques de M. de Voltaire. La Destinée, ou Mémoires du Lord Kilmarnoff, traduits de l'Anglois. Le Mariage du siècle, ou Lettres de Madame la Comtesse de Castelli: il a eu quelque part aux premières feuilles de Réflexions sur les ouvrages de Littérature: il a eu part à la Famille, à l'Amour, Censeur des Théâtres, Comédies Italiennes, à la Fête infernale, Opéra comique, & à quelques autres pièces de ce Théâtre.

Corron, (Madame Marie Gombault) Sage-femme, née à Paris. Dissertation en forme de Lettre sur l'Accouchement.

Crébillon, (Prosper Jolyot de) de l'Académie Françoise, mort le 17 juin 1762. Eloge du Maréchal de Villars. Œuvres de Théâtres, contenant les Tragédies suivantes : Idoménée, 1705 ; Atrée & Thieste, 1707 ; Electre, 1708 ; Rhadamiste & Zénobie, 1711 ; Xercès, 1714 ; Semiramis, 1717 ; Pirrhus, 1726 ; Catilina, 1748 ; le Triumvirat, ou la mort de Ciceron, 1754. Voyez son éloge dans le second volume du Mercure de juillet 1762, & par M. *de Voltaire*, 1762, *in*-8°.

Crébillon, (Claude-Prosper Jolyot de) fils, Ecuyer, né à Paris le 12 février 1707. Le Sylphe. Lettres de la Marquise. Tanzaï & Neadarné. Les égaremens du cœur & de l'esprit. Le Sopha. Ah quel conte ! Les heureux Orphelins. La Nuit & le Moment. Le Hazard du coin du feu. Lettres de la Duchesse de . . . .

Crévier, (Jean-Baptiste-Louis) de Paris, ancien Professeur de Rhétorique au Collège de Beauvais, mort le premier décembre 1765, âgé de 73 ans. Lettre d'un Professeur sur le Pline. Histoire Romaine. *Titi Livii Historiarum*. Histoire des Empereurs Romains. Trois Discours latins pour l'ouverture des classes, 1735, 1737, 1743. *Oratio in restitutam Regi valetudinem*. Remarques sur le Traité des études de M. Rollin. Histoire de l'Université de Paris. Réponse à la Lettre de l'Auteur de l'Histoire du Collège-Royal. Lettre à l'Auteur du Mercure historique sur le Collège-Royal. Observations sur le Livre de l'Esprit des Loix. Rhétorique Françoise.

Cursay, (Jean-Marie-Joseph Thomasseau de) sous-Diacre, Chanoine honoraire d'Appoigny, né à Paris le 24 novembre 1705. Mémoires sur les savans de la famille de Terrasson. Anecdotes sur le discernement. L'accueil & la libéralité de Louis XIV pour les Savans. Les deux frères Angevins. L'Homonymie dans les Pièces de théâtre.

Daine, (Marius-Jean-Baptiste-Nicolas) né à Paris le 27 décembre 1730, Maître des Requêtes, de l'Académie des Sciences & Belles-Lettres de Prusse, & Intendant de la Généralité de Pau. Economie de la vie humaine. Les Pastorales de M. Pope, traduites en françois.

Dalibard, (Françoise-Thérèse-Aumerle de Saint-Phalier) née à Paris, morte le 3 juin 1757. La Rivale confidente, Coméd. 1752.; le Porte-feuille rendu, ou Lettres historiques; les Caprices du fort, ou histoire d'Emilie; Recueil de Poésies. Voy. l'Histoire Littéraire des Femmes françoises, tom. 5.

Daquin, Médecin de Paris, fils du célèbre Organiste. Le Triomphe de l'hymen; Ode au grand Conti; Lettres sur M. de Fontenelle; Lettres sur les Hommes célèbres; la Pléyade françoise; Observations sur les œuvres de M. de Caux; Réponse de l'Auteur du siècle littéraire de Louis XV; Tablettes d'un Curieux; Satyre sur la corruption du goût. Il a travaillé à la Semaine littéraire. Le Censeur hebdomadaire.

Dauthuille Desamourettes, (Charles-Louis) Lieutenant-Colonel des Grenadiers Royaux, né à Paris en 1716, mort vers l'an 1762: Relation de la bataille navale; l'Anti-légionaire françois; Essai sur la cavalerie; Mémoires des deux dernières Campagnes; Traité politique de la guerre.

Delan (François-Hyacinthe) Docteur & ancien Professeur de Sorbonne, Chanoine & Théologal de l'Eglise de Rouen, né à Paris, mort le 30 avril 1754, âgé de 82 ans: Réponse au plan général de l'œuvre; Défense de la consultation signée par 30 Docteurs, contre les convulsions; Lettres pour la défense de l'autorité & de la doctrine de l'Eglise, contre quelques nouveaux Théologiens; Réflexions judicieuses sur les Nouvelles ecclésiastiques; Défense de la différence des Vertus théologales, d'Espérance & de Charité; l'Usure condamnée par le droit naturel; l'Autorité de l'Eglise & de sa tradition défendue; Lettres théologiques contre certains Ecrivains censurés par M. de Senez. Voyez le Nécrologe des Défenseurs de la vérité, tom. 3.

Desboulmiers, (Jean-Auguste-Julien) ci-devant Officier de Cavalerie, né à Paris, a donné en 1760: Epître à un jeune Prince, elle a concouru pour le prix de Poésie de la même année à l'Académie Françoise; l'Histoire des Filles célèbres du dix-huitième siècle; les Soirées du Palais-royal; le bon Seigneur, Opéra comique, en un acte; Rose, ou les effets de la haine, de l'amour & de l'amitié; de Tout un peu, ou les amusemens de la campagne; Recueil de contes, en prose; les Mémoires du Marquis de Solanges; les Pensées philosophiques, politiques & littéraires de M. Hume; Toinon & Toinette, Comédie en deux Actes, mêlée d'ariettes, 1767; l'Histoire du théâtre Italien; l'Histoire du théâtre de l'Opéra comique; la Morale du théâtre.

Desessartz, (Jean-Baptiste) surnommé Poncet, Diacre, né à Paris le 9 février 1681, mort le 23 décembre 1762, âgé de 82 ans. Réponse à l'examen de la défense de l'écrit intitulé: *Doctrine de S. Thomas*. Lettres sur l'œuvre des convulsions. Lettre sur l'écrit intitulé: *Vains efforts des Mélangistes*. La Possibilité du mélange. Lettre ou Mémoire, où l'on continue de relever les calomnies, &c. Illusion faite au Public, &c. De l'Autorité des miracles. Eclaircissement sur les dispenses. Traité du pouvoir du démon. Recueil de plusieurs Histoires, &c. Observations sur le bref du Pape. *Voyez le Nécrologe des Défenseurs de la vérité, tome 6.*

Desmolets, (Pierre-Nicolas) de Paris, Bibliothécaire de la Maison de l'Oratoire, rue Saint-Honoré, mort le 26 avril 1760, dans la 83e. année de son âge. *Historia Ecclesiæ Parisiensis. De Tabernaculo fœderis*. Nouvelles littéraires. Continuation des Mémoires de littérature. *Institutiones Catholicæ*. Il a publié *Bibliotheca sacra* du Père le Long, 1724, 2 vol. in-f. La Version de Polyen du P. Lobineau, 2 vol. in-12. L'Histoire de l'Empire Ottoman, traduite par Jonquieres, 1743, in-4°. ou 4 vol. in-12. *Voyez la Lettre sur la vie & les ouvrages du P. Desmolets, par l'Abbé Goujet, dans le Journal de Verdun, septembre 1764.*

Digard, (Jean) Hydrographe du Roi au Croisic, né à Paris le 2 janvier 1717: Ode sur les Campagnes du Roi, 1745; Mémoires & Avantures d'un Bourgeois; Essai sur les Mathématiques; Discours sur la facilité des Mathématiques; il a fait la partie géométrique du Mémoire au sujet du prix proposé par M. de Causans; Actes publics de l'Ecole de marine.

Dionis du Séjour, (Achille-Pierre) Conseiller au Parlement de Paris, de l'Académie Royale des Sciences, né à Paris: Traité des courbes algébriques; Recherches sur la gnomonique, les éclipses du soleil & les rétrogradations des planètes: Ouvrages faits en société avec M. Goudain. Essai sur les comètes en général, & particulièrement celles qui peuvent approcher de la Terre; Essai sur l'anneau de Saturne; différens Mémoires d'analyse & d'astronomie dans les Recueils de l'Académie des Sciences de Paris.

Dorneval, de Paris, mort en 1766. Le Théâtre de la foire, recueilli avec le Sage. Il a donné à l'Opéra comique, Arlequin traitant, 1716; le Jugement de Paris, 1718; Arlequin Gentilhomme malgré lui, 1719; Arlequin Roi des Ogres,

1720; la Quéue de vérité, 1720; les Arrêts d'amour, 1726; & en société, la Pénélope françoise, 1728; Achmet & Almansine, 1728; les Pélerins de la Mecque, 1726; les trois Comères, 1723; & avec le Sage, les Comédies du jeune vieillard, 1722; la Force de l'amour, 1722; & la Foire des Fées, 1722.

Dumont, (George-Marie Butel) originaire du Boulonnois, né à Paris le 28 octobre 1725, Avocat au Parlement de Paris, Censeur Royal, Honoraire de l'Académie d'Amiens, Associé-étranger de la Société Royale de Nanci, Pensionnaire du Roi, ci-devant Secrétaire de la Commission établie après la paix de 1748, pour traiter avec l'Angleterre du Réglement des limites des Colonies françoises en Amérique; Secrétaire de l'Ambassade de France à Petersbourg en 1756, & chargé du dépôt des papiers du contrôle-général. Histoire & commerce des Colonies angloises; Etat présent du commerce d'Angleterre; Conduite des François par rapport à la nouvelle Ecosse; Histoire & commerce des Antilles angloises; Acte du Parlement d'Angleterre, connu sous le nom d'Acte de navigation; Point de vue sur les suites que doit avoir la rupture par les Anglois de la négociation de la France & de l'Angleterre; il a part, avec feu M. de Gournay, à la traduction des Traités sur le commerce, par Josias Chil.

Dupré d'Aulnay, (Louis) des Académies de Châlons & d'Arras, Commissaire des guerres, Chevalier de l'Ordre de Christ, ancien Directeur-général des vivres, né à Paris, mort en 1758. Lettre sur la génération des animaux; Traité des subsistances militaires; Dissertation sur la cause de l'électricité; Réception du Docteur Hecquet aux enfers; Réflexion sur la transfusion du sang; Aventures du faux Chevalier de Warwich.

Dupré de Saint-Maur, (Nicolas-François) Maître des Comptes, de l'Académie Françoise, né à Paris. Le Paradis perdu; Essai sur les monnoies; Recherches sur la valeur des monnoies.

Dupuis, (Alexandre-Nicolas) Religieux de l'Ordre de Cîteaux, né à Paris. *Historia Abbatiæ Saviniacensis*, imprimée dans le nouveau *Gallia Christiana*, & attribuée mal-à-propos à M. Liégard; Arrêt du conseil de Momus, qui supprime l'écrit anonyme intitulé, l'*Année merveilleuse*,

1748; nouvel Almanach de Paris, ou Calendrier des Parisiens illustres, 1757; Lettre critique sur l'Histoire du Pontificat d'Eugène III.

Fabre, (Jean-Claude.) Prêtre de l'Oratoire, né à Paris le 25 avril 1668, mort le 22 octobre 1753. Dictionnaire de la Langue françoise, par Richelet, édition de 1709; Dictionnaire latin & françois; Entretiens de Christine & de Pélagie; Œuvres de Virgile; Fables de Phèdre; Continuation de l'Histoire Ecclésiastique de M. Fleury; il a mis en ordre le Dictionnaire des cas de conscience, par Delamet & Fromageau. *Voyez son éloge par l'Abbé Goujet, dans le Journal de Verdun, janvier 1754; & dans Morery, de 1759.*

Fagan, (Christophe-Barthelemi) de Lugny, né à Paris en 1702, mort le 28 avril 1755, dans sa 53ᵉ année, a donné au Théâtre françois les Comédies suivantes : le Rendez-vous, 1733; la Grondeuse, 1734; la Pupille, 1734; Perrette & Lucas, 1734; l'Amitié rivale, 1735; les Caractères de Thalie, 1737; le Marié sans le savoir, 1740; Joconde, 1740: avec M. *Panard*, l'Heureux retour, 1744. *Au Théâtre Italien*: la Jalousie imprévue, 1740; la Ridicule supposée, 1743; l'Isle des talens, 1743; l'Amante travestie, 1745; la Fermière, 1748. *A l'Opéra comique, à lui seul*: les Eveillés de Poissi, 1731; les Acteurs Juges, 1742. Avec M. *Panard*: le Sylphe supposé, 1730; la Nièce vengée, ou la double surprise, 1731; le Temple du sommeil, 1731; la Fausse ridicule, 1731; l'esclavage de Psiché, 1732; Momus à Paris, 1732. Avec MM. *Panard & Pontau*: le Badinage, 1731; Isabelle Arlequin, 1731. Avec M. *Favart*: la Servante justifiée, 1740; le Pouvoir de l'amour, ou le siège de Cythère, 1743; nouvelles Observations au sujet des condamnations prononcées contre les Comédiens. *Voyez son éloge par M. Pesselier, à la tête de l'édition des Pièces de Théâtre qu'il a données après la mort de l'Auteur; le second Supplément au Parnasse françois, Moreri, 1759.*

Fagnan, (Madame Marie-Antoinette-Marie) de Paris. Kanor; le Miroir des Princesses Orientales; Louvette, conte.

Favard, (Charles-Simon) Parisien. La France délivrée par la Pucelle d'Orléans, Poëme, qui a remporté le prix des Jeux floraux en 1734; Alphonse, Poëme, couronné par la même Académie; Pièces de Théâtre; Dom Quichotte, Opéra en 3 Actes; la Coquette trompée, Opéra, 1758; l'Anglois à Bordeaux, Comédie en vers, en un Acte, 1763; Hypolite & Aricie, Parodie; les Amans inquiets, Parodie; les Indes danſantes, Parodie; le Turc généreux, Parodie; la Fête des fleurs, Parodie; les Amans champêtres; Tircis & Doriſtée, Parodie; Raton & Roſette, Parodie; Ninette à la Cour; la Bohemienne; les Chinois, 1756; la Nôce interrompue, Parodie d'Alceſte, 1758; la Fille mal gardée, Parodie, 1758; Petrine, Parodie de Proſerpine, 1759; la Soirée des boulevards, 1757; Supplément à la Soirée des boulevards, 1760; une Scene dans la nouvelle Troupe, Comédie jouée aux Italiens, 1760; Soliman II, Comédie en vers, en 3 Actes, 1761; le Procès, en 3 Actes, avec des ariettes, 1762; les Fêtes de la paix, en vers, en un Acte, 1763; Gertrude & Iſabelle, Comédie en 2 Actes, mêlée d'ariettes; Muſique de M. Blaiſe, 1765; la Fée Urgele, Comédie en 4 Actes, avec des ariettes, 1765; la Fête du Château, divertiſſement en vaudevilles, 1766; les Moiſſonneurs, 1768; les Jumelles, le Génie de l'Opéra comique, Prologue; l'enlevement; le nouveau Parnaſſe; la Dragone, en 2 Actes; le Bal bourgeois; Moulinet Ier. Parodie de Mahomet II; les Réjouiſſances publiques; Harmonide; Pyrame & Thyſbé; les Recrues de l'Opéra comique, Prologue; les Jeunes mariés; les Fêtes villageoiſes, en deux Actes & un Prologue; la Joie; la Chercheuſe d'eſprit; Farinette, Parodie de Proſerpine; le Bacha d'Alger; les Batteliers de Saint-Cloud; les Nymphes de Diane; le Coq de village; Acajou, en 3 Actes; les Vendanges de Tempé, Opéra comique, Ballet; l'Amour impromptu, Parodie de l'Acte d'Eglé, 1759; les Vendanges d'Argenteuil; l'Iſle d'Antycire; la Folie, Médecin de l'eſprit; l'Aſtrologue de village; le Mariage par eſcalade, Comédie en un Acte, faite à l'occaſion de la priſe du Port Mahon, 1756; le Retour de l'Opéra comique, compliment en un Acte, 1759, & pluſieurs Prologues & complimens. En ſociété avec M. *Pannard*: la Répétition interrompue; Marianne; le Prince nocturne. Avec M. *Valois d'Orville*: les Valets. Avec M. *Rouſſeau de Toulouſe*: la Coquette ſans le ſavoir. Avec M. le Marquis *de Peʒay*: le Prix de Cythère. Avec M. *de Verrière*: l'Amour & l'innocence, Ballet mêlé de Scènes. Avec M. *Fagan*: la Servante juſtifiée; Cythère aſſiégée. Avec MM. de *la Garde* & *le Sueur*: les Amours grivois; le Bal de Straſbourg; les Fêtes publiques à l'occaſion du mariage de Mgr. le Dauphin. Avec M. *Carolet*: l'Amour au village. Avec MM. *Laujeon* & *Parvi*: la Parodie de Theſée. Et ſur deux fonds préparés par M. *Parmentier*: les Epoux, en 2 Actes, & la fauſſe Duegne, en 2

Actes Le Vaudeville des portraits à la mode, à l'Opéra comique, & l'arrangement des ariettes avec M. *Anseaume*, en société avec M. *Panard*, Dardanus, Parodie. En société avec M. *Marcouville* : Fanfale, Parodie. Avec MM. *Pannard & Laujon* : Zelphire & Fleurette, Parodie. Aux petits appartemens avec M. de *la Garde* : la Cour de marbre, divertissement en un Acte. A Fontainebleau, seul : les nouveaux Intermedes, & Divertissement de l'inconnu. En Flandres ; Prologue sur les victoires du Roi ; les Comédiens en Flandres, Comédie en 3 Actes; la belle Arsene, 1775.

Favard, (Marie-Justine-Benoîte du Ronceray) épouse du précédent. Les Amours de Bastien & Bastienne, Parodie de l'Opéra du Devin du Village, un Acte en vaudevilles, 1753, avec M. *Harni*; la Fête de l'Amour, Comédie en un Acte, rimée par M. *Chevalier*, 1754 ; les Ensorcelés, Parodie, avec MM. *Guerin & Harni*, 1757 ; la Fortune au village, Parodie d'Eglé, en société avec M. *Berth...* 1760; Annette & Lubin, en un Acte avec des ariettes, en société avec M. L. 1762.

Fautrière, (Louis Davy de la) Conseiller à la troisième Chambre des Enquêtes, né à Paris le 10 janvier 1700, mort le 9 janvier 1756. Epître Newtonnienne sur le genre de Philosophie propre à rendre heureux, 1739, *in-12*. Examen du vuide, ou espace Newtonien, relativement à l'idée de Dieu. Ode sur la convalescence du Roi, 1744, jointe au Recueil des pièces sur le même sujet. *Voyez la table du Journal de Verdun, au mot Davy, tom. 3*.

Febvre de Saint-Marc, (Charles-Hugues le) né à Paris le 22 juin 1698. L'Edition des Mémoires du Marquis de Feuquières ; Remarques sur la préface du Nécrologe de Port-Royal ; Supplément au Nécrologe de Port-Royal; Lettre sur la Tragédie de Mahomet II ; Eloge de M. Capperonnier ; Vie de Hecquet. Il a publié l'Histoire d'Angleterre par Rapin Thoiras, les Œuvres de Pavillon, de Boileau, de l'Abbé de Chaulieu, de Chapelle & Bachaumont, de Malherbe, de la Lane & Montplaisir. Abrégé chronologique de l'Histoire d'Italie ; le Pouvoir de l'Amour, Ballet en 3 Actes, en vers, représenté à l'Opéra en 1743.

Ferret, (Laurent) de Paris, ci-devant Médecin, aujourd'hui Prêtre & Chanoine. Moyens de former les Chirurgiens. *Oratio super restituta Delphini valetudine*.

Fevre,

AUT

Fevre, (Antoine-Martial le) Parisien, Bachelier en Théologie. Calendrier de la Sainte Vierge. Calendrier de l'Eglise de Paris. Les Muses en France. Calendrier de l'Université. Description des curiosités des Eglises de Paris. La nouvelle Athènes. Paris, le séjour des Muses.

Floncel, (Jeanne-Françoise de la Vaud) femme du Censeur Royal, née à Paris en 1715, décédée le 6 octobre 1764. Les deux premiers Actes de la Comédie de l'Avocat Vénitien de M. Goldoni, traduits de l'Italien, *in-12*, 1760. L'Observateur littéraire, feuille 7. de cette même année, fait l'éloge de cette respectable Dame. Les regrets de tous ceux qui la connoissent, confirmoient le jugement qu'il en a porté.

Fort de la Moririere, (Adrien-Claude le) de Paris. Choix de Poésies morales. Bibliothèque poétique. Nouveau choix de Poésies. Abrégé de l'Histoire de Constance. Passe-tems poétiques. Les Vapeurs. Le Temple de la paresse, Comédie en un Acte, en vers, l'une & l'autre avec des divertissemens, non représentées, mais imprimées en 1754.

Fouchy, (Jean-Paul Granjean de) Auditeur des Comptes, Secrétaire perpétuel de l'Académie des Sciences depuis 1744, né à Paris au Château du Coq, le 10 mars 1707. Il a publié les Mémoires de l'Académie des Sciences, depuis 1744. Eloges des Académiciens.

Fournier, (Pierre-Simon) le jeune, Graveur & Fondeur de caractères, né à Paris le 15 septembre 1712, a publié différens Ouvrages relatifs à l'Art de l'Imprimerie; savoir: Modèles des caractères de l'Imprimerie, gravés par lui-même, avec un Abrégé historique des principaux Graveurs François; Dissertation sur l'origine & les progrès de l'Art de graver en bois; de l'origine & des productions de l'Imprimerie primitive en taille de bois; Observations sur un Ouvrage intitulé, *Vindiciæ Typographicæ*; Remarques sur un Ouvrage intitulé, *Lettre sur l'origine de l'Imprimerie*; Traité historique & critique sur l'origine & les progrès des Caractères de fonte pour l'impression de la Musique; Manuel typographique, utile aux gens de Lettres, & à ceux qui exercent les différentes parties de l'Art de l'Imprimerie.

Fréval, (Claude-François-Guillemeau de) de Paris, Conseiller au Parlement, de l'Académie de Bordeaux & de

Tome I. Ff

celle de la Rochelle. Histoire raisonnée des Discours de Cicéron. Essais Métaphysico-Mathématiques.

Fuselier, (Louis) né à Paris en 1668, mort le 19 septembre 1752, âgé de 78 ans, a donné au Théâtre françois: Cornelie, Vestale, Tragédie, 1713; Momus fabuliste, ou les nôces de Vulcain, Comédie, 1719; les Amusemens de l'automne, divertissement, 1725; le Procès des sens, Comédie, 1732. *A l'Opéra*: les Amours déguisés, 1713; Arion, 1714; les Ages, 1718; les Fêtes Grecques & Romaines, 1723; la Reine de Péris, 1725; les Amours des Dieux, 1727; le Caprice d'Erato, 1730; les Indes galantes, 1735; l'Ecole des Amours, 1744; le Carnaval du Parnasse, 1749. *Au Théâtre Italien*: l'Amour Maître de langue, 1718; la Méridienne, 1719; le Mai, 1719; la Mode, 1719; la Rupture du carnaval & de la folie, 1719; le Faucon, 1719; Melusine, 1719; Hercule filant, 1722; les Nôces de Gamaches, 1722; le vieux Monde, ou Arlequin somnanbule, 1722; Arlequin Persée, 1722; le Fardeau des Théâtres, 1723; Parodie, 1723; les Saturnales, ou le fleuve Scamandre, 1723; les Débris des Saturnales, 1723; Amadis le cadet, 1724; Momus exilé, ou les terreurs paniques, 1725; la Bague magique, 1726. Avec MM. *le Sage & Dorneval*: le jeune Vieillard, 1722; la Force de l'Amour, 1722; la Foire des Fées, 1722; le Dieu du hasard, 1722. *A l'Opéra comique*: Arlequin Grand Visir, 1713; la Matrone d'Ephèse, 1714; Arlequin défenseur d'Homère, 1715; le Lendemain des nôces, 1716; Pierrot furieux, ou Pierrot Rolland, 1717; le Pharaon, 1717; le Réveillon des Dieux, Prologue, 1718; la Gageure de Pierrot, 1718; la Reine de Monomotapa, 1718; le Camp des Amours, 1720; le Chartier du diable, 1720; le Lourdaut d'Inca, 1720; les Vacances du Théâtre, 1724; le Déménagement du Théâtre, 1724; les Nœuds, 1724; le Quadrille des Théâtres, 1724; les Dieux à la foire, Prologue; les Bains de Charenton, 1724; les Vendanges de Champagne, 1724; l'Audience des tems, Prologue, 1725; Pierrot, Perrette, 1725; les quatre Mariannes, 1725; le Ravisseur de sa femme, 1725; Alys, 1726; l'Ambigu de la folie, Prologue, 1726; l'Amour & Bacchus à la foire, 1725; les Songes, 1726; le Saut de Leucade, 1726; le Galant brutal, 1726; Pierrot Celadon, 1729; les Sincères malgré eux, 1733; l'Eclipse favorable, 1737; les Jaloux de rien, 1739. Avec MM. *le Sage & Dorneval*: les Funérailles de la foire, 1718; Arlequin Endymion, 1721; la Forêt de Do-

done, 1721; la Fauſſe foire, Prologue, 1721; la Boëte de Pandore, 1721; la Tête noire, 1721; le Rappel de la foire à la vie, 1721; le Regiment de la Calotte, 1721; l'Enchanteur Mirliton, Prologue, 1725; les Enragés, 1725; le Temple de Mémoire, 1725; les Comédiens Corſaires, Prologue, 1726; les Obſtacles favorables, 1726; les Amours déguiſés, 1726; la Péneloppe Françoiſe, 1728; les Pélerins de la Mecque, 1728; l'Induſtrie, Prologue, 1730; Zémire & Almanzor, 1730; les Routes du monde, 1730; l'Indifférence, Prologue, 1730; l'Amour marin, 1730; l'Eſpérance, 1730. Avec M. *le Sage* : le Temple de l'ennui, Prologue, 1716; l'Ecole des Amans, 1716; le Tableau du mariage, 1716. Avec M. *Dorneval* : l'Antre de Laverna, 1728. Avec M. *le Grand* : les Animaux raiſonnables, 1718. Avec MM. *Panard & Pontau* : Pierrot Tancrede, 1729; le Malade par complaiſance, 1730. *Au Jeu des Marionnettes*, ſeul : Theſée, ou la défaite des Amazones, 1701; les Amours de Tremblotin & de Marinette, 1701; le Raviſſement d'Helène, 1705. Au même Jeu, avec MM. *le Sage & Dorneval* : l'Ombre du Cocher, Poëte, Prologue, 1722; Pierrot Romulus, 1722; le Remouleur d'amour, 1722. Avec M. *Dorneval* : la Grand-mère amoureuſe, 1726; les Stratagêmes de l'amour, 1726. *Voyez le ſecond Supplément au Parnaſſe François, Moreri, 1749.*

Gallimard, (Jean-Edme) de Paris. Le Pont aux ânes méthodique. Il a publié, en 1740, deux Tables imprimées en largeur ſur une feuille, la première intitulée : l'*Arithmétique démonſtrative*. La ſeconde a pour titre : l'*Algebre ou l'Arithmétique Littéraire démontrée*. Géométrie élémentaire d'Euclide. La Science du calcul. Les Sections coniques. Méthode d'Arithmétique. Théorie des ſons. Alphabet raiſonné.

Gaubier, (Edme-Sulpice) de Paris, ancien Valet de Chambre du Roi. Les Hommages du Parnaſſe. Le Pot de chambre caſſé, Tragédie pour rire, ou Comédie pour pleurer, 1749, non repréſenté. Brioché, ou l'origine des Marionettes, Parodie, 1753.

Gaudet, (François-Charlemagne) de Paris, Lieutenant en la Prévôté de Weimars. Eſſais de Poéſies. La Muſe gaſconne. Requête de la Gouvernante du Curé de Fontenoy. Les Colifichets. Vers ſur la convaleſcence de Mgr. le Dauphin. Epître Monorime, in-12, 1745. Vers ſur un mariage, in-8°, 1746. Vers à Madame la Marquiſe de Pompadour, 1746,

F f ij

in-4°. Ode sur la naissance du Duc de Bourgogne, 1751, in-8°. Etrennes lyriques, ou la volupté, 1761. L'Ami des Dames. Les Soirées de Cythère, & les Récréations d'une jolie fille. Bibliothèque des petits Maîtres. Les nouveaux Hommes, ou suite du siècle corrigé. Le Triomphe de l'amour. Silvanire. Le Berger préféré. Le Rendez-vous. Ismene & Dorillas. L'Amour au village. Les Oiseaux. La fausse Inconstance. Le Bocage. Le Prix de la fidélité. L'Amour vengé. Cantatilles, mises en musique par M. Bordier & autres, 1758 & suiv. Nouvelles Etrennes lyriques, 1758 & suiv.

Gervaise, (Armand-François) ancien Abbé de la Trappe, né à Paris, mort le 21 septembre 1751, âgé de 91 ans. Vie de Saint Cyprien. Vie de Pierre Abailard & celle d'Héloïse. Les véritables Lettres d'Abailard & d'Héloïse, traduites en François. Histoire de Suger. Défense de la nouvelle Histoire de l'Abbé Suger. Vie de Saint Irenée, Evêque de Lyon. Vie de Ruffin, Prêtre d'Aquilée. Lettre d'un Théologien à un Ecclésiastique, sur une Dissertation touchant la validité des Ordinations des Anglois. Vie de Saint Paul. Vie de Saint Epiphane. Vie de Saint Paulin, Evêque de Nole. L'Honneur de l'Eglise Catholique & des Souverains Pontifes, défendu contre les calomnies du P. Courayer. Jugement critique, mais équitable des Vies de l'Abbé de Rancé. Histoire de l'Abbé Joachim. Histoire générale de la réforme de l'Ordre de Cîteaux. *Voy. Moreri, 1759, Dictionnaire historique, littéraire & critique.*

Godin, (Louis) de Paris, de l'Académie des Sciences, Astronome du Roi d'Espagne, Directeur de l'Académie des Gardes marines de Cadix, né en 1704, mort le 11 juillet 1760, âgé de 56 ans. Connoissance des tems. Tables des Mémoires de l'Académie des Sciences. Machines approuvées par l'Académie. *Voyez l'Histoire de l'Académie des Sciences, 1760.*

Goguet, (Antoine-Yves) Conseiller au Parlement de Paris, sa patrie, né le 18 janvier 1716, mort âgé de 42 ans. De l'origine des Loix, des Arts & des Sciences, en société avec M. Fugère. *Voyez son éloge dans le Journal des Savans, août 1758. Moreri, 1759, tom. 10, aux additions. L'Année Littéraire, 1758, tom. 4.*

Gomez, (Madame Madeleine-Angelique Poisson de) fille de Paul Poisson, Comédien, veuve de Dom Gabriel de

Gomez, Gentilhomme Espagnol, née à Paris, paroisse Saint-Sulpice, le 22 novembre 1684. Œuvres mêlées. Le Triomphe de l'éloquence. Entretiens nocturnes. Journées amusantes. Crémentine, Reine de Sanga. Anecdotes Persannes. Histoire d'Osman, XIXe. Empereur des Turcs. Histoire secrette de la conquête de Grenade. Histoire du Comte d'Oxfort, avec celle d'Eustache de Saint-Pierre au siège de Calais. La jeune Alcidiane. Les cent Nouvelles nouvelles. Habis, Tragédie, 1714. Semiramis, Tragédie, 1716. Cléarque, Tyran d'Héraclée, 1717. Marsidie, Reine des Cimbres, Tragédie, 1724. Les Epreuves, Comédie non représentée, 1724.

Goudin, (Mathias-Bernard) Conseiller à la Cour des Aides de Paris, né à Paris. Traité des Courbes algébriques. Recherches sur la gnomonique, les éclipses du soleil, & les rétrogradations des planètes, Ouvrages faits en société avec M. Dionis.

Goujet, (Claude-Pierre) Chanoine de Saint-Jacques-de-l'Hôpital, des Académies de Marseille, Rouen, Angers & Auxerre, né à Paris le 19 octobre 1697, mort le premier février 1767. Nouvelles Littéraires. Traité de la vérité de la Religion. Cantiques spirituels. Maximes sur la pénitence. Principes de la vie chrétienne. Prières & affections pendant la Messe. Les Gémissemens d'un cœur chrétien. Vies des Saints. Lettre à un Ami, au sujet du Temple du goût. Vie de Nicole. Abrégé de la vie de M. Levier. Supplément au Dictionnaire de Moreri. Mémoires d'Arnauld d'Andilly. Histoire de la nouvelle édition de Saint Augustin. Bibliothèque des Auteurs Ecclésiastiques. Eloge de M. Gibert. Vie de M. Singlin. Lettre d'un Laïque d'Auxerre. Réponse à l'art. VI des Mémoires de Trévoux. De l'état des Sciences en France. Discours sur le renouvellement des études. Lettre, où l'on répond à la critique de ce Discours. Epîtres & Evangiles. Vie de M. Vialart. Vie de M. Duguet. Vie du Poëte Ovide. Bibliothèque Françoise. Nouveau Supplément au Dictionnaire de Moreri. Mémoires de l'Abbé de Marolles. Observations sur le Dictionnaire des Livres Jansénistes. Dictionnaire portatif de la Langue françoise. Le Musicien Prédicateur. Il a fourni plus de 2000 corrections pour le Dictionnaire de Moreri de 1732. Plusieurs Dissertations au P. Desmolets pour la continuation des Mémoires de Littérature, & plusieurs Articles au Père Niceron pour les Mémoires des Hommes illustres. Il a travaillé avec le P. Fabre à la continuation de l'Histoire Ecclésiastique de M. Fleuri. Relation du Chapitre général des Bénédictins. Lettre au P. Berthier, sur la Généalogie de MM. de Boylesve. Dictionnaire de la Langue françoise, par Richelet, augmenté. Histoire des Inquisitions. Mémoires de la Ligue, avec des Notes historiques. Mémoire historique sur le Collège-Royal. Lettre de l'Auteur de l'Histoire du Collège-Royal de France, à l'Auteur de l'Histoire de l'Université de Paris. La Vie de Laurent de Médicis. Abregé de la vie de M. Tricalet. Plan du Traité des origines typographiques. Eloge historique de M. le Cardinal Passionnei. Supplément aux Réflexions d'un Portugais. Observations critiques d'un Romain. Lettre du Marquis Gabrielli. Histoire du Pontificat de Paul V. Réponse aux doutes proposés par les Jésuites, pour le refus des Sacremens. Lettre de N. N. au Marquis N.N. Traduction de la Lettre latine de M. Mesenguy au Pape. Récit de ce qui est arrivé à M. Bayardi. *Voyez les Mémoires historiques & littéraires de M. l'Abbé Goujet, donnés par lui-même, publiés après sa mort, 1767, in-12. Moreri, 1759. Le Nécrologe des Hommes célèbres de l'année 1768.*

Gourlin, (Pierre-Sébastien) Prêtre, de Paris. Lettres d'un Théologien, à l'Editeur des Œuvres de M. Petit-pied. Examen de l'apologie de M. l'Abbé de Prades. Examen d'un nouvel Ouvrage du P. Berruyer. Observations importantes au sujet de la thèse de M. de Prades. Mandement & Instruction pastorale de l'Evêque de Soissons, sur les Ouvrages du P. Berruyer.

Grandval, (Charles-François Racot de) Acteur de la Comédie Françoise, né à Paris. L'Eunuque, ou la fidelle infidélité. Agathe, ou la chaste Princesse. Les deux Biscuits, Tragédie burlesque.

Grandval, (Nicolas Racot) né à Paris, mort le 16 novembre 1753, âgé de 77 ans. Cartouche, Poëme. Essai sur le bon goût en Musique. Le Quartier d'hiver, Comédie. Les Aventures du camp de Porché-fontaine, Comédie, 1722. Divertissement de la Comédie du Mariage fait par lettre-de-change, 1735.

Gras, (Antoine le) Ex-Oratorien, né à Paris, mort le 10 ou 11 mars 1751, âgé d'environ 70 ans. Ouvrages des Saints Pères qui ont vécu du tems des Apôtres, traduits avec des Notes. Epître à Diognete. Les Vies des grands Capitaines, trad. de *Cornelius Nepos*.

Graville, (Barthelemi-Claude Graillard de) né à Paris, mort en 1764, âgé de 37 ans. Journal villageois. Le Mage de Chica. Entendons-nous. L'Homme vrai. L'Ami des filles. Génie de la Littérature Italienne. Il a été Editeur avec MM. l'Abbé de la Porte & Barbazan, des Recueils alphabétiques, depuis C inclusivement jusqu'à la fin de l'alphabet.

Grimberghen, (Louis-Joseph d'Albert de Luynes, Prince de) ci-devant appellé le Comte d'Albert, né à Paris le 2 avril 1672, mort le 10 novembre 1758 dans la 87e. année de son âge. Recueil de différentes Pièces de Littérature ; savoir, Timandre instruit par son génie ; le Songe d'Alcibiade, & plusieurs autres.

Gueffier, (Claude-Pierre) Libraire à Paris, mort le 18 juin 1770, âgé de 79 ans. Description historique des curiosités de Notre-Dame de Paris.

Gueret, (Louis-Gabriel) Prêtre, Docteur de Sorbonne, ancien Vicaire-général de Rhodez, Curé de Saint-Paul, né à Paris, mort le 9 septembre 1759, âgé de 80 ans. Réflexion d'un Théologien sur l'Instruction pastorale de M. de Cambrai. Mémoire sur les immunités du Clergé. Mémoire sur le refus des Sacremens. Observations sur le sentiment de M. l'Archevêque de Cambrai. Avis d'un Docteur de Sorbonne, au sujet de la Déclaration du Roi du 17 août 1750. Lettre d'un Théologien sur l'exaction des certificats de confession. Lettre au sujet du nouveau Bref de Benoît XIV. Droits qu'ont les Curés de commettre leurs Vicaires & les Confesseurs dans leurs Paroisses. *Voy.* les Nouvelles Ecclésiast. du 16 oct. 1759.

Gueulette, (Thomas-Simon) Substitut du Procureur du Roi au Châtelet de Paris, né à Paris le 2 juin 1683, mort le 22 décembre 1766. Les Soirées Bretonnes. Mille & un quart d'heure. Aventures du Mandarin, &c. Histoire du petit Jean de Saintré. Histoire de Gerard de Nevers. Mémoire de Mlle. Bontemps. Les Sultanes de Guzarate. Les Mille & une heure. Au *Théâtre Italien* : les Comédiens par hazard, Comédie en 3 Actes, 1718. Arlequin Pluton, Comédie en 3 Actes, 1719. Le Trésor supposé, Comédie en 3 Actes, 1720. L'Amour Précepteur, Comédie en 3 Actes, 1726. L'Horoscope accompli, Comédie en 3 Actes, 1727. Dans le Théâtre Italien de Riccoboni, il y a plusieurs Pièces Italiennes, traduites en François. Ces Pièces sont : la Vie est un songe : la Crizelde :

Ff iv

la Statue de l'honneur. *Voyez le Nécrologe des Hommes célèbres*, 1768.

Guichard. (Jean-François) Ode sur la paix, 1748. Vers sur la prise d'habit d'une de ses parentes au Couvent de Sainte-Elisabeth de Paris. L'Eloge de la Voix. L'Absence d'Eglé. Le Reveil d'Alcidon. L'Heureuse rencontre. (Cantatilles gravées) La Bergère impatiente, Musette. Plusieurs Romances & Vaudevilles. Le Voyage de Chantilly. Epître à M. Sedaine, à l'occasion de sa Comédie du Philosophe sans le savoir. Contes. Fables & autres Pièces fugitives, en prose & en vers, dont quelques-unes ont paru dans différens Journaux, & dont il prépare un recueil. Les Réunions, ou le bon Père de famille, intermède à l'occasion de la paix, 1763, non représenté. Le Bucheron, 1763. L'Amant statue, 1759.

Guilbert, (l'Abbé Pierre) de Paris, ci-devant Précepteur des Pages du Roi, mort le 19 octobre 1759, âgé de 62 ans. Offices propres de Saint-Germain. Jesus au Calvaire. Description de Fontainebleau. L'Amour pénitent. Mémoires historiques & chronologiques sur l'Abbaye de Port-Royal-des-Champs.

Guillaume, (Charles) Libraire à Paris. Almanach Dauphin, ou Histoire abregée des Princes qui ont porté le nom de Dauphin, 1752, *in-8°*. La nouvelle mer des Histoires. Etrennes aux Dames, 1748, *in-32*.

Guyot de Merville, (Michel) né à Versailles le premier février 1696, mort le 4 mai 1755, dans sa 60e. année. Histoire littéraire de l'Europe. Voyage historique d'Italie. Il a donné au *Théâtre François* les Comédies suivantes: Achille dans l'île de Scyros, 1737; le Consentement forcé, 1738; les Epoux réunis, 1738; le Médecin de l'esprit, non imprimé, 1739. Au *Théâtre Italien*: les Mascarades amoureuses, 1736; les Amans assortis sans le savoir, 1736; les Vieillards intéressés, ou le Dédit inutile, 1742; les Dieux travestis, 1742; l'Apparence trompeuse, 1744; les Talens déplacés, 1744. Avec *Procope Couteaux*: les deux Basiles ou le Roman, 1744. *Voyez la vie de cet Auteur à la tête de ses œuvres de théâtre*, & *le Nécrologe des Hommes célèbres, année 1766. Le second Supplément au Parnasse François, Moreri, 1759.*

Helvetius, (Claude) Maître d'Hôtel de la Reine, & avant Fermier-général. On lui attribue l'Ouvrage intitulé: de l'Esprit, & quelques autres du même genre, imprimés tant à Berlin qu'à Londres.

Helvetius (Jean-Claude-Adrien) premier Médecin de la Reine, des Académies des Sciences de Paris, de Londres, de Prusse, de Florence & de Bologne, né à Paris le 18 juillet 1685, mort le 17 juillet 1755, âgé de 70 ans. Eclaircissemens concernant la manière dont l'air agit sur le sang dans les poulmons. Idée générale de l'économie animale. Lettre au sujet de la Lettre de *Besse* contre cet ouvrage. *Epistola ad J. B. Winslow de structura glandulæ.* Méthode pour traiter les principales Maladies. Formule de Médecine pour les Hôpitaux Militaires. *Principia Physico-medica.* Voy. *Moreri*, 1759. Histoire de l'Académie des Sciences, 1755.

Henault, (Charles-Jean-François) Parisien, de l'Académie Françoise, de celle des Inscriptions, Président Honoraire aux Enquêtes, & Sur-intendant des Finances de la Maison de la Reine. Discours qui a remporté le Prix de l'Académie Françoise en 1707. Abrégé chronologique de l'Histoire de France. François II, Tragédie. Le Réveil d'Epimenide, Comédie non représentée. Les Chimères, divertissement d'un Acte représenté en société, & dont la Musique est de M. le Duc de Nivernois.

Herbert, (Claude-Jacques) Fermier des carrosses de Bordeaux, mort à Paris, sa patrie, le 20 février 1758. Essai sur la police des grains. Discours sur les vignes. Supplément à l'Essai sur la police des grains. Son éloge est dans l'*Observateur Littéraire*, 1758.

Hernandez, (Philippe) de Paris. Description de la Généralité de Paris. Voyage aux Indes Orientales. Il a travaillé au Journal étranger pour la partie Angloise, 1757 & 1758. Aventures de Roderick Random.

Herouville de Claye, (Antoine de Ricouart, Comte d') de Paris, Lieutenant-général des Armées du Roi, Inspecteur-général d'Infanterie. Traité des Légions.

Herissant, (Jean-Thomas) Libraire à Paris. Catalogue des Livres de la Bibliothèque de Madame de Pompadour, 1765, in-8°. mort en 1772.

Herissant, (Louis-Antoine-Prosper) Médecin, frère du précédent, de l'Académie de Beziers, né à Paris. *Typogra-*

phia, carmen, 1764. Eloge historique de Jean Gonthier d'Andernach.

Houbigant, (Charles-François) Parisien, Prêtre de l'Oratoire. Racines Hébraïques. *Psalmorum versio. Prolegomena in Scripturam. Biblia Hebraïca. Veteris Testamenti versio nova.* Examen du Pseautier François des Frères Capucins. Nouvelle Traduction des Pseaumes.

Hozier, (Louis-Pierre d') Juge d'Armes de la Noblesse de France, Chevalier de l'Ordre du Roi, né à Paris le 20 novembre 1685, mort le 25 septembre 1767. Armorial général, ou Registres de la Noblesse de France.

Hozier de Serigny, (Antoine-Marie d') Juge d'Armes de la Noblesse de France, Chevalier de l'Ordre royal de Saint-Maurice de Sardaigne, né à Paris le 28 août 1721, est Auteur des troisième & quatrième Registres de la Noblesse de France. Histoire généalogique de la Maison de Châtelard.

Huet, (Jean-Baptiste) né à Paris en 1726, Bénédictin de la Congrégation de Saint-Maur en 1744. Ode latine sur la naissance de feu Mgr. le Duc de Bourgogne, in-4°. Reims, 1751. Oraison funèbre de Mgr. le Dauphin.

Hurtaut, (Pierre-Thomas-Nicolas) Maître-ès-Arts & de Pension de l'Université, ancien Professeur de l'Ecole Royale Militaire, né à Paris le 15 avril 1719. Essais de Médecine, ou Théorie du flux menstruel, traduits du latin de M. Emeu. *Manuale Rhetorices.* Les Etudes convenables aux Demoiselles, à l'exception de l'Arithmétique, qui appartient à M. Raussin, de la Chymie, qui est de M. de la Virotte, & du petit Traité de Géographie fourni par M. Pankoucke, Libraire de Lille, père du Libraire établi à Paris, rue des Poitevins. Dissertation historique sur l'invention des lettres ou caractères d'écriture. La Bibliographie Parisienne avec M. *d'Hermilly*, Censeur Royal, années 1769, 1770. Le Dictionnaire des mots homonymes de la Langue Françoise. Le Pacte de l'hymen & de l'amour, Poëme sur le mariage de Mgr. le Dauphin, aujourd'hui Louis XVI. L'Iconologie des Souverains de l'Europe, en société avec M. *d'Hermilly*, Censeur Royal. Le présent Dictionnaire, en société avec M. *Magny*, &c. &c. &c.

Jardin, (Benigne du) ancien Maître des Requêtes, né à Paris. Satyres de Petrone. Histoire de Rienzi. Vie d'Aretin.

Satyres de Rabener. La double Beauté. Histoire des Provinces-unies. Les Anti-feuilles : ces quatre derniers Ouvrages avec M. Sellius, Allemand.

Joliveau a donné à l'Opéra : Polixene, Tragédie en cinq Actes, en 1763 : le Prix de la valeur, Ballet-héroïque en un Acte, en 1771.

Jolly, (Anne-François) né à Paris le 25 décembre 1672, mort le 30 juillet 1753, a donné au *Théâtre François* : l'École des Amans, Comédie, 1718 ; la Vengeance de l'Amour, Comédie, non imprimée, 1721. *A l'Opéra* : Méléagre, Tragédie, 1709. *Au Théâtre Italien* : l'Amante capricieuse, Comédie, 1720 ; la Femme jalouse, Comédie, 1726.

Jombert, (Charles-Antoine) connu par les Livres de Mathématique, dont il fait son principal commerce, né à Paris en 1712, fut reçu Libraire en 1736, Imprimeur & Adjoint de sa Communauté en 1754, Syndic en 1774 : outre quelques Ouvrages qui portent son nom, il a travaillé à plusieurs autres dont il a été l'Editeur, auxquels il a fait divers changemens, corrections & augmentations. Il apprit les premiers élemens de Mathématique sous MM. Belidor & l'Abbé Deidier, dont les Ouvrages sont généralement connus & estimés ; il s'appliqua ensuite à l'étude de l'Architecture & de l'Art Militaire, pour se mettre au fait des Livres de Sciences & d'Arts, dont il se proposoit de former un fonds unique, & qui lui fut propre. La liaison intime qu'il a eue toute sa vie avec M. Cochin & plusieurs autres Artistes de la première classe, lui forma le goût & lui procura des connoissances particulières sur la peinture & le dessin ; en sorte que c'est aux conversations instructives qu'il eût fréquemment avec ces hommes célèbres, qu'on est redevable de ce qu'il peut y avoir de bon dans les Ouvrages qu'il a mis au jour sur ces beaux Arts. En voici le dénombrement : Méthode pour apprendre le Dessin, *in-4°*. 1740, 1755. Traité des manières de graver à l'eau-forte & au burin, par Abraham Bosse, nouvelle édition augmentée, 1745, *in-8°*. Œuvres d'Architecture de Jean le Pautre, en 3 vol. *in-fol.* 1751 ; c'est un Recueil d'estampes d'ornemens d'Architecture, au nombre de près de 780 planches. Les Délices de Paris & de ses environs, *in-fol.* 1753 ; c'est un Recueil de vues perspectives, au nombre de 210 planches. Architecture moderne, ou l'Art de bien bâtir, pour toutes sortes de personnes, 2 vol. *in-4°*. 1764. Nouvelle édition, augmentée du double. Bibliothèque portative d'Architecture élémentaire, 6 vol. *in*-8°. dont les quatre premiers ont déjà paru sous les titres suivans : 1°. Regles des cinq ordres d'Architectures, par Vignole, augmentées de remarques, *in*-8°. 1764 : 2°. Architecture de Palladio, où il est traité des cinq ordres, &c. *in*-8°. 1764 : 3°. Œuvres d'Architecture de Vincent Scamozzi, divisées en quatre Livres, 1764, *in*-8°. 4°. Parallèle de l'Architecture antique avec la moderne, par M. Errard & de Chambray, nouvelle édition augmentée, 1766, *in*-8°. Répertoire des Artistes, ou Recueil de diverses compositions d'Architecture & d'ornemens, par différens Auteurs, avec un abrégé de la vie de ces Artistes, 2 vol. *in*-fol. 1765; cet Ouvrage sert de suite aux Œuvres de Jean le Pautre. Les Délices de Versailles & des Maisons Royales, avec de courtes descriptions de ce qu'il y a de plus remarquable dans chacun de ces endroits, *in*-fol. 1766, enrichi de 218 vues gravées par Perelle; c'est la suite des Délices de Paris. Elemens de Peinture-pratique, par de Piles, nouvelle édition augmentée, Amsterdam, 1766, *in*-12. Traité de Géométrie théorique & pratique à l'usage des Artistes, par Sébastien le Clerc, 1745, 1764, *in*-8°. avec des petits sujets grotesques au bas de chaque planche, dessinés & gravés par M. Cochin. Art de la guerre par principes, par M. le Marechal de Puysegur, mis au jour par M. le Marquis de Puysegur, son fils, *in*-fol. 1748. La seconde édition en 2 vol. *in*-4°. 1749 : la Table des matières, qui est très-ample, est du sieur Jombert. Art de tourner ou de faire toutes sortes d'ouvrages au tour, écrit en latin & en françois par le P. Plumier, nouvelle édition augmentée, *in*-fol. 1749. Art de la charpenterie, de Mathurin Jousse, nouvelle édition, *in*-fol. 1751. Recueil de divers ouvrages de M. de Piles sur la Peinture, nouvelle édition, 1755, *in*-12. Les Œuvres anatomiques de M. du Vernei, dont l'édition a été commencée par M. Tarin, & mise au jour par le sieur Jombert, qui y a fait divers changemens & additions; les tables, les errata, la préface, la table alphabétique & raisonnée, qui est à la fin de chaque volume, 1761, 2 vol. *in*-4°. Artillerie raisonnée, par M. le Blond, *in*-8°. 1761. Traité de l'attaque des places, par le même, 1762, *in*-8°. Traité de la défense des places, par le même, *in*-8°. 1762. Le sieur Jombert a fait la table des matières qui est à la fin de chacun de ces trois volumes, & le petit Dictionnaire sous le titre de Manuel de l'Ingénieur & de l'Artilleur, qui est à la fin du dernier. Mémoires de M. Goulon, sur l'attaque & la défense d'une place, nouvelle édition, augmentée de l'éloge de l'Auteur, *in*-8°. 1764. Le petit Marot, ou Recueil de divers morceaux d'Architecture, gravés par Jean Marot, en 220 planches, 1764, *in-4°*. Les tables des Sinus & des Logarithmes, de Wlacq, mises au jour par Ozanam, avec la trigonométrie qui est à la tête, 1765, *in-8°*. Différens petits Ouvrages de M. Ozanam, tels que son Traité de l'arpentage, *in-12*, Paris, 1747. La Géométrie-pratique, *in-12*, Paris, 1764. Son usage du compas de proportion, *in-12*, 1748; & sa méthode de lever les Plans & les Cartes, *in-12*, 1750, auxquels le sieur Joseph, qui en a été l'éditeur, a fait divers changemens, corrections & additions. Cours de Peinture par principes, par de Piles, nouvelle édition, *in-12*, 1766. Abrégé de la vie des Peintres, par de Piles, nouvelle édition, augmentée de la vie des anciens Peintres Grecs & Romains, 1766, *in-12*.

Lacombe, (Jacques) né à Paris en 1724, Avocat, reçu Libraire en 1766. Les Progrès des Sciences & des Beaux-arts sous le règne de Louis XV. Ode qui a remporté le prix de l'Académie d'Angers en 1749. Dictionnaire portatif des Beaux-arts. Le Salon, ou jugement des ouvrages de Peinture, exposés au Louvre en 1753. Syphilis, traduction en françois du Poëme latin de Fracastor (avec M. Macquer, Avocat). Abrégé chronologique de l'Histoire Ancienne. Le Spectacle des Beaux-arts. Histoire des révolutions de l'Empire de Russie. Histoire de Christine, Reine de Suède. Abrégé chronologique de l'Histoire du Nord. Abrégé chronologique de l'Histoire d'Espagne & de Portugal, commencé par M. le Président Henault, continué par MM. Macquer & Lacombe. Poétique de M. de Voltaire, ou Observations recueillies de ses Ouvrages. L'Avant-coureur, feuille hebdomadaire (avec M. de la Dixmerie), depuis juin 1766. Les Amours de Mathurine, pièce en ariettes, imitée de Daphnis & Alcimadure, Opéra Languedocien, 1756. Le Charlatan, pièce en ariettes, parodiée de Tracolo, intermède Italien, 1756.

Lacombe de Prézel, (Honoré) né à Paris en 1725, Avocat en Parlement, frère du précédent. Dictionnaire Iconologique. Les Progrès du Commerce. Dictionnaire du Citoyen, ou Abrégé historique, théorique & pratique du commerce. L'Amateur, ou nouvelles Pièces & Dissertations françoises & étrangères, pour servir aux progrès du goût & des Beaux-arts. Dictionnaire de Jurisprudence & de Pratique. Les Pensées de Pope, avec un abregé de sa vie. Dictionnaire d'anecdotes, de traits singuliers & caractéristiques. Dictionnaire de portraits & d'anecdotes des Hommes célèbres.

Lagarde, (Philippe Bridard de) de Paris, Censeur Royal, mort le 3 octobre 1757, Auteur du Mercure de France pour la partie du Théâtre, depuis 1760. Lettres de Therèse. L'Echo du Public, ouvrage périodique. Annales amusantes. Mémoire ou Factum pour la Demoiselle le Maure, 1743. Observations d'une société d'Amateurs, *avec M. de la Porte*, imprimées dans l'Observateur littéraire, & la continuation dans divers Mercures, depuis 1761. La Rose, Opéra comique, *avec M. le Sueur*. Le Bal de Strasbourg, les Amours grivois & les Fêtes de Paris, *avec M. Favart*. Voyez le *Nécrologe des Hommes célèbres*, 1768.

Lalaure, (Claude-Nicolas Avocat au Parlement & Censeur Royal, né à Paris le 22 janvier 1722. Traité des Servitudes réelles.

Lalive de Julli, (A. L. de) Introducteur des Ambassadeurs, de l'Académie de Peinture. Catalogue historique du Cabinet de Peinture.

Large, Charles-Ferdinand le) Docteur de Sorbonne, né à Paris. Réflexions sur un libelle qui a pour titre: *Observations sur le Bref du Pape Clément XIV*.

Lataignant, (Gabriel-Charles de) Parisien, Chanoine de Reims. Pièces dérobées. Le même, sous le titre de: *Poésies de M. de Lattaignant*. Thémireïdes. Cantiques spirituels.

Lattaignant, (Bainville de) ci-devant Conseiller au Parlement. Le Fat, Comédie en 5 Actes, en vers, 1753, jouée & non imprimée.

Lavarde, (Jacques-Philippe de) Chanoine de Saint-Jacques-de-l'Hôpital, né à Paris le 14 août 1693, mort le 24 novembre 1760. Lettre sur la vie de Gassendi. Réponse à la Lettre de M. Dinouart. *Voy. son éloge, par l'Abbé Goujet, dans le Journal de Verdun, février 1761*.

Laverdy, (Clément-François de) Avocat au Parlement de Paris, & Professeur Royal au Droit canon, né à Paris le 21 novembre 1695, mort le 29 mars 1754. Mémoire pour le sieur le Maire, contre l'Evêque de Chartres. Mémoire pour les Antonins, contre les Chanoines-Réguliers de Sainte-Geneviève. Mémoire pour établir, en faveur des Princes de Ligne, le droit de succéder aux Etats de Lorraine & de Bar,

1739, *in-4°*. Preuves de ce Mémoire, 1740, *in-4°*. & autres Mémoires. *Voyez Moreri*, 1759. L'Histoire du Collège-Royal.

Laujon, fils d'un Procureur au Parlement de Paris. *A l'Opéra*: Daphnis & Chloë, Pastorale, en 1747. Eglé, Ballet-héroïque, en 1751. Sylvie, en 1766. Ismène & Isménias, Tragédie en 3 Actes, en 1770.

Au Théâtre Italien, avec M. *Parvi*: la Femme, la Fille & la Veuve, Parodie du Ballet des Fêtes de Thalie, en 1745. L'Amoureux de 15 ans, Pièce en un Acte, mêlée d'ariettes, en 1771. Le Fermier cru sourd, ou les Méfiances, Comédie en 3 Actes & en prose & ariettes.

A l'Opéra comique: Il a eu part à la Parodie de Thésée.

A Versailles, *pour les petits Appartemens*: la Journée galante, Ballet-héroïque en 3 entrées, en 1750.

Launay, (Pipoulain de) de Paris. Méthode pour apprendre à lire. Antiquadrille. Alphabet pour les enfans. Nouvelle Méthode pour la Langue latine. Réponse à un de ses Amis.

Launay, Secrétaire des Commandemens de M. le Prince de Vendôme, né à Paris en 1695, mort en 1751. La Vérité fabuliste, Comédie, avec un Recueil de fables, 1732. Le Paresseux, Comédie, 1733.

Lauragais, (Louis-Léon-Félicité de Brancas, Comte de) né le 3 juillet 1735, de l'Académie Royale des Sciences. Observations sur le Mémoire de M. Guettard, sur la porcelaine. Mémoire sur l'inoculation. Clytemnestre, Tragédie, 1761.

Laus de Boissy (Louis) Lieutenant-particulier au Siège général de la Connétablie & Maréchaussée de France, à la Table de Marbre du Palais à Paris. Le Qui-pro-quo, ou la Méprise, Comédie en un Acte & en vers, en société avec M. D...., représentée à Amiens en 1768. L'Impromptu de Boussy, Comédie à vaudevilles, représentée à Boussy-Saint-Antoine, en 1768. Oronoko, ou le Prince nègre, Drame en 5 Actes, en prose, imitée de l'Anglois, en 1769.

Lemière, (Antoine Marin) né à Paris. La tendresse de Louis XIV pour sa Famille, *in-4°*. 1753, Poëme couronné à l'Académie Françoise. L'Empire de la mode, *in-4°*. 1754, Poëme couronné à l'Académie Françoise. La Sincérité, *in-4°*. 1754, Poëme couronné à l'Académie de Pau. L'Utilité des découvertes faites sous le règne de Louis XV, *in-4°*. 1756, Poëme couronné à l'Académie de Pau. Les Hommes unis par les talens, *in-4°*. 1757, Poëme couronné à l'Académie Françoise. Hypermnestre, Tragédie, *in-12*, 1758. Terée, Tragédie, 1761, non imprimée. Idoménée, Tragédie, *in-12*, 1764. Artaxerxe, Tragédie, 1766. Barneveldt, grand Pensionnaire, Tragédie, 1766. Guillaume Tell. Tragédie, 1767. La Veuve du Malabar, 1770. Le Poëme de la Peinture, en 3 chants, avec des notes. Le Poëme des Fastes, en 16 chants, sous presse. Une foule de Pièces fugitives éparses dans divers Recueils de poésies.

Lenglet du Fresnoy, (l'Abbé Nicolas) né à Paris le 5 octobre 1674, mort le 15 janvier 1755, âgé de 81 ans. Lettre à MM. les Syndic & Docteurs en Théologie de la Faculté de Paris, sur le Livre de Marie d'Agreda, se trouve imprimée dans l'Ouvrage suivant: Traité historique & dogmatique des apparitions, des visions & des révélations particulières; cet Ouvrage étoit fait dès l'an 1697, mais ne fut publié qu'en 1751. L'Imitation de J. C. en forme de prières. *Novum J. C. Testamentum, notis historicis & criticis illustratum. Dionisii Petavii rationarium temporum, notis & dissertationibus illustratum.* Diurnal Romain, traduit en françois, avec le latin à côté. Traité historique & dogmatique du secret inviolable de la Confession. Mémoires sur la collation des Canonicats de Tournay, par les Etats Généraux. Commentaire sur les libertés de l'Eglise Gallicane, de M. Dupuy, avec des notes & de nouvelles preuves. Méthode pour étudier la Géographie. Géographie des enfans. Tables chronologiques en quatre grandes planches. Méthode pour étudier l'Histoire. Imitation de J. C. traduite en françois, avec un chapitre XXVI du premier Livre, qui manque dans les éditions latines & françoises. L'Histoire justifiée contre les Romans. Principes de l'Histoire pour l'éducation de la Jeunesse. Histoire de la Philosophie hermétique, avec un catalogue des Auteurs qui en ont écrit. La Messe des Fidèles, avec des maximes des Pères, pour tous les jours du mois. Mémoires de Condé, 6 vol. Tragédie de Gaspard de Coligny, nouvelle édition, 1744, *in-8°*. Tablettes chronologiques pour l'Histoire universelle. Journal du règne de Henri III, avec de nouvelles remarques & des Pièces historiques. Mémoires de Philippe de Commines, avec de nouvelles Observations & grand nombre de Pièces justificatives. *Lactantii Firmiani opera, notis illustrata.* Le cinquième volume des Mémoires de la Régence, où est l'Histoire de la conspiration du Prince de Cellamare

mate. Il a fait d'ailleurs beaucoup de corrections dans cet Ouvrage, & y a joint nombre de Pièces. Calendrier des Princes & de la Noblesse. Cours de Chymie, de Nicolas le Fevre : l'Editeur y a fait plus de deux volumes d'additions. Métallurgie d'Alonzo Barba, traduite de l'Espagnol. Le deuxième volume est du nouvel Editeur. Recueil de Dissertations anciennes & modernes sur les apparitions, les visions & les songes, avec une Préface historique. Plan de l'Histoire générale & particulière de la Monarchie Françoise. Histoire de Jeanne d'Arc, dite la Pucelle d'Orléans. Description du feu d'artifice des Ambassadeurs d'Espagne, pour la naissance de Mgr. le Dauphin. Relation de la conspiration du Pacha de Rhodez, contre l'Isle & l'Ordre de Malte. Les Œuvres de Clément & Jean Marot, avec des Observations critiques. Réfutation des erreurs de Spinosa. *Arresta amorum cum Commentariis Benedicti Curtii.* Les Œuvres du Poëte Regnier, avec de nouvelles remarques. De l'usage des Romans. Le Roman de la Rose, avec d'autres Ouvrages de Jean de Meun & un Glossaire. *Catuli, Tibulli, Propertii opera*, édition sans aucune faute. Lettres & Négociations secretes sur les affaires précieuses ; c'est la suite des Lettres de M. Vanhoëi. Lettre d'un Pair de la Grande Bretagne sur les affaires présentes de l'Europe. L'Europe pacifiée par l'équité de la Reine de Hongrie, sur la succession de la Maison d'Autriche. Lettre à l'Auteur des Observations sur les écrits modernes, au sujet de quelques critiques de sa Géographie. Epître à Dom Matther Egittio, Bibliothécaire du Roi des Deux-Siciles. Deux Lettres d'un Chanoine de Lille à un Docteur de Sorbonne, au sujet d'une prière faite par un Curé de Lille, pour l'Electeur de Cologne. *Voy. les Mémoires pour servir à l'Histoire de la vie de M. l'Abbé Lenglet, par M. Michaut: l'Année Littéraire, 1755, tome 8 : l'Avertissement du sixième volume de l'Encyclopédie : Moreri, 1759 : l'Europe illustre.*

Leonard, (Martin-Augustin) Prêtre, fils de Frederic Leonard, Imprimeur & Libraire, né à Paris le 28 août 1696, mort le 4 janvier 1768. Réfutation du Livre des Règles pour l'intelligence des saintes Ecritures. Traité du sens littéral des saintes Ecritures, & autres Ouvrages qui n'ont point été mis au jour.

Lescalopier de Nourard, (Charles-Arnaud) Maître des Requêtes, né à Paris le 24 juillet 1700. L'Aminte du Tasse. Traité du pouvoir du Magistrat. Histoire des Capitulaires.

Traité du Gouvernement ou de la République de Bodin. Les écueils du Sentiment. Le Ministère du Négociateur.

Lieble, (Philippe-Louis) né à Paris en 1734, Bénédictin de la Congrégation de Saint-Maur en 1752, Bibliothécaire de l'Abbaye de Saint-Germain-des-Prés. Mémoire sur les limites de l'Empire de Charlemagne, qui a remporté le Prix de l'Académie des Belles-Lettres, en 1764.

Lisle, (Joseph-Nicolas de) de l'Académie des Sciences, Professeur de Mathématique au Collège-Royal, né à Paris. Mémoire pour l'Histoire de l'Astronomie. Avertissement aux Astronomes sur l'éclipse du soleil. Explication de deux Cartes de l'éclipse du soleil. Lettre sur les Tables astronomiques de Halley. Explication de la Carte des découvertes de la mer du Sud. Avertissement aux Astronomes sur le passage de Mercure. Nouvelles Cartes des découvertes de l'Amiral de Fonte. Recherche du lieu du ciel, où la Comète prédite par Halley, doit paroître. Mappemonde, avec un Mémoire sur la Carte de la Terre-Sainte. Mémoire sur trois Cartes de Guillaume de Lisle. Description de la ville de Pekin.

Lorry, (François) Avocat, né à Paris en 1723. *Francisci Baconi exemplum, tractatus de Justitiá universali*, avec une Préface & des Notes. Essai sur les principes de la Procédure criminelle, dans la seconde édition du Code pénal. Edition du Traité du Domaine de M. le Fevre de la Planche, avec une Préface & des Notes.

Lorry, (Anne-Charles) Docteur-Régent de la Faculté de Médecine de Paris, frère de l'Avocat, né en 1725, a traduit *Ric. Mead, Opera*, & y a joint une Préface en 1751. Essai sur les alimens. *Hippocratis Aphorismi, cum notis. De Melancholiá*. Essai sur l'Histoire de la Faculté de Montpellier, par Astruc, avec une Préface & l'éloge de l'Auteur. Essai sur la conformité de la Médecine ancienne & moderne, par Barka, augmenté. Plusieurs Mémoires de Physique & de Médecine dans les Journaux.

Lorry, (Paul-Charles) Professeur en Droit de l'Université de Paris, né à Paris en 1719, mort le 4 novembre 1766. Il a publié les Instituts de Justinien, commentés par François Lorry, son père, 1757, *in*-4°. Essai de Dissertation, ou Recherches sur le mariage.

Lottin, (Augustin-Martin) l'aîné, Libraire & Imprimeur

ordinaire de Mgr. le Dauphin, de l'Académie des Philoponi de Fayence, né à Paris le 8 août 1726. Almanach historique des Ducs de Bourgogne. Voyage & retour de Saint-Cloud par mer & par terre, avec les annales & antiquités de Saint-Cloud. Mémoire abrégé, concernant la Chapelle de la Conception de la Vierge. Peroraison d'un Discours de la conduite de Dieu envers les hommes, sur la conservation de la Personne sacrée de Sa Majesté, in-4°. 1757. Almanach de la vieillesse, 7 vol. in-24, 1761 & 1768. Liste chronologique de toutes les éditions de Saluste. Plusieurs Discours d'éloquence dans le Mercure de France. Lettre sur l'Imprimerie dans le Journal des Savans. On lui attribue la grande Lettre sur la petite édition du *Cato major*. Il est l'Editeur de l'Art de peindre à l'esprit; des Oraisons funèbres de le Prevôt, & Auteur du Précis de la vie de l'Auteur, & des quatre notices qui sont à la tête des quatre Oraisons funèbres dudit le Prevôt.

Lussan, (Marguerite de) née à Paris en 1682, morte le 31 mai 1758, âgée de 75 ans. Histoire de la Comtesse de Gondez. Anecdotes de la Cour de Philippe-Auguste. Les Veillées de Thessalie. Mémoires secrets de la Cour de France. Anecdotes de la Cour de François I. Marie d'Angleterre. Annales de la Cour de Henri II. Histoire de Charles VI. Histoire de Louis XI. Vie du brave Crillon. Histoire de la révolution de Naples. Voy. *l'Année Littéraire*, 1758, t. 8. *L'Histoire Littéraire des Femmes Françoises*.

Machy, (Jacques-François de) Maître Apothicaire de Paris, de l'Académie de Berlin, & Démonstrateur de Chymie, né à Paris en août 1728. Nouveaux Dialogues des Morts. Examen chymique des eaux minérales de Madame Calsabigi: cet Ouvrage a donné lieu à une Pièce polémique, en réponse à un écrit de M. Cadet. Elle se trouve dans le Mercure de France, mois de janvier 1757. Examen des eaux minérales de Verberie. Elémens de Chymie, traduits de Junker. Dissertations chymiques de Pott. Opuscules chymiques de Margraaf. Instituts de Chymie, ou Principes de cette science.

Maclot, (Jean-Charles) né à Paris le 28 juillet 1728. Institution de Géographie. Précis du globe terrestre.

Macquer, (Pierre-Joseph) né à Paris le 9 octobre 1718, ancien Professeur de Pharmacie, de l'Académie Royale des

Sciences de Paris & de celle de Turin, Censeur Royal. Elémens de Chymie-théoriqne. Elémens de Chymie-pratique. *Pharmacopea Parisiensis*, 1758, in-4°. en société avec les autres Commissaires de la Faculté. Plan d'un Cours de Chymie expérimentale & raisonnée. *Formulæ medicamentorum Magistralium*. L'Art de la teinture en soie. Dictionnaire de Chymie. Il a travaillé au Journal des Savans pour la partie de Médecine, de Chymie, &c.

Macquer, (Philippe) frère du précédent, Avocat au Parlement, né à Paris en 1720. Annales Romaines. Abrégé chronologique de l'Histoire Ecclésiastique. Syphilis, Poëme, traduit de Fracastor, en société avec M. de Lacombe. Abrégé chronologique de l'Histoire d'Espagne & de Portugal, en societé avec M. de Lacombe. Il a eu part au Dictionnaire des Arts & Métiers.

Magny, (Pierre) né à Paris, le 28 mai 1701, ancien Sécrétaire de feu M. le Prince de Grimberghen, & ancien premier Commis des Fermes générales. L'Almanach Encyclopédique, ou Chronologie des faits les plus remarquables de l'Histoire universelle, tant ancienne que moderne, 1764. Le même Almanach pour six années consécutives, 1772, 1773, 1774, 1775, 1776 & 1777, & tous différens pour les anecdotes. Les Etrennes à la postérité, ou Calendrier généalogique de toutes les Maisons de l'Europe, 1771. Nouvel Essai historique, ou Abrégé chronologique de l'Histoire universelle, depuis la venue de J. C. Les nouveaux Délassemens littéraires, ou les Journées Françoises, 1770. L'Almanach énigmatique, proverbial & fabuleux, ou l'utile & l'agréable Almanach, 1773. Tablettes de la grandeur des Alliances de la Maison de Bourbon. Abrégé de l'Histoire d'Allemagne. Les Songes physiques, ou Questions problématiques. Les Etrennes sanctifiantes, ou Abrégé du Martyrologe des Saints Martyrs de la Foi de J. C. Le présent Dictionnaire historique de la ville de Paris en société avec M. Hurtau.

Magny, (Michel-Baptiste) Parisien. Mémoires de Justine. Les Spectacles nocturnes. La Double Folie, & d'autres Ouvrages qui n'ont point été imprimés.

Malpeines, Marc-Antoine Leonard des) frère de l'Abbé Leonard, Conseiller au Châtelet, né à Paris le 25 avril 1700, mort le 5 mai 1768. Essai sur les Hiéroglyphes des Egyptiens.

Mannory, (Louis) ancien Avocat au Parlement, né à Paris le 2 février 1696. Oraison funèbre de Louis XIV, traduite du latin du P. Porée. Observations sur la Semiramis de M. de Voltaire. Apologie de la nouvelle Tragédie d'Œdipe. Plaidoyers & Mémoires. Observations contre le sieur le Roi de Prenelle.

Marchand, (Jean-Henri) Avocat. Requête du Curé de Fontenoy. Mémoire pour les sous-Fermiers des Domaines, au sujet du contrôle des billets de confession. La Noblesse commerçable. L'Encyclopédie perruquière. Mon Radotage. Lettre à l'Auteur de la Dissertation sur la tolérance des Protestans. Essai de l'éloge historique de Stanislas, Roi de Pologne. Les Délassemens champêtres. L'Esprit & la Chose.

Marcouville, (Pierre-Augustin le Fevre de) Avocat au Parlement, ci-devant Secrétaire de Mgr. le Prince de Monaco, né à Paris le 25 octobre 1721, a donné au *Théâtre Italien*, en société avec M. Favart : Fanfale, parodie en 5 Actes, de l'Opéra d'Omphale, représentée en 1752. En 1755, il a fait, en société avec M. Anseaume, à l'*Opéra comique* : les Amans trompés, en deux Actes, mêlés d'ariettes. En 1757, avec le même : la Fausse Aventurière, en deux Actes, mêlée d'ariettes, musique de M. de la Ruette. En 1757, au *Théâtre Italien* : la Petite Maison, Parodie en un Acte, d'Anacréon, troisième entrée du Ballet des Surprises de l'Amour. En 1758, il a fait plusieurs Scènes du Médecin de l'Amour, avec M. Anseaume, musique de M. de la Ruette. En 1759, avec le même : le Maître d'Ecole, Parodie du Maître en Droit, 1760 : nombre de Scènes françoises, tant en vers qu'en prose : Prologues, Intermèdes, &c. dans diverses Comédies italiennes, & plusieurs morceaux lyriques, comme musettes, rondes, vaudevilles, &c. chantés dans les Ballets & Divertissemens de ce Théâtre.

Mariette : (Pierre-Jean) Parisien, Secrétaire du Roi. Abrégé de la Vie des Peintres. Lettre à M. le Comte de Caylus. Description de Saint-Pierre de Rome. Vie de Leonard de Vinci. Description des Dessins du Cabinet de M. Crozat. Description des Tableaux de M. d'Eguilles. Lettre sur la fontaine de la rue de Grenelle. Cours d'Architecture. Traité des pierres gravées. Description des Statues de M. Crozat. Description de Paris.

Marivaux, (Pierre Carlet de Chamblain de) de l'Académie

Françoise, né à Paris; mort le 11 février 1763, âgé de 75 ans. Le Triomphe du Bilboquet. Les Effets de la sympathie. L'Homère travesti. Le Spectateur François. Le Philosophe indigent. Vie de Marianne. Le Paysan parvenu. Pharsamon. Pièces de Théâtre. Œuvres diverses. Il a donné au *Théâtre François*, la Mort d'Annibal, Tragédie, 1720, & les Comédies suivantes: le Dénouement imprévu, 1724. Les Petits Hommes, ou l'Isle de la raison, 1727; la Surprise de l'Amour, 1727; la Réunion des Amours, 1731; les Sermens indiscrets, 1732; le Petit-Maître corrigé, 1734; le Legs, 1736; la Dispute, 1744; le Préjugé vaincu, 1746. *Au Théâtre Italien*: l'Amour & la Vérité, non imprimée, 1720; Arlequin poli par l'Amour, 1720; la Surprise de l'Amour, 1722; la Double inconstance, 1723; le Prince travesti, ou l'illustre Aventurier, 1724; la Fausse Suivante, 1724; l'Isle des Esclaves, 1725; l'Héritier de Village, 1725; le Triomphe de Plutus, 1728; la Nouvelle Colonie, ou la Ligue des Femmes, 1729; le Jeu de l'Amour & du Hazard, 1730; le Triomphe de l'Amour, 1732; l'Ecole des Mères, 1732; l'Heureux Stratagême, 1733; la Méprise, 1734; la Mère Confidente, 1735; les Fausses Confidences, 1737; la Joie imprévue, 1738; les Sincères, 1739; l'Epreuve, 1740. Avec M. *du Perron de Castera*: les Stratagêmes de l'Amour, 1739. *Voyez le Mercure de juin 1764. Le premier volume de ses Œuvres diverses, & le Nécrologe des Hommes célèbres, année 1764.*

Marsy, (l'Abbé François-Marie de) Parisien, mort le 15 décembre 1763. Templum Tragediæ. Pictura. Acanthides Canariæ. De l'Ame des Bêtes, avec des Réflexions physiques & morales. Histoire de Marie Stuard. Mémoires de Melvil. Le Prince. Le Rabelais moderne. Histoire moderne. Analyse du Dictionaire de Bayle. Dictionnaire abrégé de Peinture. *Voyez le Nécrologe des Hommes célèbres, 1768.*

Massé, (Jean-Baptiste) Peintre du Roi, Conseiller de l'Académie Royale de Peinture & Sculpture, Garde des Plans & Tableaux de S. M., né à Paris le 29 décembre 1687, mort le 26 septembre 1767, âgé d'environ 80 ans. Description de la grande Galerie de Versailles. *Voyez le Nécrologe des Hommes célèbres, 1768.*

Masson, (Pierre-Toussaint) Trésorier de France, de Paris, né en cette Ville, le 11 octobre 1715. Deux Discours, l'un sur la convalescence & les conquêtes du Roi, l'autre sur la paix, traduits du latin de M. le Beau. Elégies sacrées, tirées des lamentations de Jérémie. La Guerre des Parasites de Sarrasin. Poésies badines & galantes. Odes d'Horace, mises en françois. La Pharsale de Lucain, traduite en françois.

Menin, de Paris, Conseiller-honoraire au Parlement de Metz. Traité historique du Sacre des Rois. Abrégé de la Jurisprudence des Eaux-&-Forêts. Anecdotes politiques de Samos. Turlublu. Cléodamis.

Mercier, (Louis-Sébastien) né à Paris le 6 juin 1740. Hecube à Pyrrhus. Canacé à Macarée. Hypermnestre à Lincée, 1762. Philoctete à Poëan, son père. Medée à Jason, après le meurtre de ses enfans. Héloïse à Abailard. Seneque mourant à Néron. Héroïdes. Morceau traduit du Dante. Crizeas & Zelmide, Poëme, & autres Pièces de poësies, 1763. Calas sur l'échafaut à ses Juges, 1765. Traduction nouvelle de la boucle de cheveux enlevée, 1764. Discours sur la Lecture. Saint-Preux à Wolmar, après la mort de Julie, ou dernière Lettre du Roman de la nouvelle Héloïse, 1764. Eloge de René Descartes. Histoire d'Izarben, Poëte Arabe, traduite de l'Arabe. Le Bonheur des Gens de Lettres, discours. Le Génie, Poëme, 1766, in-8°. L'Homme sauvage. Des Malheurs de la guerre, & des Avantages de la paix. Les Amours de Chérule. La Sympathie, Histoire morale. Lettre de Dulis à son Ami. Eloges de Charles V. Songes philosophiques. Childeric I, Drame-héroïque en 3 Actes. Le Journal des Dames.

Mesenguy, (François-Philippe) Acolyte, né le 22 août 1677, mort le 19 février 1763. Vie de M. de Buzenval. Vies des Saints. Abrégé de l'histoire & de la morale de l'Ancien Testament. Le Nouveau Testament. Lettres à un Chanoine. Exposition de la Doctrine. Exercices de pieté. Il a travaillé au Missel & au Breviaire de Paris, publié sous M. de Vintimille. Processionnal de Paris. La Constitution *Unigenitus*, adressée à un Laïque de Province. Lettre à un Ami sur la Constitution *Unigenitus*. Lettre justificative au Pape. Réflexions sur l'état présent de la Doctrine orthodoxe dans l'Eglise. *Voyez le Catalogue de ses Livres; le Nécrologe des Défenseurs de la Vérité, t. 6; & le Mémoire sur sa vie, par l'Abbé le Queux.*

Mignot, (Etienne) de Paris, Docteur de Sorbonne. Paraphrase sur les Pseaumes. Réflexions sur les connoissances préliminaires au Christianisme. Analyse des vérités de la Religion Chrétienne. Paraphrase des Livres sapientiaux. Paraphrase sur le Nouveau Testament. Traité des prêts de Commerce. Discours sur l'accord des Sciences & des Belles-lettres, avec la Religion. Traité des droits de l'Etat & du Prince sur les biens du Clergé. Histoire du démêlé de Henri II, avec Thomas de Cantorbery. Histoire de la réception du Concile de Trente. Mémoires sur les libertés de l'Eglise Gallicane.

Moet, (Jean-Pierre) né à Paris. La Félicité, mise à la portée de tous les hommes. Le Code de Cythère. *Lucina sine concubitu*. Conversation de Madame la Marquise I.... avec sa nièce. Traité de la culture des Renoncules. Traduction des deux derniers volumes du Spectateur. L'Edition des quatre derniers volumes du Moreri Espagnol. Plusieurs Dissertations dans les dix premiers volumes du Journal étranger.

Moine, (Pierre-Camille le) né à Paris le 21 décembre 1723, Archiviste des Comtes de Lyon, ancien Sécrétaire & Archiviste de l'Eglise de Toul, & Archiviste de Saint-Martin de Tours, Membre des Académies de Rouen & de Metz. Diplomatique-pratique, ou Traité de l'arrangement des Archives. Dissertation sur la Fierte ou châsse Saint-Romain de Rouen, 1760. Essai sur l'ancien état du Royaume d'Austrasie, Nancy, 1760. Dissertation sur les anciennes Loix de Metz, 1763. Mémoire sur l'échiquier de Rouen, 1766. Ces quatre Pièces ont remporté le prix dans les Académies de Rouen, Nancy & Metz.

Moissy, (Alexandre-Guillaume Mouslier de) de Paris. Le Provincial à Paris, Comédie en 3 Actes, en vers, 1750. Les Fausses Inconstances, en un Acte, en prose, 1750. La nouvelle Ecole des Femmes, en 3 Actes, en prose. L'In-promptu de l'Amour, en un Acte, en prose, 1758. Le Valet Maître, en 3 Actes, en vers, 1751. Lettres galantes & morales du Marquis de *** au Comte de ***

Moncrif, (François-Augustin Paradis de) Parisien, de l'Académie Françoise & de celle de Nancy. Aventures de Zeloïde. Les Chats. Essai sur la nécessité de plaire. Les Ames rivales. Œuvres mêlées. Lettre sur une matière un peu intéressante. Poésies Chrétiennes. Observations pour servir à l'histoire des Gens de lettres. Le Rajeunissement inutile. Divertissement à l'occasion de la naissance de Mgr. le Duc de Bourgogne. Choix de Chansons. Ses Œuvres. L'Empire de l'Amour, Ballet en 3 entrées, 1731. Le Trophée, 1745. Les Ames réunies, Ballet héroïque en 4 entrées, non représenté. Zelindor, Ballet, une entrée, 1745. Ismène, 1748. Almansis, 1748. Les Génies tutélaires, 1751. La Sybille, 1758. Toutes ces petites Pièces sont en un Acte, & ont fait partie de divers Opéra, appellés les Fragmens. Erosine, Pastorale héroïque, 1766. L'Oracle de Delphes, Comédie en 3 Actes, en vers, 1732. La Fausse Magie, Comédie en 3 Actes, en prose, 1719.

Monet, ancien Directeur de l'Opéra comique. Editeur de l'Ontologie Françoise : la Préface est de M. de Querlon.

Monnier, (Pierre-Charles le) de l'Académie des Sciences, Professeur de Philosophie au Collège-Royal, né à Paris. Histoire Céleste. Théorie des Comètes. Institutions astronomiques. Observations de la Lune. Abrégé du Pilotage.

Monnier, (Louis-Guillaume le) frère du précédent, de l'Académie des Sciences, Médecin ordinaire du Roi à Saint-Germain-en-Laye, né à Paris. Leçons de Physique. Observations d'Histoire naturelle, &c. avec l'Ouvrage de M. Cassini de Thury, intitulé, la Méridienne. Pharmacopée Royale.

Montargon, (Hyacinthe de) Augustin de la place des Victoires. Prédicateur du Roi, né à Paris le 27 mai 1705. Dictionnaire Apostolique. Histoire de la Fête du S. Sacrement. Recueil d'éloquence sainte.

Montempuis, (Jean-Gabriel Petit de) ancien Recteur de l'Université, & Chanoine de l'Eglise de Paris, sa patrie, mort le 23 novembre 1763, âgé de 89 ans. *Oratio habita in Comitiis generalibus.* Mémoire présenté à M. le Duc d'Orléans. Observations sur une instruction de l'Archevêque de Reims. Délibérations de l'Université de Paris. Observations sur la nouvelle Edition des Mémoires de M. le Duc de Sulli, réimprimées sous ce titre : Supplément aux Mémoires de Sulli.

Montgeron, (Louis-Bazile Carré de) Conseiller au Parlement, né à Paris en 1686, mort le 12 mai 1754, âgé de 68 ans. La Vérité des miracles, opérés à l'intercession de M. de Paris. *Voy. le Nécrologe des Défenseurs de la Vérité, t. 9 ; le Dictionnaire historique, littéraire & critique.*

Montigny, (Jean-Charles Bidault de) de Paris. Epître au

Roi, par un Philosophe Parisien, *in*-4°. 1744. Epître au Public, par un méchant Poëte, tant en son nom qu'au nom de ses Confrères, *in*-4°. 1744. Epître à Louise, *in*-8°. 1747. La Parodie de Sémiramis, *in*-12. 1748. La Méchanceté, ou l'Ecole des Tragédies, Parodie d'Astarbé, en 3 Actes, en vers, 1758, *in*-12. L'Ecole des Officiers, Comédie en prose, en 5 Actes, 1764.

Morambert, (Antoine-Jacques Labbet de) Professeur de Musique à Paris, sa patrie, né en 1721. *Avec M. Sticotti*: le Carnaval d'été, Parodie du Carnaval du Parnasse, 1759; Amadis, Parodie, 1760. *Avec M. de la Grange*: Barbacole, ou le Manuscrit volé, Comédie en un Acte, avec des ariettes, 1760. Sentimens d'un Harmoniphile sur différens Ouvrages de Musique.

Morand, Sauveur) Chevalier de l'Ordre du Roi, Chirurgien, des Académies Royales des Sciences & de Chirurgie, Membre de celles de Rouen, Londres, Petersbourg, Stockolm, Bologne, Florence, Cortone & Porto, né à Paris en 1695. Traité de la Taille au haut appareil. Lettre sur la Taille. Eloge historique de M. Maréchal, premier Chirurgien du Roi. Réfutation d'un passage du Traité des Opérations de Chirurgie. Discours, dans lequel on prouve qu'il est nécessaire au Chirurgien d'être lettré. Recueil d'Expériences & d'Observations sur les remèdes de Mlle. Stephens. L'Art de faire les rapports en Chirurgie, par M. Devaux, augmenté. Catalogue des pièces d'Anatomie de l'Arsenal de Chirurgie à Petersbourg. Plusieurs Mémoires d'Anatomie dans ceux de l'Académie royale des Sciences. L'Histoire qui est à la tête des second & troisième volumes de l'Académie de Chirurgie. La Préface qui est à la tête du premier volume des prix de la même Académie.

Morand, (Jean-François-Clement) fils du précédent, né à Paris le 28 avril 1726, Docteur-Régent de la Faculté de Médecine à Paris, Membre & Bibliothécaire de l'Académie Royale des Sciences, Associé de celles de Madrid, Florence, Stockolm, Lyon & Rouen, Médecin-Adjoint de l'Hôtel-Royal des Invalides. Question de Médecine sur les Hermaphrodites. Mémoires sur la qualité dangereuse de l'émétique des Apothicaires de Lyon. Histoire de la maladie d'une femme devenue toute contrefaite. Lettre à M. le Roi, au sujet de l'histoire de la femme Supiot. Lettre sur l'instrument de Roger Rooufsuysen, Médecin. Lettre à M. le Camus, sur les Médecins-

Chirurgiens du Val d'Ajol. Eclaircissement abrégé sur la maladie d'une fille de Saint-Geomes. Recueil pour servir d'éclaircissement sur la maladie de la fille de Saint-Geomes. L'Héroïsme se transmet-il des pères aux enfans? *Amico D. Perronnet epicedium uxoris.* Lettre à M. Ronnow, sur un remède anti-vénérien. Du Charbon de terre, de ses mines & de leur exploitation.

Moreau, (Gabriel-François) ci-devant Evêque de Vence, aujourd'hui de Mâcon, né à Paris en 1723. Oraison funèbre de Ferdinand VI, Roi de Portugal. Oraison funèbre de Mgr. le Duc de Bourgogne.

Moreau, de Paris, Procureur du Roi au Châtelet. Traduction des Lettres d'Aristenete.

Musier, (Jean-Baptiste-Guillaume) fils, Libraire à Paris. Etrennes aux Dames, ou Notice des femmes illustres dans les Belles-Lettres, 1763, 1764, *in*-16. *Bibliotheca Senicurtiana*, 1766, *in*-8°.

Naquet, (Pierre) né à Paris le 9 octobre 1729. Les Eaux de Passy, ou les Coquettes à la mode, Comédie en un Acte, en prose, avec des divertissemens, en 1761. L'Heureuse Méprise, Comédie en 3 Actes, en prose, représentée en Province, non imprimée. Le Peintre, Comédie en un Acte, en prose, 1760.

Nau, (François) de Paris. *Avec M. Peras*: les Dieux Protecteurs de la France, Opéra-ballet, en un Acte, 1744, *in*-4°.; la Grande Métamorphose, ou l'Année merveilleuse, Comédie en un Acte, en vers; le Départ de l'Opéra comique, en un Acte, en vaudevilles, joué sur des Théâtres particuliers; Esope au Village, Opéra comique, joué en Province, en 1750. *Avec M. Valois d'Orville*: Iphis, ou la Fille crue garçon, Opéra comique: toutes ces Pièces imprimées. Un Intermède de Marionnettes, en prose & couplets, exécuté à la Cour, imprimé. Etrennes aux Guerriers, Almanach, 1749. Etrennes en chansons, *in*-12, 1744. Poésies diverses, *in*-12, 1747. Recueil de Pièces saintes, en vers, *in*-12, 1747. Le Triomphe d'Hébé, Cantate. Les Observateurs de l'éclipse, Epître en vers, 1748, *in*-8°. Plus de 40 Almanachs chantans; entr'autres, les Fables de Phèdre & de la Fontaine, mises en vaudevilles. La Matrone d'Ephèse. Belphegor. Les Amours de Psiché & Cupidon. Ce qui plaît aux Dames. Pots-pourris. Parodies nouvelles des plus jolies ariettes de la Comédie Italienne, &c. &c. &c.

Nivelle, (Gabriel-Nicolas) Prêtre, né à Paris, mort le 7 janvier 1761, âgé de 74 ans. Il a publié les Relations de ce qui s'est passé dans les Assemblées de la Faculté de Théologie de Paris, au sujet de la Constitution *Unigenitus*. Le Cri de la foi. La Constitution *Unigenitus* déférée à l'Eglise universelle, ou Recueil général des Actes d'appel. Examen pacifique de l'acceptation & du fond de la Bulle *Unigenitus*, Ouvrage posthume de M. Petit-pied, avec la vie de l'Auteur. Traité de la Liberté, du même. *Voyez le Nécrologe des Défenseurs de la vérité*, tome 6 ; & *les Nouvelles Ecclésiastiques*, du 3 avril 1761.

Noinville (Jacques-Bernard Durey de) Maître des Requêtes-honoraire, Président-honoraire au Grand-Conseil, de l'Académie des Inscriptions. Histoire du Théâtre de l'Opéra. Recherches sur les fleurs-de-lis. Dissertation sur les Bibliothèques & les Dictionnaires. Almanach nouveau, avec une Dissertation sur les Calendriers.

Olivier, (Jean) né à Paris le premier février . . . . , âgé de 36 ans. La Métempsicose. Discours prononcé par Pytagore dans l'école de Crotone.

Pajon, (Henri) Avocat au Parlement, né à Paris. Histoire du Prince Soly. Histoire des fils d'Hali. Pièces fugitives dans les Mercures de 1744, 1745 & 1746, sous le nom de M. Jacques, Marchand Eventailliste. Histoire du Roi Splendide. Contes & Nouvelles, en vers. Essai de Poëme sur l'esprit. Observations sur les Donations. Dissertation sur les Articles XV & XVI de l'Ordonnance de 1731.

Parfaict, (Claude) de Paris. Histoire du Théâtre François. Mémoires pour servir à l'histoire des Spectacles de la Foire. Histoire de l'ancien Théâtre Italien. Dictionnaire des Théâtres : tous ces Ouvrages en société avec son frère. Seul Auteur de la Lettre d'Hippocrate.

Parfait, (François) né à Paris le 10 mai 1698, mort le 25 octobre 1753, âgé de 55 ans, a donné *au Théâtre François*, avec M. de Marivaux : le Dénouement imprévu, Comédie, 1724. *Au Théâtre Italien*, avec le même : la Fausse Suivante, ou le Fourbe puni, Comédie, 1724. Le Quart d'heure amusant. Etrennes calotines, par le sieur Perd-la-raison, 1729. Les Bains des Thermopiles, avec des Notes. Aurore & Phébus. Agenda historique & chronologique des Théâtres de Paris, de l'année 1735, *in*-24, & plusieurs Ouvrages en société avec son frère, dont il est fait mention à son article. *Voyez l'Année Littéraire, 1754, tom. 3; & le Moreri, de 1759.*

Patte, (Pierre) né à Paris en 1724, Architecte de S. A. S. Mgr. le Prince Palatin, Duc régnant des Deux-Ponts. Discours sur l'utilité de l'Architecture. Etudes d'Architecture. Mémoires de M. Charles Perrault, de l'Académie Françoise, qu'il a mis en ordre, & accompagnés de Notes. Monumens érigés à la gloire de Louis XV, précédés d'un Tableau du progrès des Arts & des Sciences sous ce règne. De la manière la plus avantageuse d'éclairer les rues d'une Ville, en combinant ensemble la clarté, l'économie & la facilité du service. Mémoire sur l'achevement du grand-portail de Saint-Sulpice. Mémoires sur la nouvelle Eglise de Sainte-Geneviève.

Perard, (Jacques de) Parisien, de l'Académie de Berlin, Chapelain du Roi de Prusse, & Ministre à Stetin. Nouvelle Bibliothèque Germanique.

Perronet, de Paris, Chanoine Régulier, Prieur-Curé de Saint-Ambroise de Melun. Elevations du Chrétien malade & mourant.

Pesselier, (Charles-Etienne) des Académies de Nancy, d'Amiens, de Rouen & d'Angers, né à Paris le 9 juillet 1712, mort le 14 avril 1763. Le Glaneur François. Etrennes d'une jeune Muse. Œuvres de Théâtre. Lettre sur les quatre Modèles exposés au salon. Le Songe de Cydalise. Fables nouvelles. Epître à un jeune Auteur. Eglogue sur la naissance de M. le Duc de Bourgogne. Nouveaux Dialogue des Morts. L'Esprit de Montagne. Idée générale des Finances. Discours préliminaires d'un Ouvrage qui aura pour titre: Loix Coutumières du Royaume. Doutes proposés à l'Auteur de la Théorie de l'impôt. Lettres sur l'éducation. L'Ecole du tems, Comédie, 1738. Esope au Parnasse, Comédie non représentée, imprimée avec quelques autres Ouvrages, du même. Il a donné l'édition des Pièces de théâtre de Fagan. *Voy. le Nécrologe des Hommes célèbres, année 1764.*

Petis de la Croix, (Alexandre-Louis-Marie) Professeur en Arabe au Collège-Royal, né à Paris le 10 février 1698, mort le 6 novembre 1751. Il a publié l'Histoire de Timur-Bec, composée par son père, & y a ajouté l'éloge de l'Auteur, 1722, 4 volumes *in*-12. Canon de Sultan Soliman II. Lettres critiques au sujet des Mémoires du Chevalier d'Arvieux. *Voy. l'Histoire du Collège-Royal.*

Philippe, (Etienne-André) né à Paris, des Académies d'Angers & de Rouen, Censeur Royal depuis 25 ans, & Professeur en Histoire; c'est lui qui a donné 19 volumes des éditions des Poëtes & des Historiens Latins, connues sous les noms de Coustelier & de David: il y a des Notes & des Préfaces de sa façon. Essai de Géographie pour les Commençans, *in-8°*. Mémoires sur l'Afrique & l'Amérique, *in-4°*. Il a eu la plus grande part au Recueil des amusemens du cœur & de l'esprit, sur-tout aux 8 ou 10 premiers tomes, & aux 4 derniers de 1748 & 1749. Il y a plusieurs bagatelles de lui dans le Recueil du Parnasse. Tablettes géographiques pour l'intelligence des Historiens & des Poëtes Latins, faisant suite à ses éditions des Auteurs Latins, & du même format. Analyse chronologique de l'Histoire universelle, jusqu'à la mort de Charlemagne, *in-4°*. Le Spectacle de l'Histoire Romaine, avec 40 planches historiques, gravées en taille douce, d'après Gravelot, Eisen, &c. de grand format *in-4°*.

Picard, (Charles-Adrien) Parisien. Lettre de M. **** à M. *** sur quelques Monumens d'antiquité. Catalogue raisonné du Cabinet de M. Babault, avec M. Glomy, 1763, *in-12*.

Pingré, (Alexandre Guy) Chanoine Régulier de Ste. Geneviève, Chancelier de l'Université, de l'Académie des Sciences & de celles de Gottingen & de Rouen, Astronome Géographe de la Marine, né à Paris le 4 septemb. 1711. Etat du Ciel. Projet d'une Histoire astronomique. Mémoire sur la colonne de la nouvelle Halle aux bleds. Mémoire sur la ville de Peckin. Chronologie des éclipses, depuis le commencement de l'Ere Chrétienne, jusqu'en l'an 1900. On la trouvera dans la nouvelle édition de l'Art de vérifier les dates. Il est l'Editeur des Mémoires de M. l'Abbé Arnauld. Il a fait plusieurs articles des Mémoires de Trévoux, depuis 1762 jusqu'en juin 1766. Il a beaucoup travaillé aux Livres Liturgiques de son Eglise. Plusieurs Mémoires d'Astronomie & de Mathématiques, imprimés dans les Mémoires de l'Académie des Sciences. Mémoire sur le choix & l'état des lieux de passage de Vénus, du 3 juin 1769.

Plainchesne, (Jean-Baptiste-Antoine) Chanoine Régulier de Sainte-Geneviève, né à Paris le premier janvier 1712, mort le 11 octobre 1764, âgé de 52 ans. *Pseaumes mis en vers.*

Poinsinet, (Antoine-Alexandre-Henri) de l'Académie des Arcades de Rome & de celle de Dijon, né à Fontainebleau le 17 novembre 1735. Lettre à un homme du vieux tems, sur l'Orphelin de la Chine. L'Inoculation, Poëme; Epître à M. Keyser, 1757; Epître à M. le Comte de la Tour d'Auvergne, 1758; Epître à Madame Denis & à Mademoiselle Corneille, 1761; Epître à M. Colardeau, sur son Poëme du Patriotisme, 1762; la Mort d'Adam, Tragédie, traduite de l'Allemand, 1762; Gabrielle d'Estrées à Henri IV, Héroïde; Théonis, Pastorale héroïque en un Acte, 1767; Ernelinde, Tragédie en 3 Actes, 1767; l'Impatient, 1757; le Cercle, Comédie en un Acte, en prose, 1764; Sancho Pança, en un Acte, 1762; le Sorcier, Comédie avec des ariettes, 1764; Tom Jones, Comédie en prose, en 3 Actes, avec des ariettes, 1765; la Réconciliation Villageoise, 1765; l'Heureux Accord, Compliment, 1754; le Faux Dervis, 1757; Gilles, Garçon Peintre, Parodie du Peintre amoureux de son Modèle, avec des ariettes, 1758; le Choix des Dieux, ou les Fêtes de Bourgogne, divertissement pour S. A. S. Mgr. le Prince de Condé, 1766; Cassandre, Aubergiste, parade.

Poinsinet de Sivry, (Louis) de l'Académie de Nancy. L'Emulation, Poëme; Anacreon, Sapho, &c. traduit en vers françois; les Egleïdes; l'Appel au petit nombre; Briseïs, Tragédie, 1759, non imprimée; Pygmalion, Comédie, 1760. Ajax, Tragédie, 1762; Cassandre, Parodie du Père de Famille, 1761.

Poirier, (Germain) né à Paris en 1724, Béénédictin de la Congrégation de Saint-Maur, en 1740; travaille avec Dom Précieux au Recueil des Historiens des Gaules & de la France.

Poncet de la Rivière, (Mathias) ancien Evêque de Troyes, né à Paris en 1707. Oraison funèbre de la Reine de Pologne. Instruction pastorale sur la fréquente Communion; Oraison funèbre de Madame de France; Instruction pastorale sur le Schisme; Oraison funèbre de la Reine d'Espagne; Recueil d'Oraison funebres.

Pont, (Pierre-Samuel du) né à Paris en décembre 1739. Deux Brochures, l'une sur l'impôt, l'autre sur le commerce, en 1763; de l'Exportation & de l'Importation des grains;

Lettre sur la cherté des bleds en Guyenne, sur la différence qui se trouve entre la grande & la petite culture; la Préface & tous les volumes du Journal de l'Agriculture, du Commerce & des Finances, 1766; de l'Administration des chemins; Physiocratie; de l'Origine & des Progrès d'une science nouvelle; Ephémérides du Citoyen, depuis le mois de mai de l'année 1768.

Portelance, neveu du Chanoine de Saint-Honoré, de Paris. Le Temple de Mémoire; Antipater, Tragédie, 1751; Critique d'Antipater; les Adieux du goût, Comédie en un Acte, en vers, *avec M. Patu*, 1754. *Avec M. Poinsinet*, Totinet, 1753.

Pouget, (Jean-Henri-Prosper) fils, Orfèvre-Jouaillier, né à Paris. Traité des pierres précieuses. Dictionnaire de chiffres, & de lettres ornées à l'usage de tous les Artistes.

Prémontval, (André-Pierre le Guay de) de l'Académie de Berlin, résident en cette Ville, né à Charenton le 16 février 1716. Discours sur l'utilité des Mathématiques; Discours sur la nature des quantités que les Mathématiques ont pour objet; l'Esprit de Fontenelle; Discours sur la qualité du nombre; Discours sur diverses notions préliminaires à l'étude des Mathématiques. *Panagiana*; la Monogamie; Pensées sur la liberté; du Hazard, sous l'Empire de la Providence; le Diogène de Dalembert; Cause bizarre; Protestations & Déclarations philosophiques; Préservatifs contre la corruption de la Langue Françoise en Allemagne.

Prémontval, (Marie-Anne-Victoire Pigeon d'Osangis de) femme du précédent, Lectrice de la Princesse de Prusse, épouse du Prince Henri, frère du Roi de Prusse, née à Paris en 1724. Le Méchaniste Philosophe.

Prevost, (Claude-Joseph) Avocat au Parlement, né à Paris le 7 octobre 1672, mort le 28 janvier 1753. Lettre d'un Avocat de Province au sujet de la prétention du Substitut, qui servoit pendant les vacations; Réglement sur les scellés & inventaires; Traité de la manière de poursuivre les crimes en jugement; la Préface du Mémorial alphabétique des tailles; Principes de Jurisprudence sur les visites & rapports judiciaires des Médecins, Chirurgiens, Apothicaires & Sages-femmes. *Voyez l'Avertissement de ce dernier Ouvrage.*

Puisieux, (Philippe-Florent de) Avocat au Parlement de Paris,

Paris, né à Meaux le 28 novembre 1713. Il a traduit les Ouvrages suivans : Grammaire géographique ; Histoire navale d'Angleterre ; la Femme n'est pas inférieure à l'homme ; Grammaire des Sciences philosophiques ; Consultations de Médecine ; Observations physiques ; Géographie générale ; Elémens des Sciences & Arts ; les Hommes volans ; Amélie ; Lettres écrites de plusieurs endroits de l'Europe ; la Vie & les Aventures de Joseph Tompson ; Recueil de pièces de Médecine & de Physique ; Voyage en France, en Italie, & aux Isles de l'Archipel ; Nouvelles Observations physiques sur le jardinage ; Avis & Préceptes de Médecine ; les Voyageurs modernes ; les Frères, ou Histoire de Miss Osmond ; la Campagne.

Puisieux, (Madeleine d'Arsant, Dame de) femme du précédent, née à Paris. Conseils d'une Dame à son Amie ; les Caractères ; le Plaisir & la Volupté, Conte ; l'Education du Marquis, ou Mémoires de la Comtesse de Zurlac ; Zamor & Almansine, ou l'Inutilité de l'esprit & du bon sens ; Réflexions & Avis sur les défauts & les ridicules à la mode ; Alzarac, ou la nécessité d'être inconstant ; Histoire de Mlle. de Terville ; l'Histoire du règne de Charles VII ; Mémoires d'un homme de bien.

Racine, (Louis) de l'Académie des Inscriptions, né à Paris le 2 novembre 1692, mort le 28 janvier 1763. Poëme sur la Grace ; Poëme sur la Religion ; Mémoires sur la vie de Jean Racine ; Remarques sur les Tragédies de Racine ; le Paradis perdu, traduit de Milton ; ses Œuvres. *Voyez son éloge par M. le Beau, t. 31 ; le Nécrologe des Hommes célèbres, année 1765 ; l'Europe illustre.*

Remond de Saint-Mard, (Toussaint) Parisien, mort le 28 octobre 1757, âgé de 75 ans. Examen de la Poésie en général ; Réflexions sur l'Opéra ; Réflexions sur la Poésie en général ; la Sagesse, Poëme ; Réponse à Madame de Vertillac, sur le goût ; Dialogue des Dieux ; Lettres philosophiques & galantes de Mademoiselle de .... ses Œuvres. *Voy. Moreri, 1759.*

Riccoboni, (Madame Marie de Mesières de la Boras, épouse de François) née à Paris. Lettre de Fanny Butler ; le Marquis de Crossy ; Lettres de Milady Catesby ; Amélie, imitée de Fielding ; Histoire de Miss Jenny ; Recueil des Pièces détachées ; Lettres d'Adélaïde de Dammartin, Comtesse de Sancerre.

Tome I.   H h

Richebourg, (Claude-Etienne Bourdot de) né à Paris le 11 septembre 1699. Après le cours de ses études, & avoir été reçu Avocat, il embrassa la profession des armes, pendant lequel tems il publia, en 1726, un Roman intitulé, Evandre & Fulvie; & en 1732, un Poëme divisé en trois chants, sur l'invention de la poudre à canon; le troisième volume de l'Histoire de la Marine; la Recherche de la Religion; Histoire de l'Eglise de Vienne, imprimée à Lyon, sous le nom de M. Charvet: c'est aussi lui qui a commencé en 1751 le Journal économique, qu'il a continué jusqu'en février 1753 inclusivement.

Rivet, (Nicolas-Gabriel Papillon du) ci-devant Jésuite, né à Paris le 19 janvier 1716. *Templum Assentationis, carmen*; *Mundus physicus, carmen*; Ode latine sur le rétablissement de la santé du Roi, traduite en vers françois, 1744; le Retour du Roi; Vers latins sur la mort du P. Porée; Vers latins sur la convalescence de M. le Duc de Chartres; le Dissipateur, Comédie en vers, jouée au Collège de Louis-le-Grand.

Robert, (Madame Marie-Anne Roumier) de Paris. La Paysanne Philosophe; la Voix de la nature; les Voyages de Mylord Céton dans les sept planètes; Nicole de Beauvais, ou l'Amour vaincu par la reconnoissance; les Ondins.

Robert de Vaugondy, (Gilles) Géographe ordinaire du Roi, né à Paris le 24 août 1688, mort le 10 avril 1766. Abrégé des différens Systèmes du monde; Introduction à la Géographie; Géographie sacrée; Atlas portatif; Usage des globes; Atlas universel; Observations critiques sur les nouvelles découvertes de l'Amiral de la Fuente.

Rochon de Chabannes, de Paris. La Noblesse oisive; Satyre sur les hommes; la Manie des Arts; Discours philosophique & moral, en vers; Heureusement, Comédie en un Acte, en vers, 1762; la Manie des vers, Comédie en un Acte, en vers, 1763; le Deuil Anglois, Comédie en 3 Actes, en vers, 1757; la Péruvienne, en un Acte, 1754; les Filles, 1755.

Rondet, (Laurent-Etienne) né à Paris le 6 mai 1717. Les éditions du Dictionnaire latin de Jean Boudot, (son ayeul) en 1727, 1732, 1736, 1750, 1754, 1760, *in-8°*.; édition des 20 premiers volumes de l'Histoire Ecclésiastique de M. Fleury, 1740, *in-12*; Abrégé du Commentaire de D. Calmet sur la Sainte Bible, avec des notes & dissertations; édition des Opuscules de M. Bossuet, 1751, 5 vol. *in*-12; *Processionale Cenomanense*, pour la partie du chant, 1752, *in*-8°. édition des Lettres provinciales, avec un Discours préliminaire; seconde édition de la Bible de M. le Gros, avec un Discours sur les Prophêtes, & quelques notes; Réflexions sur le désastre de Lisbonne; Table des matières des 36 volumes de l'Histoire Ecclésiastique de M. Fleury; édition de la Bible de Sacy, avec des notes & un Discours préliminaire; édition des Réflexions de l'Abbé Racine, sur l'Histoire Ecclésiastique, augmentée d'un Discours sur l'Histoire universelle de l'Eglise; Justification de l'Histoire Ecclésiastique de l'Abbé Racine; édition du Manuel Chrétien, de la Traduction de Sacy, 1760, *in*-18; Isaïe vengé; Mémoire sur la vie & les ouvrages de Jerôme Besoigne; Justification de l'Histoire de l'Abbé Racine, augmentée dans le tome XV de cette Histoire, 1764, *in*-12; Table des matières du Dictionnaire Apostolique, 1765, *in*-8°.; édition de l'Apparat Royal, 1765, nouvelle édition augmentée; édition de l'Histoire Ecclésiastique de l'Abbé Racine, avec des notes & des supplémens; plusieurs Pièces dans le Journal Chrétien, depuis 1761, jusqu'en 1766, la plûpart concernant l'Ecriture Sainte; plusieurs Analyses & Dissertations dans le Journal de Trevoux, depuis 1762, jusqu'en 1766; Table de la nouvelle édition de la Bibliothèque historique de France, par le P. le Long, en 4 vol. *in*-fol.

Rousseau de la Combe, (Nicolas Guy du) Parisien, Avocat au Parlement. Arrêts & Réglemens. Supplément au Recueil de Jurisprudence. Commentaire sur les nouvelles Ordonnances.

Roy, (Pierre-Charles) Chevalier de Saint-Michel, ancien Conseiller au Châtelet, Trésorier de la Chancellerie de la Cour des Aydes de Clermont-Ferrand, né à Paris en 1683, mort le 23 octobre 1764, âgé de 81 ans. Discours qui a remporté le prix de l'Académie Françoise, en 1711; Ode qui a remporté le prix de la même Académie, en 1715; Ode couronnée aux Jeux Floraux, en 1715; la Voiture embourbée; Œuvres diverses; Observations critiques sur le Temple du goût; Discours que doit prononcer M. l'Abbé Seguy; Discours au Roi sur le succès de ses armes; la Dédicace de l'Eglise de Saint-Sulpice, Motet, 1745, *in*-4°. *Au Théâtre de l'Opéra*: Philomèle, Tragédie en 5 Actes, 1705; Bradamante,

Tragédie en 5 Actes, 1707; Hippodamie, en 5 Actes, 1708; Creuse l'Athénienne, Tragédie en 5 Actes, 1712; Callirrhoé, Tragédie en 5 Actes, 1712; Sémiramis, Tragédie en 5 Actes, 1718; les Elémens, Ballet en 4 entrées, 1721; les Stratagêmes de l'Amour, Ballet en 3 entrées, 1726; les Sens, Ballet en 5 entrées, 1732; les Graces, Ballet en 3 entrées, 1735; le Ballet de la paix, en 3 entrées, 1738; la Fuite de l'Amour & Nirée, deux entrées ajoutées au Ballet de la paix; les Augustales, divertissement en un Acte, 1744; le Retour du Roi, 1744; le Départ du Roi, 1745; la Félicité, Ballet, 1746; l'Année galante, Ballet en 4 Actes, 1747. *Pour les petits Appartemens, en société avec M. la Grange-Chancel*: Ariane & Thésée, Tragédie en 5 Actes, 1717; les Fêtes de Thétis, 1750; la troisième entrée de ce Ballet, est l'Acte de Titon & l'Aurore, représenté à Paris en 1751. *Au Théâtre François*, à lui seul: les Captifs, Comédie en 3 Actes, en vers, avec des divertissemens, 1714. *Au Théâtre Italien*: les Anonymes, Comédie en un Acte, en prose, 1714; plusieurs Intermèdes dans les grandes Nuits de Sceaux; quantité de Brevets de la Calote, & autres Pièces satyriques. *Voyez le Nécrologe des Hommes célèbres, année 1766.*

Roy, (le) de Paris. Epître à Madame la Dauphine; la Mort de J. C. Ode, 1749; Epître à M. Moreau; Requête au Roi par la Dame Calas; la Scamnomanie, ou le Banc, Poëme.

Roy, (Charles le) Professeur en Médecine à Montpellier, de l'Académie de la même Ville, né à Paris. *Quæstiones Chimycæ pro Cathedrá vacante per obitum D. Serane*, 1759, in-4°. *Tentamen Medicum de purgantibus. De Aquarum mineralium natura*. Mémoires & Observations de Médecine. Essai sur l'usage & les effets de l'Ecorce du Garou.

Sainte-Albine, (Pierre Remond de) de l'Académie des Sciences & Belles-Lettres de Berlin, & Censeur Royal, né à Paris le 29 mai 1699. Abrégé de l'Histoire de J. A. de Thou, avec des Remarques; le Comédien; Mémoire sur le laminage du plomb; deux Comédies, intitulées, l'une, l'Amour au village; l'autre, la Convention téméraire; la première, dans le Mercure de janvier; la seconde, dans le Mercure de Juin, 1749: Lettre à Madame la Comtesse de ***, sur la Comédie du Méchant. Il a travaillé en 1718 à l'Europe savante. Il a été chargé de la composition de la Gazette de France en 3 époques différentes ; savoir, depuis le commencement de l'année 1732, jusqu'au 18 de mai 1749; depuis le premier juin 1751, jusqu'au 29 octobre 1757 ; & depuis le 13 juin 1761, jusqu'au mois d'octobre 1762. Il a composé aussi le Mercure depuis le premier juin 1748, jusqu'au second volume de juin 1750.

Saint-Chamond, (Claire-Marie Mazarelli, Marquise de) née à Paris. Eloge de Maximilien de Bethune, Duc de Sulli. Camedris, Conte. Eloge de René Descartes. Lettre à M. J. J. Rousseau.

Saint-Julien, (Louis-Guillaume Baillet de) Parisien, originaire de Bourgogne. Réflexions sur quelques circonstances présentes. Poésies diverses. Epître nouvelle sur l'amour du plaisir. Lettres sur la Peinture. Lettre sur les caractares en peinture. La Peinture, Ode. Satyres. La Peinture, Poëme. Œuvres mêlées de M. B.

Saurin, (Bernard-Joseph) de Paris, Avocat, de l'Académie Françoise. Lettre critique de M. à M. au sujet du Traité de Mathématique du P. Castel. Les Rivaux, Comédie en 5 Actes & en vers, représentée à la Comédie Françoise en 1743, imprimée. Amenophis, Tragédie représentée en 1750, & imprimée en 1758. Mirza & Fatmé, Conte indien. Spartacus, Tragédie, représentée & imprimée en 1760. Les Mœurs du tems, Comédie en un Acte, en prose, représentée & imprimée en 1761. Blanche & Guiscard, Tragédie, représentée & imprimée en 1764. L'Orpheline leguée, Comédie en 3 Actes, en vers libres, représentée & imprimée en 1765. Le Joueur, Pièce dramatique, en 5 Actes, en vers libres, jouée & imprimée en 1768.

Sautreau de Marsy, (Claude-Sixte) né à Paris en 1740. Différens Articles dans le Journal des Dames, depuis le volume de 1764. Lettre à M. Blin de Sainmore, imprimée à la tête de l'Héroïde de Biblis. L'Almanach des Muses de 1765, seul ; & ceux de 1766, 1767 & 1768, avec M. Mathon de la Cour, in-12. Eloge de Charles V.

Secousse, (Denis-François) Avocat, de l'Académie des Belles-Lettres, né à Paris le 8 janvier 1691, mort le 15 mars 1754. Ordonnances des Rois de France de la troisième race. Mémoires de Condé. Mémoire historique sur les principales circonstances de la vie de Roger de Saint Larry. *V. la Préface du 9e. vol. des Ordonnances des Rois de France ; le Mémoire*

H h iij

historique de la vie de Roger de Saint-Larry ; son éloge par M. de Bougainville ; le Catalogue de Livres de sa Bibliothèque ; Moreri, 1759.

Secousse, (Jean-François-Robert) Curé de Saint-Eustache, à Paris. Lettre d'un Curé à M ***, au sujet des Spectacles.

Schosne, (l'Abbé Augustin-Théodore-Vincent de) de l'Académie Royale de Nîmes, & de la Société des Sciences & Belles-Lettres d'Auxerre, né à Paris. Allégorie en vers, au sujet de la convalescence de Mgr. le Dauphin, 1752. Thalie corrigée, Pièces en vers libres, représentée à Nîmes & imprimée en 1752. Les Dangers de l'amour, Poëme en deux chants. L'Harmonie, Poëme en deux chants. Ode à la Nation Françoise sur la guerre présente, 1756. Mélezinde, Pièce en 3 Actes & en vers, représentée au Théâtre Italien en 1758, & imprimée en 1759. Lettre à M. Crebillon, sur les Spectacles de Paris, dans laquelle il est parlé du projet de réunion de l'Opéra comique à la Comédie Italienne. La Galerie d'Amathonte, morceau de prose poétique, lu à l'Académie de Nîmes. Les trois Epîtres dédicatoires, adressées au Roi, du Livre intitulé, l'Agronomie, ainsi que la rédaction de ce qui a paru de cet Ouvrage pendant les 6 premiers mois de l'année 1762. Férond, Comédie en vers, en un Acte, mêlée d'ariettes, & diverses Pièces fugitives en vers, imprimées dans les Mercures & autres Journaux.

Sedaine, (Michel-Jean) de l'Académie d'Auxerre, Architecte à Paris. Pièces fugitives. Le Vaudeville. Recueil de Poésies. La Reine de Golconde, Opéra en 3 Actes, 1766. Le Philosophe sans le savoir, Comédie en 5 Actes, en prose, 1765. Anacréon, Comédie en chant, 1758. Le Roi & le Fermier, en 3 Actes, mêlée d'ariettes, 1762. Rose & Colas, Comédie en un Acte, en prose & en ariettes, 1764. L'Anneau perdu & retrouvé, Comédie en 2 Actes, en prose, mêlée d'ariettes. Le Diable à quatre, 1756. Blaise le Savetier, 1759. L'Huître & les Plaideurs, 1759. Les Troqueurs dupés, 1760. Le Jardinier & son Seigneur, 1761. On ne s'avise jamais de tout, 1761. Le Faucon. Le Magnifique. Les Femmes vengées. Paris sauvé, Drame non imprimé.

Senecterre, (Henri-Charles, Comte de) ancien Colonel du Régiment d'Infanterie de son nom, né le trois juillet 1714. Les Jeux Olympiques, Opéra en un Acte, 1755, non imprimé.

Sepher, (Pierres-Jacques) né à Paris, Docteur de la Maison & Société de Sorbonne, Vice-Chancelier de l'Eglise & Université de Paris, Chefcier & Chanoine de Saint-Étienne des Grez. L'Office de Saint-Pierre. Exercice pour l'Eglise de Saint-Eustache, traduit en françois. La Vie de Saint Charles Borromée, par Godeau, corrigée dans le style & augmentée de notes. Maximes & Libertés gallicanes. Histoires édifiantes, par Duché, augmentées de plusieurs Histoires. Histoire des Princes d'Orange, par Amelot de la Houssaye, augmentée de notes. Histoire des anciennes Révolutions du Globe terrestre, traduite de l'Allemand, par M. Sellius, revue pour les choses & pour le style, & augmentée. Mémoire sur la Vie de Pibrac, par feu M. l'Epine de Grainville.

Serieux, (Jean-Adrien) Avocat, de Paris. Géographie sacrée & historique de l'Ancien & du Nouveau Testament, avec MM. Robert. Traité des Droits honorifiques, par Maréschal, augmenté. Il a donné la dernière édition des Œuvres de M. Renusson, & un Mémoire sur la question de l'Indissolubilité du mariage des Infidèles, dans un Recueil en 2 vol. *in*-12.

Simon, (l'Abbé-Louis-Benoît) de Paris, Aumônier & Bibliothécaire de M. le Comte de Clermont, Censeur Royal. Lettres sur nos Orateurs Chrétiens, sur l'éloquence de la Chaire en général, & en particulier sur celle de Bourdaloue & de Massillon ; sur Corneille & Racine ; sur l'Education par rapport aux Langues ; aux Amateurs, sur un dessin proposé pour une Chapelle à Saint-Roch ; sur l'Utilité des sciences ; sur l'Education des femmes.

Simon, (Claude-François) Imprimeur & Libraire à Paris, mort le 19 juillet 1767, âgé de 55 ans. Discours présentés à l'Académie Françoise. Mémoires de la Comtesse d'Horneville. Connoissance de la Mythologie. Il a fourni pour l'Encyclopédie les Articles qui regardent l'Imprimerie. Projet de l'établissement d'une Imprimerie à Berlin. Minos, ou l'Empire souterrein, Comédie en un Acte, en prose, 1741, non représentée. Les Confidences réciproques, Comédie en un Acte, en vers, 1747, non imprimée.

Soret, (Jean) de Paris, Avocat au Parlement, de l'Académie de Nancy. Discours qui a remporté le prix à l'Académie Françoise en 1748. Discours qui a disputé le prix en 1750. Discours qui a remporté le prix en 1751 & en 1758. Deux Discours qui ont remporté le prix à Montauban en 1750 & 1751. Ode sur la naissance de M. le Duc de Bourgogne. Prédictions de Momus. Lettre à une jeune Dame, sur l'Inoculation. Essai sur les Mœurs. Discours pour sa réception à l'Académie de Nancy. Il a travaillé à la Feuille nécessaire; & avec le Père Huyer, Recolet, il a fait la Religion vengée.

Sozzi, (Louis-François) né à Paris le 4 octobre 1706, Avocat au Parlement de Paris & aux Cours de Lyon, ancien Bailli-général du Grand Prieuré de France, des Académies des Sciences, Belles-Lettres & Arts de Lyon, Ville-franche, Nancy, des Arcades, & de celle des Sciences & Belles-Lettres de Prusse. Mémoire où l'on établit l'usage des testamens olographes, in-4°. 1743. Mémoire sur le franc-aleu & la prescriptibilité du cens, 1743. Observations sommaires de l'Arrêt rendu en la grand-Chambre, le 6 août 1743. Mémoire où l'on établit qu'il n'est dû aucun droit de consignations pour les saisies réelles des biens situés dans la Vallée de Barcelonnette, in-4°. 1745. Consultations sur la mouvance des Pairies de France, in-4°. 1752. Les Olympiques de Pindare, traduites en françois, avec des remarques historiques. Discours de réception à l'Académie de Nancy, in-12, 1762. Lettre aux Auteurs du Journal Encyclopédique, au sujet de l'urne antique de plomb, trouvée chez les Jésuites de Lyon, 1763.

Taconet. (Toussaint-Gaspard) Nouveau choix de Pièces, ou Théâtre comique de Province; Tablettes lyriques; Jerôme à Fanchonnette, avec la réponse, Héroïde, 1759; Mémoire d'un Frivolite; les Ecosseuses de la halle; l'Auteur ambulant, ou Recueil de pièces, représentées sur différens Théâtres, tant à Paris qu'en Province, imprimées; savoir, le Labyrinthe d'amour, Opéra comique, représenté à Rouen, 1749; Nostradamus, Parodie de Zoroastre, à la foire Saint-Germain, 1756; Esope amoureux, Opéra comique, à Troyes en Champagne, 1757; le Poisson d'avril, Parade, à la foire Saint-Germain, 1758; Rosemonde, Tragédie en 5 Actes, à Lille en Flandres, 1758; l'Ombre de Vadé, Opéra comique, à la foire Saint-Germain, 1759; les Epoux par chicane, Parodie d'Hypermnestre, en 2 Actes, à Saint-Germain-en-Laye, 1759; les Aveux indiscrets, Opéra comique, à Versailles, 1759; Cadichon & Babet, Parodie de Pyrame & Thisbé, à la foire Saint-Laurent, 1759; la Double étourderie, Comédie en 3 Actes, non représentée, 1760; la Petite

Ecosseuse, Parodie de l'Ecossoise, non représentée, 1759; le Juge d'Anières, Comédie en un Acte, en vers, aux boulevards, 1760; la Mariée de la Courtille, ou Arlequin Ramponneau, Opéra comique, à la foire Saint-Germain, 1760; les Foux des boulevards, Opéra comique, à la foire Saint-Laurent, 1760; le Compliment pour l'ouverture de l'Opéra comique, à la foire Saint-Laurent, 1761; le Bouquet de Louison, en un Acte, à l'Opéra comique, foire Saint-Laurent, 1761; l'Anglois à la Foire, 1763; l'In-promptu du jour de l'an, Opéra comique, joué à Versailles, 1762; l'In-promptu de la Foire, chez Nicolet, 1763; le Compliment de Nicette, en un Acte, foire Saint-Germain, 1763; les eaux de Passy, Opéra comique en un Acte, 1760; l'Ecole villageoise, Opéra comique en un Acte, aux boulevards, 1763; la Calaisienne, ou le Bal de Saint-Cloud, en un Acte, 1763; les Rivaux heureux, Comédie en un Acte, foire Saint-Germain, 1763; Les Remois, Opéra comique en un Acte, aux boulevards, 1766; le Choix imprévu, Comédie en un Acte, 1764; le Bourgeois petit-Maître, Comédie en un Acte, à Versailles, 1764; Ragotin, ou l'Arrivée au tripot, en un Acte, à la foire Saint-Germain, 1765; les Vendanges, Comédie en 2 Actes, aux boulevards, 1766; le Médecin universel, Comédie en 2 Actes, 1766; l'In-promptu de la place de Louis XV, 1764; l'Heureuse union, Prologue, 1765; la Loterie des cœurs, en un Acte & un Prologue, 1765; les Niais de Sologne, Opéra comique en un Acte, 1766; l'Auteur ambulant, Comédie en un Acte, 1766; le Baiser donné & le Baiser rendu, Opéra comique en 2 Actes, aux boulevards, 1767; la Mort du bœuf gras, Tragédie pour rire, à la foire Saint-Germain, 1767; les Ecosseuses, en un Acte, aux boulevards, 1767; l'Avocat Patelin, mis en vers, en 3 Actes, 1763; l'In-promptu de la fête du Temple, en un Acte, 1766; le Charbonnier pas maître chez lui, Opéra comique en un Acte, 1766; le Savetier Philosophe, ou l'Esprit tiré aux cheveux, en un Acte, 1766; la Mariée de la place Maubert, en un Acte, 1766; la Femme avare, & le Galant Escroc, Opéra comique en un Acte, 1766; les Bourgeois Comédiens, ou la Folie à la mode, Tragi-comédie-lyrique, en 5 Actes, en vers, prose & chant, précédée d'un Prologue, 1766. *Pièces en société*: Alcidiane, Ballet-héroïque en 3 Actes, 1761; le Savetier Avocat, en un Acte, aux boulevards, 1763; le Savetier Gentilhomme, en 3 Actes, aux boulevards; les Ahuris de Chaillot, ou gros Jean bel esprit, en un Acte, aux boulevards, 1766; le Procès du chat, en un Acte, aux boulevards, 1767 ; le Petit-Maître campagnard, en un Acte, aux boulevards, 1767 ; les Vieillards rivaux, en 3 Actes, 1767 ; le Financier & le Savetier, Opéra comique en un Acte, 1767 ; l'Inventaire du pont Saint-Michel. Ode sur la mort de la Reine, in-4°. 1768.

Tanevot, (Alexandre) Censeur Royal, ci-devant premier Commis de M. Boullongne, né à Versailles. Poésies diverses. Le Collège Royal. Ode. Le Roi victorieux à Fontenoy. Epître à M. de la Vigne. Les Campagnes du Roi. Le Mystère de l'Eucharistie. Le Tombeau de M. Destouches. Plusieurs petites Pièces de poésies. Sethos, Tragédie, 1739. Adam & Eve, Tragédie, 1739, non représentée. Il a eu part à l'Opéra des Caractères de l'Amour, 1738. La Parque vaincue, divertissement en un Acte, sur la convalescence de M. le Duc de Fronsac, exécuté à l'Hôtel de Richelieu, à Versailles, 1757, imprimée.

Targe, (Jean-Baptiste) né à Paris, ancien Professeur de Mathématique à l'Ecole-Royale-Militaire, & Correspondant de l'Académie Royale de Marine. L'Histoire d'Angleterre, traduite de l'Anglois de Smollet. Histoire de la guerre de l'Inde, depuis 1745, traduite de l'Anglois. Histoire des découvertes faites par les Européens, traduite de l'Anglois, de Barow. Histoire de l'Avénement de la Maison de Bourbon au trône d'Espagne. Histoire d'Angleterre, depuis le Traité d'Aix-la-Chapelle, jusqu'en 1763.

Terrasson, (Antoine) Avocat & Professeur Royal en Droit Canon, né à Paris le premier novembre 1705. Dissertation historique sur la Vielle. Histoire de la Jurisprudence.

Thiboust, (Claude-Charles) Imprimeur, né à Paris le 6 novembre 1701, mort le 29 mai 1757. Lettre à un Ami, sur une traduction des Psaumes. Le Cloître de la Chartreuse de Paris, Poëme latin, rendu en françois. L'Excellence de l'Imprimerie, Poëme traduit du latin. *Voyez l'Année Littéraire*, 1757, t. 5 ; *Moreri*, 1759.

Titon du Tillet, (Evrard) Commissaire-Provincial des guerres, Membre de 14 Académies du Royaume & de 13 Académies étrangères, né à Paris le 16 janvier 1677, mort le 26 décembre 1762. Description du Parnasse François. Essai sur les honneurs rendus aux Savans. Le Parnasse François ; deux Suppléments à cet Ouvrage. Description du Parnasse

François, exécuté en bronze. *Voy. son éloge dans le Mercure, mai 1764.*

Traversier, (Jean-Claude) né à Paris le 27 novembre 1742. Panthée, Tragédie, 1766, *in-8°.* non représentée. Le Triomphe de Mathurin, Opéra comique, joué en société. Le Soldat venu à propos, Drame en vers libres, avec un Prologue, représenté en 1765 au Collège Royal de la Flèche. Lucinde à Dorilas, Epître en vers.

Trochereau, (Jacques-Arnould) de l'Académie de Rouen, né à Paris. Choix de différens morceaux de Poésies. La Spectatrice.

Toussaint, (François-Vincent) de Paris, Avocat au Parlement, de l'Académie de Berlin. *Hymni in laudem Parisii.* Essai sur le rachat des rentes. Histoire des passions. La Vie du petit Pompée. Histoire du monde. Histoire & Aventures de Williams Pikle. Dictionnaire de Médecine. On lui attribue le Livre des Mœurs, & les Anecdotes de la Cour de Perse. Il a fourni les Articles de Jurisprudence pour les deux premiers volumes de l'Encyclopédie. Observations périodiques sur la la Physique. Recueil d'Actes & de Pièces concernant le commerce, traduit de l'Anglois. Eclaircissemens sur les Mœurs.

Vallat la Chapelle, (Pierre) Libraire, né à Paris. Calendrier des Réglemens, ou Notice des Edits, Déclarations, &c. Il est mort en 1773.

Vallier (François-Charles) Comte du Sauffay, Chevalier de l'Ordre de Saint-Louis, Colonel d'Infanterie, Membre des Académies d'Amiens & de Nancy, né à Paris. L'Amour de la Patrie, Poëme. Le Camp de Richemont, Poëme. Le Citoyen, Poëme en trois chants. Odes sur les eaux de Barege & de Bagnières, avec un Essai sur la guerre, en vers, & une Lettre en prose, *in-8°.* 1762. Epître en vers aux Grands & aux Riches, *in-8°.* 1764. Le Triomphe de Flore, Ballet, *in-8°.* Eglé, Comédie en un Acte, en vers, avec un Prologue, jouées à Fontainebleau en 1765.

Valois, (Adrien-Joseph de) Seigneur d'Orville, de Paris. Arlequin Thesée, Parodie de l'Opéra de ce nom, en un Acte. Les Veuves, Opéra comique en un Acte. Platée, Comédie-ballet, en 3 Actes & un Prologue. Les Souhaits pour le Roi, Comédie en vers, en un Acte. Le Prix des talens, Parodie en un Acte. Les Talens lyriques. La Nouvelle Sapho. L'Abondance. L'Illusion. L'Epreuve amoureuse. L'Antiquaire. La Bequille. L'Illustre Comédienne. La Fête infernale. Le Revenant. Les Valets. La Fontaine de Sapience, pièces en un Acte, *avec M. Nau.* Iphis, ou la Fille crue Garcon, Opéra Comique en un Acte, imprimée, non jouée. Il est encore Auteur des Etrennes d'Iris, Cantate; du Poëme en vers intitulé, les Nouvelles Lanternes; & de plusieurs Almanachs chantans.

Vaugondy, (Didier-Robert de) Géographe ordinaire du Roi, de l'Académie de Nancy, né à Paris le 11 juin 1723. Abrégé des différens Systêmes du monde. Géographie sacrée. Atlas portatif-universel. Globes célestes & terrestres, de 18 pouces de diamètre, faits par ordre du Roi en 1751, corrigés & augmentés en 1765. Usage des Globes célestes & terrestres. Atlas universel, complet. Observations critiques sur les nouvelles découvertes de l'Amiral de la Fuente: tous ces Ouvrages en société avec son père. Essai sur l'Histoire de la Géographie. Tablettes Parisiennes. Les Promenades des environs de Paris. Nouvel Atlas portatif. Uranographie, ou Description du Ciel. Institutions géographiques.

Vienne, (Jean-Baptiste d'Agneaux de) Bénédictin de la Congrégation de Saint-Maur, né à Paris. Lettre en forme de Dissertation. Lettres sur la Religion. Eclaircissemens sur plusieurs antiquités trouvées à Bordeaux.

Vigeon, (Bernard du) Peintre en miniature, né à Paris, mort le 11 avril 1760, âgé de 77 ans. La partie de Campagne, Comédie en un Acte, en prose, 1738.

Vigier, (François-Nicolas) de Paris, Supérieur de la Maison de Saint-Magloire, des Prêtres de l'Oratoire, mort au mois d'octobre 1752. Le Martyrologe de Paris. Lettres de M. l'Abbé à un de ses Amis, en réponse aux libelles qui ont paru contre le nouveau Bréviaire de Paris. Il a travaillé au Bréviaire & au Missel de Paris.

Villaret, (Claude) de Paris, mort au mois de février 1766. Histoire de France, continuée après l'Abbé Velly. Cours d'Histoire universelle, avec M. Luneau de Boisjermain. Considérations sur l'Art du Théâtre. L'Esprit de Voltaire. *Voyez le Nécrologe des Hommes célèbres, année* 1767.

Villain, (l'Abbé-Etienne-François) de Paris. Essai d'une

Histoire de la Paroisse de Saint-Jacques de la Boucherie. Lettre à M. sur celle de D. Pernety. Histoire critique de Nicolas Flamel.

Villette, (Charles, Marquis de) Maréchal-général des Logis de la Cavalerie, né à Paris le 4 décembre 1736. Eloge historique de Charles V, Roi de France.

Villefroy, (Guillaume de) Abbé de Blasimont, Professeur en Hébreu au Collège-Royal, né à Paris le 5 mars 1760. Vie de Saint Christophe. *Encomium Sancti Gregorii*. Lettres de M. l'Abbé de...., à ses Elèves. Essai de Cantiques Arméniens, traduits en françois, dans le Journal de Trévoux, 1735.

Villeneuve, (de) né à Paris, ci-devant Directeur des Finances de la Toscane. Lettre sur le Méchanisme de l'Opéra Italien.

Virloys, (Charles-François Roland le) né à Paris le 2 octobre 1716, Maître-ès-Arts & Licencié en Droit, ci-devant Architecte du Roi de Prusse. Blason de France, ou Armoiries des Princes & Princesses de la Maison Royale, des Ducs & Pairs & Maréchaux de France, & celles des Chevaliers & Commandans de l'Ordre du Saint-Esprit, vivans, en 1736. Introduction à la Philosophie de Newton, ou Elémens Mathématiques de Physique, de Sgravesande, traduits en françois. Les Plans, Elévations, Coupes & Profils du Théâtre de Metz, qu'il a bâti en 1751 & 1752, gravés par lui-même, en 1758. Il travaille à une nouvelle édition du Vitruve de M. Perrault, corrigée & augmentée de la Vie de Vitruve, d'une Dissertation sur les différentes éditions & les différens Commentateurs de cet Auteur. Un Dictionnaire d'Architecture civile, militaire & navale, & de tous les Arts & Métiers qui y ont rapport.

Voltaire, (François-Marie Arouet de) de l'Académie Françoise, de celle de Berlin, de la Société Royale de Londres, &c. né à Paris le 20 novembre 1694. La Henriade. Essai sur la Poésie épique. Le Temple du Goût. Dissertations sur les changemens arrivés dans notre globe. Micromegas. Elémens de la Philosophie de Newton. Remarques sur les Pensées de Pascal. Mélanges de Littérature, d'Histoire & de Philosophie. Zadig, ou la Destinée. Le Monde comme il va. Diatribe du Docteur Akakia. Histoire de Charles XII. Le Poëme de Fontenoy. Rémerciment sincère à un homme charitable. Conseils à M. Racine. Tombeau de la Sorbonne. Essai sur le siècle de Louis XIV. Panégyrique de Louis XV. Essai sur les guerres civiles. Mensonges imprimés. Recueil de Pièces fugitives. Memnon. La Voix du sage. Le Préservatif. Réponse à toutes les Objections faites contre la Philosophie de Newton. Histoire des Croisades. Annales de l'Empire. Abrégé de l'Histoire universelle. Histoire de la guerre de 1741. La Religion naturelle, Poëme. La Destruction de Lisbonne. Supplément à l'Histoire de Louis XIV. Apologie de Bolingbroke. Lettres philosophiques. Mémoire contre Travenol. Essai sur l'Histoire générale. Candide. Précis de l'Ecclésiaste & du Cantique des Cantiques. Le Pauvre diable. La Vanité. Le Russe à Paris. Histoire de l'Empire de Russie. Contes de Guillaume Vadé. La Pucelle d'Orléans. Vie de Molière. Lettres à M. Palissot, sur la Comédie des Philosophes. Lettre à M. Deodari, au sujet de sa Dissertation sur l'excellence de la Langue Italienne. Appel à toutes les Nations de l'Europe. Epître à Madame Denis. Lettre civile & honnête à l'Auteur mal-honnête de la critique de l'Histoire universelle. Facéties Parisiennes. Projet aussi utile aux Sciences & aux Lettres. Eloge de M. de Crebillon. Quatrième Recueil de Pièces fugitives. Mémoire de Donat. Calas. Le Czar Pierre-le-Grand. Lettre à M. l'Abbé d'Olivet, au sujet de la nouvelle édition des Œuvres de Corneille. Lettre de Charles Goujet à ses frères. Entretiens de l'Intendant des Menus avec M. l'Abbé G. Lettre de Jerôme Carré. Plaidoyer pour Ramponneau. Dictionnaire philosophique. La Philosophie de l'Histoire. Doutes nouveaux sur le Testament du Cardinal de Richelieu. Le Huron, ou l'Ingénu. Défense de mon oncle. Zapata, ou Questions d'un Bachelier. Tableau philosophique du genre humain. Réponse honnête à des Théologiens, au sujet de Belizaire: on lui attribue la Princesse de Babylone. La Guerre de Genêve. L'Homme aux quarante écus. Le Cathécumène. Le Dîner de M. de Boulainvilliers. Le Temple de la Gloire, 1745. Œdipe, Tragédie, 1718. Artemire, Tragédie, 1720. Hérode & Mariamne, Tragédie, 1723. L'Indiscret, Comédie, 1725. Brutus, Tragédie, 1730. Eriphile, Tragédie, 1732. Zaïre, Tragédie, 1732. Adélaïde, 1734, remise avec des changemens sous le titre d'Adélaïde du Guesclin, 1765. Alzire, Tragédie, 1736. L'Enfant prodigue, Comédie, 1736. Zulime, Tragédie, 1740. La Mort de Cesar, Tragédie, 1742. Le Fanatisme, ou Mahomet, Tragédie, 1742. Mérope, Tragédie, 1743. La Princesse de Navarre, Comédie-Ballet, 1745. Sémiramis, Tragédie, 1748. Nanine, Comédie, 1749. Oreste, Tragédie, 1750. Rome sauvée,

Tragédie, 1750. Le Duc de Foix, Tragédie, 1755. L'Ecossaise, Comédie, 1760. Tancrede, Tragédie, 1760. L'Ecueil du sage, Comédie en 5 Actes, en vers de dix syllabes, 1762. Olympie, Tragédie, 1764. Les Scythes, Tragédie, 1767. Le Triumvirat, Tragédie, 1767. Charlot, ou la Comtesse de Givry, 1767. Samson, Tragédie lyrique. Pandore, Opéra. La Prude, Comédie. La Socrate & la Femme qui a raison : ces cinq Pièces non représentées, mais imprimées. Sophonisbe. Les Guèbres, Tragédie. Les Pélopides, Tragédie. Les Scythes, Tragédie. Le Dépositaire, Comédie. Les Loix de Minos, Tragédie.

Watelet, (Claude-Henri) né à Paris, Receveur-général des Finances, l'un des 40 de l'Académie Françoise, Membre des Académies de Berlin, Della Crusca, de Cortone & de l'Institut de Bologne, Honoraire de l'Académie de Peinture & de Sculpture de Paris & de celle de Marseille, Honoraire des Académies des Arts de Rome, Florence, Parme, &c. Auteur du Roman de Silvie. La Vie de Louis de Boullongne, premier Peintre du Roi, dans le Recueil des Vies des cinq premiers Peintres du Roi. Les Articles de l'Encyclopédie qui regardent la Peinture & la Gravure, depuis le mot Dessin, jusqu'à la suspension de l'Ouvrage. Poëme de l'Art de peindre. M. Watelet s'est occupé d'une traduction en vers du Poëme de la Jerusalem délivrée, du Tasse. Il a fait aussi la Vallée de Tempé. Un Ouvrage sur les Jardins, imprimé en 1775.

Ximenez, (Augustin-Louis, Marquis de) ancien Guidon de Gendarmerie, né à Paris le 28 février 1726. Lettre sur Oreste. Les Lettres ont autant contribué à la gloire de Louis XIV, &c. Ode sur l'Inoculation, 1756. Lettre à M. Rousseau, sur l'effet moral du Théâtre. César au Sénat Romain, Poëme. Lettres Portugaises. Lettres sur la nouvelle Héloïse. Essai sur quelques genres de Poésies. Epicaris, Tragédie, 1743. Amalazonte, Tragédie, 1754. Dom Carlos, Tragédie, jouée sur un Théâtre particulier, non-imprimée.

Yon, Avocat, de Paris. Epître contre les Déistes. Lettre au sujet de la place destinée à la Statue du Roi. Relation en forme de Lettre sur les dépenses. Les Femmes de mérite. La Métempsicose, Comédie en 3 Actes, en vers, avec un Prologue, réduite ensuite à un Acte & sans Prologue, 1752. La Folie & l'Amour, Comédie en un Acte, en vers, 1754. Les deux Sœurs, Comédie en 3 Actes, en vers, 1755.

AUTHON. Paroisse aux environs de Dourdan, entre Guignarde, Noinville, Garencière & le Plessis Saint-Benoit.

AUVERNAUX. Village de l'Election de Melun & près de cette Ville. Il y a une Commanderie de l'Ordre de Malthe, dont la Cure dépend.

AUVERS. Endroit assez considérable, situé près d'Etrechy, dans le diocèse de Sens & dans l'Election d'Etampes. Il y a deux Paroisses. La Cure de l'une est à la nomination de l'Archevêque de Sens. Le Prévôt d'Auvers nomme à l'autre. Dans les sablons, on trouve quelques glands de mer attachés sur des fragmens de coquilles. La plaine entre Auvers & Villeneuve, est toute remplie de fragmens de belles cames.

AUXONETTES. Hameau près d'Auvernaux.

AYDES. Ce mot, en parlant des Gabelles, n'a point de singulier, & il a pris son nom du mot *aider*, parce qu'au commencement les *Aydes* étoient plusieurs petits droits qu'on levoit sur toutes sortes de marchandises, pour favoriser les entreprises du Roi, à cause que les Finances de son Domaine n'y pouvoient suffire, & alors les *Aydes* ne duroient qu'un temps; mais aujourd'hui elles sont perpétuelles. Les uns croient qu'elles ont été établies sous le règne du Roi Jean, & les autres qu'elles l'ont été auparavant. Voyez là-dessus le Guidon des Finances & les divers Traités des *Aydes*. Quoi qu'il en soit, on appelle aujourd'hui *Aydes*, tous les impôts que payent le vin, la bière, le cidre, & toutes les boissons qui se consomment sur les lieux, ou qui sortent & qui entrent par les bureaux des Fermes établies pour cela. Ces impôts sont le droit de vingtième, de dixième, de douzième, de quatrième, de huitième, ou le droit réglé; le gros des vins, des cidres, des poirés, eaux-de-vie, & autres boissons. *Voy. le Bail des Aydes de France*, imprimé en 1677.

AYDES. (la Cour des) Comme l'origine & l'établissement de cette Cour sont rapportés tout au long dans le premier volume de la Description de la France, par Piganiol, on dira seulement ici que sous Charles VI, en l'an 1390, les Officiers de la *Cour des Aydes* commencèrent d'être fixés & réduits au nombre de huit; savoir, un Président, quatre Généraux & trois Conseillers. L'an 1425, cette Compagnie fut

fut transférée à Poitiers, & elle ne revint à Paris qu'en 1436, lorsque les Anglois eurent été chassés du Royaume. Louis XI étant parvenu à la Couronne, supprima cette Chambre, & attribua la connoissance des Aydes aux Maîtres des Requêtes de l'Hôtel ; mais l'an 1464, le 3 de juin, ce même Prince rétablit la Chambre des Aydes, & quelques mois après elle se trouva composée de huit Officiers, comme elle l'étoit auparavant. Dès l'an 1394, outre les Officiers dont on vient de parler, il y avoit un Procureur du Roi en cette Chambre, ainsi qu'il se prouve par les Registres du Greffe de cette Cour. Quant à l'Avocat du Roi, il y en avoit eu long-tems avant l'an 1411. François I, par ses Edits du mois de juillet & du mois de février 1543, augmenta le nombre des Officiers de la Cour des Aydes, sur-tout d'un second Président, & d'un second Avocat du Roi.

La Cour des Aydes de Paris n'étoit pour lors composée que d'une seule Chambre. Henri II, par Edit du mois de mars de l'an 1551, en créa une seconde, & ordonna qu'elle auroit la correction & la punition de ceux de son Corps qui auroient malversé dans les fonctions de leurs Charges, & qu'elle feroit les décrets des biens des comptables & redevables du Roi.

Louis XIII créa en 1635 la troisième Chambre de cette Cour des Aydes ; & Louis XIV, deux Présidens, six Conseillers, & un troisième Avocat-général.

Le *Ressort* de la Cour des Aydes de Paris est le même que celui du Parlement, à la réserve de l'Auvergne, qui en fut démembrée en 1551 par le Roi Henri II, qui créa une Cour des Aydes pour cette Province à Clermont-Ferrand. Mais la Saintonge & les Elections de Cognac, de Saint-Jean-d'Angely & des Sables-d'Olonne, qui sont du ressort de la Cour des Aydes de Paris, quoique du ressort du Parlement de Bordeaux, la dédommagent entièrement & avantageusement de l'Auvergne.

La Cour des Aydes de Paris est aujourd'hui composée d'un premier Président, de huit autres Présidens, de quarante-huit Conseillers, de trois Avocats-généraux, d'un Procureur-général, de quatre Substituts, de quatre Greffiers en chef, servant par quartier, & de quatre Sécrétaires de la Cour ; tous ces Officiers distribués en trois Chambres.

Le rang de la Cour des Aydes de Paris est après le Parlement & la Chambre des Comptes ; & l'habit de cérémonie de ces Officiers, est la robe de velours noir pour les Présidens, la robe d'écarlate pour les Conseillers, Gens du Roi, & Greffiers en chef.

TOME I.

Elle est seule dépositaire des états des Officiers des Maisons Royales, & Juge de leurs privilèges. Le Chancelier de France n'accorde à ces Officiers leurs *Committimus*, que sur les extraits qui leur sont délivrés par le Greffier de la Cour des Aydes de Paris.

C'étoit anciennement l'usage que le premier Président de cette Cour fût Evêque.

Louis XI en 1467, le 31 octobre, abolit cette coutume, & nomma pour premier Président son premier Chambellan, *Bertrand de Beauvais de Pressigny*, & depuis ils ont été Laïques.

La Cour des Aydes de Paris fut éteinte & supprimée entièrement par un Edit du Roi Louis XV, donné à Versailles au mois d'avril 1771, & registré en Parlement le 13 du même mois.

Voici les motifs de cette suppression : la situation actuelle des Finances de Sa Majesté ne lui permettant pas, dit ce Monarque, de diminuer la masse des impositions, elle s'empresse du moins à donner, à une partie de ses peuples, des ressources plus promptes & moins dispendieuses contre les abus dans la perception de ses droits : ils trouveront dans son Parlement de Paris, & dans les Conseils Supérieurs qu'elle vient d'établir par son Edit du mois de février dernier, une Justice gratuite, des Défenseurs connus, & des Juges qui, placés plus près d'eux, sentiront mieux tous leurs maux, & se hâteront de les réparer : ils ne seront plus exposés à des conflits de Jurisdiction, qui fatiguent par des longueurs, & qui épuisent en procédures inutiles. Ainsi, pour procurer ces avantages à ses Peuples, Sa Majesté se trouve obligée de supprimer sa Cour des Aydes de Paris ; ajoutant que les Magistrats qui la composent, obtiendront de sa justice les dédommagemens dus à leur zèle prouvé pour le bien public, & encore une compensation particulière dans le bonheur de ses Sujets.

Par l'article premier de cet Edit de suppression, Sa Majesté veut que toutes les matières, dont la connoissance lui a été attribuée par elle & par les Rois ses Prédécesseurs, soient portées à l'avenir en sa Cour de Parlement de Paris, ou en celle des Conseils Supérieurs, dans l'arrondissement desquels les causes, instances & procès, auront pris naissance.

Par l'article II, les Sièges, qui ressortissoient ci-devant en la Cour des Aydes de Paris, continueront de connoître comme par le passé, de toutes les affaires qui sont de leur compétence, & ressortiront à l'avenir en la Cour de Parlement de Paris, & aux Conseils Supérieurs, conformément à l'article premier.

L'article III dit que les appels des Elections de Barbezieux, Saint-Jean-d'Angely & Saintes, & celles du Juge des fers de Dijon, se releveront au Parlement de Paris, jusqu'à ce qu'il en ait été autrement ordonné.

Par l'article IV, Sa Majesté veut que les causes, instances & procès, actuellement pendans & indécis en sa Cour des Aydes, soient instruits & jugés suivant les derniers erremens en sa Cour de Parlement, à laquelle elle attribue toute Cour, Jurisdiction, &c.

L'article V enjoint, tant à la Cour de Parlement de Paris, qu'aux Conseils Supérieurs, de se conformer dans leurs jugemens de causes, instances & procès, aux Edits, Déclarations & Lettres-patentes, registrées en la Cour des Aydes.

Sa Majesté, par l'article VI de son Edit, veut qu'aussitôt après la publication & enregistrement qui en sera fait, il soit procédé en la manière ordinaire, à la liquidation de tous les Offices de sadite Cour des Aydes; à l'effet de quoi, les Propriétaires de la Finance desdits Offices seront tenus de remettre leurs titres de propriété, quittances de finance, & autres pièces, ès-mains du Contrôleur-général des Finances, pour être pourvu au remboursement du prix desdits Offices, ainsi qu'il appartiendra; veut aussi, Sa Majesté, qu'en attendant que ledit remboursement soit effectué, les Propriétaires desdites Finances soient payés de l'intérêt, à raison de cinq pour cent, de la somme principale à laquelle lesdites Finances auront été liquidées.

Par l'article VII, le Roi accorde par grace, & sans tirer à conséquence, à ceux des pourvus desdits Offices qui obtiendront l'agrément de Sa Majesté, à l'effet d'entrer dans un autre Corps de Magistrature, l'exemption de tous droits de marc d'or & de provisions, lesquelles leur seront expédiées sans frais.

Enfin, par l'article VIII de cet Edit, le Roi veut que les minutes des Greffes de sa Cour des Aydes, soient incessamment transportées au lieu que Sa Majesté destinera, & confiées à la garde de celui qu'elle jugera à propos de commettre.

En conséquence, le mardi 5 avril 1771, à 5 heures du matin, les Mousquetaires portèrent à tous les membres de la Cour des Aydes une lettre de cachet, par laquelle il leur étoit enjoint de se rendre au plutôt à leur chambre d'Assemblée, & d'y attendre les ordres du Roi. A huit heures, le Maréchal *de Richelieu*, accompagné des Conseillers d'Etat, d'*Ormesson* & *de la Galaizière*, entra dans l'Assemblée avec l'Edit dont on vient de parler, qui supprimoit ladite Cour & en partageoit l'autorité entre le Parlement & le Conseil Supérieur. Après avoir observé & exécuté toutes les formalités en usage dans la suppression d'une Cour de Justice, le Maréchal congédia tous les Membres. L'après midi, ils reçurent une Lettre de cachet qui les exiloit à dix lieues de Paris, en leur laissant le choix des lieux.

Mais par Edit du Roi Louis XVI, daté de Fontainebleau au mois de novembre 1774, Sa Majesté a rétabli sa Cour des Aydes de Paris dans le même état où elle étoit avant celui d'avril 1771 ; & le 12 du même mois de novembre 1774, Mgr. *le Comte d'Artois*, accompagné du Maréchal *de Biron*, de M. *de Marville* & de M. *Bassard*, Conseillers d'Etat, s'est transporté dans la première chambre de la Cour des Aydes, & y a rétabli cette Compagnie telle qu'elle étoit avant sa suppression.

On avoit travaillé avec une activité sans pareille pendant les Fêtes de la Toussaint précédente au Palais. L'escalier par où le Roi passe quand il vient à son Parlement, a été réparé ; & M. *de la Michodière*, Prévôt des Marchands, qui s'étoit rendu le 29 octobre au Palais avec l'Architecte de la Ville, y a fait exécuter ponctuellement les ordres qu'il avoit reçus, de faire rétablir toutes choses dans l'état où elles étoient avant l'Edit de 1770.

Il y a dans une des salles de la Cour des Aydes un portrait du feu Roi, au bas duquel étoit marqué en 1770, *qu'il avoit été donné par Louis XV à sa Cour des Aydes*. Lorsque la salle fut occupée par les Requêtes de l'Hôtel, on en avoit fait effacer l'inscription ; mais on vient de la réintégrer en ses propres termes. On a fait ôter les serrures neuves, mises pendant l'absence de la Cour des Aydes, & tous les papiers & autres effets appartenans aux Requêtes de l'Hôtel, en ont été déménagés.

Compétence.

Deniers Royaux & différends pour affaires de Finances... pour exécutoires & ordonnances de la Chambre, excepté celles qui concernent les Domaines... débets de comptes rendus en la Chambre.

En première instance. Contrats faits entre Fermiers & Munitionnaires, pour raison de leurs Traités, comptes de leurs Commis, &c.... Matières criminelles concernant les Aydes, Gabelles & autres impositions.

Appellations des Elus, traites-foraines, Maîtres des ports, concernant les Aydes, Tailles & Gabelles.

Vérification des Lettres d'Annoblissement.

Examen de la validité des titres de Noblesse, à l'effet de l'exemption des Tailles.

Privilèges des Aydes, Tailles & Gabelles, dont les Officiers du Roi & autres jouissent.

Vérification des Edits, Ordonnances & Déclarations concernant les matières, dont la connoissance lui appartient.

Audiences.

Première Chambre. On plaide les mardis, mercredis & vendredis, depuis neuf heures jusqu'à onze. *De relevée*, les mêmes jours, depuis deux heures jusqu'à cinq.

Les mardis matin, sur les Demandes & Requêtes ; & les mercredis & vendredis, sur les Appellations, tant du rôle extraordinaire que des placets.

Nota. Quand il est Fête le jeudi, l'Audience du vendredi est remise au samedi.

Les mardis *de relevée*, sur les Appellations du rôle ordinaire ; & les vendredis, sur les Demandes & Requêtes.

Deuxième & troisième Chambre. Les mercredis & vendredis matin, depuis onze heures jusqu'à midi.

L'illustre Magistrat qui présidoit à cette Cour, M. *Lamoignon de Malsherbes*, vient d'être appelé par Sa Majesté pour succéder à M. le Duc *de la Vrillière*, Ministre & Sécrétaire d'Etat, ayant le département de la Maison du Roi. Sa Majesté qui connoissoit la haute capacité de ce premier Président, les lumières de son génie vaste & profond, son zèle pour le bien public, son amour pour l'équité & la justice, enfin son goût pour les Sciences & les Arts, ne pouvoit donner à la Capitale un Successeur plus digne du Ministre qui en avoit la police, & que ses longs travaux avoient déterminé à demander sa retraite. Que ne peuvent point encore espérer les Gens de Lettres !

B

BABINS. Ferme située dans les environs de la Ferté-Aleps, entre Mondreville, Guigneville, Videlles & Soify.

BAC. On a la commodité des Bacs pour traverser la rivière en plusieurs endroits ; savoir, à la Salpêtrière ; vis-à-vis des Invalides ; à Lonchamps, à Asnières, à Argenteuil, à Bezons, &c.

Le droit de Bac appartient aux Seigneurs des lieux où ils sont établis. Ils sont ordinairement affermés à un Batelier, que l'on appelle *Pontonnier*.

BACLE. Ferme située entre Chevilly, Orly, Thiais & Choisy-le-Roi.

BAGNEAUX. Hameau situé entre Quiers, Gr. Puy, Mormant & Ozouer-le-repos.

BAGATELLE est un petit Château bâti dans l'intérieur du bois de Boulogne, sur le bord de la Seine, presque vis-à-vis du village de Suresne, à quelque distance cependant de l'Abbaye de Longchamps, sur le chemin qui conduit de cette Abbaye au village de Neuilly.

La principale porte d'entrée à ce Château, est par le bois de Boulogne, près du Château de Madrid.

Il en est une autre qui donne sur le chemin ci-devant dit, qui conduit à un verger planté en quinconce, qui s'étend jusques sur le bord de la rivière de Seine, & qui forme un ombrage & une promenade des plus agréables.

Ce Château a long-tems été occupé par Mademoiselle *de Charollois*, qui prenoit un singulier plaisir à y donner des Fêtes champêtres dans la belle saison, principalement pour les garçons & filles des Villages des environs. Ces Fêtes se donnoient à l'entrée du bois, devant la porte de ce Château, dans une place qu'elle y avoit fait pratiquer & rendre commode. L'on a vu à ces Fêtes des personnes de la première distinction, & Mademoiselle *de Charollois*, elle-même, ne faisoit point difficulté d'en faire les honneurs.

BAGNEUX est un Village fort ancien, situé à une lieue & demie de Paris, au sud, à quelque distance du chemin d'Orléans, vers la main droite, dans une plaine assez élevée. On croit communément que son nom latin est *Balneolum* ou

Balneola, & qu'il lui a été donné à cause des bains qui s'y trouvoient ; mais Bagneux ne paroît pas être dans une situation propre à avoir eu de l'eau assez abondamment pour y former des bains ; & son ancien nom latin, dans les Chartes des IX, X & XI siècles, est *Baniolum* ou *Baniolæ*, noms qui semblent dériver de *Bannus* ou *Bano*, parce que ce Village terminoit, de ce côté-là, le district de la Banlieue. Ainsi *Bagneux* semble être une altération de *Bannieux*, parce qu'il étoit, & qu'il est encore de la Banlieue, & à son extrêmité.

Le village de Bagneux & son Eglise appartenoient dès le IXe siècle au Chapitre de Paris, excepté la dîme de bled & de vin, qui ne fut donnée à ce Chapitre que par le Roi Henri I. On voit dans *Sauval* que Bagneux devoit autrefois au Roi du vin & de l'avoine. Cette redevance prouve l'estime que l'on faisoit alors de son vignoble. On remarque aussi dans les titres du Chapitre de Paris, que le vin des Chanoines venoit presque tout de Bagneux. Le vin de ce Village passe encore pour l'un des meilleurs des environs de Paris.

L'Histoire ne fournit aucun événement mémorable concernant Bagneux, si ce n'est que Henri IV, au retour de son expédition dans le pays de Caux dans le Vexin, après avoir passé la Seine à Meulan, vint à Bagneux le 31 octobre 1569, & répandit ses troupes dans Gentilli, Issy, & autres lieux voisins de Paris. Ce grand Prince logea dans une maison près de la grande rue, qui sert aujourd'hui de ferme à M. *de Surbeck* ; ce qui feroit croire qu'il n'y avoit point alors, dans le village même de Bagneux, de plus belle maison que cette ferme. Quoi qu'il en soit, la bonté de l'air de ce Village & le voisinage de Paris, ont engagé différens Particuliers à y construire des maisons de plaisance, qui méritent d'être remarquées.

La plus considérable est celle qui appartient à M. *Louis-Auguste-Benoît de Surbeck*, Chevalier de Saint-Louis, Brigadier des Armées du Roi, & Capitaine dans le Régiment des Gardes-Suisses. Le parc de cette maison a plus de 50 arpens : elle fait partie du fief de Garlande, qu'on appelloit autrefois le *Château de Garlande-sous-Bagneux*. M. de Surbeck a hérité de ce fief de Garlande, de M. *Eugène-Pierre de Surbeck*, son père, aussi Chevalier de Saint-Louis & Brigadier des Armées du Roi, mort à Bagneux le premier septembre 1741, à 63 ans. La réputation qu'il s'étoit acquise dans l'Histoire ancienne, & dans la connoissance des Médailles, l'avoit fait élire Académicien Honoraire de l'Académie des Inscriptions & Belles-Lettres.

Ii iv

Une autre belle maison de Bagneux est celle de M. *de Zurlauben*, Lieutenant-général des Armées du Roi, & Colonel du Régiment des Gardes-Suisses.

Il y en a une troisième qui a été possédée par la veuve du sieur *Toynard*, Fermier-général, & qui, depuis son décès, a été vendue par licitation. Cette maison est fameuse pour avoir été bâtie par le sieur *Bénicourt*, Favori du Cardinal de Richelieu, & Entrepreneur des armes des armées de France. On dit qu'elle fut bâtie des deniers de cette Eminence, pour servir à ses conférences secretes : on y montre un puits auprès d'un escalier, qui attire l'attention, & qui a donné occasion à beaucoup de conjectures. Dans le jardin, on voit en marbre un Mars & un Vulcain ; Mars a le visage du Cardinal, & Vulcain celui de *Bénicourt*. Madame Toynard avoit encore une autre maison bourgeoise à Bagneux, qu'elle avoit achetée du sieur *Favier*, Avocat au Parlement, qui l'avoit fait bâtir : cette maison a aussi été vendue par licitation après son décès.

M. *Dufranc*, Greffier au Parlement de Paris, a aussi une fort belle maison à Bagneux.

On y remarque encore la jolie maison de M. le Marquis *de Saint-Priest*, ancien Officier aux Gardes-Françoises, & huit autres maisons bourgeoises.

C'est le Chapitre de Paris qui est Seigneur de Bagneux : l'Eglise paroissiale est fort belle, & paroît avoir été bâtie sur la fin du XIIIe. siècle. M. *François Chabanne de Rhodes*, Docteur de Sorbonne, Curé de cette Paroisse, y a fait bâtir, presqu'entièrement à ses dépens, un Presbytère, qui est peut-être le plus beau du Diocèse de Paris ; & afin d'épargner dans la suite aux Paroissiens les frais de reconstruction, il l'a fait bâtir d'une manière durable, en pierres de taille & en bons moëllons.

BAGNOLET, distant d'une petite lieue de Paris, du côté du levant, fut acheté par le Duc d'*Orléans*, Régent du Royaume, du sieur *le Juge*, Fermier-général. Le Château n'étoit alors composé que du corps du milieu : on a ajouté les deux ailes du côté de la cour, avec leurs façades ornées d'une espèce de fronton cintré, qui forment des petits corps en pavillon, lesquels se communiquent par une galerie portée par des colonnes couplées, au travers desquelles on voit le corps-de-logis du milieu, au moyen d'une grille qui ferme la cour du Château : cette cour est extrêmement petite.

Pour voir les appartemens, on commence par entrer à

gauche, sous cette galerie dans la salle des Gardes. Elle conduit à un grand sallon sur la gauche, qui est de forme ovale, assez mal éclairé & décoré par une boiserie très-bien sculptée. Cette boiserie a été couverte pendant quelques années de très-excellentes peintures, qui forment dans chaque panneau de petits tableaux, où l'on voit des jeux de Chinois avec des fonds de paysages très-légers, enfermés dans des ornemens & des guirlandes de fleurs très-bien peintes. Ces divers morceaux ont été exécutés par trois Peintres différens; l'un pour la figure, un autre pour les ornemens, qui sont d'un goût excellent, & le troisième pour les animaux, qui sont parfaits dans leur genre. Ce sallon est de plus orné de glaces placées dans des renfoncemens cintrés, avec des fontaines à laver, & une table en buffet dans le milieu: cette pièce a toujours servi de salle à manger.

Au bout de cette aile gauche, l'on entre dans les appartemens du corps du milieu, qui sont ornés de 23 tableaux, dont les sujets sont pris dans le Roman grec de Daphnis & Chloé: il y en a deux peints de la main du Duc d'Orléans, (*Philippe d'Orléans*, Régent) & les autres par *Coypel*.

Après la mort du Duc d'Orléans, M. *le Prince*, son fils, a fait vendre toutes les porcelaines, lustres, girandoles, meubles, & n'y a laissé que ceux qui sont absolument nécessaires. Les jardins sont assez agréables par l'art avec lequel ils ont été restaurés par M. *Desgods*, neveu du célèbre *le Nautre*. On trouve dans les premiers bosquets à gauche, un sallon bâti par le sieur *Tannevot*, Architecte, & appellé *le Pavillon des Bois*, dont la forme, le plan & la décoration extérieure, sont d'un assez bon goût.

Les jardins, aussi bien que le Château, n'ayant pas beaucoup de vue, son Altesse Royale a fait élever un pavillon à l'extrémité du parc, sur une petite hauteur, la seule qui s'y trouve. Ce pavillon est quarré, & les angles sont arrondis; les quatre portes du rez-de-chaussée sont ouvertes par des grilles, pour laisser le passage à la vue. Le premier étage n'est composé que d'une seule pièce, qui jouit d'une vue très-agréable du côté de Vincennes. Ce sallon est décoré, dans les trumeaux des croisées, de plantes singulières, peintes en camaïeu d'une excellente manière, & rehaussées d'or par un nommé *Duchêne*. Le plafond est orné de longs filets de plantes coloriées, sur un fond d'or & blanc, d'un goût assez nouveau & bien exécuté, par un nommé *Valade*. L'architecture & tout l'édifice du pavillon sont d'un nommé *Judde*, ou *Ju*.

Il y a encore un autre petit bâtiment, appellé l'*Hermitage*, ou le *Palais des Hermites* : c'est un sallon dans le goût de celui des Bois, pour la grandeur, mais dont le plan & l'architecture sont bizarres & de très-mauvais goût : elle est d'un nommé *Serin*. Ce pavillon ou sallon a une entrée à l'extrêmité du parc, près du village de Charonne : elle est composée d'une grille & d'un vestibule tout ouvert, où deux colonnes portent une corniche en cintre surbaissé : ce sallon est peint en grisaille brune, & représente, sous l'emblême de la tentation de Saint Antoine, dans un grand nombre de panneaux, le Diable sous différentes formes & différentes tentations très-froides, & quelques-unes même très-indécentes. Elles ont été peintes & assez mal imaginées par un nommé *Valade*.

C'est à *Bagnolet* qu'on a d'abord pratiqué la nouvelle manière de multiplier les pêches, & de les faire mûrir par une concentration de chaleur. M. *Girardot*, ancien Mousquetaire du Roi, n'y avoit qu'un arpent de jardin pour des espaliers de pêches. Il fit faire plusieurs murs & contre-murs dans l'intérieur, ce qui produisit de très-bons fruits & en quantité. Cet usage s'est depuis étendu jusqu'à *Montreuil* & ailleurs.

On a fait à *Bagnolet*, en 1755, la découverte d'une terre semblable à celle qui compose la porcelaine de la Chine.

BAJOLET. Hameau près d'Angervilliers, la Pincerie & Vaugrineuse.

BAIGNEURS-ETUVISTES. Le droit d'avoir chez soi des bains, que l'on fait prendre moyennant une certaine rétribution, est spécialement attaché aux Corps & Communauté des Maîtres Perruquiers.

On trouve chez plusieurs d'entr'eux tout ce que l'on peut desirer à cet égard, de soin, d'attention & de commodité.

Chaque bain de santé coûte 6 liv., & 12 liv. pour les Bains de propreté.

Les malades trouveront chez certains Baigneurs toutes les facilités pour prendre les bains médicinaux, demi-bains, étuves, douches & fumigations de toute nature, &c.

BAILLIAGE. Il y a deux sortes de Bailliages, un *Bailliage général* & un *Bailliage particulier*. Le Général est une Jurisdiction Royale, qui ne reconnoît point de Juge Supérieur que le Parlement, & qui est composé d'un Lieutenant-général, d'un Lieutenant-particulier, d'un Lieutenant criminel, d'un Avocat du Roi & de plusieurs Conseillers. Le Bailliage particulier est composé de même, sinon que le Lieutenant du Bailliage particulier s'appelle *Lieutenant-civil*, & que le Lieutenant-général a droit d'y tenir les assises. On juge dans ces Bailliages des causes des Nobles & du Domaine du Roi. Le Lieutenant-général a droit de faire assembler le ban & l'arrière ban, à l'exclusion du Bailliage particulier, & connoît, par appellation, des causes des Prévôtés & autres Justices inférieures. Le Bailliage général & le particulier jugent de toutes sortes de causes, excepté des affaires des Bailliages des Ducs & Pairs, qui ressortissent, *omisso medio*, à leur Parlement. Les Bailliages jugent prévôtalement en dernier ressort avec le Prévôt des Maréchaux. Les Conseillers jugent des criminels, avec le Lieutenant-criminel, & alors il y a appel de leur sentence au Parlement. C'est le Procureur du Roi qui appelle; & quand il n'appelleroit pas, il faut toujours apporter la procédure au Parlement.

BAILLIAGE. C'est l'étendue de la Jurisdiction du Bailli.

Différens Bailliages de Paris.

BAILLIAGE de l'Abbaye Royale de Saint-Germain-des-Prés. Cette Jurisdiction tient ses Audiences dans l'enclos de cette Abbaye. Elle est composée d'un Bailli, d'un Procureur Fiscal, d'un Notaire pour la confection du Papier-terrier, d'un Greffier, de deux Huissiers ordinaires, & d'un Huissier-priseur.

Les Procureurs au Parlement & au Châtelet y occupent concurremment. Cette Jurisdiction connoît dans toute l'étendue de son ressort, de toutes causes, tant civiles que criminelles. Les appels se relèvent au Parlement.

——————— DE L'ARTILLERIE DE FRANCE. Cette Jurisdiction se tient dans l'Arsenal, cour de la fonderie. Les Audiences s'y donnent le lundi de relevée. Elle est composée d'un Bailli d'épée, d'un Lieutenant-général, d'un Avocat & d'un Procureur du Roi, d'un Substitut, d'un Greffier, d'un Garde-scel, d'un Receveur des consignations & d'un Huissier-audiencier. Les Avocats & Procureurs des autres Jurisdictions plaident à ce Bailliage.

Compétence. Toutes affaires civiles & criminelles dans l'enclos de la Jurisdiction.

Par attribution, de tout ce qui concerne les poudres & falpêtres... Leur fabrication, &c.... Les traités & marchés concernant l'Artillerie.

Différends entre les Officiers & Ouvriers employés à l'entretien & conduite de l'Artillerie.

Ressort. L'enclos de l'Arsenal, Mail, circonstances & dépendances pour le civil & le criminel. Le Royaume pour les causes d'attribution.

Audiences. Les lundis de relevée.

Appel. Au Parlement, pour les affaires civiles & criminelles.

BAILLIAGE (le) DE LA DUCHÉ-PAIRIE DE L'ARCHEVÊCHÉ DE PARIS. Les Audiences se tiennent les lundis à midi, près l'auditoire de l'Officialité : il est composé d'un Bailli, d'un Procureur Fiscal, d'un Greffier, de trois Procureurs au Châtelet, d'un Huissier-audiencier, d'un Huissier-priseur & d'un Concierge des prisons. Il y a aussi un Médecin & un Chirurgien.

——————— DE SAINT-JEAN-DE-LATRAN. Cette Jurisdiction est dans l'enclos de la Commanderie de Saint-Jean-de-Latran, & donne ses Audiences le lundi à trois heures de relevée. Ce Bailliage est composé d'un Bailli-général de cette Commanderie, d'un Procureur Fiscal, d'un Greffier & Receveur des amendes, & d'un Huissier.

Cette Jurisdiction connoît dans l'étendue de son ressort, de toutes causes, tant civiles que criminelles. Les Appels se relèvent au Parlement.

——————— DE SAINT-MARCEL. Le Chapitre de l'Eglise Collégiale de Saint-Marcel-les-Paris, étant Seigneur d'une partie de ce Fauxbourg, & assez avant dans la campagne, du côté du village d'Ivry, a une Jurisdiction pour l'étendue de sa Seigneurie, qui est appellée *Bailliage*, & qui est composée d'un Bailli, d'un Lieutenant, d'un Greffier-tabellion & d'un Huissier.

L'Audience se tient dans une maison du Cloître, & n'a point de jour fixe ; mais seulement lorsque le cas le requiert.

——————— DE SAINT-MARTIN-DES-CHAMPS. Cette Jurisdiction siège dans l'enclos du Prieuré-Royal de Saint-Martin-des-Champs. Elle est composée d'un Bailli, d'un Procureur-Fiscal, d'un Greffier, d'un Huissier-audiencier, d'un Huissier-priseur. Les Audiences se donnent le lundi & le jeudi à midi.

Elle connoît dans l'étendue de son ressort, de toutes causes, tant civiles que criminelles. Les Appels se relèvent au Parlement.

BAILLIAGE DE SAINTE-GENEVIEVE. Ce Siège est adossé au mur de l'Abbaye; l'on y tient les Audiences le lundi à trois heures de relevée, & cette Jurisdiction est composée d'un Bailli, d'un Lieutenant, d'un Procureur-Fiscal, d'un Greffier & Tabellion, d'un Huissier-Commissaire-priseur & d'un Architecte-Expert-Voyer.

Il connoît, dans l'étendue de son ressort, de toutes causes, tant civiles que criminelles. Les Appels se relèvent au Parlement.

———— DU PALAIS. Tient sa Jurisdiction dans la grande Sale du Palais; ce Siège connoît de tout ce qui regarde le civil, le criminel & la police dans les cours & salles du Palais. La Jurisdiction est exercée par un Bailli d'épée, un Lieutenant-général, un Procureur du Roi, un premier Huissier, un Huissier-audiencier & un Voyer.

Les Audiences se tiennent le mardi, jeudi & samedi, à 10 heures du matin, & les causes sont portées par appel au Parlement.

———— DU TEMPLE. Cette Jurisdiction tient son Siège dans l'enclos du Temple, & donne ses Audiences le lundi, à trois heures de relevée: elle est composée d'un Bailli-général du Grand-Prieuré de France & du Temple, d'un Procureur Fiscal, d'un Greffier, d'un Commissaire-inspecteur pour la police, d'un Huissier-audiencier, d'un Huissier-priseur, & d'un Chirurgien-juré du Bailliage.

Elle connoît dans l'étendue de son ressort, de toutes causes, tant civiles que criminelles. Les Appels se relèvent au Parlement.

———— ET CAPITAINERIE DES CHASSES DE VINCENNES. Monseigneur le *Duc d'Orléans*, premier Capitaine, & M. le Marquis *de Poyanne* en second.

La Jurisdiction est composée de deux Lieutenans de robe-longue, d'un Lieutenant de robe-courte, d'un sous-Lieutenant, d'un Conseiller au Siège & Sécrétaire-général, d'un Avocat & d'un Procureur du Roi, d'un Substitut du Procureur du Roi, d'un Greffier & d'un Receveur des amendes.

Il y a encore d'autres Officiers soit en Charge ou par Commissions.

BAILLIAGE ET CAPITAINERIE ROYALE DES CHASSES de la Varenne des Thuileries, dont M. le Maréchal Prince de Soubise est Bailli & Capitaine. Il a sous lui les Officiers ci-après. Un Lieutenant-général, un sous-Lieutenant, un Lieutenant de robe-courte, un Avocat, un Procureur du Roi, un Substitut, un Inspecteur-général de la Capitainerie, un Garde-scel, un Greffier en chef & plumitif, sept Exempts, un Receveur des amendes & un Voyer.

Il y a en outre plusieurs autres Officiers par commission : deux Lieutenans, un Secrétaire & Commis-greffier, un Commis-voyer, un Huissier, & un Inspecteur à la Hutte-aux-gardes, près Montmartre.

Il y a encore un Greffier, un Secrétaire, un Inspecteur, un sous-Inspecteur, & des Gardes par commission, dans tel nombre que M. le Bailli & Capitaine le juge à propos.

Les Audiences se tiennent le lundi au Palais des Thuileries, à 10 heures du matin.

Compétence. Tant au civil qu'au criminel contre les coupables & délinquans dans l'étendue de la Jurisdiction, à la requête du Procureur du Roi de cette Capitainerie, en appellant les Lieutenans de robe-longue, & autres Juges qui la composent.

Ressort. Bois, buissons, forêts & terres du Royaume, considérés rélativement à cet objet.

Appel. D'abord à la Table de Marbre, ensuite au Parlement.

——————— ET CAPITAINERIE ROYALE DES CHASSES de la Varenne du Louvre, Grande Vénerie & Fauconnerie de France, dont M. le Duc *de la Vallière* est Bailli & Capitaine. Il a sous lui, en Charge, un Lieutenant-général, un Lieutenant de robe-courte, un premier sous-Lieutenant, un second sous-Lieutenant, un Procureur du Roi, un premier Substitut & un second Substitut, un Greffier en chef, un Garde-scel, un Inspecteur-général, un premier Exempt & neuf autres Exempts, un Receveur des amendes, un Voyer & un Renardier à Athis.

Il y a en outre plusieurs autres Officiers par commission du Roi, tel qu'un Lieutenant-général, un Avocat du Roi, un Conseiller, un Receveur des amendes & Trésorier, un

Contrôleur des amendes, un Inspecteur à Ville-juif, trois Huissiers.

Le Bailli & Capitaine a aussi quelques Officiers par commission.

Les Audiences se tiennent le jeudi au Château du Louvre, de quinzaine en quinzaine.

La Compétence, le Ressort, les Appels, de même que la Varenne des Thuileries.

BAILLAY ou BAILLET, anciennement BAILLEIL. L'Auteur de la Description de la Haute-Normandie croit, *tom. 1. p. 368*, que tous ces noms *Bailly*, *Bailleul* & semblables, viennent du celtique *Bali*, qui signifie une avenue d'arbres; en sorte que, selon lui, *Baliolum* doit être regardé comme un diminutif, & signifie une *petite avenue*. Quantité d'actes du XIIIe siècle déterminent le Village dont il s'agit ici, sous le nom de *Balliolum*.

Le Pouillé de Paris, du commencement du même siècle, en désigne l'Eglise sous le même nom latin; & un Titre de l'an 1280, l'appelle en françois la *Paroisse de Balluel*; c'est par altération que les Pouillés modernes l'ont appellée *Cura de Bailleto*.

Ce lieu, distant d'environ six lieues de Paris, est un pays de bons labourages. Son Eglise est dédiée sous le titre de S. Martin. On en solemnise la Dédicace le premier dimanche d'après le 14 de septembre. C'est un bâtiment tout neuf ou très-proprement renouvellé, excepté la tour qui peut avoir 200 ans d'antiquité, & qui ne montre pas beaucoup de solidité. En reblanchissant l'Eglise, on a conservé une des peintures à fresque, qui furent peintes sur le mur, dans le temps de la Dédicace selon l'ancien usage, & qui représentoient les douze Apôtres. Les épitaphes qui se lisent dans cette Eglise, sont dignes d'attention.

Au pilier du chœur est celle-ci:

C Y G I S T

Haut & puissant Seigneur Messire Charles d'O*, descendu en première origine de la Maison de Bretagne, en son vivant Chevalier de l'Ordre du Roi, Gentilhomme de la Chambre &

---

* Ce nom singulier, composé d'une seule lettre, vient d'un Village du diocèse de Seez, en Normandie, entre Seez & Argentan.

Capitaine de cinquante hommes de ses Ordonnances, Seigneur-Châtelain des Châtellenies, Terres & Seigneuries de Franconville-au-Bois, Baillet en France, Bazemont, Avennes, Moliens, Villers, la Muette de Fresne, Loconville, Thibivilliers, Montmorin, Lailleraut, Vecquemont & de Mezelan en partie, fils de très-haut & puissant Seigneur Messire Jacques d'O, qui fut tué en la bataille de Pavie, en son vivant Chevalier de l'Ordre du Roi, Gentilhomme ordinaire de sa Chambre, & Enseigne de cent Gentilshommes de sa Maison; & de haute & puissante Dame Louise de Villiers-l'Isle-Adam, lequel Messire Charles d'O trépassa en sa Maison de la Muette de Fresne, le 7 mai 1584, âgé de 65 ans.

Et haute & puissante Dame Magdeleine de l'Ospital-Vitry, Dame de Galetas, descendue en première origine des Ducs de Milan & de Naples, en son vivant femme dudit Messire Charles d'O, laquelle trépassa en ce lieu de Baillet, le 22 mai 1597, âgée de 73 ans.

Ils sont tous les deux figurés sur une tombe.

Au Sanctuaire est une représentation en pierre d'un Chevalier à genoux avec sa femme, sur deux pilastres d'ordre corinthien. L'inscription marque que c'est *Jacques d'O*, Chevalier, Gentilhomme ordinaire de la Chambre du Roi, Seigneur de Baillet, Franconville, Martin-Ravenel & Viennejous-l'Eglantier; & *Dame Anne Lullier* son épouse; lequel a fondé, audit Franconville, le premier Couvent de la réforme du Tiers-Ordre de Saint-François. Il mourut le 3 janvier 1613, âgé de 56 ans, & elle le 30 avril 1628, âgée de 64 ans. Au bas se lit en latin, que c'est *Jacques d'O*, Marquis de Franconville, Seigneur de Baillet, qui a fait ériger ce monument en 1644.

La Cure de ce lieu a toujours été à la pleine collation de l'Evêque Diocésain. Aucun des Pouillés n'a varié sur ce point. M. *Pelletier de la Houssaye* est co-Seigneur de Baillay, avec M. le Duc de *Lauragais*.

M. de Valois parlant de Bailleil, dit qu'une partie de cette Paroisse est appellée *Fayet*, nom qui lui vient des hêtres (autrefois appellés *Fays*) qui y étoient plantés.

L'Abbaye de Malnoue du diocèse de Paris, avoit des dîmes à Bailleil, sous le règne de Charles VII, en 1453.

BAILLEAU. Hameau situé entre Dourdan & Bruyères-le-Châtel.

BAILLON.

BAILLON. Château & Prieuré situés entre la forêt du Lis, l'Abbaye de Royaumont & Morlay.

BAINS. Ce mot, en parlant des bains publics, se dit d'ordinaire au plurier, parce que dans ces sortes de bains, il y a plusieurs petits réduits qui sont chacun appellés *bain*, où l'on peut se baigner séparément.

Nous n'avons point à Paris, comme on avoit autrefois à Rome, des édifices publics destinés aux bains; la différence des climats a dû nécessairement en apporter pour nous une fort considérable dans ces choses d'usage & de commodité.

Mais comme dans les climats les plus tempérés, la chaleur exige quelquefois que l'on se baigne; que l'on peut d'ailleurs y être engagé par le désir de la propreté, & par le soin de la santé, les seuls bains qui soient ici publics, sont certains endroits de la rivière, où tout le monde a le droit de se présenter, moyennant une modique rétribution, aux Maîtres de bateaux qui y conduisent, & qui fournissent ce dont on a besoin pour prendre le bain. Les Bateliers enseignent à nager. Voici leurs principaux emplacemens, tant pour les hommes que pour les femmes.

A la Rapée, où l'on trouve des bains particuliers; proche l'Archevêché; Quai des Morfondus; Port Saint-Nicolas, vis-à-vis la rue des Poulies; Quai des Quatre-Nations; proche la barrière des Invalides, où l'on trouve aussi des bains particuliers.

Les personnes qui veulent prendre les bains chez eux, & qui n'ont point de baignoire, en peuvent louer chez les Chaudronniers moyennant vingt sols par jour, ou environ: ou, si l'on veut se contenter de baignoires de bois, on en peut louer chez les Tonneliers, à raison de neuf ou dix sols par jour.

On trouve encore des bains particuliers sur la rivière, où l'on est servi très-commodément, & avec la plus grande propreté, moyennant 3 liv., vis-à-vis le Palais de Bourbon.

Le Lecteur sera peut-être curieux de trouver ici la description des bains des Anciens; nous nous hâtons de le satisfaire, en la joignant à cet article.

Il faut distinguer les bains en *naturels* & *artificiels*. Les bains *naturels* sont ou froids, comme l'eau des rivières, ou chauds comme ceux des eaux minérales, propres à la guérison de plusieurs maux. *Voy.* EAUX MINÉRALES.

Les bains *artificiels*, qui étoient plutôt pour la propreté du corps, que pour la santé, étoient chez les Anciens des

TOME I. K k

édifices ou publics ou particuliers. Les bains publics ont été en usage en Grèce & à Rome; mais les Orientaux s'en servirent auparavant. La Grèce connoissoit les bains chauds dès le tems d'Homère, comme il paroît par divers endroits de l'Odyssée, & ils étoient ordinairement joints aux gymnases ou palestres, parce qu'en sortant des exercices, on prenoit le bain. *Vitruve* a donné une description fort détaillée de ces bains, par laquelle il paroît qu'ils étoient composés de sept pièces différentes, la plûpart détachées les unes des autres, & entremêlées de quelques pièces destinées aux exercices. Ces sept pièces étoient, 1°. le bain froid, *frigida lavatio*, en grec, γουτρόν: 2°. l'*elæothesium*, c'est-à-dire, la chambre où l'on se frottoit d'huile: 3°. le lieu de rafraîchissement, *frigidarium*: 4°. le *propnigeum*, c'est-à-dire, l'entrée ou le vestibule de l'*hypocaustum* ou du poêle: 5°. l'étuve voûtée pour faire suer, ou le bain de vapeur, appellé *tepidarium*: 6°. le bain d'eau chaude, *calida lavatio*, auxquelles il faudroit joindre l'*apodyterion*, ou garde-robe, si toutefois ce n'est pas la même chose que le *tepidarium*.

Quand aux bains détachés des palestres, il résulte de la description qu'en fait Vitruve: 1°. que ces bains étoient ordinairement doubles, les uns pour les hommes, les autres pour les femmes, du moins chez les Romains qui, en ce point, avoient plus consulté les bienséances que les Lacédémoniens, chez qui les deux sexes se baignoient pêle-mêle: 2°. que les deux bains chauds se joignoient de fort près, afin qu'on pût échauffer, par un même fourneau, les vases de l'un & de l'autre bain: 3°. que le milieu de ces bains étoit occupé par un grand bassin, qui recevoit l'eau par divers tuyaux, & dans lequel on descendoit par le moyen de quelques dégrés; ce bassin étoit environné d'une balustrade, derrière laquelle régnoit une espèce de corridor, *schola*, assez large pour contenir ceux qui attendoient que les premiers venus sortissent du bain: 5°. que les deux étuves, appellées *Laconicum* & *tepidarium*, étoient jointes ensemble: 6°. que ces lieux étoient arrondis au compas, afin qu'ils reçussent également, à leur centre, la force de la vapeur chaude, qui tournoit & se répandoit dans toute leur cavité: 7°. qu'ils avoient autant de largeur que de hauteur, jusqu'au commencement de la voûte, au milieu de laquelle on laissoit une ouverture pour donner du jour, & on y suspendoit avec des chaînes un bouclier d'airain, qu'on haussoit ou baissoit à volonté, pour augmenter ou diminuer la chaleur: 8°. que le plancher de ces étuves étoit creux & suspendu, pour recevoir la chaleur de l'*hypocauste*, qui étoit un grand fourneau maçonné dessous, que l'on avoit soin de remplir de bois & d'autres matières combustibles, & dont l'ardeur se communiquoit aux étuves à la faveur du vuide qu'on laissoit sous leurs planchers : 9°. que ce fourneau servoit non-seulement à échauffer les deux étuves, mais aussi une autre chambre appelée *vasarium*, située proche de ces mêmes étuves & des bains chauds, & dans laquelle étoient trois grands vases d'airain, appelés *milliaria*, à cause de leur capacité ; l'un pour l'eau chaude, l'autre pour la tiède, & le troisième pour la froide. De ces vases partoient des tuyaux qui, correspondant aux bains, y portoient, par le moyen d'un robinet, l'eau suivant les besoins de ceux qui se baignoient.

À l'égard de l'arrangement ou disposition de ces divers appartemens des bains, voici ce qu'on en fait. On y voyoit d'abord un grand bassin ou vivier, appelé en grec χολυμβηθρα, en latin *natio* & *piscinia*, qui occupoit le côté du nord, & où l'on pouvoit non-seulement se baigner, mais même nager très-commodément. Les bains des particuliers avoient quelquefois de ces piscines, comme il paroît par ceux de Pline & de Cicéron. L'édifice des bains étoit ordinairement exposé au midi, & avoit une face très-étendue, dont le milieu étoit occupé par l'*hypocauste*, qui avoit à droite & à gauche une suite de quatre pièces semblables des deux côtés, & disposées de manière qu'on pouvoit passer facilement des unes dans les autres. Ces pièces, nommées en général *balnearia*, étoient celles que nous avons décrites ci-dessus. La salle du bain chaud étoit une fois plus grande que les autres, à cause du grand concours du peuple qui y abordoit, & du long séjour qu'on y faisoit d'ordinaire.

Les Anciens prenoient ordinairement le bain avant souper, & il n'y avoit que les voluptueux qui se baignassent à la suite de ce repas. Au sortir du bain, ils se faisoient frotter d'huiles ou d'onguens parfumés, par des valets nommés *adyptæ* ou *unctuarii*. Les bains, si on en croit Pline, ne furent en usage à Rome que du temps de Pompée ; dès-lors, les Édiles eurent soin d'en faire construire plusieurs. Dion, dans la vie d'Auguste, rapporte que Mécène fit bâtir le premier bain public ; mais Agrippa, dans l'année de son Édilité, en fit construire 170. À son exemple, Néron, Vespasien, Tite, Domitien, Sévère, Gordien, Aurélien, Dioclétien, & presque tous les Empereurs qui cherchèrent à se rendre agréables au peuple, firent bâtir des étuves & des bains avec le marbre le plus précieux, & dans les règles de la plus belle architecture, où ils prenoient plaisir à se baigner avec le peuple : on prétend qu'il y avoit jusqu'à 800 de ces édifices répandus dans tous les quartiers de Rome.

La principale règle des bains étoit d'abord de ne les ouvrir jamais avant deux ou trois heures après midi, ensuite ni avant le soleil levé, ni après le soleil couché. Alexandre Sévère permit pourtant qu'on les tînt ouverts la nuit dans les grandes chaleurs de l'été, & ajouta même la libéralité à la complaisance, en fournissant l'huile qui brûloit dans les lampes. L'heure de l'ouverture des bains étoit annoncée au son d'une espèce de cloche : le prix qu'il falloit payer pour entrer aux bains, étoit très-modique, ne montant qu'à la quatrième partie d'un *as*, nommée *quadrans* * ; ce qui valoit à peu-près un *liard* de notre monnoie. Le bain gratuit étoit au nombre des largesses que les Empereurs faisoient au peuple, à l'occasion de quelque réjouissance publique ; mais aussi dans les calamités, on avoit soin de lui retrancher cette commodité, ainsi que le plaisir des spectacles.

Tout se passoit dans les bains avec modestie : les bains des femmes étoient entièrement séparés de ceux des hommes ; & c'auroit été un crime, si l'un des sexes avoit passé dans le bain de l'autre. La pudeur y étoit gardée jusqu'à ce scrupule, que même les enfans pubères ne se baignoient jamais avec leurs pères, ni les gendres avec leurs beau-pères : les gens qui servoient dans chaque bain, étoient du sexe auquel le bain étoit destiné. Mais quand le luxe & la vie voluptueuse eurent banni la modestie, & que la débauche se fut glissée dans toute la Ville, les bains n'en furent pas exempts. Les femmes s'y mêlerent avec les hommes, & il n'y eut plus de distinction ; plusieurs personnes de l'un & de l'autre sexe, n'y alloient même que pour satisfaire leur vue, ou cacher leurs intrigues ; ils y menoient les esclaves ou servantes pour garder les habits. Les Maîtres des bains affectoient même d'en avoir de plus belles les unes que les autres, pour s'attirer un plus grand nombre de chalands.

Tout ce que les Magistrats purent faire d'abord, ce fut de défendre à toutes personnes de se servir de femmes ou de filles pour garder les habits, ou pour rendre les autres services aux bains, à peine d'être notées d'infamie. Mais l'Empereur Adrien défendit absolument ce mêlange d'hommes & de femmes, sous de rigoureuses peines. Marc-Aurèle &

---

* *Dùm tu quadrante lavatum Rex ibis.* Horat. Liv. I, sat. 3.

Alexandre Sévère confirmerent cette même loi; & sous leur règne, les bains des hommes & ceux des femmes, furent encore une fois séparés, & la modestie y fut rétablie.

Les ustensiles ou instrumens des bains, outre les vases propres à faire échauffer & à verser l'eau, étoient les baignoires, les étrilles, &c.

Les bains particuliers, quoique moins vastes que les bains publics, étoient de la même force, mais souvent plus magnifiques & plus commodes, ornés de meubles précieux, de glaces, de marbre, d'or & d'argent. On pouvoit s'y baigner à toute heure; & l'on rapporte des Empereurs Commode & Galien, qu'ils prenoient le bain cinq ou six fois le jour.

Parmi nous, les bains publics sur la rivière ne sont autre chose que de grands bateaux, appellés *Toue*, faits de sapin, & couverts d'une grosse toile, autour desquels il y a de petites échelles attachées par des cordes, pour descendre dans un endroit de la rivière, où l'on trouve des pieux enfoncés d'espace en espace, qui soutiennent ceux qui prennent le bain.

Nous appellons *bains domestiques* ceux que l'on pratique dans la maison des Grands ou des Particuliers; ils se prennent dans des baignoires de métal, dans lesquelles l'eau est amenée par des conduits de plomb, qui descendent d'un réservoir un peu élevé, rempli de l'eau du Ciel, ou par le secours d'une pompe. Ces tuyaux garnis de robinets, viennent, avant d'entrer dans la baignoire, se distribuer dans une cuve placée sur un fourneau, qui la tient dans un dégré de chaleur convenable.

Ces bains sont composés d'un appartement distribué en plusieurs pièces; savoir, d'une anti-chambre pour tenir les domestiques pendant que le maître est au bain, d'une chambre à lit pour s'y coucher au sortir du bain, d'une salle où est placée la baignoire, d'un cabinet à soupape, ou d'une garde-robe, d'un cabinet de toilette, d'une étuve pour sécher les linges & chauffer l'eau, d'un dégagement, &c. Il est assez d'usage de placer deux baignoires & deux lits dans ces appartemens, ces bains se prenant ordinairement de compagnie, lorsqu'on est en santé.

Ces bains doivent avoir un petit jardin particulier pour faire prendre de l'exercice, sans être vu, aux personnes qui prennent ces bains, plutôt par indisposition que par propreté.

Ces appartemens sont ordinairement décorés de lambris, de peintures, de dorure & de glaces. C'est dans cette occasion qu'un Architecte, qui a du génie, peut donner carrière à son imagination, ces sortes de pièces n'étant pas susceptibles de la sévérité des règles de l'Art. Au contraire, c'est dans ces sortes de pièces seulement, qu'il convient de répandre de l'élégance & de l'enjouement : dans l'ordonnance de la décoration de ces petits appartemens, les Vateaux, les Lancrets peuvent y donner le ton, aussi-bien que les ornemens arabesques, les plans de Chinois, les magots, &c. tout est de leur ressort, pourvû qu'il y soit ajusté avec goût & discernement.

BAL DE L'OPÉRA. (le) Le premier *Bal de l'Opéra* fut donné le 2 janvier 1716. (Les 2 janvier & 10 mars 1585, Henri III en donna un dans la salle de l'Evêché, pour quelques Lords Anglois.) Ce fut M. le Duc d'Orléans, Régent, qui en fit accorder la permission du Roi, le 31 décembre 1715. Sa Majesté rendit ce jour une Ordonnance, qui fait défenses à toutes personnes de quelque qualité & condition qu'elles soient, même aux Officiers de sa Maison, d'entrer dans ledit bal sans payer, & n'y pourront rentrer, après en être sortis, sans payer de nouveau. Elle fait pareillement défenses d'entrer dans ledit bal sans être masqués, comme aussi d'y porter des épées ou autres armes, ni commettre, soit aux portes, soit dans la salle, aucune violence, insulte, ni indécence, sous peine de prison, & de plus grande peine s'il y échet. La rétribution, pour entrer à ce bal, n'étoit alors que de 5 liv. Il fut rendu une autre Ordonnance, qui fait défenses à quelques personnes que ce soit, de donner de pareils bals ou assemblées, pour l'entrée desquels il seroit pris une rétribution.

Le 10 décembre 1717, Sa Majesté fit distribuer un brevet, par lequel, de l'avis de M. le Duc d'Orléans, son oncle, Régent, Sa Majesté accorde aux Cessionnaires du privilège de l'Académie Royale de Musique la permission de donner seuls dans la ville de Paris, & à l'exclusion de tous autres, un bal public, moyennant telle rétribution qu'ils jugeront à propos, dans la salle de l'Opéra, pendant l'espace de dix années consécutives, à commencer du premier janvier 1718, pendant lesquelles le sieur *Destouches* en aura l'inspection.

Le 26 décembre 1716, les Comédiens François avoient obtenu de M. le Duc d'Orléans la permission de donner des bals publics sur leur théâtre. Ces bals devinrent si fort à la mode, que ceux de l'Opéra se trouvèrent déserts, & furent fermés les trois derniers jours du Carnaval de cette année-là.

Les Directeurs de l'Opéra, effrayés du préjudice que cette permission leur causeroit, si elle venoit à subsister, firent de si fortes représentations, & employèrent des instances si pressantes, qu'elle fut retirée en 1721.

Les Comédiens Italiens ayant abandonné leur théâtre de l'hôtel de Bourgogne, pour en ouvrir un nouveau à la foire Saint-Laurent, voulurent aussi, pour grossir leur recette, donner le bal deux fois par semaine, le dimanche & le mercredi; mais les chaleurs de la saison leur firent discontinuer cette entreprise après quelques semaines.

Plusieurs années après, l'Opéra comique, qui étoit alors sous la direction du sieur *Ponteau*, donna aussi plusieurs bals. Il y en eut un la nuit du 4 au 5 octobre sur ce théâtre, au niveau duquel on avoit construit un plancher qui remplissoit toute la longueur de la salle, qui étoit très-bien décorée. L'assemblée fut brillante, & les boutiques de la Foire furent éclairées pendant toute la nuit. Ainsi fut terminé l'Opéra comique de la foire Saint-Laurent, en 1734. Le succès de ce premier bal engagea le Directeur d'en donner les années suivantes; & tous les ans, à la fête du Roi, il y eut un bal dans la salle de l'Opéra comique, pendant plusieurs années.

Tout le monde sait qu'en 1753, le sieur *Grandval*, Comédien du Roi, obtint la permission de donner huit bals publics à son profit, dans la salle de la Comédie Françoise. On lui laissa la liberté de choisir les jours qu'il jugeroit à propos pour ces assemblées. Il donna son premier bal le dimanche 6 mai 1753.

En janvier 1746, le sieur *Berger*, Directeur de l'Opéra, informé du tort que lui faisoient les assemblées & associations particulières, qui se multiplioient de jour en jour, présenta un Mémoire au Conseil, pour faire cesser ces abus, si contraires au privilège de l'Académie Royale de Musique, & préjudiciables au produit des bals de l'Opéra. Il exposa, entr'autres, que ces assemblées ou associations ne se consommoient pas en un seul, mais se perpétuoient des mois entiers par des jours marqués dans chaque semaine, dont aucunes se tenoient ou dans des maisons publiques, telles que chez les sieurs *Payen*, *Teinturier*, *Badran*, & aux Bâtons-Royaux, rue Grenier-Saint-Lazare, ou dans d'autres, qui ne paroissoient destinées qu'à cet usage. Le seul hôtel de Jabac, rue neuve Saint-Merry, servoit d'asyle à trois ou quatre de ces assemblées; enfin, qu'il y avoit peu de quartier dans Paris qui n'en fournissent autant. Sur ce Mémoire, il fut ordonné des perquisitions dans les maisons suspectées; ce qui en fit cesser plusieurs ; mais en 1749, le sieur *de Tréfontaine*, alors Directeur de l'Opéra, fit faire des significations des différens articles du privilège de l'Académie Royale de Musique au sieur *Teinturier*, Traiteur aux Carneaux, convaincu de tenir chez lui de pareilles assemblées, avec défenses de récidiver. Le sieur *Teinturier* persistant toujours à en souffrir, & à en recevoir chez lui, fut pris en flagrant délit le lundi gras 1749, & conduit ès-prisons du Fort-l'Evêque, où il demeura plusieurs jours.

Voici la description de l'ancienne salle du bal de l'Opéra, c'est-à-dire, de celle qui subsistoit avant l'incendie arrivé le 6 avril 1763.

Pour former la salle du bal, on avoit trouvé le moyen d'élever le parterre & l'amphithéâtre au niveau du théâtre, par le secours d'un cabestan d'une nouvelle invention. Cette salle formoit une espèce de galerie de 98 pieds de long, compris un demi-octogone ; lequel, par le moyen des glaces dont il étoit orné, devenoit aux yeux un sallon octogone parfait. Tous les lustres, les bras & les girandoles se répétoient dans les glaces, ainsi que toute la salle, dont la longueur, par ce moyen, paroissoit doublée, de même que le nombre des spectateurs. Les glaces des côtés étoient placées avec art & symmétrie, selon l'ordre d'une architecture composite, enrichie de différentes sortes de marbres, dont tous les ornemens étoient de bronze doré. La salle pouvoit être divisée en trois parties ; la première contenoit le lieu que les loges occupoient ; la seconde un sallon quarré, & la troisième le sallon demi-octogone dont on vient de parler.

Les loges étoient ornées de balustrades avec des tapis des plus riches étoffes, & des plus belles couleurs sur les appuis, & conservoient l'accord nécessaire entre ces ornemens, & la peinture de l'ancien plafond qui régnoit au-dessus des loges. Deux buffets, un de chaque côté, séparoient par le bas, les loges du sallon qui avoit 30 pieds en quarré, sur 22 d'élévation, & terminé par un plafond ingénieux, orné de roses dorées, enfermées dans des lozanges & entourées d'oves, qui formoient une espèce de bordure. Deux pilastres de relief sur leurs piedestaux, marquoient l'entrée du sallon. On y voyoit un rideau réel, d'une riche étoffe à frange d'or, relevé en feston. Ces pilastres s'accouploient dans les angles, de même que dix autres pilastres cannelés, peints sur les trois autres faces du sallon. Ils imitoient la couleur du marbre de brèche violette, ainsi que la frise ; leur dimension étoit de 13 pieds & demi, compris la base & le chapiteau. Leurs piédeftaux avoient 5 pieds compris les focles ; l'architrave, frife & corniche 3 pieds & demi. La grande corniche qui régnoit autour du fallon, étoit de relief. Au milieu des grandes arcades, il y avoit un groupe de quatre figures jouant de différens inftrumens. Ces arcades, où paroiffoient des glaces, étoient ouvertes par des rideaux de velours cramoifi, bordés d'or & relevés avec des cordons, qui, en tombant, fervoient à cacher les joints des glaces ; en forte qu'elles paroiffoient être d'une feule pièce. Des feftons de guirlandes & d'autres ornemens produifoient le même effet.

Le fallon quarré & le fallon octogone étoient encore enrichis de 20 colonnes, avec leurs arrière-pilaftres de marbre bleu jafpé, ainfi que les quatre pilaftres du fallon demi-octogone. Six ftatues, dans le goût antique, repréfentoient Mercure & Momus dans le fond ; & aux côtés quatre Mufes peintes en marbre blanc & de grandeur naturelle, ainfi que les autres. Ces ouvrages étoient de *Carles Vanloo*, & peints de très-bon goût. La grande arcade du fond, où commençoit la troifième partie de la galerie, avoit 16 pieds de haut, fur 10 de large ; deux Renommées y foutenoient les armes du Roi en relief.

Vingt-deux luftres de cryftaux, garnis chacun de douze bougies, defcendoient des trois plafonds par des cordons & des houpes d'or & de foie. Trente-deux bras, portant des doubles bougies, étoient placés dans l'entre-deux des pilaftres qui foutenoient les loges. Dix girandoles, de cinq bougies chacune, étoient placées fur les pilaftres couplés du grand fallon ; & dans le fallon octogone, il y avoit fur chacun des pilaftres une girandole à trois branches ; en forte que cette falle étoit éclairée par plus de 300 bougies, fans compter les chandelles, les lampions & pots à feu, qui fe mettoient dans les couliffes & avenues du bal.

Trente inftrumens placés, quinze à chaque extrémité de la falle, compofoient la fymphonie pour le bal ; mais pendant une demi-heure, avant qu'on commençât, les inftrumens s'affembloient dans le fallon octogone, avec des tymbales & trompettes, & donnoient un Concert compofé de grands morceaux des meilleurs Maîtres.

La nouvelle falle du bal de l'Opéra offre un octogne de 45 pieds de diamètre, décorée par des colonnes, des ftatues, des glaces, des ftatues & des girandoles de cryftaux & un plafond, qui rendent ce fallon magnifique, & analogue à la nouvelle falle de l'Opéra, conftruite fur les deffins & la conduite du fieur *Moreau*, Architecte de la Ville.

BAL

L'on n'entre point à ce bal avant onze heures du soir, & il dure jusqu'à six heures du matin; on paye, depuis déjà bien du tems, six livres en y entrant. *Voy.* ACADÉMIE DE MUSIQUE.

BALAINVILLIERS. Paroisse située entre Longjumeau, Villejust, Sceaux & Epinay.

BALANCERIE. Ferme située entre les bois d'Armainvilliers, Presles, Liverdis & Châtre.

BALANCIERS. Le balancier est l'Ouvrier qui fait les différens instrumens dont on se sert dans le commerce, pour peser toutes sortes de marchandises.

Il y a deux sortes de balances. Le *peson* ou *balance Romaine*, & la *balance à plateaux*, dont on fait aujourd'hui plus communément usage.

Chaque Maître doit marquer son ouvrage du poinçon qu'il a adopté, qui est ordinairement une des lettres de l'alphabet, & dont l'empreinte se conserve sur une table de cuivre au greffe de la Cour des Monnoies, qui reçoit les Maîtres qui veulent être admis dans cette profession.

On ne reçoit que les Apprentifs de Paris : l'apprentissage est de cinq ans, le brevet coûte 50 liv. Il faut six années de compagnonage, avant que de parvenir à la Maîtrise, qui coûte quatre cens livres. Leur Patron est S. Michel.

BALENCOURT. Paroisse à une lieue de Saint-Vrain, de Fontenoy-le-Vicomte, & de Chevannes.

BALISY. Hameau considérable de Longjumeau, du côté de l'Orient d'hyver, & divisé sur les Cartes en *grand & petit Balisy*. Il y a une Chapelle du titre de Saint-Jean dans la Commanderie, où l'on célèbre la Messe les Dimanches & Fêtes. C'est celui d'entre les biens du Grand-Prieur de l'Ordre de Malthe, que *Sauval* fait connoître sous le nom de *Ferme de Bailaisis*, près de Longjumeau, qui consiste en maison, jardins & vignes dans l'enclos; Domaine tant labourages que prés, moyenne & basse-Justice, cens & rentes, & dont il ajoute que le tout peut valoir 1300 liv.

BALLENVILLIERS, autrefois *Berlinvillier, Bellenviller, Bulanviller & Ballenviller*, d'un nommé *Bellenus*, qui avoit du bien en ce lieu, n'étoit qu'un simple Hameau dans le XIIe. siècle, relevant de Longjumeau, dont il fut détaché en 1265, & érigé en Paroisse par *Renaud de Corbeil*, Evêque de Paris, à la prière de *Pierre* & *Ansel de Ballenviller*, Chevaliers, & de Pierre de Villeneuve & autres.

Ballenvilliers n'est éloigné de Longjumeau, du côté du midi, que d'une demi-lieue, & par conséquent de quatre lieues & demie de Paris, à la gauche du chemin d'Orléans. C'est un pays de plaine, où l'on voit des labourages & des vignes.

L'Eglise est sous le titre de Saint-Jacques & de Saint-Philippe, & n'a rien d'ancien, si ce n'est un reste de vitrages, qui peut avoir 300 ans; & dans le chœur, des restes de la tombe d'une Dame, représentée vêtue d'une robe fourrée, telle que les Graveurs figuroient les Dames de qualité vers l'an 1300. Cette tombe a été remuée & changée de situation.

Cette Terre fut érigée en Baronnie en 1661; par Lettres-patentes du 22 février.

La nomination de la Cure est à la pleine collation de l'Archevêque de Paris.

BALOQUIN. Ferme située près de la forêt de Crecy, entre Creve-cœur & Lumigny.

BANDEVILLE. Château près de Rochefort & Longevilliers.

BANLIEUE. Terme de Pratique. C'est l'étendue de la Jurisdiction d'une Ville & d'une Prévôté, où un Juge peut faire des proclamations environ une lieue autour de la Ville.

Brodeau, sur l'art. 85 de la Coutume de Paris, a observé que la banlieue est, à proprement parler, l'espace & district dans lequel on peut faire publier son ban, ou proclamation de Justice, hors des murs de la Ville; & cet espace est ordinairement marqué par une croix, ou par quelque grande pierre fort haute.

Quelques Coutumes se servent du terme *district*, ou de *territoire*, pour banlieue. On voit donc que *banlieue* est composée de *ban*, publication; & de *lieue*, certain espace de chemin. Ce mot est originaire françois. Loisel a remarqué, dans ses Institutes, *Liv. II. tit. 2. art. 33.* que la banlieue est fixée à deux mille pas, chaque pas étant de cinq ou six pieds; mais les Coutumes ne conviennent pas de cette fixation: il faut les examiner. Les moulins bannaux ont leur banlieue. Dans la Coutume de Bourges, le mot *septaine* signifie la même chose que *banlieue*. Voyez *Ragneau* ; & dans la Coutume d'Angers, le terme *quinte* est synonyme de *banlieue*.

BANLIEUE DE PARIS.

Extrait des Registres du Châtelet, & collationné sur le Registre appellé *le grand Livre Jaune*, fol. 24. *verso & recto*, & sur celui appellé le *troisième Volume des Bannières*, fol. 81. *recto & verso*.

Vaugirard.
Issy.
Le Moulin des Chartreux, & la première maison de Clamard.
Venves (ou) *Venvres.*
Mont-Rouge.
Châtillon.
Baigneux, (ou) *Bagneux*, jusqu'au ruisseau du Bourg-la-Reine.
Gentilly.
Arcueil & Cachant, jusqu'à la rue de Laï, dont il y a 4 ou 5 maisons audit Village qui en sont.
Villeneuve (ou) *Villejuif.*
La Saussaye, jusqu'au chemin du moulin à vent.
Yvri.
Le Pont de Charenton.
Saint-Mandé.
Conflans.
Charonne.
Baignollet (ou) *Bagnolet.*
Romainville, jusqu'au grand chemin de Noisy-le-sec.
Pantin & le *Pré Saint-Gervais.*
Patrouville, (*Paterville*) dit *Belle-ville.*
Les Ostes Saint-Merri.

L'Hôtel de Savy, dit l'Hôtel de Saint-Martin.
La Villette.
La Chapelle. (de S. Denis)
Aubervilliers, jusqu'au ruisseau de la Cour-neuve.
Saint-Ouen.
Saint-Denis, jusqu'au *Gris.*
La Maison de Seine.
Montmartre.
Clichi-la-Garenne.
Villiers-la-Garenne.
Le Port de Nully.
(*Neuilly.*)
Le Roule.
Menus. (*Menus-les-Saint-Cloud.*)
Boulogne, jusqu'au pont de Saint-Cloud, & jusqu'à la Croix dudit Pont. Il faut observer que *Menus & Boulogne* c'est le même endroit.
Auteuil.
Passy.
Challeau, (ou) *Chaillot.*
La Ville-l'Evêque.
Vitry, jusqu'à la fontaine.
La Pissotte, jusqu'à la planche du ruisseau.
Montreuil, jusqu'à la première rue venant à Paris, du côté du bois de Vincennes.

BANLIEUE, (la) est aujourd'hui une Auberge située à un carrefour sur le grand-chemin, qui conduit au Bourg-la-Reine, à main gauche, à la distance d'une lieue & demie, ou de cinq quarts de lieue. C'étoit autrefois une des plus anciennes Léproseries du diocèse de Paris, & en même tems une des plus riches. Elle a pris son nom de sa situation, presque à l'extrêmité de la banlieue, & elle étoit comprise dans le territoire d'Arcueil.

Cette maladrerie fut choisie sous le règne du Roi *Jean*, pour le lieu où l'on devoit tenir une célèbre assemblée, dans laquelle il seroit traité des moyens de faire la paix entre l'Angleterre & la France; & en effet elle y fut tenue en 1360, le vendredi 10 avril, après Pâques.

BANNOTS. Paroisse du diocèse de Meaux, Généralité de Paris, Election de Rosoy. Il y a un Hôtel-Dieu, dans lequel on ne reçoit point les pauvres, mais à qui on distribue les revenus de cet Hôtel-Dieu. La Cure est à la nomination du Chapitre de la Cathédrale.

BANQUIERS. Ce sont ceux qui se chargent de faire *traites & remises* d'argent de place en place, pour la facilité des Négocians, moyennant un léger droit d'escompte, autorisé par les loix du commerce.

La plûpart des Banquiers sont, en cette Capitale, du Corps des Merciers. *Voy.* AGENS DE CHANGE.

BANQUIER *en Cour de Rome*, est celui dont la fonction est de faire venir les expéditions de la Cour de Rome, comme les dispenses, les bulles, les provisions des bénéfices, &c. Ils prennent le titre de *Banquier-Expéditionnaire* en Cour de Rome.

BANQUIER. *Terme de jeu.* C'est celui qui au lansquenet, au pharaon, &c. tient le jeu & l'argent, & qui a les fonds devant lui pour payer ceux qui gagnent.

BARBEAUX. Riche Abbaye de l'Ordre de Cîteaux, dans la Généralité de Paris, Election de Melun, à deux lieues de cette Ville. Elle fut fondée en 1147 par *Louis-le-Jeune*. Dans le titre de sa fondation, elle porte le nom de *Sacer Portus*; & ailleurs, de *Sequanæ Portus*, ou *Barbellus*. Le peuple des environs dit qu'elle a été bâtie du prix d'une pierre précieuse que l'on trouva dans un barbeau, qui fut pêché dans la Seine; mais cette tradition, quoiqu'universellement répandue sur les lieux, ne mérite aucune confiance. *Vincent de Beauvais* appelle cette Abbaye, *Bar-Béel*; & M. *de Valois* en conclut que *Bar*, dans le langage de ce temps-là, signifioit Port, & *Béel*, Sacré. *Du Tillet* dit que lorsqu'on y transporta le corps de Louis VII, la Reine *Adèle*, son épouse, lui éleva un mausolée, orné d'or, d'argent & de perles.

BARBIERS. Ceux qui ont droit de tenir boutique pour raser, & qui ont pour enseigne des bassins blancs, avec cette inscription : *Céans on fait le poil proprement, & l'on tient bains & étuves*. Il est aussi permis aux Barbiers de vendre en gros & en détail, des cheveux & toutes sortes de perruques, de poudres, de savonnettes, de pommades, de pâtes de senteurs & d'essences. Les Barbiers furent érigés en Corps en 1674, & payèrent pour cela chacun quinze cens livres au Roi. Il est défendu aux Barbiers de faire la Chirurgie, & dans cette vue les Chirurgiens ont droit de visiter chez les Barbiers. Ils s'appellent, dans leurs Lettres de Maîtrises, *Barbiers, Baigneurs, Etuvistes, Perruquiers*, &c. *Voy*. PERRUQUIERS.

BARNABITES. (les) Saint Eloi avoit obtenu du Roi *Dagobert* une vaste maison, vis-à-vis du Palais, dont il bâtit un Monastère de filles sous l'invocation de *S. Martial*, Evêque de Limoges, vers l'an 1632; & 1633 & 1635, suivant d'autres Auteurs. Bientôt la célébrité de ce lieu y attira un grand nombre de personnes, tant de Paris que des Provinces, & S. Eloi les mit sous la conduite de la Vierge *Aure* (Sainte Aure) : ce nombre montoit à 300. L'enceinte de ce Monastère étoit bornée par les rues que nous nommons aujourd'hui de la *Barrillerie*, de la *Calendre*, *aux Fèves*, & de la *Vieille-draperie* ; & cet espace est appelé dans tous les Titres, *la Ceinture de Saint-Eloi*. On joignit depuis le nom de *Saint-Eloi* à celui de *Saint-Martial*, que ce Monastère portoit. Il a aussi porté celui de *Sainte-Aure*, sa première Abbesse, conjointement avec celui de Saint-Eloi.

Le relâchement s'étant introduit dans cette maison, *Galon*, Evêque de Paris, se vit dans la nécessité d'y remédier avec toute la rigueur ; il dispersa les Religieuses dans différens Monastères éloignés, & donna l'Abbaye de Saint-Eloi à *Thibaud*, Abbé de Saint-Pierre-des-Fossés, à condition d'y mettre un Prieur & douze Religieux de son Ordre, sous la jurisdiction de l'Evêque. *Philippe I*, confirma ces changemens en 1107.

La concession de l'Evêque Galon ne dura que jusqu'en 1125. Alors Thibaud remit le Monastère de Sainte-Aure entre les mains d'*Etienne de Senlis*, Evêque de Paris, sous prétexte que sa conscience ne lui permettoit pas de le garder. Etienne en jouit pendant 9 ans, & l'on croit que c'est pendant ce temps que les Chapelles de Saint-Pierre-des-Arcis, de Sainte-Croix, de Saint-Pierre-aux-Bœufs, de Saint-Martial & de Saint-Paul, en furent démembrées & érigées en Paroisses *. La grande Eglise, dont une partie tomboit en ruine, fut séparée en deux par une rue qui subsiste encore sous le nom de *Saint-Eloi*. Le chœur forma l'Eglise de Saint-Martial ; & de la nef on en fit une autre, sur partie de laquelle est aujourd'hui celle des Barnabites.

En 1134, Etienne rendit cette Abbaye à *Aiscelin*, Abbé de Saint-Pierre-des-Fossés, à la charge d'y établir un Prieur & douze Religieux, & de rendre à l'Evêque & au Chapitre de Notre-Dame les mêmes devoirs, dont les Religieuses avoient été chargées. Ils s'y sont maintenus jusqu'en 1530, temps auquel l'Abbaye de Saint-Pierre, appellée depuis *Saint-Maur-des-Fossés*, fut réunie, avec toutes ses dépendances, à l'Evêché de Paris. L'Office y fut célébré alors par quelques Prêtres Séculiers. Cette Eglise tomboit en ruine, lorsqu'en 1629 M. *de Gondi*, premier Archevêque de Paris, la destina aux Barnabites.

Ces Clercs Réguliers de la Congrégation de Saint-Paul, connus sous le nom de *Barnabites*, doivent leur origine à *Antoine-Marie-Zacharie*, de Crémone, *Barthelemi Ferrari*, & *Jacques-Antoine Morigia*, de Milan, trois Instituteurs qui se réunirent en 1530, pour renouveller l'Ordre des Clercs Réguliers, le premier de l'Eglise.

Cette Congrégation fut approuvée par le Saint-Siège en 1533, & le Pape *Clément VII* obligea ces Clercs à faire les trois vœux ordinaires de religion. Leur objet étoit de se consacrer aux Missions, & de remplir toutes les autres fonctions sacerdotales. Leur première Chapelle à Milan étoit sous l'invocation de Saint-Paul décolé, dont ils prirent le nom ; mais

---

* L'usage où l'on étoit, dans les premiers tems, de construire des Chapelles ou Oratoires, près des Monastères & des Basiliques, est sans doute l'origine de celles-ci.

ayant obtenu, en 1544, l'Eglise de Saint-Barnabé, on commença alors à les appeller *Barnabites.*

Les avantages qu'on retiroit des prédications de ces Clercs, & du zèle avec lequel ils se dévouoient à la conversion des hérétiques, engagèrent *Henri IV* à déférer aux vœux de la Province de Bearn, qui les demandoit : ce Prince, par ses Lettres-patentes de 1608, accorda leur établissement. Le succès répondit à l'espérance qu'on avoit conçue, & leur procura ensuite une Maison à Montargis, par les soins & le crédit de M. *Deshyes*, Gouverneur de cette Ville. *Henri de Gondi*, Cardinal de Retz, dernier Evêque de Paris, avoit donné son consentement à leur établissement dans cette Capitale, & Louis XIII, par ses Lettres-patentes du mois de mars 1622, leur avoit permis d'en former dans toutes les Villes de son Royaume. Différentes circonstances ne leur permirent d'en profiter qu'en 1629 : ils se logèrent d'abord dans la rue d'Enfer, ensuite au Marais ; enfin, le 9 juin 1631, l'Archevêque de Paris les mit en possession du Prieuré de Saint-Eloi *, qu'ils occupent aujourd'hui : ce qui fut confirmé par Lettres-patentes du 11 décembre 1633, enregistrées le 9 mai 1636, sous des conditions qu'ils ont toujours scrupuleusement observées.

Il y avoit, dans la rue de la Barillerie, trois ruelles, qui sont désignées dans les anciens titres, sous les noms de ruelle des *Etuves-Saint-Michel,* de *Saint-Eloi* & de *la Seraine*, alias *Sirène.* La première étoit à côté de la Chapelle Saint-Michel : elle est bouchée & couverte. La seconde étoit en face de l'Eglise Saint-Eloi. La dernière étoit devant l'Eglise de Saint-Barthelemi, & paroît remplacée par le petit passage qui subsiste encore ; elle devoit son nom à l'enseigne de la maison voisine. *Recherch. sur Paris, Quart. de la Cité.*

La voûte de l'Eglise reste encore à faire. Le portail est décoré de pilastres d'ordre dorique & d'ordre ionique ; il a été élevé en 1704, sur les dessins de *Carrault*, très-habile Architecte ; mais l'emplacement est si serré, que l'on ne sauroit

---

* Il ne faut pas entendre tout le terrein renfermé dans ce qu'on appelle *la Ceinture* cette concession ne consistoit qu'en une Eglise qui menaçoit ruine, & en quelques bâtimens anciens, avec le préau, qui sert aujourd'hui de cloître ; & ils ont fait refaire successivement l'Eglise & la maison qu'ils occupent. En 1672, on érigea une Paroisse à Passy, & elle fut unie à la Communauté des Barnabites.

voir

BAR

voir les beautés de l'architecture. Il y a dans cette Eglise une châsse d'argent, dans laquelle est enfermé le corps de *Ste. Aure*. Proche l'Autel, du côté de l'Epître, est une tombe de pierre, sur laquelle on lit :

Hic jacet

Vir venerabilis magnæ profundæque scientiæ,
Ac mirabilis & subtilis eloquentiæ,
Frater P. Petrus Bercorius,
Prior hujus Prioratûs,
Qui fuit oriundus de villâ
Sancti Petri de itinere, in Episcopatu
Mailliziacensi in Pictaviâ ;
Qui tempore suo fecit
Quinque Opera solemnia ;

Scilicet :

Dictionarium, Reductorium
Breviatorium, descriptionem Mundi ;
Et translationem cujusdam Libri
Vetustissimi de latino in gallicum,
Ad præceptum excellentissimi Principis
Joannis Regis Francorum,
Qui obiit anno 1362.

On prétend que le Livre que *Pierre Bercheur* traduisit en françois, & dont il est parlé dans cette épitaphe, est le Tite-Live. Ce manuscrit est en Sorbonne : c'est un des beaux morceaux de la Bibliothèque de cette maison. On garde dans la sacristie des Barnabites ce Pseautier manuscrit de Sainte Aure : (M. l'Abbé le Beuf assure que ce manuscrit est de beaucoup postérieur à cette Vierge.) Ce volume contient les quatre évangiles, avec une liste des stations de l'Eglise de Tours. Ce manuscrit est du tems de Charles-le-Simple. *Histoire du Dioc. de Par.* tom. II, part. 22, p. 500. C'est un Livre admirable pour l'écriture & pour sa belle conservation.

La petite place, qui est devant les Barnabites, a été faite de la maison du Père de *Jean Chastel*, à qui ce parricide avoit communiqué l'horrible dessein qu'il avoit formé contre *Henri-le-Grand*. Ce scélérat porta son couteau sacrilège jusques sur le visage de ce grand Roi, & fut condamné, par Arrêt du Parlement, au supplice qu'il méritoit. Pour conserver une marque de ce parricide, la maison de son père fut rasée, & la Ville fit élever, en 1594, dans cette petite place, une

Tome I. L l

pyramide, sur la base de laquelle il y avoit des inscriptions en vers & en prose, où on lisoit toutes les circonstances de cet horrible attentat. Ce monument a été renversé l'an 1605, par un effet de la bonté du Roi, qui en accorda la démolition aux instantes prières du Père *Cotton*.

BARRE. (la) Ce lieu est un écart de la paroisse de *Dueil*, à un quart de lieue, sur le grand chemin de Pontoise, vers le midi. Il consiste en un Château, ou maison bourgeoise considérable, avec quelques autres bâtimens, hôtelleries, &c. le tout est de la paroisse de Dueil, excepté une maison qui est de celle d'Epinay. En 1465, l'hôtel de la Barre-sous-Montmorency, avec des terres, prés & saussayes, est dit appartenir à *Jacques Grandin*, sieur d'Orvilliers, près Chambly. *Ambroise*, Duc de Bournonville, Pair de France, & Lucrece-Françoise de la Vieuville, sa femme, y ont demeuré en 1658 dans le Château qui leur appartenoit; & 40 ans après, M. *Pallu*, Conseiller au Parlement.

BARRE DU CHAPITRE (la) est une autre Jurisdiction que celle de l'Archevêque de Paris, pour sa temporalité; elle est exercée par un Bailli, un Procureur-Fiscal & un Greffier. Le Chapitre de Notre-Dame en jouit de tems immémorial. Le Roi Louis XI, par ses Lettres-patentes du mois de septembre 1445, fit défenses à tous Juges ordinaires Royaux d'y exercer aucune justice par prévention ou autrement. Elles ont été confirmées par Lettres de Louis-le-Grand, datées du 14 août 1676, enregistrées au Parlement le 2 septembre de la même année. Sa Majesté interpréta, par ces Lettres, l'Edit du mois de février 1674, qui ordonnoit la réunion des Justices de Paris au Châtelet. Le Roi déclare n'avoir entendu réunir la haute, moyenne & basse-Justice de l'Eglise de Paris, appellée *la Barre du Chapitre*, pour l'étendue de l'Eglise, Parvis & Cloître seulement, ensemble du terrein, dans lesquels Sa Majesté les a maintenus & gardés, & au droit de voierie dans ces mêmes lieux.

Les audiences de cette Jurisdiction se tiennent le lundi à 3 heures de relevée, en l'Auditoire, Cloître & près le puits de Notre-Dame.

Les appellations de cette Jurisdiction sont immédiatement portées au Parlement.

BAROMETRES. Les Marchands de baromètres & thermomètres sont ceux qui fabriquent & vendent les instrumens qui apprennent à connoître & juger, par des signes sensibles, des dégrés de température de l'air, & qui s'occupent à la construction de différentes machines de Physique expérimentale, telles que les pese-liqueurs, verres d'optique, microscopes, télescopes, machines électriques, pneumatiques, larmes, bombes & pétards de verre, &c. Un grand nombre de Piémontois font ce commerce dans le fauxbourg Saint-Antoine. Ils portent leurs baromètres dans les rues, aux promenades, dans les cafés, dans les maisons, &c.

BARRICADES, (les) ou la guerre civile de Paris. Voici à quelle occasion les premiers mouvemens de cette révolte furent excités, par les impôts que la Reine Anne d'Autriche avoit été obligée d'établir, pour soutenir la guerre en différens endroits, relativement aux besoins pressans de l'Etat; & entr'autres Edits bursaux, l'Edit de création de douze Charges de Maître des Requêtes, auquel ceux de ce Corps avoit formé opposition dès le 17 janvier 1648. Le Parlement de Paris avoit rendu deux Arrêts d'union avec les Parlemens & autres Compagnies de ce Royaume; l'un du 13 mai, & l'autre du 15 juin. Les Présidens *Gayan* & *Barillon* avoient été arrêtés dès le commencement de l'année, sans que cela eût eu de suites; & le Cardinal de Mazarin crut que le jour où l'on chanteroit le *Te Deum* à Notre-Dame, pour le gain de la bataille de Lens, le 26 août, seroit une occasion favorable pour faire arrêter le Président *Potier de Blancmenil* & *Broussel* : ce qui fut exécuté. Le premier étoit neveu de l'Evêque de Beauvais, & ne pouvoit pardonner à la Reine Anne d'Autriche, l'indifférence qu'elle avoit prise pour son oncle, au commencement de la Régence. Le second, n'ayant pour tout mérite que sa pauvreté & beaucoup de hardiesse, étoit mécontent de la Régente, qui avoit refusé une Compagnie aux-Gardes à son fils. Leur emprisonnement, de même que l'exil de *Lainé* & *Loisel*, fit plus de bruit qu'on ne s'y attendoit. Le peuple les redemanda. Bientôt les chaînes furent tendues dans Paris, (c'est ce qu'on appelle la *Journée des Barricades*) & la Reine fut forcée à rendre les prisonniers.

Le bien public, comme il arrive presque toujours dans les révoltes, n'étoit que le prétexte de ces troubles, excités par les mécontens du Gouvernement, qui, sans oser attaquer la Majesté Royale, s'en prenoient aux Ministres. C'est ce qui fit donner aux deux partis les noms de *Frondeurs* & de *Mazarins*. A la tête des premiers étoient le Duc *de Beaufort*, sauvé du château de Vincennes, où il étoit prisonnier depuis cinq ans; *de Retz*, Coadjuteur de Paris, qui depuis fut Cardinal; la Duchesse *de Longueville*; le Prince *de Marsillac*, qui l'aimoit; le Prince *de Conti*; le Duc *de Vendôme*, son beau-frère; le Duc *de Nemours*; le Duc *de Bouillon*, l'ame de ce parti; le Maréchal *de Turenne*, son frère; le Maréchal *de la Motthe*, &c. Du côté de la Cour étoient le Prince *de Condé*; le Maréchal *de Grammont*; le Duc *de Châtillon*, &c. Et ce qu'il y a de surprenant dans toutes ces révolutions, c'est qu'en moins de trois années, on vit les intérêts changer totalement. Le Prince de Condé assiégea Paris pour le Roi, puis le défendit contre ce Monarque. Le Prince de Condé ramena le Cardinal triomphant dans Paris, ensuite fut mis en prison par ce même Cardinal; enfin, le Maréchal de Turenne se sépara du Prince de Condé, & donna contre lui la bataille de Saint-Antoine. Le Duc d'Orléans flottoit entre les deux partis, & suivant son caractère & les intérêts de l'Abbé de la Rivière, il en changea plus d'une fois. *Chavigny*, devenu suspect au Cardinal, fut mis à Vincennes, & ensuite transféré au Hâvre-de-Grace. Le Parlement, raccommodé avec la Cour, par la Déclaration du 4 octobre, fut rappellé de Pontoise où il avoit été transféré. On voit encore plusieurs de ces chaînes au coin de quelques rues de Paris, comme au bas de la rue de la Harpe, &c.

BARRIÈRES DES ENTRÉES DE PARIS. L'on entre dans cette vaste Ville par soixante barrières, qui sont construites à la tête & aux issues des Fauxbourgs. Il n'y en a cependant que vingt-quatre principales, qui conduisent aux différentes grandes routes par terre, & où se payent & s'acquittent les droits de toutes les denrées qui entrent dans cette Ville, pour l'usage & la consommation de ses habitans : ces barrières sont celles de Saint-Victor, Saint-Marcel, de l'Oursine, de Saint-Jacques, Saint-Michel, des Carmes, de Saint-Germain, de la Conférence ; de Chaillot, du Roule, de la Ville-l'Evêque, de Montmartre, de Sainte-Anne, de Saint-Denis, de Saint-Martin, du Temple, de la Croix-Faubin, des Picpus & de Rambouillet : les autres sont de traverses & de communications, comme celle de Courcelles, auprès du pavillon de Mgr. le Duc de Chartres, &c.

Il y a aussi deux entrées par eau dans cette Ville : l'une est par la Rapée, où est une patache en descendant la rivière, & l'autre est en remontant par le Pont-Royal, vis-à-vis les Invalides.

Les denrées qui arrivent par la première de ces entrées, sont conduites par des Commis, soit au bureau du port Saint-Paul, ou à celui de la Tournelle : celles qui entrent par la seconde, sont pareillement conduites par des Commis au bureau du port Saint-Nicolas.

BARRIERES DEVANT LES HÔTELS. (les) Les Princes du Sang avoient une entière jurisdiction sur leurs domestiques : les Officiers de la Couronne l'avoient de même sur tous ceux qui étoient dans leur dépendance, par leurs charges, emplois ou métiers. S'il arrivoit quelque tumulte parmi le peuple, & s'il y avoit quelques plaintes subites à porter, ils s'assembloient devant la maison ou du Gouverneur, ou du grand Aumônier, ou du Connétable, ou du grand Chancellier & grand Chambellan, ou du grand Ecuyer, ou d'un Prince du Sang ; en un mot, devant l'hôtel de celui qui avoit droit de les juger.

Ce Prince, ou ce grand Officier, descendoit à sa porte où il y avoit une barrière, pour ne point être assailli par le peuple, & sur laquelle il s'appuyoit, pour entendre les plaintes & griefs, & rendre justice à qui elle étoit due. Voilà l'origine des barrières que l'on voit devant différens hôtels. Le Doyen des Maréchaux de France a droit de barrière, de même que le Chancelier & le Garde des Sceaux. Il y en a cependant une devant l'hôtel du Contrôleur-général, parce qu'il étoit auparavant désigné pour être l'hôtel des Ambassadeurs extraordinaires, & que précédemment il avoit appartenu à M. le Chancelier de Pont-Chartrain.

Ces barrières ne peuvent être arrachées ; il faut qu'elles pourrissent où elles sont posées ; c'est ce qui fait que l'on tolère celles qui sont restées aux hôtels, où ceux qui y demeuroient avoient droit de barrière. On doit cependant être étonné d'en voir une devant l'hôtel de la Compagnie des Indes, quoiqu'elle ne soit pas faite comme les autres. *Ess. hist. sur Paris*, t. 2, p. 49 & suiv.

BARTHELEMI, (Saint) Eglise paroissiale, près du Palais. Ceux-là se trompent qui disent que cette Eglise étoit la Chapelle de nos Rois de la première & de la seconde race, & qui assurent que la Reine *Clotilde* y fit baptiser deux de ses enfans ; l'un en 485, & l'autre en 486. Comme le Palais des Rois des deux premières races étoit hors de la Cité, il n'en faut pas davantage pour être convaincu que l'Eglise de Saint-Barthelemi n'étoit pas leur Chapelle ; mais elle l'étoit du Palais des Comtes de Paris ; & dès que Hugues Capet fut parvenu à la Couronne, cette Chapelle devint royale, & c'est depuis ce tems-là que nos Rois s'en sont déclarés les Fondateurs.

Elle étoit anciennement desservie par des Chanoines réguliers ; & vers l'an 965, *Salvator*, Evêque d'Aleth en Bretagne, aujourd'hui *Saint-Malo*, étant venu à Paris pour se mettre à couvert de la fureur des Normands, il y apporta une grande quantité de reliques, parmi lesquelles étoit le corps de S. Magloire : il les présenta à Hugues Capet, pour lors Comte de Paris, Duc de France, & Roi dans la suite, qui les fit déposer dans l'Eglise Collégiale de Saint-Barthelemi. Ce Prince ayant fait aggrandir considérablement cette Eglise, en fit sortir les Chanoines, qui furent transférés dans la Chapelle de St.-Michel, dans l'enclos du Palais ; & on mit, en leur place, des Moines Bénédictins, avec un Abbé, qui, à perpétuité, devoit être pris parmi eux. Il fit en même-tems dédier l'Eglise en 985, sous le nom de *Saint-Magloire*, qui fut ajouté à celui de Saint-Barthélemi. Tous ces changemens furent autorisés par *Eliziarn*, ou *Elizard*, Evêque de Paris, & par le Roi *Lothaire*, & *Louis*, son fils.

M. *Jaillot*, dans ses Recherches sur Paris, au quartier de la Cité, prétend qu'il y avoit un Palais de nos Rois dans l'intérieur de la Cité ; que les Ducs de France & Comtes de Paris, qui s'emparèrent de l'autorité royale, avoient dû nécessairement habiter ce Palais ; qu'un fragment de l'Histoire de France, depuis Louis-le-Débonnaire, jusqu'au règne du Roi Robert, écrite par un Auteur contemporain, dont le nom n'est pas venu jusqu'à nous, rapporte que Hugues, Duc de France, fit déposer solemnellement les reliques, dont nous avons parlé ci-dessus, dans l'Eglise de Saint-Barthelemi, anciennement bâtie par nos Rois, *Regum antiquitus munificentiâ constructa* ; que Louis-le-Jeune se sert des mêmes expressions dans une Charte de 1159, & qu'il paroîtroit, comme le dit le Président Hénault, *Abrég. chron. t. I, pag. 124, en marge*, que Hugues Capet fit une Eglise de son Palais (aujourd'hui Saint-Barthélemi.) M. Jaillot ajoute qu'il est certain, 1°. » qu'il y avoit un Palais dans la Cité dès la
» première race de nos Rois, outre celui qui étoit dehors &
» auprès des Thermes, lequel avoit été construit par les
» Romains, que Childebert l'avoit habité, & qu'il y étoit
» avec Clotaire, lorsqu'ils y firent périr les enfans de Clo-
» domir : 2°. que ce Palais dut nécessairement avoir une Cha-
» pelle fondée & dotée par nos Rois : 3°. qu'en supposant

» même que sous la seconde race, nos Rois n'aient point fait
» de séjour à Paris, quoiqu'on puisse prouver le contraire,
» on n'en peut point conclure qu'il n'y eût point de Palais
» dans la Cité : 4°. que les premiers Comtes de Paris, bien
» antérieurs à Eudes, occupoient ce Palais, où les incur-
» sions des Normands les avoient obligés de se retirer, afin
» de veiller à la défense & à la conservation de la Cité, &
» où lui-même demeuroit lors du fameux siège qui lui acquit
» tant de gloire : 5°. enfin, que si Eudes avoit fait bâtir la
» Chapelle de Saint-Barthelemi vers 891, l'Historien n'au-
» roit pas dit au siècle suivant, c'est-à-dire, 75 ans après,
» qu'elle avoit été anciennement bâtie par nos Rois, sur-tout
» dans un tems où Eudes & Robert, quoique sacrés au pré-
» judice de Charles-le-Simple, passoient moins pour Rois,
» que pour Administrateurs du Royaume.
» L'expression *antiquitùs* confirme encore ce sentiment ; car
» elle s'emploie ordinairement pour signifier plutôt l'anti-
» quité ou les siècles reculés, que l'ancienneté ou un tems
» qui n'est pas si éloigné. *Antiquum*, dit un Jurisconsulte,
» (Bald. lib. 3. Consil. 366.) *dicitur quod per multas duravit*
» *& transivit generationes..... quod omnem omnium hominum*
» *qui possint de visu, vel de auditu testari, vincit memoriam.*
» Et M. Jaillot en conclut qu'il peut avancer que la Chapelle
» Royale de Saint-Barthelemi est antérieure au tems où les
» différens Auteurs ont placé l'époque de son origine, quoi-
» qu'on ne puisse la fixer précisément ».

Hugues Capet donna aussi aux Bénédictins la Chapelle de *Saint-Georges*, que Hugues-le-Blanc, son père, avoit au- trefois donnée aux Chanoines de Saint-Barthelemi ; elle étoit située hors des murs de la Ville, du côté de Saint-Denis, & la place adjacente leur devoit servir de cimetière. Cette Cha- pelle quitta son ancien nom, pour prendre celui de Saint- Magloire, qu'elle portoit avant l'an 989. Elle commença à être desservie par deux Moines Prêtres, que *Guenegaud* ou *Guenebold*, Abbé de Saint-Magloire en la Cité, y envoya l'an 1117, avec la permission de Louis-le-Gros. Enfin, l'an 1138, les Moines de Saint-Barthelemi & de Saint-Magloire se trouvant trop resserrés dans la Cité, allèrent s'établir au- près de leur Eglise cimetériale, qu'on rebâtissoit magnifique- ment sous le nom de Saint-Magloire, & y portèrent le corps de ce Saint & toutes les autres reliques ; dès lors l'Eglise de Saint-Barthelemi ne porta plus que son ancien nom, & fut érigée en Paroisse. Les Bénédictins Magloriens y laissèrent cependant un de leurs Moines, avec le titre de Prieur.

Le titre de l'Abbaye de Saint-Magloire ayant été uni à l'Evêché de Paris en 1564, la Cure de Saint-Barthelemi vint à la collation de l'Archevêque. Cette Eglise est encore aujourd'hui la Paroisse de tout l'enclos du Palais; & le Curé a droit d'y exercer toutes les fonctions curiales, ainsi qu'il a été jugé par Arrêt rendu sur les conclusions de M. le Bret, Avocat-général, le 19 de mai de l'an 1621. Les motifs de cet Arrêt sont que l'Eglise de Saint-Barthelemi a été la première Chapelle des Rois, lorsqu'ils demeuroient dans le Palais; en laquelle ils ont rendu le pain-à-bénir comme Paroissiens; que le territoire, sur lequel la Sainte Chapelle est bâtie, appartenoit à cette Eglise, ce qui est justifié par l'usage des processions qui se font tous les ans à l'entour, dans la cour & en la salle du Palais, & ailleurs; que le Curé & la Fabrique ont droit de faire prêcher dans la grande salle du Palais les Dimanches du Carême, le Vendredi-Saint & les Fêtes de Pâques, & cela par Arrêt du 3 mars 1619; que le Curé de Saint-Barthelemi, par Arrêt contradictoire du 15 novembre 1521, a droit de prendre les offrandes qui se donnent à la grand'Messe, que l'on célèbre dans la grand'salle, le lendemain de la Saint-Martin, à l'ouverture du Parlement; qu'il a droit d'administrer les Sacremens, & d'exercer les autres fonctions curiales dans l'enclos du Palais & même dans la Conciergerie; que par Arrêt du 19 mai 1611, la Cure de la basse-Sainte-Chapelle n'est que personnelle, & ne s'étend que sur les domestiques des Chanoines de la Sainte-Chapelle, & sur le Portier, le Concierge, le Jardinier, & deux Gardes spécifiés & nommés par la bulle du Pape Jean XXII, donnée la quatrième année de son Pontificat, le 7 d'août.

Cette Eglise ne consistoit anciennement qu'en la nef d'aujourd'hui, & plus haut il y avoit un Jardin, où Hugues Capet fit bâtir le chœur, vers l'an 975. Au-dessus de ce jardin étoit une Chapelle nommée *Notre-Dame des Voûtes*, laquelle a été rebâtie en 1520. L'Eglise de Saint-Barthelemi, de même que la plûpart des autres qui sont dans ce quartier, étoit sombre; mais en 1729 & 1730, on en a regratté l'intérieur, & on la rendu assez claire. *Gabriel le Duc*, Architecte du Roi, avoit composé, pour le maître-autel, un dessin qui devoit être exécuté en marbre; mais il ne le fut qu'en bois, en 1675. La décoration de cette Eglise a été entièrement changée, depuis l'an 1736. On a construit le grand-autel d'une nouvelle forme; le Sanctuaire a été aggrandi, & l'on a refait les stalles, le lambris du chœur, le revêtissement des piliers, & toutes les grilles de clôture. On a fait ensuite le lambris de la nef, dans lequel on a pratiqué l'œuvre de la Fabrique, & celle de la Confrairie du S. Sacrement.

On monte de ce chœur au Sanctuaire par des marches de marbre de rance, d'un plan circulaire. Ce Sanctuaire est pavé de marbre blanc & noir. Le coffre de l'autel est de breche violette, & a la forme d'un tombeau antique, dont la concavité renferme une châsse, où sont les reliques * de Saint-Barthelemi; on les découvre à travers les chiffres du Saint, qui est entouré d'un cartel de bronze doré, orné de fleurs & de palmes. Sur cet autel est un gradin de marbre verd d'Egypte, décoré d'un morceau de sculpture doré, qui forme une niche, où l'on expose le S. Sacrement; cette niche est surmontée de deux Anges de bronze doré, qui tiennent une couronne de gloire. Ce morceau donne naissance à des enroulemens, d'où naissent des branches de palmiers, qui servent de chandeliers; elles sont entremêlées de festons, de fleurs, de nuées, de têtes de Chérubins, & d'autres ornemens qui se répandent sur la face du gradin. Cet autel est encore accompagné dans sa largeur & dans son élévation, de colonnes & de pilastres d'ordre corinthien, qui partent du rez-de-chaussée, & dont les piedestaux, à niveau de l'autel, sont de marbre griote; les colonnes & les pilastres sont de verd campan, sur des corps de marbre blanc veiné. Le tout forme un plan octogone, & revêt les piliers de l'arcade du rondpoint, qui étant ouverte, laisse voir en perspective la Chapelle de la Vierge. La voussure de marbre verd, dont le haut de l'arcade est revêtu, est surmontée d'une gloire, au milieu de laquelle est placé un *Jehova*, accompagné de rayons qui vont à hauteur du vitrage, & s'alongent sur les corniches, faisant fond à deux Anges de grandeur naturelle. Cette gloire est composée de nuées & de têtes de Chérubins, du milieu desquelles sort le suspensoir; le tout doré, ainsi que les chapiteaux, les bases, les modillons, les trophées, les agrafes & les crédences.

---

* Ces reliques sont apparemment ce qui fut détaché d'un bras de ce Saint, lorsqu'il fut rendu aux Religieuses de l'Abbaye de Gerci en Brie, qui l'avoient mis en depôt dans cette Eglise durant les guerres de la Religion, sous Charles IX. Il peut se faire qu'on ait aussi à Saint-Barthelemi des reliques de S. Cyr, Martyr, parce que ce fut à *Annibal Thus*, Curé de cette Paroisse, que l'Evêque de Nevers envoya un fragment d'ossement du bras de ce Saint, l'an 1632. Il doit y en avoir de S. Brieu, & même une Chapelle de son nom.

Le chœur est revêtu d'un lambris, à la hauteur de plus de trente pieds, composé de panneaux, voussures, arrière-voussures, & enrichi dans les compartimens de groupes d'Anges, de cassolettes & autres ornemens.

Le lambris de la nef se réunit à celui du chœur, & se termine au grand portail. Il consiste en arcades & piliers revêtus, & en panneaux, pilastres & arrière-corps. Dans l'une des arcades est l'œuvre de la Fabrique, enrichie de chapiteaux, qui portent la corniche de la double voussure, & de médailles, qui représentent Saint Barthelemi & Sainte Catherine, entourés de palmes & couronnés de fleurs; le tout surmonté d'un bas-relief dans le grand panneau, où sont les armes de France, supportées par deux Anges, dont l'un tient la main de justice, & l'autre le sceptre. Le reste du fond est semé de fleurs de lys, & enrichi de différens ornemens.

L'œuvre du S. Sacrement, placée de même dans une arcade, & décorée convenablement à son sujet, renferme dans son panneau un bas-relief, composé d'Anges, qui soutiennent un calice, d'où sort une hostie rayonnante, accompagnée de têtes de Chérubins & de nuées. A l'à-plomb des piliers sont des médailles, où l'on voit des croix qui groupent avec des branches de palmiers. Toute cette décoration, qui est du dessin & de l'exécution des *Slodtz*, Sculpteurs du Roi, a mérité l'approbation des connoisseurs.

Dans la Chapelle, qui est à main droite, il y a sur l'autel un tableau où l'on voit Jesus-Christ qui met un anneau au doigt de Sainte Catherine : ce tableau a été peint par *Loir*. Ceux de Sainte Geneviève, de Saint Guillaume & de Saint Charles-Borromée ont été peints par *Hérault*. Dans cette même Chapelle, est une figure qui représente la Religion, & qui a à ses pieds un génie entouré d'instrumens de Mathématiques, & tenant une tête de mort qu'il regarde attentivement.

L'épitaphe suivante, qui est au-dessous, est digne du savoir & de la piété de M. *Clersellier*, pour qui elle a été faite :

Optima Philosophia, mortis meditatio,
Clarissimo viro
CLAUDIO CLERSELLIER,
Equiti,
Magno Reip. Christianæ & litterariæ ornamento.
Illam moribus antiquis, hanc scriptis
Elegantissimis decoravit.

Obiit, haud levi utriusque damno;
Anno Domini 1684, idibus Aprilis,
Ætatis septuagesimo.
PETRUS DE LA CHAMBRE, *
Hujus Basilicæ Rector, ad gregis
Exemplum & incitamentum,
Et liberi superstites. P. C.

M. *Clersellier*, dont on vient de rapporter l'épitaphe, étoit un Philosophe très-habile, & un homme d'une piété si sincère & si solide, qu'il a bien fait voir que le sublime de la Philosophie n'est pas incompatible avec la simplicité de la Foi. Le public lui est redevable de la traduction de quelques-uns des Ouvrages de M. *Descartes*: il auroit été à souhaiter qu'il nous eût donné la vie de ce Philosophe; personne ne connoissoit mieux sa doctrine, son esprit & son caractère, que M. *Clersellier*. C'est encore à lui que nous sommes redevables de la belle Préface qui est à la tête de la Physique de *Rohault*, son gendre. Les ornemens & les figures de ce tombeau sont de *Barthelemi de Melo*.

Louis Servin, Avocat-général au Parlement, a été aussi inhumé dans cette Eglise. Il mourut l'an 1626, en haranguant Louis XIII, séant en son lit de justice au Parlement. Ce Magistrat a été très-célèbre par sa probité, sa fermeté & sa profonde érudition.

Il y a en cette Eglise trois Confrèries, l'une de Sainte Catherine, instituée en 1353, une de Saint Sébastien & de Saint Roch, & la troisième du Saint Sacrement, instituée en 1518. Comme c'est la première qu'il y ait eu à Paris en l'honneur de ce saint Mystère, pendant un certain tems, on la publioit par les rues de la Ville; mais on a discontinué cette publication, depuis qu'on a établi de pareilles Confrèries dans les autres Paroisses de cette Ville.

On a réparé, en 1740, le portail de cette Eglise: les portes ont été sculptées par les *Sloatz*. Les statues, qui représentent Saint Barthelemi & Sainte Catherine, n'ont été que reblanchies; elles sont de *Barthelemi de Melo*.

Aujourd'hui on travaille à la réédification de ce Temple, dont on vient d'abattre la plûpart des murs qui menaçoient ruine.

---

* *Pierre Cureau de la Chambre*, Curé de Saint-Barthelemi, étoit de l'Académie Françoise; il mourut le 15 avril 1593.

Il paroît que l'usage de la Cathédrale de Paris, de venir faire une station à Saint-Barthelemi, le jour de la Fête de cet Apôtre, a dû commencer avant qu'il y eût des Moines en ce lieu, & probablement lorsque, par l'admission du rit Romain en France au IXe. siècle, le jour de cette Fête fut fixé au 24 août. Un fait constant, dit l'Abbé *le Bœuf*, est que le Chapitre s'y rendoit au XIIIe. siècle, suivant les termes d'un Traité de l'an 1235, entre le Curé & les Moines de Saint-Magloire. L'ancien Processionnal manuscrit marque que les Chanoines y entroient par le Prieuré, chantoient Tierce sous le cloître, faisoient ensuite la procession en chappes par les grottes & les voûtes, où il se chantoit un répond de la Vierge ; qu'après cela, la grand'Messe étoit entonnée par les Moines de Saint-Magloire & continuée, excepté l'*Alleluia*, dont le chant appartenoit au Chapitre, qui, après avoir chanté Sexte dans le cloître, s'en retournoit. Si ces grottes souterreines n'étoient pas bouchées ou comblées aujourd'hui, on auroit pu juger, par leur construction, si elles ne sont pas un reste de l'ancienne Chapelle Royale, laquelle seroit devenue une crypte depuis l'élévation du sol de la Cité.

Etendue de la Paroisse de Saint-Barthelemi.

Depuis que l'Isle du Palais, qui finissoit à l'endroit où est la rue du Harlay, a été alongée par la jonction d'une petite Isle, qui étoit au lieu où est la place Dauphine, & que le Pont-neuf a été construit ; la moitié méridionale de la partie de ce Pont, qui conduit à Saint-Eustache, a été déclarée être de la Paroisse de Saint-Barthelemi, aussi-bien que la moitié septentrionale de l'autre partie, qui conduit à la rue Dauphine. Il avoit été réglé le 16 février 1609, que cette Paroisse n'auroit que la moitié du Pont-marchand, qui étoit construit un peu plus bas que le Pont-au-change, & c'est apparemment ce qui a servi de règle pour ces partages du Pont-neuf & pour celui du Pont-au-change, dont la Paroisse de Saint-Barthelemi a pareillement les deux côtés jusqu'au milieu, en venant de l'Isle du Palais ; mais elle ne commence à avoir le côté droit, qu'à la maison du change.

Il en est de même du pont Saint-Michel : elle en a les deux côtés jusqu'au milieu, en venant de la rue de la Barillerie. Son étendue dans la rue du Marché-neuf, est bornée à trois ou quatre maisons, à gauche ; mais elle a cette petite rue en entier, à main droite. Elle a, du côté du couchant, la rue entière de Saint-Louis, celle de Sainte-Anne, le quai des

Orfèvres, la rue du Harlay, toute la place Dauphine, & autres places qui sont dans l'enceinte du Palais, comprise même la grande cour, à l'exception des maisons des Chanoines de la Sainte-Chapelle & des Bénéficiers : en sorte que toutes les personnes qui logent dans les lieux habitables des différentes salles, & à la conciergerie même, sont censées être sur la Paroisse de Saint-Barthelemi. Tout le quai des Morfondus est de la même Paroisse. Le bout de la rue de la Calandre donnant dans la rue de la Barillerie ; cette dernière rue en sa longueur, tant d'un côté que d'un autre, excepté quelques maisons, qui ont leur entrée par la cour du Prieuré de Saint-Eloi, lesquelles sont de S.-Pierre-des-Arcis. Il en est de même de la rue Saint-Barthelemi, dont elle a les deux côtés jusqu'à la rue de la Pelleterie, dans laquelle elle a, depuis le coin, toutes les maisons à main droite, jusqu'environ le milieu de la rue ; & dans le côté gauche, elle a, vers le quart de la même rue, quatre maisons au lieu appellé le Port-aux-œufs.

BARTHELEMI. (Massacre de la Saint) Cet événement, dont il seroit à souhaiter que la mémoire fût ensevelie pour toujours dans l'oubli, arriva le dimanche 24 août 1572, la nuit de la Fête de la S. Barthelemi ; & il y eût environ 2000 personnes de tuées dans la Capitale, & 30000, tant à Paris que dans les Provinces. Dans cette boucherie, on confondit plusieurs Catholiques avec les Calvinistes. Ceux-là, afin de se reconnoître les uns & les autres, portoient une écharpe blanche au bras gauche, & une croix de la même couleur à leur chapeau, & il y avoit des lumières à toutes les fenêtres.

On mit en délibération si l'on excepteroit le Roi de Navarre & le Prince de Condé. A l'égard du Roi de Navarre, tout le monde fut de cet avis. La dignité royale, disoit-on, & l'alliance qu'il venoit de contracter avec Charles IX, demandoient qu'on en usât ainsi. D'ailleurs, il paroissoit trop odieux d'assassiner ce Prince dans le Palais, à la vue du Roi, son beau-frère, & pour ainsi dire, entre les bras de la Reine, son épouse.

On décida qu'il ne seroit jamais possible de colorier une telle action ; & que tout ce qu'on pourroit alléguer, pour en charger les Princes Lorrains, ne justifieroit point le Roi. Il y eût plus de difficulté pour le Prince de Condé. La haine qu'on avoit portée à son père, pensa lui être fatale. Cependant, son rang & les instances du Duc de Nevers, qui se rendit garant de la soumission & de la fidélité de ce Prince, lui sauvèrent la vie.

Cependant Charles IX flottoit dans l'incertitude, à la vue de l'affreuse scène qui étoit sur le point d'éclater. Comme la Reine vit le Prince pâlir, & une sueur froide lui couvrir le front, elle lui reprocha son peu de courage. » Quoi ! s'écria-» t-elle, vous n'osez vous défaire de gens qui ont si peu » ménagé votre autorité & votre personne. » ? Charles IX, piqué de ce mot, prit feu tout-à-coup, & ordonna que l'on commençât. Pour ne pas laisser ralentir la colère du Roi, Catherine de Médicis fit donner à l'heure-même le signal qui ne devoit se donner qu'une heure avant le jour. A l'instant, le Roi, qui, effrayé du sang qu'on alloit répandre, venoit de commander qu'on sursît encore, prit définitivement son parti. Ne se donnant pas le tems d'envoyer au Palais pour faire sonner le tocsin, il le fit sonner à Saint-Germain-l'Auxerrois.

La première victime fut l'Amiral *Coligny*. Un Allemand, nommé *Béme*, qui avoit été domestique dans la maison de Guise, força la chambre de l'Amiral ; & l'épée à la main, à la tête des Assassins, il lui dit : *Est-ce toi qui es Coligny ? C'est moi-même*, répondit ce Seigneur, d'un air tranquille, & lui montrant ses cheveux blancs : *Jeune-homme*, poursuivit-il, *tu devrois respecter mon âge, mais acheve. Tu ne peux abréger ma vie que de fort peu de jours*, Pour toute réponse, Béme lui plonge son épée dans le corps, & l'en retire pour faire plusieurs cicatrices à l'Amiral sur le visage. On rapporte que Coligny se sentant frappé, s'écria : *Au moins, si je périssois par la main d'un homme de cœur, & non par celle d'un misérable valet !* On jetta son corps par la fenêtre.

La populace lui fit mille indignités ; elle lui coupa la tête, traîna le tronc par les rues, & le porta ensuite à Montfaucon, où il fut attaché aux fourches patibulaires. Au-dessous de ce tronc, on alluma du feu, qui le grilla sans le consumer. Il demeura là exposé pendant quelques jours. François de Montmorency le fit enlever secretement, & le fit transporter à Chantilly. Selon d'*Aubigné*, l'on fit consumer les chairs dans de la chaux. En 1582, les os furent portés à Montauban. La Princesse d'Orange, fille de l'Amiral, les fit ensuite porter en Hollande, où ils demeurèrent jusqu'en 1608. Lorsque la mémoire de *Coligny* eût été réhabilitée, ces os furent rapportés en France, & déposés à Châtillon-sur-Loin dans la chambre des Archives. Sur le coffre de plomb, dans lequel ils sont enfermés, on lit cette épitaphe :

Magni illius Franciæ Admiralis Gasparis à COLINIACO,

hujufce loci Domini, *offa in fpem refurrectionis hîc funt depofita*, *anima autem apud eum*, *pro quo conftantiffimè pugnavit*, *recepta*.

C'eſt-à-dire: » Ici, en attendant la réſurrection, repoſent » les os de *Gaſpard de Coligny*, Amiral de France, Seigneur » de ce lieu. Son ame eſt dans le ſein de celui pour qui il n'a » ceſſé de combattre ».

Nous n'entreprendrons point de donner ici la liſte des Proteſtans & des Catholiques de diſtinction qui périrent dans cette fatale journée : le Lecteur peut lire les Hiſtoires qui en parlent. Nous citerons ſeulement *Pierre Ramus*, ou *la Ramée*, qui eſt digne, du moins par ſon mérite perſonnel, de figurer parmi eux. Il fut jetté par une fenêtre du Collège de Preſle. La jalouſie de *Charpentier*, autre Profeſſeur, lui cauſa la mort. Ils s'étoient échauffés, *Charpentier* à défendre la Philoſophie d'Ariſtote, & *Ramus* à la combattre ; de ſorte que celui-ci fut proſcrit, moins comme ennemi de la doctrine de l'Egliſe, que comme ennemi des opinions Péripatéticiennes. *Ramus* étoit né dans le Vermandois, en 1515. Il étoit Profeſſeur au Collège-Royal & Principal du Collége de Preſle, où il avoit enſeigné long-tems. Tout le monde ſait qu'il a fondé au Collège-Royal une chaire de Mathématiques. On prétend que ſon père étoit Gentilhomme ; mais qu'ayant été chaſſé de Liège, ſa patrie, il avoit été réduit à ſe faire Charbonnier pour ſubſiſter.

» On attribue communément les forfaits de Catherine de
» Médicis, dit M. *de Saint-Foix*, *Eſſ. ſur Paris*, tom. 4, p.
» 76, à l'ambition de gouverner, & à l'embarras où elle ſe
» trouvoit entre les Guiſes & les Chefs du parti calviniſte :
» pour moi, continue-t-il, après avoir lu, examiné & diſ-
» cuté tout ce qu'on a écrit pour & contre, je penſe que
» formée pour brouiller & détruire, il en étoit de ſon ame
» comme d'un être infecté dans ſon germe, & qui devient
» un fléau ; qu'une autorité ſans troubles ne l'eût point flat-
» tée ; qu'elle ne ſe plaiſoit qu'au milieu des orages, &
» qu'elle auroit ſemé la diſcorde & la diviſion dans la Cour la
» plus tranquille & la plus ſoumiſe. Rien ne dévoile mieux
» toute l'horreur de ſon caractère, que l'éducation de ſes
» enfans. Elle vouloit que des combats de coqs, de chiens &
» d'autres animaux, fuſſent une de leurs récréations ordinai-
» res. S'il y avoit quelque exécution conſidérable à la grève,
» elle les y menoit. Et pour les rendre auſſi laſcifs que ſangui-

» naires, elle donnoit de tems en tems de petites Fêtes, où
» ses Filles d'honneur, les cheveux épars, couronnées de
» fleurs, servoient à table à demi-nues. Charles IX, avec
» le caractère le plus impétueux, avoit d'ailleurs de grandes
» qualités : l'éducation les pervertit entièrement. *Papire*
» *Masson* rapporte qu'un des grands plaisirs de ce Prince,
» étoit de montrer son adresse à abattre, d'un seul coup, la
» tête des ânes & des cochons qu'il rencontroit dans son
» chemin, en allant à la chasse ; & qu'un jour *Lansac*, un de ses
» Favoris, l'ayant trouvé l'épée à la main contre son mulet,
» lui demanda gravement : quelle querelle est donc survenue
» entre Sa Majesté Très-Chrétienne & mon mulet ? *Carolo*
» *irruenti in mulum Lansaci, inter aulicos gratiosi, quòd tibi*
» *dissidium, inquit, cum mulo meo intercessit, Rex Christia-*
» *nissime ?*

» Catherine de Médicis, les Guises, le Chancelier de Bi-
» rague & les Gondis, étoient des étrangers qui gouvernoient
» le Royaume : ils formèrent & dirigèrent le complot du
» massacre de la Saint-Barthelemi ; il me semble, ajoute M.
» de Saint-Foix, qu'on doit en reprocher un peu moins
» l'horreur à notre Nation, que celle des proscriptions aux
» Romains : Sylla & Auguste étoient Romains, *ibid*, p. 79.

Dans ces tems malheureux, les Princes & les principaux Chefs Catholiques & Protestans moururent malheureusement, ou d'une façon singulière. Henri II, d'un éclat de lance dans l'œil ; Charles IX, vomissant son sang ; Henri III & Henri IV assassinés ; Antoine de Bourbon, Roi de Navarre, blessé au siège de Rouen, pour n'avoir pas été le maître de sa passion pour Mademoiselle de Rouen, après que les Chirurgiens eurent pansé sa blessure ; Anne de Montmorenci, Connétable de France, des blessures qu'il avoit reçues à la bataille de Saint-Denis ; François, Comte d'Enguien, d'un coffre qui lui tomba sur la tête, en se divertissant avec ses Favoris, au Château de la Roche-Guyon ; Henri de Bourbon, Marquis de Beaupréau, d'une chûte de cheval à la chasse ; Louis I, Prince de Condé, assassiné par Montesquiou, après la bataille de Jarnac ; Henri I, Prince de Condé, empoisonné à Saint-Jean-d'Angeli ; le Maréchal de Saint-André, tué de sang-froid par Bobigni, à la bataille de Dreux ; François de Clèves, tué par accident à la même bataille, par son meilleur ami ; François de Guise, assassiné par Jean Poltrot de Méré au siège d'Orléans ; Henri de Guise & le Cardinal de Guise, enfin punis & tués à Blois ; le Cardinal de Lorraine, empoisonné à Avignon, par un Moine ; & le Cardinal de Châtillon,

BAS

Châtillon, à Hampton, par son Valet-de-chambre; l'Amiral André de Villars-Brancas, prisonnier des Espagnols, poignardé par l'ordre de Courteras, leur Commissaire-général, des cinq frères Joyeuse, Anne & Claude furent tués indignement par les Capitaines Bourdeaux & Descentiers, à la bataille de Coutras; Georges fut trouvé mort d'apoplexie dans son lit, la veille de ses noces; Antoine Scipion se noya dans la rivière du Tarn, après le combat de Villemar; & Henri, Pair & Maréchal de France, mourut Capucin.

BASOCHE. (la) C'est la Communauté des Clercs du Parlement de Paris, anciennement établie pour connoître des différends qui naissent entre les Clercs, & régler leur discipline; on y juge aussi les causes, dans lesquelles un Clerc est défendeur contre un Artisan ou contre un Marchand, pour des marchandises prêtées ou pour des ouvrages faits. Quelques-uns prétendent que le mot *Basoche* vient du mot *Basilica*, qui signifie le Palais du Prince : d'autres veulent qu'il soit tiré du mot grec, qui signifie en latin *dicositas*, & en françois *discours guoguenard*; voy. les Origines de Ménage. Cette Jurisdiction porte le titre de *Royaume de la Basoche* *. Son institution a commencé en l'an 1302, tems où le Parlement a été rendu sédentaire à Paris.

Philippe-le-Bel, de l'avis de son Parlement, voulut qu'il

---

 *Il y a, (dit *Miraumont*, t. 1. p. 650.) dans la clôture du Palais, une Justice souveraine & royale, laquelle s'exerce sous le nom & autorité du Roi de la Basoche, & concession ancienne de nos Rois, autorisée & confirmée par la Cour, composée de Juges & Officiers ordinaires ». Cette Jurisdiction est bornée entre les Clercs du Palais; & le même Auteur remarque que dans les audiences que le Roi de la Basoche donnoit « les Clercs rapportoient & représentoient fort librement les fautes des suppôts & sujets du Royaume de Basoche, & plusieurs autres plaisantes & secretes galanteries des maisons particulières, indifféremment, sans respect ni exception de personnes; ce qui auroit mu quelquefois la Cour, sur les plaintes d'aucuns qui, par aventure, se sentoient offensés en leur honneur & famille, & scandalisés par ces actes & jeux publics, de leur faire défenses de plus jouer sans congé. J'en trouve deux Arrêts; l'un du 14 août 1442, par lequel ils sont condamnés à être prisonniers, & jeûner quelques jours au pain & à l'eau, & l'autre du 12 mai 1473, par lequel défenses sont faites à la Basoche de non jouer sans permission de la Cour ».

TOME I.   M m

y eût un *Roi* de la Basoche, pour juger en dernier ressort, sous le titre & autorité du Royaume de la Basoche, & en conséquence d'établir des Prévôts & Jurisdictions basochiales dans les Sièges royaux. La montre se faisoit tous les ans à Paris, sur les mandemens du Roi de la Basoche, envoyés à ses Princes & Sujets, avec ordre de se trouver à Paris, sous peine de grosses amendes, en plusieurs compagnies, sous les habits & livrées des Capitaines, dont chacun avoit un modèle. Ces montres se faisoient en forme de carrousel. Il y avoit beaucoup de monde, & ils faisoient tant de bruit, que *François I* manda à son Parlement, qu'il vouloit voir la montre de la Basoche. Par Arrêt du 25 juin 1540, la Cour ordonna que tout vaqueroit un jour ou deux. François I la vit. Il y avoit huit cens Clercs, le 15 juin 1548.

Le Peuple de Guyenne s'étant mutiné, Henri II y envoya le Connétable de Montmorency, avec une forte armée. Le Roi de la Basoche & ses Suppôts s'offrirent au Roi; ils étoient environ six mille hommes, qui firent bien leur devoir. A leur retour, le Roi voulant reconnoître leur service, leur demanda quelle récompense ils desireroient. Ils répondirent qu'ils n'en demandoient aucune; qu'ils étoient prêts de servir Sa Majesté où elle voudroit les envoyer. Le Roi, content de cette réponse, leur donna, de son propre mouvement, la permission de faire couper dans ses bois tels arbres qu'ils voudroient choisir, pour servir à la cérémonie du plant du mai, qu'ils avoient coutume de faire planter; & pour subvenir aux frais, il leur accorda tous les ans une somme à prendre sur le Domaine. Il accorda de plus aux Trésoriers & Receveur du Domaine de la Basoche, le droit de faire sceller gratuitement en la Chancellerie du Parlement, une lettre de tel prix qu'ils le trouveroient, & que les Arrêts rendus à la Basoche seroient expédiés gratis de commission. Il permit, en outre, au Roi de la Basoche & à ses Suppôts, d'avoir dans leurs armoiries, (qui sont trois écritoires) timbre, casque & morion, pour marque de souveraineté. Henri III révoqua le titre de Roi, attendu que le nombre des Clercs alloit à près de dix mille, & défendit qu'aucun sujet du Royaume prît ce titre; ce qui a fait passer tous les droits de la Basoche en la personne de son Chancelier. Il ne reste plus aujourd'hui que le Corps de la jurisdiction de la Basoche. Quoique les principaux Officiers portent les noms consacrés aux premiers Ministres de l'Etat, c'est sans conséquence.

Les procédures & instructions s'y font par des Clercs qui y sont Avocats, & qui plaident pour les parties. Il y a audience les mercredis & samedis, dans la chambre de Saint-Louis, entre midi & une heure. Les jugemens qui s'y rendent sont souverains, & portent le nom d'Arrêt sous ce titre : *La Basoche régnante & triomphante & titre d'honneur*, SALUT: & à la fin on met : *fait audit Royaume, le* . . . . Le Chancelier ne règne qu'un an ; l'élection s'en fait tous les ans au mois de novembre : il ne peut être marié, ni bénéficier. Il est obligé de donner un festin le jour de sa réception ; c'est ce qu'on appelle entr'eux, *droit & devoir* : on lui en donne acte à la fin du repas ; mais avant qu'il le puisse obtenir, il faut qu'il essuie quantité de contestations, qui font vuider grand nombre de bouteilles.

Cette Jurisdiction est composée d'un Chancelier, de plusieurs Maîtres de Requêtes, d'un grand-Audiencier, un Référendaire, un Procureur-général & un Avocat-général ; quatre Trésoriers, un Greffier, quatre Notaires & Secrétaires de la Cour basochiale, un premier Huissier, & huit autres Huissiers avec un Aumônier, qui a voix délibérative & séance après le grand-Aumônier & le Référendaire, tous deux Maîtres des Requêtes extraordinaires.

BASOCHES, ou BÉTON-BASOCHE. Paroisse de l'Election de Provins, avec Château.

BASTILLE. (la) Prison d'Etat. Ce Château, le plus considérable de la Ville dans son genre, est situé à l'extrémité de la rue Saint-Antoine, dont il interrompt la longueur : selon quelques-uns, il fut bâti sous le règne de Charles V, l'an 1371, & ce fut *Hugues Aubriot* qui en posa la première pierre le 22 d'avril de cette même année. Mais comment accorder ce trait d'histoire, avec ce qu'assurent plusieurs Historiens dignes de foi, que sous le règne du Roi *Jean*, père de Charles V, *Etienne Marcel*, Prévôt des Marchands de Paris, s'étant sauvé à la Bastille, où il croyoit être en sûreté, il y fut tué. On ne peut concilier cette contradiction, qu'en disant que le Roi Charles V ne fit que la rebâtir.

La Bastille est une manière de forteresse antique, composée de huit grosses tours rondes, jointes l'une à l'autre par des massifs qui ont les mêmes dimensions. Les fortifications qu'on y voit, furent commencées le 11 d'août de l'an 1553, & ne furent achevées qu'en 1559. Elles consistent en une courtine flanquée de bastions, & bordée de larges fossés à fond de cuve. Les propriétaires des maisons de Paris furent taxés pour cette dépense, depuis quatre livres jusqu'à vingt-quatre tournois. Elle a été construite pour empêcher les incursions des troupes du Duc de Bourgogne, qui venoient ordinairement de ce côté-là pour piller l'Hôtel Saint-Paul, la résidence des Rois qui règnoient alors, dont l'autorité & la puissance étoient fort médiocres en ces tems-là.

La Bastille a toujours été la prison des criminels d'Etat; mais cela n'empêchoit pas que le Roi *Henri IV* n'y fît garder aussi le trésor royal : *Regnier*, Poëte contemporain, nous l'assure *. Deux autres Auteurs, aussi contemporains & infiniment plus graves que Regnier, nous le confirment de manière à ne laisser aucun doute là-dessus. L'un est *Miraumont*, dans ses Mémoires sur les Cours & Justices qui sont dans l'enclos du Palais, au chapitre du trésor de France; & l'autre est M. *de Sully*, sur-Intendant des Finances de ce Prince, & Grand-Maître de l'Artillerie de France. Celui-ci dit positivement qu'en 1604, le Roi avoit sept millions d'or dans la Bastille; & sur l'an 1610, il ajoute que le Roi avoit pour lors *quinze millions huit cent soixante-dix mille livres d'argent comptant, dans les chambres voûtées, coffres & caques, étant en la Bastille; outre dix millions qu'on en avoit titrés pour bailler au Trésorier de l'épargne.*

Sur la première porte de la Bastille, c'est-à-dire sur celle qui donne dans une petite place qui est en cet endroit de la rue Saint-Antoine, est un magazin d'armes, où l'on en trouve de toutes les espèces, & en grande quantité. Les curieux y remarqueront d'anciennes armures de chevalerie, & ils trouveront toutes ces choses d'une propreté & dans un arrangement qui les surprendront agréablement.

En 1588, le Duc de Guise s'étant rendu maître de Paris, & ayant fait ôter les barricades, détendre les chaînes, ordonna par toute la Ville qu'on mît les armes bas; le 13 mai il se rendit maître de la Bastille & de l'Arsenal, & en fit Capitaine *Bussi le Clerc*, Procureur au Parlement. Le Duc de Guise mourut le 23 décembre, & tout Paris étoit en con-

---

* *Sauval*, dans son Histoire des Antiquités de Paris, tom. II. pag. 327, rapporte ces vers de *Regnier* dans sa Satyre XIIIe.

Prenez-moi ces Abbés, ces fils de Financiers,
Dont depuis cinquante ans les pères usuriers,
Volans de toutes mains, ont mis en leur familles
Plus d'argent que le Roi n'en a dans la Bastille.

bustion : le Parlement fut insulté d'une manière dont on n'avoit point encore vu d'exemple. Bussi le Clerc, Capitaine & Gouverneur de la Bastille, alla, à main armée, au Palais, dans le tems que les Chambres assemblées délibéroient pour faire une députation au Roi, demanda que la Cour déclarât que, conformément au décret de la Faculté de Paris, les François seroient délivrés du serment de fidélité & d'obéissance envers le Roi, & que l'on ne mît plus son nom dans les Arrêts; il se retira, pour laisser ces Messieurs délibérer sur sa requête. Mais étant rentré un moment après avec sa troupe, le pistolet à la main, il dit qu'il voyoit bien que, puisqu'ils délibéroient sur une requête si juste, il y avoit, dans leur Corps, des gens qui trahissoient la Ville, qu'on les connoissoit; & que, sans attendre, ceux qu'il alloit nommer, eussent à le suivre : il commença à lire sa liste, à la tête de laquelle étoit le premier Président, & les Présidens *Potiers & de Thou*. Alors les Conseillers se levèrent, & dirent qu'il n'étoit pas besoin d'une plus longue lecture, que tous suivroient M. le premier Président, leur Chef, en quelqu'endroit que l'on le menât. L'assemblée étoit de plus de 60, tant Présidens que Conseillers. Bussi le Clerc se mit à leur tête ; les ayant fait investir par ses gens, les conduisit à la Bastille, tous en robes & bonnets quarrés. Il les fit jeûner au pain & à l'eau, pour les obliger à se racheter plutôt de ses mains : voilà pourquoi on l'appelloit *le grand Pénitencier du Parlement*.

L'administration de cette forteresse est confiée à un Gouverneur, un Lieutenant de Roi, un Major & un Aide-Major. Il y a pour le spirituel, un Chapelain résident & deux Prêtres de Saint-Paul, un Médecin & un Chirurgien. Le 29 septembre 1749, on tira de l'Hôtel-Royal des Invalides la garde de ce Château, composée de deux Capitaines, d'un Officier chargé du détail, de deux Lieutenans & quatre-vingt-deux hommes, en y comprenant les Sergens, Caporaux, Anspessades, Fusiliers & Tambours.

BATIER. Ouvrier qui fait & vend des bâts de mulets & autres bêtes de somme. Les *Bâtiers* font partie de la Communauté des Selliers. *Voy.* SELLIERS.

BATIMENS PUBLICS. Il faut entendre, par cette dénomination, les Hôpitaux, les Places, les Portes de la Ville, les Ponts, les Fontaines, les Palais, l'Hôtel-de-Ville, le lieu où est le Parlement ; l'Observatoire, &c. *Voy.* chacun de ces Articles.

BATTEURS D'OR ET D'ARGENT, &c. Les Batteurs d'or sont ceux qui ont le droit de réduire sur le marbre l'or & l'argent, &c. dans ces feuilles très-minces qu'on vend par livrets de 25, & qui sont battus avec tant de dextérité, qu'avec une once d'or, on est parvenu à en faire trois à quatre mille de 36 à 40 lignes quarrées. Elles servent à dorer la plûpart des ouvrages qui se font en argent, en cuivre, en bois, &c.

Les opérations principales sont la fonte, la forge, le tirage au moulin, & la *batte*, c'est-à-dire, l'action de réduire en feuilles plus ou moins minces, selon le prix qu'on se propose de les vendre.

Les Batteurs d'or à Paris sont un corps de Maîtres-Marchands, ayant des Statuts, Privilèges & Réglemens, suivant lesquels ils se conduisent dans leur Communauté. Ils ne sont pas plus de trente environ, dont les uns ne battent que l'or uniquement, & les autres l'argent ; ayant néanmoins le choix de l'un ou de l'autre commerce, & pouvant même les faire tous deux à la fois.

On ne fait point d'Apprentifs dans cette Communauté. Les fils de Maîtres ont seuls le droit d'aspirer à la Maîtrise, lorsqu'il se trouve quelque place vacante, soit par cause de mort ou autrement. Les Maîtres sont reçus à la Cour des Monnoies.

Les veuves & filles de Maîtres ne donnent point qualité à leurs maris. La Maîtrise coûte 500 liv. Leur Patron est Saint Eloi.

BATTOIR. *Terme de Paume.* C'est un instrument rond ou quarré par un bout, garni d'un long manche, le tout couvert d'un parchemin fort dur. On s'en sert à la longue paume pour chasser les balles. On joue au battoir, à la demi-lune de la porte Saint-Antoine, sur les grands boulevards ; aux Champs-élisées & en d'autres lieux. On y voit des Joueurs très-habiles & très-adroits.

BAVIERE. (Cour de) En montant la rue Bordet, à droite, après le mur de clôture de l'Abbaye de Sainte-Geneviève, on entre dans une *grande cour*, dont les logemens ne sont habités que par des gens de la populace. Cette cour faisoit partie d'un grand Hôtel, qui appartenoit aux Ducs de Bavière, & qui se nomme encore aujourd'hui la *Cour de Bavière*. Le Collège d'Harcourt en est propriétaire, & elle est dans la censive de l'Abbaye de Sainte-Geneviève.

BAUBIGNY. Village situé à une demi-lieue au-delà de Pantin & dans la même plaine, c'est-à-dire, à une lieue & demie de Paris. Ce lieu, quoique ancien, n'est pas une Paroisse de grande étendue. Il y a peu de vignes; la terre n'y rapporte que des grains, sur-tout du froment, du seigle, de l'avoine, & de la bourgogne.

L'Eglise est tout au bout du Village, du côté oriental, dans un endroit fort solitaire. Elle est sous le titre de S. André, Apôtre. Quelques anciennes tombes prouvent la vétusté du bâtiment. Le Prieur de Saint-Martin est nominateur de la Cure. Voici l'épitaphe d'un Curé de Baubigny. Le style simple & naïf des vers qui la composent, mérite d'être vu.

> Ci-dessous gist de Dieu le léal serviteur,
> *Jehan Bruneau*, Prêtre, de Bobigny Curé,
> Clerc de la Chambre, Chapelain de MONSIEUR.
> Servans à tous tant comme il a duré:
> Par dard mortel fust le corps séparé,
> De avec l'ame l'an mil cinq cent & quatre,
> Le jour treizième de juillet mal paré;
> Dieu par sa grace veille ses maulx rabattre.

Ce Curé exerçoit à Paris la fonction de Greffier de la Chambre Ecclésiastique, & celle de Chapelain d'Etienne de Poncher, Evêque de Paris. Il fut assassiné entre Paris & Baubigny.

Il y a dans le Royaume deux autres Paroisses du même nom; l'une en Bourgogne, Diocèse d'Autun, & l'autre en Poitou.

BAUDOYER, (la Place) ou *Baudets*, est derrière Saint-Gervais, & à la tête de la rue Saint-Antoine; elle a pris son nom d'une porte qui avoit, dit-on, été bâtie par Philippe-Auguste, & qui dans nos Chartes & dans nos Historiens est nommée, *porta Bagaudarum*, *porta Balderii*, *porta Baudia*: en François, *la porte Baudet, Baudoyer, Baudayer, Baudets*. On nommoit ainsi cette porte, parce qu'elle conduisoit au camp des Bagaudes, *ad castrum Bagaudarum*, qui étoit à l'endroit où est aujourd'hui le village de Saint-Maur-des-Fossés. Les Bagaudes étoient des gueux, des serfs & des gens de sac & de corde, qui, sous l'empire de Dioclétien, se soulevèrent contre les Romains, & furent appellés *Bagaudes*, d'un mot gaulois, dont la signification ne nous est pas connue.

L'Abbé le Bœuf dit que c'est une illusion de croire que le nom de cette Porte ait jamais eu de rapport avec les *Bagauds* ou *Bagaudes*. Ce nom, ajoute-t-il, est resté moins éloigné de son origine dans celui de la Place qui en étoit voisine, & qui s'appelle la place *Baudoyer*. Le même Abbé le Bœuf prétend que Saint-Maur-des-Fossés a été appellé mal-à-propos *castrum Bagaudarum*, & que la tradition qui s'en est conservée, n'est fondée que sur des Chartes absolument fausses, ou du moins très-suspectes. *Voyez tom. V, de l'Histoire du Diocèse de Paris, pag. 97 & suiv. Art. de Saint-Maur-des-Fossés.*

Cette Place étoit anciennement un des apports de la Ville, où l'on trouvoit toutes les denrées & autres comestibles que ceux des environs y apportoient ; comme auprès du grand Châtelet, au lieu qui conserve encore le nom d'*apport-Paris*, On disoit de même l'*apport-Baudoyer*.

BEAUCHAMP ET BOISSY. Ce sont les noms de deux cantons de la Paroisse de Montubois, près Taverny. Ces noms ne paroissent dans aucune des Cartes du Diocèse de Paris.

BEAULIEU. Château qui est à la Paroisse de Bréval, Généralité de Paris, Election de Mantes, & près de cette Ville.

BEAULIEU. Hameau de l'Election de Provins, Paroisse de Mériol. On y a construit de très-beaux greniers, pour serrer les grains que l'on fait porter à Paris ; & en même-tems, on a pratiqué un port fort commode sur la Seine, dont les eaux viennent jusqu'au pied de ce bâtiment.

BEAULIEU. Seigneurie, dont le Château est éloigné d'une lieue de Chartres & autant de Ver-le-Grand, & à un quart de lieue seulement du village de Marolles. Son fief relève immédiatement du Roi. Il y a haute, moyenne & basse Justice. Ce lieu s'appelloit autrefois *Biscorne* ou *Bichecorne*.

On dit que le Roi Henri IV en ayant demandé le nom, dit qu'on devoit plutôt l'appeller *Beaulieu*. Effectivement ce lieu est beau, & par la situation & par la disposition qu'on lui a donnée.

Le Château est bâti au plus haut d'une grande plaine. On traverse trois grandes cours pour y arriver. Il y a dans la dernière, à droite en entrant, une très-belle galerie ouverte, qui est ornée de bustes de Princes, d'Empereurs & de Philosophes. Le parc contient 80 arpens, & est parfaitement bien distribué. Le parterre est orné de quelques statues. Le seul défaut de cette maison est qu'elle est sans caves. On croit cependant qu'il y en a une sous le Château; mais que les anciens Seigneurs, qui étoient de la Religion prétendue réformée, y enterroient leurs morts. Cette tradition est cause qu'on n'en a pas cherché l'entrée. Il y a une Chapelle dans le Château où l'on dit ordinairement la Messe.

BEAUMONT. Terre érigée en Comté, avec un magnifique Château. Cette Paroisse a un Hôtel-Dieu. Elle est dans la Généralité de Paris, Election de Nemours.

BEAUMONT-SUR-OYSE a appartenu à *Charles*, Duc d'Orléans; mais pendant le temps que ce Prince fut détenu dans les prisons d'Angleterre, les Bourguignons s'en emparèrent, l'abandonnèrent au pillage, & jettèrent la plus grande partie des habitans dans la rivière. Son Chapitre a été fondé en 1186. Il y a une Manufacture de savon, & une autre de couvertures de molleton sur coton. La fontaine, qui est au milieu de la Ville, est fort belle & a un très-beau bassin. Beaumont a une Maîtrise particulière des Eaux & Forêts. Elle est à huit petites lieues de Paris, & autant de Beauvais. Les Bourguignons la prirent & la pillèrent en 1400.

BEAUNE. Paroisse de l'Election de Nemours, avec un Hôtel-Dieu. La Cure est à la nomination des Religieux de Saint-Denis.

BEAUTÉ, (Château de) au bois de Vincennes. *Charles V*, dit *le Sage*, fils du Roi *Jean*, y mourut le 16 septembre 1380, âgé de 44 ans; & *Charles VII*, s'étant abandonné à la passion qu'il avoit pour *Agnès Sorel*, sa Maîtresse, lui donna ce Château, dont elle a joui jusqu'à sa mort. On la nommoit la *Belle des belles*, ou *Madame de Beauté*. François I y mit ces vers au bas de son portrait:

> Plus de louanges & d'honneru tu mérites,
> La cause étant de France recouvrer,
> Que ce que peut dans un cloître ouvrer,
> Close Nonain, ou bien dévot Hermite.

Le Château de Beauté étoit autrefois le lieu le plus notable de la paroisse de Fontenay; car, quoiqu'il ne fût qu'à une petite distance du territoire de Nogent-sur-Marne, il étoit compris sur celui de cette première Paroisse.

Quoiqu'on attribue au Roi Charles V d'avoir bâti le premier un Château en ce lieu, il ne faut pas croire que le nom de *Beauté* ne soit que de son tems: il peut être aussi ancien que celui de *Plaisance*, qui est à un quart de lieue de-là, & même être plus ancien; en sorte que de ces deux noms, qui sont synonymes pour signifier un lieu agréable, l'un auroit servi à faire penser à l'autre. Il falloit qu'il y eût, en ces quartiers-là, un lieu dit *Beauté*, dès la fin du XIIe siècle, puisque dès-lors il y avoit sur la Marne des moulins qui en avoient tiré leur nom. On disoit, en 1206, les *Moulins de Beauté*, & ceux à qui ils appartenoient, en transportèrent l'hommage au Roi cette année-là. Charles V ne fit que relever ce nom, qui étoit presque tombé dans l'oubli, en bâtissant sur la côte, d'où l'on voit Vincennes au couchant, Neuilly & Chelles au levant, le cours de la Marne, Champigny, Chennevières, &c. vers le midi. Ce Château continua d'être entretenu sous le règne de Charles VI; on y nommoit des Seigneurs de grande qualité pour Concierges. L'Auteur du Journal du règne de Charles VII, assure que c'étoit le Château *le mieux assis qui fût en toute l'Isle de France*. Dans le siècle suivant, il étoit réduit à une simple tour, à la garde de laquelle les Rois continuoient de nommer un Concierge. Elle subsistoit encore au commencement du dernier siècle. On en voit la représentation dans la Topographie *in-folio* de Claude Châtillon, 1610. Elle étoit quarrée, & il n'en reste plus que quelques portions de la voûte qui étoit dessous. Au bas des murs de l'ancien Château de Beauté, il y a encore un moulin qui porte ce nom. C'est un Domaine qui a été engagé au Seigneur de Plaisance.

BEAUVAIS. (Election de) C'est une des vingt-deux de la Généralité de Paris, au nord-ouest de cette Capitale. Elle est environnée des Généralités de Rouen & d'Amiens, & des

Élections de Pontoise & de Compiègne. On lui donne quatorze lieues de long, sur sept de large. Les rivières les plus considérables qui l'arrosent, sont le grand & le petit Thérain & la Bresche.

BEAUVAIS, chef-lieu de cette Élection, est situé sur le grand Thérain, à 16 lieues de Paris, au 19e. dég. 45 min. de longitude, & au 49e. dég. 26 minut. de latitude septentrionale. Cette Ville est fort ancienne; elle avoit même quelque réputation dès le tems de César. Son Evêque est premier Comte & Pair Ecclésiastique, & le Bailliage lui appartient. On trouve deux Fils de France parmi ceux qui ont gouverné cette Eglise : au commencement du XIe. siècle, *Roger*, qui étoit assis sur son siège, & en même-tems Comte de Beauvais, unit ce Comté à la Manse épiscopale.

On dit communément, *Nef d'Amiens & Chœur de Beauvais*; c'est, sans doute, parce que ce chœur est d'une belle architecture, ou parce qu'il semble demander une nef qui l'égale. On y admire sur-tout le mausolée du Cardinal de *Forbin Janson*, exécuté en marbre blanc par les frères *Coustou*. Ce Cardinal y est à genoux & de grandeur naturelle. La Bibliothèque de cette Eglise renferme beaucoup de richesses littéraires, & sa sacristie a les plus belles chappes du Royaume.

Il y a dans Beauvais un Bailliage, un Présidial, un Grenier à sel, un Hôtel-Dieu, un Hôpital-général, plusieurs Paroisses, & aux environs trois Abbayes d'hommes. La plus riche est celle de *Saint-Lucien*, de l'Ordre de Saint-Benoît. On voyoit autrefois des statues de vermeil dans les niches de son Eglise; mais elles furent enlevées par les Anglois qui formoient le siège de la Ville. Il restoit aux Religieux une statue d'argent du Cardinal *Jean Cholet*; on leur permit de la vendre, pour réparer les pertes qu'ils avoient essuyées par le brigandage des guerres. Le tems & la fureur du soldat ont épargné la statue de Saint-Benoît, qui n'est que de pierre & plus grande que nature; elle fait toujours l'objet de l'admiration des Connoisseurs; on assure même que les Curieux viennent de fort loin pour la voir.

Les femmes de Beauvais ont donné autrefois des preuves de leur courage. En 1472, *Charles*, Duc de Bourgogne, se présenta devant leur Ville, avec 80000 hommes; elles marchèrent contre lui avec beaucoup d'intrépidité, sous la conduite de *Jeanne Laisné Fouquet*, & dissipèrent l'armée Bourguignone. Cet héroïsme, que l'on a vu pratiquer ensuite sur les murs de Harlem, assiégée par les Espagnols, n'est point demeuré sans récompense.

Depuis ce temps, nos illustres Amazones, en vertu d'une Ordonnance de Louis XI, marchent les premières à la procession le jour de la fête de *Sainte Angadresme*, Patrone de la Ville ; elles ont de même le pas sur les hommes à l'offrande que l'on fait à la Messe, avec la permission de paroître ce jour-là sous tel uniforme que bon leur semble.

Cet usage a été renouvellé en 1557. On conserve encore, dans l'Eglise des Jacobins, l'étendard que les Guerrières, leurs ancêtres, avoient pendant le combat.

Il n'est pas étonnant qu'avec tant de courage, Beauvais n'ait point eu le sort des Villes assiégées : on l'appelle encore *la Pucelle*. Cette Ville a toujours montré beaucoup d'attachement pour nos Rois. Aujourd'hui elle contient environ dix mille habitans : on y voit quelques restes de fortifications ; sa Place passe pour une des plus belles du Royaume. C'est aux soins de M. *Berthier de Sauvigny*, Intendant de la Généralité, qu'elle est redevable de son Hôtel-de-Ville, dont M. *Bayeux* a fourni les dessins. Beauvais * a produit de grands hommes, tels que MM. *Vaillant*, *Loysel* & *Guy-Patin*. Les blanchisseries, les serges, les toiles & la teinture des étoffes en rouge, soutiennent son commerce : on met ses tapisseries à côté de celles des Gobelins.

La maison de plaisance des Evêques de Beauvais, est à Bresle, bourg situé à trois lieues de cette Ville. On l'appelloit *Villa Episcopi*, dès l'an 1016. Il y avoit autrefois un fort beau Château, qui a été démoli dans les guerres civiles.

On voit à un quart de lieue de l'Abbaye de Froidemont, *frigidus mons*, une montagne où l'on prétend que César a campé.

Commerce de l'Election de Beauvais.

On fait à Achy, à Saint-Maur & à Marseilles, des bas au métier ; à Andeville, un commerce de tabletterie ; à la Chapelle-aux-Pots & à Savigny, de la poterie ; à Fontenay, des verres à lunettes ; à Germain-la-Poterie, des tuiles ; à

---

* Dans les anciennes Notices, cette Ville est nommée *Civitas Bellovacensium*, ou *Civitas Bellovagorum*. Alberic, dans sa Chronique, à l'an 1103, appelle l'Evêque de Beauvais, *Belluacensis Episcopus*. Gualo, dit-il, *Belluacensis Episcopus, translatus est ad Episcopatum Paris. & quidam Gaufridus factus est Belluacensis Episcopus.*

Mony, à Boufflers & à Rothoy-Gaudechart, des serges; à Saint-Pierre-des-Champs & à Puiseux-en-Bray, des blondes. Auteuil est renommé par ses fruits. Il y a à Ossonne des moulins à foulon pour le tan & le bled; & à Boufflers, des moulins pour les draps.

Les marchés les plus considérables, qui se tiennent dans les Bourgs & les Villages de cette Election, sont ceux de Méru, de Mouchy-le-Châtel, de Songeons, &c.

On compte dans cette Election 162 Paroisses & 1907 feux.

BEAUVAIS. Fief principal de la terre de Valpuiseau. Il relève du Roi, & a haute, moyenne & basse-Justice. On y suit la coutume de Paris, & les Appels ressortissent au Bailliage de la Ferté-Alais, Généralité de Paris, Election d'Estampes.

BEAUVAIS. Fief auprès du village d'Herblay, à cinq lieues de Paris. Il a donné son nom à *Jean de Beauvais*, qui vivoit avant l'an 1350. *Girard*, son fils, étoit Capitaine du château de Conflans-Sainte-Honorine, dans le temps que les Anglois occupoient Pontoise & la Normandie. Il est resté de leurs descendans *Jean de Beauvais*, qui, d'*Elisabeth Gallé*, son épouse, a une fille du même nom d'*Elisabeth*. Ce fief étoit autrefois un peu considérable par son étendue & par ses redevances. Il avoit même une basse-Justice, qui relevoit du Seigneur Laïque d'Herblay. Depuis l'an 1669, que *Jean-Daniel de Beauvais* fit un partage entre ses frères & sœurs, les biens de ce fief ont passé en diverses mains; en sorte que son fils n'en possède que quelques arpens de terre & de petites rentes, avec une partie du fief d'Abbeville.

BEDEAU, ou APPARITEUR. Ce mot, en parlant de l'Université de Paris, est un Officier qui porte une masse d'argent devant les premiers Officiers de l'Université, lorsqu'ils marchent solemnellement en Corps; qui est obligé de se tenir prêt pour exécuter les commandemens de ces premiers Officiers; qui porte leurs billets & leurs ordres, & appelle les Supplians dans les assemblées. On appelloit, chez les Romains, ces serviteurs, *Lictores*. Spelman croit que le mot de *Bedeau* vient de l'Anglois; mais Vossius pense que le mot de *Bedeau*, qu'on appelle en latin *Bidellus*, dérive du mot *pedani*, & qu'il faudroit dire, *pedellus à pedo, seu baculo quem gestant*.

Il y a dans l'Université de Paris quatorze Bedeaux : deux

en chaque Nation, & deux en chaque Faculté. On divise les Bedeaux en grands & petits Bedeaux. Les grands Bedeaux ont le double des gages des petits; & les petits, qu'on nomme sous-Bedeaux, sont comme les serviteurs des grands. Entre ces Bedeaux, il y en a un qu'on appelle le *grand Bedeau de France*, qui est le premier Bedeau de la Nation de France.

On ne sait pas positivement le tems de l'institution des Bedeaux; mais il est constant que l'Université n'a jamais fait Corps, qu'elle n'ait eu des Bedeaux pour porter ses ordres. Les Bedeaux des Nations sont plus anciens que les Bedeaux des Facultés, & ils n'ont commencé que lorsque les Nations ont commencé à faire Corps. Les Bedeaux de la Faculté des Arts s'élisent par les Nations. A leur réception, ils prêtent serment; & lorsqu'ils ont bien servi, on leur permet de résigner leur Office. Les grands Bedeaux ont quatre livres pour chaque Ecolier qu'on reçoit Maître-ès-Arts, & les petits Bedeaux ont quarante sols. Tous les nouveaux Maîtres-ès-Arts donnoient autrefois, à chacun des grands Bedeaux, une paire de gants & un chapeau. *Voy. les Remarq. de du Boulay, sur les Bedeaux, pag. 36. Voy.* APPARITEUR.

BEDEAUX. Dans les Eglises & Paroisses on nomme *Bedeaux*, des bas-Officiers Laïques, vêtus de longues robes de drap, rouge ou bleu, portant sur la manche gauche une plaque d'argent, ou un chiffre en broderie, qui représente l'image ou le nom du Patron de cette Eglise. Ils ont, à la main droite, une verge ou baleine garnie de viroles & de plaques d'argent, précèdent le Clergé dans les cérémonies, & servent à maintenir le bon ordre pendant l'Office, en chassant les mendians, les chiens, &c.

BEJAUNE. Se dit en fauconnerie des oiseaux niais & tout jeunes, qui ne savent encore rien faire. *Béjaune*, ou *bec-jaune*, signifie *ignorance*. Ce terme vient des petits oiseaux qui, avant d'être en état de sortir du nid, ont le bec jaune.

BÉJAUNE, ou *Bec jaune*, est le nom du régal qu'un Officier donne à ses Camarades, en entrant dans un Régiment. On dit *payer son béjaune*.

BÉJAUNES. Parmi certains usages singuliers de l'Université de Paris, il y en a un, dont peu d'Auteurs ont fait mention, & qui n'a point échappé à M. l'*Abbé le Bœuf.* Ce trait regarde les Etudians nouveaux venus, autrement dits, les *Béjaunes*. Ils avoient à leur tête un Intendant ou Supérieur, qu'on appelloit le Chapelain-Abbé des *Béjaunes*. Il devoit s'acquitter de deux fonctions le jour des Innocens. Le matin il montoit sur un âne, & conduisoit les *Béjaunes* en procession par toute la Ville. L'après-diné, il les rassembloit tous dans un même lieu; & là, avec de grands sceaux d'eau, il faisoit sur eux une aspersion très-abondante: c'étoit comme un baptême qui les faisoit enfans de l'Université.

BEINE. Beau Château dans la Généralité de Paris, Election de Montfort-l'Amaury.

BELAIR. Château entre Torfou, Chamarante, Lardy & Mauchamps.

BELLE-ASSISE. Château des environs de Lagny.

BELLAY. Hameau des environs de Chantilly, avec une Chapelle.

BELLE-EGLISE. Paroisse des environs de Chantilly.

BELLE-CHASSE. *Voy.* COUVENT.

BELLE-FONTAINE. Paroisse située au-dessous de celle de Fosses, sur le ruisseau formé par les sources de Montmeillan & Survilliers. Ce Village est à six lieues de Paris, dans un agréable vallon, quoiqu'un peu resserré. C'est un pays à terres labourables & prairies. La Cure est à la présentation de l'Abbé d'Hérivaux. Le bâtiment de l'Eglise est du nombre de ces anciens édifices qui ont souvent été réparés. S. Nicolas est le Patron.

Sur la pente de la montagne, au dessus de l'Eglise, vers le septentrion, est une Ferme considérable, que l'on appelle *Saint-Remi*, parce qu'elle appartient à une Abbaye de ce nom, dont les Religieuses sont de l'Ordre de Saint-Benoît. Ce Monastère étoit autrefois proche Senlis, & a été transféré près de Villers-Cotterest.

BELLE-FONTAINE. Paroisse des environs de Montmorenci.

BELLE-JAMBE. Château près de Marcoussy & de Monthery.

BELLE-ISLE. Château des environs de Lagny, près de Torcy.

BELLOY, ou BELOY. Village situé entre Mafflée, Moiscelle & Villers-le-Sec, environ à six lieues de Paris. Son territoire consiste principalement en terres labourables. Du côté d'Atteinville ou de Villaines, sont de petits vallons, où croissent des oziers. L'Eglise est sous le titre de Saint-Georges, & a trois fonds, c'est-à-dire, deux ailes complettes. Sa structure paroît être du XIVe. siècle, excepté le grand portail, qui peut être environ du tems d'Henri II, & est très-bien travaillé.

La Cure est à la collation de l'Evêque Diocésain. M. *Camus de Pontcarré* est Seigneur de Belloy, avec le Chapitre de Paris.

BELLOMBRE. Château près de Melun, sur le bord de la Seine.

BELLE-PLACE. Château près de Villeneuve-Saint-Georges.

BELLEBAT. Château aux environs de Montlhery.

BELVEDERE. Mot Italien, qui signifie *belle-vue*. C'est ordinairement un petit bâtiment, situé à l'extrêmité d'un jardin ou d'un parc, pour y prendre le frais, s'y mettre à l'abri de l'ardeur du soleil ou des injures du tems. Les Belvéderes ne sont composés, pour la plûpart, que d'un sallon percé à jour, ainsi qu'il s'en voit dans plusieurs de nos Maisons royales; ou bien d'une seule pièce à pans, elliptique ou circulaire, fermée de portes & croisées, comme est celui de Sceaux, nommé le *Pavillon de l'Aurore*: ou enfin ils sont composés de plusieurs pièces; savoir, de vestibules, sallons, cabinets, chambres à coucher, garde-robes, tels qu'on l'a pratiqué à la *ménagerie* de Sceaux, nommée ainsi, parce que ce bâtiment est situé au milieu du jardin-potager, dans lequel sont distribuées les basse-cours de la ménagerie.

La décoration extérieure d'un *belvédere* doit être tenue simple & rustique; & l'intérieur, au lieu de lambris, doit être revêtu de marbre ou de pierre de liais, à moins que les pavillons, par leur proximité, ne soient assez prêts du Château

teau pour être souvent visités, dans les différentes saisons, par les Maîtres, ou par les Etrangers.

On appelle aussi très-souvent *belvédère* en jardinage, un simple berceau, élevé sur quelque montagne ou terrasse; ce peut être aussi une éminence ou plate-forme élevée & soutenue par des talus de gason, pour jouir de la belle vue, dont le *belvédère* a pris son nom. On voit un fort beau *belvédère*, en forme de palais, dans les jardins de Bagnolet, & dans ceux de Meudon, de Saint-Cloud & de Marly: on en trouve tout de gason.

BELLEVILLE, anciennement SAVIE & POITRONVILLE. Ce Village, situé un peu au-dessus des barrières de Paris, après la Courtille, est sur une montagne qui fait face à l'orient d'été de la Ville, & dont le nom primitif étoit *Savegium*, ou bien *Saveiæ*, ou *Savegia*, quelquefois par abrégé *Saviæ*, de l'ancien mot *savard*, qui signifie en plusieurs pays, une terre en gason & non cultivée. Les Abbayes de Saint-Maur-des-Fossés & de Saint-Denis y ont possédé des maisons. Les distractions que nos Rois ont fait de cette terre, prouvent qu'elle leur appartenoit, & qu'ils y avoient une maison de plaisance: outre qu'il reste encore de la monnoie qui y a été frappée, sur laquelle on lit *Save*, monnoie qui est constamment de la première race.

Le Roi *Hugues-Capet*, qui affectionnoit l'Abbaye de Saint-Magloire de Paris, lui donna un clos de vigne, *juxta Saveïas*. C'est du Roi *Henri I*, Fondateur du Prieuré de Saint-Martin-des-Champs, que cette maison tient les vignes, pressoirs, & maisons qu'elle a *in monte Savias*.

Les anciennes donations, dont nous ne parlerons point ici, & dont la plûpart viennent de la libéralité de nos Rois, ont donné occasion au grand nombre de seigneuries qui sont sur cette montagne & sur la colline, que l'on fait monter jusqu'au nombre de 17 ou 18. Mais il n'y en a qu'une qui ait conservé le nom primitif & foncier; c'est celle de Saint-Martin-des-Champs, dont la maison est encore appellée actuellement l'*Hôtel de Savy*. Elle est située au haut de la montagne, en entrant du côté de Paris. Les Paysans l'appellent *la Ferme des Savies*, ou tout simplement *la Ferme*.

L'origine du droit de l'Eglise de Saint-Merry en ce lieu, est plus obscure. Il est très-ancien, puisque dès l'an 1273, il en est parlé dans un des petits registres du trésor des Chartres, au sujet de la contestation de la justice sur cinq *hostises*

TOME I.   N n

ou maisons, situées depuis celle de Jean Sarrasin, ainsi que le chemin conduisoit à Bruyères, *ad Bruerias*, jusqu'au territoire de l'Abbaye de Saint-Denis. Il y a une description de la banlieue de Paris du temps de Charles VII, où, dans le détail de tout ce qui composoit les habitans de la montagne, on a mis les *hôtes de Saint-Merry & Poitronville* ; & dans une autre, écrite il y a plus de 200 ans, on trouve *Poitronville*, dit *Belleville*, *les hostes Saint-Merry*, *l'hôtel de Savy*, dit *l'hôtel de Saint-Martin*. Il semble par là que *Poitronville* soit le nom qui a succédé à celui de *Savies*, après qu'ils ont été usités ensemble durant quelque tems.

Poitronville paroît avoir été la partie du terrain de Belleville la plus éloignée de Paris, & avoir tiré son nom de quelque Seigneur appellé *Poitron* ou *Boitron*. Les hôtes de Saint-Merry paroissent avoir été placés vers le milieu de ce qui forme le Village, & avoir été ainsi dénommés, parce qu'ils habitoient sur le territoire qui appartenoit à l'Eglise de Saint-Merry, soit en conséquence d'une donation, soit peut-être par un échange avec l'Abbaye de Saint-Maur ; laquelle, au moins depuis 500 ans, n'a plus rien sur cette montagne. Les *Savies*, ou *Savines*, ont été sûrement la partie de cette même montagne, la plus proche de la descente du côté de la Courtille.

Les maisons bâties sur cette montagne n'étoient pas toutes d'une même Paroisse. La paroisse de Pantin y en avoit le plus grand nombre, & apparemment celle de Poitronville ; celle de Bagnolet avoit aussi sa portion ; Saint-Paul de Paris s'approchoit aussi de ce côté-là, au moins jusques dans le vallon. Chaque habitant reconnoissoit l'Eglise où il avoit été baptisé. Mais les hôtes de Saint-Merry, en qualité de Vassaux de cette Eglise, étoient tenus de regarder la même Eglise de S.-Merry comme leur Paroisse, quoiqu'ils en fussent bien plus éloignés que les autres ne l'étoient de Pantin & de Bagnolet. Lassés d'aller si loin, ils présentèrent requête au Vicaire-général d'Eustache du Bellay, Evêque de Paris, par laquelle, à raison de la trop grande distance, ils demandèrent qu'il leur fût permis de faire célébrer la Messe sur un autel portatif, aussi bien que le reste de l'Office, dans une Chapelle qui venoit d'être bâtie à Belleville : ce qui leur fut accordé, de l'agrément des Chefcier & Curé de Saint-Merry, le 22 octobre 1543, *jure cujuslibet salvo*. Cet acte est le premier avec date certaine, où se trouve le nom de *Belleville*. Ce lieu y est appellé en latin *Bella villa super sabulum*, sans qu'on en sache la raison, ni par qui ce nom a été donné. C'étoit cependant proprement Poitronville qui recevoit ce nouveau nom, & non pas les hôtes de Saint-Merry.

L'Eglise qui subsiste aujourd'hui à Belleville, ne paroît pas être la même Chapelle qui fut bâtie vers 1548; on ne l'auroit pas bâtie d'abord si grande pour les seuls hôtes de Saint-Merry. Elle a pu être rebâtie dans le dernier siècle. Sa bâtisse ressent assez le goût de ce tems-là, aussi-bien que son expédition vers le septentrion. C'est apparemment la situation du Village, sur une éminence, qui n'a pas permis d'en élever beaucoup le clocher. Saint Jean-Baptiste est le Patron de cette Eglise. De l'étendue dont elle est, elle sert maintenant de Paroisse à ceux des habitans qui étoient de celles de Pantin & de Bagnolet; mais le Curé de Pantin a conservé le temporel qui lui appartenoit; savoir, la dîme du territoire de son côté, évaluée depuis à vingt écus; & celui de Bagnolet, une redevance sur cinq ou six maisons. On compte que le total des Communians de ce lieu monte à neuf cens. Le Prêtre desservant n'est regardé que comme Vicaire. Le Curé de Saint-Merry y vient officier le jour de Saint-Jean, ou le dimanche suivant.

On compte dans le nombre des 17 ou 18 Seigneurs qu'il y a en ce Village, Notre-Dame de Paris, ou l'Archevêché, qui est aux droits de l'Abbaye de Saint-Magloire & du Prieuré de Saint-Eloi; l'Abbaye de Saint-Denis, qui a eu autrefois quelque chose au-dessus du pré-Saint-Gervais, aux environs de Poitronville; le Prieur de Saint-Martin-des-Champs, dans le partage duquel est la ferme de Savies, avec deux ou trois moulins & des vignes; l'Abbaye de Saint-Antoine; le Chapitre de Sainte-Opportune; Saint-Lazare, & sans doute aussi Saint-Victor pour la ferme de Saint-Paul-des-Aulnois. Le reste de ces Seigneurs sont apparemment des Séculiers; par exemple, le fief de Mauny, qui est sans manoir, & qui vient de Madame la Duchesse *de la Force*, & appartient maintenant à M. *le Duc d'Orléans*. On assure que la nouvelle Eglise est sur la censive d'un de ces Seigneurs Séculiers; mais aucun d'entr'eux n'est nommé au Prône. Ce lieu de Belleville est séparé de la paroisse de Saint-Merry, par le territoire de celles de Saint-Nicolas & de Saint-Laurent. Il ne jouit point des privilèges de la ville & fauxbourgs de Paris, & l'on y paye la taille.

Il y a dans ce Village un Couvent de Pénitens du Tiers-Ordre de Saint-François, fondé en 1638 par *Jean Bordier*, Argentier de la petite Ecurie du Roi, & *Marie Bricart*, son épouse, qui laissèrent une maison qu'ils avoient, avec d'autres biens situés à Paris. L'Archevêque *Jean-François de Gondi* permit, le 30 juillet 1649, à huit Religieux, tant Prêtres qu'autres, de s'y établir, à condition de ne point quêter, de ne rien entreprendre contre les droits de l'Eglise paroissiale ou succursale, & de ne point prêcher à la même heure. Les statues de Saint-Denis & de Sainte-Marguerite sont au-dessus de l'autel. La concession de l'Archevêque appelle ce lieu *Belleville sur Sablon*. Le Fondateur de ce Couvent ayant donné un fonds situé en la censive de l'Evêque, les Religieux lui constituèrent une rente en 1665.

Cette montagne fournit des eaux pour la commodité de Paris. On parloit de leur aqueduc dès l'an 1457. L'utilité de ces eaux est reconnue par deux inscriptions qu'on voit dans le Père *Félibien*, dont la première est du XVe. siècle. *Voyez* AQUEDUCS.

Il y a un canton de la paroisse de Saint-Merry en ces côtés-là, appellé la *Fosse aux Flamands*, dans la dîme duquel le Prieur de Saint-Eloi avoit été maintenu en 1360. Nous faisons cette remarque, à cause que ce nom de lieu paroît être relatif à quelque déroute des Flamands.

BELLEVUE. (la Maison Royale de) De toutes les maisons de plaisance qui, par l'agrément de leur position, ont mérité le nom de *beauséjour*, *beauregard*, *beauvoir* ou *belvedère*, comme disent les Italiens, il n'en est point que l'on puisse comparer au château de Bellevue, situé près de Meudon, entre la rivière de Seine, & ce qu'on appelle communément *la garenne de Sèvre*, ou le *bois des Cotiniers*.

Cet élégant édifice est redevable de son existence à une Dame de goût, qui protégeoit les Arts & qui les cultivoit, Madame la *Marquise de Pompadour*.

Cette Dame ayant eû un jour occasion de passer par l'endroit qui fait aujourd'hui l'emplacement de ce Château, fut vivement frappée de l'étendue, de la richesse & de la beauté unique du point de vue qui se présentoit à ses yeux. Ce premier aspect peignit d'abord à son imagination tous les agrémens que l'on goûteroit dans une habitation, d'où l'on jouiroit d'une perspective aussi brillante; mais comment entreprendre de bâtir avec succès sur un sol, qui ne présentoit de toutes parts que des difficultés presque insurmontables?

C'étoit effectivement un terrain aride, montagneux, absolument ingrat, & nullement susceptible d'embellissemens. Ces obstacles ne rebutèrent point Madame de Pompadour, & elle ne douta point qu'elle ne réussiroit à contraindre la nature à céder aux efforts de l'art. Elle communiqua son dessein à deux Architectes de réputation, très-capables de la seconder dans ses vues, c'étoient MM. de l'*Assurance* & d'*Isle*. Le premier très-renommé dans l'art de bâtir, & le second connu depuis long-temps par son talent pour la distribution & la décoration des jardins. Madame de Pompadour leur désigna un jour, pour se rendre avec elle sur le lieu où elle vouloit faire bâtir, afin d'y prendre les dernières mesures pour l'exécution de ce qu'elle souhaitoit.

Le jour même que cette Dame devoit venir, on lui prépara, à la hâte, une espèce de trône rustique, formé de cailloutage & de gason. Ce fut de-là qu'elle expliqua plus particulièrement ses intentions, & qu'elle exposa son projet sur la position des bâtimens & l'ordonnance des jardins. Les Architectes saisirent parfaitement ses idées ; & comme, pour les remplir, il falloit une plus grande étendue de terrain qu'elle n'avoit imaginé d'abord, on lui proposa d'acheter quelques centaines d'arpens de terre, qui lui furent cédés, avec empressement, par les Propriétaires, lesquels en furent bien payés.

Le premier piquet pour le remuage des terres, fut planté le lendemain de la fête de Saint Pierre, le 30 juin 1748 ; & depuis ce jour on poussa les ouvrages avec tant de vivacité, que le grand bâtiment, les communes, les terrasses & les jardins furent absolument terminés au mois de novembre 1750.

On ne peut disconvenir qu'il n'étoit guères possible de trouver un endroit qui réunît en perspective une aussi grande variété d'objets, les plus rians & les plus agréables.

Du côté du midi, en tirant un peu vers le levant, on découvre le cours de la Seine qui vient baigner les murs du Château ; on voit les avenues & les jardins de Meudon, toutes les belles maisons qui bordent la rivière, & dans l'éloignement, la ville de Paris, dont l'immensité se trouve à une distance très-avantageuse, pour faire le plus grand effet.

Au midi, on apperçoit une partie du parc de Meudon, les jardins de Bellevue, surmontés des bois des cotiniers, & toutes ces magnifiques futaies qui s'elevent en amphithéâtre.

Au couchant, on voit les beaux jardins de Saint-Cloud & le Palais de M. le *Duc d'Orléans*, le pont de Sèvre, & celui de Saint-Cloud, & la rivière qui commence à s'élargir & à couler avec plus de rapidité.

Mais tous ces magnifiques aspects n'égaloient pas le point de vue unique, qui détermina Madame de Pompadour à bâtir Bellevue, & à lui donner un nom si justement mérité. Le côté qui regarde le nord, est d'une richesse & d'une beauté si frappante, qu'on a peine à quitter cette terrasse.

Au pied du Château, la Seine est partagée en deux bras par une assez grande Isle, qui, du côté de Sèvre, est devenue un port, où se déposent toutes sortes de marchandises; l'autre partie est couverte de bestiaux, ce qui rend cette Isle très-agréable & très-vivante.

En tout tems, on voit sur les deux bras de la Seine une grande quantité de bateaux qui montent la rivière, & vont porter le tribut de la mer & les richesses des plages maritimes dans la Capitale & dans les Provinces voisines. On voit, surtout dans la belle saison, une multitude étonnante de petits bateaux, qui conduisent un peuple immense aux belles promenades de Saint-Cloud, principalement les jours de Fêtes. Sur la rive de la Seine se présente le chemin de Versailles, sans cesse couvert de voitures & de Citoyens, que la curiosité, ou leurs affaires, attirent au Palais du Prince. Ce concours habituel forme un spectacle toujours intéressant & toujours animé.

Tous ces objets sont terminés par le bois de Boulogne, & par des Villages ornés de maisons de plaisance & de jardins magnifiques. Par-dessus tous ces objets plus rapprochés, la vue s'étend à une distance immense en face, à droite & à gauche, avec une variété admirable, qui ne laisse rien à desirer.

Les Artistes les plus renommés ont été employés pour la décoration intérieure & extérieure de cet édifice. Le vestibule est orné de deux statues; l'une par M. *Falconnet*, & l'autre par M. *Adam*. Elles représentent la poésie & la musique; on donne la préférence à celle de M. Falconnet. Six dessus de porte de M. *Oudri*, représentant les attributs de la chasse & de la pêche, ornent la salle à manger; & ces mêmes attributs sont exécutés en menuiserie, avec la plus grande délicatesse, par M. *Verbreck*. Ensuite on entre dans un sallon de compagnie, enrichi de six tableaux du célèbre *Carle Vanloo*, dont quatre représentent les arts, & deux la tragédie & la comédie. Ces tableaux sont connus; & ont fait l'ornement du sallon de Peinture dans le tems.

On traverse en retour une galerie étroite, qui n'a de remarquable qu'une très-jolie figure de marbre, qui représente l'amour; elle est de M. *Sally*. Cette galerie conduit à la pièce destinée d'abord à être une salle de musique, & qui est devenue aujourd'hui la salle à manger des Seigneurs : on y admire deux dessus de porte, de M. *Pierre*.

A gauche est l'appartement du Roi : on y voit trois dessus de porte admirables, de M. *Vanloo*. On passe ensuite dans un joli boudoir, meublé en perse dorée en or. M. *Boucher* y a peint, en dessus de porte, deux vues Chinoises, avec les graces qui caractérisent tout ce qui sort du pinceau de ce grand maître : derrière l'appartement du Roi, & du côté de la cour, est l'appartement qu'occupoit Madame de Pompadour : c'étoit auparavant la salle des Gardes.

L'escalier, qui conduit aux appartemens du premier étage, a été peint par M. *Brunetti*, père, quant à l'architecture ; & les figures sont de M. *Brunetti*, fils : elles représentent Ariane & Bacchus, Zephir & Flore, Diane & Endimion, Mars & Venus. Toutes ces figures sont encadrées avec art dans des masses d'une architecture noble & brillante. C'est bien dommage que l'obscurité, qui règne dans la partie inférieure, dérobe aux yeux le plaisir de bien voir ces beautés. La partie supérieure est très-bien éclairée, & fait un bel effet. Ce qu'on admire le plus dans le premier étage, c'est l'appartement de M. le Dauphin, père de Louis XVI, & son cabinet meublé en Peckin, avec des dessus de porte de MM. *Vernet* & de *Boulongne* ; & celui de Madame la Dauphine, meublé de même, & orné de dessus de porte, de M. *Pierre*.

Après cette chambre à coucher, se trouve une galerie, d'une élégance & d'une délicatesse, qui fait honneur au goût de Madame de Pompadour, qui en a imaginé & tracé les desseins elle-même.

Toute la menuiserie forme des guirlandes de fleurs, travaillées avec la plus grande légereté, par M. *Verbreck*, & peintes par MM. *Dinant* & *du Tout*. Ces guirlandes renferment de jolis tableaux, de M. *Boucher*. L'ameublement est peint sur étoffe par M. *Perrot*, & représente, ainsi que les tableaux, tous les attributs de l'agriculture : tous ces morceaux sont précieux, & ont été exécutés avec une précision & des graces uniques. Les autres appartemens sont ornés de tableaux de différens Maîtres : tous les ameublemens sont en Peckin, de diverses couleurs ; par-tout on voit les plus riches tapis de la Savonnerie.

Au second étage, une lanterne ingénieusement imaginée au milieu du bâtiment, a donné lieu à l'Architecte de pratiquer un grand nombre de petits appartemens, occupés par les Seigneurs de la suite du Roi.

On ne finiroit pas, si on vouloit entrer dans le détail de toutes les beautés qui ornent cette demeure enchantée. Les jardins répondent à l'élégance du Château : on y admire surtout la statue du Roi, par M. *Pigalle*. Plusieurs excellens morceaux de sculpture des Maîtres les plus célèbres, sont distribués avec intelligence dans les bosquets & dans les différentes parties des jardins : des eaux vives & abondantes ornent ces bosquets & ces grottes ; ces eaux sont fournies par un réservoir, peu distant des murs du jardin. Tout est de roses dans ces jardins. Une imagination délicate, guidée par le goût & par les graces, en a réglé toute l'ordonnance.

Le plan de Bellevue avoit tellement plu au Roi, que ce Prince voulut voir, par lui-même, les progrès des travaux dans le tems de la construction. On vit Sa Majesté au milieu des travailleurs, honorer de ses conseils les personnes proposées pour la direction des travaux ; & pour accélerer, par sa présence, l'avancement des ouvrages, on vit plusieurs fois ce Monarque se faire apporter à manger au milieu de tout ce monde. Dans ces différentes visites, qui occupoient ordinairement jusqu'au soir, le Roi soupoit & couchoit dans un endroit appellé *Brinborion* : c'est une petite maison charmante, située au bas du parc de Bellevue.

Dès que les bâtimens de Bellevue furent à leur perfection, le Roi vint y occuper l'appartement qu'on lui avoit préparé : ce Prince y coucha, pour la première fois, le 24 novembre 1750, en revenant de Fontainebleau. Dans la suite Sa Majesté y a fait de fréquens voyages ; & cette délicieuse habitation paroissant avoir toujours de nouveaux charmes aux yeux du Monarque, il a engagé Madame la Marquise de Pompadour à la lui céder. Le contrat d'acquisition fut signé le 22 du mois de juin 1757, & ce jour-là même, le Roi vint en prendre possession ; & dès-lors, le château de Bellevue est devenu Maison-Royale, avec gouvernement & contrôle.

On a encore regret de n'y plus voir quelques excellens tableaux de nos meilleurs Maîtres ; mais Madame de Pompadour, par goût pour les beaux-arts, & par estime pour les Artistes distingués, a prié le Roi de les lui laisser enlever. Ils ont été distribués dans les différentes maisons qui appartenoient à cette Dame, & ils ont été vendus depuis son décès.

BENAINVILLIERS. Hameau situé entre Morainvilliers, Orgeval & Poissy.

BENEDICTINES *de l'Adoration du S. Sacrement*. *Voy.* ADORATION.

BÉNÉDICTINES *de la Ville-l'Evêque*. (les) La Ville-l'Evêque, *Villa Episcopi*, dans les anciens Titres, a pris son nom de ce que l'Evêque de Paris y avoit une maison de plaisance, & des granges pour serrer sa récolte, les dîmes & les autres droits qu'il avoit sur les cultures & les terres du bourg Saint-Germain.

Le Prieuré des Bénédictines, nommé le *petit Montmartre*, ou les *Bénédictines de la Ville-l'Evêque*, fut fondé sous le titre de Notre-Dame-de-Grace, le 12 d'avril 1613, par *Catherine* & *Marguerite d'Orléans-Longueville*, sœurs, qui moururent sans alliance. Elles donnèrent, pour cet effet, deux maisons, qui étoient dans un enclos de 13 arpens, & demandèrent à *Marie de Beauvilliers*, Abbesse de Montmartre, des Religieuses de son Monastère pour occuper ce Prieuré. Elle leur accorda la Mère de *Veyni d'Arbouze*, depuis Abbesse & réformatrice du Val-de-Grace, & huit ou dix autres Religieuses. Cette petite colonie, encouragée par la Mère *d'Arbouze*, leur Supérieure, entra dans le dessein de mener une vie plus réformée qu'à celle de l'Abbaye de Montmartre; ce que l'Abbesse, sous la direction de laquelle elles étoient encore, ne leur accorda qu'avec peine. Son consentement fut aussi-tôt suivi de celui de l'Evêque de Paris; & dès le jour de Pâques 1615, elles commencèrent à observer l'abstinence de la chair, & les jeûnes de la règle de Saint-Benoît, dans toute la rigueur. Ce bel exemple fut bientôt imité par celles de Montmartre, & cette observance a toujours continué depuis dans ces deux Monastères.

Par acte du premier de juin de cette même année, *Suzanne Habert*, veuve de *Charles Jardins*, Valet-de-chambre du Roi, donna à cette maison plusieurs terres & rentes, à condition qu'elle y seroit nourrie & entretenue sa vie durant. Ces deux Monastères demeurèrent unis jusqu'au 20 mai 1647, que la désunion s'en fit, & qu'ils passèrent un concordat; par lequel les Religieuses de la Ville-l'Evêque promirent de donner, à l'Abbaye de Montmartre, la somme de trente-six mille livres, qu'elles payèrent aussi-tôt après la passation de cet acte; & le 7 de septembre de cette même année, les Lettres-patentes que les Demoiselles Fondatrices avoient obtenues dès le mois d'août 1612, pour le Monastère de la Ville-l'Evêque, furent enregistrées au Parlement.

Cette même année, il fut passé encore un concordat avec l'Archevêque de Paris, pour l'élection de la Prieure, & pour celle des Supérieurs. La Prieure est triennale, & ne peut être continuée que six ans. Son élection doit être confirmée par l'Archevêque, aussi-bien que celle des Supérieurs du Monastère, qui est uniquement soumis à son obéissance.

BENEDICTINES *de Notre-Dame de Consolation.* Voyez CHASSE-MIDI.

BENEDICTINES *de Notre-Dame de Liesse.* Au bout de la rue de Sèvre.

Le Couvent des Religieuses de Notre-Dame de Liesse fut d'abord fondé à Rhétel, diocèse de Rheims, en 1631; mais la guerre étant survenue, les désordres qui l'accompagnent ordinairement, obligèrent ces Religieuses, en 1636, de venir se réfugier à Paris. L'Abbé de Saint-Germain-des-Prés leur permit de demeurer dans une maison de la rue du vieux Colombier, qu'elles prirent à loyer, & même de bâtir une Eglise & un Couvent dans l'étendue de sa Seigneurie.

Anne de Montaffié, Comtesse de Soissons, voulut être leur Fondatrice, par une donation qu'elle leur fit de 2000 liv. de rente; à quoi *Louise de Bourbon*, Duchesse de Longueville, autorisée par le Duc son mari, ajouta une rente annuelle de 500 liv. Pour lors elles obtinrent du Roi *Louis XIII* de nouvelles Lettres-patentes, datées du mois d'octobre 1638, pour s'établir au fauxbourg Saint-Germain.

Quoique ces Religieuses eussent reçu en très-peu de tems, en cet endroit, huit Novices à la profession, il paroît cependant, par une lettre que le Roi fit écrire à l'Abbé de Saint-Germain-des-Prés, le 28 juin 1644, que Sœur de Sainte-Thérèse, lors Supérieure des Filles de Notre-Dame de Liesse, y avoit été transférée de Montmartre, avec une autre nommée la Sœur de la Vierge; & une troisième, nommée la Sœur de Saint-Joseph, Sœur de la Supérieure, qui avoit été tirée d'un Monastère de Saint-Martin, dont la situation n'est point indiquée. Cela causa quelque trouble dans cette Communauté; & le Roi en ayant été informé, ordonna à l'Abbé de Saint-Germain-des-Prés de les renvoyer dans leurs Couvens.

L'année suivante, les Religieuses de Notre-Dame de Liesse furent transferées de la rue du vieux Colombier dans une autre maison du même Fauxbourg, appellée le *Jardin d'Olivet*, contenant deux arpens & demi de terre. *Marie Briçonnet*, veuve d'*Etienne le Tonnelier*, Conseiller au Grand'Conseil, avoit légué, le 2 juillet 1626, cette portion de terre à *Geneviève Poulain* & à *Barbe Descoulx*, pour y bâtir une maison & une Chapelle, & s'employer à l'instruction des jeunes Filles, en attendant qu'on pût y établir une Communauté de Religieuses. Celles de Liesse, qui étoient fort mal logées, n'eûrent garde de laisser échapper cette occasion, & se donnèrent tous les mouvemens convenables pour obtenir le *Jardin d'Olivet*.

Barbe Descoulx, qui en étoit Supérieure depuis la mort de *Geneviève Poulain*, y donna son consentement sous le bon plaisir du Roi, qui permit, par une lettre de cachet du 30 août 1644, au Prieur de Saint-Germain-des-Prés, de transférer les Religieuses de Liesse au *Jardin d'Olivet* ; ce qui fut fait le 5 de septembre suivant.

Les Filles séculières qui y demeuroient, eûrent l'option, ou d'y demeurer leur vie durant, dans l'état de sécularité, ou d'y faire profession de la vie religieuse, si elles avoient de la vocation pour cet état, & qu'elles en fussent trouvées capables. Cette union des deux Communautés sembloit devoir augmenter le nombre des Religieuses ; cependant en 1657, elles se trouvèrent réduites à deux ou trois : ce qui fit naître le dessein d'y faire un nouvel établissement. Mais le Roi s'y opposa par la lettre qu'il fit écrire de Stenay à l'Abbé de Saint-Germain-des-Prés, le premier d'août 1657.

L'Eglise de ce Couvent fut construite & bénite en 1663. *Voy*. D. *Bouillard*, D. *Félibien*, & D. *Lobineau*. Nous ajouterons seulement ici ce qu'on ne trouveroit point dans leurs Livres ; c'est que la Prieure de ce Monastère est élective par la Communauté ; & que lorsque la Communauté l'élit pour sa vie, elle est Prieure pour le reste de ses jours ; au lieu que si la Communauté ne l'élit que pour trois ans, elle n'est que triennale.

BÉNÉDICTINES *de Notre-Dame-des-Prés*. Ce Prieuré, qui est perpétuel, est situé au bout de la rue de Vaugirard, du côté du Village du même nom, après la barrière. Il fut d'abord fondé à Mouzon en 1628, par Dame *Henriette de la Vieville*, veuve d'*Antoine de Joyeuse*, Comte de Grand-pré, mort le 26 d'octobre de l'an 1611. Cette pieuse & illustre veuve, avec la permission de l'Archevêque de Rheims, fit venir, en 1634, *Catherine de Joyeuse*, sa fille, & trois autres Religieuses de l'Abbaye de Saint-Pierre de Rheims, & les mit en possession du Monastère qu'elle venoit de fonder. Madame *de Joyeuse* reçut des Professes dans ce Couvent, & le gouverna jusqu'en 1637, que l'armée qui menaçoit cette frontière, l'obligea de se réfugier à Picpus, auprès de Paris, où elle obtint des Lettres-patentes du Roi *Louis XIII*, au mois de mars 1638, qui furent enregistrées au Parlement le 28 juillet suivant.

La guerre ayant cessé, Madame *de Joyeuse* fit bien voir que c'étoit une crainte bien fondée, & non pas l'envie de venir s'établir à Paris, qui lui avoit fait quitter son Couvent de Mouzon; car en 1640, elle y retourna, & y fit des acquisitions considérables, tant pour le spirituel, que pour le temporel; y reçut grand nombre de nouvelles Professes, & y acquit des Religieux Guillelmites le Prieuré de Louvergni, fondé en 1245, par *Jean*, Comte de Rhétel. Le contrat d'acquisition est du 27 juillet 1649, & fut confirmé par une bulle du Pape de la même année; cependant ce ne fut qu'en 1651, que Madame *de Joyeuse* en prit possession, & qu'elle y laissa une partie de sa Communauté, pour y faire l'Office divin.

Cette illustre Prieure mourut dans son Couvent de Mouzon, en 1653. *Henriette de Joyeuse*, sa nièce, fut Prieure de Mouzon après elle, & le fut peu de tems, étant morte en 1654. A celle-ci succéda *Claude-Gabrielle de Coucy*, qui jouit de ce Prieuré jusqu'en 1668, qu'ayant été appellée à la Cour de Lorraine par la Duchesse, sa nièce, fille du Comte d'*Aspremont*, elle résigna son Prieuré de Mouzon & de Louvergni à *Marie-Suzanne Dolu*, Religieuse de Saint-Remi-Saint-Georges de Villers-Cotterets, & se réserva 400 liv. de pension. Celle-ci résigna en 1674 à *Christine le Net*, que la crainte d'une armée Allemande obligea de venir se réfugier à Paris, & d'y transférer sa Communauté, avec la permission de l'Archevêque de Rheims, du 2 février 1674, & de l'Archevêque de Paris, du 3 décembre 1675. Elle se logea dans la rue du Bac au fauxbourg Saint-Germain, & voulut se dispenser de payer la pension à la Dame de Coucy. Celle-ci se pourvut en regrès au Conseil, & obtint plusieurs Arrêts en sa faveur.

Sur ces entrefaites, la Sœur *Christine le Net* mourut le 28 d'août 1678; & la Dame *de Coucy* ayant obtenu une nouvelle nomination du Comte de Grand-pré, rentra en possession de ce Prieuré par Arrêt. Malgré toutes ces précautions, la Dame de *Labadie de Bondernaut*, appuyée du crédit de *François de Harlay*, Archevêque de Paris, obtint un brevet du Roi, qui l'établissoit Prieure de Notre-Dame-des-Prés, & une lettre de cachet qui exiloit la Dame *de Coucy* à Malnoue. Le Comte de Grand-pré intervint comme Fondateur de Notre-Dame de Mouzon, & fit enfin maintenir la Dame de Coucy à l'exclusion de la Dame de Bondernaut. La Dame *de Coucy* ne fut pas plutôt en paisible possession, qu'elle acheta cette maison, située dans la rue de Vaugirard, par contrat du 28 mai 1689, & obtint des Lettres-patentes au mois de juillet suivant, registrées au Parlement le 5 d'août 1695; & à la Chambre des Comptes, le 12 du même mois de la même année.

La Dame *de Coucy*, parvenue à l'âge de 80 ans, & devenue paralytique en 1707, fit venir de Chelles la Dame *de Roussille*, qu'elle avoit nommée sa Coadjutrice, quelques années auparavant. Celle-ci a payé toutes les dettes de la maison, a acheté la maison voisine, & s'est fait un grand emplacement, *Voy. l'Hist. de la ville de Paris*, t. II, p. 1518.

BENEDICTINES *du Saint Sacrement*, rue Saint-Louis. *Voy.* ADORATION.

BENEDICTINES *Mitigées de Notre-Dame de Bon-Secours. Voy.* BON-SECOURS.

BENEDICTINES *Réformées de la Madeleine de Traisnel. Voy.* TRAISNEL.

BENEDICTINS. Moines ainsi nommés de Saint-Benoît, *Benedictus*, dont ils suivent la Règle.

C'est aux *Bénédictins* proprement que convient le nom de Moines; & les plus éclairés d'entr'eux, tels que les P. P. Mabillon, Martenne, Ruinard, &c. s'en sont fait honneur à la tête de leurs Ouvrages; celui de *Religieux* convenant plus particulièrement aux autres Ordres & Congrégations.

Dans le Droit Canon, les *Bénédictins* sont appelés *Moines noirs*, à cause de la couleur de leur habit, par opposition à celle des Ordres blancs. Ils n'étoient connus autrefois en Angleterre que sous ce nom. Cet habit est composé d'une robe & d'un scapulaire noirs, avec un petit capuce de même couleur, qu'ils portent dans l'intérieur de leur maison & en voyage. Au chœur, & lorsqu'ils vont en Ville, ils mettent par-dessus une ample chape de serge noire à grandes manches, avec un capuchon, qui se termine en pointe.

L'Ordre de Saint-Benoît a été florissant dès sa naissance. Il subsiste depuis plus de 1300 ans, avec un éclat qui a été rarement obscurci; également distingué par la science & par la piété, il a été l'asyle des Lettres dans les siècles où il sembloit qu'elles n'en dussent avoir aucun, & a donné à l'Eglise un très-grand nombre de Saints, de Souverains Pontifes, de Cardinaux, Patriarches, Archevêques, Evêques, &c.

Les Réformes qui y ont introduit en divers tems plusieurs personnages éminens en sainteté, l'ont partagé en plusieurs branches & Congrégations. S. Odon, Abbé de Cluny, commença la Réforme de cet Ordre l'an 940, & de-là est venu l'Ordre ou la Congrégation de Cluny. Celle de Sainte Justine de Padoue & du Mont-Cassin s'est établie en Italie en 1408, & s'est renouvellée en 1504. Celle de Saint Maur en France a commencé en 1621, & s'est depuis soutenue avec beaucoup de gloire. Elle a produit ces hommes, dont les noms ne périront jamais dans la république des Lettres, qui nous ont donné d'excellentes éditions de presque tous les P. P. de l'Eglise, & beaucoup d'autres qui se distinguent encore par leur vertu & leurs lumières. La Réforme de Saint Vanne & de Saint Hydulphe, établie en Lorraine en 1600, s'est aussi rendue célèbre par les savans Ouvrages qui en sont sortis; tels que ceux de Dom Calmet & de Dom Remi Ceillier.

L'Ordre de Saint-Benoît a été la tige de plusieurs autres, dont les plus considérables sont ceux de Camaldoli, de Valombreuse, des Chartreux, de Citeaux, de Grammont, des Célestins, &c. qui ont rendu de grands services à la Religion, ou par leur doctrine, ou par l'édification de leur vie, & qui suivent tous, pour le fond, la Règle de Saint Benoît. *Voyez* ABBAYE SAINT-GERMAIN.

Il y a aussi des Religieuses appellées *Bénédictines*, dont on attribue l'institution à Sainte Scholastique, Sœur de Saint Benoît : elles suivent la Règle de ce Patriarche des Moines d'Occident. *Voy.* BENEDICTINES.

BENEDICTINS ANGLOIS., rue Saint-Jacques. Quelques Bénédictins Anglois, pour se dérober à la persécution qu'ils souffroient dans leur pays, se refugièrent en France l'an 1618, dans le dessein de s'y établir, s'ils en trouvoient l'occasion. D'abord ils se logèrent au fauxbourg Saint-Germain, dans une maison qu'ils prirent à loyer, y célébrèrent l'Office divin, & administrèrent les Sacremens, sans la permission de l'Ordinaire. Le Promoteur de la Jurisdiction spirituelle de l'Abbaye de Saint-Germain-des-Prés en ayant été informé, fit ses diligences pour les en empêcher, & il ne lui fut pas possible d'obtenir ce qu'il demandoit. Pour lors le Père *Gabriel de Sainte-Marie*, Provincial de ces Bénédictins Anglois, présenta Requête aux Religieux de l'Abbaye de Saint-

Germain, aux fins d'obtenir la liberté de continuer leurs exercices. On leur permit d'avoir un Oratoire, d'y célébrer l'Office divin, & d'y donner la Communion à leurs domestiques, & à un petit nombre de personnes de considération; à condition cependant que s'ils achetoient la maison où ils étoient pour lors, ou quelqu'autre demeure permanente, la permission deviendroit nulle, & qu'ils seroient obligés de prendre des Lettres d'établissement. Dans la suite, ces Religieux allèrent s'établir à demeure dans le fauxbourg Saint-Jacques, entre les Feuillantines & le Val-de-Grace. La première pierre de leur Eglise posée en 1674, par Mademoiselle *Marie-Louise d'Orléans*, depuis mariée le 18 novembre 1679, à *Charles II*, Roi d'Espagne. Le Roi donna une somme de sept mille livres, pour contribuer à la dépense. Et deux ans après, cette Eglise fut achevée, & ensuite bénite en 1677, sous l'invocation de *S. Edmond*, (Roi d'East-Angles, c'est à-dire, de la partie orientale d'Angleterre) par l'Abbé *de Noailles*, depuis Evêque de Cahors, puis de Châlons-sur-Marne, & enfin Archevêque de Paris & Cardinal. *Joseph Shiburne*, Religieux de cet Ordre, étant Prieur titulaire de St.-Etienne de Choisi-au-Bac, auprès de Compiegne, Membre dépendant de l'Abbaye de Saint-Médard de Soissons, procura l'union de ce Prieuré à la maison des Bénédictins Anglois du fauxbourg Saint-Jacques, par bulle du Pape, du 14 mars 1682, & Lettres-patentes du Roi, du 28 juin 1684, registrées au Parlement le 30 avril 1686. La Reine *Anne d'Autriche*, par des aumônes considérables, avoit contribué à cet établissement, de même que plusieurs personnes de pieté, tant de France que d'Angleterre.

L'Eglise de ce Monastère est petite, mais propre, & décorée de pilastres corinthiens. Le grand autel est orné de colonnes du même ordre, & de figures assez bien dessinées. La menuiserie des chaires des Religieux est propre. Les Chapelles, qui sont aux côtés de la porte du chœur, sont ornées de tableaux, dont l'un représente la Vierge ayant l'Enfant Jesus sur ses genoux, & l'autre S. Benoît en méditation. Le premier a été peint par la Princesse *Palatine*, Abbesse de Maubuisson, qui donnoit à la peinture les momens de récréation que sa règle & sa grande piété lui permettoient.

Le corps de *Jacques II*, Roi de la Grande-Bretagne, mort à Saint-Germain-en-Laye le 6 septembre 1701, y est en dépôt; de même que celui de *Louise-Marie Stuard*, sa fille, morte à Saint-Germain-en-Laye, le 18 avril 1712. Le Roi *Jacques II*, mourant, recommanda à ceux qu'il chargea du soin de sa sépulture, de la faire sans faste, & telle qu'on la feroit pour un simple Gentilhomme, & ordonna qu'on gravât sur son tombeau cette épitaphe :

Cy gist

JACQUES II.
Roi de la Grande-Bretagne.

Selon M. *Jaillot*, *Marie de Lorraine*, Abbesse de Chelles, appella les Bénédictins Anglois en 1611, pour diriger son Monastère; elle voulut même en fixer à Paris un certain nombre, pour former des sujets propres à la conduite de sa Communauté, & à faire des Missions en Angleterre. Elle en fit venir six, qu'elle plaça d'abord au Collège de Montaigu, en 1615, & ensuite dans le fauxbourg Saint-Jacques; depuis elle voulut les transférer dans un autre endroit, & sur le refus qu'ils firent de se prêter à ce changement, elle leur retira ses libéralités. Le P. *Gabriel Gifford*, alors Chef des trois Congrégations, Italienne, Espagnole & Angloise, qu'on avoit réunies en 1617, sous le nom de *Congrégation Bénédictine Angloise*, vint à leur secours, & pourvut à leurs besoins. Il loua pour eux une maison, rue de Vaugirard, qui se trouve aujourd'hui comprise dans le Luxembourg. Six ans & demi après, ils furent transférés dans la rue d'Enfer; ils occupèrent ensuite la maison, dans laquelle les Feuillantines avoient logé, pendant qu'on bâtissoit leur Monastère : ils y vinrent demeurer en 1632. Enfin le P. *Gifford*, devenu Archevêque de Rheims, acheta pour eux au même endroit, en 1640, trois maisons & jardins, où l'on construisit le Monastère qu'ils occupent aujourd'hui. Ces Religieux obtinrent, le 14 janvier 1642, de M. l'Archevêque de Paris, la permission de s'établir & de célébrer l'Office divin dans leur Chapelle. Le Roi leur accorda des Lettres-patentes au mois d'octobre 1650, enregistrées au Parlement le 17 avril de l'année suivante; & à la Chambre des Comptes, le 2 juillet 1659. S. M. qui les protégeoit, leur en fit expédier de nouvelles le 9 septembre 1674; par lesquelles elle leur permit de posséder des bénéfices de leur Ordre, ainsi que les Religieux nés dans le Royaume, &c. *Voy. Quart. S. Benoît.*

BENEDICTINS *d'Argenteuil.* (Couvent des) Ils sont
de

de la Congrégation de Saint-Maur. *Voyez* l'Article ARGEN-
TEUIL.

BENEDICTINS *de Saint-Denis de la Chartre*. (Couvent
des) C'est un Prieuré de l'Ordre de Cluni, rue de la Juive-
rie, au bout du Pont Notre-Dame. *Voy.* SAINT-DENIS
DE LA CHARTRE.

BENEDICTINS *de Saint-Denis en France*. (Abbaye de)
Ils sont de la Congrégation de Saint-Maur. *Voy.* ABBAYE
DE SAINT-DENIS.

BENEDICTINS *de Saint-Germain-des-Prés*. (Abbaye
de) Fauxbourg Saint-Germain. Ils sont de la Congrégation de Saint-Maur. *Voy.* ABBAYE SAINT-GERMAIN-DES-
PRÉS.

BENEDICTINS *de Saint-Martin des Champs*. C'est un
Prieuré Royal Commandataire de la Congrégation de Cluni.
Voy. MARTIN DES CHAMPS. (S.)

BENEDICTINS, dits *Blancs-Manteaux*, (Couvent des)
rue de ce nom, quartier du Temple. Ils sont de la Réforme
de Saint Vannes. *Voy.* l'Article BLANCS-MANTEAUX.

BENEDICTINS *du Collège de Cluni*, place de Sorbonne.
Voy. COLLEGE DE CLUNI & EGLISE DE CLUNI.

BENITIER. Est un vase de marbre de figure ronde ou
ovale & isolé, porté sur une espèce de balustre; ou une co-
quille sur quelque console, & attachée à un pilier à l'entrée
d'une Eglise. Les *bénitiers* de l'Eglise de Saint-Sulpice sont
les plus beaux de Paris. *Voy.* SULPICE. (S.)

BENOIT. (Saint) *Eglise Collégiale & Paroissiale*. Il est
certain que cette Eglise, qui existoit avant l'an 1000, est
fort ancienne, & qu'elle fut une des quatre situées dans les
fauxbourgs de Paris, que le Roi *Henri I* accorda en 1290 à
Imbert, Evêque de Paris, & à ses Chanoines. Elle portoit,
pour lors, le nom de *Saint Bache*, & il y a apparence qu'elle
avoit eu le titre d'Abbaye; mais qu'elle étoit une de celles
qui avoient été ruinées par les Normands. Elle a long-tems
porté le nom de *S. Bache*, parce qu'elle possédoit des reliques
de *Saint-Bacq ou Bache*, & de *Saint-Serge*, qui, sous l'Em-

TOME I.   O o

pereur Maximilien, souffrirent le martyre, & que ces deux Saints en étoient les Patrons titulaires. C'est à ce titre que tous les ans, quand on lave les autels le Jeudi Saint, on y chante encore à présent les Antiennes de Saint Bâche & de Saint Serge. On lui donna dans la suite le nom de *Saint Benoît*, qu'elle porte aujourd'hui, à cause que les Moines qui y étoient, suivoient la Régle de Saint Benoît *. Cette Eglise est à présent desservie par six Chanoines sans dignité, par un Curé & par douze Chapelains. Six Chanoines de Notre-Dame nomment chacun à un Canonicat, & les Chanoines de Saint-Benoît nomment les douze Chapelains, & le Curé qui est Vicaire perpétuel; ainsi cette Eglise est Collégiale & Paroissiale. Dans un acte du 31 Octobre 1343, qui est une espèce de réglement fait par le Chapitre de Notre-Dame de Paris, sur plusieurs contestations arrivées en ce tems-là entre le Chapitre & le Curé de Saint-Benoît, le mot de *Curatus* y est employé 41 fois; ainsi on ne peut pas douter que cette Eglise ne fût pour lors Paroissiale; & il paroît que l'Eglise Cathédrale y avoit des droits de supériorité, qu'elle perdit par l'invasion des Normands.

On croit donc pouvoir avancer avec certitude, que dès que le Chapitre de Notre-Dame fut en possession de l'Eglise de Saint-Benoît, c'est-à-dire, après la mort de *Giraud*, à qui Henri en avoit conservé la jouissance, il établit des Chanoines, qui, chacun à leur tour, faisoient les fonctions curiales; mais que bientôt après on commit un Prêtre ou Chapelain, qui en fut spécialement chargé.

Quant au bâtiment, la Chapelle de l'Abbaye de Saint-Bache n'avoit pas plus d'étendue qu'en a le chœur d'aujourd'hui, qui a été rebâti sur la fin du siècle dernier, c'est-à-dire, vers l'an 1679, aux dépens de la Fabrique; ce qui fait que le Curé a droit de dire la Messe de Paroisse au maître-Autel les Fêtes & les Dimanches. Cet Autel étoit autrefois tourné

---

* M. Jaillot ne trouve aucune preuve qu'il y ait eû en cet endroit un Monastère de Bénédictins; on n'y conserve aucune Relique de S. Benoît, & on n'y célébroit pas même anciennement la fête de ce Saint. L'Abbé le Bœuf a judicieusement observé que le nom de Benoît n'étoit autre chose que celui de Dieu, *Benedictus Deus*. Dans nos anciens Livres d'Eglise & de Prières, on lit, la *Benoîte Trinité*, & *Dominica Benedicta*, *l'Office S. Benoît*, *l'Autel S. Benoît*; pour dire le Dimanche de la Trinité, & l'Autel de la Trinité.

du côté de l'occident, & par conséquent mal orienté; ce qui fit donner à cette Eglise le nom de *Saint-Benoît le Betourné*, c'est-à-dire, le mal tourné; mais lorsque sous *François I*, on bâtit la nef & le portail, on changea la disposition du grand-Autel, & on le mit à l'orient comme ceux des autres Eglises, & pour lors on donna à l'Eglise le nom de *Saint-Benoît le Bistourné*, parce que son Autel avoit été tourné deux fois : on le nomma aussi le *Bientourné*, parce qu'alors il fut orienté comme les autres. En même tems qu'on rebâtit le chœur, on répara le reste de l'Eglise sur le dessin & sous la conduite de *Beausire*, Architecte. La balustrade de fer, qui règne au pourtour du chœur, la chaire du Prédicateur, l'œuvre, les bancs & le clocher furent faits en même tems & aux dépens de la Fabrique. Les pilastres corinthiens qui décorent le rondpoint de l'Eglise, ont été faits sur les dessins du fameux *Claude Perrault*.

Dans l'enceinte du chœur, proche la sacristie des Chanoines, l'on voit l'épitaphe de *Jean d'Aurat*, ou *Dorat*, qui mourut le premier jour de novembre 1588, âgé de 86 ans. Ce bel esprit étoit né à Limoges, ou dans un Village voisin, & se nommoit *Dishemati*, c'est-à-dire, en patois Limousin, *Dîne-matin*. Ce nom lui déplut, & il le changea en celui de *Dorat*, en latin *Auratus*, à cause d'un de ses ancêtres qui fut appellé *Dorat* ou *Doré*, parce qu'il avoit les cheveux blonds. Il avoit acquis une grande connoissance des Langues savantes, & principalement de la Grecque, dont il fut Professeur Royal. Il excella aussi dans la Poésie, & fit de si beaux vers, qu'il mérita le nom de *Pindare François*. Il avoit épousé en premières noces une femme de très-bonne famille, dont il eut plusieurs enfans, & entr'autres une fille qu'il maria à *Nicolas Goulu*, auquel il céda sa chaire de Professeur en Langue Grecque. Sa femme étant morte, il se remaria sur la fin de ses jours à une fille de 18 ans.

Dans la Chapelle de Saint-Denis, on voit l'épitaphe de *René Chopin*, Avocat au Parlement, & Ecrivain fameux par le grand nombre de bons Ouvrages qu'il a donnés au public, & qui ont été recueillis & imprimés en 6 vol. *in-folio*. Le Roi *Henri III* lui donna des Lettres de noblesse, pour le récompenser du Traité qu'il avoit fait sur le Domaine de la Couronne. On parlera ailleurs des marques d'estime que *René Chopin* reçut de la part de ses compatriotes. *Baillet* & quelques autres Ecrivains ont dit que ce savant homme étoit natif d'Angers; mais ils se sont trompés, car il étoit de la petite ville de Bailleul en Anjou, & à six lieues d'Angers. Il

O o ij

mourut le 30 janvier 1606, entre les mains d'un Opérateur qui le tailloit de la pierre. Voici son épitaphe:

CHOPINUS, *hic cubat memoriæ thesaurus & penus legum. Tota Gallia nunc gemit* CHOPINUM. *Audi Municipes gemunt patronum quem nunc Elisii tenent colonum.*

Pierre Brulard, Seigneur de Crosne & de Genlis, troisième fils de *Noël Brulard*, Procureur-général au Parlement de Paris, & d'*Isabelle Bourdin*, fut Secrétaire du Roi en 1557, & des Commandemens de la Reine Catherine de Médicis en 1564, puis Secrétaire d'Etat, le 8 juin 1569. Il mourut le 12 avril 1608, âgé de 73 ans, & fut enterré dans sa Chapelle en l'Eglise Collégiale & Paroissiale de Saint-Benoît.

Guillaume Château, né à Orléans, porta fort loin l'art de graver; mais quelque habile qu'il fût, il laissa un Eleve qui l'a surpassé: c'est *Simonneau* l'aîné. *Château* mourut le 15 septembre 1683, âgé de 49 ans.

Jean-Baptiste Cotelier, Bachelier en Théologie de la Faculté de Paris, Professeur Royal en Langue Grecque, & un des plus savans hommes de son siècle. Il étoit né à Nîmes, dans le Languedoc, en 1628, & étoit fils d'un Ministre de ce pays-là, qui, s'étant fait Catholique, destina son fils à servir un jour l'Eglise. *Cotelier* n'avoit que 12 ans, lorsqu'en 1641, ayant été introduit dans la salle de l'Assemblée générale du Clergé qui se tenoit à Mantes, il expliqua le Nouveau Testament Grec à l'ouverture du Livre, & l'Ancien Testament en Hebreu, & fit ensuite quelques démonstrations de Mathématique, en expliquant les définitions d'Euclide; ce qui lui mérita l'admiration & l'estime du Clergé. Il étudia ensuite à Paris, où il prit le dégré de Bachelier en Théologie, & fut reçu de la Maison & Société de Sorbonne. Il ne voulut point entrer en Licence, pour ne point s'engager dans les Ordres sacrés, & pour se donner tout entier à l'étude de l'antiquité Ecclésiastique, & de la Langue Grecque, dans laquelle il se rendit très-habile. Il mourut à Paris le 12 août 1686.

Claude Perrault, Docteur en Médecine de la Faculté de Paris, & un des plus illustres Membres de l'Académie Royale des Sciences, s'est acquis une grande réputation, non-seulement par des ouvrages concernant sa profession, tels que sont ses quatre volumes d'Essais de Physique, & ses Mémoires pour servir à l'Histoire des animaux, &c. mais encore par des ouvrages d'architecture, dans lesquels il excella. Sa traduction de Vitruve, entreprise par ordre du Roi, enrichie de notes savantes, & imprimée en 1673 & en 1684, lui fit & lui fera un honneur infini, tant que le goût des bonnes règles & des sages proportions l'emportera sur les beautés passagères de la nouveauté & de la mode. Il fit aussi un abrégé de Vitruve, & donna en 1683 un Livre intitulé, *Ordonnance des cinq espèces de colonnes, selon la méthode des Anciens*. Son habileté ne se bornoit point à la théorie, puisque ce fut sur ses desseins que furent élevés l'admirable façade du Louvre, le grand modèle de l'Arc de triomphe qui étoit au bout du fauxbourg Saint-Antoine, l'Observatoire & la Chapelle de Sceaux.

Jean Domat, Avocat du Roi au Présidial de Clermont en Auvergne, étoit né dans cette Ville le 30 novembre 1625, & mourut à Paris le 14 mars 1696, âgé de 70 ans, trois mois, quinze jours. Il fut inhumé dans l'Eglise de Saint-Benoît, sa Paroisse, sur laquelle il avoit passé les dernières années de sa vie. On ne peut faire un plus grand éloge de la beauté & de la solidité de son esprit, qu'en disant qu'il est l'Auteur du Livre intitulé : *les Loix civiles dans leur ordre naturel.*

Charles Perrault, frère puîné du précédent, étoit un bel esprit également né pour les Belles-lettres & pour les Beaux-arts. Ses talens & sa probité lui méritèrent l'estime & la confiance de M. *Colbert*, Contrôleur-général des Finances, & sur-Intendant des Bâtimens du Roi. Ce Ministre le choisit d'abord pour être premier Commis des bâtimens de Sa Majesté, & puis lui en donna le contrôle général. Il mourut à Paris le 17 mai 1703, âgé de 77 ans. Son Poëme du *siècle de Louis-le-Grand*, qu'il publia en 1687, & dans lequel il prétendoit que ce siècle étoit bien supérieur au siècle même d'Auguste, occasionna une guerre littéraire, dans laquelle le célèbre *Despreaux* parut le plus animé. *Perrault* soutint son sentiment dans un Ouvrage en quatre volumes, qu'il intitula : *Parallèle des Anciens & des Modernes*, & qui lui attira de vigoureuses critiques.

Gerard Audran étoit de Lyon, & mourut à Paris le 25 juillet 1703. Il fut un des Graveurs le plus savant & le plus correct pour le dessin que la France ait eûs. Ce qui étendit sa réputation en Italie & dans toute l'Europe, furent les grandes batailles d'Alexandre, & son entrée triomphante de ce Prince dans Babylone, d'après les tableaux de *le Brun*, ce grand & vaste génie qui n'a enfanté que des merveilles.

A un des piliers de la nef, on remarque un petit monument

de marbre de très-bon goût, qui a été imaginé par *Gilles-Marie Oppenor*, & exécuté d'après son dessin, par feu *Vanclève*, un des habiles Sculpteurs de nos jours. On y lit :

Maria-Anna des Essartz,
Fredericus Leonard,
Amissam conjugem mœrens,
Hoc amoris, & grati animi
Monumentum posuit.
Obiit anno reparatæ salutis 1706.
Quinto Kalendarum septembris,
Ætatis XXXVI.

Requiescat in pace.

Ce *Frédéric Léonard* étoit le plus riche Libraire, & sa femme une des plus aimables & des plus malheureuses de son tems.

Jean Foy-Vaillant, Docteur en Médecine, & un des plus savans Antiquaires du siècle dernier & de celui-ci, étoit né à Beauvais le 24 mai 1632, d'une des plus honnêtes & des plus nombreuses familles de cette Ville. Il fut marié deux fois, & par dispense du Pape, épousa successivement les deux sœurs. Il mourut à Paris le 23 octobre 1706, dans la 76°. année de son âge. L'épitaphe qui est sur sa tombe, & que nous allons rapporter, a été composée par *Charles de Valois*, de l'Académie Royale des Inscriptions & Belles-Lettres, & fils du savant *Adrien de Valois*.

D. O. M.

Joanni Foy-Vaillant,
Bellovaco, Doctori Medico,
Ludovici Magni Antiquario,
Cenomanensium Ducis Cimeliarco,
Regi Inscriptionum,
Et Numismatum Academiæ Socio,
Viro famâ nominis tota Europa
celeberrimo,
Summis Principibus probatissimo,
Qui hoc sub lapide
Una cum carissima conjuge
Ludovica ADRIEN,
Contumulari voluit.
Obiit XXIII. oct. M. D. CC. VI.
Et
Joanni-Francisco Foy-Vaillant,

Joannis Filio,
Doctori Medico Parisiensi,
Paternorum studiorum æmulo,
De re antiquaria benè merito:
A quo speranda fuerant non pauca,
Si diuturnior ei vita contigisset.
Obiit XVII. novembr. M. D. CC. VIII.
Ætatis XLIV.

Maria-Ludovica Foy-Vaillant,
Amantissimis parentibus, fratrique
Dulcissimo
Ex hujus testamento,
Hoc monumentum poni curavit.

Requiescant in pace.

Michel Baron, célèbre Comédien, naquit à Paris dans la Paroisse Saint-Sauveur, au mois d'octobre 1653, d'un père & d'une mère qui étoient Comédiens de la Troupe Royale de l'Hôtel de Bourgogne, & originaires d'Issoudun en Berry. Il mourut à Paris le 22 décembre 1729, après avoir reçu les Sacremens, & fut inhumé dans cette Eglise, sa Paroisse. Il fut le plus fameux Comédien, & le plus savant qui ait paru sur notre scène; en un mot, le *Roscius* de notre théâtre.

Jean-Baptiste de Rocoles, qui a fait une introduction générale à l'Histoire, assez estimée dans un tems où on n'avoit rien de meilleur en notre Langue sur cette matière, fut d'abord Chanoine de cette Eglise, puis alla en Hollande, où il se fit Calviniste, & enfin revint à Paris, & rentra dans le giron de l'Eglise Catholique. On l'a connu à Paris en 1691, & on crut appercevoir que tout se ressembloit en lui, & que son savoir étoit aussi léger que sa conduite. Il est aussi Auteur d'un Livre intitulé: *Vienne deux fois assiégée par les Turcs*, & imprimé à la Haye en 1686. Il avoit donné auparavant une édition en six volumes *in-folio*, de la description du monde de *Daviti*.

Le Chapitre de cette Eglise, ou le Chanoine de semaine, nomme à la Cure de Clichi-la-Garenne & à celle de S. Ouen. Ce même Chapitre nomme aussi alternativement, avec le Curé de S. Hypolyte, à la Cure de Saint-Jacques-du-haut-pas.

Cette Eglise, suivant l'ancien usage des Collégiales, avoit son cloître: on y entre encore par trois endroits différens, où l'on avoit mis des portes. La justice temporelle s'y exerçoit, & il y avoit une prison. Ce cloître étoit vaste ; on y portoit, après la moisson & les vendanges, les redevances en grains & en vin affectées aux Chanoines ; le Chapitre de Notre-Dame y avoit aussi une grange pour mettre celles qu'il percevoit dans les environs, & l'on y tenoit un marché public dans cette saison.

Jean Boucher, Curé de Saint-Benoît, homme de naissance & d'une grande érudition, d'ailleurs factieux jusqu'à la fureur, fut un des Prédicateurs de la Ligue qui se déchaînèrent en 1593, contre l'absolution donnée à Henri IV dans l'Abbaye de Saint-Denis par l'Archevêque de Bourges, après la profession de foi & la confession de ce Prince. Il prononça neuf sermons sur la fausseté de la conversion de *Henri de Bourbon, Prince de Bearn*, & sur l'invalidité de tout ce qui s'étoit fait à Saint-Denis. Il les fit imprimer l'année suivante, & les dédia au Cardinal de *Plaisance*. Ayant été obligé dans la suite de quitter Paris, il les fit réimprimer à Douay. Ni le changement des affaires, ni l'exemple même de la Cour de Rome, ne purent calmer la frénésie de cet esprit séditieux. *De Thou, Abr. de l'Hist. Univ. t. 7, p. 90 ; & t. 8, p. 388.*

BENOIT. (Cour de Saint) *Voy.* COUR.

BERCEAU est une voûte cylindrique quelconque, dont la courbure peut-être de différente espèce. Lorsqu'elle est circulaire, on l'appelle *plein ceintre*. Les arches des ponts sont pour la plûpart des berceaux cylindriques, principalement lorsque leur longueur excède leur largeur. C'est ce qu'on peut remarquer dans plusieurs de nos ponts.

BERCHERES. Petite Paroisse à 5 lieues ou environ de Paris, vers l'orient, entre Combeaux & Roissy, dans une plaine, à gauche du grand chemin de Champigny à Tournan, dans le Doyenné de Lagny. Son terrain n'est composé que d'environ cent arpens, bordés par celui des Paroisses de Combeaux, Ponteaux & Roissy, & il n'y a que trois feux ou ménages qui forment sept ou huit Communians. L'Eglise n'est qu'une petite Chapelle, sous le titre de Saint-Pierre-ès-Liens ; elle a été rebâtie en 1737, & il n'y a rien à remarquer. Le Prieur de Gournay a le droit de présenter à la Cure, & il a abandonné la dîme au Curé. Cette Paroisse est connue depuis le règne de *Louis-le-Gros*, vers le commencement du douzième siècle. Cette terre est dans la maison d'Armaillé, qui possède aussi celle de Lesigny.

BERCY. Le Château de Bercy est un bâtiment d'une forme régulière, élevé sur les desseins & sous la conduite de *François Mansard*. Ses vues s'étendent fort loin de côté & d'autre, & font un effet très-agréable. Il est orné de peintures singulières & estimées. Celles du sallon sont particulièrement remarquables par la singularité des sujets qu'elles représentent. On y voit l'audience que le Grand Visir donna au Marquis *de Nointel*, Ambassadeur de France ; son entrée dans la ville de Jérusalem ; & plusieurs autres cérémonies des Grecs, qui se font au Saint Sépulcre le Jeudi Saint. Les jardins sont spacieux, & embellis depuis 1706, de quantité d'allées, de statues, & d'une longue terrasse qui règne le long de la rivière. Ce magnifique Château a appartenu à M. de *Bercy*, ci-devant Intendant des Finances, & est depuis quelque tems de la paroisse de Conflans.

MM. *Paris*, si connus par leur fortune, ont fait bâtir un grand pavillon sur une partie des jardins de Bercy. Le plan de ce pavillon, qui est singulier, contient quatre appartemens de Maîtres dans le rez-de-chaussée, dégagés par un grand sallon dans le centre. L'étage de la mansarde est très-ingénieux. Il est en retraite d'environ deux toises, & contient plusieurs chambres pour des particuliers, lesquelles ayant leurs sorties sur la terrasse formée par cette retraite qui environne ces chambres, fait une promenade très-agréable pour la vue dont on y jouit. Mais le grand défaut de ce pavillon, c'est de n'avoir pas été élevé au-dessus du niveau de la rivière, sur le bord de laquelle il est construit ; ce qui le rend inhabitable dès que la Seine grossit : en effet, les cuisines & les offices étant très-mal-à-propos placés dans un étage souterrein, ils se trouvent inondés pendant presque toute l'année. Ce pavillon est nommé par le peuple le *Pâté de Paris*.

La maison de feu *Louis-Leon Pajot d'Ons-en-Bray*, Intendant-général des Postes, se nommoit autrefois la *Vigne de Chaulnes*, parce qu'elle fut bâtie par *Charles d'Albert*, Duc de Chaulnes, connu par ses Ambassades de Rome. Cette maison est agréablement située sur le bord de la rivière, & est bâtie avec beaucoup de goût. C'est faire un grand éloge du jardin, que de dire qu'il est du dessin du fameux *André le Nôtre*. M. d'*Ons-en-Bray* y avoit rassemblé un nombre prodigieux de curiosités, tant naturelles qu'artificielles, dont il a fait présent au Roi par son testament. Il est mort en 1754.

BERNARD. (la Porte Saint) *Voy.* PORTE.

BERNARDINES d'*Argenteuil*. (les) Ce Couvent de filles de l'Ordre de Cîteaux, appellées *Bernardines*, a été fondé en 1635 par *Denis Defnault*, natif d'Argenteuil, Aumônier de la Reine & Curé de Colombe. Ce Couvent, qui avoit le titre de Prieuré, a été réuni à l'Abbaye de Panthemont à Paris, par un décret de M. l'Archevêque, & en vertu de Lettres-patentes de Sa Majesté.

BERNARDINES *de la rue de Vaugirard*. Voy. FILLES DU PRÉCIEUX SANG. Ces Religieuses datent leur véritable fondation de l'année 1762. Elles en ont l'obligation aux libéralités de plusieurs personnes de distinction.

BERNARDINS. (le Collège des) Ce Collège fut fondé vers l'an 1244, par *Etienne de Lexinton*, Anglois de naissance, & Abbé de Clairvaux en 1242, sur un terrain situé dans le clos du Chardonnet, que cet Abbé avoit eu en échange contre six arpens de vignes, & une pièce de terre contiguë au-delà des murs, près Saint-Victor. Leur enclos a 200 pas sur 100. *Etienne de Lexinton* voulant exciter l'amour de l'étude dans son Ordre, obtint du Pape *Innocent IV* la permission d'établir ce Collège, pour faire étudier les Religieux de son Ordre, afin qu'à l'avenir ils ne fussent point exposés au mépris des Frères Prêcheurs, des Cordeliers, & des autres Religieux qui faisoient profession de science. Non seulement le Pape approuva cette fondation, & leur permit de prendre des dégrés dans les Universités, mais il ordonna au Chapitre général de Cîteaux d'en établir d'autres ; & il en fut fait un statut exprès dans ce même Chapitre, assemblé en septembre 1245, par lequel il fut ordonné qu'il y auroit étude dans toutes les Abbayes de l'Ordre où les Abbés pourroient ou voudroient l'avoir ; en sorte que dans chaque Province il y eût au moins un Monastère où l'on enseigneroit la Théologie.

L'Abbé de Clairvaux, pour illustrer son ouvrage, engagea *Alphonse de France*, frère de *S. Louis*, & Comte de Poitiers, à accepter la qualité de Fondateur & de Protecteur de ce Collège. Il en coûta à ce Prince 104 liv. parisis de rente, à prendre sur la Prévôté de la Rochelle, que l'Abbé s'obligea d'employer à l'entretien de vingt Religieux Profès de l'Abbaye de Clairvaux, dont treize seroient Prêtres, pour y faire l'Office, y vivre dans l'observance régulière, & y étudier en Théologie, ainsi qu'il est porté dans l'acte de fondation, daté du 3 mai 1253. Ce même Prince donna ensuite vingt livres parisis de rente à prendre aussi sur la Prévôté de la Rochelle, pour une Messe qu'il fonda en cette maison. Ce Collège fut gouverné par un Supérieur, qui porta d'abord le nom de *Prieur*; ensuite celui de *Proviseur*, nom qu'on donnoit ordinairement aux Supérieurs des Collèges.

Tel fut l'état de ce Collège jusqu'en 1320, que l'Abbé & les Religieux de Clairvaux en cédèrent la propriété, avec toutes ses appartenances & dépendances, à l'Ordre de Cîteaux en général. Cette cession, datée du 14 septembre 1320, fut approuvée par *Philippe-le-Long*, au mois de février suivant.

Benoît XII, qui avoit été Religieux de Cîteaux & Professeur en ce Collège, & le Cardinal *Guillaume Curti*, surnommé *le Blanc*, à cause qu'il avoit été aussi Religieux de cet Ordre, entreprirent de faire bâtir, à leurs dépens, l'Eglise des Bernardins; mais ni l'un ni l'autre ne vécurent assez pour la voir achever. La première pierre fut posée le 24 mai 1338, comme on le voit par les Lettres de *Philippe VI*. Les murs qui devoient faire la clôture, & qui restent encore sur pied, paroissent d'une épaisseur & d'une extrême solidité; & il semble que Benoît XII eût plus envie de faire une citadelle qu'un Collège de Religieux, qui vivoient en ce tems-là d'une manière très-austère.

Aux deux côtés de la porte de l'Eglise, étoient deux inscriptions placées au-dessous des armes de Benoît XII. Elles sont peintes contre le mur & presqu'entièrement effacées. Ce Pape se nommoit *Jacques Fournier*, ou *Novelli*: il étoit de Toulouse *.

Hæc arma sunt sanctissimæ memoriæ Domini BENEDICTI, *Papæ duodecimi, Cisterciensis Ordinis, cujus est præsens studentium Collegium, Professoris; qui hanc fundavit Ecclesiam, & multis dotavit indulgentiis.*

---

* *Jacques Fournier étoit fils d'un Boulanger; il fut élu Pape, & prit le nom de Benoît XII: il avoit une nièce, plusieurs grands Seigneurs la recherchèrent en mariage; il répondit toujours qu'elle n'étoit point d'une naissance à recevoir l'honneur qu'ils vouloient lui faire; il la maria au fils d'un bon Négociant de Toulouse: ces deux époux étant allés le saluer à Avignon, il les reçut avec beaucoup d'amitié, les garda une quinzaine de jours auprès de lui; ensuite les congédia, en leur donnant une somme assez modique, & leur disant que leur oncle Jacques Fournier leur faisoit ce petit présent; qu'à l'égard du Pape, il n'avoit de parens & d'alliés que les pauvres & les malheureux.* Ess. hist. sur Paris, tom. V. pag. 137.

Dominus GUILLELMUS, *quondam Cardinalis*, *Doctor Theologiæ*, *Tolosanus natione*, *Cisterciensis religione; Ecclesiam præsentem ad perfectionem qualem obtinet produxit: Bibliothecam insignivit, sexdecim Scholares in Theologia studentes in perpetuo fundavit.*

Hic GUILLELMUS, *cognomento* ALBUS, *creatus fuerat Presbyter Cardinalis, tituli Sancti Stephani in monte Cælio, à Benedicto XII. anno Domini 1337, & anno ejusdem 1346, Pontificatûs autem Clementis VI quinto; obiit Avenione, auctore* Onuphrio.

L'édifice de l'Eglise, construit en 1336, sous le titre de *Saint-Bernard*, doit être considéré comme un chef-d'œuvre de l'architecture gothique. Les voûtes en sont très-élevées, & parfaitement bien prises dans leur legèreté. Les Chapelles qui règnent de chaque côté, sont claires, & sont proportionnées au reste de l'ouvrage. Benoît XII, en mourant, avoit laissé de très-grands fonds, afin qu'on achevât ce qu'il avoit commencé; mais l'argent ayant été volé en chemin, comme on l'apportoit en France, pendant les troubles du règne de Charles VI, tout demeura imparfait & tel qu'on le voit aujourd'hui.

Les curieux en architecture doivent demander à voir un escalier placé à l'extrémité du bas-côté droit de l'Eglise. Il faut descendre plusieurs marches pour y entrer, le sol de l'Eglise ayant été élevé en 1710, de plus de 6 pieds, parce que les débordemens de la rivière, arrivés l'année précédente, avoient fort endommagé le pavé. Le plan de la cage est rond & à double vis; c'est-à-dire, qu'il y a deux escaliers l'un sur l'autre, dont la tête des marches est enclavée dans le même noyau qui porte de fond; de façon que deux personnes peuvent monter & descendre sans se voir. Il y en a un dans le même genre au Château de *Chambor*, mais bien supérieur à celui-ci pour la légèreté, la clarté & la hardiesse, en ce que les marches tiennent par le collet à un mur circulaire, percé d'arcades, & qui laisse un jour dans le milieu.

Cet escalier a dix pieds de diamètre, & les marches huit à neuf pouces de hauteur. Comme il est double, il a deux entrées; l'une par l'intérieur de l'Eglise, & l'autre par la sacristie. La voûte est élevée & soutenue par de beaux piliers gothiques.

Le grand autel, qui étoit très-ancien & d'une forme très-irrégulière, a été entièrement refait, & celui qui avoit servi à l'Abbaye de Port-Royal des Champs, du même Ordre, dont le Monastère fut démoli en 1710, & les stalles de ces Religieuses y ont été placés. Les grotesques sculptés dans les panneaux des stalles, sont d'une invention très-ingénieuse & d'un fini parfait, ce qui prouve qu'il y avoit autrefois de très-habiles Sculpteurs. On y voit les armes & la devise d'*Henri II*, qui les fit faire en 1556, & cette année y est marquée.

Dans une Chapelle de cette Eglise, on voit le tombeau de *Guillaume du Vair*, né à Paris, Evêque de Lisieux, & Garde des Sceaux, honoré pendant sa vie de plusieurs dignités considérables, à cause de son mérite singulier. Il avoit été Maître des Requêtes, & premier Président du Parlement de Provence. Etant à la suite de Louis XIII, pendant le siège de Clérac, il tomba malade à Tonneins, en Agénois, où il mourut le 3 d'août 1633. Son corps fut apporté dans cette Eglise.

Voici l'épitaphe qu'il se fit lui-même, qu'on peut encore lire sur son tombeau.

Guillelmus du Vair,
Episcopus Lexoviensis,
Franciæ Procancellarius,
Hic expectat resurrectionem.
Natus 7 maii.
1558.

Dom *Paul Pezron*, Religieux de l'Ordre de Cîteaux, Docteur en Théologie de la Faculté de Paris, Abbé de la Charmoie, & un des plus savans hommes des deux siècles derniers, a demeuré & professé long-tems la Théologie dans ce Collège. Il mourut dans le château de *Chéci*, en Brie, où il étoit allé pour tâcher de rétablir sa santé, le 9 d'octobre 1706. Il a donné au public plusieurs Ouvrages remplis d'une profonde érudition; entr'autres celui qui est intitulé, *l'Antiquité des tems rétablie & justifiée*. Ce Livre le mit aux prises avec le P. *Martianay*, Moine Bénédictin de la Congrégation de Saint-Maur, & avec le P. *le Quien*, de l'Ordre de Saint-Dominique, qui écrivirent l'un & l'autre en faveur de la Chronologie du texte hébreu, contre celle de la version des Septante, que Dom *Pezron* préféroit à l'autre. On attendoit encore du même Auteur, d'autres productions, où l'on espéroit qu'il débrouilleroit des obscurités dans lesquelles on demeure depuis plusieurs siècles, faute d'étudier l'antiquité avec réflexion. Le grand Ouvrage qu'il avoit entrepris, &

qui étoit fort avancé avant sa mort, étoit l'*Origine des Nations*; il en avoit déjà donné une partie au public, sous le titre de l'*Origine de la Langue Celtique*, autrement appellée *Gauloise*. Cet Ouvrage a été imprimé en 1703. Plusieurs autres productions de ce Savant Religieux, trouvées après sa mort parmi ses papiers, sont restées dans l'obscurité, au grand préjudice de la République des Lettres.

Lorsque le Général de Cîteaux & l'Abbé de Clairvaux sont obligés de venir à Paris pour les affaires de leur Ordre, ils logent ordinairement dans cette maison.

Les Bernardins sont ainsi nommés, parce qu'ils ont été réformés par *S. Bernard*. Ils suivent la règle de S. Benoît. Leur habit consiste dans une robe blanche, avec un scapulaire noir; & lorsqu'ils officient, ils sont vêtus d'une coule ample & large, qui est toute blanche, & qui a de grandes manches, avec un chaperon de la même couleur.

BERNY est un beau Château à trois lieues de Paris, sur le chemin d'Orléans. Il a appartenu autrefois au Chancelier *de Bellièvre*, puis à M. *de Lionne*, Ministre & Sécretaire d'Etat. Il appartient aujourd'hui aux Abbés de Saint-Germain-des-Prés de Paris.

Cette maison est distinguée, tant pour ses ornemens, que pour les beautés singulières de ses canaux & fontaines, & la rareté & l'excellence des fruits qui croissent dans ses jardins.

Au-devant, est une esplanade quarrée, au milieu de laquelle est un petit jet d'eau. A gauche, s'élève un corps d'architecture, qui sert d'entrée au jardin. La porte qui est au milieu, est surmontée d'un second ordre. A droite & à gauche, sont six niches ornées d'autant de statues, trois de chaque côté, & décorées de colonnes couplées, & de frontons chargés de médaillons en bas-relief.

La façade du Château présente un corps avancé, qui occupe le milieu, & qui sert d'entrée. Il est plus élevé d'un étage que le reste de l'édifice. La porte est une arcade décorée de quatre colonnes qui soutiennent une petite terrasse ou balcon, orné sur le devant d'une balustrade de pierre. Quatre pavillons quarrés, deux de chaque côté, occupent les côtés du Château. Aux deux angles des premiers de ces pavillons, on a pratiqué deux niches, dont chacune est ornée d'une statue.

S. A. S. M. *le Comte de Clermont*, Prince du Sang, Abbé de Saint-Germain-des-Prés, a occupé ce Château pendant plus de 30 ans.

BESSAUCOURT, ou BESSANCOURT. Le nom de ce Village a souffert différentes variations. L'Abbé *Chastelain*, à la fin de son Martyrologe universel, a écrit *Psaucourt*. Le Prieur de Conflans dans un Titre l'appelle *Berchaucourt*. Dans le Pouillé rédigé avant le règne de Saint Louis, cette Eglise a été nommée *Bercencourt*; mais il est certain que le nom de *Bessancourt* existoit en l'an 1189, qui est le temps de son érection en Paroisse par *Maurice de Sully*, Evêque de Paris.

Bessancourt est situé à cinq lieues ou un peu plus de Paris, à l'entrée de la plaine qui s'étend vers *Pierre-laye*. Il ne laisse pas que d'y avoir des vignes sur un certain espace de terrein; ensuite des sables stériles, qui conduisent du côté de Pontoise. Cette terre est de l'Election de Paris. Son territoire s'étend jusqu'assez près de Frépillon. Du côté de l'orient, sur la montagne est la Ferme de Montubois, qui appartenoit au Collège des ci-devant soi-disant Jésuites, laquelle est de la Paroisse de Taverny.

L'Eglise est une des plus grandes & des mieux bâties de ces cantons-là. Elle a deux ailes & une croisée, mais cependant sans qu'on puisse faire le tour de l'autel & sans galeries. Le chœur est certainement un ouvrage du XIIIe. siècle. La nef n'est que de deux à trois cens ans; le bras méridional de la croisée est aussi du XIIIe. siècle; l'autre n'est que du XV ou du XVIe. A l'entrée de cette Eglise, à main gauche, est bâtie une belle tour. Les Inscriptions qui s'y remarquent, dénotent assez le tems de sa construction. Sous l'un des piliers qui la supportent, est une sentence en Langue grecque, écrite en caractère latins, sur une bande soutenue par deux Anges, & au commencement se lit, Mil V^e. XXVII. On voit aussi au portail, sous les pieds d'une image de la Sainte Vierge, en lettres grecques capitales & dentelées, le reste d'une sentence qui exprimoit ce que nous rendons en latin par ces mots: *Ô Mater Dei, memento mei*. Cette Eglise est dédiée sous l'invocation de Saint Gervais & de Saint Protais. On y montre une châsse de bois, qui contient des ossemens de quelqu'une des Compagnes de Sainte Ursule, lesquelles ont été données par une Abbesse de Maubuisson. Ces reliques venues de Cologne, ont été fort répandues dans l'Ordre de Cîteaux, dont est ce Monastère. Les vitrages du Sanctuaire sont de verres très-épais, chargé de quelques couches de peinture grise, ainsi que les statuts de cet Ordre vouloient qu'on en mît dans les Eglises des Monastères. Ces sortes de vitrages, en forme de grisailles, étoient fort en usage au

XIIe. & XIIIe. siècle. On y voit un Prêtre, représenté à genoux, lequel a fait présent de ce vitrage, & son nom au-dessous en capitales gothiques, *Meſtre Robert de Berceucort.... Chanoine de Paris.* Au-dessous est un panneau ajouté, qui représente une Abbesse de Maubuisson à genoux, dont les armes sont d'azur parti de sable à la face d'argent, chargée de trois merlettes de sable. Ce Robert de Berceucourt étoit Official de Paris en 1270, & mourut Doyen de Bayeux.

Il y a dans le chœur de Bessancourt deux tombes ou épitaphes, assez dignes d'être remarquées. La première est de *Thomas Cloüet, Prêtre natif de cette Paroisse, en son vivant Procureur au Parlement, Chanoine de Saint-Hilaire-le-Grand de Poitiers & de Saint-Martin de Montmorency, Curé de Sorel au diocèse de Chartres*, mort le 6 juillet 1546. On lit l'inscription suivante au côté droit du chœur : *Cy gissent vénérables & discrettes personnes, Messire Pierre de Croneaux, Etienne Charton & Philippe Mention, Prêtres, Curés de cette Paroisse de Bessancourt, qui ont été l'espace de plus de trois siècles de neveu en neveu.* Il y est ensuite marqué que Messire Jean-Louis Mention, en son vivant, Prêtre, Chanoine de l'Eglise Cathédrale de Wissembourg, en Allemagne; honorable homme Jean Mention, Commissaire de Police de Pontoise, ont fait des fondations dans cette Eglise, l'an 1705.

La Cure doit passer pour un démembrement de celle de Taverny, dont la présentation appartenoit à l'Abbé de Saint-Martin de Pontoise ; & en qualité de démembrement, elle en a suivi le sort. On ignore en quel tems avoit été bâtie la première Chapelle qui servit de succursale à Taverny, & pour quelle raison elle fut consacrée sous le titre de Saint-Gervais. Taverny, ancien chef-lieu & mère-Eglise, n'est éloigné de Bessancourt, que d'une petite demi-lieue.

BETHEMONT, & suivant M. Lancelot, *Berthemont*, est un Village situé à 6 lieues de Paris, sur la pente douce qui se présente au bout de la forêt de Montmorency, du côté de l'occident, presque en face du bourg de Villiers-Adam, qui n'en est qu'à un bon quart de lieue. Le pays est assez couvert d'arbres & d'arbrisseaux ; ce n'est pas un vignoble comme la plûpart des Paroisses voisines, & il n'est composé que de terres & prés. Les femmes y travaillent à la dentelle, comme dans plusieurs autres Villages de ces quartiers-là. La paroisse de Berthemont n'est point considérable.

L'Eglise porte le titre de Notre-Dame. On y célèbre sa Nativité comme la fête de Patron. Le bâtiment est petit & tout

tout neuf, & l'on n'y trouve aucun vestige d'antiquité. Il a le défaut d'un grand nombre d'autres, de n'avoir qu'une aile. Il est accompagné de ce côté-là d'une tour en forme de clocher également nouvelle.

La Cure, selon le Pouillé du XIIIe. siècle, est à la nomination du Prieur de Conflans-Sainte-Honorine. Les Pouillés des XVe. & XVIe. siècles, aussi bien que ceux de 1626, 1648 & 1692, donnent unanimement à l'Abbé du Bec le droit de la présentation. Le Prieuré de Conflans est un membre de cette Abbaye, & l'Abbé a souvent usé du droit des Prieurs de sa dépendance.

En 1719, *Geoffroy Macé Camus*, Maître des Requêtes, étoit Seigneur de ce lieu. Cette terre a été possédée de nos jours par M. le Marquis *de Novion*, qui l'a vendue depuis quelques années à M. le Comte *de Montmorency*. Il y a un beau Château proche l'Eglise. M. l'Abbé *le Bœuf* a vu un acte de 1610, qui lui a appris qu'à Bethemont il y a une seigneurie appellée *Mongland*. On dit aujourd'hui *Montauglan*, & ce mot s'emploie en place de celui de Bethemont.

BETHISI. Bourg de France, à l'est de Verberie, dans le Valois, Généralité de Paris & Election de Compiegne, sur la petite rivière d'Auberval, à l'extrêmité méridionale de la forêt. Le terrein des environs abonde en gibier ; le Roi y a un Château pour la chasse. Les Anglois ont été battus deux fois dans les environs de Bethisi ; & les lieux qui furent le théâtre de leur défaite, en conservent encore le nom : l'un s'appelle le *Champ dolent* ; l'autre, la *Cavée aux Anglois*.

BEYNE. Village dans le diocèse d'Auxerre, contenant environ 130 feux, Généralité de Paris, Election de Saint-Florentin. Il y a sur cette Paroisse une Ferme considérable, que l'on nomme de *Bel-air* : elle appartient à M. *d'Aguesseau de Fresne*.

BEZONS, *Vesunnum*. Village à deux lieues, ou un peu plus, de Paris, où l'on a battu monnoie sous nos Rois de la première race, comme on le voit par des pièces de ce tems, sur lesquelles M. *le Blanc*, bon connoisseur, assure qu'on lit, VEZONNO VICO ; *Traité des Monnoies*, pag. 67.

L'Eglise n'a rien de remarquable par son antiquité. Elle reconnoît *S. Martin* pour son premier Patron, & *S. Fiacre* pour le second. Elle fut dédiée en 1507. Il y avoit dans ce Village, tous les ans, le dimanche d'après la fête de Saint

TOME I. P p

Fiacre, un grand concours de Parisiens, qui y venoient en habit de bal, soit en équipages magnifiques, soit à cheval. On y dansoit, & il s'y faisoit des jeux de bagues, & autres divertissemens en faveur des Dames.

La nomination de la Cure a toujours appartenu & appartient à l'Evêque ou Archevêque de Paris. Le territoire est un vignoble. *Etienne*, Trésorier de l'Abbaye de Saint-Denis, du tems de l'Abbé *Suger*, céda aux habitans, il y a 600 ans, un terrein entre *Bezons* & *Carrières*, pour y planter des vignes. En 1470, il n'y avoit que douze maisons. Le dénombrement de l'Election de Paris compte à Bezons 82 feux ; ce que le Dictionnaire universel a évalué à cinq cens habitans. En 1381, les habitans plaidoient contre *Jean de Meudon*, Capitaine de Saint-Germain-en-Laye, demandant d'être déchargés du guet qu'ils devoient au Château du même Saint-Germain. En 1404, le Roi Charles VI les exempta de *prises*; c'est-à-dire, de fournir les choses nécessaires à la Cour, moyennant qu'ils ameneroient chaque année, à l'Hôtel du Roi à Paris, quatre charrettes de feurre ou paille.

On ne connoît point de Seigneurs plus anciens de la terre de *Bezons*, que les sieurs *Chanterel*, qui l'ont transmise dans la famille des *Bazin*. Un des premiers Seigneurs, mort en 1733, âgé de 85 ans, étoit *Jacques Bazin*, Maréchal de France, dont le bisayeul avoit épousé *Marie Chanterel*, Dame de *Bezons*. Cette terre a depuis été possédée par *Louis-Gabriel Bazin*, Gouverneur de la ville & citadelle de Cambray, qu'on appelle le *Comte de Bezons*.

Les Religieux de Saint-Martin-des-Champs & de Saint-Denis eurent du bien sur cette Paroisse, dès le XIIe. siècle. Suivant les Lettres de *Burchard de Montmorenci*, données environ l'an 1285, on apprend que *Froger*, Chambrier du Roi, & *Alix*, son épouse, avoient laissé au Prieuré de Saint-Martin de Paris, la dîme, dont ils jouissoient à Bezons, *apud Bezuns*, c'est ainsi qu'il est écrit dans le titre : ce qui prouve que la manière dont ce nom avoit été autrefois latinisé, étoit dans l'oubli, & qui nous rapproche du *Vesunno* dont nous avons parlé ci-dessus.

En 1196, *Hugues Foucault*, Abbé de Saint-Denis, fit acquisition du port de ce lieu que lui vendit *Hugues de Meulan*, Prévôt de Paris ; & en l'an 1301, ce Couvent fut maintenu par une Sentence arbitrale, dans le droit de justice en ce port. En 1214, la même Abbaye acheta d'*Adam Heugot*, Chevalier, une Isle qui lui appartenoit, située devant le port de *Bezuns usque ad duos arpennos*; laquelle Isle, Adam déclara tenir en fief de *Richard de Bantelu*, de même que Richard la tenoit de *Matthieu de Montmorenci*. Outre ces biens situés à Bezons, appartenans au Monastère de Saint-Denis, cette Abbaye avoit au XIIIe. siècle quelques dîmes en deux cantons de cette Paroisse; savoir, *Prunay* & *Farrosel*, &c.

Les Filles-Dieu de Paris possédoient anciennement une Ferme à Bezons; mais dans le tems des guerres de la Religion, elles l'aliénèrent suivant la permission qui leur fut accordée le 9 juin 1578. Ce bien leur avoit occasionné quelques difficultés avec le Curé, sur lesquelles il y eut un accord, que l'Evêque approuva le 23 janvier 1515.

BIBLIOTHÈQUE. Ce nom est formé de βίβλος, & de θήκη, *theca, repositorium*; ce dernier mot vient de τίθημι, *pono*, & se dit de tout ce qui sert à serrer quelque chose. Ainsi *Bibliothèque*, selon le sens littéral de ce mot, signifie un lieu destiné pour y mettre des Livres. Une *Bibliothèque* est un lieu plus ou moins vaste, avec des tablettes & des armoires, où les Livres sont rangés sous différentes classes.

Outre ce premier sens littéral, on donne le nom de *Bibliothèque* à la collection même des Livres. Quelques Auteurs ont donné, par extension & par métaphore, le nom de *Bibliothèque* à certains Recueils qu'ils ont faits, ou à certaines compilations d'Ouvrages. Telles sont la *Bibliothèque* rabbinique, la *Bibliothèque* des Auteurs ecclésiastiques, *Bibliotheca Patrum*, &c. C'est en ce dernier sens, que les Auteurs ecclésiastiques ont donné par excellence le nom de *Bibliothèque* au Recueil des Livres inspirés, que nous appellons encore aujourd'hui la *Bible*, c'est-à-dire, le Livre par excellence.

BIBLIOTHÈQUE DU ROI. (la) La Bibliothèque du Roi étoit autrefois distincte & séparée d'avec le *Cabinet des Livres*, ou la *Bibliothèque du Louvre*. Ce Cabinet étoit à la garde d'un Bibliothécaire particulier & indépendant du Bibliothécaire ou Garde de la Bibliothèque du Roi. *Louis Irland de la Vau* & *André Dacier*, l'un & l'autre de l'Académie Françoise, ont possédé successivement cette charge, qui leur donnoit un logement au Louvre, & douze cents livres d'appointemens. M. l'Abbé *Bignon*, Conseiller d'Etat, ayant été pourvu de la charge de Bibliothécaire-Intendant & Garde de la Bibliothèque du Roi, y fit réunir, par Edit du mois de janvier 1720, non-seulement la garde de la Bibliothèque ou *Librairie du Louvre*, mais encore celle de la Bibliothèque de Fontainebleau, pour jouir lui & ses successeurs *indivisément* de toutes lesdites charges dans toutes les Maisons royales. Et par Arrêt du Conseil d'Etat, rendu le 14 septembre 1721, qui ordonnoit le transport de la Bibliothèque du Roi en l'hôtel de la *Banque Royale*, auparavant l'hôtel de *Nevers*, rue de Richelieu, tous les Livres y furent transportés, & on les mit au-dessus de la grand'porte de cet Hôtel.

On peut regarder *Charles V*, dit le *Sage*, comme le véritable Fondateur de la Bibliothèque du Roi. Le Président *Hénault*, ce judicieux Auteur, qui le premier a su donner à nos Annales une forme aussi instructive que nouvelle, dit, dans son Abrégé chronologique, que le Roi *Jean* possédoit à peine vingt volumes, que *Charles*, son successeur, augmenta jusqu'à neuf cens : collection qui passoit alors pour immense. Ces neuf cens volumes sous la régence du Duc de Bedfort, après le règne de Charles VI, furent estimés valoir 2323 liv. 4 s. Ce Prince acheta la Bibliothèque pour le prix de 1200 liv. moitié environ de l'estimation. Cette somme fut payée à l'Entrepreneur du mausolée de *Charles VI & d'Isabeau de Bavière*. Les Livres furent transportés à Londres : cependant on retrouve encore aujourd'hui plusieurs de ces volumes, soit qu'ils aient été conservés dans quelques-unes des Maisons royales, soit qu'ils aient été rapportés d'Angleterre par les soins des Savans éclairés, auxquels la garde de ce précieux dépôt a été confié, dans des tems postérieurs. C'est de ces foibles commencemens que s'est formée la Bibliothèque royale, dont il auroit été alors difficile de prévoir l'état & la grandeur. Elle fut considérablement augmentée par les soins de Louis XII & de François I, à mesure que les Lettres & le goût des sciences s'étendirent dans la France, sous la protection de ces Princes ; mais c'est principalement sous les règnes de Louis XIV, de Louis XV & de Louis XVI, qu'elle a été portée à ce degré de magnificence & d'immensité, qui la rendent aujourd'hui la plus riche & la plus précieuse Bibliothèque de l'Europe.

Parmi les Livres rassemblés par Charles V, il y avoit quantité d'ouvrages qui traitoient de l'Astrologie judiciaire, science ridicule & méprisable, le scandale de la Philosophie : on la regardoit alors comme la plus sublime des connoissances humaines, & le crédule Monarque partageoit l'erreur de son siècle. Il fit traduire tous les Livres qui avoient rapport à cette étude. La plûpart des Médecins étoient Astrologues. Il fonda en faveur de *Maître Gervais Chrétien*, Médecin & Astrologue, un Collège consacré à l'étude de l'Astrologie & de la Médecine. Il eut soin de pourvoir cette maison d'Astrolabes, d'équateurs, de sphères, & de tous les autres instrumens nécessaires à ce genre d'étude.

Mais dans le même-tems, il y eut des Savans qui s'appliquèrent à des études moins frivoles. Le Roi *Jean* avoit fait entreprendre des versions de quelques Auteurs latins, tels que Salluste & Tite-Live. Charles fit traduire ce dernier, sans doute avec plus d'élégance & d'exactitude. A ces traductions, succédèrent celles des Commentaires de César, de Suétone, de Valère-Maxime, de Josephe. Nicolas *Oresme*, outre la version d'un Traité de la sphère, donna celle des Livres de morale & de politique d'Aristote. *Evrard de Conti*, Médecin du Roi, traduisit les Livres des problêmes du Philosophe Grec.

On fut redevable de la Réthorique de Ciceron à *Jean d'Antioche*, & des Métamorphoses d'Ovide à *Philippe de Vitry*, Evêque de Meaux, qui entreprit cet Ouvrage pour Jeanne de Bourbon, épouse de Charles V. Les Fables d'Esope avoient été précédemment rendues en françois sous le titre de *Bestiaire*. Les plus célèbres & les plus utiles de ces Traductions, furent celles de la Cité de Dieu, de Saint Augustin, de la Bible, par *Raoul de Presles*, Avocat-général & Maître des Requêtes, qui renouvella aussi celles des Homélies & Dialogues du Pape Saint Grégoire. Ce fut à l'occasion du dernier de ces Ouvrages, que les Grecs donnèrent à ce Pontife le nom de *Grégoire Dialogue*. Les Décrétales des Papes, & les Instituts de Justinien parurent aussi en langue vulgaire. Nous supprimons les titres de plusieurs ouvrages innocens ou méprisés de nos jours, tels que la *Légende dorée*; quelques vies des Saints, ajustées à la superstition de ce siècle; un Traité des Nobles & du Peuple, selon le jeu des échecs; les Statuts de différens Monastères, mis en vers françois pour la commodité des Religieux qui n'entendoient pas le latin, &c.

C'est ainsi que s'exprimoit un Traducteur de la règle de S. Augustin, en commençant son Ouvrage:

> Pour l'amour de vous, très-chers frères,
> En françois ai traduit ce latin,
> J'as mis ou langage vos mères
> Les mandemens Saint Augustin.

On conservoit à la Bibliothèque de Charles V, des Cartes de Géographie, enluminées de diverses couleurs, suivant le goût du tems; mais de quelque utilité que la Géographie eût été pour l'Astronomie, elle ne fit toutefois que très-peu de progrès, malgré l'estime que Charles faisoit de cette science.

La Bibliothèque de ce Prince, comme nous l'avons dit ci-dessus, étoit la plus belle de son tems; mais elle fut dissipée sous le règne de Charles VI, son fils: le règne de Charles VII fut trop tumultueux, pour que ce Prince songeât à la rétablir. *Louis XI*, *Charles VIII* & *Louis XII* en formèrent une nouvelle, qui n'étoit encore composée que de deux mille volumes, lorsque François I parvint à la Couronne. Ce Prince qui aimoit les Belles-lettres & les Sciences, l'augmenta considérablement, & la fit placer dans son Château de Fontainebleau. *Catherine de Médicis* l'enrichit beaucoup par les médailles & les manuscrits rares qu'elle apporta de la Bibliothèque de Florence.

La Bibliothèque de Fontainebleau fut dissipée en partie pendant les troubles de la ligue; & les tristes restes en furent transportés à Paris, & placés dans une maison, rue de la Harpe, puis dans l'enceinte du grand Couvent des Cordeliers. En 1666, M. Colbert la fit transporter dans la rue Vivienne, auprès de son hôtel, dans la vue de l'approcher du Louvre, où le Roi avoit dessein de la placer magnifiquement. Elle commençoit pour lors à prendre forme; car *Pierre* & *Jacques Dupuy*, qui en avoient eu successivement la garde, l'avoient augmentée de leurs Livres, qu'ils avoient donnés au Roi en testament. *Gaston de France*, Duc d'Orléans, mort à Blois, avoit aussi prié le Roi d'accepter sa Bibliothèque, avec tout ce que son Cabinet renfermoit de curiosités. En conséquence de cette disposition, on transporta dans la rue Vivienne la Bibliothèque de ce Prince, pour la joindre & l'incorporer à celle du Roi. Cette Bibliothèque s'accrut infiniment dans la suite par divers manuscrits, & par quantité de Livres rares & d'estampes, dont ce grand Prince fit faire la recherche & l'acquisition dans tous les pays du monde, par des personnes intelligentes, & avec des soins & des dépenses extraordinaires.

Antoine de Loménie, sieur de *la Ville aux Clercs*, Sécrétaire d'Etat, mort en 1638, avoit donné deux ans avant sa mort, les manuscrits qu'il avoit recueillis au nombre de 360 volumes magnifiquement reliés, à son fils *Henri-Auguste de Loménie*, Comte de Brienne, de qui le Roi les acheta moyennant quarante mille livres. *Hyppolite*, Comte de Béthune, Chevalier des Ordres de Sa Majesté, mort en 1665, donna au Roi par son testament tous les manuscrits qu'il avoit rassemblés, au nombre de mille cinq cens soixante volumes *in-fol.* dont plus d'onze cens regardent l'Histoire de France. On assure que parmi ces volumes, il y en a mille de Lettres originales de la plûpart des Rois, Reines, Princes & Princesses, & Républiques de l'Europe; de leurs grands Officiers & Ministres d'Etat; de Négociations, de Traités de paix, d'Alliances, d'Instructions d'Ambassadeurs, & d'autres pièces curieuses, dont on peut tirer de grandes connoissances pour l'histoire, depuis l'an 1300, jusqu'au milieu du dix-septième siècle.

Le 19 février 1711, le Roi acheta le Cabinet de *François Roger de Gaigneres*, ancien Gouverneur de la Ville & Principauté de Joinville, composé de plus de deux mille volumes de manuscrits, qui, après sa mort, arrivée le 27 mars 1715, furent portés en partie au Louvre, dans le Cabinet où sont gardés les registres de la Secrétairie des affaires étrangères, & en partie à la Bibliothèque du Roi.

L'*Abbé de Louvois*, qui étoit Garde de la Bibliothèque du Roi, & qui n'avoit rien épargné pour son accroissement, songea encore à l'enrichir dans les derniers momens de sa vie: par son testament, il légua au Roi tous ses manuscrits.

Charles d'Ozier, savant dans notre Histoire généalogique, vendit à S. M. son Cabinet, qui est un trésor précieux pour notre Histoire & pour nos Généalogies. Les manuscrits d'*Etienne Baluze* sont aussi dans cette Bibliothèque; le Roi les fit acheter après la mort de ce Savant.

Mais elle doit ses plus grandes augmentations au *Cardinal de Fleuri*, & à M. *de Maurepas*, qui envoyèrent en Orient, par ordre du Roi, deux hommes habiles, MM. *Sevin* & *Fourmont*, pour y ramasser tout ce qu'ils pourroient trouver de manuscrits grecs & orientaux. On acquit en même-tems la Bibliothèque des manuscrits de M. *Colbert*, une des plus considérables de l'Europe; la Bibliothèque de Saint-Martial de Limoges, & plusieurs autres; en sorte qu'en moins de trois ans, on a enrichi la Bibliothèque du Roi d'environ dix mille manuscrits, qui, joints à ceux qui y étoient auparavant, montent au nombre de trente-trois mille, dont quatre mille sont grecs.

Nota bene. Cette Bibliothèque est aujourd'hui d'environ cent cinquante mille volumes, sans compter les Livres d'estampes, qui sont dans un lieu séparé au rez-de-chaussée. Celle-ci contient dix mille volumes imprimés, & cinquante mille manuscrits.

Le Cabinet des médailles & des curiosités étoit autrefois dans le même endroit que la Bibliothèque: ce ne fut qu'en

1684, que le Roi ordonna qu'on le transportât à Versailles, où il est actuellement. Le seul monument qui resta à la Bibliothèque du Roi, fut celui qu'on nomme le *tombeau de Childeric*, découvert à Tournai en 1653, par des Ouvriers qui creusoient les fondemens d'une maison proche l'Eglise de Saint-Brice, au-delà de l'Escaut. Cet endroit, lors de la mort de Childeric, c'est-à-dire, l'an 481, n'étoit pas encore enfermé dans l'enceinte de cette Ville, & ce Roi fut inhumé près du grand chemin, selon la coutume des Romains & celle des Barbares; de même que le grand *Alaric* fut enterré dans son camp même lorsqu'il mourut, en se retirant après le pillage de la ville de Rome.

Les restes précieux qu'on trouva dans ce tombeau, & qu'on voit à présent dans cette Bibliothèque, sont quantité d'abeilles d'or, un stile d'or avec des tablettes, un globe de cryftal, la figure d'une tête de bœuf d'or, des médailles d'or & d'argent des Empereurs qui avoient régné avant & en même-tems que ce Prince; plusieurs anneaux aussi d'or, sur un desquels est un cachet, où la figure de Childeric est empreinte. Le visage en est beau & sans poil, les cheveux sont longs, nattés & jettés derrière le dos; autour de cette figure se lit le nom de *Childeric*.

Comme Tournay n'étoit pas à la France en 1653, ce monument, dès qu'il eût été découvert, fut porté à l'Archiduc *Léopold-Guillaume d'Autriche*, pour lors Gouverneur des Pays-Bas; après la mort duquel, il passa à l'Empereur, qui le donna à *Jean-Philippe de Schœnborn*, Electeur de Mayence, & celui-ci en fit présent au Roi, en 1664.

La Bibliothèque Royale ayant été transportée à l'hôtel de la Banque, conformément à l'Arrêt du Conseil, dont on a parlé ci-dessus, on distribua & l'on orna la grande galerie de cet Hôtel d'une manière convenable à y placer les Livres. On la partagea en trois, par le moyen d'un grand cabinet qu'on a pratiqué vers le milieu, & on mit, dans ces trois pièces, des tablettes sculptées très-proprement. Comme cette galerie est fort élevée, on en a partagé horizontalement la hauteur par des balcons qui règnent autour.

En 1731, on avoit projetté de pratiquer des cabinets, pour placer les globes du *P. Coronelli*, qui étoient à Marli. Chacun de ces globes devoit occuper deux chambres l'une sur l'autre. Le pied & un des hémisphères du globe devoit être dans la pièce d'en bas, & l'autre hémisphère dans la chambre au-dessus, dont le plancher, percé exprès, auroit procuré une grande commodité pour étudier & examiner ces globes; mais ces projets n'ont point été exécutés. Ces globes sont enfermés dans un lieu obscur & très-humide au rez-de-chaussée, & seront bientôt entièrement détruits par la pourriture. Tout le monde sait que ces globes ont été inventés & construits par le P. Coronelli, & consacrés au Roi *Louis-le-Grand*, par le Cardinal d'Estrées. Ils ont onze pieds onze pouces & six lignes de diamètre ; c'est-à-dire, trentre-quatre pieds six pouces & quelques lignes de circonférence. Ils n'ont dû être regardés comme parfaits, que depuis que *Butterfield* a construit de grands cercles de bronze de plus de treize pieds de diamètre, qui en sont les horizons & les méridiens. Les inscriptions qui servent de dédicace, sont gravées sur des lames de cuivre doré, & font également honneur à l'esprit & au cœur du Cardinal d'Estrées. Voici celle du globe céleste :

A L'AUGUSTE MAJESTÉ
DE LOUIS-LE-GRAND,
L'INVINCIBLE, L'HEUREUX,
LE SAGE, LE CONQUÉRANT,

César, Cardinal d'Estrées, *a consacré ce globe céleste, où toutes les étoiles du Firmament & les planètes sont placées, au lieu même où elles étoient à la naissance de ce fameux Monarque ; afin de conserver à l'éternité une image fixe de cette heureuse disposition, sous laquelle la France a reçu le plus grand présent que le Ciel ait jamais fait à la Terre.* M. DC. LXXXIII.

L'inscription du globe terrestre est conçue en ces termes :

A L'AUGUSTE MAJESTÉ
DE LOUIS-LE-GRAND,
L'INVINCIBLE, L'HEUREUX,
LE SAGE, LE CONQUÉRANT.

César, Cardinal d'Estrées, *a consacré ce globe terrestre, pour rendre un continuel hommage à sa gloire & à ses héroïques vertus, en montrant les Pays où mille grandes actions ont été exécutées, & par lui-même & par ses ordres, à l'étonnement de tant de Nations qu'il auroit pu soumettre à son Empire, si sa modération n'eût arrêté le cours de ses conquêtes, & prescrit des bornes à sa valeur, plus grande encore que sa fortune.* M. DC. LXXXIII.

La garde * de cette royale Bibliothèque fut confiée, après la mort de l'Abbé *de Louvois*, à M. *Jean-Paul Bignon*, Abbé de Saint-Quintin en l'Isle, Conseiller ordinaire au Conseil d'Etat, &c. L'honneur que MM. *Bignon* font depuis long-tems aux Belles-lettres & aux Sciences, a rendu cette charge comme héréditaire dans leur famille. Cet illustre Abbé étant mort le 14 mars 1743, cette charge a passé à *Armand-Jerôme Bignon*, son neveu, Maître des Requêtes, Commandeur des Ordres du Roi, de l'Académie Françoise, & Honoraire de celle des Inscriptions, & depuis Prévôt des Marchands. Celui-ci étant mort en 1772, la place de Bibliothécaire a été donnée à M. *Bignon*.

Sous la garde de la Bibliothèque du Roi, sont plusieurs Savans, à qui l'on a confié différentes portions des richesses renfermées dans cet immense trésor. M. l'Abbé *Sallier*, de l'Académie des Inscriptions & Belles-lettres, & l'un des 40 de l'Académie Françoise, & Professeur en hébreu au Collège-Royal, a eu jusqu'à sa mort la garde des imprimés. M. *Capperonnier*, de l'Académie Royale des Inscriptions & Belles-lettres, & Professeur en grec au Collège-Royal, lui a succédé; & la mort qui vient de nous l'enlever cette année 1775, a fait mettre en sa place M....

M. *Bejot* a la garde des manuscrits. M. *de la Cour* est chargé des titre & généalogies.

M. l'Abbé *Barthelemi*, de l'Académie Royale des Inscrip-

---

* Jusqu'au règne de *François I*, le soin de la Bibliothèque du Roi avoit été confié à un simple Garde en titre. Ce Prince créa la charge de Bibliothécaire en chef qu'on appella long-temps, & qui, dans ses provisions, s'appelle encore *Maître de la Librairie du Roi*. *Guillaume Budé* fut pourvu le premier de cet emploi. *Pierre du Chastel* ou *Chatelain* lui succéda; & après sa mort, arrivée sous *Henri II*, il fut remplacé par *Pierre de Montdoré*, Conseiller au Grand Conseil, à qui succéda *Jacques Amyot*, qui avoit été Précepteur de Charles IX & de ses enfans. En 1593, la charge passa au Président *Jacques-Auguste de Thou*, si célèbre par l'histoire de son temps, qu'il a écrite. Son fils *François de Thou*, âgé de neuf ans, hérita de la charge de *Maître de la Librairie*, qui fut exercée, pendant sa minorité, par *Nicolas Rigault*. François de Thou ayant été décapité en 1642, l'illustre *Jerôme Bignon*, dont le nom seul fait l'éloge, lui succéda; & sa survivance fut donnée en 1651, à son fils aîné nommé *Jerôme* comme lui. En 1684, la charge passa à *Camille le Tellier*, qu'on a appelé l'*Abbé de Louvois*; & en 1728, à M. *Jean-Paul Bignon*.

tions & Belles-Lettres, est proposé à la garde des médailles & des antiques ; & M. *Joli* à celle des estampes & des planches gravées. Il y a encore nombre de Savans attachés à cette Bibliothèque, & qui sont appointés par le Roi ; les uns pour interpréter les Langues étrangères ; d'autres pour la recherche des Livres qui ne sont point dans cette nombreuse collection.

Cette Bibliothèque est ouverte à tout le monde deux jours de la semaine ; savoir, le mardi & le vendredi. On sait avec quel plaisir les Savans, à qui la garde en est confiée, facilitent aux Auteurs les recherches qu'ils y font, & les encouragent, en les aidant de leurs conseils & de leurs lumières.

Bibliothèques Publiques. (les)

M. *du Bouchet de Bournonville* est un des premiers bienfaiteurs de la Bibliothèque de *Saint-Victor*, fameuse par le choix des Livres dont elle est composée. Elle a aussi été enrichie par les libéralités de M. *de Tralage*, neveu de M. *de la Reynie*; & par celles de M. *Cousin*, Président de la Cour des Monnoies, deux Savans des plus célèbres de leur siècle.

On entre dans cette Bibliothèque, le lundi, mercredi & samedi, à l'exception des fêtes. Les vacances sont depuis le 15 août, jusqu'à la S. Luc. *Voy.* ABBAYE *de Saint-Victor.*

La Bibliothèque *Mazarine* est dans un des pavillons du Collège des Quatre-Nations. Elle est publique depuis 1688 ; on y entre le lundi & le jeudi. Ses vacances sont depuis le premier août, jusqu'à la Toussaint. *Voyez* COLLEGE-MAZARIN.

M. *de Riparfond*, célèbre Avocat au Parlement de Paris, a laissé sa Bibliothèque à l'*Ordre des Avocats*, à condition que le Public en jouiroit pendant quelques jours de la semaine. Elle est publique depuis 1708, & est dans une des salles de l'Archevêché : MM. les Avocats & autres Savans ont la liberté d'y entrer le mardi & vendredi, l'après-midi seulement. *Voy.* AVOCATS.

En 1718, les *Pères de la Doctrine Chrétienne* firent dans leur maison de Saint-Charles, l'ouverture solemnelle d' leur Bibliothèque, rendue publique par la fondation de M. *Miron*, Docteur en Théologie de la Faculté de Paris. On y entre le mardi & le vendredi, depuis la S. Martin, jusqu'à la S. Louis. *Voyez* DOCTRINE CHRÉTIENNE. (les Pères de la)

En 1763, *la ville de Paris* a rendu publique la Bibliothèque que lui a léguée M. *Moriau*, Procureur du Roi & de la Ville, décédé le 20 mai 1759. Ce Magistrat, respectable par sa probité, son goût pour les sciences, & son attention continuelle au bien public, a voulu être encore utile à ses concitoyens après sa mort.

Il avoit toujours désiré qu'il y eût à l'Hôtel-de-Ville une Bibliothèque publique, à l'instar de celle de Lyon, & il s'est efforcé toute sa vie à faire acquisition d'un grand nombre de volumes en tout genre de Littérature, beaucoup de manuscrits curieux, porte-feuilles remplis de Cartes géographiques, plans de Ville, estampes, médailles & jetons. MM. les Prévôt des Marchands & Echevins sentant combien un pareil établissement formé sous leur autorité, étoit glorieux pour eux & digne de leur amour pour les Lettres, se sont empressés de concourir aux vues de feu M. *Moriau*; mais n'y ayant pas encore de vaisseau à l'Hôtel-de-Ville capable de contenir cette Bibliothèque, & ce qui y sera ajouté par la suite, elle est actuellement rue Pavée au marais, à l'hôtel *de la Moignon*, & a été ouverte, pour la première fois, le mercredi 23 avril 1763, après-midi, & continue de s'ouvrir tous les mercredis & samedis après-midi, depuis deux heures jusqu'à cinq pendant l'été, & depuis deux jusqu'à quatre pendant l'hiver, à l'exception des Fêtes qui arrivent ces jours-là. Les vacances commencent au premier septembre, & finissent à la S. Martin. *

La Bibliothèque de l'*Université* au Collège de *Louis-le-Grand*, est ouverte trois jours par semaine; les lundi, mercredi & samedi, depuis neuf heures du matin jusqu'à midi, & depuis deux heures & demie après midi, jusqu'à cinq heures.

La Faculté de l'*Ecole de Médecine* a aussi une Bibliothèque publique, qui est ouverte les jeudis après midi.

MM. les Gens du Roi ont inspection sur ces Bibliothèques, pour en faire observer les statuts, & maintenir le bon ordre: elles ont chacune des fonds pour l'entretien de ceux qui y servent, & pour l'achat des Livres dont elles doivent être enrichies de tems en tems.

Bibliothèques particulières. (les)

La Bibliothèque de Saint-Germain-des-Prés, qui est une des plus considérables, tant par le nombre de Livres & anciennes éditions, que par ses anciens manuscrits, a été enrichie en 1718, de la Bibliothèque de M. l'Abbé *d'Estrées*, nommé à

* C'est aujourd'hui M. Amcrilhon qui en est le Bibliothécaire.

l'Archevêché de Cambray ; & en 1720, de celle de M. l'Abbé Renaudot, si connu parmi les Savans. En 1744, M. le Cardinal *de Gesvres* a légué à la même Abbaye, sa Bibliothèque entière, dans le dessein que le public en jouît une fois la semaine, le matin & de relevée. M. l'Evêque de Metz, *Duc de Coaslin*, a légué à ces mêmes Religieux, un nombre de manuscrits, qui appartenoient ci-devant à M. le Chancelier *Séguier*, & qu'ils avoient en dépôt depuis 1715. Cette Bibliothèque est aussi enrichie d'un Cabinet d'antiquités, formé par feu *Dom Bernard de Montfaucon*.

L'on augmente journellement cette Bibliothèque ; & quoiqu'elle ne soit pas absolument destinée à l'utilité ou à l'usage du public, elle est aussi fréquentée qu'aucune autre, par le libre accès qu'y trouvent les Gens de Lettres. *Voyez* ABBAYE *de Saint-Germain-des-Prés*, pag. 96.

La Bibliothèque de Saint-Geneviève du Mont est une des plus belles de Paris ; elle renferme un grand nombre d'anciennes éditions, dont plusieurs sont extrêmement rares. Elle a été enrichie en 1710, de celle de M. *le Tellier*, Archevêque de Rheims, comprenant 16000 volumes. Il y a plusieurs manuscrits curieux, & plusieurs porte-feuilles originaux des grands Maîtres d'Italie & d'autres écoles. Le Cabinet de curiosités joint la Bibliothèque. Outre plusieurs morceaux d'Histoire naturelle, il renferme une collection d'antiquités Egyptiennes, Etrusques, Grecques & Romaines. Il y a aussi un Médailler, que feu M. *le Duc d'Orléans* a enrichi d'une suite de médailles d'or.

Quoique cette Bibliothèque ne soit pas publique, MM. de Sainte-Geneviève se font un honneur & un devoir d'en partager les richesses avec les Savans. Ceux qui veulent y étudier, la trouveront ouverte l'après-midi seulement, les lundis, mercredis & vendredis, depuis deux heures jusqu'à cinq, excepté les Fêtes & le tems des vacances. *Voy*. ABBAYE *de Sainte-Geneviève*, pag. 55.

La Bibliothèque de Sorbonne, riche en manuscrits authentiques. *Voy*. SORBONNE.

La Bibliothèque du Collège de Navarre, considérable par d'anciens manuscrits. *Voy*. COLLEGE *de Navarre*.

La Bibliothèque des Célestins, considérable par les anciens manuscrits & les anciennes éditions. *Voy*. CÉLESTINS.

La Bibliothèque des Augustins Déchaussés, place des Victoires. Il y a dans la maison un Cabinet curieux par une belle suite de médailles & d'antiques. *Voyez* AUGUSTINS DÉCHAUSSÉS, pag. 365.

La Bibliothèque de feu M. le Cardinal de Soubise, augmentée de celle de M. le Président *de Ménars*, laquelle appartenoit autrefois à M. *de Thou*, estimée par les belles reliûres & les bonnes éditions.

BICETRE. C'est un Château dans la campagne, situé sur le côteau de Villejuifve, vers le midi de la ville de Paris, & près du village de Gentilly. Il a pris son nom de *Jean*, Evêque de Wincester en Angleterre, qui, en 1290, fit bâtir un Château en cet endroit, qui s'appelloit auparavant la *Grange aux Queux*, d'un nommé Pierre *le Queux*, peut-être Queux du Roi. Dans la suite, par corruption de Wincester, le peuple le nomma *Vincheftre*, *Bicheftre* & *Bicêtre*.

Cette maison étant tombée en ruine, *Jean de France*, Duc de Berri, y en fit bâtir une autre au commencement du XVᵉ siècle, & les Historiens en ont fort vanté la magnificence. C'est-là que les Ducs d'Orléans & de Berri s'étoient retirés, suivis de leurs amis, de 3 ou 4000 Gentilshommes & de 6000 chevaux Bretons, afin de boucher de ce côté-là les avenues de la ville de Paris; mais le Duc de Bourgogne étant venu avec des forces supérieures aux leurs, le Duc de Brabant, son frère, fit usage de l'étroite amitié qui étoit entre lui & les Armagnacs, y négocia un accommodement entre les deux partis, & la paix fut faite en 1410. Ce traité fut d'abord nommé la *Paix de Wincester*, & enfin la trahison de Wincester, parce que ce traité dura si peu de tems, qu'en 1411, certains Bouchers séditieux, nommés les *Goix*, les *Thiberts*, les *Saint-Yons*, qui étoient du parti du Duc de Bourgogne, & qui commandoient le Corps des Bouchers & les Ecorcheurs *, pillèrent & brûlèrent ce Château, en sorte qu'il

---

* Les *Goix*, les *Thiberts*, les *Saint-Yons* étoient les propriétaires de la grande boucherie de Paris, tous riches & accrédités parmi les gens de leur profession.

Le soin d'acheter & d'entretenir un nombre suffisant de bestiaux pour l'approvisionnement de la Ville, avoit été confié à quelques familles, dont plusieurs existent encore. Cet établissement, semblable à ce qui se pratiquoit chez les Romains, & probablement emprunté de leur police, subsistoit à Paris depuis un tems immémorial. Des actes concernant les boucheries, datés des commencemens de la troisième race, renvoyent encore à des titres beaucoup plus anciens. Les familles, propriétaires des boucheries, & seules ayant le privilège exclusif de ce commerce, n'admettoient aucune famille étrangère dans leur société. Leur droit, hérédi-

n'y resta que les murailles **. Le Duc de Berri le donna en cet état, en 1416, au Chapitre de Notre-Dame, avec les terres qui en dépendoient, à la charge de quelques obits, & de deux processions tous les ans, où ils devoient continuer de porter le chef de S. Philippe, qu'il leur avoit donné. L'une devoit se faire le premier de mai, & le Clergé devoit y assister en chappes de soie, ayant chacun en main un rameau de bois verd, & l'Eglise semée d'herbes vertes.

Le Roi Louis XIII fit élever en la place de ce Château un

---

taire pour les mâles uniquement, après l'extinction de la postérité masculine d'une de ces familles, étoit réuni par forme d'accroissement à la compagnie des autres Bouchers. Quelques Auteurs ont prétendu que ces premiers Bouchers n'étoient que des espèces d'Inspecteurs chargés de veiller à l'approvisionnement de la Ville; mais le contraire est démontré: ils étoient obligés d'exercer la profession par eux-mêmes; & n'en furent dispensés, pour la première fois, que vers le milieu du XVIe. siècle. La Communauté des Bouchers avoit sa Jurisdiction particulière, composée d'Officiers tirés de son Corps. Ils régloient les contestations de leurs Confrères. Les appels de leurs jugemens étoient relevés devant le Prévôt de Paris. Cette Jurisdiction étoit différente de celle des autres Corps de métiers, la plûpart inféodés aux grands Officiers de la Couronne, qui avoient le droit de nommer les Juges. Toutes ces petites Justices, à la réserve de celle de grand Pannetier, ont été réunies en différens tems au Tribunal du Prévôt de Paris. La Jurisdiction de la Maçonnerie subsiste encore de nos jours. La plus ancienne boucherie de Paris étoit celle du Parvis de Notre-Dame. La paroisse de Saint-Pierre-aux-Bœufs & les deux figures de cet animal, que l'on voyoit encore il y a quelques années grossièrement représentées au devant de l'Eglise, sont des monumens qui attestent cette antiquité. L'accroissement de la Ville produisit de nouvelles boucheries: celle du Parvis ayant été cédée à l'Evêque par *Philippe Auguste*, il y établit de nouveaux Bouchers. Lorsque les anciens obtinrent dans la suite la permission de faire exercer, il se forma deux Corps de propriétaires & de locataires, division qui dura jusqu'au dernier siècle, que les uns & les autres se réunirent par un concordat, pour ne plus former qu'un Corps soumis aux mêmes statuts. *Hist. de France*, par Villaret, tom. 13. pag. 154.

** L'incendie fut si grand, qu'il ne resta d'entier que deux petites chambres ornées d'un excellent ouvrage à la mosaïque; il n'épargna pas non plus les peintures exquises de la grande salle, qui étoient également précieuses par l'art & la richesse des dorures & des couleurs. On y voyoit les portraits originaux de Clément VII, & des Cardinaux de son Collège; les tableaux des Rois & Princes de France; ceux des Empereurs d'Orient & d'Occident.

Hôpital pour les Soldats estropiés à l'armée, qui, en 1634, fut consacré à Dieu sous le nom de la *Commanderie de Saint-Louis*. Cet établissement n'eut pas le succès qu'on en attendoit; & Louis XIV ayant conçu un projet plus grand, qu'il exécuta dans la suite, il donna Bicêtre à l'Hôpital-général en 1656, pour y enfermer les pauvres mendians de la ville & des fauxbourgs de Paris. Aujourd'hui on n'y met que les pauvres veufs & garçons valides ou invalides. On fait travailler à différents métiers ceux qui sont valides, & quant aux invalides, on les traite de leurs maladies. La Chapelle de ce Château est sous l'invocation de S. Jean-Baptiste, & l'on en fait la Fête le jour de la décollation.

On voit dans cette maison un puits, dont la construction est admirée de tous les curieux. Il fut fait en 1733, 34 & 35, sur les desseins de M. *de Boffrand*, excellent Architecte, & premier Ingénieur des Ponts & Chaussées de France, & conduit par le sieur *Vrac du Buisson*, Entrepreneur des bâtimens.

Il a servi de modèle à plusieurs autres dans le Royaume, & dans les pays étrangers. Sa profondeur est de vingt-huit toises & demie, qui font 171 pieds, quinze pieds de diamètre dans œuvre, & neuf pieds de hauteur d'eau intarissable, parce que tout le fond a été creusé dans le roc où sont les sources. On a pratiqué dans le mur, à deux toises au-dessus du niveau de l'eau, une retraite d'une toise, avec un appui de fer, au niveau du mur dans toute sa circonférence, pour les Ouvriers & les matériaux nécessaires à son entretien & à des réparations. Il faut faire à présent le développement de la machine très-simple, qui fournit l'eau abondamment à cette grande maison (qui renferme aujourd'hui près de six mille personnes).

A un gros arbre debout est attachée horizontalement, à huit pieds de hauteur, une charpente tournante de 36 pieds de diamètre, composée de huit principales pièces entretenues par des traverses, & au bout desquelles sont huit queues, d'où pendent huit paloniers, où sont attachés les chevaux, dont quatre servent continuellement & donnent le mouvement à toute la machine. On peut y en mettre huit en cas de besoin.

Au haut de l'arbre posé dans le centre, est un tambour de six pieds de hauteur & d'autant de diamètre, sur lequel se divisent deux cables de trente-huit toises de longueur, séparés sur ledit tambour, & qui filent en sens contraire. Ces deux cables ont trente pieds d'étendue, pour arriver à deux grosses

grosses poulies posées au-dessus de l'ouverture. A ces deux cables, sont attachés deux sceaux qui contiennent chacun un muids d'eau. Ils sont armés de fer dans leur hauteur & leur contour, & pèsent environ douze cens livres. Au fond de chaque sceau sont quatre soupapes, qui puisent l'eau perpendiculairement par le poids des sceaux, pour obvier aux vibrations contre les parois du puits, qui causeroient bientôt leur ruine. De ces deux sceaux, l'un monte & l'autre descend en même-tems, par le moyen des cables posés sur le tambour, en sens contraire. Mais voici un défaut, auquel l'Auteur de la machine auroit dû remédier ; c'est que dès que le sceau montant est arrivé à sa hauteur, & renversé, il faut détacher les chevaux de leurs palonniers, & les attacher au palonnier de réserve entre chacun, pour les faire marcher d'un autre sens, ce qui fait une perte de tems, & demande un service de plus à chaque cinquième minute que le sceau met de tems à monter. Dès qu'il est arrivé à sa hauteur, il est renversé dans la bache par deux crochets mobiles qui saisissent un cercle de fer ajusté sur le bord du sceau. Ils tirent environ cinq cens muids d'eau par jour. Cette eau versée dans la bache, va se rendre dans le réservoir. Ce réservoir est un bâtiment construit derrière celui du puits, de soixante pieds en quarré, sur huit pieds huit pouces de profondeur, & contient quatre mille muids d'eau.

Il est couvert par plusieurs voûtes faites avec beaucoup d'art. Autour des murs, règne un trotoir ou banquette d'une toise, avec un léger appui de fer. On le met à sec tous les trois ans, pour le curer exactement. La construction de ce bâtiment & de la machine, prouve l'intelligence & le génie singulier du sieur *de Boffrand* dans la méchanique & l'art de bâtir. Il étoit également versé dans les Belles-lettres, les Langues, & la composition des ouvrages d'esprit & d'agrément ; il en a donné plusieurs au public. C'étoit un génie presque universel, qui a été regretté par tous ceux qui aiment le bon goût, & les belles proportions dans l'architecture.

Avant la construction de ce puits, il y avoit dans cette maison plusieurs voitures *ad hoc*, qui ne faisoient autre chose que d'aller chercher de l'eau dans des tonneaux au port de l'Hôpital, pour la consommation de cette maison.

Indépendamment des pauvres hommes & garçons valides & invalides qui y sont admis, l'on y met aussi les libertins, & ceux qui, par leur conduite, se sont attirés de mauvaises affaires. Il y a pour ces derniers un endroit particulier que

TOME I.   q l'on appelle la petite correction. Ceux que les pères & mères ou parens y font mettre, y payent des penfions ; & ceux qui y font mis par ordre fupérieur, n'en payent point. La force & les cabanons font dans une cour féparée, fermés par une grille & avec un fentinelle, & l'on n'y entre point fans permiffion.

Il y a dans cette maifon deux falles, dans lefquelles l'on guérit les maladies vénériennes : l'une de ces falles, que l'on appelle *Saint-Euftache*, eft deftinée pour les hommes, & la feconde, que l'on nomme la *Miféricorde*, eft pour les femmes.

Les Artiftes qui travaillent pendant un certain tems dans cette maifon, y gagnent la Maîtrife de la ville de Paris, tels que le Maçon, le Chirurgien, l'Apothicaire, &c.

BIERRE, efpèce de boiffon forte ou vineufe, faite, non avec des fruits, mais avec des grains farineux. On en attribue l'invention aux Egyptiens. On prétend que ces Peuples, privés de la vigne, cherchèrent dans la préparation des grains dont ils abondoient, le fecret d'imiter le vin, & qu'ils en tirèrent la *bierre*. D'autres en font remonter l'origine jufqu'aux temps des Fables, & racontent que Cérès ou Ofiris en parcourant la terre, Ofiris, pour rendre les hommes heureux en les inftruifant, Cérès, pour retrouver fa fille égarée, enfeignèrent l'art de faire la bierre aux peuples, à qui, faute de vignes, elles ne purent enfeigner celui de faire le vin ; mais quand on laiffe là les Fables, pour s'en tenir à l'Hiftoire, on convient que c'eft de l'Egypte que l'ufage de la *bierre* a paffé dans les autres contrées du monde.

Elle fut d'abord connue fous le nom de *boiffon Pélufienne*, du nom de *Péluse*, Ville fituée proche l'embouchure du Nil, où l'on faifoit la meilleure *bierre*. Il y en a eu de deux fortes ; l'une que les gens du pays nommoient *zythum*, & l'autre *carmi*. Elles ne différoient que dans quelque façon, qui rendoit le *carmi* plus doux & plus agréable que le *zythum*. Elles étoient, felon toute apparence, l'une à l'autre, comme notre *bierre blanche* à notre *bierre rouge*.

L'ufage de la bierre ne tarda pas à être connu dans les Gaules, & ce fut pendant long-tems la boiffon de fes habitans. L'Empereur *Julien*, Gouverneur de ces Contrées, en a fait mention dans une affez mauvaife épigramme. Au tems de Strabon, la *bierre* étoit commune dans les Provinces du Nord, en Flandre & en Angleterre. Il n'eft pas furprenant que les pays froids, où le vin & le cidre même manquent, aient eu recours à une boisson faite de grain & d'eau ; mais que cette liqueur ait passé jusqu'en Grèce, ces beaux climats, si fertiles en raisin ; c'est ce qu'on auroit de la peine à croire, si des Auteurs célèbres n'en étoient garants. Aristote parle de la *bierre* & de son ivresse ; Théophraste l'appelle οἶνος κριθης, *vin d'orge* ; Eschyle & Sophocle ζυθός βρυτα. Les Espagnols buvoient aussi de la *bierre* au tems de Polybe. Les étymologies qu'on donne au mot *bierre*, sont trop mauvaises pour être rapportées ; nous nous contenterons seulement de remarquer qu'on l'appelloit aussi cervoise, *cervitia*.

Outre le grand nombre de maisons où l'on vend de la *bierre* dans les différentes rues de Paris, il y en a particulièrement trois, où l'on en trouve de délicieuse, que l'on paye, à la vérité, plus cher que par-tout ailleurs. L'une de ces maisons est dans la rue Saint-Antoine, chez un Fayancier, attenant les Filles de Sainte-Marie ; la seconde, rue de l'Arbre-sec, aussi chez un Fayancier ; & la troisième, dans la petite rue Saint-Louis, Saint-Honoré. On n'y reçoit que des compagnies honnêtes.

BIÈVRE. Village placé sur un côteau qui regarde le midi. Le bas du territoire est un peu marécageux, & fort rempli de verdure. Le Château est situé en cet endroit. Le terrein des côteaux est jaune ou tirant sur une espèce de rouge, qui indique qu'il y a des mines de fer dans les entrailles de la terre ; aussi y voit-on une fontaine minérale. Il y a des vignes dans les endroits moins froids, le reste est en prairies & labourages.

L'Eglise, titrée de Saint-Martin, est fort petite, & n'a point d'ailes. *George Maréschal*, premier Chirurgien du Roi, & son épouse, sont inhumés dans le chœur, chacun sous une tombe noire : il étoit Seigneur de cette Paroisse, & décéda en 1736. La nomination de la Cure appartient de plein droit à l'Evêque de Paris.

BIÈVRE, ou *des Gobelins*. (la rivière de) Elle prend son nom du village de Bièvre, situé à quatre lieues de Paris, dans le parc de Versailles, aux environs duquel elle tire sa source.

Le nom de *Gobelins* lui vient d'un fameux Ouvrier en laine, qui s'appelloit ainsi, & qui a fait connoître en France la belle écarlate, par le moyen de la cochenille, alors nouvellement apportée des Indes occidentales ou de l'Amérique, le seul endroit d'où on la tire. *Voy.* GOBELINS.

Q q ij

On prétend que les eaux de cette rivière ont une vertu particulière pour faire la belle teinture.

Cette rivière venoit autrefois se jetter dans la Seine, auprès de la place Maubert; mais on en a changé le cours. Elle se déborda extraordinairement le 8 avril 1579, & ce débordement fut appelé le déluge de Saint-Marcel.

BIJOUTIER. Le Bijoutier s'appelle aussi *Jouaillier*; & c'est celui qui trafique de toutes sortes de pierreries, de petits & de jolis tableaux, de vases de porcelaine, &c. Les *Bijoutiers* ne font qu'un Corps avec les Orfèvres. On est reçu *Jouaillier-Bijoutier* au Châtelet, devant le Procureur du Roi, après avoir fait trois ans d'apprentissage. *Voy.* ORFEVRE.

BILLARD. (Jeux de) Il y a à Paris au moins 80 jeux de billard dans les différens quartiers de Paris, appartenans au Corps des Maîtres Paulmiers, ou plutôt aux particuliers qui sont de cette Communauté. Ces jeux ne sont guère aujourd'hui fréquentés que par des domestiques ou gens de bas étage: les Maîtres & les Garçons donnent des leçons à ceux qui veulent apprendre à jouer.

BILLETS & *Lettres de change*. Les billets pour *valeur reçue*, n'ont que dix jours de faveur; & si le protêt n'en étoit pas fait le dixième jour, le billet resteroit à la charge du porteur, à moins qu'on ne l'eût reçu après l'échéance: c'est la même chose pour les billets où il y a *valeur reçue comptant*, ainsi que pour les lettres de change; tandis que les billets où il y a *valeur reçue en marchandises*, ont un mois de faveur; mais outre ce mois de faveur, le Porteur a encore deux mois pour en faire le protêt, sans que le billet puisse rester à sa charge, excepté à Lyon, où il n'a que deux mois, y compris celui de faveur.

Les billets payables *au Porteur*, ont les mêmes jours de faveur que les billets à ordre. On est obligé d'y expliquer en quoi & par qui la valeur a été fournie. Les lettres de change, payables à *dix*, *quinze* ou *vingt jours de vue*, ont en sus dix jours de faveur.

Les lettres de change payables à *usance*, ont aussi dix jours de faveur: chaque usance est de trente jours.

Si l'échéance d'un billet ou d'une lettre de change expire le Dimanche ou un jour de Fête, le protêt peut en être fait la veille. Le Porteur d'un billet *à ordre*, ou d'une lettre de change acceptée, peut faire protefter avec affignation, pour obtenir fentence fur le Débiteur. On n'eft point obligé de faire accepter les lettres de change payables *à jour fixe*, parce qu'elles doivent être payées à leur échéance : néanmoins le Porteur d'une lettre de change payable *à jour fixe*, peut la préfenter pour la faire accepter, & protefter faute d'acceptation. Il eft inutile de faire accepter celles qui font *à vue* ; elles font payables à la volonté du Porteur, & à la première requifition. L'acceptation des autres lettres de change, payables à *tant de jours de vûe*, eft indifpenfable.

Une lettre de change perdue fe recouvre par une feconde, qui annulle la première, fans donner caution ; & pour un billet *à ordre*, ou payable *au Porteur*, le payement n'en peut être fait que par-devant le Juge qui l'ordonne, en donnant caution. Les billets *à ordre*, ou *au Porteur*, ne font prefcrits qu'après trente ans ; & les lettres ou billets de change, après cinq ans.

On eft beaucoup en ufage aujourd'hui de fe fervir des ordres *en blanc*, en ne mettant que la fignature, fur-tout lorfqu'un Marchand craint que celui à qui il veut négocier le billet ou la lettre de change, refufe de s'en charger, ou pour lui donner la facilité de faire préfenter le billet par un Huiffier, fans y être compromis, quoique cela ne foit pas conforme à l'Ordonnance, où l'ordre *en blanc* eft réfuté.

Tout billet & lettre de change payable à *telle Foire*, eft payable le jour de la Foire, quand elle n'eft que d'un jour, & le dernier jour quand elle eft de plufieurs.

La quittance d'un billet ou lettre de change fe fait fimplement en ces deux mots : *pour acquit*, figné.

Lorfque le protêt d'une lettre de change ou billet *à ordre* vient à être fait faute de payement, le Porteur doit, dans quinze jours, en faire la demande à l'un des Endoffeurs qu'il voudra ; & fi fon domicile eft à plus de dix lieues, le Porteur, en outre des dix jours, a encore un jour par cinq lieues pour faire le renvoi.

Toute lettre de change ou billet à ordre d'un Marchand qui fait faillite, ceffe d'être négociable. La faillite eft réputée ouverte, lorfqu'un Débiteur ne paroît plus ; que fon magafin eft fermé ; que perfonne ne le repréfente chez lui pour acquitter fes engagemens ; ou enfin, lorfque le fcellé a été mis fur fes effets.

Un Débiteur peut éviter la prifon, ou recouvrer fa liberté, s'il eft conftitué prifonnier, en abandonnant tous fes biens à fes créanciers. Cette *ceffion* de biens eft une bénéfice de la Loi, auquel les Créanciers doivent acquiescer, si le Débiteur n'est pas convaincu de fraude.

Il y a encore des lettres *de répit*, portant défenses d'attenter à la personne & aux biens de celui qui les a obtenus. Ces lettres s'expédient au grand sceau ; mais le Roi ne les accorde qu'en faveur de ceux qui ont souffert de grandes pertes, & qui ont encore des biens ou effets suffisans pour acquitter leurs dettes.

Formules, ou manières de dresser & écrire correctement les Billets à ordre & Lettres de change, &c.

BILLET A ORDRE.

Dans six mois, je payerai à Monsieur N... ou à son ordre, la somme de cent livres, valeur reçue comptant ; *si c'est en marchandises, on met*, valeur reçue en marchandises
Fait à Paris ce 4 juin 177...
N...

Bon pour 100 liv.

BILLET AU PORTEUR.

Dans trois mois, je payerai au Porteur la somme de douze cens livres, valeur reçue en marchandises ; *si c'est en argent, on met*, valeur reçue comptant de Monsieur N... Fait à Paris le 15 avril 177...
N...

Bon pour 1200 liv.

Il peut être aussi solidaire en mettant, nous payerons solidairement, *& en signant ledit billet tous les deux.*

POUR DIVERSES LETTRES DE CHANGE.

A Rouen, le 12 janvier 177...

Bon pour 7000 liv.

MONSIEUR

Au quinzième jour du mois de... ou *à vue*, où *à tant de jours de vue*, on enfin *à tant d'usances*, c'est-à-dire, tant de mois, il vous plaira payer à l'ordre de Monsieur N... la somme de sept mille livres, valeur reçue de lui en deniers comptans; *si c'est en marchandises, on met*, valeur reçue en marchandises, que passerez en compte, comme par avis de

Votre très-humble
serviteur, N...

A MONSIEUR,

Monsieur N... Marchand
à Paris.

Il y a encore une autre espèce de billet à ordre & promesse en blanc, *en forme de lettre de change, qui ont dix jours de grace, & dont le protêt doit se faire le dixième jour, comme aux lettres de change. En voici les modèles.*

Je payerai dans cinq mois, à l'ordre de Monsieur N... la somme de six cens livres quinze sols, valeur reçue comptant dudit sieur. Fait à Paris, ce premier février 177... N...

<u>Bon pour 600 liv. 15 sols.</u>

PROMESSE EN BLANC.

Pour douze cens liv. que j'ai reçues comptant de Monsieur N... pour laquelle somme je promets lui fournir lettre payable à lui ou à son ordre, en la Ville de... aux prochains payemens d'août. Fait à Paris, ce 10 juin 177... N...

<u>Bon pour 1200 liv.</u>

Il y a encore d'autres billets, promesses & reconnoissances, qui ne sont point Consulaires: ils ont dix jours de grace; & faute de payement, il faut assigner par-devant les Juges du lieu. En voici les modèles.

BILLET OU SIMPLE PROMESSE.

Je soussigné, reconnois devoir & promets payer à Monsieur N... le vingt août prochain, la somme de... pour pareille somme qu'il m'a prêtée en mon besoin. Fait à Paris, ce 10 avril 177... N...

AUTRE.

Je promets payer à Monsieur N... dans six mois de la

date, la somme de trois cens livres restante de celle des neuf cens livres, dont je lui étois redevable par une promesse du quinze juillet de l'année dernière. Fait à Paris, ce 10 décembre 177... N...

AUTRE PROMESSE.

Je soussigné, confesse que Madame N... m'a cejourd'hui prêté en ma nécessité, la somme de quatre-vingt-seize livres, que je promets lui rendre à sa volonté; en foi de quoi je lui ai fait la présente. A Paris, ce 10 janvier 177... N...

PROMESSE SOLIDAIRE.

Nous soussignés, promettons payer solidairement à Monsieur N... la somme de six cens livres, qu'il nous a prêtée pour nous faire plaisir. Fait à Paris, le 8 mars 177...

Il faut signer tous deux. N... N...

Autre promesse, où la Femme s'oblige avec le Mari.

Nous soussignés, Pierre-Nicolas N... & Charlotte N... ma femme, que j'autorise à l'effet des présentes, promettons payer solidairement à Monsieur N... le trente mai prochain, la somme de huit cent vingt livres, qu'il nous a prêtée pour nous faire plaisir. Fait à Paris, le premier novembre 177...

P. N. N...   C. N...

Lorsqu'une femme s'oblige avec son mari, il faut sur-tout faire mention sur la promesse, qu'elle est autorisée par son mari, sans quoi la promesse ou obligation seroit nulle, à moins que la femme ne soit séparée de biens, ou autorisée par justice.

RECONNOISSANCE.

Je soussigné, confesse avoir en mes mains la somme de cinq cens livres, appartenante à Mademoiselle N... qu'elle m'a prié de lui garder; en reconnoissance de quoi, & pour sa sûreté, je lui ai donné la présente, laquelle me rapportant, je lui rendrai aussi-tôt ladite somme. Fait à Paris, ce 10 mars 177... N...

AUTRE.

Je reconnois que Madame N... m'a mis entre les mains la somme de quatre cens livres, par forme de dépôt, à laquelle je ne prétends rien, & qu'au contraire je promets de lui rendre à sa première requisition. Fait à Paris, le 6 septembre 177... N... *Voy.* EFFETS PUBLICS.

BILLETTES. *Voy.* CARMES.

BINANVILLE. Château qui est à la Paroisse d'Arnouville, Généralité de Paris, Election de Mantes, & près de cette Ville.

BLANCHISSERIE DES TOILES se dit de l'art de blanchir les toiles, ou de leur faire perdre la couleur jaune, sale ou grise, qu'elles ont au sortir des mains du Tisserand; c'est aussi le nom que l'on donne au lieu où se fait cette opération, qui s'appelle, par cette raison, *blanchisserie*, ou *buerie* en terme Flamand-Picard.

La *blanchisserie* doit être située sur le bord d'une rivière, environnée de prés. Elle est composée de cinq bâtimens ou attéliers séparés, qui sont le *moulin*, la *buerie*, proprement dite, le *frottoir*, la *laiterie*, & la *ployerie* ou le *magazin*.

Les trois *blanchisseries* de Senlis sont situées sur la rivière de Nonnette, entre Senlis & Chantilly, vis-à-vis Courteuil; les eaux de cette rivière, qui sont bordées de prés, sont, au dire des gens du pays, les plus propres que l'on connoisse pour servir à blanchir les toiles. Il en est aussi à Beauvais.

BLANCS-MANTEAUX. (Couvent de Bénédictins, dits) Ce Monastère fut établi en 1258, par des Religieux mendians venus de Marseille, où leur Ordre avoit commencé, sous le titre de *Serfs de la Vierge Marie*, & sous la règle de Saint-Augustin; mais parce qu'ils portoient des manteaux blancs, le peuple les nomma Blancs-Manteaux, & ce nom est resté à leur Monastère de Paris, & à la rue dans laquelle il est situé. Ils étoient différens de ceux qu'on nomme *Servites*, dont les manteaux sont noirs. *Amaury de la Roche*, Maître du Temple, permit à ces Religieux d'avoir en ce lieu un cimetière, une Chapelle & un Couvent, si l'Evêque de Paris le trouvoit bon, aussi-bien que le Curé de Saint-Jean-en-grève, dans la Paroisse duquel ils s'établirent. Ces bâtimens furent élevés des aumônes de plusieurs particuliers, qui donnèrent de quoi acheter l'emplacement, & de quoi bâtir; cependant *S. Louis* en est regardé comme le principal Fondateur, parce qu'il donna 40 sous de rente à la maison des Chevaliers du Temple de Paris, en dédommagement des droits de censive qu'elle avoit sur le lieu où fut bâti ce nouveau Monastère.

Cet Ordre de Serfs de la Vierge Marie dura fort peu de tems; car dans le second Concile de Lyon, en 1274, le Pape Grégoire X supprima tous les Ordres mendians, établis depuis le Concile de Latran, tenu sous Innocent II; à l'exception des quatre Ordres célèbres, des Frères Prêcheurs, des Mineurs, des Carmes & des Augustins. Pour lors, le Roi *Philippe-le-Bel* donna le Monastère des Blancs-Manteaux aux *Guillemites*, qui avoient été institués par un *Saint Guillaume*, solitaire; qui, après avoir pratiqué la retraite dans plusieurs solitudes de Toscane, se fixa dans un lieu nommé Malavalle, dans le territoire de Sienne, d'où ses Disciples se répandirent en Italie, en Allemagne, en France, &c. Il y en avoit déjà aux *Maccabées de Montrouge*, près de Paris, & ce fut à ceux-là que *Philippe-le-Bel* donna le Monastère des Blancs-Manteaux. Le Pape Boniface VIII, par sa bulle du 18 juillet 1297, datée de Civita Vecchia, permit aux Hermites de S. Guillaume de Montrouge d'aller s'établir dans le Monastère des Blancs-Manteaux.

Le Monastère des Guillemites se trouvant trop serré par les murs de la Ville, ils supplièrent le Roi *Philippe de Valois* de leur permettre de percer le mur, & d'y faire une porte, tant pour la commodité du peuple qui viendroit plus aisément entendre le Service divin dans leur Église, que pour jouir plus librement des maisons qu'ils avoient au-delà du mur. Le Roi leur accorda leur demande, & leur permit de percer le mur, & d'y mettre une porte ou *Huisserie*, par ses Lettres-patentes du mois d'août 1334. Ces Religieux demandèrent encore au Roi, en 1336, une tour & une quantité des anciens murs de la Ville, montant à 39 toises 2 pieds; ce que le Roi leur accorda aussi, à condition de payer, chaque année, 4 liv. 10 s. 8 den. parisis de rente, avec 8 s. 6 den. parisis de fonds de terre.

Les principaux Fondateurs de ce Monastère ont été *Antoine Robert*, l'un des quatre Notaires Sécrétaires du Roi & Greffier criminel; & *Marguerite d'Orsay*, sa femme, qui, en 1521, donnèrent aux Blancs-Manteaux leur terre & seigneurie du *Plessi Gassot*, à quatre lieues de Paris, afin de mettre ces Religieux à couvert de la nécessité de mendier. Malgré ce secours, leur Communauté étoit peu nombreuse; lorsque le 3 de septembre 1618, elle prit la résolution d'embrasser la Réforme qui avoit commencé à Saint-Vanne, en Lorraine, & qui se répandit, avec beaucoup de rapidité, dans les Provinces de France. Elle députa *Jean Goyer*, son Prieur, & *Maurice de Vaubicour*, un de leurs Confrères, pour aller au Collège de Cluni trouver Dom *Martin Tesnier*, Prieur de Saint-Faron de Meaux, pour le prier d'accepter leur maison, & de l'unir pour toujours à la Congrégation françoise des Bénédictins réformés, selon la réforme des Bénédictins de Saint-Vanne de Verdun. Dom Martin Tesnier accepta la proposition, & se transporta le même jour au Monastère des Blancs-Manteaux, où le Prieur rendit compte à sa Communauté de ce dont il étoit convenu avec Martin Tesnier, & pria ses Religieux de dire publiquement s'ils approuvoient ce qu'il avoit fait & de le signer. Tous approuvèrent le traité & le signèrent, ce que firent aussi les deux Prieurs. La Communauté des Blancs-Manteaux n'étoit pour lors composée que du Prieur, de 6 Profès & de 2 Novices. *Henri de Gondi*, Cardinal de Retz, & Evêque de Paris, introduisit lui-même les Bénédictins réformés dans ce Monastère, deux jours après le traité.

Le Général des Guillemites, qui demeuroit à Liège, réclama contre cette réforme faite dans un de ses Monastères sans son consentement ; mais on n'eut aucun égard à ses plaintes, ni à ses protestations.

Le Roi *Louis XIII* approuva cette union par ses Lettres-patentes du 29 novembre de la même année ; lesquelles n'ayant pas été enregistrées au Parlement dans le tems prescrit, ce même Prince accorda des Lettres de surannation adressées au Parlement, & en date du 22 fevrier 1622, pour y faire enregistrer les précédentes. C'est dans ces Lettres de surannation, qu'on donna, pour la première fois, le nom de *Congrégation de Saint-Maur* aux Bénédictins réformés de France, dénomination qui leur est toujours demeurée depuis.

Le Monastère des Blancs-Manteaux a été rebâti en 1685. Le Chancelier *le Tellier*, & *Elisabeth Turpin*, sa femme, posèrent la première pierre le 26 d'avril, & firent présent de mille écus.

L'Eglise a été bâtie à côté de l'ancienne, sur l'emplacement de laquelle on a fait le jardin. L'intérieur de cette Eglise est beaucoup trop long pour sa largeur. Il règne dans l'ordonnance de son architecture, une monotonie de pilastres corinthiens, dont le trop grand nombre fatigue l'œil. Les arcades, entre lesquelles sont placés ces pilastres, & qui communiquent aux bas-côtés, sont traitées plutôt dans le goût de l'ordre dorique, que dans celui du corinthien. Les bas-côtés sont trop étroits, & dans le genre d'une cour à remises, plutôt que dans celui d'une Eglise. Enfin, il n'y a point de détail qui puisse dédommager des défauts du total, & le moindre Connoisseur en architecture s'appercevra aisément, par le grand nombre des irrégularités de celle-ci, que l'Auteur étoit très-peu versé dans l'art de bâtir.

Jérôme de Hacqueville, premier Président du Parlement de Paris, décédé le 4 novembre 1628, fut enterré dans l'ancienne Eglise de ce Couvent; on y avoit mis aussi les entrailles de *Catherine de Bourbon*, fille de *Charles de Bourbon*, premier Duc de Vendôme; & de *Françoise d'Alençon*, Abbesse de Notre-Dame de Soissons, laquelle mourut à Paris en l'hôtel de Guise, l'an 1594.

La famille des *Mallous* a sa sépulture dans un caveau de cette Eglise, comme descendans de la fille unique d'*Antoine Robert*, & de *Marguerite d'Orsay*, principaux Bienfaiteurs de cette maison. Il y a aussi un caveau pour la famille des *Brularts*.

La nouvelle Eglise est ornée d'un beau monument de marbre blanc, qui a été sculpté par *Simon Maizières*, en 1719, & érigé en la mémoire de *Jean le Camus*, Lieutenant Civil, mort le 28 de juillet 1710, âgé de 73 ans, & inhumé le 30 du même mois. Ce Magistrat est représenté à genoux; un Ange tient devant lui un Livre ouvert, & les figures sont grandes comme nature.

Sur un des panneaux de ce mausolée est gravée en lettres d'or, l'épitaphe suivante :

D. O. M.

In expedatione Judicii.

HIC JACET

Integerrimus dum viveret Judex
Joannes le Camus,
Primum in sanctiore Regis Consilio
Libellorum suplicum Magister,
Mox Regius Arvernorum Provinciæ
Præfectus,
Demum Prætor urbanus Parisiensis,
Quo nomine jus dixit civibus
Annis ad quadraginta.
Duos habuit fratres clarissimos,
Alterum Episcop. & Principem,
Gratianop. S. R. E. Cardinalem,

Alterum suprem. Parif. subsidiorum
Curiæ Principem.
Clarissimus ipse, & neutri impar,
Maximum sui desiderium reliquit,
V. Kal. Augusti M. D. CCX, *ætatis* LXXIV.
In hâc æde sacrâ ubi corpus suum condi
Voluit monumentum
Conjugi carissimo, & sibi
Maria-Catharina du Jardin.

P.   C.

Cette maison est aujourd'hui remplie de Religieux très-savans, & d'un grand mérite, Auteurs d'Ouvrages fort estimables & fort utiles: comme l'*Art de vérifier les dates*, qui est si bien reçu du public; la *nouvelle Diplomatique*; la *Collection des Historiens de France*, &c. Nous saisissons, avec plaisir, cette occasion de célèbrer leurs talens & leurs travaux.

BLANCMENIL. (le) En 1328, ce n'étoit qu'un Hameau dépendant de la Paroisse de Dugny, dont l'Eglise est à une demi-lieue ou environ. Il est situé à deux grandes lieues de Paris, dans la plaine où est le Bourget, autre dépendance de cette ancienne Paroisse. Tout le territoire est en labourages & en prairies.

Ce Hameau n'est devenu célèbre qu'au XIVe. siècle, à l'occasion d'une Chapelle du titre de Notre-Dame, qui y fut bâtie sous le Roi *Jean*, l'an 1353, & dans laquelle il s'établit une notable Confrèrie, qui acquit de l'éclat dans le siècle suivant. Pendant le voyage que fit Charles VI dans le Berry & dans l'Auxerrois, on y venoit en procession de Paris & d'ailleurs. Les Changeurs & Orfèvres de la Capitale, qui étoient de cette Confrèrie, avoient, en 1407, une cloche qui en annonçoit dans les rues de Paris les cérémonies. Un Historien de la Confrèrie a écrit que des Soldats étrangers avoient emporté la cloche; mais qu'en 1448, il en fut donné une autre du poids de cent dix livres, laquelle fut nommée *Marie*, par *Denis le Maignan*; & *Nicolas-François-Jean le Maignan*, aussi Orfèvre, donna une image de S. Jean de cuivre doré, en mémoire du Roi *Jean*. Il avoit été le premier Confrère lors du renouvellement en 1447, avec *Oudin Bernard*. Sous Henri II, la cloche fut encore emportée: on en refit une autre en 1574;

& étant caffée, on en fondit deux l'an 1585, & ce font celles, dit l'Historien, qui fubfiftent aujourd'hui.

L'établiffement d'une Paroiffe en cette Eglife de Blancmenil, eft ce qui a pu faire ceffer peu-à-peu le concours & la célébrité de la Confrèrie. Le premier Pouillé, où la Cure de ce lieu foit marquée, eft de l'an 1450. Elle y eft dite être à la nomination du Prieur de Dueil.

Le peu de feux ou d'habitans qu'il y a au Blancmenil, eft une marque que le territoire de cette nouvelle Paroiffe n'eft pas fort étendu.

De nos jours cette feigneurie a été poffédée par M. *Guillaume de Lamoignon*, Préfident à Mortier, qui époufa en 1711, *Louife d'Aligre*. M. le Chancelier *de Lamoignon* a porté le nom de *Blancmenil* jufqu'au tems qu'il a été fait Chancelier, en 1750; car, dans l'aliénation il fut convenu que le nom de *Blancmenil* refteroit à M. *de Lamoignon*, & qu'aucun des Poffeffeurs de la terre n'en prendroit le titre.

Le Château eft bas, mais folidement bâti, & foutenu de 4 pavillons couverts d'ardoife.

BLANDIN. (Saint) Hermitage dans la Généralité de Paris, Election de Rofoy. C'eft un lieu plus tranquille qu'agréable. Il eft fur la paroiffe de *Saint-Guerard*, à quelque diftance de ce Bourg.

BLARU. Terre érigée en Marquifat, en 1660. Elle eft de la Généralité de Paris, Election de Mantes, & à quatre lieues à l'oueft de cette Ville.

BLEMUR. Seigneurie fituée dans la paroiffe de Pifcot, près de Saint-Brice, de Montmorenci, d'Ecouen & autres lieux. Elle appartenoit à Jean *Bouette*, Chevalier. C'eft de cette famille qu'étoit Jacqueline *Bouette*, connue par tant d'Ouvrages de piété, fous le nom de Madame *de Blémur*, décédée en 1696, fimple Bénédictine du Saint Sacrement, à Châtillon-fur-Loin.

BLOIS. Ancienne & belle Ville de France, Election de la Généralité d'Orléans, Capitale du Blaifois, avec un fuperbe Château. Son Evêché érigé en 1697, eft fuffragant de Paris. Il y a de très-belles fontaines & un pont magnifique. Les habitans paffent pour avoir beaucoup d'efprit & de politeffe. Son commerce eft confidérable. C'eft la patrie des PP. *Morin* & *Vignier*, de L. *Habert*, de J. *Bornier*, & du celèbre *Ifaac*

Papin. Elle est sur la Loire, dans un lieu des plus agréables qu'il y ait en France; à treize lieues sud-ouest d'Orléans; onze, nord-est de Tours; sept, sud-ouest de Vendôme; quarante, sud-ouest de Paris. Longit. 18, dég. 59, 50; latit. 47, dég. 35, 19.

Nous ne parlons ici de Blois que par rapport au Château, Maison royale, qui fait le plus bel ornement de cette Ville: il paroît, au premier coup d'œil, en être absolument séparé; cependant il y est joint par un chemin pratiqué dans le roc.

Ce Château est l'ouvrage de plusieurs Seigneurs & de plusieurs Princes. Les Seigneurs de la maison de Champagne & de Châtillon avoient fait bâtir le corps qui regardoit vers l'occident, & dont il ne reste plus qu'une grosse tour. Quelques-uns de la maison de Châtillon, & même quelques Princes de celle d'Orléans, ont changé ou augmenté, dans la suite, ce corps de bâtiment.

Louis XII a fait bâtir la face qui regarde l'orient, & celle qui regarde le midi; cette dernière communiquoit aux deux autres. C'est de ce bâtiment dont parle *Jean d'Auton*, lorsqu'il rapporte que l'an 1502, *le Roi faisoit faire son Château de Blois tout de neuf, tant somptueux que bien sembloit œuvre de Roi.*

Parmi les ornemens de ce bâtiment, on remarque les armoiries du Roi, & celles de la Reine Anne de Bretagne, sa femme, leurs chiffres & devises, &c. mais ce qui frappe davantage, est la statue équestre de Louis XII, que l'on voit sur le portail. La face du côté du nord, est l'ouvrage de François I. Quoique ce bâtiment soit gothique, il est d'une grande magnificence. Les devises de ce Roi s'y voient en plusieurs endroits, soit en dedans, soit en dehors. Il y a plusieurs chambres & cabinets qui font ressouvenir des Rois Henri II, Charles IX & Henri III.

C'est en une des chambres de ce bâtiment, que fut tué Henri, *Duc de Guise*, premier du nom, qui, sous prétexte de religion, vouloit détrôner son Roi & son Bienfaiteur. L'on a cru y voir long-tems des caractères formés par le sang de ce rebelle. En joignant ce bâtiment, du côté du couchant, est une tour, appellée la *Tour de Château-Renaud*, ainsi nommée parce que, lorsqu'on est en haut, on voit cette seigneurie, éloignée de sept lieues. Elle servit de prison au Cardinal *de Guise*, & à l'Archevêque de Lyon; & c'est à la porte de cette tour, que le Cardinal fut tué à coups de pertuisane.

A l'extrêmité de ce bâtiment, du côté du levant, il y en a un petit, qui est en partie ancien & en partie moderne. L'ancien s'appelle la *Salle des Etats*, & a pris ce nom des Etats, qui y furent assemblés en 1576 & en 1588. Quant au moderne, il est du Roi Henri III, qui, sur la fin de son règne, y fit commencer un appartement.

Le bâtiment que *Gaston-Jean-Baptiste de France*, Duc d'Orléans, fit construire en la place de celui qui regardoit l'occident, l'an 1635, est un ouvrage digne de ce grand Prince, & de *François Mansard*, un des plus habiles Architectes que la France ait eus. Ce grand homme y fit travailler pendant trois ans, & y employa trois cens trente mille livres. Il assuroit qu'avec les matériaux qui restoient, il ne falloit plus que cent mille livres pour rendre ce bâtiment logeable, lorsque des affaires plus importantes survinrent au Prince, qui l'obligèrent de laisser l'ouvrage imparfait, & tel qu'on le voit aujourd'hui.

Ce qu'on admire le plus dans ce superbe édifice, est le grand escalier, qui est de figure quarrée, tout en l'air, & décoré d'ornemens qui sont d'un grand goût. L'avant-cour du Château, où l'Eglise Collégiale de *Saint-Sauveur* est bâtie, est une des plus grandes qu'il y ait en France. On y fit le beau tournois pour l'arrivée du Prince de Castille, promis à *Claude de France*, & celui du mariage du Marquis *de Montferrat*, avec la Princesse, sœur du *Duc d'Alençon*.

Les jardins répondoient à la beauté & à la magnificence du Château. Une galerie de charpente, appellée la *Galerie des Cerfs*, parce qu'il y en avoit plusieurs figures à mi-corps, séparoit ces jardins en haut & en bas; mais en place de celle-là, le Roi Henri IV en fit bâtir une de pierre de taille, l'an 1600; elle subsiste encore, & a quatre-vingt-dix-sept toises de long, sur plus de trois de large, avec de belles croisées des deux côtés. Dans le haut jardin, on remarque un puits d'une largeur & d'une profondeur extraordinaires, que le Roi Louis XII fit faire, pour fournir de l'eau au jardin d'en bas.

BLONDIERS. Ouvriers qui font les *blondes*.

La *blonde* est un ouvrage de soie fait à l'oreiller, par le moyen des fuseaux, de la même manière que la dentelle, à laquelle il ressemble beaucoup, la *blonde* travaillée n'en différant souvent que par la matière.

La soie qui entre dans les *blondes*, est de deux espèces, par rapport à sa qualité: la première est la plus grosse, & s'emploie dans les fonds. La seconde est la plus fine, & sert à faire les grillages. Celle-ci se double toujours; celle-là presque

que jamais, ou du moins qu'en deux fils. On emploie quelquefois encore de la soie montée, qui n'est autre chose qu'une soie ou deux entortillées au rouet sur une autre, comme l'or & l'argent sur la soie. Cette opération se fait à Lyon : les Blondiers sont obligés d'y envoyer leur soie, ou d'en tirer toute montée. Les soies qui entrent dans la *blonde* sont d'une qualité bien inférieure à celles dont on fait les étoffes : celles-ci auroient le même inconvénient que les soies montées, toutefois dans un degré proportionnel à la nature particulière de la soie.

Il y a des *blondes de fantaisie*, & des *blondes travaillées*. Les blondes de fantaisie en général sont celles d'un moindre prix, & qui sont sujettes au caprice de la mode & des goûts. Celles-ci se divisent encore en différentes branches particulières, qui tantôt reçoivent leur dénomination de la ressemblance qu'elles ont avec certains objets naturels ou imités, plantes, animaux, ouvrages, &c. tantôt des événemens & des saisons où elles paroissent ; tantôt enfin de la réputation & de la vogue seules que s'est acquises le Fabriquant. Mais pour découvrir cette ressemblance, quand il y en a, il faut toujours regarder le toilé, ou les fleurs dont elle dépend uniquement. Telles sont les blondes connues sous le nom de *Berg-op-zoom*, *chenille*, *persil*, *points à la Reine*, *pouce du Roi*, *privure*, &c.

La *blonde travaillée* est celle dont le dessin correct & bien choisi, joint à une exécution délicate, forme une pièce dont la beauté permanente est avouée, indépendamment du caprice, de la mode & des circonstances. Les *blondes travaillées* imitent fort les dentelles, & sont aussi chères qu'estimées.

Quand toutes ces différentes sortes de *blondes* n'ont pas assez de lustre en sortant des mains de l'Ouvrière, on les repasse avec une bouteille de verre, semblable à celle dont se servent les Blanchisseuses de bas de soie, en observant d'y aller fort légèrement, trop de pésanteur & de répétitions les rendant trop lisses & trop luisantes.

Les Marchands de mode emploient beaucoup de cette *blonde* pour garnir les robes, les coëffures, les manchettes & les palatines des femmes.

Il y en a de deux sortes relativement à la matière ; la *blonde de fil*, qui ressemble beaucoup à la dentelle ; & la *blonde de soie*, qui n'est pas, à beaucoup près, si bonne à l'usé, mais qui sied beaucoup mieux.

BOETES aux LETTRES. Le bureau général pour recevoir

les lettres tant de France qu'étrangères, est à Paris, rue Platrière, à l'hôtel des Postes.

Pour la commodité publique, il y a 36 boëtes placées dans les vingt quartiers de Paris.

L'on va tous les jours lever les lettres de ces boëtes à huit heures du matin, à midi & à sept heures du soir; & lesdites heures passées, les lettres demeurent pour les ordinaires suivans.

L'on observe qu'on ne doit insérer ni or ni argent dans les lettres; ceux qui auront de l'argent à envoyer, peuvent l'apporter au bureau des Postes; l'on se charge de le faire parvenir, en payant le sol pour livre, conformément à la déclaration du Roi.

Il est essentiel d'affranchir les lettres pour les Curés, Procureurs & autres personnes publiques, sans quoi elles sont sujettes à être refusées.

Lorsqu'on écrit aux Officiers & Soldats au service des Troupes de Sa Majesté, ont doit avoir attention de bien indiquer le Bataillon & la Compagnie : ceux qui ne sont pas instruits du lieu de la Garnison, peuvent s'en informer au bureau des Postes.

On peut reclamer au bureau des Postes, toutes les lettres qui ont pu être refusées, ou que l'on auroit oublié d'affranchir, lesquelles sont remises à ceux qui représentent l'écriture & le cachet.

Pour le départ & arrivée des Couriers, voyez l'*Almanach Royal*.

Quant au payement des ports de lettres & paquets qu'on veut envoyer & payer, il y a au bureau un Commis pour les recevoir & les faire tenir soigneusement à leur adresse en Province, avec toute la diligence possible.

Il faut affranchir jusqu'au port de mer pour les Isles françoises de l'Amérique.

Ceux qui écriront, soit dans les Bourgs, Villages ou Châteaux, observeront de mettre, sur leurs lettres, le nom de la Province & de la Ville de la route des postes qui en est la plus proche.

BŒUFS. (Saint-Pierre aux) *Voy.* PIERRE. (S.)

BOIS. (Marchands de) Les Marchands de bois sont ceux qui vendent les bois à *brûler*, de *construction*, de *sciage* & de *charronage*, en se soumettant aux Ordonnances & Reglémens de la Ville, tant pour le prix que pour la mesure, & la manière de le faire façonner.

On distingue le bois à brûler en bois NEUF, de *gravier, flotté & pelard*. Le bois de *gravier* est celui qui, quoique flotté, a conservé toute son écorce. Le bois *pelard* est celui dont on a ôté l'écorce avant d'être flotté, pour servir aux Tanneurs. Ce dernier est de tout le moins estimé, si l'on en excepte le bois blanc.

Le bois le meilleur & le plus estimé pour brûler, est le *charme*, le *hêtre*, le *chêne* & l'*orme*.

La voie de bois se corde dans une mesure que l'on nomme *membrure*, & qui doit avoir quatre pieds de longueur sur quatre pieds de hauteur.

Le bois doit avoir trois pieds & demi de longueur; & les *fagots* dix-huit pouces de tour, garnis de leurs paremens, & remplis de bois & non de feuilles.

Le *cotret* doit avoir deux pieds de longueur, sur 17 à 18 pouces de tour.

La *falourde* porte 36 pouces de tour, & cinquante falourdes sont prises pour une voie.

La taxe du *bois neuf* est de 20 liv. 17 s. la voie, & celle du bois flotté est de 19 liv. 10 s. D'ailleurs, comme ces prix sont sujets à varier, la taxe doit être mise en évidence à chaque pile ou batteau de bois; & défenses expresses sont faites à aucuns Marchands, de contrevenir auxdits Réglemens, à peine de confiscation & d'amende.

On connoît ordinairement l'âge du bois aux cercles ligneux qui apparoissent sur le tronc, lorsqu'il est scié horizontalement.

CONTINENCE

De chaque espèce de Bois.

BOIS NEUF

Aux Ports de l'Isle Louvier & aux Mulets.

La voie de bois neuf *de compte* ou *moule* composée est de chêne, charme, hêtre, & autres bois durs, de trois pieds & demi de longueur, & de dix-huit pouces de grosseur, dont les 62 bûches au plus, compris les 12 témoins, rempliront les trois anneaux qui composent la voie, sans aucun bois blanc.

La voie de bois neuf *de corde* sera composée de quartiers ou rondins de chêne, charme, hêtre & autres bois durs, de

R r ij

trois pieds & demi de longueur, & de huit pouces au moins de grosseur.

La voie du meilleur bois neuf *de corde taillis* sera composée de chêne, charme, hêtre & autres bois durs, des longueurs ci-dessus, & de six pouces au moins de grosseur.

Aux Ports de l'Ecole, Saint-Nicolas & Malaquais.

La voie de bois neuf *de compte* ou *moule*, sera composée de chêne, charme, hêtre & autres bois durs, de trois pieds & demi de longueur, & de dix-huit pouces au moins de grosseur, dont les 62 bûches, au plus, rempliront les trois anneaux qui composent la voie, sans aucun bois blanc.

La voie de bois neuf *de corde* sera composée de quartiers ou rondins de chêne, charme, hêtre, & autres bois durs, de trois pieds & demi de longueur, & de huit pouces au moins de grosseur.

La voie de bois neuf de *corde taillis* sera composée de chêne, charme, hêtre & autres bois durs, des longueurs ci-dessus, & de six pouces au moins de grosseur.

La voie de bois d'*andelle* sera composée des grosseurs ordinaires, & de deux pieds & demi de longueur, & de seize témoins dans les quatre anneaux, sans aucun bois blanc.

BOIS FLOTTÉ

De Montargis.

La voie de bois de *moule* ou *compte* de la forêt de Montargis, sera composée de chêne, charme, hêtre, & autres bois durs, de trois pieds & demi de longueur, & de dix-huit pouces au moins de grosseur, dont les 62 bûches, au plus, compris les douze témoins, rempliront les trois anneaux qui composent la voie, sans aucun bois blanc.

La voie de bois de *corde* de ladite forêt, sera composée de chêne, charme, hêtre, & autres bois durs, de pareille longueur, qui ne sera mêlée d'aucun autre bois flotté, & de six pouces au moins de grosseur.

Bois flotté venant de Bourgogne & de Champagne.

La voie de bois de *moule* ou *compte* flotté, des Provinces de Bourgogne & de Champagne, est composée de chêne, charme, hêtre, & autres bois durs, de trois pieds & demi de longueur, & de dix-huit pouces au moins de grosseur, dont les

52 bûches, au plus, compris les douze témoins, rempliront les trois anneaux qui composent la voie, sans aucun bois blanc.

La voie de bois de *traverse & corde* flotté desdites Provinces, sera composée de chêne, charme, hêtre, & autres bois durs, de trois pieds & demi de longueur, & de huit pouces au moins de grosseur.

La voie de bois de *corde taillis* flotté, sera composée de chêne, charme, hêtre & autres bois durs, des longueurs ci-dessus, & de six pouces au moins de grosseur.

FAGOTS ET COTRETS.

La voie de fagots sera composée de 208 fagots, de trois pieds & demi de longueur, & de 17 à 18 pouces de tour, garnis de leurs paremens, remplis au-dedans de bois & non de feuilles.

La voie de cotrets *de marne* sera aussi composée de 208 fagots, de deux pieds de longueur chacun, & de 17 à 18 pouces de grosseur.

La voie de cotrets d'*Yonne* sera composée de 312.

Aux Ports de l'Ecole, Saint-Nicolas & Malaquais.

La voie de fagots sera composée de trois pieds & demi de longueur, & de 17 à 18 pouces de grosseur, garnis de leurs paremens, remplis au-dedans de bois & non de feuilles.

La voie de cotrets de *quartiers* sera composée de 208, de deux pieds de longueur, & de 17 à 18 pouces de grosseur.

La voie de cotrets de *taillis* sera composée de deux pieds de longueur, & de 17 à 18 pouces de tour, & de 208 fagots.

Flotté.

La voie de fagots sera composée de 50, de trois pieds & demi de longueur, & de 26 pouces de grosseur.

La voie de *falourdes de perches* sera composée de 50, de trois pieds & demi de longueur, & de 36 pouces de grosseur chacune.

Le tout mis en charrette, aux dépens du Marchand vendeur.

Chantiers de bois neuf à brûler.

Dans l'isle Louvier & aux Mulets; quai de la Tournelle ou *des Miramiones*; quai de l'Ecole, où l'on vend aussi des cotrets & des fagots ; quai des Célestins, & la Ville-l'Evêque ; quai Malaquais ; port Saint-Nicolas.

Chantiers de bois flotté ou de gravier.

Porte Sainte-Antoine, & dans le Fauxbourg même, au coin de la rue du Fauxbourg ; Pont-aux-choux ; rue Mêlée ; près de la Madeleine la Ville-l'Evêque ; l'isle des Cygnes ; la Grenouillere ; en deçà de la porte Saint-Bernard ; rue de Seine ; près l'Hôpital-général ; près les Célestins ; rue de Bourbon, fauxbourg Saint-Germain ; porte Chaillot, sur le bord de l'eau, proche la savonnerie.

Chantiers de bois de charronnage & de construction, autrement dit, bois quarrés.

Près l'Hôpital, passé la barrière Saint-Bernard ; à la Rapée.

Réduction des bois qui entrent dans la construction des Bâtimens.

Tous les bois de charpente se réduisent au cent, & chaque centième partie doit être composée d'une pièce de bois, formant un solide de deux toises de long, sur six pouces d'équarrissage, qui produisent 72 pouces de pièce, c'est-à-dire, un pouce quarré sur toise, qui se trouvent égaux à trois pieds cubes, ou à 5184 pouces ; & sur lequel principe est établi le centre de la réduction de tous ces bois ; observant surabondamment, pour faciliter à l'égard de quelques espèces, que pour une pièce :

Il faut	2	toises de solive.
En poteau . . .	3	
En membrure . . .	4	
En chevrons de 4 . .	4	. . 3 pieds.
Idem, de 3 à 4 . . .	6	
Idem, de 3 . . .	8	

A l'égard des autres proportions, dont la charpente peut se trouver composée, voyez les Tarifs, suivant l'ordre distributif de leurs diverses progressions, qui se terminent à 36 pouces d'équarrissages. *Agenda des Gens d'Affaires*, pag. 42, & *suiv.*

BOIS-SAINT-PERE OU SAINT-PIERRE, *Prieuré*. A une demi-lieue, ou environ, du village de Boufémont, est l'Eglise du Bois-Saint-Pierre, située dans un fond très-solitaire & toute entourée de bois. Cette Eglise, réduite à une Chapelle avec le logis d'un Fermier, représente les restes d'une Communauté, que l'Abbaye de Saint-Victor de Paris avoit autrefois en ce lieu. Cette Chapelle est rebâtie depuis cent ans, & n'a rien par conséquent d'ancien; elle est un peu sur le côteau, pour éviter l'incommodité des eaux qui sont dans le bas, durant une grande partie de l'année. A l'autel, est représentée la Sainte Vierge, première Patrone, avec Sainte Radegonde & la Véronique. Aux vitrages est peint S. Pierre, avec les armes ds Montmorency, & S. Victor, Martyr. Le peuple appelle cette Chapelle plus communément du nom de Sainte Radegonde, & y va en pélerinage pour invoquer cette Sainte Reine. Auprès de la Ferme du Prieur, est une fontaine, suivant l'ordinaire des lieux de dévotion où il y a concours; mais comme c'est M. le Duc qui l'a fait faire, on la tient fermée.

Le Château de la Châsse, qui est voisin, reste abandonné & désert, & il n'y subsiste plus que les mazures d'une tour ronde découverte.

Ce Prieuré est réduit depuis long-tems à un seul Chanoine-régulier de Saint-Victor; lequel, à cause du danger qu'il couroit dans la solitude du vallon, où est la Chapelle, fait sa demeure à Saint-Prix, où il a une belle maison.

BOISSELIER, est l'Artisan qui fait & vend des boisseaux, litrons, soufflets, pelles, lanternes de bois, caisses de tambours, cuilliers à pot, égrugeoirs, boëtes à poivre, tamis, sabots, & autres ustenciles en bois pour la cuisine, l'écurie, &c. L'apprentissage est de 6 ans, le brevet coûte 36 liv. & la maîtrise 450 liv. Le Patron, Saint Eloi. Bureau, rue Montorgueil.

BOISSETTE. Village peu considérable, mais dans une fort belle situation, sur le bord de la Seine, avec Château: Généralité de Paris, Election de Melun.

BOISSISE-LE-BERTRAND. Village situé sur le bord de la Seine, avec un fort beau Château: Généralité de Paris, Election de Melun.

BOISSY-LE-CURÉ. Paroisse fort peu étendue, mais cependant qui renferme deux Châteaux, celui de Villiers

& celui de Creftes : Généralité de Paris, Election d'Etampes.

BOISSY-SAINT-LEGER. Ce Village est ainsi surnommé du Patron de son Eglise, pour le distinguer d'un autre Boissy du diocèse de Paris, au-dessous de la montagne de Saint-Yon; & d'autres encore du même nom, situés dans les Diocèses voisins. On croit que le nom de Boissy vient des mots latins *buxus* ou *boscus*, dont l'un signifie l'arbre de buis, & l'autre un bois en général. Dom *Mabillon* a cru que ce lieu étoit habité, au moins en qualité de Hameau, sous l'Episcopat de Saint-Germain de Paris, au VIe. siècle ; mais ce qu'il y a de certain, c'est qu'au VIIe. siècle, les diplômes de nos Rois, qui servirent à composer la vie de S. Babolein, premier Abbé de Saint-Pierre-des-Fossés, dit depuis Saint-Maur, portent ces mots : *Vicum qui Buxeus dicitur*. Quelques copies mettent *Buxiacus*.

Ce Village est éloigné de Paris de quatre petites lieues seulement, du côté du levant d'hiver, sur la route de Brie-Comte-Robert, Provins, &c. Sa situation est presque sur le plus haut d'une colline, qui règne depuis Limeil, & s'étend du côté de Sucy ; en sorte que lorsqu'on a achevé de monter la rue de ce Village, on entre dans la plaine de Gros-bois, qui s'étend du côté d'Hierre & de Ville-crène. Les côteaux de cette Paroisse sont garnis de vignes, le reste est en terres labourables, avec quelques bocages & prairies. On apperçoit Paris du haut de la montagne. L'Eglise n'a rien d'ancien ni de remarquable : on voit dans une maison bourgeoise qui est en face, une fontaine miraculeuse de S. Babolein, premier Abbé de Saint-Maur.

La seigneurie de Boissy, appartenante au Chapitre de Saint-Maur, fut aliénée en 1599, à Nicolas de Harlay, Seigneur de Sancy, Gros-bois, & Colonel-général des Suisses, au sujet des subventions accordées au Roi, à l'occasion des troubles & des guerres. C'est alors qu'elle commença à appartenir au même Seigneur que celle de Gros-bois. L'étang qui est entre Boissy & Bonneuil, à gauche en sortant de Gros-bois, paroît venir de quelque inondation.

BOISSY-SANS-AVOIR. Beau Château dans la Généralité de Paris, Election de Montfort-l'Amaury.

BOISSY-SOUS-SAINT-YON. *Buxiacum*, *Buxcium* & *Busfiacum*, termes dérivés ou du mot *Buxus*, ou de celui de

Boscum, à cause des buis qui y auroient crû plus abondamment qu'ailleurs, ou des bois qui l'environnent.

Il est éloigné de Paris de neuf lieues, & de Châtres ou Arpajon d'une lieue. Il est au-dessous de la montagne de Saint-Yon, qui le met un peu à couvert du vent de sud-ouest, & au bout de la plaine qui commence un peu au-dessus de Châtres. Quoique son territoire soit uni & bas, on y voit des vignes entre le grand chemin de Paris à Orléans & le Village ; mais le principal bien sont les labourages. Ce Village est pavé, à la faveur des grès qui se trouvent sur la montagne voisine, sur laquelle passe le grand chemin. Il y a, dit-on, 500 habitans.

L'Eglise ne paroît pas fort ancienne ; mais il y apparence qu'avant cet édifice, il y avoit un Oratoire, Chapelle ou Eglise du titre de Saint Thomas de Cantorbery, ce bâtiment ayant été abbattu vers l'an 1500. Il n'y a rien d'ancien que l'épitaphe d'un nommé *Pecquet*, qui a fondé deux pintes d'huile pour cette Eglise, & cette inscription fait voir qu'alors Boissy étoit une Cure érigée au moins depuis cent ans. La Cure d'Eglies ou *Egly* fut réunie à celle de Boissy en 1473, 1478 & 1488.

Les trois autels de cette Eglise sont creux, en forme d'urne ou de tombeau. Sous le grand autel, est cette sentence des Pseaumes, *Deus noster, refugium & virtus*, avec une croix & une crosse relatives à ce passage. Sous l'autel de la Chapelle tournée au septentrion, laquelle est titrée de *Saint-Jacques le Majeur*, sont des bourdons croisés. On lit sur le mur l'acte de la fondation, en 1735, par J. *Peneti*, Sécrétaire du Grand Duc de Toscane à la Cour de France. Il la dota de 300 liv. de rente. L'autre autel, du côté du midi, a été construit aux dépens du même Abbé Peneti, en l'honneur de la Sainte Vierge, qui y est représentée. Les charges attachées aux 300 liv. de rente, sont trois Messes hautes par an, & une Messe basse par chaque semaine : plus, une distribution de vingt-quatre chemises & douze camisolles à trente-six pauvres, & de cinquante livres au Maître d'école. Les bancs des Marguilliers représentent un palmier & un cèdre en relief sur pierre blanche, avec ce verset des Pseaumes : *Justus ut palma florebit : sicut cedrus libani multiplicabitur*. A l'entrée de l'Eglise, à main gauche, sont les Fonts travaillés en marbre, & la figure d'un désert, où S. Jean-Baptiste prêche ; le tout en pierres blanches, sculptées fort proprement, l'an 1738. On assure que c'est M. l'Abbé Peneti qui a fait faire tous ces embéllissemens.

BOITRON. Fief situé au nord-est de Châtres en Brie, sur le bord du ruisseau de Brayon, qui fait, en cet endroit, la séparation du diocèse de Paris & de Meaux. Ce fief mouvant de Tournan étoit en roture au commencement du XVIe. siècle. Guillaume, Marchand Drapier & Bourgeois de Paris, le donna pour d'autres biens à Guillaume de Saint-Merry, Ecuyer, Capitaine de Lagny-sur-Marne, qui en paya le droit de relief en 1507. Deux ans après, Jean Bouchart en est dit Seigneur dans le procès-verbal de la Coutume de Paris de 1510. Dans celui de la Coutume de Paris de 1520, c'est Etienne Bouchart, Avocat, qui s'en dit possesseur.

On assure que le Roi *Henri IV* l'érigea en Baronie, en faveur de Jean Bochart aussi Avocat; & qu'à cause de cette Baronie, les Curés prêtoient foi & hommage devant la tour de Tournan, pour des biens à eux donnés par les sieurs de Garlande. Ce fief ayant droit de haute, moyenne & basse Justice, a été possédé en dernier lieu par M. le Marquis *de Breteuil*.

BOMBON. Paroisse située à une demi-lieue de Melun, dans le diocèse de Sens, avec Château.

BON, (Saint) primitivement *Sainte-Colombe*.

C'est dans ce lieu où subsistoit l'Eglise de Sainte-Colombe, dont il est parlé dans la vie de Saint Eloy, écrite par Saint Oüen, Auteur contemporain. Cette Chapelle, où l'on descend par plusieurs dégrés, est grossièrement bâtie. La tour, qui est au côté méridional du Sanctuaire, est une des plus anciennes de Paris, & paroît avoir six ou sept cens ans. Ce bénéfice a eu plusieurs maisons dans Paris, suivant un titre de 1307, mais jamais il n'a eu le titre de Paroisse. L'Eglise a seulement servi à faire l'office de quelques Confrèries.

Quelques familles juives ont autrefois logé dans le voisinage, ce qui fait que dans un titre de l'an 1261, on lit: *Judearia Sancti Boniti*; & en 1284, *vetus judearia*. Cette Chapelle est revenue aux Chanoines de Saint-Maur-des-Fossés, comme ancienne dépendance du Prieuré de Saint-Eloy, réuni à l'Abbaye; & ils ont cédé l'usage du bâtiment aux Paroissiens de Saint-Merry: ils ont de plus consenti au don que M. l'Archevêque, visitant la châsse de Saint Babolein, premier Abbé des Fossés, au mois d'août 1750, a fait au Clergé de Saint-Merry, du *cubitus* droit de ce Saint, pour mettre dans cette même Chapelle.

BON. (Saint) Prieuré sur la Paroisse de Paron, à une lieue de Sens. On l'a réuni au Séminaire de Sens, qui en perçoit les revenus. Il n'en reste actuellement que l'Eglise, qui est sur une montagne voisine. Cet endroit est remarquable par une fontaine minérale, qui jette une si grande quantité d'eau dans toutes les saisons de l'année, qu'elle fait tourner un moulin à sa source.

BON-PASTEUR. (Communauté du) Cette Communauté est dans la rue du Chasse-midi, du côté opposé aux Religieuses Bénédictines de Notre-Dame de Consolation, dites les *Religieuses du Chasse-midi*. Elle a été instituée pour des Filles repenties, par Mad. *de Combé*. Cette Dame étoit née à Leyde, l'an 1656. *Jean de Cyz*, son père, étoit un Gentilhomme Hollandois, qui eut six enfans de son mariage, parmi lesquels étoit *Marie de Cyz*: celle-ci, de même que ses frères & sœurs, fut élevée dans le sein de l'hérésie; mais son ame étoit naturellement catholique. Un bon Prêtre caché dans Leyde, pour y soutenir les Catholiques, trouva le moyen d'instruire cet enfant, & jetta dans son cœur la divine semence, qui a porté du fruit en son tems. Elle n'avoit que dix-neuf ans, quand ses parens la marièrent à un Gentilhomme nommé *Adrien de Combé*. Son humeur violente convenoit si peu à la douceur de Madame *de Combé*, qu'au bout de dix-huit mois, elle demanda sa séparation, & l'obtint. M. de Combé mourut six mois après. La sœur & le beau-frère de cette Dame venant à Paris, elle les y suivit.

Après différens événemens, qui la conduisoient imperceptiblement vers la Religion Catholique, Apostolique & Romaine, & pendant une dangereuse maladie qu'elle eut, elle fit son abjuration entre les mains du Vicaire de Saint-Sulpice, & reçut le viatique & l'extrême-onction. Après avoir passé quelques années dans la retraite & les exercices de piété, une fille qui vouloit sortir du désordre où elle étoit tombée, s'adressa au Confesseur de Madame *de Combé*, qui chargea cette bonne Dame de la pénitente. Bientôt elle eut une petite Communauté de cette espèce de filles, que le désir de changer de vie & de faire pénitence, avoit rassemblées.

Mais comment une femme dénuée de tout secours humain, qui n'avoit qu'un très-petit bien, étrangère, presque sans aucune connoissance à Paris, &, en un mot, qui n'avoit que du zèle, pouvoit-elle entreprendre de retirer & de nourrir toutes les filles qui s'adresseroient à elle? Elle l'entreprit cependant en 1686, & le succès surprenant fit voir que c'étoit l'œuvre de Dieu.

Dans le tems que Madame *de Combé* n'avoit plus de place pour les pauvres filles qui s'adressoient à elle, une Dame vint la voir, & s'engagea de fournir 200 liv. par an, pour louer une maison un peu plus grande. Il s'en trouva une à bon marché dans la rue du Chasse-midi, & ce lieu fut comme la pierre fondamentale de la maison du Bon-Pasteur.

C'étoit quelque chose, mais peu en comparaison de ce qui restoit à faire. Il falloit pourvoir à la subsistance de la Communauté, & c'étoit-là le point de la difficulté; car le travail ordinaire ne pouvoit pas suffisamment fournir de quoi vivre. Quoi que Dieu mît quelquefois à l'épreuve la confiance de Mad. *de Combé*, cette pieuse veuve demeura toujours inébranlable. La Dame qui s'étoit obligée de payer le loyer de la maison, s'étant laissée séduire par des calomnies qu'on avoit débitées contre Madame *de Combé*, retira sa parole, & la maison du Bon-Pasteur parut alors ébranlée jusqu'au fondement.

Le Confesseur, à ce coup, fut extrêmement découragé; mais Madame *de Combé* ne rabattit rien de la grande confiance qu'elle avoit toujours eue en la Providence. *Ou Dieu spiritualisera les corps*, lui disoit-elle, *ou il nous donnera une maison plus spacieuse, pour loger toutes les filles qui se présentent; car il ne m'est pas possible de les refuser, il me le reprocheroit à son jugement.* C'étoit ainsi qu'elle pensoit & qu'elle parloit, le 15 mars 1688, lorsqu'il entra un Commissaire qui venoit par ordre du Roi, & de la part de M. *de la Reynie*, Lieutenant général de Police, pour mettre Madame *de Combé* en possession d'une maison appartenante à un Calviniste qui avoit quitté le Royaume.

Cette maison étoit en assez mauvais état, & l'on estima que les réparations iroient à plus de 2000 liv. Le Roi en ayant été informé, envoya *Desgranges* quelque tems après, avec une ordonnance de 1500 liv. & Sa Majesté ne borna pas là ses pieuses libéralités. On travailla avec tant de diligence aux réparations, & à rendre cette maison convenable à une Communauté, que le jour de la Pentecôte de cette même année 1688, on célébra la Messe, pour la première fois, dans la Chapelle.

Depuis ce temps, la Maison & la Chapelle ont été aggrandies à plusieurs reprises. Madame *de Combé* établit d'abord dans sa Communauté les grandes règles de la vie chrétienne; l'amour de la pénitence, le détachement du monde, & l'imitation de Jesus-Christ qu'elle proposa à ces brebis égarées,

BON

sous l'idée de Bon-Pasteur, qu'elles doivent écouter & suivre.

Madame *de Combé* mourut le 16 de juin de l'année 1692, sur les 5 heures du matin, âgée d'environ 36 ans. Sa Communauté a toujours subsisté depuis : elle obtint des Lettres-patentes du Roi au mois de juin 1698, qui furent registrées au mois de juillet suivant.

Elle est composée de deux sortes de filles. On nomme *Sœurs*, celles dont la conduite a toujours été régulière, & les autres *Filles pénitentes*. Les premières, après avoir travaillé à leur propre sanctification, se consacrent gratuitement à la conversion & sanctification des filles qui sont tombées dans le désordre ; & ces dernières, pour expier leurs péchés, embrassent volontairement une vie de mortification, de travail & de retraite.

Cette Communauté est composée de 60 filles. Elles ont environ 10000 liv. de rente, & travaillent en commun pour le soutien de la maison. Cette pieuse institution s'est répandue depuis dans plusieurs Villes du Royaume. L'on en peut déjà compter à Paris 4 ou 5 maisons bien établies.

Tout ce que l'on vient de dire sur la maison du Bon-Pasteur, est extrait d'un petit Livre qui contient une relation abrégée de la vie de Madame *de Combé*, & les réglemens de la Communauté du Bon-Pasteur. Ce Livre est de M. *Boileau*, mort Chanoine de Saint-Honoré, excellent Théologien, & fort lié d'amitié avec le feu Cardinal de Noailles.

BON-SECOURS. Le Couvent de Notre-Dame de Bon-Secours est un Prieuré perpétuel de Bénédictines mitigées, situé dans la rue de Charonne, fauxbourg Saint-Antoine, de l'autre côté de la Madeleine de Traisnel. Il a été fondé par *Claude de Bouchavane*, veuve de M. *de Vignier*, Directeur des Finances, laquelle, pour cet établissement, fit venir de l'Abbaye royale de Notre-Dame de Soissons, *Madeleine-Emanuelle de Bouchavane*, sa sœur, qui y étoit Religieuse, & qui amena avec elle deux autres Religieuses de la même Abbaye. Elles entrèrent dans cette maison le premier septembre 1648, & le 8 du même mois, la clôture y fut mise. Madame *de Vignier* s'étant réservée, par l'acte de fondation, le droit de nommer à ce Prieuré sa vie durant, y nomma, pour première Prieure, Madame *de Bouchavane*, sa sœur.

Après la mort de celle-ci, arrivée le 28 août 1668, Madame *de Vignier* nomma, pour seconde Prieure, Madame

Laurence de Saint-Simon Sandricourt, qui étoit la première Professe de ce Couvent, où elle avoit pris l'habit, le 27 décembre 1648, & fait profession le premier février 1650. Après la mort de la Fondatrice de ce Prieuré, le droit d'y nommer a passé à l'Archevêque de Paris. Les Lettres-patentes du Roi, qui confirment l'établissement de ce Prieuré, sont de l'année 1667.

Madame *Rossignol*, d'une bonne famille de robe, dont il y a eu plusieurs Maîtres des Requêtes & Intendans de Provinces, gouverne ce Couvent depuis plusieurs années. Elle a obtenu que l'Abbaye de Malnoue, qui étoit ruinée, fût réunie à cette maison, qui doit prendre le titre d'Abbaye, & la Prieure la qualité d'Abbesse.

La Chapelle de Bon-Secours étoit sans aucune décoration, & même d'un aspect très-choquant. Le mur à droite, vis-à-vis la porte d'entrée, étoit percé de nombre d'ouvertures de différentes grandeurs, & grillées jusqu'au plafond, sans aucune symmétrie. Madame *Rossignol*, qui a beaucoup de goût, souffroit depuis long-tems avec peine la difformité de ces lucarnes; mais on ne pouvoit les faire boucher, parce qu'elles étoient nécessaires pour donner du jour à plusieurs petites tribunes, construites en dedans pour la commodité des Religieuses. M. *Louis*, jeune Architecte, venu depuis peu de Rome, où il a été Pensionnaire du Roi, n'a point été effrayé des difficultés que trouvoient plusieurs de ses Confrères, à sauver les irrégularités de ces ouvertures. Il a feint deux grandes grilles en arcades, pareilles à celle du chœur des Dames, derrière lesquelles il a fait peindre des rideaux ouverts à propos, & des appuis en jalousies dans le haut. Ces arcades sont très-bien décorées par des têtes de Chérubins dans leurs chefs, & des médaillons dans leurs intervalles, ouvrages du sieur *Soldini*. Par-là, il est venu à bout de faire disparoître le choquant de ces lucarnes, & de former un coup d'œil agréable & même séduisant. Le petit vestibule qu'il a ajouté à l'entrée de cette Chapelle, est orné de deux niches, dans lesquelles il a placé deux vases d'une belle forme & bien exécutés, pour servir de bénitiers. Il a observé en cela l'ancien usage de ne les placer qu'aux parvis des Eglises & jamais dans l'intérieur. Au-dessus des niches, sont les vers suivans, dont le sens est très-moral. On lit d'un côté:

> *Non tantùm digitis benedicta hæc hæreat unda,*
> *Abluat & mentes, flexuras judicis iram*

Et de l'autre côté:

Qui Samaritanæ donum imo pectore anhelant,
Hic fons ad vitam fit salientis aquæ.

La porte d'entrée est proportionnée à la grandeur de la Chapelle : elle est simple & dans le bon goût antique. Dans la frise sont gravés deux autres vers, qui rappellent aux Fidèles le bonheur que leur a mérité *Marie*, la nouvelle Eve, en guérissant les plaies de l'ancienne, par l'enfantement du Sauveur.

Eva hæc antiquæ genitricis vulnera sanat,
Ingredere, hic læsis medicamina certa parantur.

Ces inscriptions, & celles du bénitier sont de M. D. L. F. de S. Y.

La décoration du Maître-autel n'est point du sieur *Louis*; elle étoit achevée depuis peu, quand il a entrepris celle-ci. La sculpture en est dorée sur un fond blanc. Deux pilastres corinthiens portent un fronton, & des groupes de vases d'Eglises dans les côtés; lieux communs, que la plûpart des Ouvriers, sans génie, ne se lassent point de répéter.

L'on n'a encore rien changé au fond de cette Chapelle, où sont les orgues, & dont la mauvaise décoration fait un contraste choquant avec le bon goût de la nouvelle. On attend des tems plus favorables pour la refaire entièrement, & mettre de l'accord dans le total.

BONDIES. Paroisse située à deux grandes lieues de Paris, dans une plaine traversée par le grand chemin de Meaux. Elle a donné son nom à la forêt, près de laquelle elle se trouve, & qui renferme onze cent soixante & dix-huit arpens.

Saint Pierre est le Patron de l'Eglise paroissiale; en 1088, *Geoffroi*, Evêque de Paris, donna au Prieuré de Saint-Martin-des-Champs, l'autel de Bondies, *cum atrio*, & avec ses autres dépendances. L'Evêque ne se retint que le droit de synode & de visite : & l'acte fut passé dans le Chapitre de Paris.

Les Religieux de l'Abbaye de Saint-Maur ont partagé seuls avec ceux de Saint-Martin, les droits honorifiques d'Eglise sur le territoire de Bondies. Il y avoit autrefois à Bondies une maladrerie, dont la Chapelle étoit sous le titre de Sainte Marie Madeleine, & à laquelle l'Abbé de Saint-Maur présentoit. Aujourd'hui, cette Chapelle, dont le revenu peut monter à 200 liv. est renfermée dans l'Eglise paroissiale, l'ancienne étant détruite.

Le château de Raincy a été distrait de la Paroisse de Bondies. *Louis Sanguin*, Marquis de Livry, sieur de Genevoy, Bondies, &c. obtint, en 1697, des Lettres-patentes, pour pouvoir changer le nom du château de Raincy, acquis par lui & situé sur la Paroisse de Bondies, en celui de Livry, avec union de ce Château au Marquisat de Livry. Elles furent registrées le 9 août 1697. Ce Château appartient aujourd'hui à M. le Duc d'Orléans, qui y a fait beaucoup de dépense.

La forêt de Bondies est remarquable, en ce que c'est celle où la Basoche du Palais se transporte tous les ans au mois de mai, & où par l'organe de son Procureur-général, elle prononce une harangue sous un orme appellé pour cette raison, l'*Orme aux harangues*, avant que de requérir les Officiers des Eaux & Forêts, de faire marquer deux arbres, dont l'un doit être posé le dernier samedi du même mois dans la cour du Palais, au son des tymbales, trompettes & haut-bois. Le jour de la pose de cet arbre a été remis depuis au mois de juillet.

BONDOUFLE. Paroisse éloignée de 6 à 7 lieues de Paris, du côté du midi, & placée entre Montlhéry & Corbeil, presque à égale distance, & dans la plaine. On n'y voit que des labourages sans vignes. On y compte 150 habitans. Ce Village existoit, au moins, dès le XIe. siècle, puisque dès-lors il étoit Paroisse.

L'Eglise a un chœur voûté, & qui ne paroît bâti que depuis trois ou quatre cent ans. A la clef de cette voûte, est un écu chargé de trois clayes ou herses. Au côté droit de la même voûte, est un autre écu chargé d'une croix ancrée, & au côté gauche, en est un autre chargé de trois lozanges. A côté du chœur, vers la partie septentrionale, est une tour de grès un peu écrasée, dont le bas paroît être du XIIe. siècle, aussi bien que la porte qui est du même côté. Saint Fiacre, solitaire du diocèse de Meaux, est honoré dans cette Eglise comme Patron; mais ce n'est que depuis les derniers tems; car il est évident, par les titres, que c'est Saint Denis, premier Evêque de Paris, qui est le véritable & ancien Patron.

Dans le siècle dernier, M. *Geoffroi de Laigue*, Conseiller d'Etat, a été Seigneur de Bondoufle. Depuis lui, M. *d'Argouges*, Seigneur du Plessis-Pâté, a possédé cette terre. Ensuite M. le Comte *de Sebbeville*, Lieutenant-général des armées du Roi, Seigneur du Plessis-Pâté, décédé en 1729; puis elle a appartenu à son fils le Marquis de Sebbeville, Cornette des Mousquetaires, mort en 1730.

Cette terre a une Justice particulière, distincte & séparée de celle du Plessis-Pâté.

BONNARD, & selon quelques-uns *Bonnay*, tire son nom des mots latins, *bonus hortus*. Le terrein de ce Village, qui est dans l'Election de Joigny, est effectivement bon pour les légumes & pour le bled.

BONNES, nouvellement dit CHAMARANTE.

Cette Paroisse est située à dix lieues de Paris & à trois lieues d'Etampes. Son territoire s'étend jusqu'auprès du grand chemin de Paris à Orléans. Le Village est sur le rivage gauche de la rivière de Juine, qui vient d'Etampes, & situé par conséquent dans la vallée. En quittant ce lieu, du côté de l'occident, on trouve une montagne plantée en vignes, dont le vin blanc a du feu. On l'appelle la *Côte-cocatrix*, du nom d'un ancien Seigneur. Le reste du terrein sont des labourages & des prairies. Ce Village est de la Coutume d'Etampes.

Saint-Quentin est le Patron de ce lieu. Le chœur de l'Eglise, qui est voûté, est de la fin du XIIe. ou du commencement du XIIIe. siècle, aussi bien que le portail. La nef qui est plus basse, n'a rien de remarquable; on croit qu'elle a été brûlée par les Calvinistes. Cet édifice est couvert du côté du midi, par une aile & par une grosse tour de grès. Au milieu du chœur, qui a été boisé depuis peu fort proprement, se voit une tombe de marbre blanc, qui couvre la sépulture de Messire *Chilbert Dornaison*, *Comte de Chamarante*, décédé le 25 janvier 1699, âgé de 78 ans.

Ce Village peut tirer son nom de sa situation, qui est sur les limites du diocèse de Paris, du côté qu'il confine avec celui de Sens, parce qu'autrefois on appelloit *Bonnes* ou *Bounes*, ce que nous nommons aujourd'hui *Bornes*. On lit cependant dans un titre du Prieuré de Longpont, dont on remonte jusqu'au XIe. siècle, que ce lieu est appellé *Butnæ*; *terra de Butnis*; *apud Butnas*. La première syllabe du mot *Butnæ*, signifioit, chez les Anciens, deux choses fort différentes, tantôt mare ou marais, & tantôt éminence ou extrémité, & de-là pourroit venir le mot *Bout*; ainsi *Butnæ* auroit signifié le bout du territoire.

BONNES-NOUVELLES. *Voy.* NOTRE-DAME.

TOME I.

BONNEUIL-EN-FRANCE, situé sur le Crould, à trois lieues & demie de Paris, un peu en deçà de Gonesse, & vis-à-vis Ermenonville, qui est placé sur le rivage droit de cette petite rivière. C'est un pays de bons labourages, avec quelques prairies.

L'Eglise est sous le titre de Saint-Martin. La nomination de la Cure appartient au Chapitre de Notre-Dame de Paris, dans la partition de la 21e. Prébende. Cette terre a passé dans la maison de *Harlay*, & a été possédée par Madame la Présidente de *Crevecœur*, sœur de M. de Harlay, Conseiller d'Etat, mort Intendant de la Généralité de Paris.

BONNOEUIL-SUR-MARNE. Ce Village est situé sur une pente douce, qui regarde le levant & le midi. Le dessus de la côte, & quelques côteaux le long de la Marne, sont plantés en vignes. La plus grande partie des terres est en labourages, outre les prairies.

L'Eglise dédiée à Saint-Martin, est très-petite, & n'a aucune apparence de loin; quoiqu'elle ait été réparée à neuf, il reste cependant dans le chœur des vestiges de voûte gothique, qui ressentent le XIIIe. ou le XIVe. siècle. La Cure est à la pleine collation de l'ordinaire. Le Curé est gros Décimateur.

Messieurs de *Chabenat*, Introducteur des Ambassadeurs, *Louis*, leur fils, Conseiller au Parlement, & un autre du même nom, reçu aussi Conseiller au Parlement en 1744, ont été Seigneurs de Bonneuil.

Bonneuil a été une Terre royale, un Domaine où les Rois de France de la première & seconde race avoient une Maison de plaisance.

Frédégaire, dans sa Chronique, marque à l'année 33e. du règne de Clotaire II, qui revient à l'an 616 de J. C. que ce Prince voulant témoigner sa bienveillance aux premiers du Royaume de Bourgogne, leur fit savoir qu'ils se rendissent auprès de lui, *Bonogelo Villa*; & qu'étant arrivés, il leur fit expédier des lettres pour toutes les graces qu'ils demandèrent, lorsqu'il les trouva fondées sur la justice.

Il y a encore plusieurs Villages du nom de Bonneuil; un dans le diocèse de Soissons, Election de Crespy & près de cette Ville; un autre au diocèse de Beauvais; un dans le Berry, & un autre encore dans l'Angoumois, tous appellés en latin, *Bonogilum* & *Bonoïlum*.

BONS-ENFANS. *Voy.* COLLEGES, SÉMINAIRES.

BONS-HOMMES. *Voy.* MINIMES.

BORDE. (la) Ferme au nord-est de Brie, appellée durant quelque temps la *Bordé-la-jeune*, & auparavant la *Bordé-Morin*: maintenant on la connoît sous celui de la *Borde-fournier*. Elle appartient à Madame la Présidente *Valier*.

BORDE-GRAPIN (la) & LA BARRE. Ce sont deux terres de la paroisse de Ferroles, situées dans le Doyenné du vieux-Corbeil. La première porte le nom générique de *Borde*, lequel signifioit petite maison couverte de jonc ou de gluy; elle a eu son surnom de *Jean Grapin*, Chevalier, qui vivoit sous Philippe-le-Hardi. Elle appartient aujourd'hui au Seigneur de la seconde terre, nommée *la Barre*, qui l'a acquise vers l'an 1710, de Jean de Lyonne, Seigneur de Servon. Cette terre de la Barre avoit appartenu en 1639, à *Antoine le Febvre*, Conseiller au Parlement, & à *Jeanne Hureau*, sa femme.

BORDES (les) sont un écart de la paroisse de *la Queue*, environ à quatre lieues de Paris, près de Fontenay en Brie. Dans le procès-verbal de la Coutume de Paris, de l'an 1580, ce lieu est appellé *les Bordes Maulavées*. Cette Seigneurie appartenoit alors à Dame Corneille de Reilhac, avec la moitié de la terre de la Queue. On dit dans le pays, que c'étoit autrefois les écuries du château d'Amboelle, lorsque Henri IV y venoit. Ce lieu appartient aujourd'hui à M. *d'Ormesson*. On est assez instruit par le Glossaire de du Cange, que les Bordes ne signifioient, dans leur origine, que des petites maisonnettes, bâties à la légère, & couvertes de jonc.

BORNE *remarquable*. Au coin qui fait l'angle de la rue de la vieille Bouclerie, & de celle de Saint-André-des-Arcs, est une borne, sur laquelle on remarquoit une tête mal formée, qui, selon quelques Auteurs, avoit été mise en cet endroit pour conserver la mémoire d'une trahison insigne, commise par *Perrinet le Clerc*, fils d'un Quartinier, qui ayant pris, sous le chevet du lit de son père, les clefs de la porte de Bussy, l'ouvrit la nuit du 28 au 29 de mai 1418, à huit cents hommes du Duc de Bourgogne; qui mirent Paris à feu & à sang. Cette troupe fut chassée quelques jours après par les Parisiens, & emmena *Perrinet le Clerc*. Le peuple ne pouvant autrement punir ce traître, traîna sa figure par toutes les rues, & fit sculpter sa tête en cet endroit. D'autres croyent que cette borne n'a été ainsi figurée, que par le pur effet du caprice de l'Ouvrier. Celle dont on voit les restes, fut substituée à l'ancienne en 1701 ; mais elle est si usée par le frottement des essieux des voitures qui passent dans cette rue, qu'actuellement il n'y reste aucune apparence de tête.

BOTANISTES. Il y a à Paris un certain nombre d'habiles Médecins, outre les Professeurs Royaux, qui se consacrent à l'enseignement de la Botanique, & en font des Cours publics chez eux, dans leurs jardins, où l'on trouve les différentes familles de plantes.

Il y a dans les environs de Paris plusieurs cantons qui sont très-propres aux herborisations. MM. les Démonstrateurs du Jardin-Royal en font ordinairement sept dans la saison des simples, en faveur des Etudians, & voici comment ils les divisent.

La première se fait au Mont Valerien & dans le bois de Boulogne. Les Ecoliers viennent prendre les Professeurs au Pont-tournant ; on part à six heures du matin. M. de *Tournefort* parle beaucoup de ces simples dans son Traité, & cite les Médecins qui l'ont précédé, *Gundelsheïmir* & *Clusius*.

La seconde, à Ville-d'Avray, & dans le parc de St.-Cloud. On se sert de la galiotte pour aller & revenir.

La troisième, dans les environs de Sèvre. On y va de même par la galiotte.

La quatrième, à Issy & dans le parc de Meudon. On y va encore par la galiotte.

La cinquième, dans la forêt de Bondi. Le rendez-vous est à la porte Saint-Martin, à 7 heures.

La sixiéme, au petit Gentilly & dans les environs de Bicêtre. On s'assemble au Jardin du Roi, & l'on part à six heures du matin.

La septième enfin, dans la vallée de Montmorency, à l'étang Saint-Gratien & à Saint-Prix. On s'assemble le matin à la porte Saint-Denis, & on ne revient que le lendemain.

Le terrein de Vaugirard produit aussi des simples, dont M. de *Tournefort* faisoit beaucoup de cas. Quoiqu'il n'y ait point d'endroit où la Providence n'en ait placés pour nos besoins, on trouve cependant des terres dans lesquelles ils sont plus remarquables que dans d'autres, soit par la quantité avec laquelle ils y naissent, soit par les effets qu'ils produisent ; tels sont particulièrement, pour ce qui concerne cette génétalité, les environs de Molême, & le canton des Riceys.

BOTTIERS. Ce sont ceux qui font particulièrement & vendent toutes sortes de bottes fortes, bottes molles, bottines à tringles, brodequins, &c. Ils font Corps avec les Cordonniers, & se servent des mêmes outils. *Voy.* CORDONNIERS.

BOUCHERIES. Depuis quelques années le nombre des boucheries s'étant considérablement multiplié, ce seroit entrer dans un détail infini que de prétendre les indiquer toutes ici ; il n'y a pas de rue un peu grande dans Paris, où l'on n'en trouve deux ou trois & même davantage. Nous citerons seulement les plus anciennes, comme étant composées de plusieurs étaux.

BOUCHERIE, (la grande) dite aujourd'hui de l'*Apport de Paris*, a été la seconde de cette Ville, tant que celle de Notre-Dame a subsisté. Pour donner une histoire suivie de cet établissement, il faut remarquer que pendant que Paris fut renfermé dans l'Isle que forment les deux bras de la Seine, il n'y eût d'autre boucherie que celle du parvis de Notre-Dame ; mais s'étant formé un Fauxbourg du côté du nord, ceux qui l'habitèrent, se trouvèrent trop éloignés de l'ancienne boucherie, & bâtirent quelques étaux hors de l'ancienne porte, & vis-à-vis la forteresse du Grand-Châtelet. Un Seigneur qui s'appelloit *Gauthier* & *Hodieme* ou *Hodierne*, sa femme, surnommée la *Comtesse*, donnèrent en 1096, aux Religieux de Saint-Martin-des-Champs, l'ancienne Eglise de Montmartre, avec autant de terrein qu'il en falloit pour y bâtir un Monastère. Ils y ajoutèrent même le tiers de la dîme qui leur appartenoit, & quelques autres fonds de terre, pour la subsistance des Religieux qui y feroient le service divin ; mais parce qu'en faisant cette fondation, *Gauthier* & sa femme avoient démembré notablement leur fief, qui étoit de la mouvance de *Bouchard IV*, du nom, Seigneur de Montmorenci, celui-ci étant venu visiter l'Eglise de Saint-Martin-des-Champs, approuva & confirma la fondation que *Gauthier* & sa femme avoient faites.

Cette même année 1096, un Bourgeois nommé *Guehery de la Porte*, donna aussi au Monastère de Saint-Martin-des-Champs une grande maison qu'il avoit à la porte de Paris, laquelle fut aussi-tôt convertie en boucherie par ces Religieux. *Louis-le-Gros* ayant résolu, à la prière de la Reine

Adélaïde, sa femme, de fonder à Montmartre un Couvent de Religieuses, acquit des Religieux de Saint-Martin-des-Champs l'Eglise des Martyrs & leur petit Couvent de Montmartre, & leur fit donner en forme de permutation, par *Etienne*, Evêque de Paris, l'Eglise de Saint-Denis de la Chartre & ses dépendances. Il acquit aussi des mêmes Religieux la maison qu'ils avoient eue de *Guehery de la Porte*. L'acte d'acquisition est de l'an 1133.

 Louis-le-Gros ne s'en tint point-là. Après avoir fait bâtir l'Eglise & les lieux reguliers, il acquit de *Guillaume de Senlis*, lors Bouteiller de France, le fief & la seigneurie, tant sur la maison de *Guehery de la Porte*, que sur la partie du terroir adjacent, & lui donna quelques étaux & boutiques en échange; en conséquence, le Roi joignit l'un & l'autre au surplus des Domaines qui composèrent la fondation des Religieuses de Montmartre.

 Les familles qui avoient des étaux de boucherie aux environs de la maison de *Guehery de la Porte*, voyant que dans son enceinte, il y avoit plusieurs étaux à boucherie, & qu'elle leur convenoit, la prirent à cens des Religieuses de Montmartre, avec deux anciens étaux, dont elles étoient propriétaires, & qui étoient situés près de cette maison : le tout à la charge de 30 livres de cens par an. Dans la suite, les Religieuses de Montmartre s'étant imaginé que le bail à cens de la maison de *Guehery de la Porte*, par elles fait aux familles associées en la propriété & possession des boucheries, étoit de plus grande valeur, que le cens qu'elles s'y étoient réservé, intentèrent procès aux propriétaires, lequel fut terminé par l'autorité de *Philippe-Auguste*, à condition que la maison de *Guehery de la Porte*, les étaux construits dans l'enceinte d'icelle, au nombre de 23, & les deux autres étaux compris dans le premier acensement, demeureroient aux familles qui avoient pris le bail à cens, & leur appartiendroit en toute propriété, moyennant une augmentation, ou *croît de cens*, comme il est porté dans les anciens Titres, lesquels cens il fixa à 50 liv. par an, payables en quatre quartiers; au lieu que le premier cens n'étoit que de 30 liv. & encore à la charge, que faute de payement dudit cens dans chacun desdits termes, ils encourroient l'amende de cens non payés, envers lesdites Religieuses; comme aussi que lesdites familles demeureroient quittes & déchargées des trente livres de cens portées par l'ancienne Charte du premier acensement, & qu'elles entretiendroient les lieux, en sorte que lesdites 50 livres de cens y pussent être aisément perçues. La Charte de cet accord que *Philippe-Auguste* fit expédier, est de l'an 1210. *Elisabeth*, qui étoit pour lors Abbesse de Montmartre, en fit expédier une autre de la même année 1210, au nom d'elle, & de toute sa Communauté, contenant la même chose que celle de *Philippe-Auguste*.

Les propriétaires ayant été maintenus par cette transaction dans la pleine propriété de cette maison & des étaux, s'appliquèrent à acquérir les places adjacentes. Ils achetèrent donc une petite halle contiguë, quelques autres étaux, & une place qui y étoit jointe. L'an 1260, ils acquirent encore une halle procédant du propre de *Jean Hasselin*, & sise en la boucherie de Paris, & tout ce que *Hasselin* & sa femme avoient & possédoient aux environs de ladite boucherie, moyennant 410 liv. de surcens par an. Parmi les familles qui firent cette acquisition, l'on trouve les noms de *Bonnefille*, *Picard*, *Thibert*, *Sainction*, *Chambellans*, *Amilly*, & autres, jusqu'au nombre de dix-huit ou dix-neuf. Ces propriétaires acquirent encore l'an 1275, une *bauve* sous la boucherie qui avoit appartenu à *Jean Farroue*, & toutes ces acquisitions jointes ensemble, prirent dans la suite le nom de *Grande Boucherie*.

En l'an 1250, *Hugues l'Huillier*, appellé dans les Actes de ce tems-là, *Hugo Unctuarius*, vendit à *Jean Chambellans* un étal sis en la boucherie de Paris, dont le quart étoit en la censive de la Confrérie de Notre-Dame de Paris. Le 29 novembre 1383, *Guillaume Haussecul* acquit des Religieuses Cordelières du fauxbourg Saint-Marcel, une *bauve* & étal dessus, qui avoit appartenu à *Jean des Essarts*, & depuis au nommé *Jean Adam*, sis en la boucherie de Paris, & en la censive du Roi; lequel étal, & ce que ledit *Haussecul* y avoit joint, fut depuis par lui vendu aux propriétaires de la grande boucherie, par contrat du 20 septembre, de l'an 1401.

Cette grande boucherie a souffert beaucoup dans la suite, par les retranchemens qui y ont été faits, ce qui prouve qu'elle a occupé une plus grande étendue que celle qu'elle a aujourd'hui.

Le premier de ces retranchemens fut fait par *Hugues Aubriot*, Prévôt de Paris, qui, sous prétexte d'embellir la Ville, obligea les propriétaires de la grande boucherie d'abattre, à leurs dépens, une maison située à un des coins, proche les prisons du grand Châtelet, & de retirer de deux toises dans œuvre la clôture de ladite boucherie du même côté, afin d'aggrandir d'autant la rue qui étoit entre le grand Châtelet & la boucherie, laquelle depuis ce tems fut appellée la *rue Neuve*.

Charles VI, pour indemniser les propriétaires de la perte que leur causoit ce retranchement, leur permit par ses Lettres-patentes de l'an 1406, de faire mettre des auvents de cinq pieds contre les murs de leur boucherie, du côté de ladite rue Neuve, & d'y faire placer des étaux, les louer & en tirer profit.

Le second retranchement fut le plus triste de tous, par la cause qui le produisit. Sous le règne de Charles VI, les factions du Duc d'Orléans & du Duc de Bourgogne divisèrent tout Paris. Les Bouchers se déclarèrent pour le Duc de Bourgogne, & commirent de grands désordres. Le parti du Duc d'Orléans s'étant trouvé le plus fort en 1418, l'on rechercha ceux qui étoient du parti contraire. Outre les peines dont on punit les Bouchers les plus coupables, le Roi, par ses Lettres-patentes du 13 mai 1416, ordonna que la grande boucherie seroit démolie, & elle fut en conséquence abattue & ruinée *rez-pied*, *rez-terre*.

Ce même Prince, par autres Lettres-patentes du mois d'août 1416, abolit la Communauté des Bouchers de la grande boucherie, révoqua leurs Privilèges, & ordonna que tous les Bouchers de Paris ne composeroient plus qu'une même Communauté, régie comme celles de tous autres Arts & Métiers; & que quatre nouvelles boucheries seroient bâties dans la halle de Beauvais, devant Saint-Leufroi, proche le petit Châtelet, & le long des murs du cimetière de Saint-Gervais; les deux premières avoient seize étaux chacune, & les deux dernières, quatre chacune. Les propriétaires de la grande boucherie furent dans la nécessité de céder au tems; mais le calme ayant succédé à l'orage, ils obtinrent au mois d'août de l'an 1418, des Lettres-patentes, qui permettoient de rétablir & de faire rebâtir leur boucherie, qui retablissoient la Communauté des Bouchers de la grande boucherie, dans tous leurs droits & privilèges, & qui ordonnoient que les quatre nouvelles boucheries seroient démolies.

Ces Patentes eurent leur exécution, excepté le dernier article; car des quatre nouvelles boucheries, il n'y eut que celle qui avoit été bâtie vis-à-vis de Saint-Leufroi qui fut démolie, parce qu'elle auroit été trop proche de la grande; mais les trois autres subsistèrent. En conséquence de ces Lettres-patentes, les propriétaires de la grande boucherie s'addressèrent au Voyer de Paris, afin de prendre de lui l'alignement sur les anciens fondemens. Celui-ci fit travailler sur ces fondemens; mais ayant reconnu le peu de régularité qui avoit été gardé, lorsque les places, halles & étaux acquis par parcelles, avoient été réduits en une seule enceinte, & l'incommodité que le public recevroit, à cause que ce bâtiment irrégulier avançoit en certains endroits dans le milieu des rues qui l'environnoient, il dressa un plan nouveau, selon lequel les rues se trouveroient dégagées, mais les propriétaires perdoient quinze toises quarrées de leur fonds.

Le bien public l'emporta sur le particulier; dans une Assemblée solemnelle du Parlement, du grand Conseil & du Châtelet, convoquée & tenue en la Chambre des Comptes, où présida le Chancelier, on approuva le nouveau plan, suivant lequel la boucherie fut rebâtie.

Le troisième retranchement fut fait en 1461, en vertu des Lettres-patentes de *Louis XI*, datées du 27 août, par lesquelles ce Prince ordonna que les trois étaux de la grande boucherie fussent abattus, & que la place qu'ils occupoient servît à l'élargissement de la rue, & leur en fit donner trois autres dans le cimetière Saint-Jean. (*Voyez l'Article de cette boucherie.*)

Les 18 ou 19 familles qui avoient la propriété de la grande boucherie, l'ont toujours possédée en nom collectif; en sorte que depuis cinq cens ans, le droit de celles de ces familles qui se sont éteintes, faute de mâles, est demeuré réuni & consolidé à celles qui restoient, par une espèce d'accroissement. Les mâles de la famille de d'*Auvergne*, finirent en 1660, & l'on croit que de ces familles, il n'y a plus que celles des *Thibert* & de la *Dehors*, qui subsistent encore par mâles, & par conséquent c'est à elles qu'appartient la grande boucherie.

BOUCHERIE *au-dessus de l'égout de la rue Montmartre*, (la) *& au coin de la rue des Fossés de ce nom*. Elle contient six étaux, qui appartiennent à un particulier. On ignore le tems de son établissement.

BOUCHERIE *de Beauce* (la) a été établie en 1615, & porte le nom de la rue dans laquelle elle est située, quartier du Temple. Elle appartient à trois particuliers.

BOUCHERIE *de Beauvais*. (la) Le Roi Charles VI, par ses Lettres du 13 mai de l'an 1416, ordonna que la grande boucherie (*de la Porte*, ou *Apport de Paris*) seroit démolie; elle fut en conséquence abattue & ruinée rez-pied, rez-terre. Ce Prince, par autres Lettres-patentes du mois d'août 1416, abolit la Communauté des Bouchers de la grande boucherie, révoqua leurs privilèges, & ordonna que tous les Bouchers de Paris ne composeroient plus qu'une même Communauté, régie comme celles de tous autres Arts & Métiers, & que quatre nouvelles boucheries seroient bâties dans la halle de Beauvais, devant Saint-Leufroi, proche le petit Châtelet, & le long des murs du cimetière de Saint-Gervais. Les deux premières avoient seize étaux chacune, & les deux dernières quatre chacune. *Voy.* BOUCHERIE. (grande)

BOUCHERIE *de la montagne Sainte-Geneviève.* (la) Elle fut établie en 1245. Elle appartient à l'Abbaye de Sainte-Geneviève, suivant la permission, qui, de tout tems, lui en a été donnée.

BOUCHERIE *de la rue des Boucheries.* (la) est composée de vingt-deux étaux, établis en avril 1370, confirmés par Charles V, en 1374. Ces étaux appartiennent à différens particuliers.

BOUCHERIE *de la rue Mouffetard* (la) est située entre les rues de l'Epée de bois & d'Orléans. Elle est composée de six étaux, & fut établie au mois de mars de l'an 1644. On ignore à qui appartiennent ces six étaux.

—————— *De la rue Saint-Antoine.* (la) *Voy.* BOUCHERIE NEUVE.

BOUCHERIE *de la rue Saint-Jacques* (la) est composée de quatre étaux, depuis la rue de la Parcheminerie, jusqu'à Saint-Etienne-des-Grès, dont un appartient au Chapitre de Saint-Benoît, un autre au Chapitre de Saint-Etienne-des-Grès; le troisième, aux Jacobins du grand Couvent, & le quatrième à un particulier.

BOUCHERIE *de la rue Saint-Martin* (la) est qualifiée du titre de *bonne boucherie*. En 1426, elle étoit renfermée au coin de la rue Aumaire, dans une maison qui, tombant en ruine, fut réparée par le moyen d'une somme de 1600 liv. que le premier Président *de Morvilliers* avoit léguée aux Religieux de Saint-Martin, pour différentes fondations. On l'aggrandit ensuite d'une place, que le Roi leur donna après l'avoir amortie. En 1586 & 1598, il fut permis à la Fabrique de Saint-Nicolas-des-Champs de l'augmenter à son profit de deux étaux. En 1633 & 1650, le Roi permit d'y en ajouter deux autres ; l'un au profit de la veuve *le Guay*, & l'autre en faveur d'*Anne Garain*, nourrice de *Philippe de France*, Duc d'Orléans, frère du Roi Louis XIV. Depuis ce tems-là, on y en a établi plusieurs autres à différentes reprises.

BOUCHERIE *des Quinze-vingts* (la) a été construite en 1631, à l'endroit où étoit l'ancienne porte de Saint-Honoré, laquelle fut abattue cette année. Elle est composée de dix étaux, dont cinq appartiennent encore au Domaine du Roi, & les cinq autres à des particuliers. Auprès de cette boucherie, il y a deux autres étaux, qui appartiennent encore à des particuliers.

BOUCHERIE *du bas de la rue Montmartre* (la) (Ou du Chevet de l'Eglise de Saint-Eustache.) contient six étaux qui ont été établis par Lettres-patentes du 14 août 1631, 8 mai 1637, & 8 mars 1638. Ils appartiennent à la Fabrique de Saint-Eustache.

BOUCHERIE *du Cimetière Saint-Jean*. (la) *Louis XI*, par ses Lettres-patentes du 27 août 1461, ordonna que trois étaux de la grande boucherie, qui avoit été entièrement rétablie en 1418, seroient retranchés & abattus, & que la place qu'ils occupoient, serviroit à l'élargissement de la rue ; & pour indemniser les propriétaires de la perte de ces trois étaux, ce Prince leur en fit délivrer trois autres en échange, dans la place du cimetière Saint-Jean ; à la charge que chacun de ces trois étaux payeroit au Roi *vingt livres parisis* de redevance annuelle, faisant 60 livres parisis pour les trois ; cette redevance se paye encore aujourd'hui. *Voyez* BOUCHERIE. (grande)

BOUCHERIE *du petit Pont*, ou *Gloriette* (la) est située proche du petit Châtelet, dans la rue qu'on nomme Gloriette ; elle est composée de dix étaux, & a été établie au mois d'août de l'an 1416. Un de ces étaux appartient à la Fabrique de Saint-Severin, les autres à différens particuliers.

BOUCHERIE *du Temple*. (la) Contre les murs du Temple, à l'entrée de la rue de la Corderie, est une boucherie, composée de trois étaux. Les Templiers l'avoient établie dans la rue de Bracque, qui, pour cette raison, fut nommée pour lors, & long-tems après, tantôt la rue des Boucheries, tantôt la rue aux Bouchers du Temple, & tantôt la rue aux

Boucheries de Bracque. Dans la suite, on la transporta dans la rue du Temple. Dès son établissement, les Bouchers de la grande boucherie voulurent l'empêcher, & prétendirent que personne n'en pouvoit tenir sans leur consentement. Il y eut un procès, qui fut terminé en 1182, en faveur des Templiers, à la charge que cette boucherie n'auroit que deux étaux, larges chacun de douze pieds ; ce que l'on voit dans des Lettres-patentes, qui sont dans les Cartulaires du Temple & des Bouchers. *Sauval* ajoute qu'on apprend par une sentence du Châtelet, de l'an 1422, que dans la rue du Temple, étoient l'hôtel & la boucherie de *Jean Testard* ; mais on ne sait si cette boucherie faisoit partie de celle des Templiers, ou si elle en étoit séparée. On ne sait pas même en quel tems, on a ajouté un troisième étal à celle du Temple.

BOUCHERIE-NEUVE, ou *de la porte Saint-Antoine*, (la) est située dans l'Esplanade, qui est à la tête de ce Fauxbourg ; elle a été ainsi nommée, pour la distinguer de celle qui est dans la grande rue. Elle est composée de dix étaux, & appartient, ainsi que l'ancienne, à l'Abbaye de Saint-Antoine.

BOUCHERIE *Saint-Gervais* (la) elle a été établie par Lettres-patentes du mois d'août 1416. Elle est composée de quatre étaux.

BOUCHERS. Les Bouchers sont ceux qui ont le droit d'acheter, vendre & débiter toutes sortes de viandes de pièces de bœuf, vache, veau, mouton, porcs, &c.

Cette Communauté est une des plus considérables de celles qui ont été établies en Corps de jurande.

Les premières boucheries qui furent établies en cette Capitale, furent celles du Parvis Notre-Dame, & celles de l'Apport Paris, appellées *grandes boucheries*, à cause des privilèges dont elles jouissoient, qui furent supprimés par Edit de Charles VI, en 1416, occasionné par les meurtres que commit un Boucher, quoiqu'il eût été puni de ses forfaits. *Voy. la grande note du mot* BICETRE.

Les statuts de cette Communauté sont de 1687, registrés au Parlement, qui ont reçu depuis quelques changemens, & notamment en 1730, par lesquels il est dit que *nul ne peut être reçu Maître, s'il n'est fils de Maître, ou n'a servi comme Apprentif pendant trois ans, & acheté, habillé, débité & vendu chair pendant trois autres années*, &c.

Cette Communauté est gouvernée par quatre Jurés, qui sont tenus, en leur propre & privé nom, de bien & dûment visiter toutes les bêtes qui sont amenées, tuées & exposées en vente en cette Capitale; de façon qu'il n'y soit vendu aucune viande de bête morte ni malade, ou ayant été nourrie ès maisons d'*Huiliers*, *Barbiers*, *Maladreries*, sous peine d'amende.

Il est expressément défendu aux Garçons de quitter les Maîtres, auxquels ils se sont engagés, sans leur exprès consentement, & aux Maîtres de les recevoir, sans un écrit de celui qu'ils quittent; à peine de 80 liv. parisis contre les Maîtres, & de 32 liv. parisis contre le Garçon.

Il se tient aux environs de Paris deux marchés considérables de bestiaux pour son approvisionnement; les lundis à *Sceaux*, & les Jeudis à *Poissy*, pendant lesquels jours de marché, ni la veille, ils ne peuvent être arrêtés & mis en prison pour dettes.

Pour faciliter les Bouchers dans leurs achats de bestiaux, il a été établi dans chacun de ces marchés, une caisse, où ils prennent les fonds nécessaires pour leurs acquisitions, moyennant la rétribution d'un sol pour livre, & encore sous la condition de rembourser cet emprunt dans la quinzaine.

L'apprentissage est de trois ans, & autant de compagnonage. Le brevet coûte 202 liv. la maîtrise 1500 liv. Patron, la fête du S. Sacrement. Bureau, place aux Veaux.

BOUCHET, (le) à six lieues de Paris, a appartenu autrefois à *Henri de Guénégaud*, Sécrétaire d'Etat, qui l'eut par échange de la belle maison qu'il avoit à Paris, & que depuis on a appellée l'hôtel de Conti, sur l'emplacement duquel on a bâti, depuis peu, le nouvel hôtel des Monnoies.

Comme M. *de Guénégaud* étoit un des plus riches & des plus magnifiques hommes de son tems, il n'épargna rien pour embellir la maison du Bouchet.

Ce Château fut érigé en Marquisat en faveur d'*Abraham du Quesne*, Général des Armées navales du Roi, & un des plus grands hommes de mer que la France ait jamais eus. Comme il étoit de la Religion prétendue réformée, & qu'on ne put jamais lui faire embrasser la foi catholique, il fut ignominieusement enterré au Bouchet sur le bord d'un fossé.

De ce Château dépendent les villages de Valgrand & de Valpetit, & la ferme de Montaubert, qui est à huit lieues de Paris, sur le chemin de Fontainebleau. Valgrand contient environ 600 feux, & Valpetit est la paroisse du Château. La ferme de Montaubert est considérable, principalement pour sa garenne, dont le gibier est estimé.

Le château du Bouchet est situé dans une plaine assez étendue, & diversifiée par ses vignes, & par ses terres labourables. Il a appartenu à M. *Bose*, Maître des Requêtes, & ensuite à M. *de Montargis*, Garde du trésor royal.

L'avenue qui conduit à ce Château, commence à mi-chemin de Valgrand, & est d'une grande demi-lieue. Elle forme un croissant à son entrée, & peut contenir six carrosses de front, & trois dans chacune des allées qui sont aux côtés. Au bout de cette avenue, on en trouve une autre à main droite, plantée de noyers, & à gauche une troisième, plantée de châtaigniers.

On rencontre d'abord un pavillon, auquel on monte par deux degrés à droite & à gauche. On entre ensuite dans une cour fort longue, & bordée par deux espèces de parapets, au bout desquels est une demi-lune, qui est entre deux portes fort belles, par le moyen desquelles l'on entre dans l'enclos.

Par un pont-levis, qui est sur un fossé assez large & assez profond, l'on entre dans une grande cour, aux côtés de laquelle on en voit deux autres, qui servent de basse-cour, & où sont les écuries, les cuisines, les offices & les greniers. Le bâtiment est au milieu des 2 tours, qui servent de colombier. Le principal corps du bâtiment consiste en plusieurs salles, dont quelques-unes sont assez richement ornées de peintures. Dans l'aile gauche, est une galerie d'environ vingt toises de long, sur quatre de large, pavée de fort beaux carreaux de marbre, & enrichie de plusieurs ornemens de sculpture dans la voûte.

Elle est encore ornée de vingt bustes de marbre, qui sont fort estimés. A un des bouts de cette galerie, du côté du bâtiment, est une niche remplie par un grouppe de pierre bien travaillé, qui représente Apollon & plusieurs Muses. A l'autre bout, est un vestibule en dôme, fort enjolivé.

L'escalier qui conduit aux appartemens, est assez spacieux & bien bâti; la rampe de fer en est sur-tout parfaitement bien travaillée. Les appartemens sont fort ornés par les sculptures, les peintures & la menuiserie, & les seconds sont à la mansarde.

Le jardin consiste en un parterre, d'un dessin ancien, au bout duquel est la rivière d'Estampes, qui étoit autrefois navigable.

Plusieurs pièces d'eau, qui sont tant dans ce jardin, qu'aux environs du Château, donnent à l'un & à l'autre beaucoup d'agrément.

BOUCHONNIERS. (les). Ce sont ceux qui tiennent magasin & fabrique de bouchons & semelles de liège. Cette Communauté est réunie à celle des Plumassiers. *Voy.* PLUMASSIERS.

BOUCY-SAINT-ANTOINE, autrefois simplement BOUCY.

Ce Village est situé sur le rivage droit de l'Hières, à l'endroit où cette rivière fait d'agréables circuits, à un quart de lieue de Mandres & autant de Périgny, Villages situés du même côté sur la hauteur, & qui forment avec lui une espèce de triangle. Sa distance de Paris est de cinq lieues ou un peu plus. Il est placé entre Villeneuve-Saint-Georges & Brie-Comte-Robert, un peu plus près de ce dernier lieu. C'est un pays de bled, de vin, avec quelques pâturages.

Les vignes y font un aspect fort riant sur les côtes. Il y a un pont de beaucoup d'arches sur la rivière d'Hières. Comme ce Village n'est qu'environ à mi-côte, il tire des eaux de la plaine d'en haut.

L'Eglise, dont le Patron est Saint Pierre, n'a point d'autres antiquités que les vitrages du Sanctuaire, qui sont d'un blanc chargé, tel qu'on en faisoit quelquefois il y a cinq cens ans. L'Abbé de Chaumes est nominateur de la Cure. Les Religieux de Saint-Antoine de Paris sont Seigneurs de cette terre, & en ont toutes les annexes, dépendances, droits, cens, revenus & émolumens qu'ils acquirent le 3 d'août 1415, de l'Abbé & des Religieux de Chaumes en Brie.

BOUES ET LANTERNES DE PARIS. (les) Dès l'an 1666, l'on commença à nettoyer les rues de Paris. Pour entretenir cette propreté, & enlever toutes les immondices, ce sont des tombereaux qui vont dans tous les quartiers emporter les boues & balayures des maisons. La sonnette de chaque Commissaire passe tous les matins en été à sept heures, & en hiver à huit, pour avertir de balayer sa porte. L'heure passée, il met à l'amende ceux qui ne l'ont pas fait.

L'enlevement des boues est à l'entreprise & au rabais; celui qui s'en trouve chargé est payé sur une somme de cent mille livres, qui est prise sur celle de 450000 liv. destinée tant pour les boues & lanternes, que pour l'entretien du pavé.

Ces 450000 livres se perçoivent sur les propriétaires des maisons, suivant la taxe auxquelles elles sont imposées par chaque année, où que les propriétaires rachetent pour un certain tems, moyennant une certaine finance payée comptant.

Les boues de Paris sont noires, puantes, & d'une odeur insupportable aux étrangers; de plus, cette boue quand on la laisse sécher sur de l'étoffe, y laisse de si fortes taches, qu'on ne sauroit l'ôter sans emporter la pièce, parce qu'elle brûle tout ce qu'elle touche : ce qui a donné lieu au proverbe : *il tient comme boue dans Paris*. On en attribue la cause au soufre, au salpêtre & à beaucoup de sel fixe, volatif & nitreux, dont elle est imprégnée.

Les rues de Paris ont été éclairées par des lanternes, depuis l'an 1666, neuf mois de l'année, exceptés les huit jours de lune. Tous les ans au mois d'août, les Bourgeois des différens quartiers, c'est-à-dire, ceux tenans boutique, s'assembloient chez le Commissaire de leur quartier, pour y élire un d'eux à la pluralité des voix, pour allumer les lanternes distribuées dans chacun desdits quartiers. Cette élection faite, on remettoit à chacun de ceux qui étoient nommés, les clefs des boëtes des cordons de ces lanternes, & on leur envoyoit la chandelle nécessaire à chacun dans son district. Cette élection ne se fait plus ; la Police a pris d'autres arrangemens qui en dispensent les Bourgeois.

M. le Lieutenant-général de Police de Sartine, toujours occupé à embellir cette Capitale, ayant proposé une récompense pour reconnoître les soins de celui qui trouveroit le moyen & la meilleure manière d'éclairer Paris, au jugement de l'Académie des Sciences, en combinant la clarté & la facilité du service: cette récompense a procuré depuis sept ans une nouvelle façon d'éclairer Paris, par le moyen des lanternes à reverbères, ce qui donne une très-grande clarté. Il seroit à souhaiter qu'avec un pareil établissement, l'on pût éclairer Paris toute l'année sans interruption, même pendant les jours de lune ; parce que, dans ce tems, il se trouve des nuits beaucoup plus sombres & plus obscures que dans l'hiver. Avant les reverbères, on comptoit dans Paris 5694 lanternes.

L'on se sert, pour ces reverbères, d'huile de tripes, qui se fabrique lors de la cuisson, qui s'en fait dans l'Isle des Cygnes.

BOUFÉMONT. Cette Paroisse est à cinq lieues & demie de Paris, sur le revers d'une des montagnes de la forêt de Montmorency.

Montmorency. Il y a apparence que ce lieu tire son nom des particuliers qui y faisoient leur demeure. Il y avoit constamment des *Bouffé* sous les règnes de Louis VII & de Philippe-Auguste. Drogo *Buffatus* vivoit en 1150; & vers 1170, il est appellé Drogo *Buffé*.

L'Eglise paroissiale est sous le titre de Saint-Georges; elle a été rebâtie assez nouvellement. La Cure est à la pleine collation de l'Evêque Diocésain, suivant tous les Pouillés Parisiens, même celui du XIIIe. siècle, où elle est appellée *Cura de Bosesmunt*. Le cimetière de ce lieu avoit été au haut de la montagne, dans la forêt de Montmorency: l'Archevêque de Paris permit le 2 décembre 1727, de le rapprocher & de le mettre dans un pré voisin du Village.

Comme le terrein est froid, à cause qu'il regarde le septentrion, il a peu de vignes: on y voit des labourages, des vergers & des bocages. Les femmes, comme en plusieurs Villages de ces quartiers, y travaillent à la dentelle.

C'est le Prieur Commandataire de Saint-Martin-des-Champs qui en est Seigneur.

BOUFFLERS, autrefois CAGNI, Bourg de France, avec titre de Duché; & un Château, devant lequel il y a une statue équestre de Louis XIV, sur le Thérain, à trois lieues, ouest de Beauvais.

BOUGIVAL. Village à trois lieues de Paris, vers le couchant, & à une lieue de Saint-Germain-en-Laye. Il tire son étymologie du mot *Boi* ou *Bog*, qui signifioient anciennement des concavités. On sait que la montagne voisine de ce lieu a été trouvée propre à fournir de la craie ou de la pierre tendre; de sorte qu'après que l'on en a eu tiré, il est resté des creux ou des concavités qui ont fait surnommer cette vallée, *la vallée des Boges*. Ces cavités ont servi par la suite de retraite aux pauvres gens, & c'est probablement par où ce Village a commencé.

Le pays est assez couvert d'arbres fruitiers & autres, outre les vignes. Il y a des prairies, beaucoup d'eau très-saine. On continue d'y trafiquer en craie, que l'on forme en boules oblongues, en manière de blanc d'Espagne. Il y a eu aussi une briqueterie sur le bord du grand chemin; mais elle a duré fort peu de tems.

L'Eglise est sous le titre de la Sainte-Vierge; l'Assomption est la Fête principale: mais comme cette Fête est commune à

Tome I. T t

tous les autres lieux, les habitans ont pris S. Avertin pour second Patron, & ils en chomment la Fête le 5 mai.

Cette Eglise désigne, par sa construction antique, que quelque Abbaye a contribué à son élévation; & en ce cas, ce ne peut être que celle de Saint-Florent de Saumur. A la vérité, elle est petite, mais très-solidement bâtie: le chœur paroît être de la fin du XIIe. siècle. Il est étroit, ainsi qu'on les bâtissoit alors; mais voûté, aussi-bien que le Sanctuaire, au-dessus duquel est élevée une basse pyramide de pierres taillées en écailles. Les arcs sont en demi-cercle sans pointe, & quatre petits pavillons de pierre en ornent les quatre coins. La nef, quoique seulement lambrissée, a des galeries bouchées, & des colonades qui sont au plus tard du XIIIe. siècle. L'Eglise a aussi deux ailes, terminées par des Chapelles bâties également dans le même siècle. Dans le bout occidental de l'aile méridionale, est une épitaphe sur du marbre blanc, laquelle porte ces mots:

Cy gissent honorables personnes sieur Rennequin Sualem, *seul inventeur de la machine de Marly, décédé le 29 juillet 1708, âgé de 64 ans: &* Dame Marie Nouelle, *son épouse, décédée le 4 mai 1714, âgée de 84 ans.*

Au portail, du côté du midi, est la statue d'un Saint Evêque, laquelle paroît du XIIe. siècle, ou même du XIe. & qui a un nimbe derrière la tête. De la main gauche, il tient un Livre; le bras droit a été cassé, & on n'y voit point de crosse. Il n'est pas aisé d'indiquer le nom de ce Saint Evêque.

La Chapelle de Saint-Avertin, que l'on invoque contre les maux de tête, est dans le fond du même côté, & l'on y voit son buste de bois doré, élevé au-dessus du retable, avec une capsule de reliques sous ce buste, dont la principale est un morceau de son chef, placé sous un crystal.

BOULAIES ou BOULETS, (les) près Châtres en Brie. Ce nom est dérivé de l'espèce d'arbres ou arbrisseaux qui y croissoient en quantité. Cette terre a appartenu en 1546, à *André Maillard*, Conseiller au Parlement; puis, à *Charles Maillard*, sous le règne de Charles IX; ensuite, à *Pierre Tambouneau*, Maître-d'Hôtel du Roi; & en 1737, au Marquis *de Ségur*, décédé le 10 juin de la même année.

BOULANGERS. Les Boulangers sont ceux qui ont le droit & l'art de pétrir, faire cuire & vendre du pain.

Cette Communauté est une des plus anciennes qui aient été établies en Corps de jurande. Elle étoit sous la protection du grand Pannetier de France, au nom duquel étoient donnés les Statuts & Réglemens qui les qualifient de Maîtres Boulangers, Tameltiers, & jouissoit du privilège d'avoir une Jurisdiction privative à celle du Châtelet, & connoissoit de toutes les affaires concernant la discipline & statuts de toutes les autres Communautés.

Mais cette Jurisdiction ayant été supprimée par un Edit du mois d'août 1611, cette Communauté est devenue soumise, dans le droit commun, à la Jurisdiction du Prévôt de Paris, & du Lieutenant-général de Police.

Par les Statuts de cette Communauté, il est dit qu'il n'appartient qu'aux *Maîtres Boulangers de Paris de tenir boutique, pour y vendre du pain*, sans préjudice cependant à la liberté accordée de tout tems aux Boulangers forains & de la campagne, d'apporter du pain pour la provision de Paris deux fois la semaine, qui sont le *mercredi* & le *samedi*, & de l'exposer dans les places publiques destinées à cet effet.

Tous les Boulangers sont tenus de marquer leur pain du nombre de livres qu'il pèse, & le poids doit répondre à la marque, à peine de confiscation & d'amende.

L'apprentissage est de cinq ans, & quatre ans de compagnonage, avec chef-d'œuvre, dont les fils de Maîtres sont exempts. Le brevet coûte 40 liv. la Maîtrise 900 liv. Patron, S. Honoré; Bureau, quai de Conti.

BOULEVARDS ou *Remparts*. Ces remparts, plantés d'arbres, sablés dans les contre-allées, arrosés dans le milieu, garnis de bancs de pierre de distance en distance, forment, depuis quelques années, l'une des plus belles promenades de la Capitale, ouverte à tout le monde, & l'une des plus fréquentées de cette Ville. L'avantage que l'on a de s'y promener en équipages, & les embellissemens qui y ont été faits par MM. les Prévôt des Marchands & Echevins, & par les Particuliers-propriétaires des maisons voisines, les caffés brillans que l'on y a construits, les rafraîchissemens que l'on y vend, les chaises que l'on y loue, les jeux & spectacles qui s'y rassemblent, la musique que l'on y fait entendre, le concours d'un nombre infini de voitures, qui peignent admirablement la magnificence & le goût de cette grande Ville; tout a dû nécessairement contribuer à rendre cette promenade, qui n'est pas d'ailleurs sans inconvénient & sans défaut, l'une des plus brillantes que l'on puisse imaginer.

Ils furent commencés en 1536, dans le tems que les Anglois ravageoient la Picardie, & menaçoient la Capitale. Le Cardinal *du Bellay*, Lieutenant-général pour le Roi, instruit que les ennemis approchoient de Paris, outre plusieurs tranchées, fit tracer des fossés & des boulevards depuis la porte Saint-Antoine, jusqu'à celle de Saint-Honoré; & afin que ce travail allât plus vîte, il fit défendre aux Artisans l'exercice de leurs métiers, pendant deux mois, avec ordre aux seize Quartiniers de lever seize mille Manœuvres; & de plus, à ceux des Fauxbourgs, d'en fournir une fois autant, sinon que leurs maisons seroient rasées.

L'on commença de les planter d'arbres en 1668. Le Roi permit à différentes reprises de les continuer; ils furent achevés d'être plantés jusqu'à la porte Saint-Honoré en 1705. Ils ont 2400 toises de long.

C'est ici le lieu de parler du nouveau boulevard, qui est entièrement fini & planté depuis 1761, du côté du midi de la Ville.

Boulevard du côté du midi.

Il commence à la rue de Grenelle, où l'on a fait une patte d'oye pour unir sa contr'allée en dehors, avec le quinconce des Invalides. Les allées sont tirées par-tout en ligne droite. Ce rempart passe entre l'Hôtel des Invalides & celui de Biron, où est établi un Corps-de-garde, traverse la tête de la rue de Babylone, la rue Plumé, où il a été fait un puisard au dehors du rempart, pour recevoir toutes les eaux des environs: il traverse un terrein qui servoit de dépôt aux boues du fauxbourg Saint-Germain, & où étoient établis trois puisards pour les eaux de ce quartier; passe la rue de Sèvre, celle de Vaugirard & un Marais; de-là, il est conduit à la rue d'Enfer, en face de la rue de la Bourbe, & du Monastère de Port-Royal, en régnant le long du clos des Chartreux. Ce rempart est planté de quatre rangs d'arbres, avec une chaussée d'encaissement de cailloux, de 24 pieds de largeur.

L'ancienne butte du Mont-Parnasse détruite, l'on a formé un embranchement qui traverse la chaussée du Bourg-la-Reine, où l'on a placé une grande demi-lune, & au même endroit un Corps-de-garde; afin que dans toutes les allées susdites aucunes voitures n'y puissent passer que les carrosses. De la demi-lune de la chaussée du Bourg-la-Reine, il passe au-dessus de la barrière Saint-Jacques, au-dessus de la rue des Capucins, entre la rue de Seine & l'Hôpital de la Santé, traverse le Clos-payen, où sont deux ponts de pierre sur deux branches de la rivière de Bièvre, & ce fond est rempli jusqu'à vingt & un pied de hauteur. Sortant de ce clos, il forme un angle qui conduit à la chauffée de Fontainebleau & de Choify-le-Roi, où est établi un Corps-de-garde. Enfin, de-là il est continué en droite ligne jusqu'au bord de la rivière de Seine, en face de la rue Contrefcarpe & du Jardin de l'Arfenal, en laissant l'Hôpital de la Salpétrière au dehors.

Ce nouveau rempart contient, dans sa totalité, 3683 toises; & l'ancien, depuis la porte Saint-Antoine, jusques à l'esplanade de la place de Louis XV, en contient, comme nous l'avons dit ci-dessus, 2400, qui font en total 6083 toises.

Wauxhall des Boulevards du midi.

La salle des boulevards du midi, commencée à la fin de 1768, sur les deffins de M. *le Grand*, Architecte des Economats, ayant été interrompue en 1769, fut reprise en juin & juillet 1775, avec la plus grande célérité, pour les Fêtes que son Excellence Monseigneur l'Ambassadeur de Sardaigne a données, du 23 au 25 d'août, à l'occasion du mariage de Madame *Clotilde de France*, avec le Prince *de Piémont*. Le principal objet, en formant cette salle, étoit d'y établir un Spectacle hydraulique, orné d'architecture variée, dans un genre nouveau, imité de la nature.

Ce Spectacle se feroit annoncé dès l'entrée par une façade sur le boulevard, dont le soubassement, en forme de rocher, percé par différentes grottes formant des portiques, auroit soutenu des pavillons, avec un périftyle de colonnes d'une architecture rustique & nappes d'eau. Aujourd'hui la façade est toute différente, étant faite à l'imitation de l'*antique*, avec cinq portes, dont une principale.

La cour, selon le premier objet, est décorée d'un double rang de colonnes ioniques, formant une galerie, avec des tribunes & terrasses au-dessus. Quatre pans coupés en forme de pavillons, varient la décoration.

Le bâtiment principal entre la cour & le jardin, est composé d'une rotonde au milieu; quatre sallons octogones aux coins, avec des anti-fallons aux ailes, distribués de façon que du centre de chaque pièce, on jouit de la vue de toutes les autres; ce qui paroît encore multiplié par la disposition des glaces.

La calotte de la rotonde, peinte en arabesque, est soutenue par des colonnes corinthiennes, qui forment une grande galerie, avec des portes décorées dans la direction des sallons.

A l'extérieur de la rotonde, il devoit y avoir un *péristyle de colonnes isolées*, terminé par une calotte beaucoup plus haute que le toît actuel ; ce qui auroit annoncé plus avantageusement ce bâtiment, qui perdra, sans doute, de n'être pas fini selon les premières idées, avec tous les ornemens, bas-reliefs, figures, dessus de portes, amortissemens, fontaines jaillissantes, &c.

Le fond du jardin, dans le même alignement que la Cour, devoit former un *Théâtre d'eau*, représentant le Palais de Neptune en relief, mêlé de perspectives, avec des rochers composés de façon à faire l'illusion la plus complette, quoique dans un espace assez court.

BOULOGNE. (& bois de) Pour connoître l'origine de *Boulogne-sur-Seine*, il faut remonter jusqu'aux siècles auxquels, entre Paris & Saint-Cloud, alors appellé *Nogent*, il n'y avoit qu'un seul Village nommé en latin *Nimio*, d'où l'on a fait Nijon. Ce Village étoit suivi d'une forêt, dont le nom étoit *Roveritum*, par altération de *Roboretum*, & qui par la suite fut appelé la *forêt de Saint-Cloud*, parce qu'elle s'étendoit presque jusqu'au pont de ce Bourg.

Lorsqu'on eût commencé à diminuer cette forêt du côté de Saint-Cloud, les premières habitations qui y furent faites, furent appellées *Menus-lez-Saint-Cloud*. La forêt de Rouvret perdit aussi, par la suite, son ancien nom, lorsque le village de *Menus* commença à être appellé *Boulogne*. Il ne faut point chercher ailleurs la position de cette forêt, qu'à l'endroit où est le bois de Boulogne, suivant les expressions que l'on trouve dans les Lettres du Roi *Philippe-le-Bel*, de l'an 1293, où il est dit, *novem arpenta terræ sita inter Rotulum & nemus de Rovreto, in loco qui dicitur ad spinam pediculosam*. Voilà le *Roule* qui en est dit voisin. Mais il faut convenir que cette forêt s'étendoit alors plus qu'elle ne fait du côté du septentrion ou du nord-est, & que ce qu'on appelle la *plaine des Sablons* en faisoit partie. En 1448, on disoit *la garenne de Rouvret* ; & en 1469 & 1474, la *forêt de Rouvret*.

A mesure qu'on établit des Paroisses dans la campagne, & qu'il y eut des cabanes dressées dans cette forêt, les différens cantons furent partagés entre les deux plus voisines ; savoir, Auteuil d'un côté, & Villiers-la-garenne de l'autre. Dans la portion de territoire attribuée à Auteuil, fut compris *Menus-lez-Saint-Cloud* ; le terrein sur lequel fut bâtie au XIIIe.

siècle l'Abbaye de Long-champ, fit aussi partie de la paroisse d'Auteuil. Comme Auteuil & Menus étoient séparés par la forêt, on donna à Menus le surnom de l'endroit le plus proche & le plus connu. On trouve ce nom dans des Lettres datées du Vivier en Brie, au mois de février 1319, par lesquelles le Roi *Philippe-le-Long* donne aux habitans de Paris & autres qui avoient été en pélerinage à Notre-Dame de Boulogne-sur-mer, la permission de faire construire une Eglise au village de Menus-lez-Saint-Cloud, *in villâ de Menus propè Sanctum Clodoaldum*, & d'établir une Confrèrie entr'eux, avec la clause que le Prévôt de Paris, ou quelqu'un qu'il déléguera, sera présent aux assemblées qu'ils tiendront. Ce qui détermina les Bourgeois de Paris à choisir ce lieu de Menus, fut que deux notables d'entre ces Pélerins; savoir, *Girard de la Croix*, Scelleur au Châtelet, & *Jean*, son frère, offrirent une place de cinq arpens de terre ou environ, qu'ils y avoient en propre, pour y bâtir cette Eglise. *Jeanne de Repenti*, Abbesse de Montmartre, leur accorda des Lettres d'amortissement, en qualité de Dame du lieu, le dimanche d'après l'Ascension 1320. Cette Eglise ayant été construite en moins de dix ans, porta le nom de *Notre-Dame de Boulogne-sur-Seine*, parce qu'elle avoit été bâtie sur le modèle de celle de Boulogne-sur-mer; & dès l'an 1329, le Pape Jean XXII lui accorda beaucoup d'indulgences. Elle fut érigée en Paroisse l'an 1343, par *Foulques de Chanac*, Evêque de Paris, & ce Hameau fut ainsi démembré d'Auteuil. *Guillaume Michel*, dit *de Tours*, a parlé dans ses Poésies du pélerinage de ce lieu, & il dit qu'il y est venu en 1516. Cet édifice est très-propre, & bâti avec la délicatesse ordinaire du gothique du XIVe. siècle, mais sans ailes & en simple forme de Chapelle.

Le nom de la Confrèrie, qui étoit celui de *Notre-Dame de Boulogne*, l'emporta peu-à-peu sur celui de *Menus*; & après qu'on eût dit pendant plus d'un siècle, *Boulogne la petite*, on se contenta de dire simplement *Boulogne*. Le Journal imprimé du règne de Charles VII, marque, à l'an 1429, que ce fut à *Boulogne la petite* qu'un célèbre Cordelier, appellé *Frère Richard*, revenu depuis peu de Jérusalem, prêchoit avec tant de succès dans la petite Eglise du village de Boulogne, qu'on alloit en foule de Paris pour l'entendre. Un jour entr'autres, il fit un si beau sermon, que peu d'instans après le retour de ceux qui y avoient assisté, on vit plus de deux cens feux allumés au milieu des rues de Paris, » dans lesquels » les hommes brûloient tables, cartes, billes, billards, bou-

» les ; & les femmes les atours de leurs têtes, comme bour-
» reaux, truffes, pièces de cuir & de baleine, leurs cornes,
» leurs queues, &c. ». On y eût aussi brûlé bien des plumes,
si le Prédicateur eût été de notre siècle.

Le nom de *Boulogne* ne fut point communiqué au bois voisin aussi promptement qu'il l'avoit été au Village de *Menus*; on l'appelloit en 1358, le *bois de Saint-Cloud*; mais en 1417, on voit employé le terme de *bois de Boulogne*, & dans le siècle suivant, on ne trouve plus que ce nom, soit dans les Tables de la Chambre des Comptes, soit dans les Registres du Parlement. Le nom de *Rouvray* n'étoit cependant point encore éteint ; car dans les Registres des chauffages accordés en 1577, le 10 décembre, ce bois est appelé *le bois de Rouvray*, dit *de Boulogne*. Mais le nom de Boulogne étoit devenu si familier, qu'il fut communiqué même au Château, qu'on a appelé depuis le Château de Madrid. C'est pourquoi, on trouve quantité d'Ordonnances ou d'Edits de Charles IX, qui sont datés du Château de Boulogne-lez-Paris, quoique ce Château soit sur la paroisse de Villiers-la-garenne.

Le bois de Boulogne est devenu un canton fameux pour les herborisations. *Voy.* BOTANISTES.

Les Religieuses de Montmartre continuent d'être Dames de ce lieu.

BOUQUETIERS-DÉCORATEURS. Ce sont ceux qui font les fleurs artificielles pour ajustemens, desserts & décorations de tables.

Ils ne sont point érigés en cette Capitale, en Corps de Communauté, & font partie de celui des Merciers. *Voyez* MERCIERS.

BOUQUETIERES (les) ont seules le droit d'assortir & vendre toutes sortes de fleurs naturelles, pour baptêmes, mariages, enterremens de jeunes enfans. Elles sont obligées d'employer des fleurs nouvellement cueillies, & elles ne doivent point se servir de fleurs d'Acacia.

Elles forment à Paris un Corps de Communauté, qui a des Statuts renouvellés, confirmés par Lettres-patentes, registrées au Parlement en 1677, qui les qualifient de *Maîtresses Bouquetières, & Marchandes Chapelières en fleurs.*

Par Arrêt du 25 juillet 1735, il est fait très-expresses inhibitions & défenses à toutes personnes, qui ne seront point reçues Maîtresses-Bouquetières, de vendre, débiter, & colporter aucunes fleurs ni bouquets dans aucuns des lieux de la Ville & Fauxbourgs de Paris, à peine de 500 liv. d'amende & de confiscation.

Il est pareillement fait défenses à tous Marchands Fayanciers, Confiseurs, & autres personnes sans qualité, de faire des bouquets, soit de fleurs naturelles ou artificielles, à peine de l'amende & confiscation ci-dessus.

Il se commet cependant tous les jours des contraventions au préjudice de ces Réglemens, par un grand nombre de femmes & filles qui portent sur des éventaires des fleurs de toutes les saisons, qu'elles vendent & débitent par bottes ou paquets propres à mettre dans des pots, bocals, &c. fondées à ce qu'elles prétendent sur ce que ces fleurs ne formant point de bouquets façonnés, elles peuvent les débiter ainsi.

L'apprentissage des Bouquetières est de quatre années, & deux ans de service chez les Maîtresses, dont le brevet coûte 30 liv. & la maîtrise 500 liv. Les Bouquetières ne peuvent prendre deux Apprentisses à la fois.

Leur Patron est S. Fiacre, & leur bureau aux grands Augustins.

BOUQUEVAL. Village situé à quatre lieues & demie de Paris. Son Eglise est un édifice de deux à trois cents ans, peu solidement construit. Elle est sous le titre de St-Jean-Baptiste. La Cure a toujours été à la pleine nomination de l'Evêque de Paris; mais quelquefois les Evêques l'ont unie à celle du Plessis-Gassot pour la vie d'un Curé seulement, comme il arriva en 1475. Bouqueval est un pays de labourage. La Paroisse n'est composée que de 40 feux, ou environ.

BOURDONNÉ. (la Terre de) Généralité de Paris, Election de Montfort-l'Aumaury.

BOURG. Le Bourg differe du Fauxbourg en ce qu'il est toujours séparé de la Ville, & que celui-ci y tient *Ménage*.

BOURGET. (le) Hameau composé d'une seule rue, sur la grande route de Picardie, & sur le territoire de Dugny, dont le clocher n'en est qu'à un quart de lieue. Il y avoit autrefois au Bourget une léproserie exempte de l'Ordinaire, comme étant située sur la terre de Saint-Denis.

BOURGEOIS, (*le Clos aux*) ainsi nommé, parce qu'il étoit tout auprès du *Parloir aux Bourgeois*, situé derrière le grand Couvent des Jacobins de la rue Saint-Jacques. On l'appelloit aussi le *Clos Vigneroy*, en 1343; le *Clos Saint-Sulpice*, en 1431, & depuis l'*Hôtel de Bourges*. On ne sait par qui la moitié du clos Bourgeois a été donnée aux Religieux de Sainte-Geneviève.

BOURGEOIS. (*le Parloir aux*) Autrefois le lieu d'assemblée des premiers Officiers Municipaux. Il étoit situé à la gauche de la porte d'Enfer, en sortant de la Ville. Cette Porte a pris ensuite le nom de *Saint-Michel* à la fin du XIVe. siècle. *Voy.* PORTE.

BOURGONNERIE. (la) Ecart de la paroisse de Tournan, dans le Doyenné du Vieux-Corbeil. Ce fief, en 1484, sous Louis XI, appartenoit à *Pierre de Villiers & Jeanne de Ponville*, sa femme; ensuite à *Louis*, leur fils, Seigneur de Chalemaison, près de Provins, qui en rendit hommage au Roi, entre les mains de M. le Chancelier, le 13 juillet 1484, comme mouvant de Tournan, en même tems que des fiefs de Petit-Muce & de Culevert, dont on ignore la situation.

BOURREAU DE PARIS, (le) *ou Maître des hautes œuvres*, a des Lettres de commission du Roi, qui sont enregistrées au Parlement, en vertu desquelles il exerce ses fonctions.

Un homme riche & fort avare, ennuyé de la vie, conservoit assez de sens & de raison pour regarder le *suicide* comme une mort furtive & honteuse, comme un vol fait au genre humain. Il vouloit néanmoins cesser de vivre. Agité par ces idées contradictoires, il imagina un moyen qui paroissoit lui fournir la solution de ses difficultés. Il alla trouver le sieur Longueval, pour lors Exécuteur des hautes-œuvres : bon jour, Monsieur, lui dit-il, ... est-ce au Maître des hautes-œuvres que je parle ? Longueval lui répondit que oui, pensant, à l'air timide & respectueux de l'inconnu, qu'il étoit visité par un Confrère indigent, & qu'il venoit demander son assistance, de l'emploi, ou sa protection. Mais la seconde question lui fit connoître qu'il ne parloit pas à un homme du métier. Combien vous vaut, Monsieur, une exécution ordinaire ? C'est suivant, lui répondit Longueval. (En ce tems, il y avoit des prix fixés pour chaque exécution ; aujourd'hui, le Maître des hautes-œuvres est appointé.) Je demande, continua-t-il, à quelle somme montent vos honoraires, pour la peine que vous avez à pendre un homme ? Elle est assez modique : elle est de . . . . Eh bien, je vous en donne le double, faites-moi l'amitié de me pendre. A une proposition si extraordinaire, le Bourreau lui objecta que cela ne se pouvoit. Obtenez, lui dit-il, une sentence qui vous y condamne, & je ferai volontiers votre affaire ; sans cette formalité, je ne puis vous obliger. Ce refus excita la colère du solliciteur. Il crut injurier le Bourreau, en lui disant qu'il n'étoit pas digne de la charge dont il étoit revêtu. Je m'avise d'un moyen plus simple, reprit-il, après un moment de réflexion . . . . Puisque vous ne voulez pas m'expédier ; je dois renoncer à votre secours ; mais je me pendrai moi-même, vous n'en aurez rien, & j'aurai la satisfaction d'épargner la somme que j'allois sacrifier pour me délivrer du poids importun de la vie. Quelle erreur est la vôtre, repartit l'Exécuteur, comme la passion vous aveugle ! Remarquez-donc, Monsieur, je vous prie, 1°. que votre procédé seroit une contravention manifeste, & que dans un état bien policé, il n'est pas permis d'empiéter ainsi sur la profession d'autrui ; 2°. que du côté de l'intérêt, cela m'est absolument indifférent, parce que la Justice m'ordonnera de vous repeindre, & mon salaire est égal pour un mort comme pour un vivant ; 3°. que vous n'y gagnerez rien, parce que les frais du procès criminel, qui seront assez considérables, & l'amende à laquelle vous serez personnellement condamné, seront pris sur votre bien. Cette dernière considération toucha vivement notre homme. Il renonça au projet d'une mort volontaire. Son avarice lui sauva la vie.

Un Bourreau de Paris, nommé Capeluche, fut, en 1418, condamné à mort pour plusieurs crimes. Etant sur l'échafaud, & voyant que celui qui devoit lui couper la tête, s'y prenoit mal, il se fit délier, arrangea lui-même le billot, regarda si le coutelas étoit bien tranchant, comme s'il eût été dans le cas de faire cet office à un autre ; ensuite cria, merci à Dieu, tendit le cou, & fut décolé par son valet.

Le 24 juin 1560, un Gentilhomme ayant surpris un voleur coupant sa bourse, lui coupa une oreille avec son couteau ; le Bourreau de Paris l'ayant sçu, lui fit un procès, comme étant troublé dans sa possession.

En Allemagne, avant que la fonction de Bourreau fût érigée en titre d'office, c'étoit, dans certains cantons, le plus jeune du Corps de Ville, qui exécutoit les criminels : dans d'autres cantons, c'étoit le plus nouveau marié. On prétend qu'en Géorgie, on dit d'un Seigneur, pour le louer, qu'il sait aussi bien pendre & décapiter, qu'aucun autre Seigneur à 30 lieues à la ronde. *Eſſ. ſur Paris*, t. V, p. 98.

BOURRELIERS. Artiſans qui ont le droit de faire les harnois des bêtes de ſomme, & tous ceux des chevaux de carroſſe, de charroi & de charrue.

Les Maîtres de cette Communauté ſont qualifiés, par leurs Statuts, de *Bourreliers, Bâtiers & Hongroyeurs*. Il y a dans Paris deux ſortes de Bourreliers, qui ne font qu'un Corps. Les uns ſont Bourreliers en harnois de carroſſes, & les autres Bourreliers en *paille*. Ceux-ci ſont les moins honorables, parce qu'ils ne font que des harnois de chevaux de charroi, & on les nomme ainſi, à cauſe qu'ils mêlent de la paille dans leurs ouvrages, & que les autres n'y en mêlent point. Les filles de Maîtres qui épouſent un Apprentif, lui donnent qualité de Maître, pourvu qu'il ait rempli le tems de l'apprentiſſage, qui eſt de cinq années, & deux ans de compagnonage. Le brevet coûte 72 liv. & la maîtriſe 950 liv. Patr. Notre-Dame des Vertus; bureau, quai Pelletier.

BOURSE. Mot dérivé du grec βύρσα, qui ſignifie du *cuir*, parce que l'on ſe ſervoit de quelque peau pour faire des bourſes. Les Latins en ont fait *burſa*, les Italiens *borſa*, les Eſpagnols *bolſa*, & nous *bourſe*.

BOURSE de Sécrétaire du Roi. C'eſt ce qui revient à chaque Sécrétaire du Roi, ſur les émolumens du Sceau.

BOURSE - COMMUNE. *Voyez* HUISSIERS-PRISEURS, &c.

BOURSE DE COLLEGE. Il y a, dans l'Univerſité de Paris, certains revenus affectés à la ſubſiſtance des pauvres Ecoliers, & que l'on appelle des *bourſes*. Ceux qui en jouiſſent, ſont nommés *Bourſiers*. Ainſi, dans le langage de l'Univerſité, *bourſe* eſt une certaine ſomme, déſignée par l'expreſſion d'une *bourſe*, dont on ſe ſert pour renfermer l'or & l'argent. Ces *bourſes* ſont de pures penſions alimentaires. *Voyez* COLLEGES.

BOURSE. (la) Place établie par Arrêt du Conſeil d'Etat du Roi, du 24 ſeptembre 1724, dans l'ancien *Palais Mazarin*, dont le Roi fit l'acquiſition en 1719, & le donna enſuite à la Compagnie des Indes, pour y tenir ses bureaux. L'usage de cette place est consacré pour les négociations des actions de lettres de change, billets au porteur & à ordre, & autres papiers commerçables, des marchandises & effets, & pour y traiter des affaires de commerce, tant de l'intérieur que de l'extérieur du Royaume. La Bourse s'ouvre tous les jours, excepté les Dimanches & Fêtes, depuis dix heures du matin, jusqu'à une heure après midi ; après laquelle heure, l'entrée en est refusée à ceux qui s'y présentent, de quelqu'état & condition qu'ils soient. L'entrée est dans la rue Vivienne.

BOURSIERS, Ecoliers qui ont des bourses dans les Collèges de l'Université, c'est-à-dire, des pensions gratis. Presque toutes les bourses obligent de demeurer dans les Collèges d'où on les tire. *Voy.* BOURSE, COLLEGES.

BOURSIERS. Ce sont ceux qui ont le droit de faire & de vendre des bourses à cheveux, parapluies, parasols, culottes, gibecières, cartouches, gibernes, & autres ustensiles de chasse.

Cette Communauté a reçu ses premiers Statuts de *Philippe de Valois*, en 1342, qui les qualifient de Maître *Boursiers, Callotiers, Bonnetiers, Calçonniers*, &c. qui ont été confirmés par Charles VI, Louis XII, Charles IX ; & par Lettres-patentes de Louis XIV, en 1656, qui ne furent vérifiées qu'en 1664, par l'opposition qu'y mirent les Merciers, les Doreurs sur cuir, les Peaussiers & les Tailleurs. L'apprentissage est de quatre ans, & cinq de compagnonage. Le brevet coûte 65 liv. & la maîtrise 600 liv. Patron, S. Brieu.

BOUTONNIERS. Ce sont ceux qui font & vendent des boutons & autres garnitures pour les habits. Les Statuts de cette Communauté sont d'Henri II, en 1558, & renouvellés en 1653, qui les qualifient de Boutonniers, Passementiers, Crépiniers, Blondiniers, Faiseurs de boutons, olives, & autres enjolivemens pour garnitures d'habits, meubles, équipages, &c.

On distingue les Passementiers, les Faiseurs de moules & boutons de métal.

Par leurs Statuts, il est expressément défendu aux Boutonniers, Passementiers, de mêler du faux parmi les ouvrages garnis d'or & d'argent.

Les Veuves jouissent des droits de leurs Maris.

Un Apprentif s'exempte du compagnonage & du chef-d'œuvre, s'il épouse une fille de Maître, & ne paye que cent livres pour sa maîtrise.

L'apprentissage est de quatre ans, & quatre ans de compagnonage. Le brevet coûte 36 liv. la maîtrise 300 liv. Patron, S. Louis. Bureau, à la grève.

BOUVILLE ET FARCHEVILLE. Baronie qui relève du Roi. Elle est composée de plusieurs fiefs, & se trouve unie à la terre d'Orveau. Ces terres suivent la coutume de Paris; il y a haute, moyenne & basse Justice, dont les appels ressortissent au Parlement. Le Château conserve encore des crénaux & des tours, qui sont autant de témoins de son ancienneté. Il est d'une forme quarrée & environnée de fossés. Il a Chapelle, colombier, parc d'une grande étendue & fermé de murs, beaucoup de bois & des droits honorifiques. Généralité de Paris, Election d'Etampes.

BOYAUDIERS. Les Boyaudiers sont ceux qui préparent & filent les cordes à boyau, propres aux instrumens de musique, raquettes & nombre d'autres effets.

Ils ne sont que huit à dix Maîtres qui composent cette Communauté, & ont tous leur domicile & attelier au fauxbourg Saint-Martin, près de Montfaucon. Les fils de Maîtres ont seuls le droit de parvenir à la maîtrise.

BRASSEURS. (les) Ce sont ceux qui font & vendent la bière. Quelque origine qu'on donne à la bière, que ce soit *Cérès* ou *Osiris*, qui en aient été les inventeurs, son usage est très-ancien, & il y a lieu de croire que les peuples privés de la vigne, cherchèrent, dans la préparation des grains, une boisson qui leur tînt lieu de vin, & qu'ils en tirerent la bière. L'Histoire nous apprend que cette liqueur a passé de l'Egypte dans tous les autres pays du monde; qu'elle fut d'abord connue sous le nom de *boisson Pélusiene*, du nom de *Péluse*, Ville près de l'embouchure du Nil, où l'on faisoit la meilleure bière. Du tems de Strabon, cette boisson étoit commune dans les Provinces du Nord, en Flandres & en Angleterre. Elle passa même chez les Grecs, au rapport d'Aristote & de Théophraste, quoiqu'ils eussent des vins excellens; & du tems de *Polybe*, les Espagnols en faisoient aussi usage. *Voyez* BIERE.

La bière est une liqueur spiritueuse, qu'on peut faire avec toutes les graines farineuses; mais pour laquelle on préfère communément l'orge: c'est, à proprement parler, un vin de grain. En France, & particulièrement à Paris, on n'y emploie que l'orge : certains Brasseurs y mêlent seulement un peu de bled, & d'autres un peu d'avoine.

Une brasserie forme un bâtiment très-considérable. Le nombre des agrêts ne l'est pas moins. Les principaux sont le *germoir*, la *touraille*, le *moulin*, les *cuves*, les *chaudières*, &c.

Pour brasser, suivant notre façon de Paris, il faut avoir de bonne orge, que l'on met tremper plus ou moins de tems dans l'eau, suivant la dureté ou la sécheresse du grain : ordinairement on la laisse tremper l'espace de 30 ou 40 heures. Quand elle cède facilement à la pression en la serrant entre les doigts, on la retire de la cuve où elle a trempé, & on la transporte dans le germoir.

Il y a deux espèces de *germoirs* ; les uns sont de grandes caves voûtées, on les regarde comme les meilleurs. Les autres ne sont que de grandes salles au rez-de-chaussée.

Le grain reste dans le germoir, en tas ou en mottes, communément 24 heures, au bout duquel tems on le met en couche ; c'est-à-dire, qu'on étend les mottes ou tas, & qu'on les réduit à la hauteur de 8 à 9 pouces d'épaisseur, plus ou moins, selon que le germoir est plus ou moins échauffé. Quand on voit le germe pointer hors du corps du grain, pour lors il faut *rompre*, c'est-à-dire, remuer la couche de grain avec une pelle, jetter le grain d'une place dans une autre, & le remettre en couche comme auparavant, en donnant cependant moins de hauteur à la couche. Au bout de 15 ou 16 heures, on redonne encore un coup de pelle au grain, en observant de l'éventer plus que la première fois ; ce qui s'appelle donner le second *coup de pelle*. On finit le second coup de pelle par remettre le grain en couche ; & après qu'il y est resté encore 15 ou 16 heures, il est dans la disposition convenable pour passer sur la touraille.

La *touraille* est une des portions principales d'une brasserie. Sa partie supérieure a la forme d'une pyramide équilatérale, creuse, dont le sommet seroit tronqué, & la base en haut. Le corps ou les faces sont composées de pièces de bois assemblées, & revêtues en dedans d'une maçonnerie de brique, enduite de bonnes couches de plâtre. Il y a, à une des faces de la pyramide de la touraille, une porte pour pouvoir y entrer en cas de besoin. La base de cette pyramide renversée est un plancher fait de tringles de bois, de trois pouces d'équarissage. On étend, sur ces tringles de bois, une grande toile de crin, que l'on nomme *la haire*. Sous le corps de la touraille, en est un autre de maçonnerie, dans l'intérieur duquel est construit le fourneau de la touraille.

Le grain, au sortir du germoir, se charge sur le plancher de la touraille : on l'y étend en forme de couche d'environ 5 à 6 pouces d'épaisseur, & on fait du feu dans le fourneau, jusqu'à ce qu'on s'apperçoive que la grande humidité que le grain a prise dans le mouillage, commence à sortir ; pour lors, on remue le grain, en jettant celui qui est sur une moitié du plancher sur l'autre moitié. Cela fait, on étend le tout, & l'on en reforme une seconde couche sur toute la superficie de la touraille : cette première manœuvre s'appelle *retourner la touraille pour la première fois.*

Après que la touraille a été retournée, on ranime de nouveau le feu du fourneau, & on le continue jusqu'à ce qu'il soit tems de la retourner pour la seconde fois, ce qu'on appelle *rebrouiller la touraille.* Dans cette manœuvre, on ne jette point le grain l'un sur l'autre, comme quand on a retourné ; on le prend seulement avec la pelle, & on le retourne sens-dessus-dessous, pelletée à pelletée. On laisse la touraille rebrouillée dans le même état, & sans feu pendant quelques heures ; après quoi, on ôte le grain de dessus la touraille pour le cribler au crible de fer, afin d'en séparer la poussière & les touraillons ; c'est-à-dire, les ordures qu'il a pu ramasser dans la touraille. On porte, après cette opération, le grain au moulin ; mais il est à propos de le laisser reposer auparavant pendant quelques jours.

Le grain étant réduit en farine, on met cette farine dans la cuve ou chaudière, appellée communément *cuve-matière.* Sous la cuve-matière, il y en a une autre plus petite, que l'on nomme *reverdoir,* & dans laquelle est équipée une pompe à chapelet, qu'on appelle *pompe à cabarer.* Cette pompe sert à enlever ce qui sort de la cuve-matière, & à le conduire (par le moyen d'une goutière qu'on lui applique) dans les chaudières, sur le bord desquelles cette goutière est appuyée de l'autre bout. On peut avoir plusieurs cuves-matières. Le fond de la cuve-matière est percé de plusieurs trous coniques, qui, lorsqu'on les débouche, laisse passer la liqueur dans le reverdoir ; ce fond de la cuve-matière s'appelle *faux-fond.*

Après qu'on a tiré de l'eau du puits, & qu'on en a rempli les chaudières, on fait du feu dans les fourneaux, sur lesquels elles sont placées, jusqu'à ce que l'eau soit assez chaude pour *jetter trempe* : on appelle *jetter trempe,* vuider l'eau de la chaudière dans les *bacs à jetter.* Les bacs à jetter sont des espèces de réservoirs, qui sont placés sur les chaudières, &

qui

qui sont faits pour recevoir tout ce qui en sort, soit eau, soit bière; mais les liqueurs ne font que passer dessus, & n'y restent jamais; aussi, sont-ils plus petits que les bacs de décharge, qui sont destinés à recevoir la bière, lorsqu'elle est faite.

On jette *trempe* avec un instrument qu'on appelle *jet*. C'est un grand chauderon de cuivre fait exprès & emmanché d'un long morceau de bois au bout duquel il y a un contre-poids qui allège le fardeau du jet & de l'eau qu'il contient, & facilite son mouvement. On plonge le jet dans la chaudière, &, lorsqu'il est plein, on le vuide dans les bacs à jetter.

On doit observer que, tandis qu'on jette l'eau hors de la chaudière, il faut tirer le feu de dessous, sans quoi la chaudière se vuidant & restant à sec, & le feu continuant sous le fourneau, elle risqueroit beaucoup d'être brûlée.

L'eau est conduite des chaudières par les bacs dans la cuve-matière, par le moyen d'une goutière qui porte d'un bout à l'endroit où le bac à jetter est percé, & de l'autre sur les bords de la cuve-matière; mais la manière dont elle est portée, est très-ingénieuse. La goutière, ou plutôt son ouverture, correspond à celle de la pompe à jetter, & la transmet jusqu'au fond-plein de la cuve-matière.

L'intervalle, compris entre le fond-plein & le faux-fond, se remplit d'eau; quand il est plein, alors l'eau des chaudières, qui continue de descendre par la pompe à jetter, force celle qui est contenue entre les deux fonds, à sortir par les trous du faux-fond: cet effort est considérable, & la farine qui couvre le faux-fond, est enlevée par l'effort de l'eau jaillissante par des trous, jusqu'au niveau des bords de la cuve. Cinq ou six Garçons Brasseurs, armés chacun d'un *fourquet*, (c'est une espèce de pelle de fer ou de cuivre, percée dans son milieu de deux grands yeux longitudinaux) écartent la farine, ils la mêlent avec l'eau, & ils ne négligent rien pour la bien délayer, du moins en gros. A cette manœuvre, ils en font succéder une autre; ils quittent le fourquet, ils prennent la *vague*, (c'est un long instrument de bois, terminé par trois fourchons, traversés horizontalement par trois ou quatre chevilles) ils plongent la vague dans la cuve, & agitent fortement l'eau & la farine avec cet instrument; dès cet instant, le mélange d'eau & de farine contenu dans la cuve-matière, s'appelle le *fardeau*; & la dernière manœuve s'appelle *vaguer*. On ne discontinue ce dernier exercice que quand la farine est délayée le plus parfaitement qu'on peut.

Le fardeau reste dans cet état une heure ou environ, pendant laquelle toute la farine se précipite & se repose sur le

TOME I.   V v

faux-fond. La liqueur qu'on appelle pour lors les *métiers*, demeure au-deſſus. Au bout d'une heure, les métiers étant éclaircis, on donne *avoi*, en levant une trape de bois qui traverſe le faux-fond, & ferme un trou pratiqué dans le fond de la cuve. La trape de bois étant levée, la liqueur paſſe dans le reverdoir; c'eſt-à-dire, dans l'eſpace qui eſt compris entre les deux fonds. Pour celle qui eſt ſur le fardeau, lorſque l'eſpace compris entre le fond & le faux-fond, eſt vuide, elle ſe filtre à travers le fardeau, & acheve de ſe charger du ſuc contenu dans cette farine. Tandis que les métiers s'éclairciſſent, on remplit une des chaudières avec de l'eau nouvelle, juſqu'à une certaine hauteur; on met ſur cette eau une partie des premiers métiers, & l'on acheve de remplir la chaudière. Pour la ſeconde trempe, on fait de nouveau feu ſous la chaudière, & on l'entretient juſqu'à ce qu'elle commence à bouillir: le reſte des métiers eſt dépoſé dans une autre chaudière. On obſerve la même manœuvre dans cette ſeconde trempe, que dans la première.

Lorſque la matière de la ſeconde trempe, ou l'eau mêlée avec les premiers métiers, commence à bouillir, on jette cette ſeconde trempe comme la première avec la gouttière, & par la pompe à jetter trempe: on délaye avec le fourquet, on agite avec la vague, & on laiſſe encore repoſer le fardeau environ une heure: au bout de cette heure, on donne avoi, & on reçoit la liqueur dans le reverdoir, comme à la première fois. C'eſt alors qu'on met la quantité convenable de houblon: on fait du feu ſous la chaudière, & le tout cuit enſemble. La quantité de houblon varie ſelon ſa force, & ſelon celle de la bière. On peut cependant aſſurer qu'il en faut depuis trois juſqu'à quatre livres par pièce, & conſéquemment une ſoixantaine de livres ſur un braſſin de 13 à 14 pièces. Il n'y a point de préparation à lui donner.

On doit à la vertu du houblon la ſalubrité de la bière, ſon meilleur goût, de ce que n'ayant pas les défauts de celle des Anciens, elle eſt moins viſqueuſe, moins ſujette à s'aigrir & à ſe gâter, plus amie de l'eſtomach, plus propre à la digeſtion, plus forte, plus vineuſe & plus apéritive.

Le grain & le houblon ne ſont pas les ſeuls ingrédiens qu'on faſſe entrer dans la bière; il y en a qui y ajoutent la coriandre, ſoit en grains, ſoit moulue.

Nous avons vu que, pour faire la bière, avant de réduire le grain en farine, on le trempoit dans l'eau, on le faiſoit germer, & enſuite ſécher & torréfier légèrement. Toutes ces préparations ſont néceſſaires, pour que l'eau qui ſe charge des principes de cette farine, puisse subir une bonne fermentation, & se changer en une liqueur vineuse. Si le grain avant d'être réduit en farine, n'avoit point subi ces préparations, la farine rendroit l'eau dans laquelle on la met, mucilagineuse, collante, & la fermentation ne pourroit se faire que très-imparfaitement.

La germination & la torréfaction divisent, atténuent la matière mucilagineuse, sans lui rien ôter de sa disposition à fermenter; la germination change même cette matière en un suc un peu sucré, comme il est aisé de s'en assurer, en mâchant des graines qui commencent à germer. *Voyez le Dictionnaire de Chymie.*

La cuisson de la bière rouge & de la bière blanche, est différente; mais pour le reste, la façon est la même pour l'une & pour l'autre, si ce n'est que l'on fait beaucoup plus sécher le grain à la touraille pour la bière rouge, que pour la blanche. La cuisson de la bière rouge est beaucoup plus considérable que celle de la blanche. Celle de la blanche se fait en trois ou quatre heures, suivant la capacité des chaudières, & celle de la rouge en demande jusqu'à trente ou quarante. Lorsque la bière est suffisamment cuite, on vuide les chaudières avec le jet.

On ne peut rien dire de positif sur le dégré de tiédeur ou de chaleur que doit avoir la bière pour la mettre en *levain*. Lorsqu'elle est prête à être mise en levain, on fait couler de la levûre dans la cuve, qu'on appelle *cuve-guilloire*, par le moyen des robinets qui y sont adaptés. La levûre n'est autre chose qu'une espèce d'écume, qui s'élève sur la bière, & sort des tonneaux dans lesquels on la met après sa cuisson, & où elle continue à fermenter pendant quelque tems. Comme cette levûre sert de levain pour faire fermenter la bière dans les chaudières, on peut dire qu'elle est en quelque sorte la cause & l'effet de la fermentation.

Lorsque la levûre a été mise dans la quantité de bière que l'on a fait passer des bacs à décharger dans la cuve-guilloire, on a ce qu'on appelle le *pié de levain* : on ferme les robinets, & on laisse le pié de levain environ une heure ou deux dans cet état; pendant ce tems, le principe de la fermentation s'établit. Quand toute la bière a passé des bacs à décharger dans la cuve-guilloire, la fermentation continue; elle augmente jusqu'à un certain point de force ou de maturité, auquel on peut entonner la bière dans des tonneaux rangés à côté les uns des autres sur des chantiers, sous lesquels sont des baquets. C'est dans ces vaisseaux que tombe la levûre au sortir des tonneaux. Lorsque la fermentation se rallentit, on *pure le bacquet* ; c'est-à-dire, qu'on en tire la bière provenue de la fonte des mousses, & on remplit les tonneaux ; mais comme le produit des bacquets ne suffit pas pour le remplissage, on a recours à de la bière du même brassin, mise en réserve pour cet effet. Les tonneaux ainsi remplis, recommencent à fermenter : on les remplit à plusieurs reprises, & ce n'est que 24 heures après le dernier remplissage, que la bière peut être bondonnée : car si on se hâtoit de bondonner, la fermentation n'étant pas achevée, on exposeroit les pièces à s'entr'ouvrir en quelque endroit. On colle la bière ainsi que le vin, avec la colle de poisson.

Ce seroit fort inutilement, qu'on se donneroit beaucoup de peine pour faire de bonne bière, si l'on ignoroit les moyens de la conserver dans son état de bonté, & de l'éclaircir, lorsque trop de vétusté l'a rendu trouble, & de lui rendre son premier goût lorsqu'elle a tourné.

Lorsque la bière monte trop promptement, que sa fermentation est trop violente, son écume qui s'extravase, entraine & dissipe tous les sels volatils & les parties les plus onctueuses qui sont propres à conserver sa perfection. Lorsque la fermentation est trop longue, elle devient aigrelette ; quand elle ne fermente pas assez, elle a un goût de verdeur ; c'est pourquoi, il ne faut pas moins éviter de brasser dans les grands froids, que pendant les grandes chaleurs ; & c'est par la même raison, qu'on a soin de l'entonner dans des vaisseaux bien propres & bien bouchés, avec des bouchons enduits de terre glaise, pour la conserver pendant des années entières. Il y a même des Brasseurs qui, pour la garder plus long-tems, y mettent des poignées de têtes d'absinthe, du houblon nouveau, de la craie, du froment choisi, du suif, ou des œufs, dont les coquilles se dissolvent & se consomment totalement, pendant que les jaunes & les blancs, enveloppés dans leurs pellicules, s'y conservent entiers.

Quelque bonne que soit la bière la plus vieille, elle ne satisfait ni le goût ni les yeux, lorsqu'elle n'a plus ce clair fin, qui plaît & qui excite à la boire.

Pour précipiter les parties les plus grossières qui troublent cette liqueur, on se sert ordinairement d'une infusion d'hysope, mêlée avec le sel de tartre : on y employe encore la décoction de noix de galle, les blancs d'œufs, la colle de poisson, la gomme Arabique, &c.

La première préparation se fait avec six livres d'hysope sèche & bien netoyée de ses côtes, sur lesquelles on verse 20 liv. d'eau bouillante, & trois onces de sel de tartre ; dès que le sel est fondu, on met infuser le tout pendant quelques heures sur un feu modéré, & sans le faire bouillir. Lorsque cette infusion est reposée & clarifiée, on la conserve dans des vaisseaux bien bouchés, pour s'en servir au besoin.

Sur trois livres de noix de galle, on met quatre onces de potasse dans une quantité d'eau suffisante, pour que la décoction rende le poids de douze livres net, après une ébullition de trois heures; on y ajoute deux pintes d'eau-de-vie, lorsqu'elle est refroidie : on la conserve ensuite comme l'infusion de l'hysope, & on met cinq onces d'infusion ou de décoction pour chaque demi-pièce de bière.

Les blancs d'œufs se préparent de la même façon que pour clarifier le vin, comme on l'a dit plus haut.

Quand cette liqueur est devenue ce qu'on appelle *longue bière*, c'est-à-dire, lorsqu'elle est aigrelette, débile & tournée, le meilleur remède qu'on puisse employer pour la remettre, est le vin de *drêche*, ou d'orge préparée, mêlée avec de l'eau-de-vie. On se sert encore d'autres ingrédiens pour le même effet; mais quelque bien qu'on rétablisse la bière tournée, elle n'est jamais aussi bonne que celle qui n'a pas eu besoin de tous ces secours.

La Communauté des Brasseurs est une des plus anciennes qui aient été érigées à Paris en Corps de jurande. Ses Statuts sont de 1268; ils furent dressés & approuvés par *Etienne Boileau*, Prévôt de cette Ville. Ils y sont nommés *Cervoisiers*, du mot *cervoise*, qui est le nom qu'on donnoit alors à la bière, & il leur étoit défendu de mettre dans leur bière, des bayes de laurier franc, du poivre long & de la poix-résine, sous peine de 20 sols parisis d'amende au profit du Roi, & de confiscation de leurs brassins au profit des pauvres, c'est-à-dire, de toute la bière qui se trouvoit dans la cuve-matière, qui est celle où l'on met la farine qu'on a tirée du grain.

En 1489, ces Statuts furent renouvellés sous la Prévôté de *Jacques d'Estoiville*, à cause des abus qui commençoient à se glisser dans la fabrique des bières. Ils en eurent encore de nouveaux en 1515, sous le règne de Louis XII. Ceux qu'ils ont aujourd'hui, leur ont été accordés par des Lettres-patentes de Louis XIII, du mois de février 1630. Ils furent confirmés par Louis XIV, au mois de septembre 1686. On y a ajouté, sous ce règne, dix nouveaux articles de règlement, par les Lettres-patentes du 29 mai 1714, enregistrées en Parlement le 28 juin suivant.

Il y a à Paris 78 maîtres Brasseurs : leurs Statuts portent que nul ne peut lever brasserie, sans avoir fait cinq ans d'apprentissage, trois ans de compagnonage, avec chef d'œuvre, que les Jurés auront foin de vifiter les ingrédiens qui entrent dans la bière, & de veiller à ce qu'ils ne foient point employés, lorfqu'ils font moifis ou gâtés; qu'il ne fera colporté, par la Ville, aucune levûre de bière; que les levûres de bière apportées par les Forains, doivent être vifitées par les Jurés, avant que d'être expofées en vente; qu'aucun Braffeur ne pourra tenir dans la brafferie, bœufs, vaches & autres animaux contraires à la netteté; qu'on ne pourra faire dans une Brafferie qu'un *braffin* par jour, de 15 feptiers de farine au plus; que les caques, barils & autres vaiffeaux à contenir bière, feront marqués de la marque du Braffeur; que chaque Maître n'aura qu'un Apprentif à la fois; mais pour la dernière année, on peut avoir deux Apprentifs, dont l'un commence fa première année, & l'autre fa cinquième; enfin, que les Maîtres éliront trois d'entr'eux, pour être Jurés & Gardes, deux defquels fe changeront de deux en deux ans.

Les Jurés auront droit de vifite dans la Ville, dans les Fauxbourgs & la Banlieue.

La plûpart des Braffeurs fe trouvent dans le quartier du fauxbourg Saint-Marcel, où ils font attirés, dit-on, par la commodité de la petite rivière de Bièvre ou des Gobelins. Cependant, on en trouve un grand nombre dans le fauxbourg Saint-Antoine, dans la rue de Sèvre, du Cherchemidi, &c.

Le brevet coûte 24 liv. & la maîtrife 2400 liv. avec chef-d'œuvre. Patron, la Sainte Vierge. Bureau, rue de la Femme-fans-tête, île Saint-Louis.

BRASSEUSE. Terre de la Généralité de Paris, dans l'Election de Senlis. Elle relève en partie de Chantilly. Son Château eft fort beau.

BRAY-SUR-SEINE. Petite Ville de la Généralité de Paris, Election de Nogent en Champagne, dans le Sénonois, aux confins de la Brie, entre Nogent à l'eft, & Montereau à l'oueft, avec titre de Baronie-Pairie. Cette Ville a un Bailliage, qui renferme 57 Juftices, & relève nuement au Parlement. Il y a une Maîtrife particulière des Eaux & Forêts, & un Chapitre qui nomme à la Cure de la Ville. On y tient un marché tous les vendredis. Il y a auffi une autre petite Ville de ce nom, dans l'Election, & à trois lieues au fud de Laon.

BRESSOIS. Château dont on admire les bâtimens & les

Jardins; Généralité de Paris, Election de Rosoy. Il est sur la paroisse de Mormans, qui dépend du diocèse de Sens.

BRETIGNY. De dix ou douze endroits dans le Royaume, tant Bourgs, que Villages ou Hameaux, qui portent le nom de *Bretigny* ou *Bertigny*, celui du diocèse de Paris n'est pas le moins considérable. A la vérité, il n'est connu que depuis le commencement du XIIe. siècle; mais dès le siècle suivant il se trouvoit si peuplé, qu'il fut nécessaire d'y ériger une seconde Paroisse.

Ces deux Eglises sont hors du Village, & ont toujours été ainsi placées. Bretigny paroît avoir été anciennement fermé de murailles, à en juger par les vestiges qui en restent du côté du nouveau Château; où, à l'entrée du Village, on voyoit, il y a 35 ans, deux piliers d'une porte ronde, dont le cintre n'est tombé que dans ce temps-là, & quelques ruines de tours rondes, qui défendoient cette porte.

A prendre ce lieu dans son origine, comme il est situé sur la rivière d'Orge, & bâti dans une espèce de fond, arrosé de plusieurs ruisseaux & fontaines, il n'y a aucune difficulté d'assurer, quoiqu'on n'y voie plus d'étang, qu'il y en avoit un autrefois, lequel avoit été assez grand, & dont le lit est maintenant changé en pré. On en voit encore la chaussée derrière le petit hameau de Saint-Antoine. La fontaine de ce hameau alloit se rendre dans cet étang, & le pré a été nommé, pour cette raison, le *Pré de l'étang*.

Bretigny n'est éloigné de Paris que de six lieues & demie, un peu par de-là Montlhéry, à gauche du grand chemin d'Orléans, la prairie de la rivière d'Orge entre deux. Le Dictionnaire universel de la France a évalué le nombre des habitans à 420. Le pays consiste principalement en labourages & en quelques vignes.

L'Eglise paroissiale de Saint-Pierre est à trois ou quatre cens pas du Village, sur le haut d'une butte. Le chœur est d'une structure du XIIIe. siècle. La nef & l'un des bas-côtés, depuis le clocher, ont été ajoutés au XVe. siècle par le sieur *Blosset*, Seigneur du Plessis-Pâté, dont les armes sont à la clef de la voûte. Le bas-côté gauche est encore d'une autre construction.

Comme cette Eglise est titrée de Saint-Pierre, & qu'elle est dans une situation qu'on préféroit anciennement, il est à croire qu'elle est la plus ancienne des deux Paroisses; c'est ce qui paroît par un acte du Cartulaire de Longpont, antérieur à l'an 1200, & par une concession de Gui de Linais, aux Moines de Longpont, gouvernés par le Prieur Henri, entre 1086 & 1125.

La seconde Paroisse de Bretigny est bâtie au-dessous de la butte, sur laquelle est construite l'Eglise de Saint-Pierre, en tirant vers le septentrion. Elle est sous l'invocation de Saint Filbert, Abbé de Jumiège, qui vivoit au VIIe. siècle. On y conserve une portion des reliques de ce Saint, laquelle a été accordée en 1756, par les Curé & Marguilliers de Saint-Jean en-grève, à M. *de Chammeville*, Seigneur de Bretigny.

Cette Eglise paroît avoir été construite au XIIIe. siècle, c'est-à-dire, vers le règne de S. Louis. Le genre de structure y répond.

Le bâtiment est de forme oblongue, accompagné d'une aile vers le midi, à côté du chœur. La nef démontre aussi par ses colonades réunies, le goût de bâtisse d'environ l'an 1300. La nomination de la Cure a appartenu, dès les commencemens, à l'Evêque de Paris. Il est arrivé quelquefois au XVe. siècle, que les deux Cures de Saint-Filbert & de Saint-Pierre ont été possédées par un même Prêtre.

Tous les lieux principaux & hameaux des deux paroisses de Bretigny, aident à former plusieurs fiefs. *Voy. l'Abbé le Bœuf*, t. II *de son Hist. du Dioc. de Paris*.

Il y a aussi un arrière-fief, relevant de Bretigny, appellé le *fief de Copeaux*. *Voy.* COPEAUX.

La seigneurie de Bretigny a haute, moyenne & basse Justice, avec titre de Châtellenie : elle ressortit provisoirement au Châtelet de Paris.

Quoique le territoire de Bretigny soit reconnu pour être peu propre à la vigne, il est certain qu'il y avoit des vignes en ce lieu dès le XIIe. & le XIIIe. siècle. Mais il n'est pas également certain que ce soit le vin de cet endroit, qui ait donné occasion de parler d'un Bretigny, comme d'un pays de mauvais vin. Cela est cependant passé en proverbe, & même jusqu'à un Poëte Latin, qui, en 1712, fit entrer le nom de Bretigny dans une Ode sur la bière :

Nec si quid alvum vellicat acrius,
Tentatve renes frangere pertinax,
Zonas reluctantes acetum,
Vappa Bretigniacum verentur.

Il peut se faire que le mépris du vin de Bretigny ait passé de Bourgogne à Paris. Il y a en effet un Village de ce nom proche Dijon ; & comme il est dans la plaine, son vin est naturellement moins bon que celui des côtes voisines de Dijon. Mais comme le proverbe ajoute que le vin de Bretigny *fait danser les chèvres*, & qu'on assure qu'il y a eu réellement à Bretigny, près Montlhéry, un habitant nommé *Chèvre*, dont la folie, quand il avoit bu, étoit de faire danser sa femme & ses filles; il semble que cette historiette donne ce trait de plaisanterie à ce même Bretigny.

On peut reconnoître encore ce Village dans l'ancien noël, qui commence par ces mots, *les Bourgeois de Châtres*, l'Auteur s'exprime ainsi :

Vous eussiez vu venir tous ceux de Saint-Yon,
Et ceux de *Bretigny* apportant du Poisson,
Les barbeaux & gardons, anguilles & carpettes,
Etoient à bon marché,
Croyez
A cette journée-là,
La, la,
Et aussi les perchettes.

Si ce noël n'a que 200 ans d'ancienneté, c'est une preuve que les gens de Bretigny étoient alors communément des Pêcheurs; & cela laisse à penser que l'étang subsistoit encore alors.

Une Dame devenue beaucoup plus célèbre dans Bretigny & aux environs, est *Anne de Berthevin*, inhumée dans l'Eglise de Saint-Pierre de ce lieu, dont le corps a été trouvé entier & sans corruption 123 ans après sa mort.

On voyoit sur une pierre quarrée, cette inscription gravée :

Cy gist Anne de Berthevin, *Dame vertueuse de ce lieu, décédée l'an 1587, & trouvée entière & sans corruption, le 30 avril 1706.*

Mais M. *de Ventimille*, Archevêque de Paris, l'a fait ôter.

Dans le pays, l'usage est de l'appeller *Madame Anne de Berthevin*. Voy. *l'Abbé le Bœuf, Hist. du Dioc. de Paris, tom. II*, où cette Histoire est rapportée fort au long.

BRETONVILLIERS. *Voy.* HOTEL DE.

BREVANE, quelquefois écrit *Bévrane*, est un écart de la Paroisse de Limeil, à la descente de la montagne & dans le vallon; mais assez contigu & peuplé. Limeil touche de fort près au village de Valenton, à trois lieues & demie de Paris, vers le fud-eft, dans le Doyenné du vieux-Corbeil. *Voyez* LIMEIL.

Il y a à Brévane une Chapelle du titre de Sainte-Marie-Madeleine, où l'on célèbre la Meffe les Dimanches & Fêtes, excepté les grandes folomnités. Le parc du Château eft d'une jufte étendue du côté de Boiffy, bien garni de haute-futaie, &c.

Brévane appartient à M. *le Pileur*, Confeiller au Parlement.

BRIARE. Petite Ville du Gâtinois, fur la Loire, remarquable par le fameux canal de communication de la Loire à la Seine, auquel elle donne fon nom. Elle eft à 14 lieues fud-eft d'Orléans, 35 fud de Paris, long. 20 dég. 24′, 13″; latit. 47 dég. 38′, 16″.

BRICE. (Saint) Ce lieu eft à quatre lieues de Paris, fur le chemin qui conduit à Beaumont-fur-Oyfe, route de Beauvais & du Beauvoifis, & d'une partie de la Picardie. Il n'eft qu'à une petite lieue de Montmorency, dont il fait partie du Duché. Le pays confifte plus en plaines qu'en côteaux; en forte qu'il y a terres labourables, vignes, prairies, boccages, &c. Cette terre a paffé de la famille de Montmorency, à la maifon de Condé.

BRICHE (la) eft un des écarts d'Epinay-lez-Saint-Denis, à trois petites lieues de Paris, fur le rivage droit de la Seine, confiftant en une maifon, qui eft un refte de ces anciens hôtels de campagne, qu'on a depuis qualifiés du nom de Châteaux. Les Anglois furent battus en 1436, par les François, entre la ville de Saint-Denis & Epinay, ce qui doit être arrivé aux environs de la Briche. Quelques-uns marquent cette bataille entre la Briche & Saint-Léger, village aujourd'hui détruit, & qui étoit au midi de Stain.

Au fief de la Briche, eft réuni un petit fief, dit *Pifcop*, fitué dans Epinay, & relevant, comme celui de la Briche, d'un autre fief, auffi du nom de Pifcop, dans la paroiffe de Grofley.

A l'entrée du château de la Briche, fur le bord du grand chemin, eft un petit bâtiment folide & déjà ancien, accompagné de deux tourelles, & d'un pont-levis; entre les tourelles, font des armoiries. La Chapelle domeftique toute bâtie de belle pierre, eft à côté de ce portail & ifolée, & très-bien orientée.

BRICHANTEAU. Fort beau Château dans la Généralité de Paris, Election de Dreux, auprès de Bréchamps.

BRIE. Pays de France, borné au nord par l'Isle de France & le Soissonnois, à l'est par la Champagne, au sud & à l'ouest par la Seine. La Brie a environ 22 lieues de long de l'est à l'ouest. Une partie est du Gouvernement de Champagne, & se nomme *Brie Champénoise*; l'autre, du Gouvernement de l'Isle de France, & se nomme *Brie Parisienne*. On divise aussi la Brie en *haute*, dont Meaux est la Capitale; en *basse*, dont la Capitale est Provins; & en *pouilleuse*, dont Château-Thierry est la Capitale. La *Brie* est célèbre par ses excellens fromages.

BRIE-COMTÉ-ROBERT, *anciennement* BRAYE, & au VIe. siècle *Bradéia*. Petite Ville de France dans la Brie Parisienne, fondée par *Robert*, fils de France, Comte de Dreux; longitude 20 dég. 16′, 2″; latitude 48 dég. 41′, 26″. Elle étoit fermée de murs dès le XIIe. siècle. *Voyez* BRY-SUR-MARNE.

Cette Ville qui, successivement de Village est devenue Bourg, ensuite Châtellenie, & enfin Ville, est située à six lieues de Paris, vers le sud-est, dans le canton qu'on appelle *Brie*. Ses environs sont presque tous en terres labourables, & il y a peu de vignes, n'y ayant presque point de côteaux, mais beaucoup de plaines. Elle est le siège d'une Justice-Royale, d'une Châtellenie, d'un Bailliage, qui ressortit du Châtelet de Paris, & d'un grenier à sel. Il y a un marché considérable tous les vendredis, où il se trouve souvent jusqu'à cent muids de bled. C'est même le centre des autres marchés des environs, jusqu'à Nangis, & qui leur sert de règle ordinaire pour le prix. Outre cela, il y a deux foires par an; savoir, le 1er septembre & le 28 octobre. C'est aussi un bureau de Poste, où l'on remet les lettres pour tous les Villages voisins.

L'Eglise est sous le titre de S. Etienne, premier Martyr. C'est un vaisseau, dont la plus grande partie est du XIIIe. siècle; il est accompagné de collatéraux, le tout solidement bâti, élevé, éclairé, orné de galeries délicatement travaillées; le fond n'est pas à rond-point, mais se termine en quarré. Il est orné d'un grand vitrage rond, en couleur rouge, comme ceux de la Sainte Chapelle de Paris, & supporté par deux autres fenêtres oblongues, également de même couleur. La tour est placée au bout oriental de l'Eglise, à l'angle du septentrion, à peu près comme celle de Saint-Victor à Paris, excepté qu'elle touche au corps de l'Eglise. Elle est aussi du XIIIe. siècle. Le défaut de l'édifice est qu'on ne peut point tourner derrière le Sanctuaire. Le bas du portail est aussi du même siècle; mais le haut ne paroît avoir que cent ans ou environ de structure, aussi bien que quelques pilastres extérieurs des vitrages de la nef. La tradition porte qu'une Reine de France a fait faire quelques travées de la voûte. Il y a quelques vitrages de Chapelles du XVIe. siècle, qui sont remarquables par leur beau coloris. Le dedans de cette Eglise a été fort embelli. Le S. Sacrement est conservé dans un suspensoire, comme dans une Cathédrale.

De toutes les Chapelles qui sont dans cette Eglise, il y en a deux en titre de bénéfice. La première est du titre de *Saint-Jean-Baptiste*. Elle a été fondée par *Jean Cordier*, Bourgeois de Brie, & par sa femme, sur des terres & des droits tenus en fief de la Reine *Jeanne de Navarre*, & en arrière-fief de l'Evêque de Paris, amortis par elle en 1338, & par l'Evêque, dix ans après; en sorte que dans ce temps-là, ce revenu formoit onze livres de rente. La nomination a appartenu à la Dame *Bachelier*, veuve d'un Président des Trésoriers de France. Dans un Pouillé écrit du temps de M. *de Noailles*, elle est marquée avoir 60 liv. de revenu.

La seconde Chapelle est celle de *Sainte-Marguerite*. Elle a été fondée par *Agnez*, veuve de *Henri le Vanier Chevalier*, Dame de Bienassise, qui donna, en 1326, des vignes situées à Centeny & vers Gregy, pour faire prier Dieu pour son mari. Celles de Centeny avoient été amorties par *Foulques de Vilaret*, Grand-Maître de l'Hôpital de Saint-Jean de Jérusalem. Les Lettres d'amortissement du Roi *Charles* sont de janvier 1326. Le Pouillé de M. *de Noailles* marque qu'elle a 82 liv. de revenu.

Il y a dans la même Eglise paroissiale une troisième Chapelle, qu'on nomme *des Apôtres*; & la Fabrique jouit actuellement d'un lot de terres appellé *Terres des Apôtres*, ce qui fait présumer que ce revenu a été uni à cette Fabrique, ou plutôt donné à condition de bâtir la Chapelle en l'honneur des Saints Apôtres.

Cette Eglise, qui appartenoit à des Princes du Sang royal, fut dotée dès le temps qu'on la bâtit. *Jeanne d'Evreux*, Reine de France, décédée en 1370 à Brie même, lui fit par son testament divers legs, dont elle jouit encore.

La nomination de la Cure est de plein droit à la disposition de l'Evêque. Cependant on voit, dès le XIVe. siècle, qu'il y avoit deux Cures ou deux Curés à Brie-Comte-Robert, sans trouver de vestiges d'une seconde Eglise, ou au moins d'un Saint ou Sainte titulaire de cette seconde Cure. *Jeanne d'E-vreux*, fondant par son testament vers l'an 1370, un service dans cette Eglise, fixe la rétribution de chacun des deux Curés, & celles des Marguilliers des deux Cures; & dans les anciens titres de la Paroisse, on trouve le Curé de *la Dextre*, & le Curé de *la Séneftre*. Ce n'est que depuis 1620 ou 1630, qu'il n'est plus parlé des deux Cures ni des deux Curés; & apparemment que vers ce temps, des deux portions on n'en fit qu'une. Les anciens prétendent avoir ouï dire à leurs ancêtres, que dans la place qui est au couchant devant la grande Eglise d'aujourd'hui, il y avoit autrefois une autre Eglise paroissiale, avec un cimetière contigu. Ils ont vu l'un des deux pignons encore existant, avec une maison attenante, dite l'*ancienne Ecole*, abattue par le sieur *de Boissy*, Curé de Brie. On fouilla ce cimetière par permission de l'Archevêque: les terres avec les ossemens furent transportés dans le grand cimetière, hors la Ville. Des titres anciens de plus d'un siècle, parlent d'une maison tenant à l'ancienne Eglise, une ruelle entre deux.

L'unique Curé qui est à Brie-Comte-Robert depuis plus de six vingts ans, est gros Décimateur avec l'Abbesse d'Hierre. Le Prieuré de Saint-Martin-des-Champs y avoit, vers l'an 1150, un droit de huitième dans les offrandes de pain qui se faisoient le lendemain de Noël, & dans les cens de l'*atrium*. Ces droits & ces coutumes ont changé, ou sont éteintes.

L'*Hôtel-Dieu* de Brie-Comte-Robert ne cède guères pour l'antiquité de l'édifice, à l'Eglise de Saint-Etienne, au moins à en juger par ce qui en reste. La Chapelle est sous le titre de Saint-Eloy, à cause de la maladie connue autrefois sous le nom de ce Saint. Les figures que l'on voit au-dessus des quatre colonades du portail, ressentent assez le XIIe. siècle. Elles semblent faire allusion à quelque vœu qui auroit été fait dans un naufrage, ou à quelque maladie pour laquelle le bain étoit salutaire. A chacun des chapiteaux de trois de ces colonnes, est sculpté un homme nud, qui est dans l'eau jusqu'au bas du ventre. Dans le quatrième, sont figurés deux jeunes-gens habillés, l'un ayant une couronne sur la tête, & l'autre non. Des contestations ont été cause qu'on n'y reçoit plus de malades. Le logement & la Chapelle servent à présent à des usages profanes, & les revenus, de même que le loyer de ces lieux, sont employés au soulagement des pauvres de la Ville.

La Chapelle du Château, du titre de Saint-Denis, est située dans la tour de ce Château, dite la *tour de Saint-Jean*. On la croit à la nomination du Seigneur de Brie. Ses biens font des terres données à bail emphithéotique. De cette Chapelle Saint-Denis & tour de Saint-Jean, relève en plein fief une grande partie de la terre & seigneurie de Lesigny.

La Chapelle de Saint-Lazare, vulgairement appellée *Saint-Ladre*, est sans doute la maladrerie de Brie-Comte-Robert, dont il est parlé dans le testament de Jeanne de Châtillon, de l'an 1291. Elle est située au bout du Fauxbourg, allant à Paris. Sa destination étoit pour Brie & Servon seulement. *François Verjus*, Prêtre de l'Oratoire, mort Evêque de Grasse, étoit pourvu de cette Chapelle en 1665. Il en fit cession vers ce temps-là au Collège des Jésuites de Paris, parmi lesquels étoit son frère le célèbre *Antoine Verjus*, & parvint à l'y faire unir, en vertu d'un Arrêt du Conseil; nonobstant l'opposition des habitans de Brie.

Le sieur *de Boissy*, alors Curé, vint cependant à bout de les obliger par transaction, de payer chaque année, à perpétuité, à l'Hôtel-Dieu de Brie, 200 liv. à prendre sur les biens qui sont affermés 800 liv. & cette affaire fut finie par le consentement de l'Archevêque de Paris, du 7 mai 1696. L'Eglise qui étoit assez grande autrefois, est aujourd'hui réduite à un petit Oratoire. On y disoit aussi régulièrement la Messe.

Agnès de Braine, veuve *de Robert*, Comte de Dreux, frère de *Louis VII*, qui avoit traité de la terre de Braye (Brie) en faveur *de Robert*, y faisoit sa résidence en 1191. Comme elle y avoit attiré un grand nombre de Juifs commerçans, ils obtinrent qu'on leur livrât un Chrétien, à qui ils avoient imposé les crimes de vol & d'homicide. Après l'avoir dépouillé, lui avoir attaché les mains derrière le dos, & l'avoir couronné d'épines, ils le conduisirent le jour du Vendredi Saint, par-tout le Bourg, en l'accablant de coups de fouet, l'attachèrent enfin à une croix avec des clous, & lui percèrent le côté avec une lance. Ce malheureux étoit un homme à qui ils avoient prêté de l'argent, qu'il n'étoit pas en état de leur rendre. *Philippe-Auguste* punit cet attentat, en faisant brûler 80 juifs. On sait que cette nation, dit l'Abbé *le Bœuf*, étoit accoutumée à crucifier un enfant Chrétien dans le tems de notre Semaine Sainte, lorsqu'elle pouvoit en attraper un. On ne croit plus aujourd'hui ces fables inhumaines.

Nous ne dirons rien ici des Seigneurs de Brie-Comte-Robert; on peut consulter l'Abbé le Bœuf, qui en donne la liste la plus exacte : *Hist. du Dioc. de Paris*, tom. 14. Nous dirons seulement que cette terre appartenoit en 1710, au Président *de Mème* par engagement, & ensuite à M. *Chauvelin*.

L'Abbesse d'Hièrre est restée seule grosse Décimatrice à Brie avec le Curé.

Le *Château* de Brie-Comte-Robert paroît avoir été fort autrefois. Il est situé à l'entrée de la Ville, du côté de Paris, & défendu par un large & profond fossé. Il est de forme quarrée, composé de huit tours, posées de manière que de quelque face qu'on la regarde, on en voit trois. Cet édifice est de quatre ou cinq cents ans, sans aucuns ornemens.

Il y a à Brie-Comte-Robert deux Communautés. Celle qui paroît la moins nouvelle, est celle des *Filles de la Croix*. Leur établissement est du 27 avril 1640. *Marie l'Huillier*, Dame de Villeneuve, présenta ses constitutions pour l'instruction des filles, à *Jean-François de Gondi*, Archevêque de Paris, qui les approuva. Quelques années après, elles furent confirmées & enregistrées au Parlement, le 3 septembre 1646.

La seconde Communauté est celle des Minimes, qui eurent permission de s'y établir, en vertu de Lettres de l'Archevêque, enregistrées au Parlement, le 6 août 1647. On assure que leur fondation par le Maréchal *de Vitry*, est de l'an 1636, qu'elle avoit été prescrite par le testament du Maréchal *Nicolas de l'Hôpital*; qu'il y auroit douze Religieux & deux Frères, & que cette maison seroit appellée le *Couvent de Vitry*, & qu'elle seroit sous le titre de la Trinité, de la Sainte Vierge, de Saint François de Paule, de Saint Nicolas & de Sainte Lucrece; mais la permission de l'Archevêque ne fait point mention des deux derniers Saints. Ils furent bâtis en 1655, au sud-est, & presque attenant les fossés, en belle exposition. Leur maison est grande, belle & commode; mais ils sont en petit nombre, à cause de la modicité du revenu. *Armand de Bourbon*, Prince de Conti, Abbé de Saint-Denis, a fondé des Messes & une lampe dans leur Eglise.

Cette petite Ville est située près de la rivière d'Hierre, dans une campagne très-fertile en bleds, dont les côteaux sont chargés de vignobles, & les environs remplis de maisons de plaisance, qui en font un séjour très-agréable pour la promenade. Elle a pris son nom d'un terrein boueux; car *Braye* en gaulois, signifie de *la boue*.

L'Eglise paroissiale, le grand marché & l'antique forteresse, entourée de fossés, avec un pont-levis, sont ce qu'il y a de plus considérable; & à dire vrai, ils ne le sont guères. Le château de Gros-bois, auprès duquel sont les Camaldules, n'est qu'à deux lieues de Brie-Comte-Robert.

La ville de Brie-Comte-Robert a produit quelques personnages, qu'on doit distinguer du commun,

Nicolas de Braya, dont le nom doit être traduit par *Nicolas de Braye*, est celui qui a écrit en vers héxamètres au XIIIe. siècle, la vie & les actions de Louis VIII, père de S. Louis, qu'il dédia à son Evêque *Guillaume d'Auxerre*, qui fut assis sur le siège Episcopal de Paris, en 1228. Son Ouvrage est imprimé dans le *V. tome de Duchêne*.

Nicolas de Braye, différent du précédent, fut Chanoine de Chartres sous *Philippe-le-Bel*, par lequel il fut chargé de la levée de la subvention en la Sénéchaussée de Carcassonne, l'an 1314.

Thierry de Braye fut Doyen de la Métropolitaine de Sens sous le règne de *Philippe de Valois*. Son épitaphe qui est dans cette Eglise, commence ainsi : *Ego Thierrycus de Braya Comitis Roberti Paris. Diæcesis*. Il mourut en 1349.

Henri de la Mothe, Curé des Saints Innocens à Paris, sous le règne de Louis XI. Voici son épitaphe gravée sur la pierre, à un pilier contre l'Eglise :

> Cy-devant contre ce pilier
> Gist avec d'autres un millier ;
> Henri de la Mothe, jadis
> Prêtre, à qui Dieu doint Paradis;
> Natif de la Ville de Braye,
> Contre Robert, c'est chose vraie ;
> Bénéficier en l'Eglise
> Saint-Benoît à Paris assise,
> Et Chapelain en cette Cure :
> Lequel fut mis en sépulture,
> L'an mille quatre cents quatre-vingt,
> Le vingtième octobre comprins.

L'*Index funereus* des célèbres Chirurgiens de Paris fait mention, à l'an 1715, de *Charles Gilles*, natif de Brie-Comte-Robert, qui a eu la première dignité de leur Collège, & dont l'habileté avoit été connue dans les Hôpitaux de Flandres & d'Italie.

BRIERES. (les) Lieu situé au nord de Bagnolet & au levant de Menil-montant. On y voyoit, dans ces derniers temps, tems, un magnifique Château, qui avoit appartenu au Prince de Léon, de la maison de Rohan ; mais il a été démoli, & il n'en reste que l'orangerie, & une Chapelle couronnée d'un clocher, dite Notre-Dame de Pitié, où les Pénitens de Belleville disent la Messe certains jours.

BRIENON-L'ARCHEVEQUE. Petite Ville située sur l'Armançon, dans l'Election de Joigny, & à quatre lieues de cette Ville.

BRINBORION. Espèce de petit Château ou Maison de campagne, située presque au pied de celui de Bellevue, sur le bord de la rivière de Seine, & à quelque distance du pont de Sèvre.

Cette maison a long-tems appartenu à Madame la Comtesse *de Gergy*, belle-sœur de MM. les Archevêque de Sens & Curé de Saint-Sulpice. Les jardins sont en amphithéâtre, & montent bien avant sur la montagne du village de Sèvre. *Voy.* BELLEVUE.

BRIOLETS. (les) Nom de quelques maisons du fauxbourg Montmartre, dont on ne sait point l'étymologie.

BROCANTEURS (les) sont des espèces de gens qui achetent, échangent, & revendent toutes sortes de marchandises de hasard.

Ce nom est particulièrement attribué aux Marchands antiquaires, qui tiennent magasin de bronzes, de médailles, statues, porcelaines anciennes & vases antiques, qui sont d'un grand secours pour la connoissance de la chronologie, de l'Histoire, & des cérémonies de l'antiquité, & qu'un grand nombre de Savans amateurs se sont occupés à assembler, même à grand frais.

L'estime que les étrangers ont marqué pour ces monumens précieux, a fait naître, à divers particuliers, le projet d'en faire des amas, & même de les contrefaire ; ce qui a introduit dans ce commerce une industrie destructive, qu'il est bien important de connoître, pour n'en être point la dupe.

Il est encore d'autres espèces de Brocanteurs, tels que ceux qui font un commerce de montres de toute nature, de bagues, étuis & autres bijoux, qui leur viennent par la voie de ce qu'on appelle en terme générique *affaire*.

Les femmes que l'on nomme vulgairement *Revendeuses* à la toilette, sont aussi de véritables Brocanteuses, parce qu'elles achetent, revendent & échangent, soit robes, jupons, déshabillés, toiles, dentelles, ajustemens, &c. Il en est de celles-ci, comme des autres, contre lesquels il est très-important d'être sur ses gardes, pour ne point se laisser surprendre.

BRODEURS. Ce sont ceux qui ornent les étoffes en broderie, appliquée soit en *couchure*, *guipure*, *passée*, *plate* ; en *or*, *argent*, *soie*, *chenilles*, &c. Les statuts de cette Communauté sont de 1648 ; ils y sont qualifiés de *Maîtres Chasubliers*, ce qui leur donne le droit de faire & vendre toutes sortes d'ornemens d'Eglise. L'apprentissage est de six ans, & trois ans de compagnonage. Le brevet coûte 30 liv. & la maîtrise 600 liv. Patron, S. Clair. Bureau, rue Montorgueil.

BROSSIERS. Ce sont ceux qui font & vendent toutes sortes de brosses, vergettes de soie, poil de sanglier, pinceaux, balais de crin, de jonc, &c. Les Maîtres de cette Communauté ont obtenu leurs premiers Statuts sous Charles VIII, en 1483 ; lesquels ont été confirmés par Louis XIV, en 1659, & registrés le 5 septembre de la même année. L'on ne peut être Compagnon, si l'on n'est Apprentif de Paris. L'apprentissage est de 5 ans. Le brevet coûte 50 liv. & la maîtrise 300 liv. Le bureau est chez le Doyen.

BROU, autrement *Villeneuve aux ânes*, & la *Forêt*.
Cette variété de noms est fondée sur ce que le territoire de cette Paroisse comprend un lieu situé dans le bois dits anciennement *la Forêt*, où il y avoit autrefois plusieurs maisons, & où il ne reste plus qu'un vieux Château en ruine, & de ce qu'il comprend aussi le lieu où les Religieux de la Trinité ont depuis plusieurs siècles une Ministrerie, ou petite maison de leur Ordre. Ce dernier fut nommé *Villeneuve*, à cause de sa nouveauté ; & surnommé *aux ânes*, à cause que les Trinitaires qui y logeoient, avoient un grand nombre de ces animaux, qui leur servoient de monture au XIIIe. siècle.

Cette Paroisse est située à une grande demi-lieue de l'Abbaye de Chelle, sur la route de Lagny, dans une plaine.

Il y a beaucoup d'apparence que le nom de *Brou*, qui est le plus ancien, vient de *Brolium*, lequel a aussi formé celui de Breuil, que l'on employoit autrefois pour exprimer un petit bois.

L'Eglise de Brou, sous le titre de S. Baudele, Martyr, étoit, en 1738, un très-petit bâtiment, situé sur la lisière d'un bois, & toute seule avec son cimetière derrière. Le peuple ne s'assembloit dans cette Eglise, que quatre fois l'an : le chœur appartenoit à l'Abbaye de Chelle; la moitié de la nef, à M. de Pompone ; l'autre moitié, au Seigneur du lieu, M. *Feydeau de Brou* ; le reste de l'année, la Chapelle des Mathurins à Villeneuve-aux-ânes servoit de Paroisse, quoique fort vieille : depuis l'Eglise a été rebâtie au bout méridional de l'étang du lieu, sur la route de Montfermeil, par M. *Feydeau*, alors Intendant de Paris, dont les armes sont sur la porte, qui regarde le nord-est. Ce Seigneur a fait faire aussi une route à gauche du grand chemin, entre Brou & Chelle, & fait bâtir une grande Hôtellerie, à l'angle que forme la grand route & l'allée de Montfermeil.

BROUETTES & *Chaises à Porteurs*. Ce sont deux différentes espèces de voitures publiques, chacune pour une personne seulement. Les Chaises sont portées avec deux bâtons & des bretelles, par deux hommes ; & les Brouettes ont chacune deux roues, & un petit brancard, dans lequel se met celui qui la tire : celle-ci est appellée par corruption *vinaigrette*. On ne sait trop l'origine de ces deux voitures, sinon qu'elles ont été inventées sur la fin du dernier siècle.

On rapporte un trait assez singulier, à l'occasion d'une de ces brouettes, que le sieur *Poisson*, fils, fameux Comédien dans le genre bouffon, avoit prise un jour dans le quartier du marais, où il avoit dîné, pour se rendre à la Comédie, où il avoit un rôle à jouer dans la Piéce qu'on donnoit ce jour-là. Il faisoit un fort mauvais tems, & le pavé étoit extrêmement crotté. Le sieur Poisson, qui avoit à cœur de se rendre à son service à l'heure fixe, s'appercevant que cette heure avançoit, demanda à son Brouetteur pourquoi il n'alloit pas plus vîte ; c'est, lui répondit cet homme, parce que je n'ai point de pousseur : tu es, lui repliqua *Poisson*, un franc animal de ne me l'avoir pas dit plutôt, il y a une heure que je serois arrivé. Puis sortant de la brouette, il se mit derrière à la pousser de toutes ses forces. Il arriva ainsi à la porte de la Comédie, c'est-à-dire, crotté & mouillé comme un barbet.

Pour revenir à ces voitures, elles ont chacune des places dans Paris, où on peut les prendre à l'heure, à la journée, ou à la course ; elles ne sortent guères de la Ville. Ces places sont :

Le Pont Saint-Michel. La rue de Venise.
Le pont Marie. La place du Palais-Royal.

La Croix du Trahoir.
La barrière des Sergens-Saint-Honoré.
Les rues de l'Echelle.
De Richelieu.
De Montmartre.
Des Bons-Enfans.
Des Petits-Champs.
Le portail Saint-Eustache.
La place de Sainte-Opportune.
Les rues des Gravilliers.
De Michel-le-Comte.
La place Baudoyer.
La rue du Temple, près celle Porte-foin.

Le bureau des brouettes est rue du Temple, vis-à-vis la la rue Porte-foin; & celui des chaises à porteurs, rue du Mail.

BRUNOI. L'antiquité de ce lieu est très-constante par les monumens de l'Abbaye de Saint-Denis, où il en est fait mention dès le VIIe. siècle de J. C. Le Livre des Gestes du Roi *Dagobert*, composé par un Moine de ce Monastère, après avoir parlé du testament de ce Prince, dont on place la mort à l'an 638, dit qu'il n'oublia pas son Patron particulier Saint Denis, & qu'il lui légua *Villam nomine Brannadum*; & dans ce testament, cette terre est désignée située dans la Brie, *Villam Brannate in Briegio*.

Ce Village est à 5 lieues de Paris, sur la rivière d'Hierre, vers l'orient d'hiver, & dans une route qui n'est point passagère, entre le grand chemin de Brie-Comte-Robert & le grand chemin de Melun, mais à une légère distance de ce dernier. Les lieux considérables les plus proches, sont Villeneuve-Saint-Georges & Brie-Comte-Robert. Le gros de ce Village est placé dans un enfoncement, où se trouve même le Château. L'exposition est vers le couchant. On y voit, outre les terres labourables, des vignes, des prés & beaucoup de bocages. L'extrêmité de la forêt de Senart n'en est guère éloignée que d'un quart de lieue. Il y a un Hameau assez considérable appellé *les Baucerons*.

Le bâtiment de l'Eglise de ce lieu est de différens temps. Le chœur est du XIIIe. siècle, comme le désignent quelques piliers. Il est voûté & finit en demi-cercle. La nef n'est ni aussi ancienne ni aussi solide. A la tour, qui finit en pignons, est une inscription qui commence par ces mots: *L'an mil v. c. xxxix le xiimo. de Iung fut possé la première pierre par noble Dame Françoise de Rouy, veuve de défunt Messire sieur de Launay en son vivant.*

A l'un des piliers du bas de cette tour par le dehors, se voit un écusson panché avec huit coquilles, & la barre du petit écu est en bosse ; & à l'autre pilier de la tour, est un autre écu droit.

L'Eglise est sous le titre de *S. Médard*, Evêque de Noyon. La Cure est à la pleine collation de l'Ordinaire, & le Curé est gros Décimateur. *

Brunoi est devenu depuis quelques années un endroit très-remarquable, par les dépenses prodigieuses qu'y a faites M. *Paris de Montmartel*. Le Château plus ancien même que Corbeil, & d'une forme peu régulière, a été décoré au-dehors & au-dedans de tout ce que l'art, éclairé par le bon goût, a pu imaginer de plus noble & de mieux entendu. Cette terre a été érigée par *Louis XV* en Marquisat, en faveur de M. *Paris de Montmartel*, récompense honorable du zèle, des lumières & des services de ce digne Citoyen.

On arrive au Château par la grande rue du Village, de laquelle on découvre des potagers magnifiques & des serres chaudes, entretenues à grands frais, qui fournissent dans la saison la plus rigoureuse, tout ce qu'on ne recueille ordinairement que dans l'été, ou dans les plus beaux jours de l'automne.

Avant que d'arriver au Château, on traverse une avant-cour, dans laquelle on voit de part & d'autre de grands bâtimens, dont les rez-de-chaussée servent de remises & d'écuries. On trouve ensuite un grand fer-à-cheval, orné de différens grouppes de figures ; c'est par-là qu'on descend au

---

* Tout le monde sait les dépenses considérables que M. le Marquis *de Brunoi* a faites dans cette Paroisse, après la mort de M. *de Montmartel*, son père. Ce jeune Seigneur n'a rien ménagé pour la magnificence des solemnités des grandes Fêtes, qui se célèbrent dans l'Eglise Catholique, & il seroit difficile de faire l'énumération de toutes les œuvres pies qu'il y a faites. L'Eglise de Brunoi lui est redevable d'une infinité de beaux ornemens d'étoffes riches, d'un dais de fer ; chef-d'œuvre de serrurerie, sorti de la main du sieur *Girard*, & que l'on estime valoir 30000 liv. sans la dorure ; d'un soleil de grand prix, pour exposer le Saint Sacrement, & d'autres effets sans nombre. Il n'a pas moins enrichi le Village par la magnifique procession du Saint Sacrement, qui s'y est faite pendant plusieurs années consécutives le jour de la Fête-Dieu, pour laquelle il faisoit venir de Paris jusques à 300 Ecclésiastiques, dont le plus grand nombre étoit revêtu de chasubles & de chappes plus belles les unes que les autres, & qu'il louoit à grands frais. On pourroit dire qu'il n'y a point de Seigneur qui ait fait tant de bien à sa Paroisse, qu'en a fait M. *de Brunoi* à la sienne.

Château, dont les différentes pièces méritent l'attention & l'admiration des Connoisseurs.

Sur la droite de la cour sont des bosquets charmans, ornés de vases & de statues de marbre, d'une grande beauté. Une magnifique pièce d'eau formée par la rivière d'Hierre, se présente à la sortie des bosquets; elle s'étend tout le long d'un grand parterre en forme de canal régulier, & va ensuite baigner les bords d'une grande prairie, qui, au moyen du cours de cette rivière, se trouve renfermée dans le parc.

On communique par un pont à des jardins magnifiques, pratiqués avec beaucoup d'art & de goût, dans un endroit qui ne formoit auparavant qu'une montagne très-escarpée, & d'un aspect assez désagréable. Aujourd'hui tout est changé de face, moyennant les dépenses qu'on a faites pour y pratiquer de très-belles terrasses, soutenues par de grands talus, ornées de deux bassins & d'un jet d'eau, dont l'effet est considérable par son élévation.

Sur une terrasse plus élevée que celle dont on vient de parler, est un canal d'environ deux cents toises, orné de deux jets fort élevés; c'est-là que se rassemblent les eaux d'une cascade, construite depuis quelques années. Ces eaux, par leur chûte, présentent une très-belle nappe, qui forme un coup d'œil fort agréable.

Il y a, à peu de distance du Château, & sur la rivière d'Hierre, un morceau de méchanique très-curieux, qui mérite d'être observé. C'est une machine hydraulique, composée de huit corps de pompes, qui, par le moyen de tuyaux de fer, élève cent trente-deux pouces d'eau à la hauteur de cent pieds, & la porte dans deux grands réservoirs situés au haut du parc.

Nous n'entrerons point dans un plus long détail à l'égard des différens objets qui méritent cependant d'être remarqués. Nous nous contenterons de dire qu'en général on n'a épargné ni soins, ni dépenses pour rendre Brunoi un séjour charmant. Le parc, les jardins, la rivière d'Hierre qui les traverse, & pour laquelle on a creusé un lit exprès, forment pour le Château une très-belle perspective. Du reste, on n'a point d'autres point de vue, & sa situation étant dans un fond, ne permettoit pas de lui en procurer.

L'utilité publique est entrée dans le plan des embellissemens que M. de Montmartel a faits à Brunoi, en faisant construire un pont sur l'Hierre, vers le lieu appellé *Soulin*. Cette terre appartient aujourd'hui à Monseigneur le Comte d'*Artois*, second frère de Sa Majesté *Louis XVI*.

Le seul objet, en fait de bâtiment, qui présente au Château un coup d'œil fort agréable, est un gros pavillon appartenant à M. *Thomas*, ci-devant Trésorier-général de l'extraordinaire des guerres. Il est enclavé dans le parc de Brunoi, & y occupe une quarantaine d'arpens; ce terrein est artistement distribué en terrasses, en parterres, en jardins, & sur-tout en différentes pièces d'eau, qui font un effet admirable.

Il ne faut pas oublier pour l'honneur & la gloire du village de *Brunoi*, que le Roi *Philippe de Valois* y passa une grande partie du printems de l'année 1346, occupé apparemment à chasser dans la forêt de Senart. Il y donna le 29 mai un Edit portant réglement pour les Eaux & Forêts; & le 21 juin, des Lettres qui défendoient de prendre les chevaux & harnois des Marchands qui amenent du poisson à Paris. On pourroit demander si le Château où il logea, n'étoit point à l'endroit où l'on voit encore les restes d'une vieille tour ronde, proche le hameau des Baucerons, & qu'on appelle la *tour de Ganne*; car alors les Rois se contentoient d'un petit appartement à la campagne.

BRUYERES, nom sous lesquels sont compris BRUYERES-LE-CHATEL & BRUYERES-LA-VILLE, nouvellement dits par quelques-uns BRIERES.

Il n'y a guères de lieu plus ancien que *Bruyères*, après les lieux du diocèse de Paris, qui nous sont connus par le moyen de l'histoire de Grégoire de Tours, ou de l'histoire de la vie de l'Evêque de Saint-Germain. Il étoit connu dès l'an 670 de Jesus-Christ, par la fondation qu'une Dame riche nommée *Chrotilde*, y fit d'un Monastère de Filles, avec le consentement d'*Agilbert*, Evêque de Paris.

Bruyères est situé non immédiatement sur la rivière d'Orge, mais dans le voisinage. La petite rivière la plus proche, & sur les bords de laquelle sont les terres de Bruyères, s'appelle *Mande* ou *Remande*, d'autres écrivent *Marde* ou *Remarde*. Celle d'Orge, qui lui est presque parallèle, n'en est éloignée que d'un demi-quart de lieue. La distance de Paris à Bruyères, est de 8 lieues. Il n'y en a qu'une de Châtres ou Arpajon, à ce Village qui est placé vers le couchant de cette petite Ville. C'est une des plus grandes Paroisses du diocèse de Paris pour l'étendue, & pour le nombre des hameaux, quoiqu'elle ne soit pas la plus peuplée. Il y a beaucoup de bois, des vignes dans les côtes, qui peuvent leur convenir: le reste est en labourages & prairies. On y compte 13 hameaux, outre les autres écarts qui sont des maisons solitaires. Le canton où il y a davantage de maisons réunies, est proche le Château : c'est ce qu'on appelle pour cette raison, *Bruyères-le-Châtel.*

Il y avoit en ce lieu une double Cure ; mais aujourd'hui on les a réunies en une seule. L'Eglise du Château est sous l'invocation de la Madeleine ; l'un des Curés en prenoit possession, & en avoit le titre. Elle a été long-tems Paroisse, jusqu'aux guerres civiles de 1649, que la nef fut profanée, en sorte qu'elle sert de cuisine au Château. Il n'en reste que le chœur, édifice du XIIIe. siècle ou environ, & qui sert de Chapelle au Château. L'un des Curés étoit tenu d'y dire une Messe-basse les jours de Fêtes.

L'autre Eglise est Saint-Didier. Les Religieuses de la Saussaye présentoient aux deux Cures, comme ayant succédé aux Religieux de Saint-Florent. Cette Eglise sert d'unique lieu pour les assemblées de Paroisse, qui étoit desservie alternativement par semaine par les deux Curés pour l'Office, les sacremens & enterremens.

Il y a deux cimetières ; mais un seul sert. Celui de la Madeleine s'appelloit le *cimetière neuf.* Il étoit voisin du Château, dont le nom est resté au chantier. Il y en reste des croix de pierre. On y prend du sable.

Le service ne pouvant se faire à la Madeleine, les habitans ont été réunis à St.-Didier. Il ne reste d'authentique de cette Paroisse, que la Messe, à quoi le Seigneur veille beaucoup, parce qu'elle est sur son territoire, celle de Saint-Didier étant sur le fief du Prieuré, quoique sur la haute Justice du même Seigneur.

La paroisse de la Madeleine paroît avoir été la plus peuplée ; il en reste une belle tour, semblable à une forteresse. *Voyez l'Abbé le Bœuf*, tom. 8.

Dans le Sanctuaire sont conservés, sous terre, les cœurs de M. & Madame *de Mairat*, Seigneur de Bruyères.

C'est à l'Eglise de Saint-Didier, que le Curé prend possession. Une troisième Eglise de Bruyères, est la Chapelle de Saint-Thomas, qui existoit au moins dès l'an 1186, que le Pape Urbain III en confirma la jouissance aux Moines de Saint-Florent.

On voit dans le Château seigneurial de Bruyères, bâti à l'antique en forme ronde, & dont les murs sont entourés de fossés, & munis de pont-levis ; on voit, dis-je, sous une des tours, la Chapelle du titre de Notre-Dame, ancienne Paroisse, d'une structure du XIIIe. siècle, & fort embellie. Au-dessus est une espèce de donjon de cette haute tour, à laquelle on a donné un air de clocher, quoiqu'autrefois elle finît en tour terminée par des créneaux de brique.

BRY-SUR-MARNE. Il y a dans le diocèse de Paris plusieurs lieux qui portent un nom assez approchant de celui-ci ; tels que *Braye-Comte-Robert*, dit depuis *Brie* ou *Bry* : il y a de plus *Brys* ou *Briis*, Paroisse au couchant de Montlhery. On croit communément que ces deux derniers lieux tirent leur étymologie de quelque endroit de leur territoire, qui est gras & fangeux, *Braye* ayant été leur vrai nom ; mais pour ce qui est de *Bry-sur-Marne*, il est plus probable qu'il est dérivé du celtique *briv*, qui signifie un passage, ou bien un pont selon quelques-uns. En effet, c'est un des passages les plus fréquentés de la Marne, mais à l'aide d'un bac seulement, car on n'en voit aucun Titre qui fasse mention qu'il y ait eu un pont.

Cette Paroisse est éloignée de Paris de deux lieues & demie, vers l'orient, à une lieue au-delà de Vincennes, & demi-lieue au-delà de Nogent-sur-Marne. Sa situation est sur le rivage gauche de cette rivière, & en pays plat pour ce qui est des maisons. Le bas est garni de prairies, & les côtes le sont de vignes & de quelques labourages. Le nombre des habitans a été si petit pendant plusieurs siècles, que le revenu de la Cure étant fort modique, le Curé de Noisy s'en chargea quelquefois. Mais il est certain que dès le commencement du XIIIe. siècle, *Bry-sur-Marne* étoit une Paroisse qui avoit son Curé particulier, à qui l'Evêque de Paris conféroit son bénéfice *pleno jure*, sous le nom de *Briacum*.

Saint Gervais & *Saint Protais* sont les titulaires de l'Eglise de *Bry*. L'édifice n'en est pas vaste, mais proportionné au peu d'habitans qu'il y a eu anciennement. C'est une espèce de longue Chapelle sans collatéraux. Le tableau du grand autel est du pinceau de M. *de Troy*, excellent Peintre, qui en a fait présent à cette Eglise : il avoit sa maison de campagne dans ce même lieu. Il représente *S. Gervais* & *S. Protais* dans les attitudes les plus nobles & les plus correctes.

Le Curé est gros Décimateur : ses dîmes avoient été autrefois inféodées ; mais un des Seigneurs du XVIe. siècle, nommé *Bernardin*, en fit la remise au Curé.

Voici comment le nombre des habitans de *Bry* s'est augmenté.

Plusieurs Paroissiens de Noisy-le-Grand avoient leurs maisons à *Bry*, sur le territoire de Noisy, quant au spirituel, quoique dans la seigneurie de *Bry*. L'éloignement dont ils étoient de leur Eglise, qui est à une demi-lieue, fit qu'ils n'y alloient plus, pas même pour le devoir Paschal, & qu'ils se laissoient élire Marguilliers de l'Eglise de *Bry*. Cette petite Paroisse avoit aussi ses Collecteurs de tailles particuliers, & les levoient sur les Paroissiens de Noisy, qui formoient la plus grande partie de la rue de *Bry*. Sur l'exposé de toutes ces choses, comme aussi que le nombre des habitans de ce lieu joints ensemble, formoit 60 feux & 200 Communians, le consentement pris du Prieur de Saint-Martin-des-Champs, Nominateur de la Cure de Noisy, M. le Cardinal *de Noailles* donna, le 12 octobre 1706, un décret, par lequel il faisoit la distraction de toutes les maisons qui, dans Bry, étoient de la paroisse de Noisy, & les unit à celle de Bry, moyennant que le Curé de Bry payeroit chaque année à celui de Noisy, six livres, par forme de dédommagement, & la Fabrique cinq livres.

Depuis ce temps-là, il y a eu un Vicaire établi en ce lieu par la fondation de M. *Sébastien Queru*, Avocat en Parlement, ancien Contrôleur-général des Monnoies, Trésorier de la Chancellerie du Palais. Il donna pour cela 12000 liv. & le Prêtre fut chargé d'enseigner aux enfans à lire & le Catéchisme.

La seigneurie de *Bry* a été possédée par M. *Nicolas de Frémont*, Marquis de Rosoy, Seigneur d'Auneuil, Doyen des Doyens des Maîtres des Requêtes. La maison seigneuriale est au bas du Village, vers le septentrion.

BRYS ou BRIIS. *Brys* ou *Briis*, tel qu'on le voit aujourd'hui, paroît évidemment avoir été fermé de murs, & avoir eu quatre portes. Ce lieu est éloigné de Paris de 7 à 8 lieues; il est placé à trois de Montlhery, & à une distance presque égale de Châtres ou Arpajon.

Sa situation est sur une petite éminence, au bas de laquelle passe un ruisseau qui vient de Limours, & qui, après avoir fait moudre un moulin à Brys, va se jetter dans une des petites rivières qui passent au même lieu de Châtres. On y voit encore des restes de tours & du donjon de l'ancien Château ruiné. Il y a très-peu de vignes.

L'Eglise paroissiale est sous le titre de Saint Denis. C'étoit l'Abbé de Saint-Magloire qui présentoit à la Cure; mais depuis la réunion de l'Abbaye à l'Archevêché, l'Ordinaire y nomme de plein droit. Il y a eu autrefois des Calvinistes à Brys, & cette Eglise étoit leur Temple.

En 1534, Guillaume *du Moulin* étoit Seigneur de ce lieu, & avoit encore sa mère. Son respect pour les Loix de l'Eglise, mérite d'être connu. Il exposa à l'Evêque de Paris que cette Dame nommée *Marie*, étoit âgée de 80 ans, & ne pouvoit se passer de viande le Carême. L'Evêque lui permit de lui en faire manger, pourvu que ce fût en secret, & non les vendredis. Cette permission qui est remarquable en tout, fut accordée le 19 janvier de cette année-là.

Il y a une très-forte présomption que c'est à Brys que la fameuse *Anne de Boulen*, femme d'Henri VIII, Roi d'Angleterre, fut élevée jusqu'à l'âge de 15 ans.

Brys a eu pour Curé, en 1618, un personnage qui devint célèbre. C'est le fameux *André du Saussaye*. La Cure de ce lieu fut son premier bénéfice. Il n'étoit encore que simple Prêtre-Bachelier en Théologie, lorsqu'il en fut revêtu. De-là, il passa à celle de Lieusaint, puis à celle de Saint-Leu dans Paris. Il a laissé un grand nombre d'Ouvrages, mais qui ne sont pas estimés. Il est mort Evêque de Toul en 1675, âgé de plus de 80 ans.

BUC. Village à quatre lieues de Paris, vers le couchant, & à une demi-lieue ou un peu plus de Versailles, vers le midi. Il y a une porte du parc qui en a pris le nom. Sa situation est à la droite du cours de la petite rivière de Bièvre, en partie sur la pente du côteau qui regarde le septentrion, & en partie sur la plaine, au haut du côteau. Louis XIV y fit élever un aqueduc, & l'on détruisit pour cela la belle maison de l'*Etoile* qui servoit de retraite à M. le Duc d'Orléans. Le pays est entièrement en labourages, ou en prairies, ou en bois, & sans aucunes vignes : on y compte près de 200 sources.

Saint Jean-Baptiste est le Patron de l'Eglise, & c'est à la Fête de la décollation, que se fait la plus grande solemnité. On voit dans le chœur la tombe d'un Chevalier armé, qui paroît n'être que de l'âge de l'Eglise. Sa femme est représentée à sa droite, tenant un long chapelet. Au Sanctuaire, est une partie de tombe, sur laquelle on reconnoît qu'elle est d'un Ecuyer, qui mourut au mois d'octobre 1537, & que sa femme s'appelloit *Jeanne Rat*. L'habit court de cet Officier est parsemé de rats. En ces temps-là, les sieurs *Rat* possédoient les seigneuries de Forges, de Dampierre, d'Orcigny paroisse de Saclé. Le Roi est Seigneur immédiat de cette Paroisse.

BUHOTIERE, (la) Prieuré dépendant de l'Abbé de Saint-Martin de Pontoise. Il est sur la paroisse du Vaudoy, Généralité de Paris, Election de Rosoy.

BUREAUX.

BUREAU d'Administration pour le gouvernement du Collège des Boursiers, réunis à celui de *Louis-le-Grand*. Vcy. COLLEGE DE LOUIS-LE-GRAND.

BUREAU DE CORRESPONDANCE *publique & générale.* Cet établissement fait pour la commodité, tant des habitans de la ville de Paris, que de ceux des Provinces du Royaume, & même pour ceux des pays étrangers, ainsi que de ceux qui auroient affaire d'une Province à une autre, est autorisé par Lettres-patentes du Roi, du mois de juillet 1756, & scellées le 31 août suivant.

Il est borné à des objets purement *passifs*; c'est-à-dire, qu'il ne s'y fait aucune autre sorte d'affaire que celle des Commettans, qu'on appelle commissions, & qu'il ne s'y fait aucune entreprise directe ni indirecte pour le propre compte du bureau. Afin d'établir d'autant plus la stabilité, & assurer la confiance du Public, le bureau se charge :

1°. De recevoir pour les particuliers tous les revenus, de quelque nature qu'ils soient, qui se payent à Paris, soit par les Payeurs des rentes & les caisses publiques, soit par des particuliers mêmes, tant au profit des étrangers & des habitans des Provinces du Royaume, qu'à celui des personnes domiciliées en cette Ville.

2°. De faire tous les achats dont il a commission, en le munissant des fonds nécessaires.

3°. De faire la vente de tous les effets qui lui sont remis par gens connus, soit papiers publics ou particuliers, matières d'or ou d'argent, pierreries, bijoux, &c.

4°. De procurer aux Commettans toutes les informations & renseignemens qu'ils desireront, comme extraits de baptême, de mariage, de sépulture; expéditions ou extraits des actes, consultations de Jurisprudence ou Médecine; & le tout en faisant tenir d'avance au bureau, les fonds suffisans pour fournir aux frais de la demande.

5°. De représenter à Paris tous ceux qui auront besoin d'être représentés, par un fondé de procuration, à l'exception des affaires de banque ou de litige; le bureau se propose d'embrasser & de remplir tous les objets de correspondance particulière, ce qui s'étend à rendre aux Commettans tous les services qu'on peut attendre d'un établissement consacré à la commodité publique; mais pour la sûreté de ceux qui lui confieront leurs intérêts, il s'interdit la faculté de faire aucune avance aux Commettans, qui le chargeront de leurs ordres.

Les Livres de comptabilité pour le public, sont cotés & paraphés de MM. les Juge-Consuls, & les Régisseurs sont cautionnés de cinq cents mille livres, par acte passé par-devant Notaires, & enregistré au Greffe de la Jurisdiction Consulaire de Paris.

Le bureau ne reçoit point de lettres qui ne soient franches de port; & lorsqu'on entretient avec eux une correspondance suivie, il y a un arrangement pour que les ports de lettres se payent au bureau, sans que les Commettans ayant l'embarras de les affranchir, si ce n'est seulement la première fois.

Quant aux droits du bureau pour les commissions différentes dont on peut les charger, il ne sont pas plus forts que ceux qu'on paye ordinairement dans le commerce pour la place de Paris, & qui se perçoivent diversement, suivant l'objet des commissions.

Les personnes qui ne signent pas lisiblement, auront l'attention de donner, après leur signature, la formule de leur nom & de leur adresse, écrite le plus nettement qu'il sera possible, afin que la réponse qui leur sera faite, puisse leur parvenir sûrement.

Ceux qui écriront au bureau, observeront dans la suscription ou adresse de leurs lettres, la formule suivante.

Messieurs les Régisseurs du Bureau de Correspondance générale & publique, rue....

BUREAU DE DOMESTIQUES. En 1628, sous le ministère de feu son Eminence M. le Cardinal *de Richelieu*, sous la procure générale de feu M. *Matthieu de Molé*, on jetta les fondemens d'un bureau pour l'enregistrement & signalement des Domestiques.

Le 24 février 1640, Ordonnance de M. Lieutenant-Civil, qui faisoit alors les fonctions de Lieutenant-Civil & de Police.

Il y eut une Ordonnance qui obligeoit non seulement ceux qui arrivoient à Paris, de se faire enregistrer & signaler au bureau établi pour eux, *cour de Lamoignon*; mais encore tous particuliers arrivant à Paris pour y travailler de quelques professions, arts & métiers que ce fût, de s'y faire enregistrer, ainsi que les Domestiques sortant des maisons, qui étoient tenus de dire d'où ils fortoient & où ils alloient loger, le bureau en tenoit regiftre.

Cet établiffement a fubfifté jufqu'en 1690, du moins c'eft la dernière époque que l'on en a.

Depuis 1690 jufqu'en 1750, il n'a été continué que par une femme nommée *Royer*.

En 1751, un ancien Militaire, après avoir confulté les Miniftres & Magiftrats, tenta le rétabliffement de ce bureau.

Le peu d'ordre & le peu de choix dans les fujets que plaçoient des femmes, a été une forte d'obftacle à la formation de ce bureau.

Mais le bon ordre qui s'y obferve, l'exactitude avec laquelle on s'informe des fujets, le foin que l'on a de dénoncer & faire arrêter les malfaiteurs, & tous ceux qui font atteints ou accufés de vol; le foin auffi d'affifter de confeils, fecours temporels & follicitations pour les Domeftiques fauffement accufés, ont accrédité ce bureau, auquel tous les ordres de l'Etat s'adreffent actuellement avec confiance.

Les Regiftres fe tiennent à trois colonnes.

Sur celle du milieu, font les noms des fignalés, les endroits où ils ont fervi, & les connoiffances qu'ils ont.

Sur la colonne gauche, font les bonnes ou mauvaifes qualités & témoignages rendus.

Sur la droite, les maifons dans lefquelles le bureau les a placés.

On y trouve toutes fortes de Domeftiques de l'un & de l'autre fexe.

Les Domeftiques payent dix fols pour l'enregiftrement, quand ils font en état.

Les Maîtres payent 30 fols en les prenant; & fi au bout de dix ou douze jours ils n'étoient pas contents, le bureau leur en procure d'autres fans nouveaux frais.

BUREAU DES JURÉS-CRIEURS. Ce bureau eft établi rue neuve Saint-Merri. Sous la première race de nos Rois, les Crieurs-Jurés, c'eft ainfi qu'on les appelloit, étoient ceux qui proclamoient la mort des Rois & leur avénement au trône. Aujourd'hui ce font des Offices, auxquels on a attribué le droit de louer des tapifferies de deuil, pour les enterremens, les fervices annuels, les maufolées, catafalques, & autres cérémonies lugubres, comme tentures d'appartemens, chapelles ardentes, &c. Aux grands convois, ils fourniffent les corbillards pour les tranfports des corps, le nombre de carroffes de suite que l'on desire, avec les caparaçons pour tous les chevaux employés à traîner ces corbillards & carrosses. Ils louent aussi le nombre d'habits noirs que l'on en veut avoir, tant pour les Maîtres que pour les Domestiques. Ils fournissent aussi des crêpes, pleureuses & gants; font imprimer & porter les billets d'enterremens, de services & bouts de l'an. Dans les grandes cérémonies funèbres, deux ou trois de ces Officiers y assistent, pour y faire observer toutes les cérémonies requises en pareil cas; & lorsqu'un des Jurés-Crieurs vient à mourir, tous ses Confrères assistent en robe à son convoi, chacun tenant en main une sonnette d'argent, qu'il fait sonner depuis la levée du corps jusqu'à l'inhumation.

BUREAU DE LA SURETÉ. Les sages Loix, faites pour conserver dans une Ville aussi considérable, la *sûreté*, si difficile à y maintenir, deviendroient inutiles, si les Magistrats ne veilloient sans cesse à leur exécution avec une exactitude, une vigilance, & des talens dignes d'un objet aussi intéressant.

C'est pour en assurer d'autant plus la conservation, que feu M. *Berryer*, Lieutenant-général de Police, avoit établi par des vues également dignes de l'*Homme d'Etat* & du bon *Citoyen*, le bureau dont il est ici question.

Sa principale destination est de procurer à tous les particuliers qui peuvent avoir été *volés*, la faculté de faire, sans frais, parvenir leurs plaintes & leurs observations jusques au Chef de cette partie de l'administration.

Les *Commissaires*, distribués dans chaque quartier, sont (depuis cet établissement) obligés de recevoir *gratis* les déclarations des particuliers, sur les vols qui peuvent leur avoir été faits, & de les faire passer à ce bureau.

Après ces déclarations, les affaires, sur lesquelles sont faites des informations judiciaires, sont encore suivies par trois *Inspecteurs de Police*, distribués dans Paris.

On a pour cet objet divisé cette Ville en *trois Départemens*, qui représentent assez bien la division topographique de la France, en Provinces du *nord*, du *midi* & du *milieu*.

——— *De l'Hôtel-de-Ville. Voy.* HÔTEL-DE-VILLE.

BUREAU DES ASSURANCES. La Chambre ou Compagnie des *Assurances* a été établie, pour assurer aux Négocians qui trafiquent sur mer, les fonds qu'ils placent sur les vaisseaux.

BUREAU *des Domaines du Roi*, *Voyez* DOMAINES DU ROI.

BUREAU *des Privilégiés*. (le) En exemption des droits rétablis par l'Edit du mois de décembre 1743, sur tous les objets de consommation, provenans de leurs terres, fermes & campagnes, tels que gibiers, volailles, beurres, œufs, fromages, foin, avoines, fruits, &c. que les Privilégiés desirent faire entrer dans Paris, pour leur usage, en se conformant à la Déclaration du Roi du 15 mai 1722, & Arrêts du Conseil du 10 août 1728, & 19 août 1747. Ce bureau est ouvert tous les jours, depuis dix heures du matin jusqu'à midi.

BUREAU GÉNÉRAL *d'Adresse personnelle d'Indication*. Ce bureau, qui, par le nombre d'avantages qu'il procure journellement, semble déjà porté au plus haut degré de perfection, sert particulièrement à procurer promptement & aux meilleures conditions possibles, la location des maisons, appartemens, chambres garnies, boutiques, remises & écuries; la défaite & l'achat de toutes sortes de biens, maisons, charges, meubles, effets, bijoux, livres, &c.

A donner l'indication & renseignement des meilleures maisons commerçantes dans la Capitale, le Royaume & l'Etranger, des meilleurs Correspondants, & des plus célèbres Jurisconsultes pour la suite des affaires contentieuses, dans telle Ville du Royaume & de l'Etranger où l'on pourroit les desirer; des Médecins & Chirurgiens les plus experts; des plus habiles Ecrivains, Commis, Sécrétaires, Musiciens, Teneurs de livres, Régisseurs, Intendans, Maîtres de pension, Gouverneurs, Peintres, Horlogers, Graveurs, & autres Artistes & Ouvriers en chaque genre, dont le mérite acquis auroit seul fait la réputation.

MM. les Commerçans & Négocians de Paris & de tout le Royaume, peuvent trouver au même bureau, pour leur commerce, en une ou plusieurs Langues, de bons Caissiers, Teneurs de livres, Facteurs, Commis-voyageurs, Demoiselles de boutiques, Apprentifs ou Apprentisses; & de même, MM. les Teneurs de livres, Caissiers, Facteurs, Commis, &c. y pourront trouver des places avantageuses.

Il sert encore à indiquer à toutes personnes du Royaume & de l'Etranger, des places pour les Apprentifs & Apprentisses dans tous les genres, & dans les meilleures maisons

relatives

relatives au defir des parens, fur leur éducation, & fur la fcience qu'ils defireroient leur faire apprendre, de même pour la Capitale, dans les différentes Villes du Royaume & de l'Etranger, ou d'une Ville à une autre.

A trouver audit Bureau tous les remèdes & fecrets approuvés de la Faculté de la Commiffion Royale de Médecine; les échantillons les plus rares & les plus nouveaux en toutes fortes d'étoffes, & de toutes fortes de denrées & matières commerçables, avec leur prix, & une quantité de chofes curieufes qui, réunies fous un feul point de vue, méritent fans contredit l'attention, l'éloge & l'admiration des Nationaux & des Etrangers; parce que fi un celèbre Artifte ou Méchanicien fait quelque chofe qui puiffe les mériter, elle y eft auffi-tôt tranfportée, & peut, dans un feul inftant, être connue & vifitée par le concours de monde qui fréquente ce Bureau journellement. C'eft pourquoi, MM. les Directeurs invitent les perfonnes qui ont des maifons, chambres, biens, charges, échantillons, chofes curieufes, marchandifes, &c. à louer, vendre ou faire indiquer, d'en donner avis audit Bureau, pour fatisfaire avec plus de vigilance & de promptitude le Public.

A procurer dans telle Ville du Royaume que l'on voudra, même à l'Etranger, un ou plufieurs Correfpondans & connoiffances; à y faire tenir, à y envoyer & à en recevoir, à un prix très-raifonnable, tels balles, ballots, caiffes, malles ou paquets que l'on voudra, dans l'efpace de tems le plus court.

A placer de l'argent, tant dans le prêt, que dans l'emprunt.

Enfin, l'avantage de recouvrer l'adreffe & domicile actuel de ceux qui fe feroient fubitement tranfplantés d'un lieu à un autre, & à faciliter la perception sûre, & prompte remife des lettres de quiconque logé d'une manière peu ftable, en hôtels, maifons, boutiques ou chambres garnies, & ayant à craindre de la négligence, pour ne pas dire de l'indifcrétion, de ceux entre les mains de qui leurs lettres pourroient tomber, jugeroient à propos, pour obvier à ces inconvéniens, de fe les faire adreffer fous le couvert de ce Bureau d'adreffe perfonnelle, après toutefois y avoir préalablement fait infcrire leurs noms & domicile actuel ou futur, pour y être, lefdites lettres, fur le champ renvoyées avec toute l'exactitude & la difcrétion qu'exige le droit de la confiance publique; de même que pour y faire écrire ou tranfcrire telles

TOME I.   Y y

lettres, papiers ou mémoires, en telle Langue que ce soit, au prix le plus modique.

Et un nombre infini d'autres objets utiles à la Société civile.

Le Bureau est ouvert tous les jours depuis huit heures du matin jusqu'à une heure, & depuis trois jusqu'à neuf, rue Saint-Honoré, à l'Hôtel d'Aligre.

BUREAU *Général des Pauvres*, ou *grand Bureau des Paroisses de Paris*, place de Grève, à côté de l'Hôpital du Saint-Esprit.

Ce Bureau fut établi par Lettres-patentes en forme d'Edit, données à Beynes, le 7 de novembre 1544. *François I*, par ces Lettres, attribue au Prévôt des Marchands & aux Echevins le soin général des pauvres de la Ville, dont le Parlement avoit eu jusqu'alors la direction principale. En exécution de cet Edit, le Prévôt des Marchands & les Echevins nommèrent treize personnes, & le Parlement de son côté nomma quatre Conseillers, pour assister aux assemblées de ce Bureau.

Les Directeurs tiennent leurs assemblées les lundis & les jeudis non fêtés, à 2 heures après midi.

Ce grand Bureau a droit de lever tous les ans à Paris une taxe d'aumône pour les pauvres, sur les Princes, Seigneurs, Bourgeois, Artisans & autres habitans, de quelque qualité qu'ils soient; Gens d'Eglise, Communautés Ecclésiastiques & Laïques, Bureaux, Compagnies, &c. n'y ayant d'exemts que les pauvres seulement: c'est pourquoi il y a Jurisdiction & Huissiers, tant pour faire les taxes, que pour contraindre les refusans de payer, & ceux qui étant nommés Commissaires des pauvres, refusent d'en accepter & faire les fonctions.

M. le Procureur-général est Chef unique de ce Bureau. Un de ses Substituts préside en son absence. Il y a un Greffier & Receveur-général.

BUREAU *Général du Ventilateur*, ou *des Vuidangeurs de fosses d'aisance sans odeur*.

Ce Bureau qui étoit ci-devant établi rue de la Verrerie, est actuellement rue de Sèvre, presque vis-à-vis les Incurables; où les personnes qui ont besoin du ministère de l'Entrepreneur, peuvent s'adresser directement, si mieux n'aiment s'adresser à l'un des douze Bureaux particuliers, établis dans différens endroits de Paris, au même effet.

Ce secret merveilleux, en préservant de la mauvaise odeur,

a aussi le mérite de garantir les meubles, habits & argenterie des effets de la putréfaction, qu'occasionne ordinairement la vuidange des fosses. Il en coûte effectivement quelque chose de plus que par le Vuidangeur ordinaire, mais on en est amplement dédommagé par les avantages qui résultent de l'exploitation du Ventilateur.

BUREAU pour l'*Administration de l'Hôtel-Dieu*. Voyez HÔTEL-DIEU.

BUREAU pour l'*Insinuation*, le *Centième-denier*, le *Contrôle* des Actes sous signature privée, (celui des autres Actes n'ayant point lieu à Paris) pour le payement des *Droits Domaniaux-Seigneuriaux*, dus au Roi dans certains cas, pour remplir en un mot des formalités, & pour acquitter des droits auxquels est attaché la validité des Actes les plus intéressans de la Société.

BUREAU *pour les Falots*. A l'Estrapade, à l'entrée de la rue des Postes.

L'on donne à ce Bureau un falot à des petits Garçons, pour éclairer dans Paris ceux qui se retirent. Ces falots sont numérotés, & ceux qui les ont, sont enregistrés à la Police, qui leur donne pour *cet effet* une permission imprimée & timbrée.

BUREAUX d'*Ecrivains publics*. Il n'y a presque point de rues un peu grandes, où l'on ne trouve quelques petites boutiques volantes ou échoppes occupées par des Ecrivains publics. Ces sortes de Secrétaires sont très-utiles au peuple, aux domestiques, & généralement à ceux qui ne savent ni lire ni écrire. Les plus intelligens sont dans la cour du Palais, & sous les charniers des SS. Innocens.

—————— *de la Police*. Voy. POLICE.

—————— *des Communautés, Arts & Métiers*. Voy. les Noms relatifs à chacun.

—————— *des Intendans des Finances*. Voy. INTENDANS DES FINANCES.

—————— *des Intendans du Commerce*. Voy. INTENDANS DU COMMERCE.

BUREAUX *des Ministres & Sécrétaires d'Etat.* *Voy.* Ministres et Sécrétaires d'Etat.

BUREAUX des Nourrices *& de la Recommandaresse.* Cet article intéressant que nous donnons ici d'après les Mémoires qui nous ont été communiqués par M. *Framboisier de Beaunay,* chargé de la nouvelle direction du premier de ces Bureaux, exigeant une certaine étendue dans cet Ouvrage, pour instruire à fond les pères & mères qui sont dans le cas de confier leurs enfans à des Nourrices, nous n'omettrons rien du détail qui nous a été remis par ce Directeur, aussi honnête que zélé pour cette partie, & qui en remplit les fonctions avec tant de distinction & de lumières.

On ne peut trop faire connoître aux grandes Villes & aux Nations étrangères, les moyens simples & éprouvés, par lesquels la Police si prévoyante & si vigilante de cette Capitale, est parvenue à protéger & conserver les Citoyens naissans, sur qui l'Etat doit porter une attention paternelle. Tel est l'établissement utile dont on va rendre compte.

La plûpart des mères de Paris ayant écarté leurs enfans de leur sein, par délicatesse ou par nécessité, appellèrent, par cet abus difficile à réformer, une grande quantité de Nourrices, que la pauvreté & l'espoir d'un gain médiocre conduisit dans cette Ville. Cette espèce de trafic ne tarda pas de s'accréditer dans les campagnes. Alors différens pourvoyeurs pour l'approvisionnement de Paris, & d'autres voituriers d'un autre genre, rassemblèrent & amenèrent en troupes ces mères mercenaires. Les auberges où ils les déposoient, devinrent des dépôts publics, où l'on alloit louer les Nourrices.

Dès ce moment, la Police qui les surveilloit, craignant les dangers que les enfans pouvoient courir dans des mains étrangères, établit des *Recommandaresses* pour rassembler ces Nourrices, & leur donner un asyle sûr, sous des règles & des obligations imposées aux Nourrices, aux Meneurs & aux Meneuses, par deux Déclarations du Roi, l'une du 25 janvier 1715, & l'autre du 1er. mars 1727.

Les pertes & les difficultés qu'éprouvoient ces femmes dans le recouvrement de leurs salaires, déterminèrent ensuite le Parlement à ordonner, par Arrêt du 19 juin 1737, que les condamnations prononcées pour mois de nourriture d'enfans, seroient exécutoires par la capture des débiteurs faite dans leurs maisons. Cet Arrêt fut rendu sur les représentations faites au Parlement par M. *Hérault,* alors Lieutenant-général de Police, à qui il avoit été remis à cet égard des Mémoires par le sieur *Framboisier*, père du sieur *Framboisier de Beaunay*, Directeur actuel.

Quelques années après, S. M. s'étant chargée du payement des frais de poursuite, les Magistrats de la Police rendirent successivement différentes Ordonnances, pour prévenir les abus; mais ces abus continuant, M. *de Sartine* fit faire depuis des tournées dans tous les endroits où il y avoit des nourrissons de Paris. Ce Magistrat connut alors que le meilleur moyen d'assurer le service des Nourrices, étoit de leur faire toucher leurs salaires à l'échéance, & de leur ôter par-là tout prétexte, en cas de négligence & d'inexactitude à remplir les devoirs de leur état.

En conséquence, il forma le projet avantageux, dont l'exécution a été ordonnée par la Déclaration du Roi, du 24 juillet 1769; laquelle, d'une part, supprime les quatre Bureaux de Recommandareffes, alors existans dans des lieux trop serrés, & y en substitue un seul, qui, par sa situation & son étendue, puisse procurer des logemens également sains & commodes pour les Nourrices & pour les enfans qui leur sont confiés; & d'autre part, établit un Bureau de direction, chargé de faire aux Nourrices les avances de leurs mois de nourriture, sauf le recours contre les pères & mères des enfans, & même d'entretenir entre les Nourrices & les pères & mères, une correspondance continuelle, qui les mette en état de concourir tous également à la sûreté des jours des nourrissons. Conformément à cette Déclaration, au premier janvier 1770, il fut ouvert un Bureau pour la direction, & l'autre pour la location des Nourrices. Le premier de ces Bureaux est régi par un Directeur, & l'autre par une Directrice, connue sous le nom de *Recommandareffe*. C'est à ce dernier que les Bourgeois devoient trouver en tout tems des Nourrices.

Depuis cette époque, elles y ont été toutes rassemblées dans le jour, en une salle appellée la *Salle de la location*, assez grande pour y contenir quelquefois jusqu'à cent Nourrices, parmi lesquelles les Bourgeois ont le droit de choisir celles qui leur conviennent le plus, soit par rapport à leur distance de Paris, soit par rapport à leurs avantages personnels. Outre cette salle, il y a dans ce Bureau plusieurs dortoirs, où couchent toutes les Nourrices, ayant à leur côté, de droite & de gauche, des berceaux pour les nourrissons.

La Recommandareffe tient un registre de tous les enfans confiés aux Nourrices de son Bureau, où elles ne sont admises que sur le vû d'un certificat qu'elles y déposent, par lequel le Curé de leur Paroisse atteste l'âge de leur lait, & qu'elles ont les qualités morales nécessaires à leur état; comme aussi qu'elles sont munies d'un berceau & d'un garde-feu, pour l'enfant dont elles se chargeront.

Deux Médecins préposés par le Magistrat, sont attachés conjointement à ce Bureau, où ils se rendent tous les jours, pour juger des qualités physiques des Nourrices, & du bon ou mauvais état des enfans qu'elles rapportent, lorsque les pères & mères l'exigent. Ces visites se font gratuitement, ainsi que les rapports que les Médecins dressent au Magistrat, pour faire droit sur les plaintes respectives des pères & mères & des Nourrices.

Il en est de même du traitement de la maladie vénérienne, pour laquelle on envoyoit autrefois les Nourrices à Bicêtre. Il est rare aujourd'hui de les en voir attaquées; mais lorsque l'infection cachée de l'enfant a pu échapper à la vigilance des gens de l'art, & que la Nourrice l'a partagée, alors on lui fournit chez elle gratuitement les remèdes. On lui donne un écu par semaine pendant le traitement: les soins du Chirurgien sont également payés; & c'est par la méthode de M. *Gardanne*, Médecin du Bureau, avec le Chirurgien de l'endroit, chargé de ce soin, entré alors en correspondance, que ces infortunées sont secourues.

Le droit d'enregistrement de ce Bureau est de 1 liv. 11 s. par chaque nourrisson, dont 30 sols pour la Recommandaresse, & un sol pour ses Factrices. Ce droit est dû par les pères & mères, qui sont tenus de déposer au Bureau l'extrait-baptistaire de leur enfant.

Suivant les dispositions de l'Ordonnance de Police du 17 décembre 1762, chaque Nourrice qui emporte un nourrisson, doit aussi-tôt son arrivée chez elle, remettre au Curé de sa Paroisse le certificat de renvoi que la Recommandaresse lui a délivré avant son départ. Ce certificat contient les noms de la Nourrice, ceux de son mari, les noms du nourrisson, ceux de ses père & mère, & leurs demeures & profession; au moyen de quoi le Curé de la Paroisse de la Nourrice est en état de porter dans l'acte qu'il fait de l'inhumation de l'enfant, s'il vient à décéder en nourrice, ses vrais noms & ceux de ses père & mère, ce qui évite qu'il ne se glisse dans ces sortes d'actes, des erreurs de noms qui pourroient être préjudiciables à l'état des familles. Les Curés des Paroisses des Nourrices, instruits par ce même certificat, des noms, profession & demeure des père & mère, peuvent les informer de l'état & besoin de leurs enfans, ce qui fait un contrôle du compte que les Meneurs font tenus d'en rendre à chacun de leurs voyages à Paris.

Suivant la Déclaration du Roi du 24 juillet 1769, le Bureau de la direction est garant envers les pères & mères & les Nourrices, de la recette & gestion des Préposés au recouvrement des mois de nourrice, ainsi que de celle de tous les Meneurs & Meneuses. Le Directeur remet à ces derniers, à chaque voyage qu'ils font à Paris, toutes les sommes qui sont dues aux Nourrices pour leurs mois d'allaitement & de nourriture, quand même il ne les auroit pas reçues des pères & mères. Il est chargé de tous les frais de sa régie, & des appointemens de tous ses Commis & Préposés, ainsi que des honoraires de tous les Chirurgiens-Inspecteurs des nourrissons, qui sont actuellement au nombre de cent.

Il ne peut répéter aucuns frais des poursuites qu'il fait contre les pères & mères, pour défaut ou retard de payemens ; & pour le mettre en état de satisfaire à toutes ces charges, & l'indemniser des pertes & retards qu'il essuie dans le recouvrement des deniers dont il est obligé de faire l'avance, il lui a été accordé par ladite Déclaration du Roi à son profit, un droit de sol pour livre sur toute sa comptabilité, déduction faite sur icelle du droit de sol pour livre attribué aux Meneurs & Meneuses. Les mois de nourriture étant l'un dans l'autre de 8 liv. le sol pour livre de ces mois ne fait par an qu'un objet de 4 liv. 16 s. pour chaque nourrisson.

Les pères & mères sont libres de venir payer au Bureau de la direction les mois de nourriture, attendu qu'on y tient un double des registres de chaque Meneur, ou bien de les payer aux Meneurs, lorsqu'ils vont chez eux leur donner des nouvelles de leurs enfans, à chaque voyage qu'ils font à Paris, ce dont les Meneurs doivent justifier au Bureau de la direction par un vû sur leurs registres, signé des pères & mères à l'article de leurs enfans. Dans le cas où les pères & mères ne seroient point venus payer au Bureau, ou qu'ils n'auroient point remis au Meneur les mois échus, les Directeurs en font l'avance, & écrivent ensuite aux pères & mères pour les en prévenir, & leur en demander le remboursement. C'est au Bureau de la direction que les pères & mères doivent se présenter, pour y demander le retour de leurs enfans. Le Directeur exerce un compte ouvert avec chaque père & mère & les Nourrices ; il tient la correspondance qui est presque continuelle entre le Magistrat & les Curés des Paroisses des Nourrices, les Juges des lieux de leur résidence, & les Commandans de Maréchauffée, pour l'exécution des ordres du Magiftrat.

Quoiqu'il parût difficile d'ajouter à une adminiftration fi bien entendue, cependant M. *Albert* n'a pas été plutôt chargé de la fûreté de Paris, qu'il a fixé fa première attention fur l'utilité que l'on pouvoit retirer de *l'infpection de tournée*. Confidérant que les Infpecteurs, qui n'étoient qu'au nombre de quatre, avoient leur domicile fixé à Paris, il a vu que leur tranfport de cette Capitale dans les campagnes ou d'une Province à l'autre, leur faifoit perdre un tems confidérable, & leur occafionnoit des frais, dont la charge n'avoit pas permis de les établir en nombre fuffifant pour infpecter tous les nourriffons, d'où il réfultoit néceffairement que, quoique fort onéreux à l'adminiftration, ils ne rendoient qu'un fervice incomplet, qui la furchargeoit inutilement.

Ces confidérations ont déterminé ce Magiftrat à fubftituer à ces Infpecteurs onéreux, des Surveillans domiciliés dans les cantons où les enfans font en nourrice, de former des arrondiffemens d'infpection, & de les réduire à une étendue qui permît aifément à chaque Infpecteur de vifiter tous les enfans qui y font élevés, & de s'affurer des foins qu'en prennent les Nourrices; & pour n'avoir rien à defirer dans les rapports de ces Infpecteurs, le Magiftrat a fait choix de perfonnes inftruites & exercées dans l'art de guérir, afin qu'elles puffent rendre un compte exact & détaillé de l'état des nourriffons, déterminer avec certitude les caufes du mauvais état où ils les auroient trouvés, & les premiers moyens d'y remédier.

En conféquence, ce Magiftrat a prépofé des Chirurgiens-Infpecteurs qui ont chacun leur réfidence au centre d'un arrondiffement de fept à huit lieues de diamètre. Tous font tenus de vifiter une fois tous les trois mois les nourriffons de leur arrondiffement, & d'en envoyer un journal contenant la date des jours de leurs vifites, & un détail précis de la fituation des nourriffons, notamment de leur fanté, leurs befoins, la manière dont ils font foignés par leurs Nourrices, ainfi que fur l'état & la fanté de ces dernières. Le journal doit contenir auffi tous les éclairciffemens & les avis qui peuvent dépendre de l'art de guérir, en conféquence defquels il eft répondu aux Chirurgiens-Infpecteurs par le Médecin attaché à la direction. Enfin, il eft fait mention dans ce journal-là de l'époque du dernier tranfport du Meneur chez les Nourrices, & du nombre de mois qui font dûs à chacune d'elles : ce qui opère un contrôle de la geftion des Meneurs.

C'eft fur des feuilles imprimées, fournies & envoyées par

la direction aux Chirurgiens-Inspecteurs en nombre proportionné à celui des nourrissons de leur arrondissement, que ce journal est formé. Ils sont tenus de les faire viser par MM. les Curés, Vicaires ou Desservans, ou, en leur absence, par les Syndics ou Marguilliers des Paroisses des Nourrices. Il est enjoint aux Chirurgiens-Inspecteurs de vérifier si les Nourrices à leur arrivée de Paris, remettent exactement au Curé de leur Paroisse, les certificats de renvoi qui leur sont délivrés par la Recommandaresse.

Dans le cas où les Nourrices n'auroient point de berceaux suffisamment commodes, les Chirurgiens doivent les contraindre à en avoir un, & les obliger pareillement à avoir un garde-feu, ne fût-il que de bois. Il faut aussi qu'ils examinent si les Nourrices ont la précaution de tenir proprement les nourrissons, & en linge blanc, & de vérifier si les Meneurs sont exacts à visiter les nourrissons, & à payer les Nourrices en présence de leur Curé. Ils sont encore tenus de donner gratuitement les secours de leur art, aux enfans qu'ils trouvent malades lors de leur inspection, sans toutefois qu'ils puissent leur administrer aucun remède, à moins qu'ils n'y soient invités par un écrit émané des parens ou de MM. les Curés des Nourrices, conformément à l'art. 15 de l'instruction donnée en 1769, concernant les drogues, pansemens & visites des Chirurgiens à l'égard des nourrissons.

Et supposé que les Chirurgiens-Inspecteurs donnassent des remèdes pendant leur visite, sans avoir été nommément appelés par les parens ou par MM. les Curés, ils ne peuvent à cet égard répéter ni aucun honoraire, ni le prix des remèdes qu'ils auroient donnés; l'intention du Magistrat étant que les Chirurgiens ne puissent point faire servir leur inspection à distribuer & appliquer des remèdes; qu'en conséquence, ils se réduisent comme Inspecteurs des nourrissons, & pendant leur inspection, aux fonctions & aux honoraires qui leur sont attribués & payés sur le produit du sol pour livre de la direction.

Cependant le Magistrat n'a point entendu dans ce réglement utile, donner aux Chirurgiens-Inspecteurs aucun privilège, ni gêner la confiance que les pères & mères ou MM. les Curés, pourroient avoir en d'autres Chirurgiens, pour les maladies des nourrissons.

Aussi-tôt que les journaux des Chirurgiens-Inspecteurs sont parvenus à la direction, les nouvelles qu'ils contiennent sur l'état & les besoins des nourrissons, y sont communiquées aux pères & mères, auxquels on envoie même des avertissemens à ce sujet pour les cas urgens.

Le Directeur, tant par lui que par les Commis de ses Bureaux, a la vigilance la plus active sur la conduite des Meneurs, qui, par l'utilité de leurs services, méritent la protection du Souverain, la bienveillance de ses Ministres, & l'affection des Citoyens de la Capitale.

Si l'on desiroit de plus amples éclaircissemens, on pourroit s'adresser à M. *Framboisier de Beaunay,* chargé du Bureau de la direction, rue Saint-Martin, vis-à-vis Saint-Julien des Menestriers ; & à Madame d'*Hamecourt,* Recommandaresse, à son Bureau, rue Quincampoix.

——————— *du Conseil, & autres relatifs.* Voy. CONSEIL.

——————— *du Contrôleur-Général.* Voyez CONTRÔLEUR-GÉNÉRAL.

BUREAUX ECCLÉSIASTIQUES
Généraux & Particuliers.

Il y a en France huit Bureaux généraux, ou Chambres Ecclesiastiques supérieures, qui jugent souverainement & en dernier ressort, toutes les causes & procès qui leur sont portés par appel des Diocèses ressortissans à ces huit Bureaux, qui sont, *Paris, Lyon, Rouen, Tours, Bordeaux, Bourges, Toulouse & Aix* en Provence. Tous les Evêchés ou Diocèses de France ressortissent par appel à ces huit Bureaux, suivant la répartition qui en a été faite par les Edits & Lettres-patentes des Rois, & s'appellent *Bureaux Diocésains.*

CHAMBRE SOUVERAINE DU CLERGÉ DE FRANCE.

C'est au bureau diocèsain de Paris, qu'on impose toutes les taxes du Diocèse, & qu'on juge toutes les causes en première instance. Ce bureau se tient dans la salle de l'Archevêché, & est composé de Monseigneur l'Archevêque, qui y préside comme Chef, de cinq Députés, d'un Syndic & d'un Greffier. Il y a un Receveur des décimes & autres impositions du Clergé du diocèse de Paris. Un Promoteur général, un Greffier du Parlement & un Huissier, au Greffe duquel toutes les expéditions de la Chambre sont portées.

CHAMBRE SOUVERAINE DU CLERGÉ DE FRANCE.

Elle est composée de plusieurs Conseillers au Parlement, & des Conseillers-Commissaires Députés des Diocèses.

Bureau des Greffe & Contrôle des biens des Gens de main-morte, pour les Communautés.

Toutes les Communautés séculières & régulières de l'un & l'autre sexe, Bénéficiers, & autres Gens de main-morte du diocèse de Paris, sont obligés de faire enregistrer dans ledit Bureau, tous les dix ans, la déclaration de tous leurs biens & revenus, suivant les Edits & Réglemens qui l'ont ainsi ordonné, & d'en payer les droits ; comme aussi les Fermiers des biens de Gens de main-morte sont obligés de faire enregistrer leurs baux audit Greffe, à leurs frais. Le Bureau a un Procureur au Parlement & un Greffier pour le service.

Il y a aussi des Commissaires du Roi pour la direction générale des œconomats, & des revenus de la régie des biens des Religionnaires fugitifs, & un Œconome-général du Clergé. Ce Bureau est composé de quatre Conseillers d'Etat ordinaires, de neuf Maîtres des Requêtes, d'un Procureur-général de la Commission, & d'un Greffier.

Nous mettons dans cette classe, le Bureau général des Pauvres. *Voy.* son Article.

BUREAU pour la distribution des Papiers & Parchemins timbrés, appellés FORMULES.

Il y a huit de ces Bureaux placés en différens quartiers de la Ville, où l'on trouve tous les papiers & parchemins timbrés à l'usage des Procureurs, Greffiers, &c. & six pour les papiers & parchemins timbrés, à l'usage des Notaires de Paris.

Le bureau général est à l'Hôtel de Bretonvilliers, où sont un Garde-magasin & un Receveur-général de cette formule. Il y a dans le même Hôtel une recette pour les papiers & parchemins timbrés à l'extraordinaire, pour la Généralité de Paris & celle d'Orléans.

TARIF,

Ou Prix des Papiers & Parchemins timbrés.

PAPIERS POUR LES PROCUREURS, GREFFIERS, &c.

GRAND PAPIER.	La feuille . . liv. 4 s. 8 d.	MOYEN PAPIER.	La feuil. liv. 3 s. 6 d.
	La main . . . 5 16 8		La main 4 7 6
	La rame . . 116 13 4		La rame 87 10
	Le quart, petit papier 1 2		

PETIT PAPIER.

PETIT PAPIER.				
à 2 f. 4 d.	La feuille	liv.	2 f.	4 d.
	La main		2	18	4
	La rame		58	6	8
à 1 f. 5 d. ½ la feuille.	La feuille			2	11
	La main		3	12	11
	La rame		72	18	4

POUR LES NOTAIRES DE PARIS.

Ce Papier vaut	La feuille	liv. 15 f. 6 d.
	La main	19 7 6
	La rame	387 10

PARCHEMINS.

Parchemins à l'usage des PROCUREURS, grande peau de Chancellerie.	La feuille	2 l. 6 f. 8 d.
	La demie peau	1 15

Feuilles pour	Greffes des Conseils, Parlement, Notaires, Grand Conseil, Chambre des Comptes, Lettres de l'Université.	1 liv. 3 f. 4 d.
Feuilles pour	Brevets des Greffiers, Notaires, Lettres de Maîtrises, Commissions du Chanc. Grand Conseil.	. . 14
Pour les quittances.	Grandes Comptables . liv. 11 f. 8 d. De Tontine & de Ville . . 3 6	
Pour les Notaires.	La feuille timbrée en Actes 2 13 4 Le Brevet, idem . . . 1 12	

Outre ces différens *Bureaux*, chaque corps de Métiers a le sien particulier, où les Gardes & Jurés s'assemblent pour les affaires de leurs Communautés, la réception des Maîtres, &c.

Il y a encore d'autres *Bureaux*, dont les Directeurs veillent sur la conduite des Ouvriers de chaque métier, les placent chez les Maîtres, lorsqu'ils en ont besoin, & répondent de leur conduite. Il n'en coûte qu'une somme très-modique. Ainsi, il y a à Paris Bureau pour les Garçons Boulangers, Bureau pour les Garçons Perruquiers, Bureau pour les Garçons Cordonniers, &c.

Nous ne parlerons point ici des *Bureaux* de toutes les Loteries qui sont en très-grand nombre, & dans lesquels on peut se rendre actionnaire à tout prix.

BURES. Village à cinq lieues & demie de Paris, du côté du couchant d'hiver, à une lieue & demie au-delà de Palaiseau, au rivage droit de la rivière d'Yvette, qui vient de Chevreuse. Il y a sur son territoire des labourages, des prairies & des vignes. La situation de la plûpart des maisons est dans un vallon, aussi bien que l'Eglise, qui est sous l'invocation de Saint-Matthieu, Apôtre & Evangéliste.

Dans le côté droit du chœur, entre les deux premiers piliers, est un mausolée, sur lequel sont représentés à genoux en pierres & de la hauteur naturelle, *Antoine de Chaulnes*, Seigneur de Bures, & *Françoise Arnault*, sa femme, à sa gauche; & au bas dans les deux côtés, se lisent deux inscriptions, que l'on assure avoir été composées par le Cardinal du Perron.

On voit sur un marbre noir, au-dessous de la femme, les lignes suivantes:

Consorte vitæ, imò vita ipsamet mea . . . .
. . . .

Francisca sum Arnalta Avarico Biturigum oriunda, quæ Parisiis ultima fato concessi anno ætatis 37 primi mensis 1585.

Au-dessous du mari:

DEO MAXIMO.

Antonio de Chaulnes, Ærarii bellici abstinentissimo & Censori æquissimo, plurimarum aliarum dignitatum tractatione clarissimo, viro civique optimo, qui talem potiùs esse quam dici aut videri semper tenuissimè studuit, uxore castissimá, VII ingenuis liberis, amicorum multitudine, & re benè partá felicissimo, ipsi liberi propter orbitatem infelicissimi PP. obiit xx octobris 1593, præteriens annos LV.

En face est attachée au pilier du chœur, une plaque de cuivre contenant 16 vers françois, composés par Jean Arnault, frère de la défunte, ainsi qu'il est marqué au bas. Cet *Antoine de Chaulnes* étoit natif d'Auxerre. L'épitaphe de ses ancêtres s'y lit encore sur le vitrage d'une Chapelle de la paroisse de Saint-Eusèbe.

La Cure de Bures est à la collation de l'Archevêque, de même qu'une Chapellenie à la même collation, & qui est dans la même Eglise. La desserte de celle-ci se fait dans l'Eglise de Saint-Eustache de Paris; mais le bien du bénéfice est situé à Bures.

Le Château seigneurial est dans le vallon, en tirant du côté de Gif.

BUSSY, divisé en *Bussy-Saint-Martin* & en *Bussy-Saint-Georges*.

Bussy étoit autrefois un lieu si considérable sous le règne de *Charles-le-Chauve*, qu'il étoit le chef-lieu d'une Vicairie temporelle, laquelle s'étendoit jusqu'à la Marne, aux environs du lieu appellé *Douves*, qui étoit alors un hameau dit en latin *Dubrum*, comme paroît le prouver un moulin, qui en conserve le nom vers le rivage gauche de la Marne.

L'étendue du territoire de *Bussy* ayant donc formé une grande Paroisse, on fut obligé de la partager en deux : peut-être fut-ce le partage de la seigneurie dans la même famille, qui occasionna cette division.

Ces deux Paroisses sont à peu près à égale distance de Paris, c'est-à-dire, à six lieues ou environ vers le soleil levant, & au midi de Lagny ou approchant, dont *Bussy-Saint-Martin* n'est éloigné que d'une lieue, & *Bussy-Saint-Georges* environ une demi-lieue plus loin.

On ignore quand elles ont commencé à avoir différens Seigneurs ; car quoiqu'elles existassent toutes les deux au XIIIe. siècle, on ne trouve point d'actes de ce temps-là qui les désignent par les surnoms de *Buciaco S. Martini*, ni de *Buciaco S. Georgii*. Ils sont toujours simplement dits Seigneurs *de Bucceio*, ou bien *de Buciaco*.

Il est difficile de décider lequel des deux Bucy a formé l'autre, c'est-à-dire, duquel des deux l'autre a été distrait. Il semble qu'on peut se déterminer pour *Bucy-Saint-Georges*, & assurer que c'est en ce lieu qu'il y eut primitivement une Eglise, par la raison que cette Eglise a eu besoin la première d'être rebâtie, comme elle l'a été en effet, il y a environ cent cinquante ans.

BUCY-SAINT-GEORGES.

La situation de ce lieu est sur la même butte où se trouve l'autre *Bucy* ; mais elle est un peu plus vers le midi. Le côteau va aussi un peu en tournant de ce même côté : il est garni de beaucoup de bocages, avec quelques vignes. La prairie est arrosée d'un petit ruisseau, qui vient de Ferrières & du Génitoy : le reste est en labourages.

La Cure est à la pleine collation de l'Evêque. C'est le Seigneur du lieu, qui est gros Décimateur. *Paulin Prondre*,

Grand-Audiencier de France, a joint les terres des deux Bucy à celle de Guermande.

BUCY-SAINT-MARTIN.

La paroisse de *Bucy-Saint-Martin* n'est pas si considérable que celle de l'autre Bucy; & sans le hameau de Rentilly qui en dépend, ce seroit assez peu de chose. Elle n'a que 42 feux en tout; savoir, 14 à Bucy & 28 à Rentilly.

Bucy-Saint-Martin est bâti sur la croupe d'une montagne, où il y a quelques vignes, quelques bosquets, avec des terres. Le ruisseau qui vient de *Bucy-Saint-Georges*, passe au bas, du côté du couchant, entre ce Bucy & Rentilly. L'Eglise paroissiale de *Saint-Martin* commença peut-être par n'être que succursale de Bucy-Saint-Georges, lorsque toute la terre de Bucy appartenoit à un même père de famille, lequel auroit choisi *Saint Martin* pour Patron de cette seconde Eglise de sa terre, afin d'avoir pour Protecteurs deux célèbres Chevaliers; car, tout le monde sait que dans l'antiquité on n'a point représenté *Saint Martin* autrement qu'à cheval, à peu-près comme *Saint Georges*. Le chœur de cette Eglise est d'une espèce de construction du XIIIe. ou XIVe. siècle, avec quelques formes de galeries.

La Cure est à la pleine collation de l'Evêque.

En 1710, Bucy-Saint-Martin appartenoit à M. le Marquis *de Ronceroles*.

BUSSI-EN-OTHE, *in Uttá*, est un Village situé auprès de la forêt d'Othes, qui est au nord de Joigny. Il n'est habité que par des Vignerons & des Bucherons. On remarque qu'ils ont eu de tout temps une si grande dévotion à Saint Médard, leur Patron, que plusieurs Villages des environs ont formé une association avec eux, & ont quitté les anciens Patrons de leurs Paroisses, pour se mettre sous la protection de Saint Médard.

BUTTE-AUX-CAILLES. Cette butte, ou monticule, est une espèce de terrein élevé au-dessus de l'endroit où étoit autrefois la dernière barrière de Saint-Marcel, au-dessus des Gobelins, & sur laquelle butte on a fait construire depuis quelque tems plusieurs moulins à vent : elle a été nommée la *butte aux cailles*, par rapport à la quantité prodigieuse qu'on y voyoit de ces oiseaux au printems. Il sembloit alors qu'elles s'assembloient en cet endroit, pour se diviser ensuite & se répandre chacune dans leur territoire habituel.

BUTTE des Coupeaux, ou CHAMP des Coupeaux. *Voy*. JARDIN ROYAL.

BUTTE DU MONT PARNASSE.

Cette butte, qui est située derrière les murs du clos des Chartreux, au-dessus de la barrière de Saint-Michel, est nommée ainsi, parce que c'étoit autrefois, comme c'est encore aujourd'hui, l'endroit où s'assemblent tous les Ecoliers des Collèges de l'Université, les jours qu'ils ont congé. C'est en cet endroit où les uns disputoient contre les autres sur leurs Poésies & autres ouvrages, & d'autres s'amusoient à différens jeux.

Il y a sur cette butte deux moulins à vent, dont les Meûniers tiennent cabaret. Ces deux moulins se nomment, l'un le *moulin Janséniste*, & l'autre le *moulin Moliniste*, par allusion à ceux des deux partis qui fréquentoient ces deux cabarets. *Voy.* BOULEVARDS.

BUTTE SAINT-ROCH.

Le canton qu'on nomme aujourd'hui la butte Saint-Roch, étoit autrefois nommé le *Marché aux pourceaux*, & on y faisoit aussi des exécutions. Ce marché aux pourceaux fut ensuite nommé la *butte de Saint-Roch*, à cause qu'il étoit resté derrière l'Eglise de ce nom, une butte de terre & de gravois de la démolition de l'ancienne enceinte de la ville de Paris, & de celle de quelques moulins à vent qui étoient sur cette butte, dont la rue des Moulins, qui en fait partie, a retenu le nom.

Quelques particuliers ayant demandé au Roi la permission de l'applanir, & d'y faire bâtir des maisons & aligner des rues, l'obtinrent par Arrêt du Conseil du 15 septembre 1667. Ces travaux ne furent achevés que dix ans après, & donnèrent douze nouvelles rues. Quelques-uns prétendent que cette butte qui a été rasée, a servi autrefois pour placer des canons contre les entreprises des Espagnols, lors de la détention de *François Ier.* à Madrid, en 1525. Le labyrinthe du Jardin-Royal a, dit-on, servi au même usage; mais il est certain que ce fut de ce côté-là, que Charles VII, le 8 septembre 1429, fit attaquer Paris, dont les Anglois étoient les maîtres. On lit ce qui suit dans l'Histoire de ce Prince, dite de la Pucelle: *Vint ledit Roi aux champs, vers la porte Saint-Honoré, sur une manière de* butte *ou* montagne, *qu'on nommoit le* Marché aux pourceaux, *& y fit dresser plusieurs canons ou couleuvrines*, &c. Cette partie de fossés, par où Jeanne d'Arcq vouloit attaquer la Ville, étoit où sont aujourd'hui les rues des Boucheries & Traversière.

Fin du Premier Volume.